U0392008

Glaucoma

图解青光眼手术操作与技巧

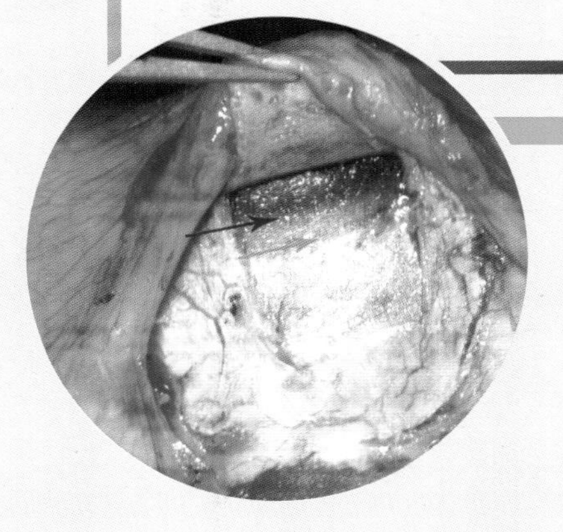

张秀兰　王宁利 / 著
葛　坚　叶天才 / 审

张秀兰　中山大学中山眼科中心
王宁利　首都医科大学北京同仁眼科中心
葛　坚　中山大学中山眼科中心
叶天才　中山大学中山眼科中心

人民卫生出版社

Illustrated Surgical Techniques and Pearls of Glaucoma

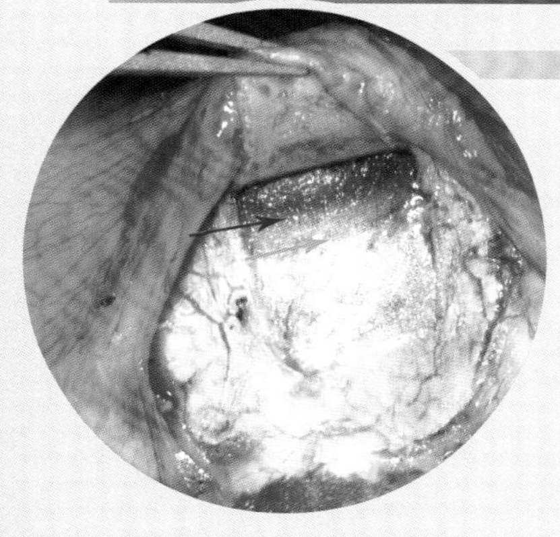

Authored by

Xiulan Zhang

Zhongshan Ophthalmic Center, Sun Yat-sen University

Ningli Wang

Beijing Tongren Eye Center, Capital Medical University

Reviewed by

Jian Ge

Zhongshan Ophthalmic Center, Sun Yat-sen University

Tiancai Ye

Zhongshan Ophthalmic Center, Sun Yat-sen University

人民卫生出版社

PMPH PEOPLE'S MEDICAL PUBLISHING HOUSE

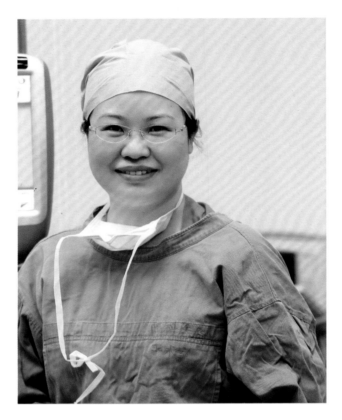

张秀兰教授

Xiulan Zhang, M.D., Ph.D
Professor of Ophthalmology

中山大学中山眼科中心教授、主任医师、博士研究生导师
中山大学中山眼科中心临床研究中心主任
中山大学中山眼科中心青光眼科副主任
中华医学会眼科学分会全国神经眼科学组委员
中华医学会眼科学分会全国青光眼学组秘书

著者简介

- 从事眼科学临床、教学、科研工作27年，曾在美国工作4年
- 至今在国内外眼科权威杂志发表论著200余篇，其中SCI收录80余篇，中华、中国系列80余篇
- 以第一主持人承担了23项科研课题，其中包括5项国家自然科学基金面上项目
- 当选2014年度世界最有影响力眼科人物100强(第50名，中国仅2位眼科学者入选)
- 所在团队获2010年度国家科技进步奖二等奖、2009年度教育部科技进步奖一等奖
- 专著《图解临床青光眼诊治》；主译《儿童青光眼共识》；参编*Pearls of Glaucoma Management*、《临床青光眼图谱》《眼科学的基础和原理》《眼科手术学》(第3版)、《临床青光眼》(第3版)、《眼病的细胞和分子生物学基础》等
- 国家自然科学基金委员会、教育部"留学回国人员科研启动基金"、广东省自然科学基金委员会等项目评审专家，国家科技奖励评审专家
- *The Asia-Pacific Journal of Ophthalmology*、《中华医学杂志英文版》《中华眼科杂志》等十余个杂志编委，《中华眼科杂志》英文审校。*Ophthalmology*、*IOVS*、*Br J Ophthalmol*、*PloS One*、*Acta Ophthalmologica*、*Retina*、*J Glaucoma*等十余个杂志审稿人
- 受邀到世界各地、全国各地学术演讲200余场，受邀做学术现场英文翻译逾50场
- 唯一连续十年被评为中山眼科中心教学优秀教师并获得奖励
- 广东省省级眼科学精品课程主讲教师
- 培养硕士和博士研究生19名

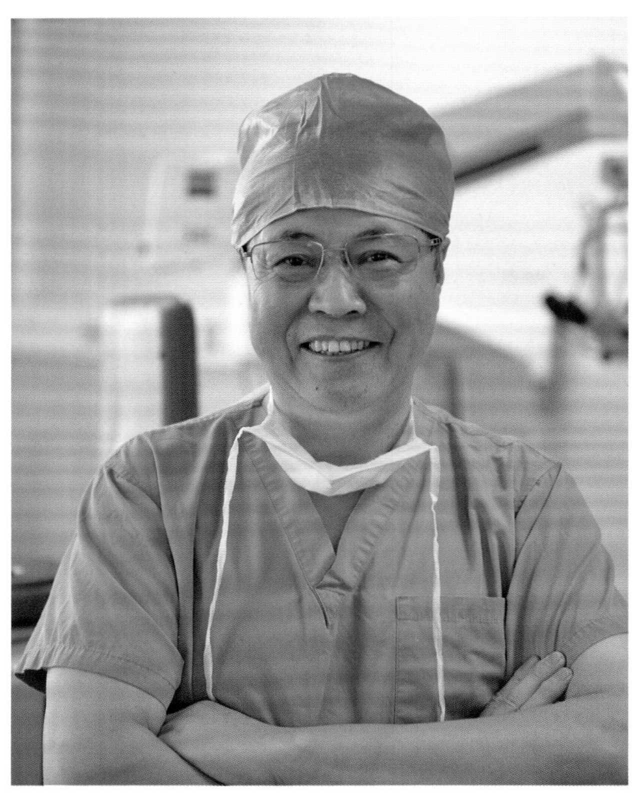

王宁利教授

Ningli Wang, M.D., Ph.D
Professor of Ophthalmology

首都医科大学北京同仁眼科中心教授、主任医师、博士研究生导师
北京同仁医院副院长
北京同仁眼科中心主任
北京市眼科研究所所长
北京眼科学院院长
中华医学会眼科学分会主任委员
北京眼科学会主任委员
世界卫生组织中国合作中心主任
亚洲大洋洲防盲学会主席
亚洲闭角青光眼研究会主席
全国优秀科技工作者
国际眼科学院院士

著者简介

王宁利

- 从事眼科临床医疗、教学、研究和防盲工作30余年。完成各类眼科手术超过10 000余台
- 发表学术论文近570余篇，其中SCI收录220余篇；获得发明专利24项，实用新型专利16项
- 主持863计划、973子课题、国家“十五”及“十一五”科技攻关项目、“十二五”国家科技重大专项、卫生行业公益项目、科技部国家科技支撑计划项目、国家自然科学基金（6项）等十余项课题
- 获得国家科技进步奖二等奖1项，中华医科科技奖一等奖2项
- 被评为原卫生部有突出贡献的中青年专家、国务院特殊津贴享有者
- 2016年被评为北京市突出贡献专家
- 获得中美眼科学会金苹果奖、中美眼科学会金钥匙奖、中华眼科杰出成就奖、亚太眼科学会杰出科学成就奖、亚太眼科学会 Arthur Lim 奖以及世界青光眼学会颁发杰出临床科学家奖，并被评为北京市卫生系统眼科领军人才，获第七届中国医师奖
- 专著《临床与科研》、主编或作为编委的专著包括《图解临床青光眼诊治》《整合眼科学》《临床青光眼图谱》《活体超声生物显微镜眼科学》《实用神经眼科学》《非穿透青光眼手术》、*Angle Closure Glaucoma* 等30余本。主编《眼科学》五年制、研究生、留学生等教材共7本
- 《中华眼科杂志》主编、*International Glaucoma Review* 学会主编及 *Asia Journal of Ophthalmology*、《眼科研究》《眼科》《眼科学报》和《眼视光学杂志》等杂志编委

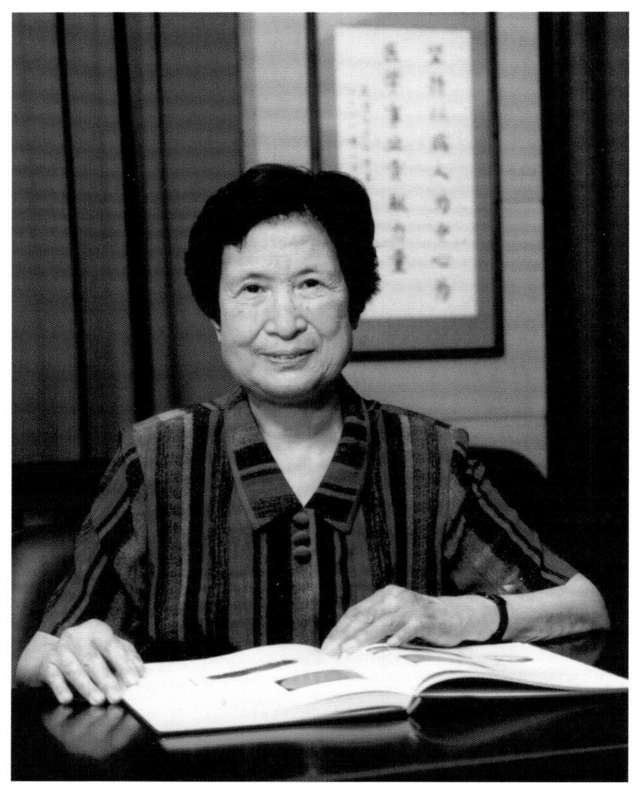

李美玉教授

Meiyu Li, M.D., Ph.D
Professor of Ophthalmology

我国著名青光眼学家
北京大学第一医院眼科教授、主任医师、博士研究生导师
曾任中华医学会眼科学分会副主任委员
曾任中华眼科杂志总编辑
曾任中华医学会眼科学分会青光眼学组组长
曾任中华医学会眼科学分会白内障学组副组长
曾任北京大学第一医院眼科主任

序一

张秀兰教授和王宁利教授的这本新书，以其独特的风格，对青光眼相关手术的过去现在和未来进行全方位的阐释。他们采用图片步步示范的方式，详细地描述和还原青光眼手术中每一个操作的具体步骤，并将术前、术中和术后可能出现的各种常见困难、潜在问题和疑问，一一进行剖析，以"一问一答"的形式全面展示。

青光眼手术的成败及近、远期效果，主要依赖于手术操作的"人"。青光眼手术是最能体现"细节决定成败"的手术，作为眼科手术的操作者，他的手术操作思维和手术调控水平，对青光眼手术效果有着决定性的作用。本书是高年住院医师和主治医师进一步提高青光眼手术质量的借鉴之作。青光眼手术的每一个操作看似简单，但是其内隐藏着诸多高超的技巧。两位教授能够"倾囊相授"其长期从事青光眼手术的丰富经验，使我深受感动，同时也是每一位从事青光眼医师的福音。在这本参考书的指导下，无论你在哪个医院，都可以得到两位教授如临现场的指导和现场讨论。通过反复多次阅读，有志于做青光眼专业的医生，必定能够在短时间内达到精专水平。

本书很像一些教学医院的术前讨论、教学查房、甚至像在手术台上对术者进行指导。书中逾三千幅照片和每一张照片的注释，以及由此展开的有层次的、逻辑性的全方位的讨论，极具临床指导价值。作为在青光眼学界工作几十年的老医生，我怀着感激之情通篇阅读。十分感谢张秀兰教授和王宁利教授通过这本不可多得的罕见之作，对青光眼临床医学发展的宝贵贡献，我为我们青光眼事业队伍中有这样的好教师、好医生而由衷地喜悦和骄傲；同时更为广大青光眼患者能够获得尽可能的、最好的治疗效果和高水平的生活质量而欣慰。

张秀兰教授虽然不是我的学生，也没有跟我在同一个医院共同从事临床工作，但是她的勤奋好学、虚心求教、敏捷思维给我留下极为深刻的印象。中山眼科中心是一个大熔炉，张秀兰教授孜孜以求、不断磨练，终成我国青光眼领域的佼佼者，并取得了一系列瞩目的科研成果。令人尤为感动的是她还秉承了老一辈眼科学者甘为人梯、乐于奉献的优良传统。她临床和科研工作繁忙，但是她仍牢记教书育人的责任，连续出版了两本专业著作，深值敬佩。为了写好这本书张秀兰教授和王宁利教授一起奋力工作，花费了近两年的时间撰写初稿，反复修改，终成巨著。借此机会我向他们表示感谢和祝贺，希望早日付梓，以飨读者！

李美玉

2016年4月8日

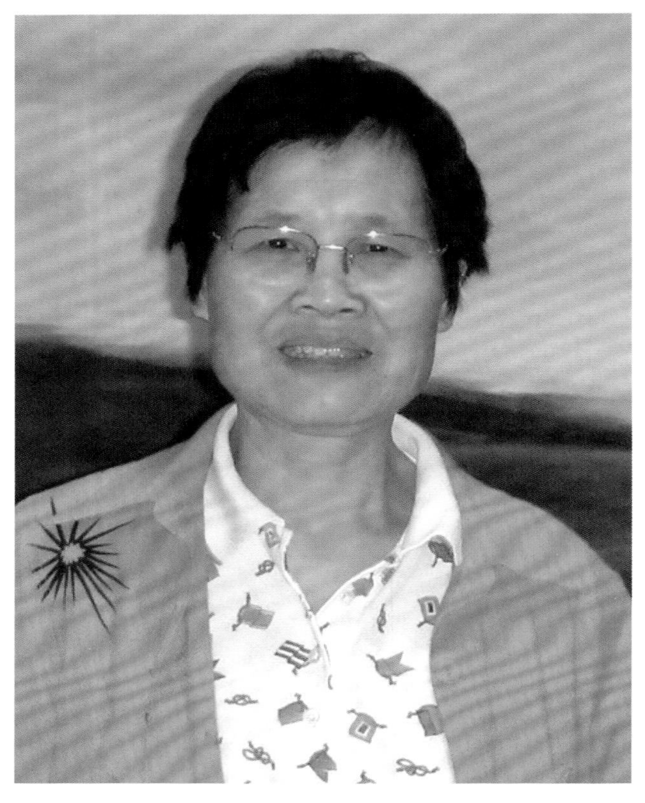

蒋幼芹教授

Youqin Jiang, M.D., Ph.D
Professor of Ophthalmology

我国著名青光眼学家
中南大学湘雅二医院教授、主任医师、博士研究生导师
曾任中华医学会眼科分会青光眼学组组长
曾任中南大学湘雅二医院眼科主任、青光眼科主任

序二

施行青光眼手术不仅可保存患者的视功能，更重要的是可以提高患者的生活质量，这是每位眼科医生应争取的。对我们每一位能胜任临床工作的医师来说，不仅要学习与掌握眼科基本知识与操作技术，同时也要学会积累经验。但只有施行手术的技巧显然是不够，因为精湛的手术技巧是建立在丰厚的基础知识之上的。

本书作者张秀兰与王宁利两位教授从最初步入眼科临床起直到今天，能有幸从师于我国著名的中山眼科中心的青光眼前辈们，他们不但具有扎实的眼科学基本知识与技能，特别是在名师们的指导与培育下刻苦钻研、善于思考，获得了与时俱进丰富的眼科学知识与临床经验，他们采用图文并茂的形式编著的《图解·青光眼手术操作与技巧》包含国内外最新的青光眼手术操作技术、最新设计的各种青光眼房水引流植入物、各种类型的难治性青光眼手术及多种类型的白内障联合青光眼手术的设计与操作。特别对多种青光眼手术的术中、术后可能出现的多种情况的处理，均采用实例彩色照片及手术过程视频的方式结合个人经验予以详细阐述。

本书特点是内容新颖、敢于创新、形式独特且无保留地与同道们分享个人临床实践经验。对在每个手术操作步骤中可能发生的各种并发症及其处理均采用自己的资料讨论，易于理解且非常实用，有利于读者顺利完成手术操作中各个环节的设计及术后总结提高。

《图解·青光眼手术操作与技巧》无论对初入眼科临床的青年医师或中、高年医师均为一本难得的参考书。

[illegible]

2016.4.9.

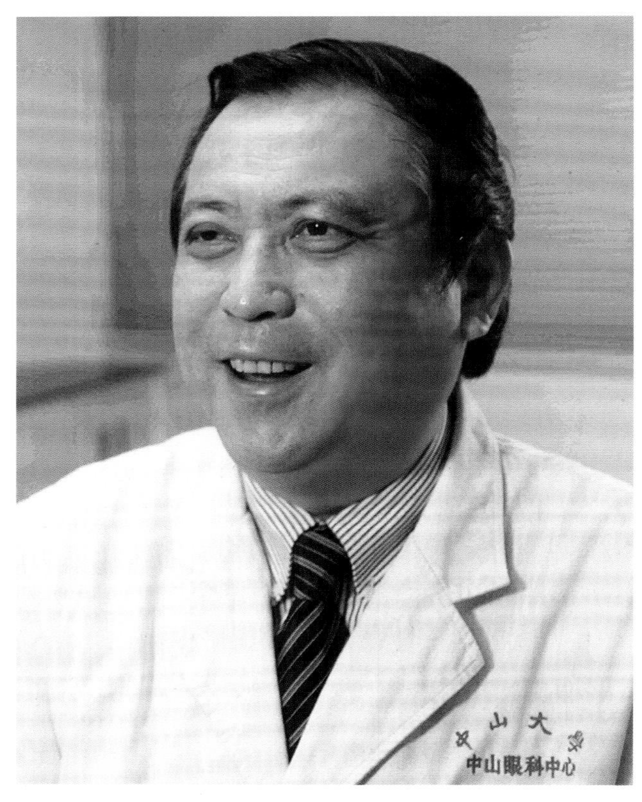

葛坚教授

Jian Ge, M.D., Ph.D

Professor of Ophthalmology

我国著名青光眼学家

中山大学中山眼科中心教授、主任医师、博士研究生导师

曾任中山大学中山眼科中心主任、院长

曾任眼科学国家重点实验室主任

曾任中华医学会眼科学分会青光眼学组组长

序三

时维五月，序属初夏。从"留连戏蝶时时舞，自在娇莺恰恰啼"，生意盎然的明媚春色，步入2016年初夏时节，并无历年岁趋骤临之虞。然2016年初夏承载了太多佳讯，大数据时代扑面而来，互联网一飞冲天，各种组学纷呈不息，精准医学遍及华夏，呼唤着个体化和靶向治疗时代，呼唤着更多的合格的、乃至卓越的能看病、看好病的临床医生。对眼科界而言，眼科住院医生规范化培训模式又过渡到以全面提高临床医生临床能力和素质、知识结构、发现问题与解决问题能力，善于与患者沟通的人文关切的综合模式。至此，国内外对临床医生培养的目标、观点、方法、实施措施趋于一致：医生必须是敬生者，必须是知识渊博者，必须是技能纯熟者，必须是善于沟通者，必须是利他主义者。

一本好的专著应该是能承载这些对从医者需要的知识、技术、沟通、服务他人精神、培养和训练要素的。正如每一位莘莘学子都盼望在自己漫漫学海生涯中能遇到一位好老师，终生受益。古人云：行路难，行路难，多歧路，今安在？有人云：书山有路勤为径，学海无涯苦作舟。当下的阅读和学习不应该再如古人述及是"难"、"苦"之事，每一位认真的读者都希望在有限的阅读时间内能有一本开卷有益，在愉快地阅读体验中使自己得到提高和升华的好书。

耗时数年，"穷且益坚，不坠青云之志"，殚精竭虑，终令张秀兰教授、王宁利教授两位青光眼学者，《图解青光眼手术操作与技巧》得以瓜熟蒂落，水到渠成。我揣摩此时两位学者教授心中自会涌出一股豪气，"盛筵难再，兰亭已矣……阁中帝子今何在？"我的弟子！他们抵得上此等豪气的！盖因张秀兰教授、王宁利教授倾注了这么多年挚爱自己专业的感情，再者他们敏锐的把握了当下时代的脉动，以需求为导向，以解决临床问题为根本，精心收集了作者自己珍藏的2600多帧彩色的照片，100多个技术视频，共享作者的珍贵成果，旨在提高眼科医生解决临床和手术问题的能力。尤其值得赞赏的是作者们结合自身的专业感悟力和丰富临床经验，反思与归纳形成自己独到的视角，逐一回答了作者们收集到的，认为是比较重要的300个手术相关临床问题，言简意赅，真正令眼科医生开卷有益，指导临床，提升能力，造福万家。

葛坚

2016.5.19

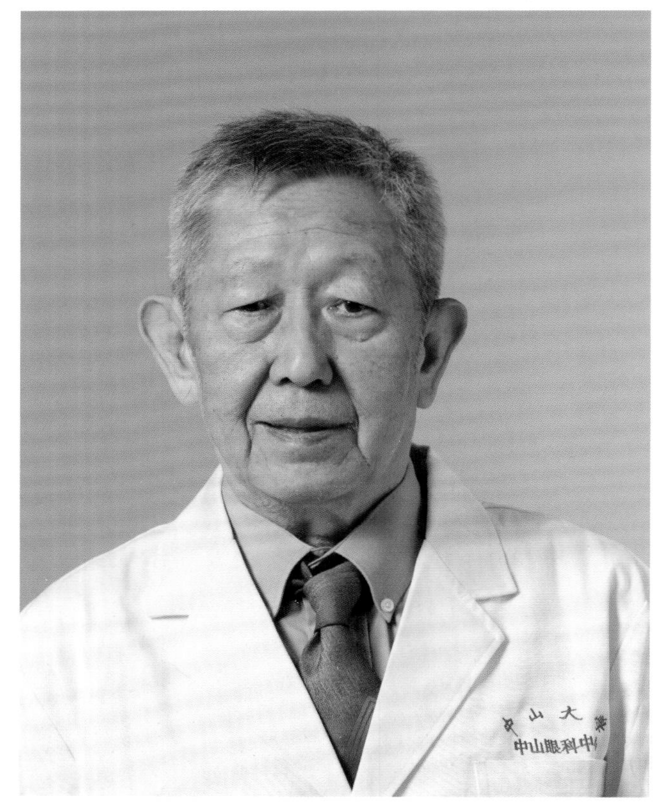

叶天才教授

Tiancai Ye, M.D., Ph.D
Professor of Ophthalmology

我国著名青光眼学家
中山大学中山眼科中心教授、主任医师、硕士研究生导师
曾任中山眼科中心青光眼科副主任
曾任中华医学会眼科学分会青光眼学组副组长

序四

图解临床青光眼诊治和即将出版的图解青光眼手术操作与技巧，是各具不同风格的姐妹篇。新著秉承既往直观图解与简明文字组合诠释风格，再次以3000多帧高清优美图片，与时俱进的遵循临床诊治思维，拓展独特的问题解答（释疑）风格。本书系统介绍现代青光眼手术操作与技巧以及各种相关问题或并发症的处理，涵盖范围包括：围手术期准备、现代可持续发展的各种传统抗青光眼手术、新的青光眼微创手术和青白联合手术、等。更值得一提是本书拓展了独特的问答形式，既有释疑，也有质疑。相信会让读者顿开眼界，倍感兴趣地参与讨论。

著者张秀兰教授与我共事整整27年，看着她从年青的住院医生、主治讲师（赴美研修深造）、教授与硕博研究生导师、直到国内知名的青光眼专家学者成长过程。她的前半生是勤奋、好学、悟性高，为青光眼事业执著地耕耘和默默地奉献，她确实是当代年青医生学习和励志的榜样。"看、仿、悟、智、精"五个字的启示，既是张教授走向事业成功的真实写照，也是她赠与年青医生的良言。今天，我们正处在大数据医学信息、科技飞速发展和精准医学的时代，扎实的基本功培训与实践仍然是必须和重要，打好扎实的基本功（奉献），才能有事业成功之巅峰（回报）。"千里之行，始于足下"，千万不要急功近利，否则劳而无功。

我和著者张秀兰、王宁利两位教授，曾有过同僚之谊和师生之情，承蒙厚爱再次为新书审校，实在义不容辞，愿尽微薄之力。相信，新书出版定为眼科医师、进修医生、研究生、特别是热心从事青光眼专业的同仁带来新的境界、传授与分享。愿著者继续为中国青光眼防治和培养人才作出不懈的努力和贡献。

叶天才

2016.2.

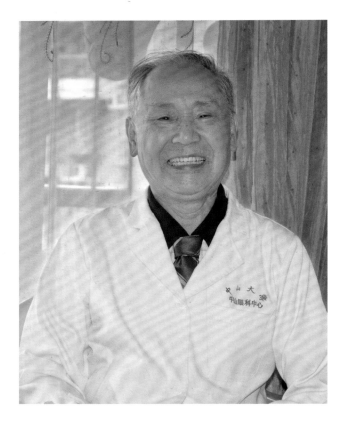

彭大伟教授

Dawei Peng, M.D., Ph.D
Professor of Ophthalmology

我国著名青光眼学家
中山大学中山眼科中心教授、主任医师、博士研究生导师
曾任中山眼科中心青光眼科副主任
曾任中山眼科中心医教处处长
曾任中山医科大学临床药理基地副主任
曾留学日本、澳大利亚

序五

張秀兰、王宁利教授的著书"图解临床青光眼诊治"已经出版获得北京人民卫生出版社2015年度"质量效应奖"，深受读者的欢迎"图解青光眼手术与技巧"与其是姊妹篇。

本书精辟地详尽阐述每一个现代青光眼手术和操作技巧及其并发症的处理附有常见问题解答和清晰美观图片思路创新、选题形式新颖。

科学性、逻辑性强，阐述问题简明扼要。说明作者掌握丰富的文献资料与丰富的临床经验、并有扎实的基本功，是一部优秀的眼科著作、开拓了眼科的新思维与新领域。

張秀兰教授是我的学生，在其研究生学习期间、刻苦钻研作风严谨工作认真负责、领悟性高是一位颇具潜质的青年，毕业后努力探索勇攀医学高峰，在诊治疾病、教学和科研和著书等多方面均已取得丰硕和卓越的成果

本书的出版定会培养新一代的眼科医生发挥出很好的作用。是眼科临床医生的有价值的参考书。

彭大伟

2016.4.20.

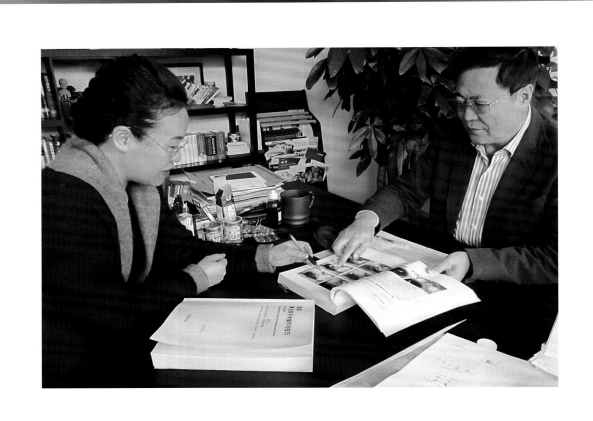

张秀兰教授与王宁利教授在讨论中

著者感言

张秀兰大夫曾经是我在中山眼科中心工作时的同事，虽然她年龄比我小几岁，入门时间比我晚，我们可以说是同一个师门的师兄妹。她的硕士生导师彭大伟教授、我的硕士生导师叶天才教授，都是我国著名青光眼学家周文炳教授的门第。我们在同一个医院、同一个专业组、同一个学校共事近十年。她是一个极为要求上进的女性，在共事的这些年我们一起学习、共同成长，我们深受中山眼科中心浓厚的学术氛围影响，形成了具有深刻中山眼科中心烙印的临床和科研特质。虽然我已离开中山眼科中心 15 年了，但是在中山眼科中心形成的手术底蕴仍然蕴藏于看似已别具一格的手术操作中。再看秀兰大夫的手术经过这 15 年的锤炼也形成了自己的风格，同样早年的烙印也处处可见。

当她再次邀请我和她合著《图解青光眼手术操作与技巧》一书时，我担心工作太忙难以胜任，但在她说出新想法和思路时，我不禁回忆起当年在中山眼科中心手术台上的一幕幕，按捺不住的感情让我答应了合著一事。

写书表面上是给读者的，某种意义上也是给自己的。逼迫自己花大量的时间去归纳总结临床工作中形成的不成体系的经验和思想，让它们升华为理论和系统性的经验，在繁杂的撰写过程中首先获益的其实是我们自己。

今天和她一起做初稿的修订。修订的过程中我们又坦诚出了不同的观点和见解，让我们又有了难得的收获和灵感。

浅读这本书时，它可以说是一部手术技巧和术式指导用书，深读时你会领略到它是一本关于青光眼手术理论思想专著。浅读能获益，深读能觉悟。这本书的撰写让作者觉悟了，但是否能让读者觉悟，这就要看作者的功底了。如果达不到这一目的，我们下次再努力吧！

再次和秀兰大夫合作写书，让我对她的认识更深了一层，她是一个真正能拼搏、能战斗，不怕苦、不怕累的事业型女性。同时她也从我这个兄长身上学习到了沉稳和求精的精神。我们并不认为这是理想中完美的青光眼手术学，但它是一部优秀的有思想的青光眼手术学。也许我们做不到完美，但相信，今后一定能一起合著出一部更好的青光眼手术学。

王宁利

2016 年 2 月 25 日于北京

Glaucoma

图解青光眼手术操作与技巧

前言

《图解青光眼手术操作与技巧》是《图解临床青光眼诊治》的姊妹篇，全书以手术录像剪辑图片、临床病例图片以及手术视频为基础，系统阐释青光眼手术操作与技巧。

该书的特点：

一、该书是一本匠心独运的著书。全书共有2500多张精美图片和100多个手术视频(通过在指定网站输入网络增值码获取)，全面、系统、清晰、细致地阐释青光眼手术操作的每一个步骤与技巧，以及各种相关问题和并发症的处理，是目前国内外青光眼领域极具特色的著书。该书秉承了《图解临床青光眼诊治》的风格，书中每一个字、每一个逗号、每一张图片和标识，都是著者反复推敲、亲自逐字逐句敲打键入、编辑、剪辑而成。

二、该书撰写风格独特。不但分门别类系统介绍，还结合问题回答形式，解答了350多个与手术操作和技巧相关的以及并发症处理的临床实际问题，将丰富的临床经验、体会和见解与读者交流与分享。

三、该书条理清晰、表述细腻。2500多张图，配有各种标识，包括各种不同颜色的箭头、直线、曲线、线框、自画图、漫画图等，细致地阐述每一个手术操作的细节；350多个释疑问题，详尽与周到地涉及了与手术相关的方方面面；网络增值码包含了100多个手术视频，将青光眼各种手术方式、同一种手术的不同改良、不同风格与变化等都一一呈现给读者，让读者心动、感动。

四、该书内容丰富、翔实。全书分绪论和十个章节，绪论概括介绍青光眼手术类型和方式，第一～第二章分别为手术前准备和手术中通用操作与技术，是关于青光眼手术基本功的知识；第三～第十章介绍不同手术方式在青光眼治疗中的应用。在每一章节里都包括“问题解答”部分，几乎囊括了现有的所有常用青光眼手术术式或操作中可能遇到的问题。

五、该书呈现的理念与国际研究前沿同步。除了传授规范的手术操作或术式，还呈现了许多经过改良、变化的操作或术式，其中不乏值得商榷和争议之处，希望能与读者共同探讨。

六、该书是眼科医生的良师益友。适合医学生、研究生、各级眼科医生，特别是有志于在青光眼领域发展的眼科同道阅读和参考。

《图解临床青光眼诊治》出版后，读者对此书的热烈反响远远超过了我们和人民卫生出版社的预期。一个季度就售完4000本，一年内印刷3次，出版至今不到一年半，已经印刷4次，获得人民卫生出版社2015年度“质量效益奖”，是同年五官编辑部唯一一本获奖图书，也是同年人民卫生出版社出版1500种图书中评选出的前20位优秀书籍……此书伴随著者到全国各地去讲学，每场讲座听众问得最多的问题，几乎都是与手术相关的问题，尤其是并发症的处理。正因为如此，姊妹篇《图解青光眼手术操作与技巧》得以与读者相见。

谈及学习手术，它是一项漫长且艰苦的过程。从最初的二助、一助到主刀，从观看、模仿、尝试、熟练、纯青、创新，几乎都要耗尽10~20年人生中最精华的时间，学习曲线之长，不得不让人感慨万千！ 然而，这也是一项充满挑战和不断进步(与时俱进)的过程，成就着一个学者学以致用、造福患者的满足与成就感。

看 年轻医生其实有充足的时间去观察。比如，同样是消毒、铺巾，谁做得更规范？谁做的动作更优美？同样做结膜下注射，为什么有的人注射让患者嗷嗷大叫，而有的却让患者几无痛楚？同样是简单的结膜处理，有的人拿捏结膜的动作有十余次之多(夹持、放开，如此反复)，而有的人可以只夹持结膜一次，就能完成所有的剪切、分离、止血等结膜操作？为什么有的人手术动作快，而有的人却有很多多余的动作？为什么有的患者术后炎症反应轻，而有的患者术后炎症反应重……类似的问题太多太多，细心观察并尝试思考，一定会带来许多启发。"机会是留给有所准备的人"，如果平时做助手时不注意细心观察，当有机会操作时，如果只会用自己想当然的动作去完成，这种态度只会让他/她自己在学习手术的道路上花更多的时间。

仿 模仿是一切手术的开始。作为年轻学者，虚心向老师、前辈学习至关重要。这个时期，还需要沉下心来学习书本知识，熟记手术步骤。能跟着一个严格、追求完美的老师学习手术，是学生的一大财富。因为，第一个老师从来都是最重要的，他/她的严谨与规范、细致与游刃，无形中深刻地影响着年轻医生……

悟 做手术，这是从被动到主动的过程。这里有个数量积累的过程。大多数人都认为，只要做多了，达到一定数量了，就能熟能生巧了。但是，为什么同样一个术式，有人只需做10~20次，他就能驾轻就熟，但有人需要做上100例甚至几百例才能达到同样的效果呢？这里的区别就是一个"悟"字！ 事实上，手术是"悟"出来的，而不是"做"出来的。熟能生巧固然有道理，但对每一台手术、每一个术式、每一个细节，如果能用心去"悟"，而不是"做"，漫长的学习曲线可以大大缩短。

学习术中术后并发症的处理是同样的。我对初学者常说这样的一句话："不是所有学开车的人，一定要发生车祸后，才知道怎么开车的"。学习手术，一定要细心，一是要细心观察患者为什么会发生并发症，是哪些细节没有做到、做好，这样自己在临床工作中就会有目的地去避免；二是要学习如何避免并发症的各种方法，做好预防措施，知彼知己、百战不殆。另外，"吃一堑长一智"，要善于总结，不要重复犯同样的错误。

智 做手术最重要的不是数量的积累，而是心智——心理素质的培养过程。大多数人，自己手术时可以做得非常完美，有人观摩时变得笨拙；手术顺利时可以又快又好，但遇到并发症时，心急烦躁加心慌，而这种情绪若传递给身边的助手甚至患者，处理并发症就变得更加艰难……如何做到遇事沉着、冷静，"脸不变色心不跳"，需要有意识去培养和锻炼。当能以一颗平稳的心态，"正是考验或锻炼自己的时候了"，去处理类似的问题或突发事件，头脑和双手会变得更警惕且灵活。

精 这是做手术的最高境界，不但手术规范、标准，有速度，而且能举一反三、拓展术式、改良细节、优化步骤，甚至创新。任何一个手术操作或技术，都有它的弊端或不完善的地方。书本上或普遍共识中一成不变的教条或框框，其实都是可以改变的。这样的例子不胜枚举，本书中有许多关于这方面的叙述，都可以让读者领略到著者匠心独运的智慧。

这里赘述一些例子，供读者参考：通过比较几种固定眼球的方法，找到既简单快捷又创伤最少的方法，通过透明角膜缝线悬吊固定眼球、在两直肌间制作结膜瓣，使得房水引流阀植入手术的结膜损伤范围可以小于90º(一个象限以内)；缝合结膜时，可以一手夹持结膜远端、另一手单手缝合结膜，能使结膜缝合又快又好；对结膜下注射方法的小小改良，却减少了无数患者的痛楚；结膜瓣牢固缝合固定并稍微覆盖透明角膜1~2mm，极大减少了无论小梁切除术、EX-PRESS 手术、还是房水引流阀植入手术，其结膜伤口渗漏和结膜后退的几率；而如果采用远离角膜缘 1~2mm 制作结膜切口行小梁切除术、以及采用远离角膜缘 7~8mm 制作结膜切口行房水引流阀植入手术，都可以极大地规避两种手术的结膜伤口渗漏和结膜后退等并发症；提倡小梁切除术中剖切巩膜瓣"宁大勿小、宁厚勿薄"、巩膜瓣顶端成弧形等技巧，极大减少了术后浅前房发生率(尤其对初学者)；提倡"Ⅰ度和Ⅱ度放房水"的概念和操作，有效缓解了术中高眼压带来的问题或并发症；"滴水止血"，简单又快捷，减少了不必要的烧灼止血；大瞳孔剪切周边虹膜的技巧，避免了虹膜的节段切除；在规范化、合理化使用丝裂霉素 C(MMC)下灵活地调整浓度、放置的位置和时间，使每一位患者术后能有效地减少瘢痕化的发生、提高手术成功率；MMC 棉片放置方法的改良——MMC 棉片包裹引流盘，有效减少了因棉片放置不均匀、蜷曲所带来的引流盘周过早发生纤维包裹的问题；摸索出引流管结扎后水柱成滴状的技巧，能极大地减少术后浅前房发生的同时，眼压能保持在理想的状态；强调术后按摩的重要性，将"只要前房深度正常，任何时候都可以按摩"的理念传递给初学者，能有效地帮助他们掌握和拓展按摩的技巧；教会患者自己测试眼压高低(软硬)、自己按摩眼球的方法，能及时、有效地减少术后滤过泡的瘢痕化；从临床实践中认识到患者的睡眠能直接影响到术后的效果、并发症的发生和病情的恢复，从而通过针对性地处理，有效地帮助患者度过术后恢复期，减少并发症发生……

总之，此书将与有心学习青光眼手术的各位同道交流与分享。书中呈现的不但有前辈们指导下的规范手术操作，而且还有许多是著者个人的观点、观念、经验和体会，有的还值得商榷和争议。缺点、漏错、不足之处在所难免，敬请原谅和指正！真诚希望读者们提出宝贵意见，与我们探讨，当此书再版时，使此书的品质有更大的提升。

最后，感谢所有给予过帮助、鼓励、支持的前辈、同道们！感谢为此书默默奉献的家人、朋友、患者和我的学生们！感谢美国 Stephen P. Christiansen 教授、意大利 Paolo Brusini 教授、瑞士 Andre Mermoud 教授、波兰 Edward Wylegala 教授、法国 Dietrich Wolf 博士、中山眼科中心刘文主任医师、张少冲教授、朱斯平副主任医师、袁钊辉副主任医师、北京同仁医院眼科中心唐炘教授、北京大学人民医院眼科吴慧娟副教授、福建医科大学附属协和医院眼科卢岚主任、湖南中南大学湘雅二医院眼科段宣初教授等慷慨提供了一些手术录像或图片(书中都有注明)。感谢王怀洲副教授、李飞博士、郑钧锋老师的帮助。感谢中山眼科中心甘小亮副教授提供了麻醉相关知识。感谢人民卫生出版社刘红霞编审、李海凌副编审的支持和帮助。

感谢中山眼科中心培养了我。中山眼科中心大量而丰富的病例资源、高质量的手术水平、尖端的手术设备和设施以及前辈、同道的指导和帮助，是这本书顺利出版的基石。

愿这本著书和《图解临床青光眼诊治》一起，能成为广大眼科医师尤其青光眼医师的实用参考书。

2016 年 2 月 12 日于广州

Glaucoma

图解青光眼手术操作与技巧

目录

绪论

青光眼的治疗包括药物治疗、激光治疗、手术治疗、辅助治疗(如调节创口愈合的药物治疗、抗血管内皮生长因子的药物治疗、视神经保护治疗等)。手术治疗方案根据青光眼的类型、疾病严重程度、发病机制、患者自身情况、眼部情况等综合评价而制定。

目前青光眼治疗的手术方式众多,尤其是现代白内障和玻璃体视网膜手术的迅猛发展,以及现代新型“微创”青光眼手术(micro-invasive glaucoma surgery,MIGS)的出现,推动着现代青光眼手术的不断发展。现代青光眼手术可分为两大类:可持续发展的传统手术和新型“微创”手术。从手术原理上,可以归类为以下几大类:

1. 以增加房水外排为目的的手术方式　主要指通过结膜下角膜缘造“瘘”形成外引流(滤过泡)途径来达到降低眼压目的的手术方式,故也称为滤过性手术(滤过泡依赖性手术)。包括:①小梁切除术;②深层巩膜切除术〔非穿透小梁手术,二氧化碳激光(CO_2)、固态 U 激光、高频碾磨钻头等辅助〕;③EX-PRESS 青光眼微型引流器植入手术(简称 EX-PRESS 手术);④经睫状体后房引流滤过术(TCF,应用 Fugo 等离子刀);⑤房水引流阀植入手术等。

2. 以增加房水内引流为目的的手术方式　主要指不通过形成结膜下外引流(滤过泡)途径来达到降低眼压目的的手术方式,属于非滤过泡依赖的眼内引流手术。按照房水引流途径,可以分为如下几种形式的手术:①以解除瞳孔阻滞所致眼内房水受阻为目的的手术方式,如周边虹膜切除术;②以解除房角粘连闭合所致的眼内房水受阻为目的的手术方式,如房角粘连分离术(黏弹剂辅助下或通过专门灌注冲洗的睫状体分离铲或内镜辅助下进行);③以解除晶状体和(或)玻璃体 - 睫状环阻滞所致的眼内房水逆流(恶性青光眼)为目的的手术方式,如 Chandler 手术,玻璃体腔水囊穿刺抽吸术,经睫状体扁平部前段玻璃体切除术,白内障(联合人工晶状体植入术)联合前段玻璃体切除术等;④增加经小梁网途径引流的手术方式,包括房角切开术,外部小梁切开术[传统小梁切开术、360°小梁切开术(全周小梁切开术)],选择性激光小梁成形术(倍频 Nd:YAG 激光,SLT;钛 - 蓝宝石激光,TiSLT),小梁消融术(trabectome),内路小梁切开术(excimer laser trabeculotomy ab interno,ELT;erbium:YAG laser trabeculotomy,Fugo 等离子刀内路小梁切开术),黏小管扩张术,黏小管成形术(Schlemm 管成形术),iStent 支架植入术(Eyepass 植入术),Hydrus 微支架植入术等;⑤通过增加经脉络膜、巩膜途径引流的手术方式,包括各种前房 - 脉络膜上腔分流装置植入术(如 SOLX gold shunt、Polypropylene shunt、CyPass micro-shunt、iStent Supra 和 STARflo 等)。CO_2 激光辅助深层巩膜切除术(CLASS 手术),除了具备结膜下引流外,也主要通过这一途径引流房水。

3. 以减少房水生成为目的的手术方式　主要指睫状体分泌功能减弱性手术(既往称为睫状体破坏性手术、睫状体消融性手术),包括:①经巩膜睫状体冷凝术;②睫状体光凝术。睫状体光凝术分为经巩膜睫状体光凝术(外光凝)、内镜直视下睫状体光凝术以及行玻璃体视网膜手术中直视下睫状体光凝术(内光凝);③经巩膜睫状体高强度聚焦超声凝固术(HIFU)或超声睫状体成型术(UCP);④睫状体光动力疗法(PDT)等。

4. 以应用白内障手术技术处理青光眼或青光眼相关并发症为目的的手术方式　包括：①单纯超声乳化白内障吸除术或超声乳化白内障吸除联合人工晶状体植入术（Phacoemulsification/Phacoemulsification+IOL，简称 Phaco/Phaco+IOL）；②青光眼-白内障联合手术（简称青白联合手术）；③白内障囊外摘除术或白内障囊外摘除联合人工晶状体植入术（ECCE/ECCE+IOL）；④白内障囊内摘除术或白内障囊内摘除联合前段玻璃体切除术（ICCE/ICCE 联合前段玻璃体切除术）；⑤张力环辅助下或虹膜拉钩辅助下 Phaco/Phaco+IOL；⑥Phaco/Phaco+IOL 联合前段玻璃体切除术；⑦Phaco+IOL 联合后囊环形撕囊（PCCC）联合前段玻璃体切除术；⑧经睫状体扁平部行晶状体咬切联合前段玻璃体切除术等。

青白联合手术通常指 Phaco/Phaco+IOL 联合小梁切除术，多元化的手术方式随着新型微创手术的发展日新月异，包括 Phaco/Phaco+IOL 联合 EX-PRESS 手术或 iStent 支架植入术、或小梁消融术（trabecutom）等。

5. 儿童青光眼手术　主要包括：①前房角手术（前房角切开术、传统或全周小梁切开术）；②小梁切除术；③小梁切开-小梁切除联合手术（CTT）；④房水引流阀植入手术；⑤睫状体分泌功能减弱性手术；⑥晶状体手术等。儿童青光眼手术方式的选择受儿童青光眼的类型、严重程度、发病年龄或出现症状年龄以及眼部条件等因素影响。

6. 其他手术操作或术式　包括前房穿刺术、前房形成术、前房冲洗术、结膜修补术、滤过泡针刺分离术、包裹性囊状泡切除术、滤过泡修补术（滤过泡加固术）、悬垂泡切除术、脉络膜上腔放液联合前房形成术、后巩膜放液术、后巩膜开窗术等。

经过 40 多年的洗礼，小梁切除术仍然是被公认的行之有效的抗青光眼手术方式，是青光眼治疗首选的眼外引流术（滤过性手术），然而，由于较高的远期失败率和潜在的严重并发症，它并不是一个完美的手术方式。近十年来各种新型“微创”青光眼手术（MIGS）如雨后春笋般地发展起来。根据其作用机制进行分类，可分为增加房水流出和减少房水生成两大类。增加房水流出的机制中又包括增加经小梁网途径引流、增加经脉络膜巩膜途径引流、建立经结膜下新的外引流通道和参与多种途径引流等几种不同的机制。具体分类见下图：

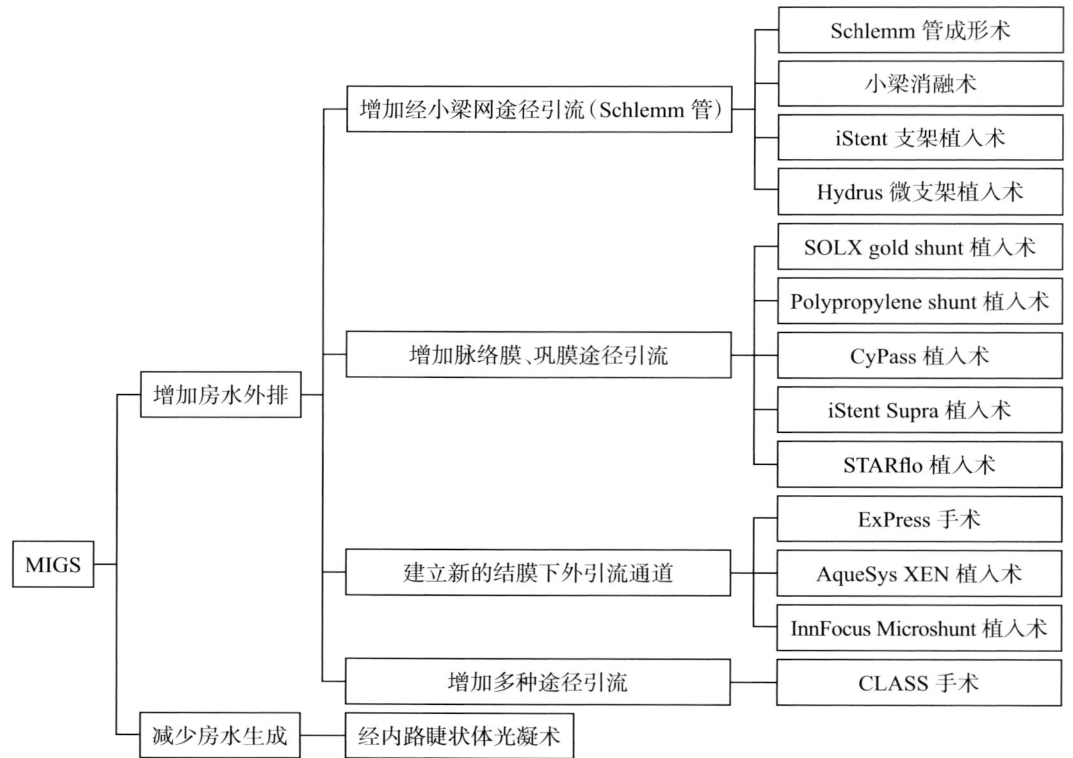

与传统的小梁切除术相比，目前这几种新型的手术方式都有其独特的优点。尽管早期临床研究结果令人鼓舞，但远期效果仍期待进一步验证。新发展的手术主要聚焦小梁网和 Schlemm 管，尚不适合 Schlemm 管后房水引流系统功能欠佳的病例如上巩膜静脉压高以及小梁网出现硬化导致部分 Schlemm 管闭塞的病例，因此可能仅适合于早期或部分进展期开角型青光眼，通常不适用于闭角型青光眼的治疗。

在接下来的章节，本书将对上述不断发展的传统手术和部分新型青光眼手术操作和技巧一一进行探讨。以十章书作为主线，系统介绍八大青光眼手术类型(周边虹膜切除术、小梁切除术、儿童青光眼手术、EX-PRESS 手术、房水引流阀植入手术、睫状体分泌功能减弱性手术、新型非滤过泡依赖的眼内引流手术以及白内障手术在青光眼治疗中的应用)。在各章贯穿着相应的各种手术操作与技巧和对并发症的处理。每章书都有答疑部分，分别对与手术技术相关的问题、术中常见问题、术中并发症及其处理、术后常见问题、术后并发症及其处理、一些特殊病例处理的问题等进行作答。有些章节内容多，则分节解答；有些章节内容少，则统一在一起解答。此外，本书也涵盖了有关青光眼手术基本功的内容。期望此书出版能让更多的眼科医师、研究生、进修医师，特别是从事青光眼专业的年轻眼科医师参阅。限于学识和水平，书中可能存在着不正确或误解之处，祈望读者与同仁们批评指正。

1

第一章

手术前准备

第一节　与患者的沟通

与患者的沟通，贯穿整个诊治过程。何谓“仁心仁术”，光有“术”不行，还得有“心”。这个“心”不但是指医者博大的爱、同情心和善良之心，应该还有另一层意义是“心术”——与患者交流、沟通的能力。医生需要学习沟通的艺术，如同一个教育家需要兼备教育心理学的知识。

青光眼患者具备一定的性格特征早已被大多数人所熟悉[1,2]。尚未见青光眼显著体征，但见“青光眼性格”。典型的黏液质性格患者固执，敏感，“疑神疑鬼”，抑郁寡欢，情绪容易受到外界影响。而胆汁质患者则大多性急，容易兴奋，烦躁，“爱上火”，“脾气躁、难沟通”。

事实上，人们已经认识到，情绪波动大可能成为闭角型青光眼的发病诱因[3]，情绪不稳定（如焦虑、失眠、易怒等）都有可能会加重病情进展、影响术后的恢复；反过来，病情变化也会加重情绪负担。青光眼患者的焦虑自评量表（SAS）和抑郁自评量表（SDS）评分明显高于正常对照组，闭角型青光眼组明显高于开角型青光眼组[4]。

青光眼疾病也具有一些显著的特点。青光眼疾病本身复杂，发病机制多样化，类型很多；治疗牵扯面广且复杂，一旦诊断青光眼，需要“终身治疗”，而目前尚没有任何一种方法可以让患者“一劳永逸”；药物治疗讲求连续性和终身性；手术复杂、精细，除了技巧，还得有“好运气”，因为，即使手术再漂亮，也常出现“浅前房”，偶尔还来“恶性青光眼”。而并发症处理更是十分棘手……

面对青光眼患者性格和疾病本身的特殊性，除了要具备一定的诊治水平，作为医生，和青光眼患者沟通本身就是一门很深的学问。进行良好的医患沟通需要掌握一定的方法和技巧。本节主要探讨与手术相关的术前和术后的沟通。

术前与患者的沟通（术前谈话），包括手术同意书的签署，是十分重要的。手术是两厢情愿、共同面对、共同承担风险的一项劳动。这项劳动，光靠医生努力不行，很多时候患者在这一过程中扮演的角色是十分重要的。举一个简单的例子，患者在手术台上非常紧张，不自觉地紧握拳头、憋气，这很容易引起眼球变硬（眼内或眶内压力增高），导致手术操作难以进行下去，在做内眼手术时常常会碰到（如小梁切除术时无法形成前房）。这时候，你需要把手术停下来，让患者放松、和他 / 她聊聊天，或者给予滴注 20% 甘露醇 250ml，大概 20~30 分钟后，眼球开始变软、眼内压力下降。患者为什么紧张？其中一个原因就是患者对手术不了解、顾虑太多。因此，术前谈话非常重要，建议采用一对一或者一对多人的形式，用最浅显易懂的语言，结合图片或模型，把病情告知患者及家属，把手术的大概方式告知他们，把可能发生的并发症告知他们，而不是用“自顾自地”、“讲天书式”的方式与患者交流。把话说在前面，才能解除患者疑惑，并争取到最大的配合。

下面几个问题是青光眼医生最常遇到的、且必须和患者沟通的问题。很多年轻医生苦于如何表达。下面的讲解，有一定的代表性，并且使用的都是通俗易懂的、图文并茂的讲解方式。

一、为什么手术会发生麻醉意外导致一过性视力丧失？如何处理？

由于一过性视力丧失常发生于晚期青光眼患者（尤其小视野者）接受球后注射时，所以术前谈话首先要告知患者疾病的严重程度，什么样的情况属于晚期，什么是视野等。将患者自己的视野检查图（同时备正常人的视野）展示在患者面前，告诉他 / 她视功能好坏可以用视力和视野来衡量，视力是他们通常最熟悉的向前视物的能力（眼分辨物体大小、形状的能力），而视野则是视物的范围（眼球固视前方时所见的空间范围）。青光眼主要的危害是视野损害。视野损害的严重程度直接反映视功能受损的严重程度。比如，有的患者视力可以是 1.0 甚至 1.5，但视野损害已经达到晚期了，所以走路都有困难。视野图中（以 Humphrey 视野图为例）白色表示看得见，黑色表示看不见（视野受到了损害），黑色越多视野损害越严重，完全看不到就是全部是黑的。基本正常的视野如图 1-1-1A 所示，那从患者自己的视野结果（图 1-1-1B）来看，病情是轻是重十分明显了。我们的治疗（药物或手术）目的就是让患者视野中的白色区域保留下来，不再变黑(进展)，但很遗憾黑色的地方已经救不回来了。图 1-1-1B~F 图都是青光眼晚期的各种视野图表现，残存的视功能很少或几乎没有了。在这种情况下手术，如采用球后注射进行麻醉，非常容易发生一过性视力丧失的风险，好比一根蜡烛即将燃烧完时是多么脆弱，只要轻轻一吹，火光就会熄灭了……

手术台上，一旦患者告知无光感（突然或缓慢看不见光），医生会立即停止手术，采取一定的措施进行抢救，包括给患者镇静、吸氧、舌下含服药物和静脉注射血管解痉药和扩张血管药物等。并送回病房床边细心护理，一般 2~4 小时内患者大多可以恢复光感，只有极个别患者可能会永久丧失视力（参考本章第三节）。

所以，为了防止出现一过性视力丧失，患者需要知情同意，放松情绪，术前的血压、血糖等生命指标应当控制在手术耐受范围。一旦出现这种情况，需要患者与医生配合，保持镇定，防止血压增高。要对医生充满信心。只有这样，才能打好这场硬战。

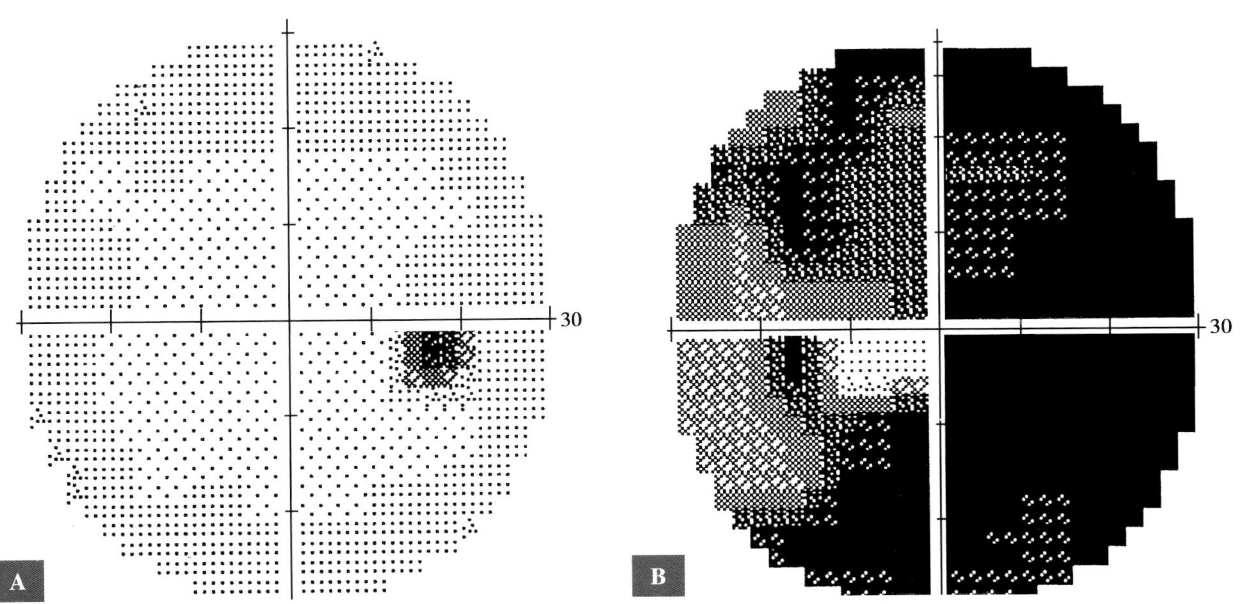

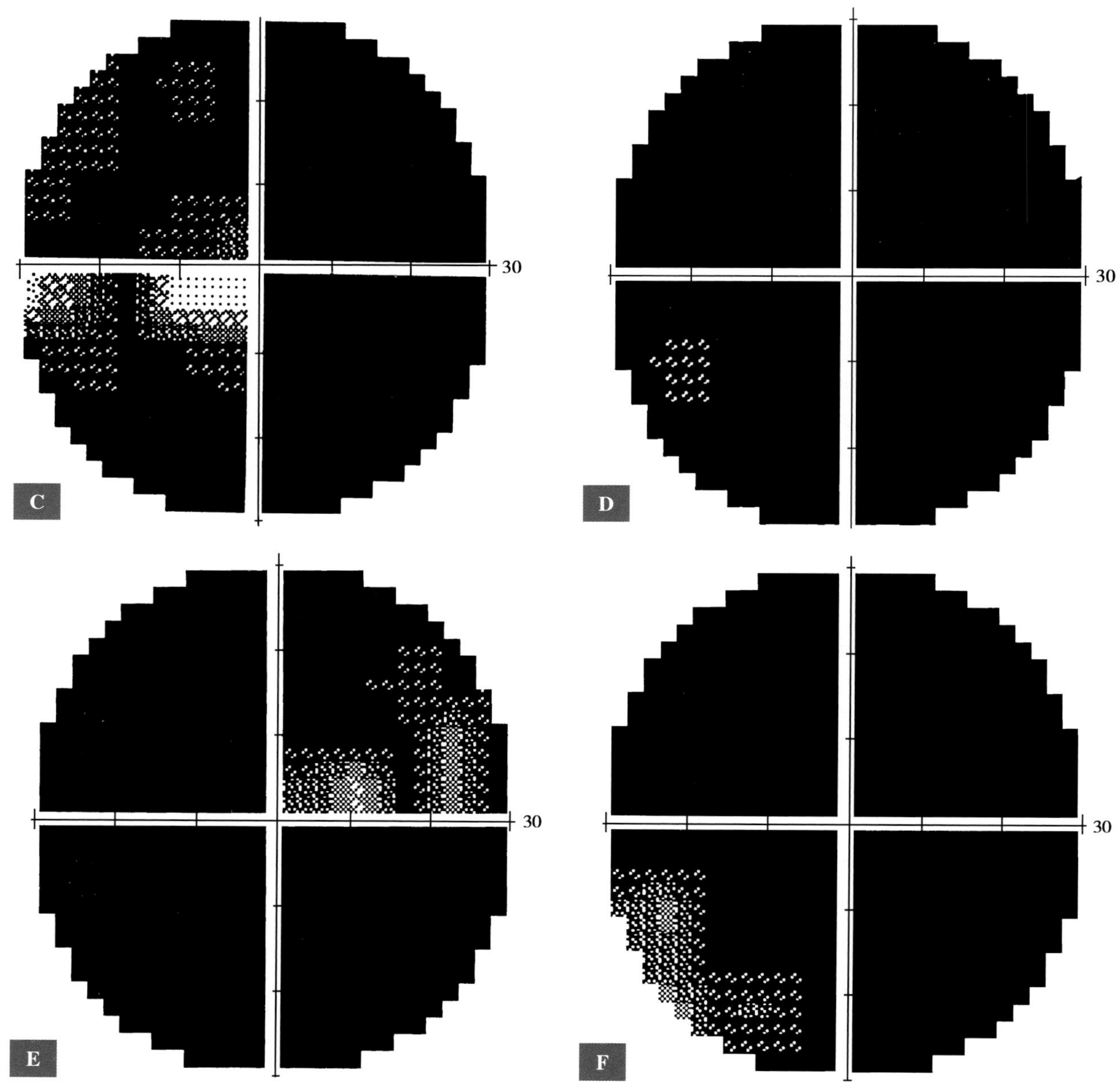

图 1-1-1　青光眼视野

A:基本正常的视野　B、C:管状视野,主要残留中心部分视野　D~F:视野几乎丧失

二、为什么手术中禁忌紧张?

因为人一紧张,眼后部的结构会往前挤,医生无法进行手术操作。按照图 1-1-2 中箭头所示,当患者紧张时(往往伴随紧握拳头、憋气、出汗等),眼内后方(玻璃体腔)压力会增高,就会把眼前部分的结构挤压,前房变浅、眼压增高,在前面做的手术就非常难以进行下去。而青光眼的手术主要都是在眼球的眼前部操作。所以保持良好心态、适当放松自己,对手术顺利进行帮助很大。

三、为什么抗青光眼手术不容易成功?如何讲解抗青光眼手术后瘢痕化的问题?

抗青光眼手术,比如小梁切除术,最简单的原理是在眼球壁上造一个瘘口,让房水引流到眼外,并形成一个(结膜下的)滤过泡,眼压才会下降。正常情况下,人体自身会把这个瘘口通道慢慢愈合掉(长伤口),

伤口愈合后房水又出不来，眼压又会升高，相当于手术失败了。这个过程我们称之为瘢痕化。通俗讲是“伤口结疤”了。我们的手术技巧和术后的许多处理都是希望伤口不结疤或尽量少结疤，让房水能流出来，从而达到降低眼压的目的。但是小儿或者年轻人，由于生长力非常旺盛，比中老年人都要长得快，所以伤口结疤的机会要高很多，而且速度也快，因此年龄越小的人手术最终的成功率就越低。当然伤口结疤与许多因素有关，比如瘢痕体质的人、皮肤比较黝黑的人、精瘦的人、儿童（尤其婴幼儿）、长期用局部降眼压药的人、长期眼部炎症的人，以及各种难治性青光眼（包括多次手术后的、特殊类型的青光眼等）患者，术后瘢痕化机会都很高。为了防止伤口过早瘢痕化，医生都会在手术技巧上、术后处理等多个方面或环节上把关。术后一个月内是长伤口的最关键时期，很需要患者您的配合，比如在术后这个月内，每周需要复查，甚至2~3天复查1次（高危瘢痕化患者）。在此期间，医生还要根据患者眼部情况做许多相应的处理，如按摩滤过泡、拆除缝线、针刺分离等等。做这些治疗时，医生还会详细向患者解释每种具体操作的原理，有时甚至要教会患者自己按摩滤过泡等。图1-1-3A~C示意最终医生需要做出的手术泡（滤过泡），当然有各种类型和表现。如果滤过泡长满血管特别是粗大血管（图1-1-3D）或者滤过泡周围血管向心性长入（图1-1-3E），又或者长成一个大水泡（包裹性囊状泡）（图1-1-3F）等，都往往意味着有瘢痕化的倾向。

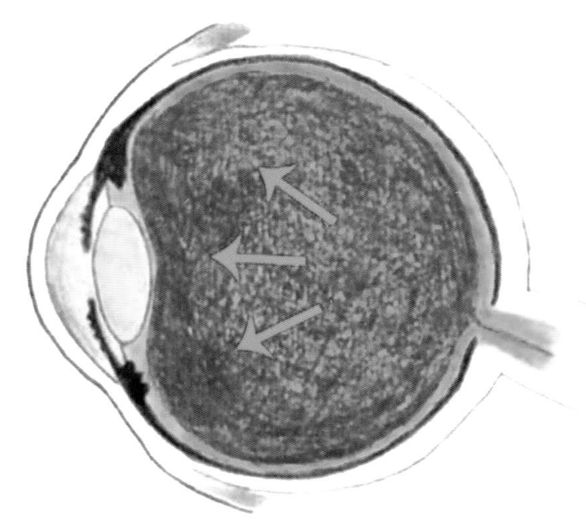

图 1-1-2　眼内压力增高

图中绿箭头示意当玻璃体腔压力增高时，压力将眼前段组织挤压，导致眼前段组织结构发生变化（如前房变浅），眼球变硬（眼内压力增高），此时在眼前段进行手术操作将十分困难

事实上，术后瘢痕化导致手术最终失败的问题同样存在于抗青光眼手术其他术式，如EX-PRESS微型引流器植入手术（EX-PRESS手术）、房水引流阀植入手术等。如需要和患者做术前沟通，参考第六章、第七章相关章节。

四、为什么术后会发生恶性青光眼？如何向患者解释术后可能发生恶性青光眼的风险？

抗青光眼手术，尤其是小梁切除术，有些患者术后可能会发生一种比原来疾病本身还更严重的并发症——“浅前房、高眼压”，医学上称之为恶性青光眼。恶性青光眼发生，主要是因为眼内某些结构（主要指后房、睫状体、晶状体、玻璃体等）发生了一些变化，导致眼后方（玻璃体腔）的压力升高（图1-1-4A），往前挤压眼前部的组织，把眼睛前部的缝隙（角膜和虹膜之间的距离，即前房深度，双绿箭头示意）挤浅了甚至挤消失了（图1-1-4B，两绿箭头之间）。一旦发生，处理很棘手，处理方法有保守治疗（药物处理）、手术干预（包括玻璃体腔抽液、摘除白内障、玻璃体切除等等）。为什么会发生呢？目前关于恶性青光眼发生的机制尚未完全清楚，但已经知道这是和每一个人的眼解剖结构的差异密切相关的，正常人的眼轴长大概是24~25mm，您眼轴是20mm多一点（图1-1-4C），比一般人短了很多；再看看前房的深度（图1-1-4D），正常人大概是2.74mm ± 0.03mm[5]，您的是1.44mm（右眼）、1.51mm（左眼），也比一般人浅了很多很多。在医学上一般来说，前房深度低于1.9mm就是发生恶性青光眼的高危因素[5]，那您是有很高的几率发生的，所以要有心理准备。当然，不是一定就会发生，因为医生在手术前的准备、手术技巧上以及术后的处理上都会特别用心和对待，会把这种风险降到最低。在这个过程中，您的理解和配合治疗十分的重要。如果大家都努力了，不幸的事还是发生了，那请您调整好心态，“既来之，则安之”，积极配合医生，根据不同的程度和可能的原因给予对症的治疗，一般遵循先保守治疗、后手术治疗的原则。在这个过程中，保持乐观的态度和保证良好的睡眠有助于病情的恢复。

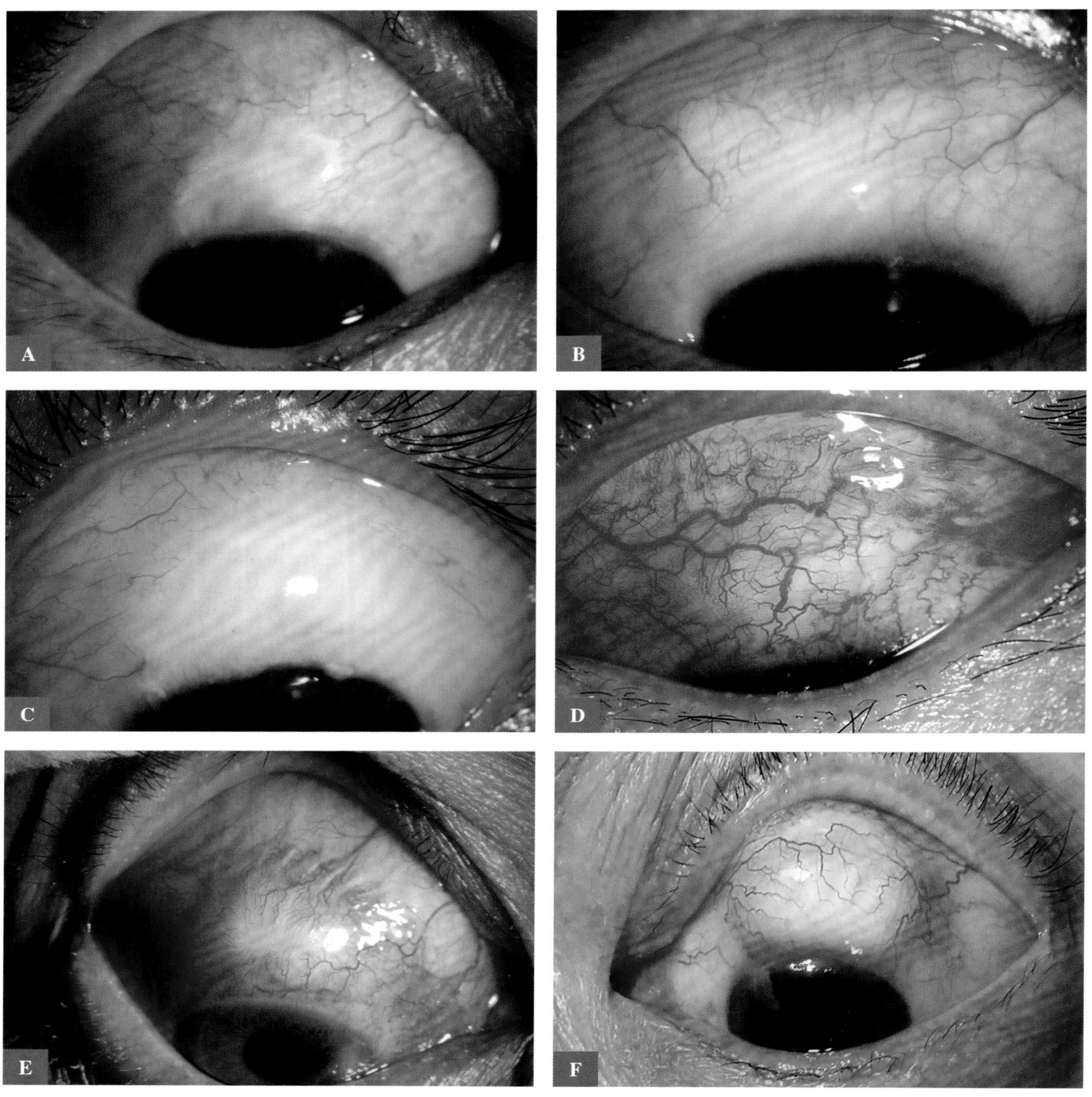

图 1-1-3 小梁切除术后滤过泡

A:局限有功能的滤过泡 B、C:弥散有功能的滤过泡 D:长满粗大血管的、瘢痕化的滤过泡 E:血管向心性生长的、瘢痕化倾向的滤过泡 F:包裹性囊状泡,不积极处理有可能会变成无功能的滤过泡

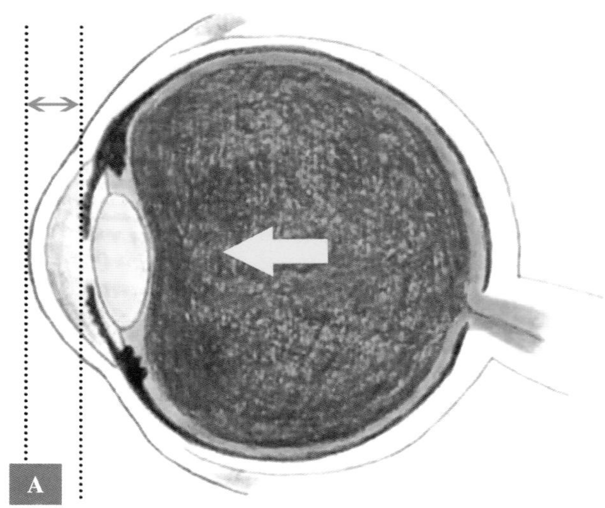

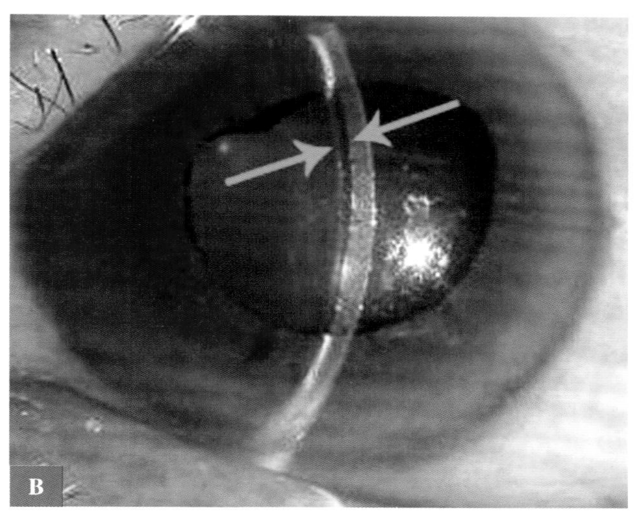

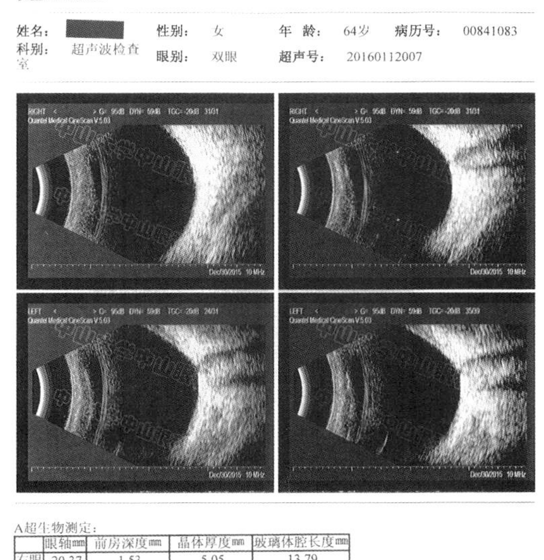

中山大学附属眼科中心
超声波检查报告

机型: CineScan

姓名: ■■■　性别: 女　年 龄: 64岁　病历号: 00841083
科别: 超声波检查室　眼别: 双眼　超声号: 20160112007

A超生物测定:

	眼轴mm	前房深度mm	晶体厚度mm	玻璃体腔长度mm
右眼	20.37	1.53	5.05	13.79
左眼	21.11	2.03	4.72	14.36
		11MHz探头测量，数据不准		

超声所见:

双眼玻璃体腔内见散在光点。
左眼视乳头见小小凹陷暗区。

超声提示:

双眼玻璃体混浊声像。
左眼视乳头小小凹陷声像。

C

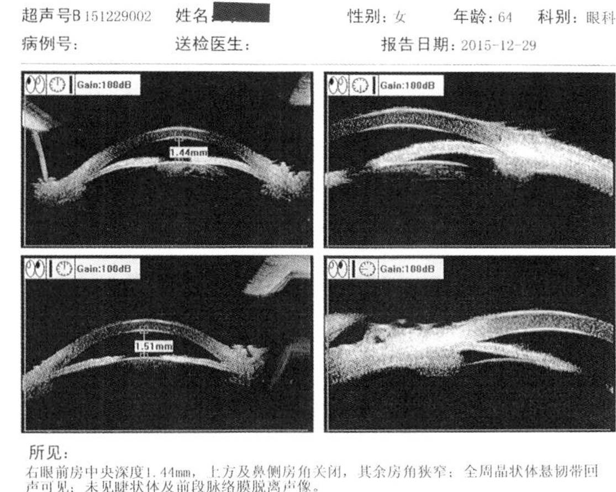

中山大学附属眼科医院

超声生物显微镜检查报告单

超声号B 151229002　姓名■■■　性别: 女　年龄: 64　科别: 眼科
病例号:　送检医生:　报告日期: 2015-12-29

所见:
右眼前房中央深度1.44mm，上方及鼻侧房角关闭，其余房角狭窄；全周晶状体悬韧带回声可见；未见睫状体及前段脉络膜脱离声像。

左眼前房中央深度1.51mm，全周虹膜萎缩变薄、房角关闭；全周晶状体悬韧带回声可见；未见睫状体及前段脉络膜脱离声像。

提示:
右眼1/2房角关闭，

左眼房角关闭。

D

图 1-1-4　恶性青光眼的发生

A:示意眼后方(玻璃体腔)压力增高,向前挤压眼前段组织,导致前房变浅或消失　B:示意患眼的前房变浅,仅存裂隙(两绿箭头之间距离)　C:A 超示意患者的眼轴较正常人为短,左右眼分别为 21.11mm、20.37mm　D:超声生物显微镜(UBM)示意患者的左右眼前房深度分别为 1.51mm、1.44mm,均较正常人浅

五、为什么术中、术后有可能发生脉络膜上腔出血？可能的危险因素是什么？

做手术出血是非常常见的事情，但有一种严重的出血，我们称之为脉络膜上腔出血，则是十分严重且最具破坏性的并发症。这种出血可以发生在术中，也可以发生在术后。术中突然发生，为爆发性出血，术后发生，通常称之为迟发性出血。

青光眼手术中发生爆发性脉络膜上腔出血的发生率为 0.15%[6]。虽然罕见，但一旦发生，则是灾难性的。手术中脉络膜上腔爆发性出血发生时会有一系列的特征性表现，这时候患者也会有剧烈疼痛感。面对紧急情况发生，医生当仁不让会采取一系列的措施尽最大努力去处理和抢救。但有的时候，不幸的事情还是很难避免，眼球有可能保不住。

由于脉络膜上腔出血的机会存在每一个患者当中，所以术前医生和患者都要了解发生该并发症的危险因素。这些因素包括：动脉硬化、高血压、糖尿病等慢性病，浅层巩膜静脉压升高、真性小眼球、长期持续高眼压或术前高眼压未能控制（伴有钝伤性晶状体脱位或葡萄膜炎继发性青光眼）、晚期婴幼儿型青光眼、无晶状体眼、术中眼眶静脉压升高、高度近视以及一些眼底血管性病变（如家族性渗出性视网膜病变等）等。对焦虑、紧张型患者，具备异常的解剖结构（如短眼轴、浅前房、小眼球）等都要格外小心。只有提前预防，才能防患于当前。所以，术前首先要治疗基础病，把血压、血糖等控制好；同时控制好患者自己的情绪，用积极、乐观的态度面对手术；对高危患者，医生将以最大的责任心去对待，共同渡过难关。

六、为什么房水引流阀植入手术后眼压还会升高？最常见原因是什么？如何向患者讲解房水引流阀植入手术降眼压原理和盘周纤维包裹的问题？

房水引流阀植入手术目前是难治性青光眼治疗的首选手术。它降眼压的原理，是通过一个引流管（如同鼠标线，插入到眼内）将眼房水引流到一个引流盘（如同鼠标，放置在眼球壁后方），再通过引流盘将房水引流到眼球周围组织去，这样就达到降低眼压的目的了（图 1-1-5A~C）。从图 1-1-5C（绿箭头示意引流盘，蓝箭头示意引流管）可以看到，这个手术基本都在眼球壁上操作，很少进入眼内，所以这个手术安全性还是比较高的。但是，由于人的眼球外表（眼球壁）是非常敏感的（要保护眼睛的缘故），所以手术时会有一些感觉和一些牵拉痛（除非采取全身麻醉）。

图 1-1-5D、E 显示正常情况下手术后的外观，眼压能有效控制。上面说的都是理想的状况，但在现实中，引流盘周围也存在伤口愈合的过程，即是说引流盘是会被周围的纤维组织所包围的（俗称“纤维包裹”，也可以说引流盘周围都长上瘢痕了）（图 1-1-5F），结果到达引流盘的房水引流不出来，眼压随之会升高。这种情况就是房水引流阀植入手术后导致眼压增高、手术最终失败的最常见原因之一。为了防止这种情况发生，医生往往会采取很多措施，包括术中应用抗代谢药物、术后早期应用减少房水生成的药物[7,8]、术后采取按摩的方式（让眼内房水不断排出、冲刷引流盘周的纤维增生组织，减慢纤维组织增生的速度，降低纤维组织增生的强度）以阻断或抑制纤维包裹的发生。术中应用抗代谢药物有很多的原则和技巧，医生会根据患者的具体病情采取不同的放置浓度和时间。关于按摩，术后很多时候需要患者自己按摩，医生也会根据患者的具体情况教会患者自己如何进行（参考第七章相关章节）。总之，配合医生、一起尽最大努力减少术后瘢痕化的发生，以期提高手术成功率。

七、为什么新生血管性青光眼这么难治、手术效果差、且病情反复？如何向患者讲解新生血管性青光眼的治疗？

正常人虹膜表面上是看不到异常血管的（图 1-1-6A），现在患者您的眼睛这地方布满了血管（图 1-1-6B），这些异常血管叫做新生血管。由于这些血管破坏了眼房水排出系统，房水排不出去，所以眼压升高了。眼压高就会导致眼痛、头痛。这个病就叫做新生血管性青光眼。新生血管性青光眼对眼的视神经危害极大，所以您的视力都被它破坏了。有些人没有及时来治疗或者不治疗，结果还会更严重。角膜长水泡（大泡性角膜病变）（图 1-1-6E、F），眼睛的疼痛十分剧烈。所以，即使您现在这个眼睛看不见了，都还是需要治疗的。过去这种病没有什么好办法，大多数人最终都得摘除眼球，疼痛剧烈时只有通过打止痛针来缓解。现在，

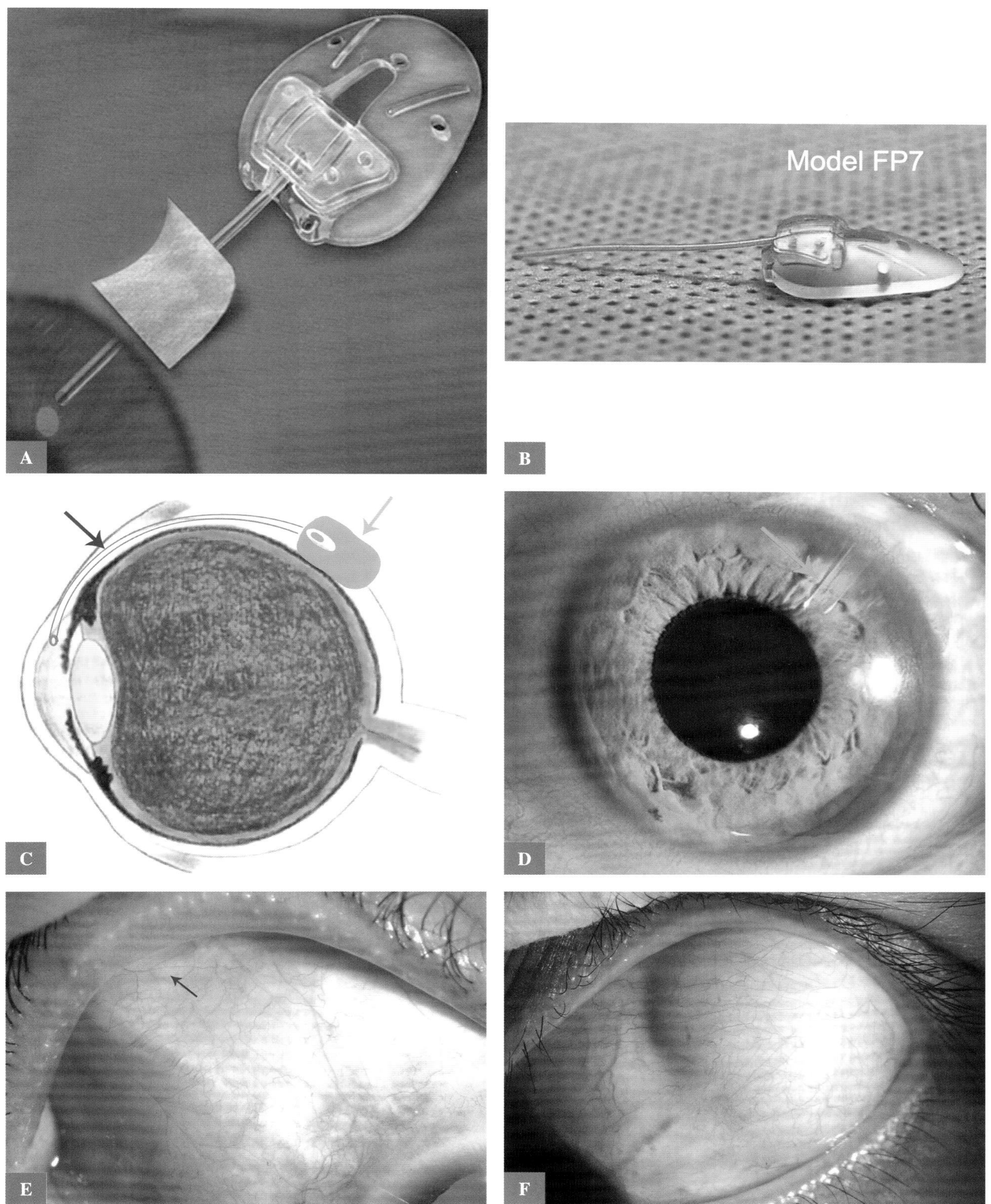

图 1-1-5　房水引流阀植入手术

A：示意 Ahmed 青光眼房水引流阀植入装置　B：外形像一个鼠标线和鼠标（分别为引流管和引流盘）　C：示意引流管和引流盘放置的手术区域，绿箭头示意引流盘，放置在赤道后眼球壁；蓝箭头示意引流管，插入前房　D、E：示意正常情况下房水引流阀植入术后的外观（D，绿箭头示意前房内的引流管；E，蓝箭头示意赤道后的引流盘）　F：示意引流盘周围发生纤维包裹

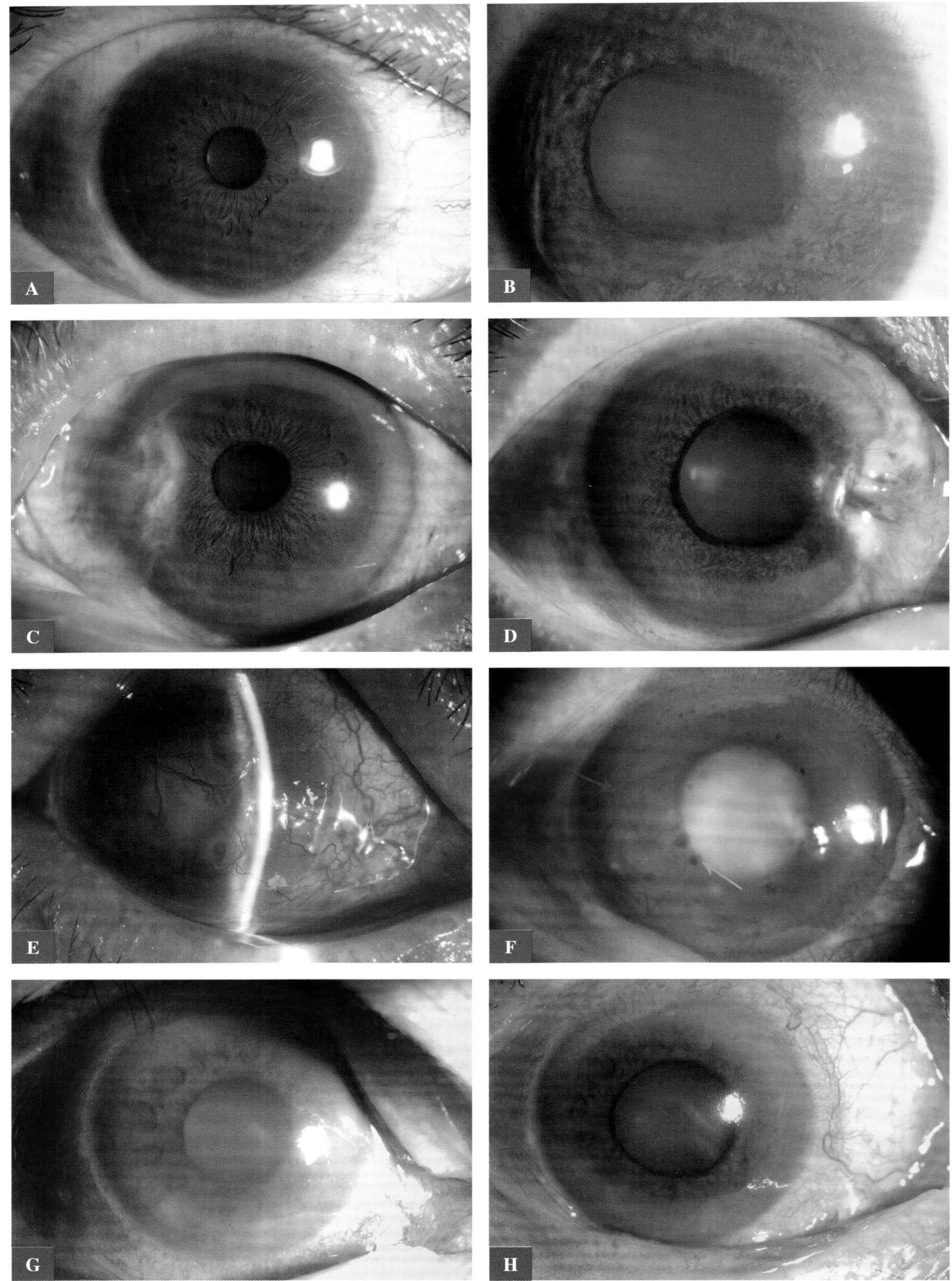

图 1-1-6　新生血管性青光眼

A:正常人虹膜表面上没有异常血管　B:新生血管性青光眼的虹膜上长满新生的血管　C、D:患者左眼正常,虹膜无新生血管(C),右眼虹膜上见新生血管(D)　E:已经失明的新生血管性青光眼,角膜、虹膜布满新生血管,眼压高,患者疼痛感十分强烈　F:虹膜上大量新生血管(蓝箭头),角膜上布满大小水泡(绿箭头),患者眼部疼痛、不适感剧烈　G、H:新生血管性青光眼注射 anti-VEGF 药物前(G,虹膜上大量新生血管)、后(H,可见虹膜上新生血管消退)

随着科技进步，已经有很好的技术和方法帮助您们解除痛苦了。治疗的方法有手术（通常采用房水引流阀植入手术）或者激光手术（睫状体光凝）。至于采用哪种，医生会根据您的具体情况决定。前者需要眼部有一定条件（比如周边前房要够深，有一定的角膜内皮细胞计数等），且这个手术费用高；后者的费用稍低，但激光治疗眼压容易反弹，可能要进行多次，而且激光后还有一个炎症反应很重、眼部疼痛很剧烈的时期（当然如果增加一个前房冲洗手术，这种炎症疼痛反应会降低很多）。两种手术方式各有利弊，手术远期的成功率都不会很高。主要原因是由于新生血管性青光眼是难治中的难治病，它发病的根源在于您的眼睛其他部位有病变，最常见于是发生在眼底的病变，如糖尿病视网膜病变、视网膜中央静脉阻塞、葡萄膜炎等。所以手术前，还得请眼底科医生给您做检查和必要的治疗，如视网膜光凝治疗（PRP），或者玻璃体腔注射抗血管生成药（anti-VEGF）减少新生血管，如图 1-1-6G、H 就是注射前和后的比较。这个注射药目前非常的昂贵，但它有两个好处，一是治疗了眼底病，二是为我们青光眼手术带来好处，术中出血机会减少了、术后的成功率提高了。但是随着时间延长，比如 2~3 个月后，这些新生血管有可能还会长出来，眼压可能还会再次升高，又会影响到我们的手术效果，正是因为这样，不管是哪种抗青光眼手术，术后眼压的控制很多时候还是不尽如人意、反复变化、波波折折的。如果术后眼压控制下来，还需要及时回到眼底科继续治疗眼底病，防止复发。总之，新生血管性青光眼是最复杂、最难治的病症之一，需要跨越多个学科（如眼底科和青光眼科）共同治疗，原发病治疗为主，青光眼治疗为辅。所有这些都需要患者了解、理解和配合。不管怎样，就目前情况，值得去努力，所以建议患者接受治疗。

八、为什么 ICE 综合征继发性青光眼手术成功率很低且病情一直在进行性发展？

ICE 综合征（虹膜角膜内皮综合征）是一种特殊类型的疾病（图 1-1-7A、B），发生青光眼后治疗非常棘手。原因在于：①病因很复杂，目前尚未完全明了，多数学者认为可能与获得性的炎症或病毒感染甚至全身免疫性缺陷有关；②已知有三种类型，每一种类型损害的特点有所不同；③药物治疗往往无效；④抗青光眼手术成功率不高，小梁切除手术造瘘口会被不断增生发展、粘连的组织堵塞导致滤过泡瘢痕化。多数情况下需要行房水引流阀植入手术，但很多情况下也还会见到引流管周的虹膜被不断增生发展的组织牵拉、甚至阻塞引流管口（图 1-1-7C）；⑤病情呈现反复、进行性发展。即使抗青光眼手术成功、眼压得到控制，有些类型其角膜仍会发生进行性水肿（图 1-1-7D），最终需要角膜移植。总之，目前尚没有一种治疗措施能完全控制此病的进展，治疗 ICE 综合征继发性青光眼必须做好持久战的思想准备，需要患者理解、配合和坚持。

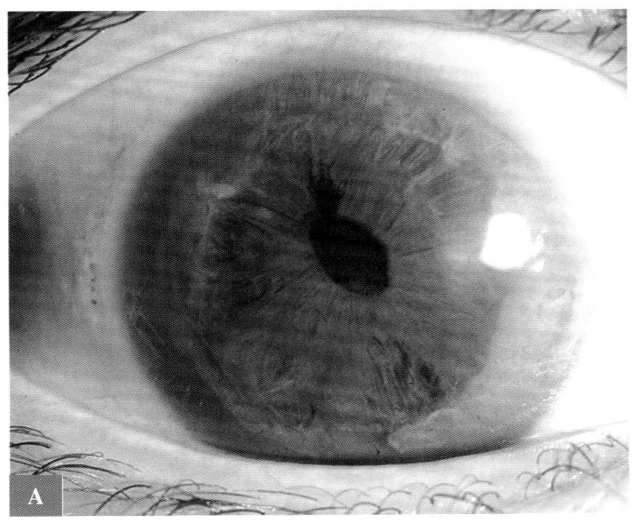

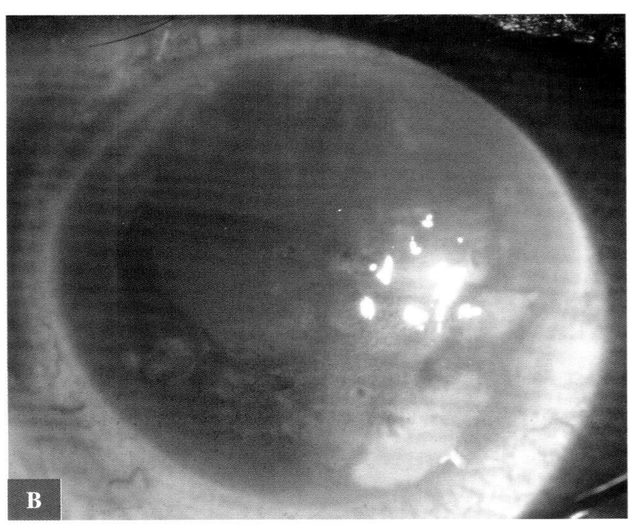

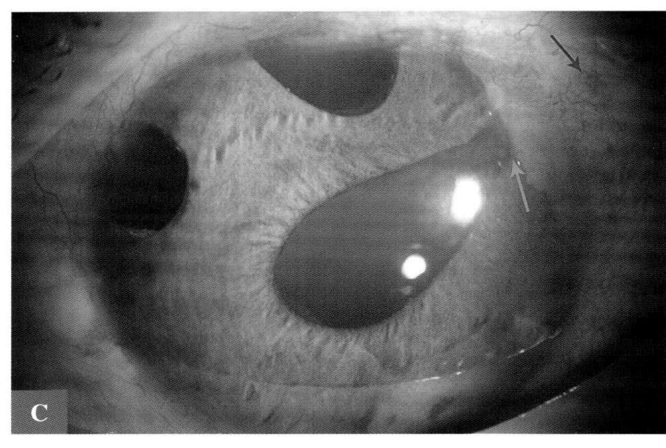

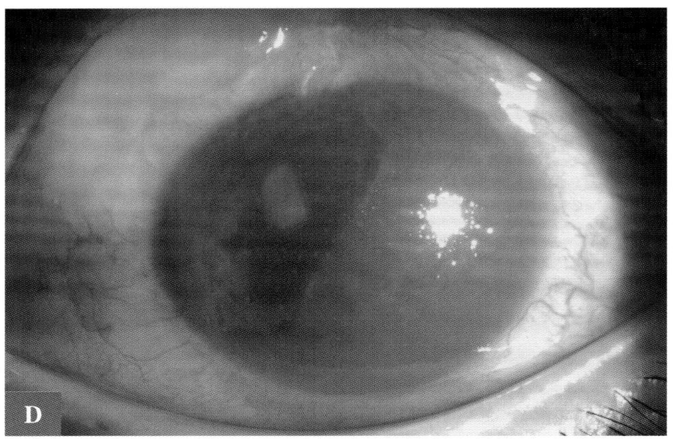

图 1-1-7 ICE 综合征继发性青光眼

A、B：ICE 综合征继发性青光眼的各种表现，周边虹膜广泛前粘连，虹膜基质进行性萎缩，角膜进行性遭到破坏 C：房水引流阀植入手术后，引流管被引流管周不断增生的组织和虹膜牵拉、覆盖（绿箭头示意，蓝箭头示意引流管所在位置） D：小梁切除手术获得成功、眼压控制，但角膜仍反复发生大泡性病变

九、为什么患青光眼有时需要通过做白内障或眼后段手术来解决？

正如图 1-1-8A、B 所示，人眼的黑珠子（角膜）和眼白（结膜、巩膜），实际上在图 1-1-8C 眼睛结构图中占据很小的部分（黑箭头示意角膜，红箭头示意结膜、巩膜），眼睛的大部分是在后方，后方玻璃体腔（图中白箭头示意）犹如一个大的游泳池。眼睛结构中有一个晶状体（混浊了叫做白内障，图 1-1-8B、C 中绿箭头），它是由很多细小的丝丝悬吊起来（好似吊床）。如果患眼由于外伤或某种原因导致了这个晶状体松脱出来，前后晃动，潜在的危险很大：向前，把房水排出的地方（图 1-1-8C 中蓝箭头）堵住了，眼压就高起来，发生急性闭角型青光眼了（图 1-1-8D、E）或慢性闭角型青光眼（图 1-1-8F）；向后，掉到后面的游泳池去了，对眼的危害更大。有时候，白内障成熟了或膨胀了没有及时手术，会发生继发性青光眼（图 1-1-8G）；如果白内障过熟了，也会发生晶状体溶解性青光眼（图 1-1-8H）；晶状体可以是不全脱位（图 1-1-8I），也可以是全脱位（图 1-1-8J），都是导致急性或慢性青光眼的常见原因。不管是哪种情况，都得把晶状体或白内障这个引起青光眼的罪魁祸首（或定时炸弹）取出来，青光眼治疗目的就达到了。因此，这种继发性青光眼的处理是需要通过做白内障或眼后段手术（如果晶状体或白内障掉到或有潜在危险掉入玻璃体腔，如图 1-1-8J）来解决的。

图 1-1-9 讲述的是另一个患青光眼需要通过眼后段手术来处理的例子。眼外伤可引起多种类型的青光眼，其中一种特殊类型叫血影细胞性青光眼。它是由于外伤引起眼内出血（主要是眼的后方 --- 玻璃体腔的积血），出血时间久了，血细胞变性成了血影细胞，堵塞了房水流出的通道，结果眼压增高了。处理的方法，首先要取眼内的标本做组织学检查（最常见是取房水），证实有血影细胞存在，然后由眼后段专家通过玻璃体切除手术清除玻璃体腔积血和血影细胞。只有这样，才能从根本上解决青光眼。

十、为什么由于晶状体悬韧带松弛或不全脱位导致的继发性急性或慢性闭角型青光眼手术方式有多种选择？如何和患者沟通并事先签署多种方式的手术同意书？

正如问题九中所述，晶状体源性继发性青光眼的表现是多样的，晶状体悬韧带松弛、不全或全脱位，都会导致各种类型的继发性青光眼。手术摘除晶状体或白内障是解决此类型青光眼的唯一方法。由于晶状体或白内障的松脱程度不同，手术的方式就不同，而这个通常需要医生在手术台上根据具体情况来决定：如果晶状体或白内障松脱程度轻（悬韧带松弛或不全脱位小于 1/2），可以采取张力环或虹膜拉钩辅助下的晶状体或白内障摘除联合人工晶状体植入手术（Phaco+IOL）。这种手术方式对视力的保留效果最好；如果晶状体或白内障松脱程度严重，可能要行晶状体囊外（ECCE）或囊内摘除术（ICCE），或者先行虹膜拉钩辅

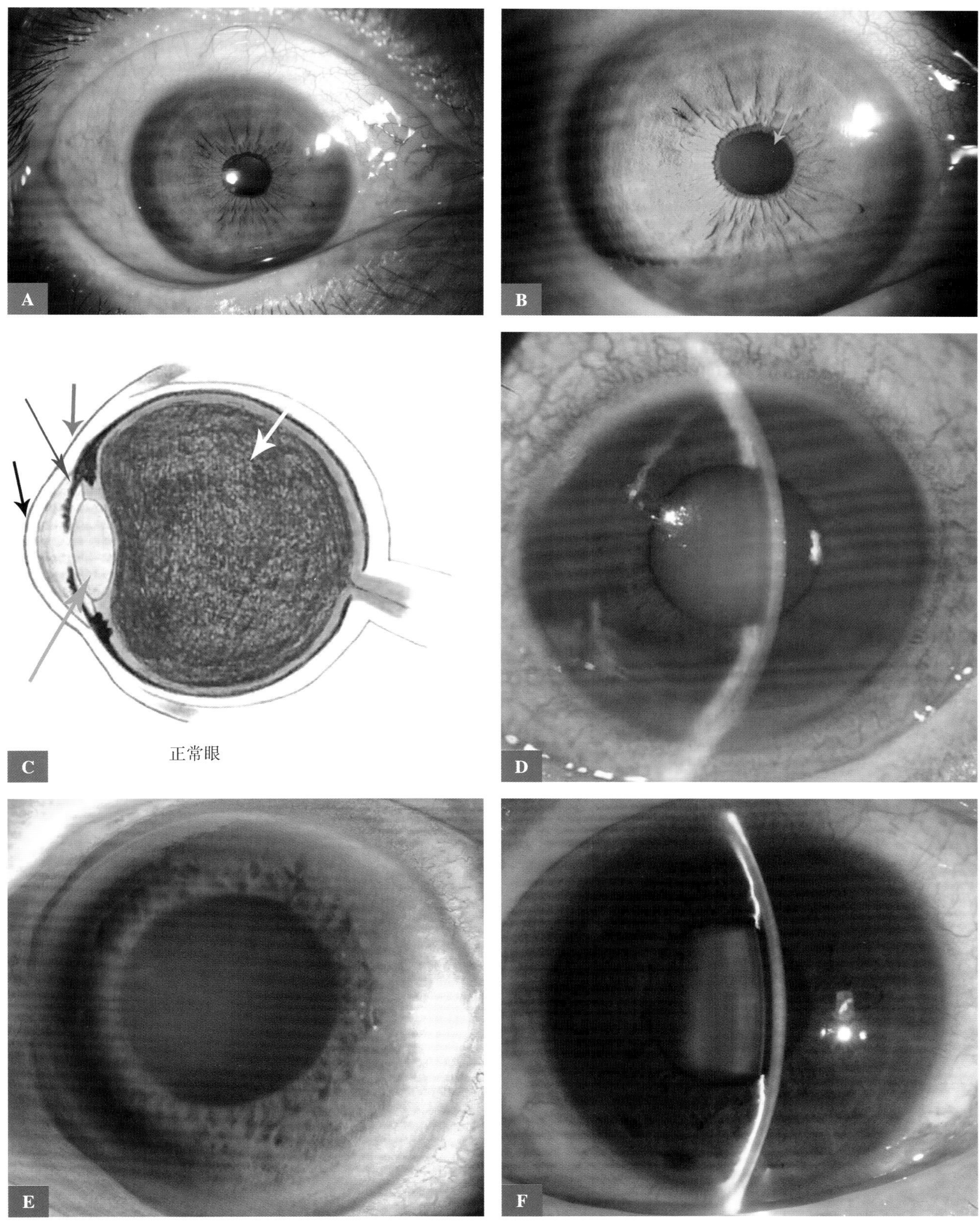
A
B
C
正常眼
D
E
F

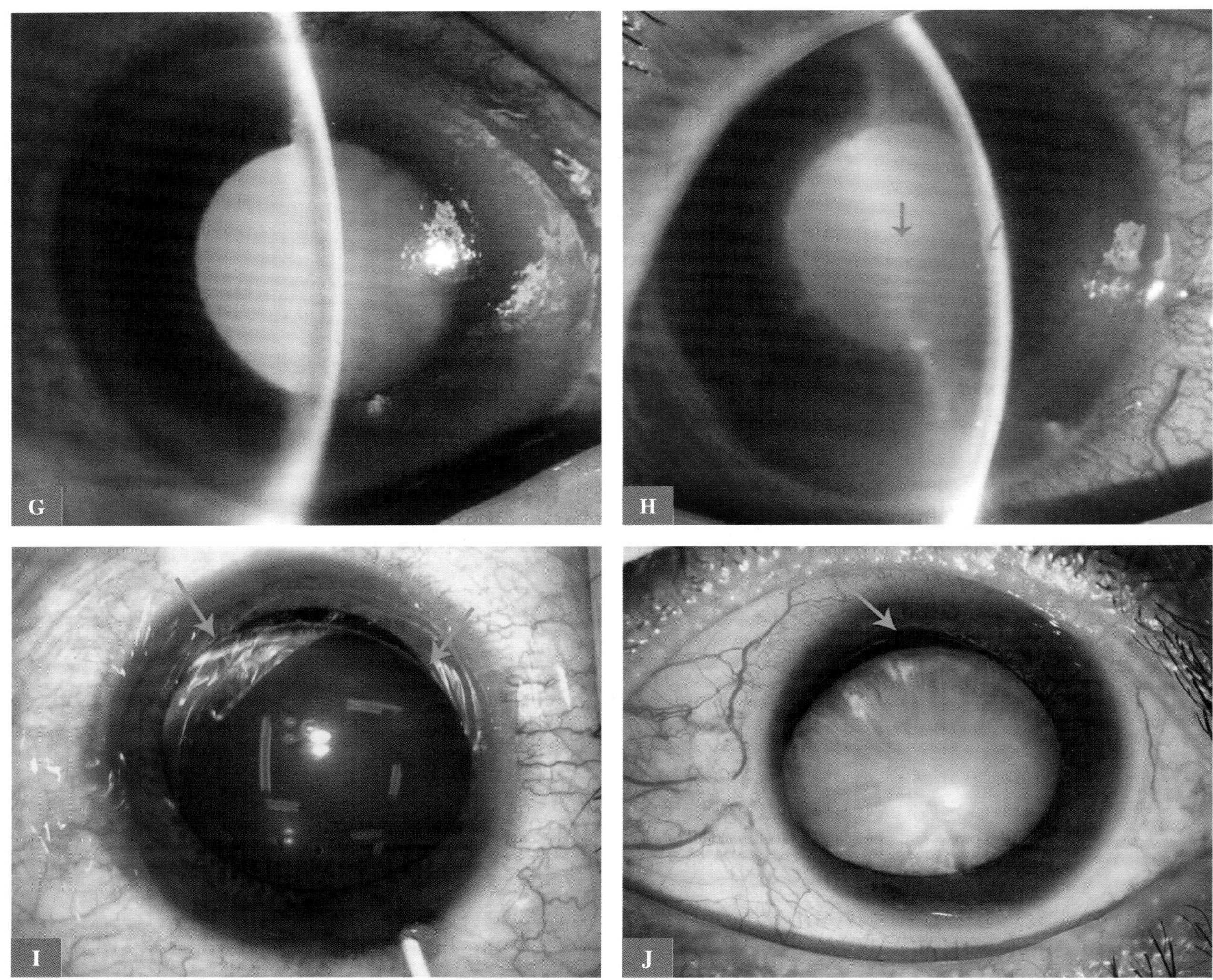

图 1-1-8　晶状体源性继发性青光眼

A、B：示意正常眼外观，B 中绿箭头示意正常人眼的晶状体　C：示意正常眼解剖结构。黑箭头示意角膜，红箭头示意结膜和巩膜，绿箭头示意晶状体，蓝箭头示意房角，白箭头示意玻璃体腔　D、E：由于晶状体不全脱位或晶状体悬韧带松弛导致的继发性急性闭角型青光眼发生，可见角膜水肿，瞳孔散大，前房极浅　F：由于晶状体不全脱位或晶状体悬韧带松弛导致的继发性慢性闭角型青光眼　G：白内障成熟期继发性青光眼　H：白内障过熟期继发性青光眼（红箭头示意晶状体核下沉）　I：晶状体不全脱位　J：晶状体全白且硬，完全脱位

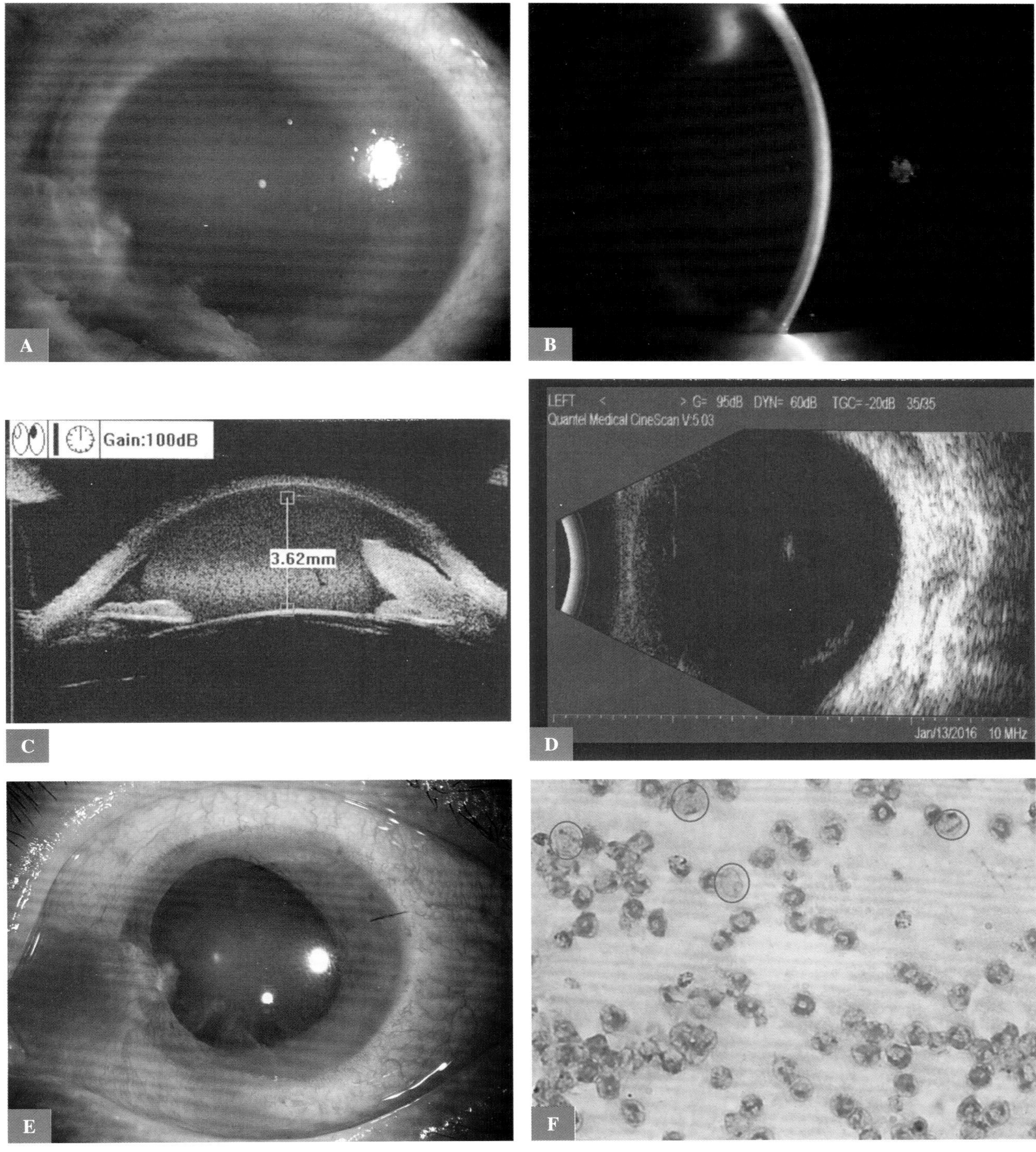
A
B
Gain:100dB
3.62mm
C
LEFT < > G= 95dB DYN= 60dB TGC= -20dB 35/35
Quantel Medical CineScan V:5.03
Jan/13/2016 10 MHz
D
E
F

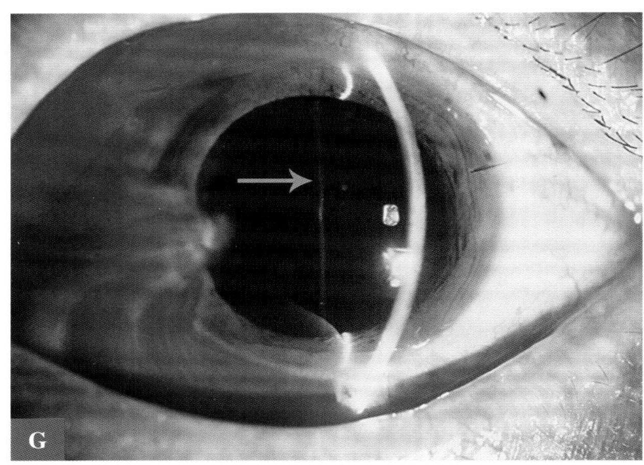

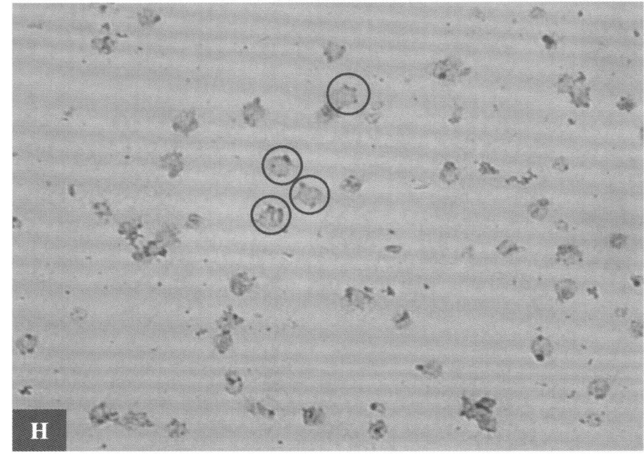

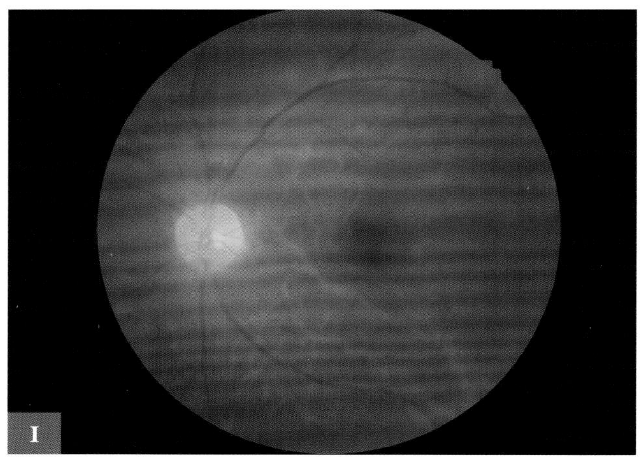

图 1-1-9　血影细胞性青光眼

A~B：患者男，50 岁，左眼被羽毛球打伤后视力下降伴眼痛、眼胀 2 周来诊。检查发现左眼视力仅存 HM/20cm，最大剂量降眼压药物治疗下眼压仍有 36mmHg，角膜水肿（A），前房深，房水血性混浊（B），下方前房积血（A），瞳孔散大固定，玻璃体混浊，眼底窥不清　C：UBM 证实前房积血，虹膜根部离断，房角劈裂后退　D：B 超提示玻璃体混浊声像　E~F：根据病史、体征，考虑血影细胞性青光眼可能性大，遂拟行前房诊断性抽吸（房水送病理检查）联合冲洗术，术后眼前段清亮（E），房水病理检查证实有大量血影细胞（圆圈示意血影细胞，特征是变性小体位于细胞膜表面）　G~H：由于患眼晶状体后囊混浊，拟行经睫状体扁平部白内障咬切（保留晶状体前囊膜）联合玻璃体切除术，术后可见晶状体前囊膜完整（G 图中绿箭头），术中同时取玻璃体腔液体送病理检查，也证实存在大量的血影细胞（H，圆圈示意血影细胞，特征是变性小体位于细胞膜表面）　I：术后可窥见眼底影像。术后三个月行Ⅱ期人工晶体植入，术后裸眼视力 0.3，戴镜 0.6，眼压 16mmHg（未用降眼压药物）

助下 Phaco 手术、再把松脱的晶状体囊袋取出。这种手术方式对视力的保留效果较差，因为可能无法或需要后期植入人工晶状体；如果晶状体或白内障松脱掉入游泳池（玻璃体腔）或者有潜在掉入玻璃体腔的风险（图 1-1-8J），那需要请眼后段医生来协助取出脱位的晶状体或白内障，手术难度加大了，费用提高了，术后炎症反应重了，视力恢复差了，所以都要请患者了解清楚。医生都会根据患者的具体情况给予最恰当的处理。术前建议同时签署几份不同手术方式的知情同意书，以备术中术式的更改。

第二节　术 前 用 药

一、关于抗生素

目前住院患者的住院时间日趋减短甚至存在向日间病房发展的趋势，手术前准备的时间也日趋减少，一般 1~3 天，因此，术前用药应强调迅速、强效。左氧氟沙星滴眼液是目前可获得的、公认的强效广谱抗生素，术前一天四次，应当双眼同时连续滴用（不管另一只眼是否手术）1~3 天，可有效抑制革兰氏阳性、阴性菌的生长，降低感染风险[9]。

二、关于降眼压药物

关于局部降眼压药物，有几点需要注意：①除外原发性急性闭角型青光眼急性发作期患者，术前 1~2 周一般不建议用毛果芸香碱（匹罗卡品）。有研究报道，毛果芸香碱可加重术后炎症反应[10]；②术前尽量不用太多减少房水生成的药物（包括局部或口服）。滤过性手术的成功与房水持续生成有密切关系，当术后出现持续性的低眼压，除外睫状体水肿或脱离、睫状体炎症、术中应用高浓度或长时间应用抗代谢药物如丝裂霉素 C（MMC）等原因，术前长期应用房水生成抑制药物，也是引起房水低分泌的重要原因。已有研究表明，在术前眼压偏低的患者纠正低分泌要比术前眼压偏高的患者更困难且需要更长时间[11]；③前列素类衍生物降眼压药物，如果引起较严重眼部结膜、眼睑充血，术前几天建议停用；④术前眼压不必降得太低，一般认为在 20~30mmHg 下手术是比较安全和适宜的。眼压太低，如周边虹膜切除术，术中挤压虹膜时不易脱出；原发性急性闭角型青光眼急性发作期，术前由于通常采用“飞机大炮”降眼压[局部降眼压药物、口服醋甲唑胺（或乙酰唑胺）、全身静脉滴注 20% 甘露醇等]，眼压从 50^{+}mmHg 骤降至 10^{-}mmHg，有时会出现睫状体脱离[超声生物显微镜（UBM）检查可证实，图 1-2-1C]，如果术前没有发现，此时手术将会增加并发症风险。如果出现睫状体脱离，手术应暂停，并给予局部和全身抗炎药物，当脱离的睫状体贴附后，眼压可能会再次升高，这时候才是手术的时机；⑤由于大多数需要手术干预的病例，其术前眼压往往无法控制，术前需要充分了解高眼压下手术可能带来的风险，并将风险告知患者。术中可以通过前房穿刺缓慢释放前房水、轻柔精细的手术操作、果敢的手术风格，尽量将风险降到最低。

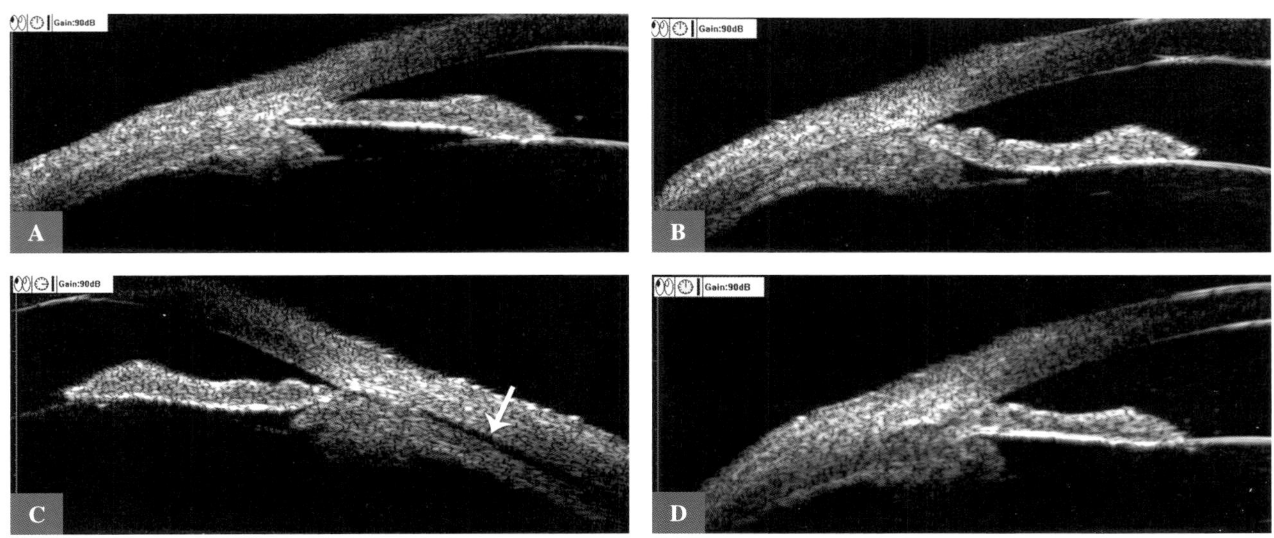

图 1-2-1　原发性急性闭角型青光眼急性发作期和缓解期 UBM 表现

A：右眼急性发作眼行 UBM 检查，见虹膜呈现膨隆型　B、C：经抗炎、降压等治疗，眼压下降，但 UBM 发现虹膜后陷（B）、房角开放、睫状体脱离（C，白箭头）　D：保守治疗后睫状体脱离恢复、眼压回升后，UBM 发现虹膜形态恢复原来的表现

三、关于抗炎药物

一般情况下，术前不必要应用抗炎药物（主要是指糖皮质激素）。但以下情况建议术前使用：①有明确炎症导致或加重青光眼，如葡萄膜炎继发性青光眼（不管是活动期还是静止期，特别是后者，手术可以成为激惹葡萄膜炎复发的原因，术前术后都建议使用）；近期行内眼手术后继发性青光眼（如玻璃体视网膜手术

后继发性青光眼、穿透角膜移植术后继发性青光眼、青光眼 - 睫状体炎综合征行手术治疗者等)。著者建议用药原则:要用就用足量,“蜻蜓点水”无济于事。即除局部抗炎药物外,全身短期内激素治疗有时是必要且是有效的方法;②临床上观察到一个现象,即年轻人行滤过性手术,如小梁切除术或 EX-PRESS 手术,即使巩膜瓣水密缝合(无并发症发生的规范手术下),术后大滤泡(伴或不伴浅前房)仍相对年纪大的患者常见,且伴随低眼压、浅前房、脉络膜脱离的几率比较高,原因未明。为预防这种情况发生,术前 1~2 天静脉滴注地塞米松或甲泼尼龙,术后延续 2~3 天,可以观察到这一并发症的发生率明显下降,当然需要严谨的临床研究来支持这一用药方案。

四、关于止血药

术前给予止血药,预防术中、术后出血,理论上是正确和切实的。止血药的类型很多,给药途径(口服、肌肉注射、静脉滴注)也多。用药过量,有可能增加血栓的可能;用药不足,不起作用。术前肌肉注射酚磺乙胺(止血敏)、血凝酶(立止血)、白眉蛇毒凝血酶是常规的做法。云南白药(中药制剂)、卡巴克络(促进血管收缩)、维生素 K_4(凝血因子合成必需物质)都是常见的口服用药。但用一种还是两种、它们是否具备协同作用,目前尚无这方面的临床研究结果值得借鉴。

遇到正在服用阿司匹林以及诸如行心脏支架手术后长期服用抗凝药物患者,术前应该咨询主管医生,以指导眼科手术前抗凝药物的停用。一般停用抗凝药物两天后行眼科手术,术后立即恢复抗凝药物的服用。临床上观察到,这类患者,术中出血的程度,似乎反而比普通患者(术前还应用了止血药物者)还来得轻。原因尚不清楚。

五、关于活血化瘀药

在医疗过度的时代,各种活血化瘀药物(所谓减少中风、活络血管)充斥着市场,使用这类药物者十分普遍。活血化瘀药,理论上术前应该停用,因为有可能增加术中、术后出血的几率。有一次著者曾在某地行小梁切除术,手术很顺利,但术中突然出现了后房压力高、前房无法形成的现象,当即怀疑发生脉络膜出血(尽管尚未见到伤口渗血),遂紧急关闭创口。术后第一天,裂隙灯下和检眼镜下都可见到玻璃体腔内一个巨大的模糊暗影(B 超证实是脉络膜上腔出血病灶)(图 1-2-2,参考第四章第二节图 4-2-21)!随后了解到,此前的一周,刚有同事在此地行小梁切除术,术中就发生了爆发性脉络膜上腔出血。为何极其罕见的病例在 10 天之内在同一地址同一病房发生两例?后来,通过查看、分析病例,发现病房的术前用药医嘱上,几乎每一个患者都常规地加上“复方血栓通、脑络通、血脉通、益脉康”这类药,且 2~3 种一起用!当然,尚没有直接证据说明这些药物是引起脉络膜上腔出血的元凶,但术前止血而不是活血,应是需要遵循的基本原则。

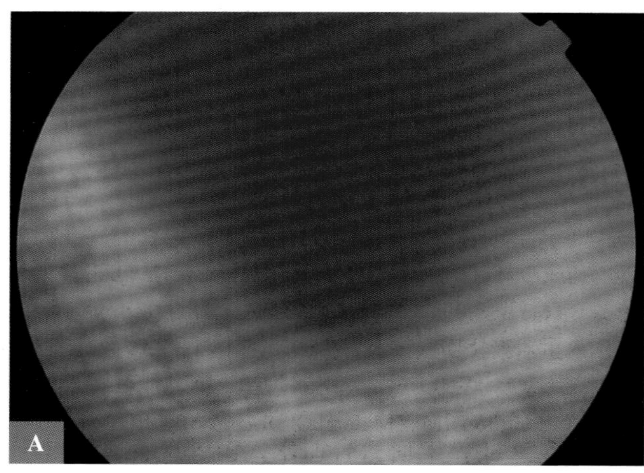

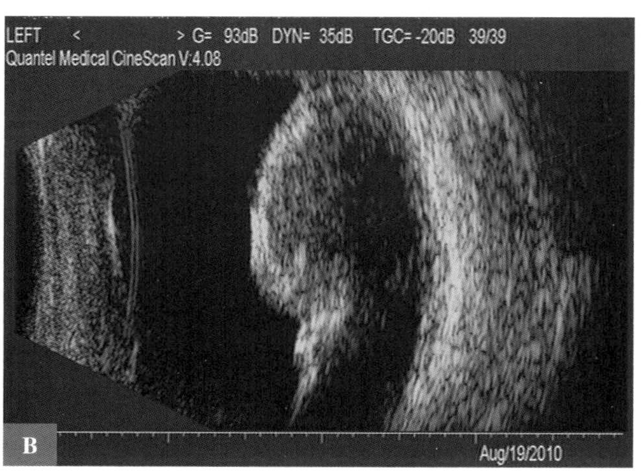

图 1-2-2 脉络膜上腔出血

A:小梁切除术后第一天,可见玻璃体腔内一个巨大的模糊暗影 B:B 超证实是脉络膜上腔出血病灶

第三节 麻 醉

青光眼手术涉及的麻醉包括：全身麻醉、球后麻醉、球周麻醉、结膜下浸润麻醉、前房内麻醉和表面麻醉。

一、全身麻醉

（本节中全身麻醉资料由中山眼科中心甘小亮副教授提供）

适用于儿童以及不合作的成人患者。如无特殊，一般双眼分开手术。对于婴幼儿，考虑到全身麻醉带来的风险，可以考虑一次麻醉行两只眼手术。小梁切开术或小梁切除术，时间控制在半小时左右为佳，房水引流阀植入手术应该在45分钟~1小时内完成。

（一）小儿麻醉

小儿青光眼手术麻醉方式的选择应根据患儿本身的身体状态及青光眼手术的类型进行综合评判，采用传统氯胺酮或者复合丙泊酚静脉麻醉存在呼吸抑制及喉痉挛等风险，严重者可能因缺氧影响患儿的生命，影响手术的顺利进行；采用气管插管静脉复合麻醉虽可顺利完成手术，但因麻醉插管和拔管时常使眼压增高（尤其是拔管时一般需患儿完全清醒），此时患儿常哭闹不安，使眼压急剧增高，增加手术风险。喉罩是由英国医生Brain于1981年根据咽喉解剖结构所研制的一种声门上的人工气道。和气管内插管比较：喉罩具有无气道损伤、较轻的心血管反应及无需加深麻醉和肌肉松弛等优点，因此在小儿青光眼手术中使用喉罩大大提高了气道管理质量（见图1-3-1）。

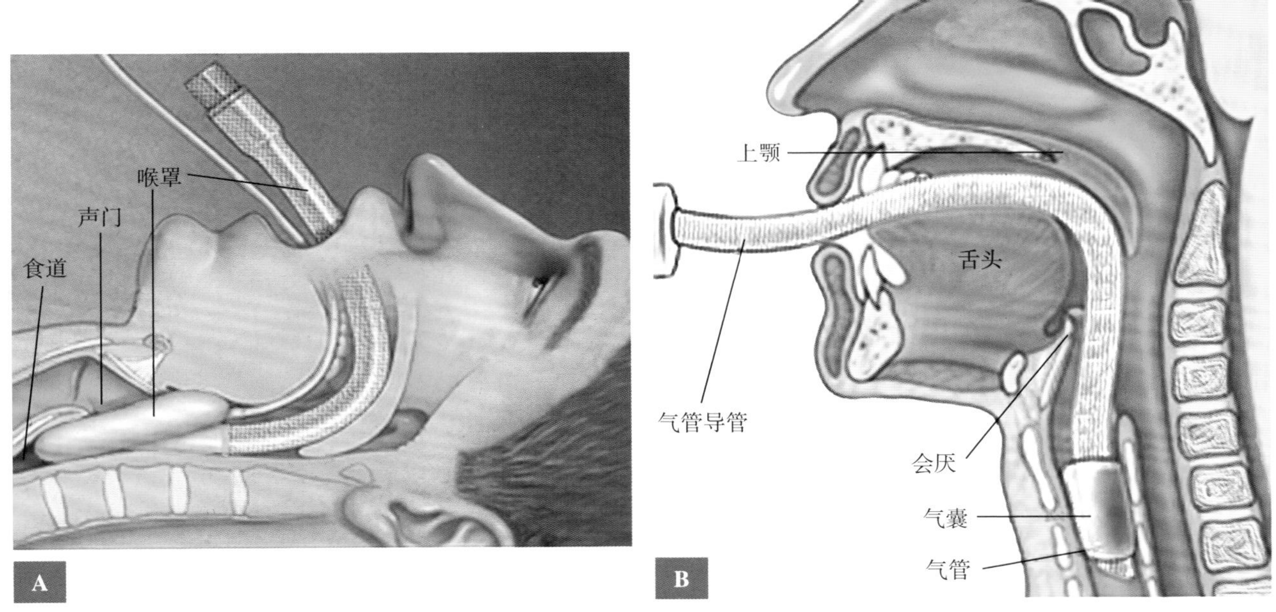

图1-3-1 喉罩与气管内插管

A：喉罩。喉罩主体为粗的管和气囊；连接到气囊的细管为气囊充气管 B：气管内插管。喉罩与气管内插管比较：损伤更小，对呼吸道刺激更小（图片由甘小亮副教授提供）

1. 喉罩通气下全身麻醉

（1）吸入麻醉诱导：对于需要行青光眼手术的患儿，麻醉前的诱导期及麻醉维持是每一位小儿麻醉医师的重要任务。对于不能配合、哭闹或难于接触的患儿，可口服咪达唑仑糖浆或右美托咪定滴鼻或静脉注射咪达唑仑，待患儿镇静后完成吸入七氟烷麻醉诱导。此外，麻醉诱导时父母在场有时可以加强或取代术前用药。小于8~10岁患儿行择期青光眼手术时均可选择吸入麻醉诱导，直到入睡后再开放静脉，这种方式在美国很普遍，目前在中山眼科中心也常采用此方法。此外，使用平静的、让人安心的声音与孩子交流最为重要，也可给孩子讲故事等吸引患儿。

对于一个配合的患儿，面罩吸入七氟烷(8% 浓度)，氧流量 6-8L/min，患儿入睡后就立即让父母离开(如果在场)，并将注意力转移到保持患儿的气道通畅上。七氟醚吸入诱导过程中，经常可见到“兴奋期”表现，包括一定程度的气道阻塞、肢体自主运动、强直、呼吸急促，心动过速等。随着麻醉的加深，这些症状通常在几分钟后消失。当患儿度过兴奋期后，建立静脉通道。研究报道面罩吸入七氟烷 3~4 分钟后，建立静脉通路时患儿对穿刺刺激无体动反应。

(2) 喉罩通气：小儿青光眼手术过程中不需要术中使用肌松剂控制呼吸，且要求麻醉清醒快而完全以加快手术周转。气管内插管操作刺激较大，术中需较深的麻醉维持，术毕麻醉转浅、拔管呛咳和头部振动使眼压升高，均不利于青光眼手术。喉罩可在不需使用肌松剂且保留自主呼吸的情况下插入，操作简便，而且不会像气管插管那样引起血流动力学的明显改变。浅麻醉下患儿也可耐受，轻度变换体位时不会诱发咳嗽反射。

由于喉罩不像气管内插管那样使呼吸道完全被隔离，而是依靠充气后的喉罩在喉头形成不耐压的封闭圈与周围组织隔离，所以当通气时气道内压不宜超过 20cmH_2O (1kpa=10.2cmH_2O)，否则易发生漏气及使气体进入胃内。

喉罩型号的选择可根据小儿的体重来进行，中山眼科中心的经验，对于小于 6 月的婴儿(尽管体重低于 5kg)，应尽量选择 1.5 号喉罩，而且，由于婴儿组织结构松弛，在置入喉罩时可采用中位法，其一次成功率达 95% 以上，且在置入喉罩前，不必预先抽取喉罩气囊内的空气，保持一定的张力情况下，喉罩更易置入，位置确认好后，一般不需再往喉罩气囊内注气。当采用中位法置入出现阻力时，因婴儿咽腔窄，加上结缔组织松软，如果采用暴力置入，极易造成咽腔黏膜损伤出血，须采用旋转法置入喉罩。

使用喉罩时要注意下列问题：①饱胃或胃内容物残余的患者禁忌使用；②严重肥胖或肺顺应性低的患者，应用喉罩行辅助或控制呼吸时，由于需要较高 (>20cmH_2O) 的气道压，易发生漏气和气体入胃，诱发呕吐，故应列为禁忌；③有潜在气道梗阻的患者，如气管受压、气管软化、咽喉部肿瘤、脓肿、血肿等禁忌使用喉罩。特殊体位，如俯卧位手术患者不宜使用；④浅麻醉下置入喉罩易发生喉痉挛，应予避免；⑤置入喉罩后不得做托下颚的操作，否则将导致喉痉挛或喉罩位置移动，术中应密切注意有无呼吸道梗阻；⑥呼吸道分泌物多的患者，不易经喉罩清除。

(3) 麻醉维持：由于手术疼痛刺激小，对肌松要求不高，因此在麻醉期间采用吸入 3% 左右七氟烷，维持一定的麻醉深度，可间断辅助静脉注射 10~20mg 丙泊酚以减少患儿苏醒期躁动。青光眼手术时间短，术野小，出血量少，属于浅表手术。小儿青光眼手术围术期液体治疗仅补充生理需要量即可。

2. 气管内插管全身麻醉　来自中山眼科中心麻醉科的报告显示，绝大多数患儿采用喉罩下麻醉均顺利完成青光眼手术，但是，仍有部分患儿喉罩经反复调整仍对位不好，为保障患儿气道安全，需改用气管插管全身麻醉方式。

(1) 静脉快速诱导：常用于 3~5 岁以上小儿，静脉诱导迅速，患儿容易接受。但诱导前需静脉穿刺，亦可引起小儿躁动不安，应适当给予术前药。小儿晶状体手术常用麻醉诱导用药模式为：静脉全麻药 + 麻醉性镇痛药 + 肌松剂(见表 1-3-1)。静脉全麻药包括依托咪酯、咪达唑仑、丙泊酚；麻醉性镇痛药包括氯胺酮、芬太尼；肌松剂包括阿曲库胺、维库溴胺、顺式阿曲库胺等。神经肌肉松弛剂有利于气管插管，所有非去极化肌松药都可以安全应用于小儿青光眼手术麻醉。

表 1-3-1　静脉诱导常用药物及剂量

药名	常用量 (mg/kg)	药名	常用量 (mg/kg)
氯胺酮	1~2	芬太尼	0.002~0.04
依托咪酯	0.3~0.4	阿曲库胺	0.4~0.6
咪达唑仑	0.1~0.4	维库溴胺	0.09~0.1
丙泊酚	2~3	顺式阿曲库胺	0.15~0.2

（2）气管内插管：因为年龄相关的解剖差异，婴儿和小儿的喉镜检查与成人喉镜检查存在一些技术差异。婴儿的声门更高，喉镜下观察更"靠前"。婴儿的会厌更长，呈"U"形，虽然很硬但是很滑，用喉镜片很难控制。对于小于 2 岁的患儿，直喉镜片更常用。传统观念认为，选择小儿气管插管可以允许气道峰压在 20~25cm H_2O 时有少量气管旁漏气。由于小儿气道最狭窄部位在声门下，即使导管顺利通过声门，如果感觉到阻力，一定不能用暴力插入。

（3）麻醉维持：由于气管内留置气管导管，在麻醉期间需要吸入七氟烷并维持一定的麻醉深度，避免气管导管刺激气道，引起呛咳，从而影响手术。除气管插管时使用肌松药物外，在手术进程中可不需要追加肌松药物，围术期采用控制呼吸模式，间断辅助静脉注射 10~20mg 丙泊酚以减少患儿苏醒期躁动。围术期液体治疗仅补充生理需要量即可。

3. 非插管静脉全身麻醉　对于一些较大的患儿且手术时间短的青光眼手术，可在表面麻醉辅助下，结合使用非插管全凭静脉麻醉完成手术。由于不能保障患儿的气道，在麻醉中须密切注意患者的通气情况，必要时可插入口咽通气道。尺寸合适的口咽气道应该是从唇抵到下颌角，插入后紧贴面部并能将舌根和后咽分隔开。这种通气模式在单纯静脉全麻时常用。这类麻醉方式，由于存在患者呼吸道不易管理的问题，在中山眼科中心已很少使用，但对于一些基层医院，由于其医疗费用低，仍时常使用。

（1）氯胺酮静脉麻醉：氯胺酮镇痛可靠，广泛应用于小儿非插管全身麻醉。但单独应用时患儿往往有不自主动作，眼球震颤，牵拉眼肌不安静，有时术中突然觉醒影响手术操作。对术前眼内压较高的患儿，单纯氯胺酮麻醉不可取。氯胺酮使分泌物增多，咽喉反射活跃，甚至可诱发喉痉挛，术前必须给予阿托品或东莨菪碱进行预防处理。氯胺酮通常与地西泮、羟丁酸钠等复合应用可使患儿既安静又无痛。晶状体手术氯胺酮用量一般先静注 1~2mg/kg，不合作小儿可先予 4~5mg/kg 肌注后开放静脉通道，手术中酌情分次追加 1mg/kg。

（2）氯胺酮 - 丙泊酚静脉复合麻醉：近年来有人将异丙酚与氯胺酮复合用于小儿青光眼手术中，发现其能提供稳定的血流动力学状态，且不伴有梦魇及异常行为发生，认为氯胺酮能有效减少丙泊酚的不良反应，两者复合用药是一种较理想的组合。可先予以氯胺酮 1~2mg/kg 静注后，将氯胺酮 50mg 加入丙泊酚 200mg 中，维持以丙泊酚 10mg/（kg·h）的速度泵注，根据麻醉深浅调整速度。但手术期间须注意观察患儿呼吸变化，保持呼吸道通畅。患儿出现舌后坠时可置入口咽通气道，术中行鼻导管或面罩吸氧。丙泊酚起效快，蓄积小，苏醒迅速，且可降低眼内压，可作为维持和加深麻醉较为理想的药物。

（3）氯胺酮 - 咪达唑仑静脉复合麻醉：该组合中咪达唑仑能增强氯胺酮的催眠镇痛效能，拮抗氯胺酮的升压效应，但不加重氯胺酮的呼吸抑制作用。还可对抗氯胺酮清醒时的不良反应。咪达唑仑以 0.03~0.1mg/kg·h 速度分次静注，并泵注 0.1% 氯胺酮进行复合麻醉。该组合用药虽然能使患儿很快进入睡眠状态，但与氯胺酮 - 丙泊酚麻醉相比，其半衰期长，苏醒时间明显延长。

4. 不合作患儿行青光眼的相关检查的镇静[12-14]　对于一些不合作的患儿行青光眼检查如测眼压、查房角镜、B 超或者眼底照相等，这些检查具有无创等特点，采用镇静的方式，如口服水合氯醛（70~80mg/kg）一般可完成检查。然而，由于水合氯醛对胃肠道刺激大，容易导致患儿的呕吐或腹泻（若经直肠给药），因此，其成功率在 85%~95% 之间，仍有很大一部分患儿不能完成相关检查。对于这部分患儿，中山眼科中心采用右美托咪定滴鼻（2μg/kg），在一项小型研究中发现，绝大部分应用水合氯醛麻醉失败的患儿均能安全完成眼科无创相关检查，检查期间无一例患儿出现缺氧、呛咳及恶心呕吐等并发症（尚未发表的数据）。对于年龄大于 4~5 岁的不合作患儿也可辅以静脉注射麻醉药物。常用麻醉药包括氯胺酮、咪达唑仑、丙泊酚、芬太尼等。

（二）成人麻醉

尽管大部分青光眼手术都能在表面麻醉或神经阻滞麻醉下完成手术。然而，对于精神紧张的患者或者部分合并高血压的患者，因手术期间存在患者的不合作与血压急剧升高等风险，并易并发心、脑血管意外，对于这类患者可采用麻醉监护下（MAC）完成手术。

患者常规 6 小时禁食，4 小时禁饮，入室后，监测生命体征，吸氧，建立静脉通道。可给予咪达唑仑 1~2mg 及辅助少量的阿片类药物以达到适当的镇静镇痛。

对于极少部分经上述麻醉方式仍不能配合的患者，可采用喉罩通气下的全麻方式完成手术。

二、球后或球周麻醉

通常适用于房水引流阀植入手术、经巩膜睫状体光凝术、视网膜冷凝术、超声睫状体成型术（UCP）等。

球后注射是将麻醉药注入眼球后的肌锥内达到麻醉作用。作用机理主要是阻滞睫状神经节，此外，还可阻滞动眼、滑车、展神经和睫状神经，使得眼球运动消失，角、结膜及葡萄膜的感觉麻痹。除止痛外，还可松弛眼外肌，固定眼球，降低眼压，保持瞳孔充分扩大，从而满足内眼手术的要求。

球后或球周麻醉同属于神经阻滞麻醉[15]。球周注射是将麻醉药注入肌锥外的眼球周围软组织内，让药物自行扩散到肌锥内达到麻醉作用。

球周麻醉操作基本同球后阻滞麻醉，但进针深度减半。

球后麻醉操作：如图 1-3-2 所示意。

关于麻醉药物的应用，既往认为，将短效的利多卡因（单独应用仅持续 15~30 分钟）与长效的布比卡因（其镇痛作用时间比利多卡因长 2~3 倍）混合应用，麻醉起效快、效果持久。但最近印度一项研究分别观察三组患者：单纯利多卡因组、单纯布比卡因组和利多卡因混合布比卡因组常规球后注射的效果，结果发现：单纯使用布比卡因效果相对最佳，起效不慢、术中镇痛强、术后效果持久[16]。单纯使用布比卡因要比利多卡因与布比卡因混合更佳，原因可能是：①同样浓度的利多卡因与布比卡因混合，各自被稀释了；②利多卡因与布比卡因都属于氨基类化合物，混合后竞争共同的受体，导致了虽然起效快，但持续时间却缩短了。

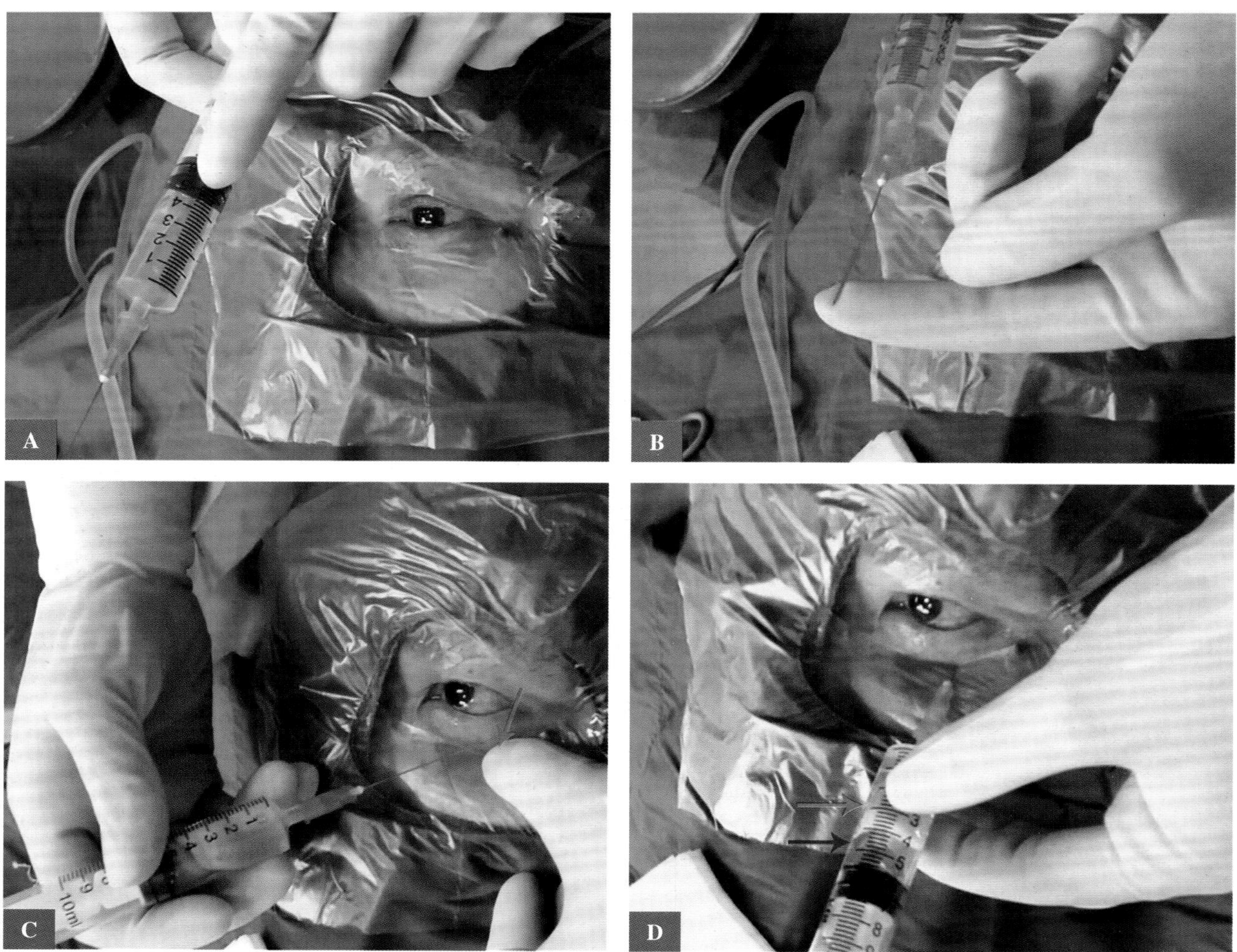

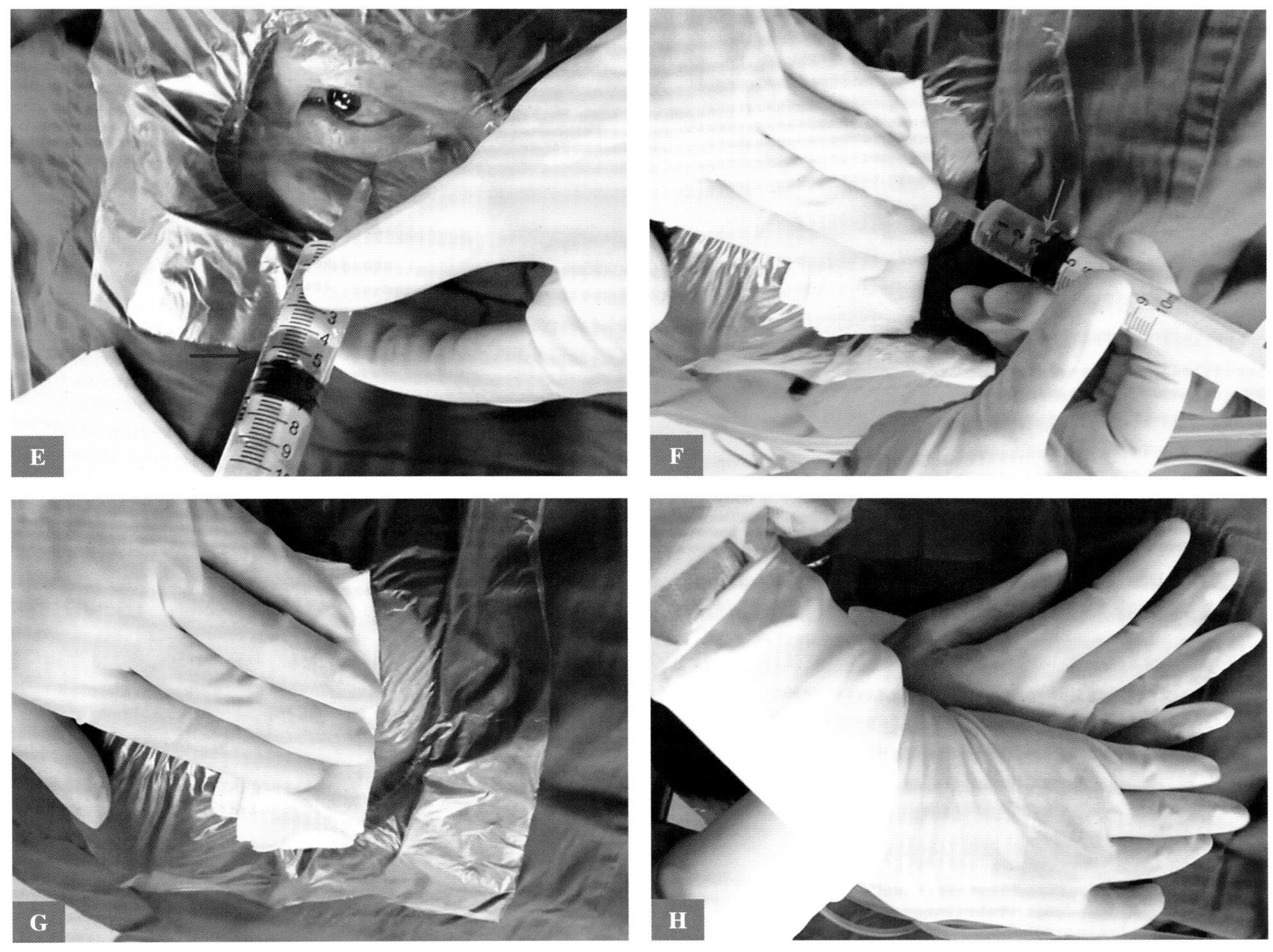

图 1-3-2　球后阻滞麻醉操作步骤

A:用 10ml 注射器抽取麻醉药,图示显示 5ml。常规青光眼手术球后注射 2~3ml 即可　B:操作前一定要检查球后注射针头(5 号口腔科针头,25G)是否有钝口。如果有,应及时更换针头　C:示意左眼做球后注射操作。嘱患者向鼻上方注视,操作医生左手触摸患者左眼下眼睑眶骨外 2/3 处(红色箭头)。由此骨缘稍前方皮肤和软组织进入,先垂直向眼眶深处方向进针,有一突破感后,顺着眼球弧形稍向后向上,大约进针 25~30mm 后(注射针总长 38mm,剩余大概 8~13mm),估计到达球后肌锥内,停止进针　D:左手拇指放在即将注射麻醉量的刻度上(红色箭头示意 3ml 刻度上,意味着将注射 2ml)。右手回抽针头,可见一气泡涌出(蓝色箭头)。这个动作非常重要,如果回抽是血液,意味着球后有出血或针头已经触及血管,如是,需停止操作,拔出针头,加压处理　E:蓝色箭头示意气泡。向球后注射入麻醉药　F:红色箭头显示刻度到达 3ml 处,意味着已经注射了 2ml。停止注射,右手持注射针筒,左手用几层纱布盖住患眼,准备拔出注射针头　G:针头已经拔出。纱布覆盖患眼,按压眼球　H:双手重叠,用手掌力量加压于注射了麻醉药的眼球上。应压迫眼球至少 30 秒,以防止出血和促进药物扩散,然后松开手询问患者光感情况。加压期间可以间断松开询问患者情况。球后注射成功的标志是:眼球固定(不能左右活动),光感存在(视力存在),眼睑、结膜无水肿或肿胀,没有异常增高的眶压

球后或球周注射一般采用 2~3ml;经巩膜睫状体外光凝术可视患者疼痛抑制程度酌情增加,有个案增加到 5ml,极个别病例最终追加用到 10ml(如无光感、剧痛的新生血管性青光眼,尤其尿毒症肾透析患者继发性新生血管性青光眼)。

球后注射的主要并发症有球后出血、眼球穿破,以及视力一过性丧失[15]。有研究显示球后或球周麻醉在止痛和并发症方面无差异[17]。

球后注射易引起球后出血,如果回抽有小量出血,可通过加压来处理,如果未出现眼球突出或眼压增高(或眶压增高),可重新做球后注射,否则应取消手术,并做加压绷带包扎处理,一般需 2~3 天观察后再考虑再次手术。

球后注射可发生眼球穿破，一旦发生，应立即进行穿破口探查，必要时做局部冷凝或巩膜外加压术，眼内出血严重者需按照玻璃体积血处理原则进行。

球后注射可引起突然一过性中心视力丧失的危险，主要见于青光眼晚期患者。原因有：①肾上腺素引起视网膜血管痉挛；②利多卡因等阻断神经纤维传导；③球后出血。

易感患者：①青光眼晚期患者，尤其小视野、管状视野、几乎无视野的患者（参考本章第一节问题一，图1-1-1）；②已多次行球后注射者；③对麻醉药过敏体质者；④第一次球后麻醉出现过、第二次手术者。

预防：术前对晚期视野患者，要充分和患者沟通，做好患者知情同意，术前的血压、血糖等生命指标应当控制在手术耐受范围；操作中，可以和患者边聊天边操作，解除其紧张的情绪，缓慢进针，缓慢注射，边注射边询问光感情况。

处理：一旦患者告知无光感，应立即停止手术。同时立即给予镇静、吸氧、静脉注射血管解痉药和血管扩张药物等治疗。舌下含服硝酸甘油片一片，吸氧（2~3L/min），开通静脉通道，给予马来酸桂哌齐特［4~6ml（160~240mg，80mg/2ml），溶于生理盐水或10%葡萄糖注射液500ml静脉滴注，为钙离子拮抗剂舒张脑血管作用］，以及低分子右旋糖酐500ml静脉滴注（扩充血容量作用）。送回病房床边细心护理，一般2~4小时恢复光感。

体会：整个抢救、处理的难度不是在救治本身，而在于如何让患者能理解、信任和配合医生。在整个治疗过程中，无论患者还是医生，最纠结的其实是“万一光感不恢复”带来的压力。建议不要把紧张情绪感染患者，在患者面前，永远都要沉稳、自信和勇敢，告知其要有信心、让其放松。必要时给予镇静剂。上述液体滴完后，可以继续补充含能量合剂的糖盐水等。

对于青光眼晚期患者（小视野、管状视野、光定位不准等），球后注射是球后一过性视力丧失的高危风险因素，建议用表面麻醉或全身麻醉来代替。

三、结膜下浸润麻醉

方法是在手术局部区域结膜下注射一定量的利多卡因，以阻滞该部位组织中的神经末梢，达到麻醉作用[15]。如周边虹膜切除术、小梁切除术等各种抗青光眼手术的结膜瓣制作或结膜操作。注射针应用24G或25G针头，建议用显微无齿镊提起结膜后再行注射，并避开结膜血管、巩膜表层血管以及直肌，防止出血。

四、前房注射麻醉

方法是采用0.5%~1%无防腐剂保存的利多卡因0.5ml前房注射，其药物浓度比表面麻醉高50~100倍，从而使得镇痛效果明显增高。

除止痛作用外，利多卡因还有扩瞳作用，在青光眼白内障联合手术中有一定优势，但不建议应用于单纯小梁切除手术。

五、表面麻醉

随着新型表面麻醉剂的问世，目前几乎所有青光眼手术（包括青光眼白内障联合手术），都可以采用表面麻醉进行。新型表面麻醉剂如盐酸丙美卡因，其麻醉强度略高于相同浓度的丁卡因，滴用1~2滴20秒起效，麻醉作用可持续15分钟，术中可追加(禁忌进入内眼)。表面麻醉剂的应用，在有效进行手术的同时，极大地减少了视力突然丧失的风险。但表面麻醉的缺点是眼球制动效果差，可使局部血管扩张，结膜轻度充血。此外，所有表面麻醉药均有延迟角膜上皮愈合的作用，因此，表面麻醉的滴入次数不宜过多。

参考文献

1. Lim MC, Shiba DR, Clark IJ, et al. Personality type of the glaucoma patient. J Glaucoma, 2007, 16(8): 649-654.
2. Mabuchi F, Yoshimura K, Kashiwagi K, et al. High prevalence of anxiety and depression in patients with primary open-angle glaucoma. J Glaucoma, 2008, 17(7): 552-557.

3. 龚永建 . 急性闭角型青光眼双眼急性发作的诱因分析 . 中国当代医药,2012,19(27):177-178.
4. Kong X,Yan M,Sun X,et al. Anxiety and Depression are More Prevalent in Primary Angle Closure Glaucoma than in Primary Open-Angle Glaucoma. J Glaucoma,2015,24(5):e57-e63.
5. 李美玉 . 青光眼学 . 北京:人民卫生出版社,2004:144.
6. Chu TG,Green RL. Suprachoroidal hemorrhage. Surv Ophthalmol,1999,43(6):471-486.
7. Pakravan M,Rad SS,Yazdani S,et al. Effect of early treatment with aqueous suppressants on Ahmed glaucoma valve implantation outcomes. Ophthalmology,2014,121(9):1693-1698.
8. Law SK,Kornmann HL,Giaconi JA,et al. Early aqueous suppressant therapy on hypertensive phase following glaucoma drainage device procedure:a randomized prospective trial. J Glaucoma,2016,25(3):248-257.
9. Barry P,Behrens-Baumann W,Pleyer U,et al. ESCRS Guidelines on prevention,investigation and management of post-operative endophthalmitis. Version,2007,2:1-36.
10. Shaarawy TM,Sherwood MB,Crowston JG,et al. Glaucoma:Expert Consult Premium Edition-Enhanced Online Features,Print,and DVD,2-Volume Set. Elsevier Health Sciences,2009:82.
11. Zacharia PT,Deppermann SR,Schuman JS. Ocular hypotony after trabeculectomy with mitomycin C. Am J Ophthalmol,1993,116(3):314-326.
12. West SK,Griffiths B,Shariff Y,et al. Utilisation of an outpatient sedation unit in paediatric ophthalmology:safety and effectiveness of chloral hydrate in 1509 sedation episodes. Br Journal Ophthalmol,2013,97(11):1437-1442.
13. Avlonitou E,Balatsouras DG,Margaritis E,et al. Use of chloral hydrate as a sedative for auditory brainstem response testing in a pediatric population. Int J Pediatr Otorhi,2011,75(6):760-763.
14. Mahmoud M,Gunter J,Donnelly LF,et al. A comparison of dexmedetomidine with propofol for magnetic resonance imaging sleep studies in children. Anesth Analg,2009,109(3):745-753.
15. 葛坚,刘奕志 . 眼科手术学 . 第 3 版 . 北京:人民卫生出版社,2015:24-28.
16. Jaichandran VV,Raman R,Gella L,et al. Local Anesthetic Agents for Vitreoretinal Surgery:No Advantage to Mixing Solutions. Ophthalmology,2015,122(5):1030-1033.
17. Alhassan MB,Kyari F,Ejere HO. Peribulbar versus retrobulbar anaesthesia for cataract surgery. Cochrane Database Syst Rev,2008,Jul 16;(3):CD004083.

2

第二章 手术中通用操作与技术

第一节 固定眼球

目前青光眼手术中，最常用的固定眼球方法是透明角膜牵引缝线悬吊和直肌悬吊。

一、透明角膜牵引缝线悬吊法

（一）操作方法

蘸湿的小棉签做固定眼球用。在8~9倍的手术显微镜下，用带铲形针的6-0丝线或可吸收缝线牵引（也有用5-0或7-0的），离角膜缘1~2mm透明角膜处，大跨度进针（3~4mm宽），1/2或2/3板层深，向对侧方向牵拉暴露眼球（如在上方手术，牵引线向下方牵拉；如在颞上方手术，牵引线向鼻下方牵拉）（图2-1-1）。

（二）优点

操作简单，患者无悬吊直肌带来的痛楚和相关并发症，术野暴露好。研究认为，透明角膜牵引缝线能提供更好的暴露，无结膜下出血、结膜损伤、巩膜穿破和术后上睑下垂的危险，一项英国皇家小梁切除手术的临床研究表明，它能获得更好的术后效果[1]。

（三）缺点

角膜板层缝线技术要求高，太薄，容易崩开；太深，容易穿透前房，导致前房变浅、眼压下降，此时，可以换另一个位置重新悬吊，或改直肌悬吊法。

（四）体会

学习曲线短，操作简单，患者无痛楚，暴露好。值得推荐。

二、直肌悬吊法

（一）操作方法

见图2-1-2。

（二）优点

眼球固定效果较好。

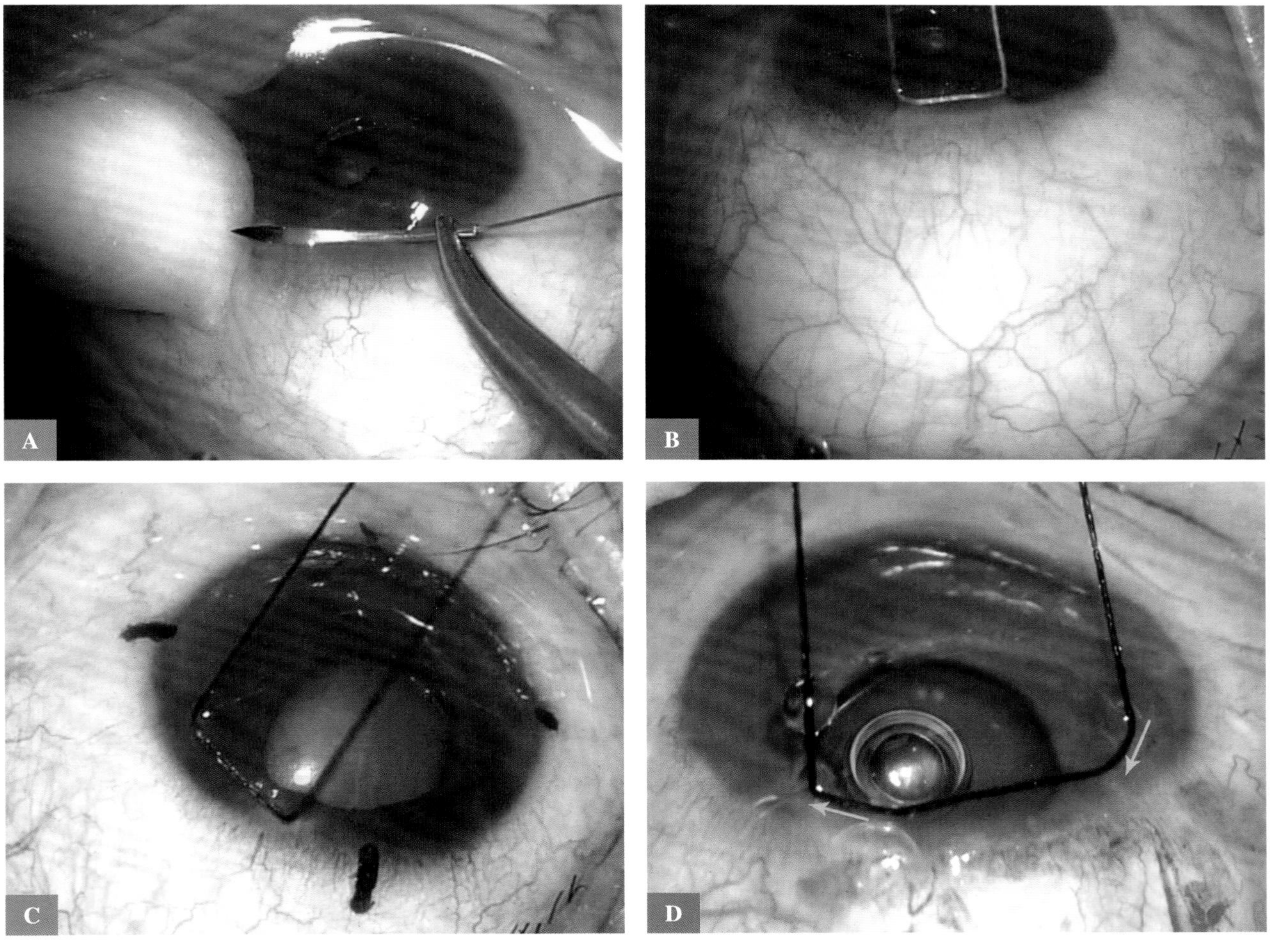

图 2-1-1　透明角膜牵引缝线悬吊固定眼球

A、B:示意上方区域手术的透明角膜牵引缝线制作　C:示意颞上方区域手术的透明角膜牵引缝线制作　D:也可以跨度两次透明角膜(绿箭头示意),牵引固定更稳固,同时对靠近手术区域的角膜影响更小

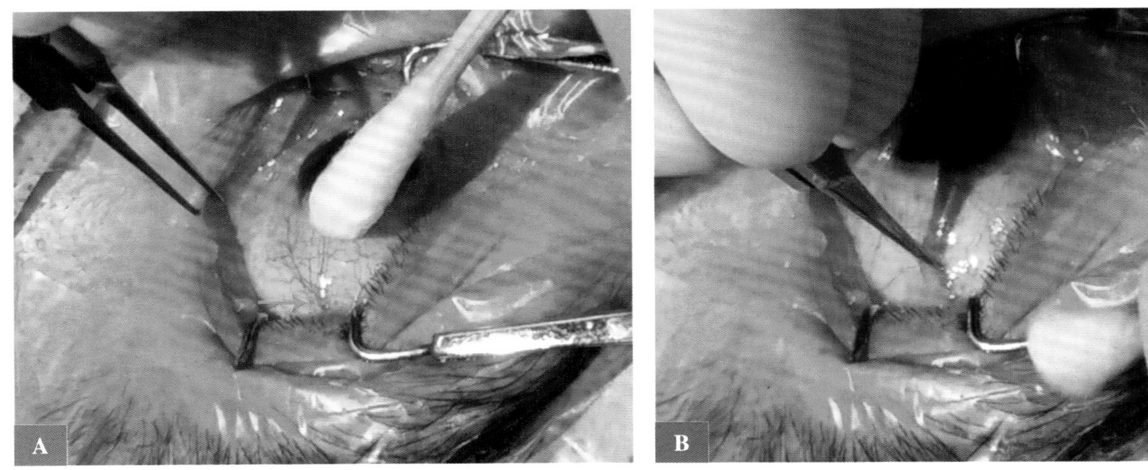

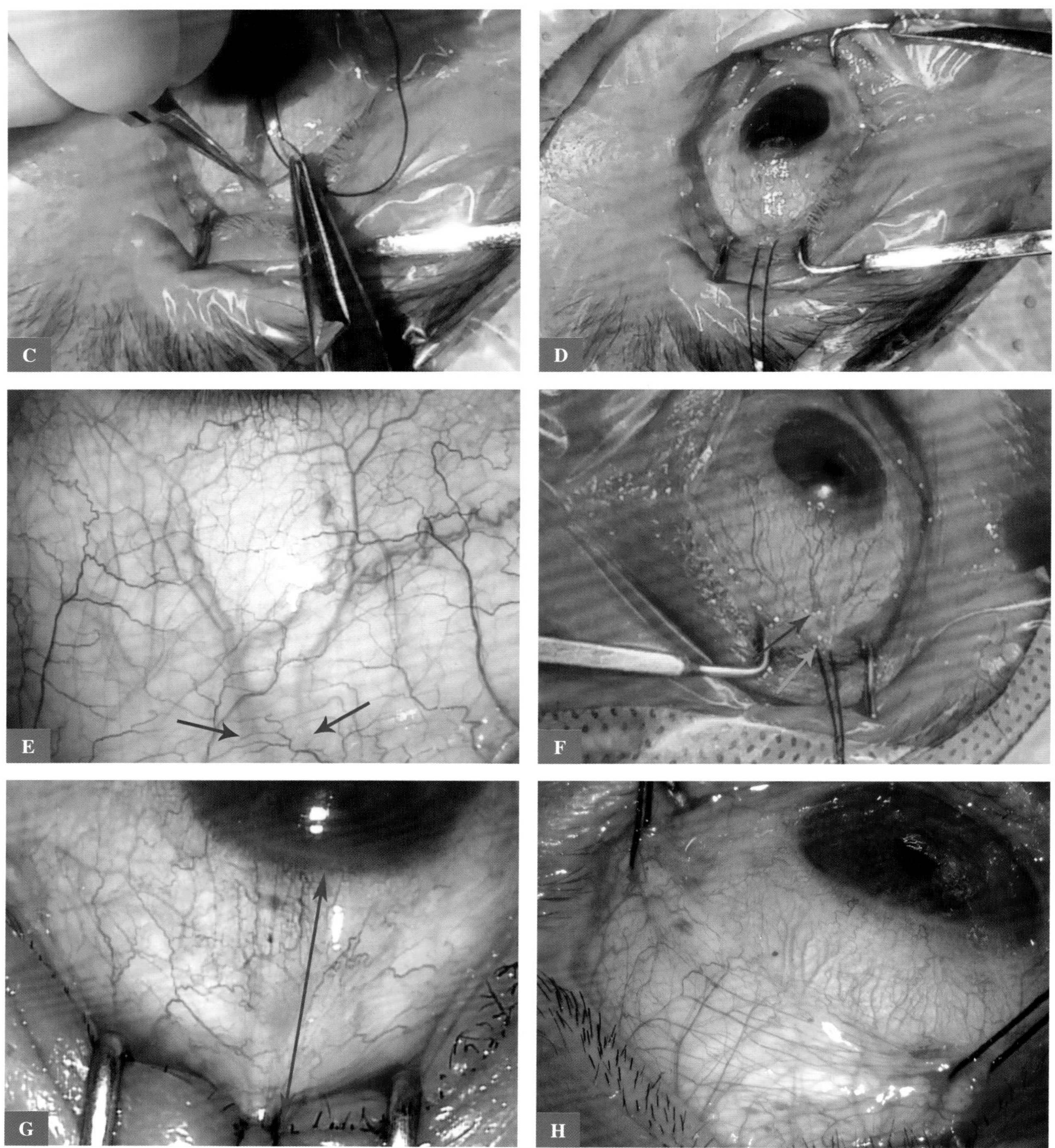

图 2-1-2　上直肌悬吊固定眼球

A：观察上直肌：嘱患者眼睛向下看，右手持蘸湿的小棉签，置于 12 点角膜缘处，向下方轻压眼球，暴露出上方上直肌。可见上直肌附着处有较多血管聚集（绿箭头）　B：左手用有齿镊（普通有齿镊，非显微有齿镊）夹持上直肌肌腹，以向下的力量轻轻拉出上直肌　C：右手持夹带 4-0 黑色丝线针头的针钳，从直肌下方（巩膜面之上）穿过　D：直肌牵引缝线固定于上方布巾上　E：示意上直肌附着处通常为血管聚集（蓝箭头所指部位）处　F：显示另一个患者的上直肌悬吊（绿箭头示意直肌悬吊在直肌止端的肌腹处，蓝箭头示意直肌止端处的血管聚集　G：示意上直肌悬吊处距离角膜缘的结膜高度应为 10~12mm（蓝色双箭头），为理想的高位结膜瓣制作　H：示意悬吊上直肌与外直肌的外观

(三) 缺点

学习曲线长，患者有痛楚，有潜在的并发症：结膜撕裂，结膜下和直肌出血，巩膜穿破等。

(四) 体会

对初学者而言，悬吊直肌看似简单，但却是一个颇具难度的操作。原因是，这是手术开始的第一个动作，患者通常都会比较紧张，不能配合转动眼球；最重要的是，这个操作是“有痛”和容易引起“出血”的操作。除了要掌握上面传授的一些基本知识外，如何让患者配合你完成这个步骤也是十分重要的。手术开始之前和患者聊天或做思想工作，看似无聊，但十分有用。告知“这是术前准备，手术还没开始，这个操作会有些疼痛，请不要紧张和担心，忍耐和配合一下……”等，可以帮助消除患者顾虑，在不经意间完成此操作。

行小梁切除术，如果采用以角膜缘为基底结膜瓣，其结膜瓣通常需要 8~10mm 的高度，因此悬吊上直肌至少需要在距离角膜缘 10~12mm 处，对操作要求比较高。另外，只有悬吊在直肌止端的肌腹处，眼球的固定才是稳定的。偏前，达不到需要的距离；偏后，眼球固定不好，易左右摆动。

即使是一个简单操作，实际工作中也有见到五花八门的动作。有人用斜视钩顶下眼睑暴露上直肌部位；也有用斜视钩拉开上眼睑的；也有夹持直肌后先反转一下再做牵引缝线……由于眼表(特别是结膜、眼睑)都是疼痛敏感区域，应以最少碰触为原则。用蘸湿的小棉签轻压角膜缘，不会带来痛楚。以下几点供参考：①持针钳持针时建议在1/2处，较持2/3处操作更稳固；②整个动作要准确、快速，因为夹持直肌越久，疼痛感越强，患者也就越不合作，建议边操作边聊天，分散患者注意力；③由于直肌是伏在巩膜面上，所以夹持直肌时，应当是采用镊子垂直巩膜面且向下用力顶住巩膜面的方法夹持直肌。有人夹持住上直肌后，往往还将镊子向上方反转，这个动作十分不好，对直肌的牵拉更大，患者十分不舒服；④直肌里有丰富的血管，悬吊直肌时，针尖或针头应当从直肌下方、巩膜面之上穿过，如果针尖穿过直肌，往往导致出血，出血严重或没有及时按压，会导致整个结膜囊积血，使手术难以做下去。一旦发现出血，应立即用棉签压迫止血直至出血停止。

第二节　结膜的处理

结膜在青光眼医生眼里是“宝贝”。几乎所有滤过性手术，从小梁切除术、EX-PRESS 微型引流器植入手术(简称 EX-PRESS 手术)到房水引流阀植入手术，手术成功率都与结膜的完整性密切相关。所谓“难治性青光眼”，很大程度上与导致结膜瘢痕化反应强烈的各种原发病因有关，包括新生血管性青光眼、葡萄膜炎继发性青光眼、外伤性青光眼、无晶状体 / 人工晶状体眼青光眼、角膜移植术后继发性青光眼、玻璃体视网膜手术后继发性青光眼、儿童青光眼、虹膜角膜内皮综合征继发性青光眼、既往小梁切除手术失败后等。另外长期结膜炎症反应、结膜的缺失都是抗青光眼手术需要面临的挑战。所以，结膜的处理十分重要。

一、关于炎症反应

长期、慢性结膜炎症反应是导致术后瘢痕化的一个高危因素；各种“难治性青光眼”，由于难以控制的高眼压导致眼局部炎症反应(结膜充血，角膜水肿，前房炎症等)强烈，术前、术后局部或全身足量的抗炎治疗十分必要。很多时候，由于过于关注了降眼压的处理，而忽略了抗炎治疗。

二、关于结膜血管

结膜血管粗大，意味着局部炎症反应重，或者局部伤口正处于愈合阶段。除加强抗炎治疗外，近年有学者用氩激光封闭粗大血管[2]，此举值得尝试，尤其对减少小梁切除术后滤过泡瘢痕化有一定效果(图 2-2-1)。但临床上也观察到，激光封闭的血管有再次复通的现象，因此，此法的确切疗效值得进一步研究。

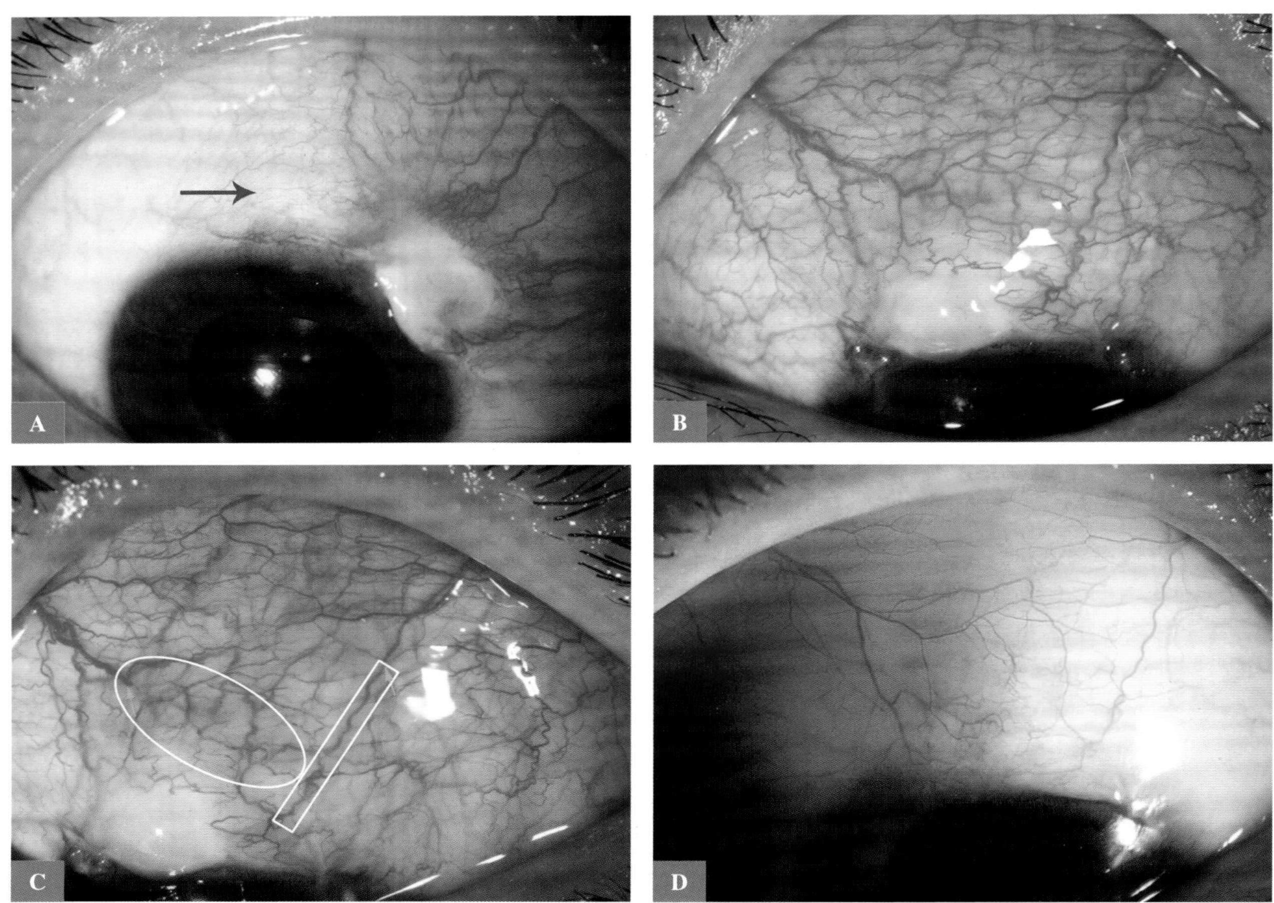

图 2-2-1 结膜粗大血管

A:年轻女性患者,第一次在上方行小梁切除术,术后滤过道瘢痕化。第二次在鼻上方再次行小梁切除术,尽管使用了 0.4mg/ml 5 分钟丝裂霉素 C(MMC),术后两周就见滤过泡显著缩小,周围血管粗大向心性聚集。除加强抗炎、按摩等处理外,可以尝试氩激光封闭粗大的血管 B~D:患者男孩,16 岁,EX-PRESS 手术后三周,滤过泡明显缩小,周围血管粗大,用 532nm 激光(240mw,70 个点)封闭粗大血管(B,绿箭头示意激光击射点),可见击射点下游血管呈现闭塞(C,白色线圈内)或血管变直(C,长方形框内)。术后 3 个半月滤过区外观,形成了扁平弥散的滤过泡(D)

三、关于角膜缘结膜的处理

角膜缘结膜应尽量保留,不要随意剪去角膜缘的结膜,因为此处富含角膜缘干细胞,有利于伤口的愈合。正因为如此,在做以穹窿部为基底结膜瓣的结膜切开时,除了常规的沿角膜缘直接切开结膜的做法外,有学者认为在角膜缘保留 1~2mm 结膜处切开结膜更佳。参考本节第九点。

四、关于角膜缘结膜的缝合

参考本节第九点。缝合时角膜缘结膜不要随意剪切;另外,需要与眼底外科医生交流,在行视网膜环扎术毕,缝合 360° 角膜缘环形剪开的球结膜时,应当尽可能地覆盖透明角膜缘 1~2mm,避免日后结膜的后退,为后续行抗青光眼手术留有足够的角膜缘结膜。

五、关于玻璃体视网膜手术区结膜的处理

在行经睫状体扁平部玻璃体切除手术时,经结膜的切口需要仔细缝合,避免局部瘢痕化;位置尽量避开颞上方、颞下方的正中央位置(这些部位都是后续行房水引流阀植入手术的关键部位)。目前 23G、25G、27G 微创手术的开展,为最大限度减少结膜损伤提供了很好的手术方式,但由于穿刺口不缝合或结膜巩膜

一起缝合,也可导致局部的结膜粘连。

六、关于眼外伤结膜的处理

任何涉及眼外伤的手术,都需要以最大限度减少结膜损伤和保护结膜完整性为原则。

七、关于结膜的操作

结膜属于眼表组织,痛觉敏感,且容易发生组织水肿。手术中,切忌手术器械不经意间反复、多次触碰和牵拉结膜。初学者或较多“多余动作”的操作往往会导致明显的结膜蜷曲和水肿。建议手术操作动作要干脆、利索、不多余,用无创器械钝性分离结膜。需要夹持结膜时,可以夹持结膜下的 Tenon 囊组织。遇到菲薄的结膜时,更需要用轻柔的动作加以保护。

八、关于结膜裂伤的处理

遇到结膜撕裂,若是小裂孔,可行“8”字式缝合;大的撕裂口,可以行连续缝合。可用 10-0 可吸收或尼龙线缝合。

九、关于结膜的缝合

可以连续缝合、褥式缝合或间断缝合。根据术中具体情况采用。

(一) 以穹窿部为基底的结膜瓣缝合

做以穹窿部为基底结膜瓣的结膜切开时,结膜的切开和缝合有两种方法:一是在角膜缘切开结膜时,角膜缘结膜保留 1~2mm,结膜两游离端缝合时,结膜采用 10-0 尼龙线褥式缝合(间断或连续)或连续缝合(图 2-2-2);二是沿着角膜缘直接切开结膜,结膜游离端缝合时需要覆盖透明角膜 1~2mm,防止结膜的后退,见图 2-2-3A~G:结膜游离端两端用 8-0 可吸收线固定在角膜缘,这是缝合的关键点。建议进针成 45°,以便结膜游离端能很好地覆盖透明角膜 1~2mm。结膜游离端还可用 10-0 可吸收线间断或连续缝合于透明角膜上,这一缝合法,被誉为“21 世纪的缝合方法”[3,4](图 2-2-3H~J)。上述的结膜缝合法同样适合其他术式,如 EX-PRESS 手术或房水引流阀植入手术(参考第七章第二节问题十一解答)。无论哪种方法,结膜缝合应达到水密状态。最终理想的结膜愈合应如图 2-2-3K、L。

(二) 以角膜缘为基底的结膜瓣缝合

强调切口需要远离角膜缘 8~10mm 为佳,有利于滤过泡的形成。结膜的缝合方法有多种:可用 8-0 可吸收线连续缝合球结膜(图 2-2-4A~D);结膜菲薄(无筋膜组织)时可采用 8-0 可吸收缝线做褥式缝合(图 2-2-4E、F);但无论何种方法,都应以达到切口的水密状态闭合为目的(图 2-2-4G、H),防止术后伤口渗漏。最终理想的结膜愈合应如图 2-2-4I、J。

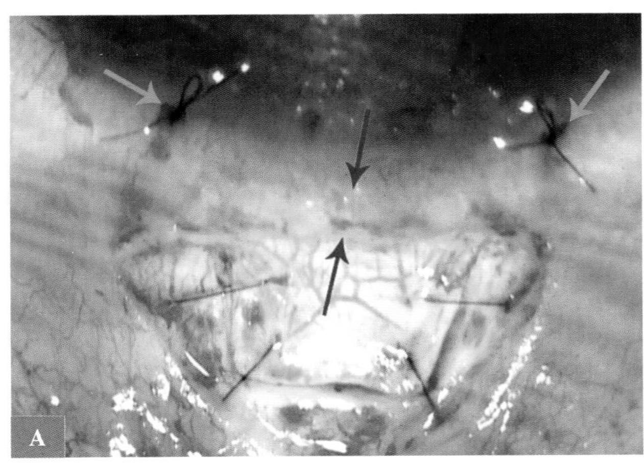

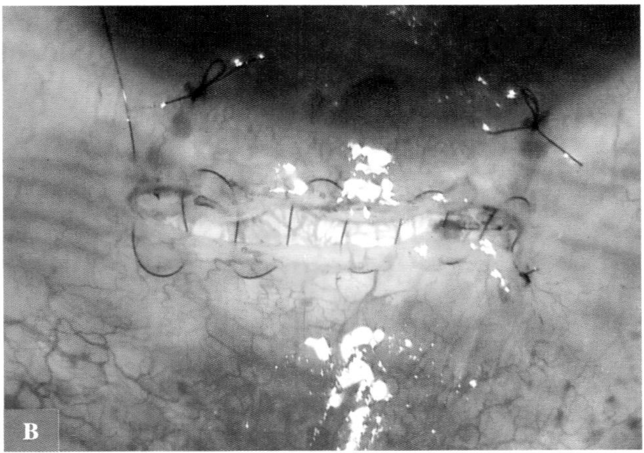

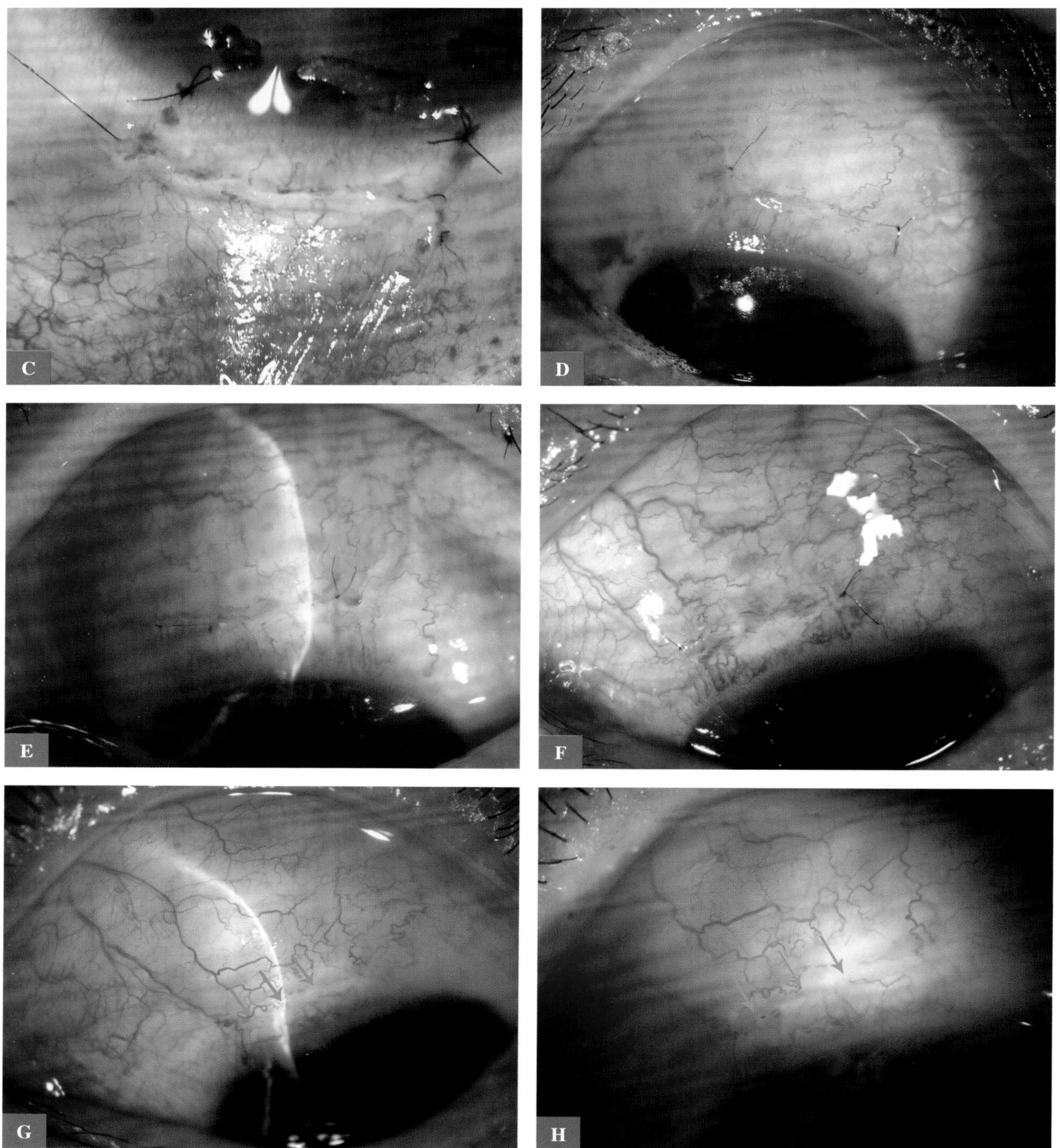

图 2-2-2 以穹窿部为基底的结膜瓣的缝合 1

A：示意以穹窿部为基底的结膜瓣切开时，角膜缘结膜保留 1~2mm（两蓝箭头之间）。绿箭头示意巩膜瓣缝合的两个可拆除缝线 B、C：采用 10-0 尼龙线连续褥式缝合结膜切口 D：术后两周结膜缝合处与滤过区外观，可见结膜对合好（结膜缝线尚未拆除），滤过区扁平弥散隆起，滤过泡形成 E：示意另外一个患者术后一周的外观，可见滤过泡形成，结膜对合好（结膜缝线尚未拆除） F~H：示意第三个患者的术后情况，术后两周（F，结膜缝线尚未拆除）、术后一个月（G、H，绿箭头示意结膜对合处缝线已拆除，结膜愈合良好），滤过泡形成良好。

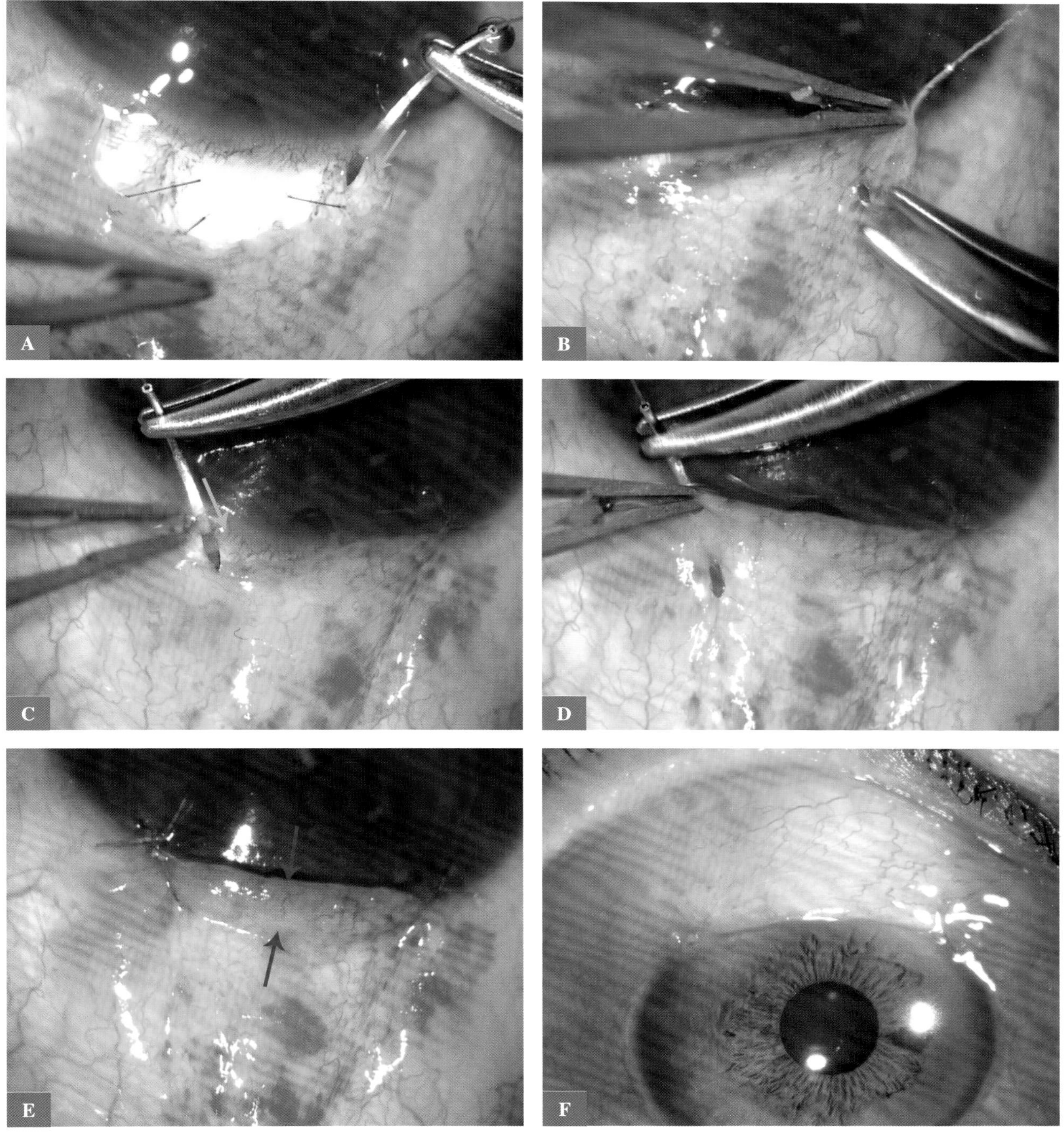
A
B
C
D
E
F

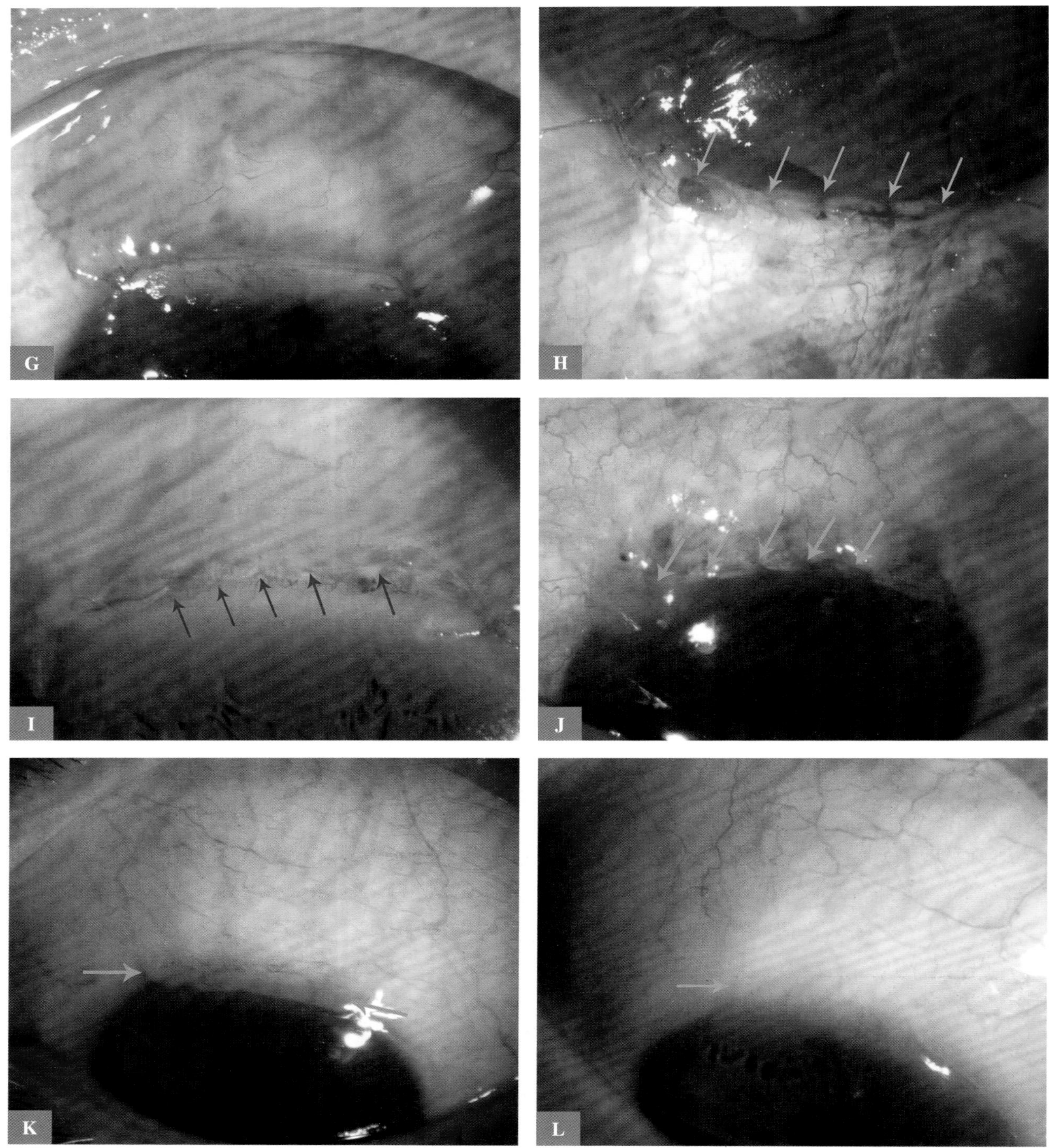

图 2-2-3　以穹窿部为基底的结膜瓣的缝合 2

A~E：示意以穹窿部为基底结膜瓣的缝合，两端用 8-0 可吸收线以 45°角度缝合固定在透明角膜缘上。结膜游离端覆盖透明角膜至少 1~2mm（E，两蓝箭头之间）　F、G：术后早期结膜缝合外观（不同患者）　H~J：结膜游离端还可用 10-0 可吸收线间断或连续缝合（绿箭头和蓝箭头示意）　K、L：示意以穹窿部为基底结膜瓣后期的滤过区外观，可见结膜愈合好，无渗漏，局部无增生、变性，未对角膜造成影响，滤过泡扁平而弥散

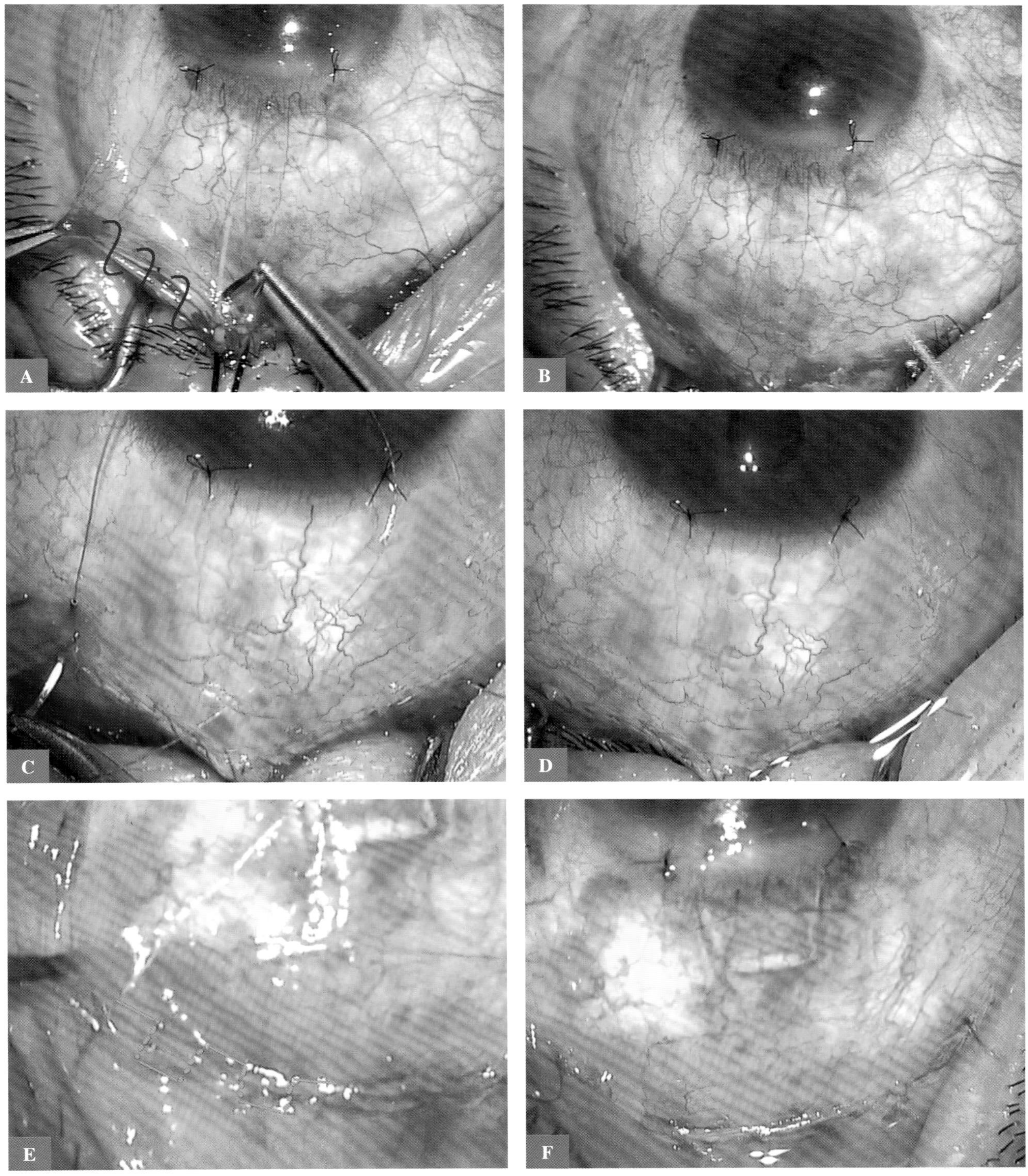
A
B
C
D
E
F

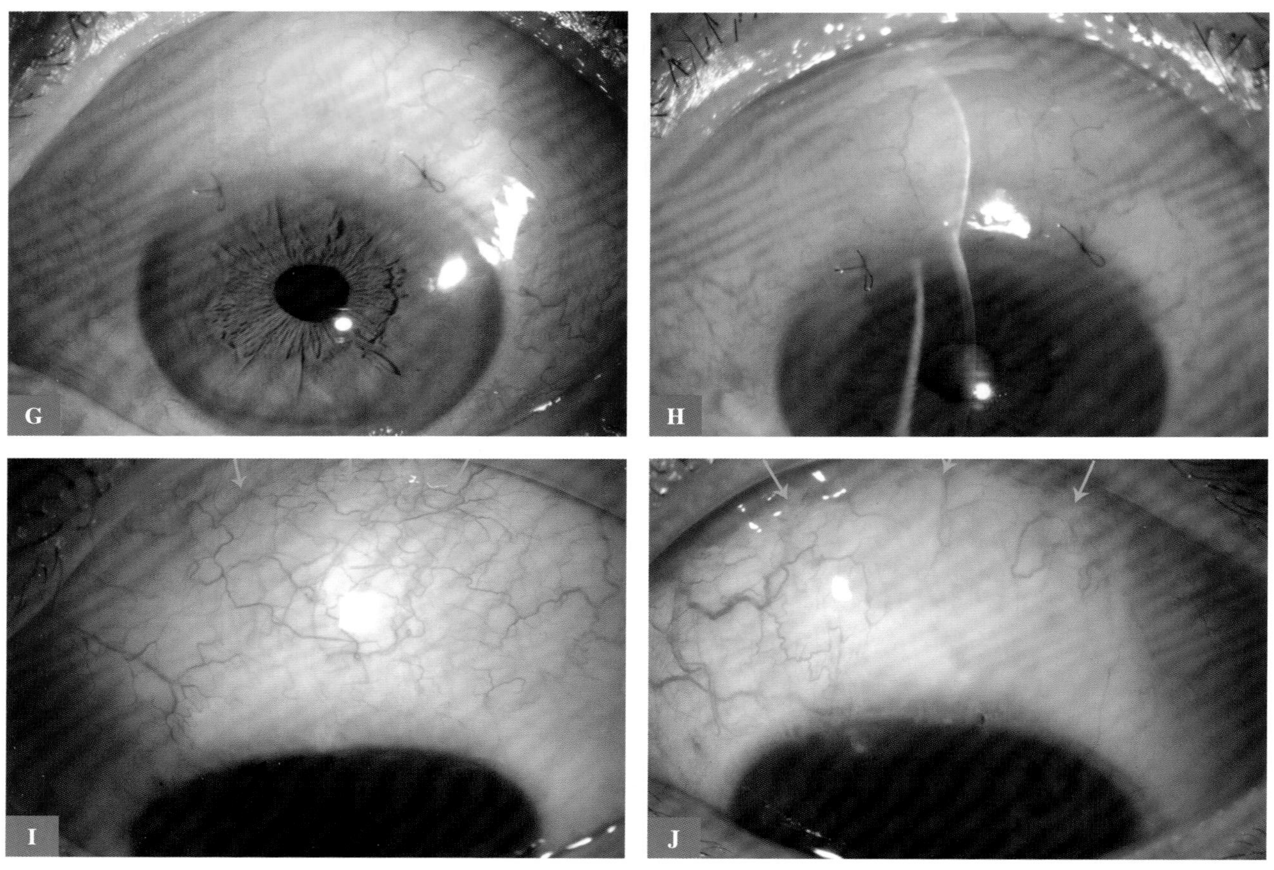

图 2-2-4 以角膜缘为基底结膜瓣的缝合

A、B：以角膜缘为基底结膜瓣的缝合，则强调切口需要远离角膜缘 8~10mm 为佳，有利于滤过泡的形成。图示意用 8-0 可吸收线连续缝合球结膜 C、D：示意另一病例的结膜连续缝合 E、F：当结膜菲薄（无筋膜组织），采用 8-0 可吸收缝线做褥式缝合 G、H：示意以角膜缘为基底结膜瓣术后早期滤过区外观 I、J：示意以角膜缘为基底结膜瓣后期滤过区外观，滤过泡弥散隆起但不下移，结膜缝合处瘢痕轻，肉眼上几乎看不出有手术切迹（绿箭头）

具体缝合结膜时，可采用著者推崇的方法：左手镊子夹持创口最边缘处，拉紧结膜，结膜创口对合整齐情况下，右手单手连续缝合，十分快捷（图 2-2-4A）；如果遇到纸样菲薄的结膜首选褥式缝合；无论褥式缝合或连续缝合，都可以采用先松动缝合、后拉紧的方法。

第三节 前房穿刺与前房冲洗

一、前房穿刺

几乎在所有青光眼手术中都会用到前房穿刺。事实上，它是一个十分有用的手术操作，其作用包括：①降低眼压，缓解高眼压带来的风险；②制作供其他前房操作（如前房冲洗）的窗口；③重建前房。

操作方法：在 7~8 倍手术显微镜下，距离手术区域稍远位置的角膜缘或角膜缘血管前的透明角膜内 1~2mm 处，用 15° 角的尖刀或巩膜穿刺刀或 1ml 注射器针头（25G，可用于采集标本）作前房穿刺。见图 2-3-1A~C。也有学者不做此步骤。

对于前房极浅的前房穿刺，使用巩膜穿刺刀更容易操作[5]。穿刺口一般避免 3 点、9 点方位。斜行进刀，轻压后唇或左右摆动刀口，缓慢放出房水（图 2-3-1C）。切忌动作太猛，减少前房积血机会。前房穿刺也可

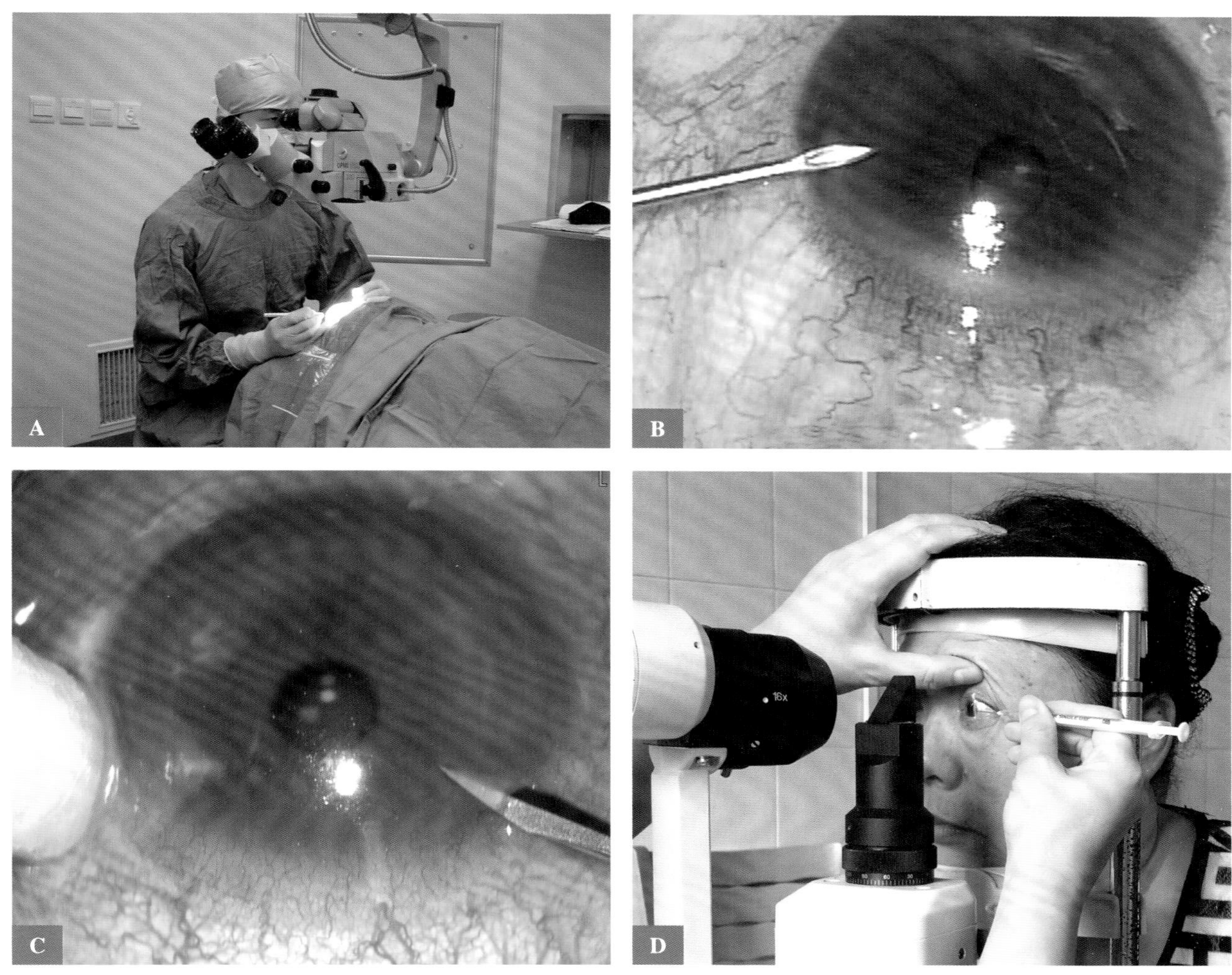

图 2-3-1　前房穿刺

A：示意在手术显微镜下做前房穿刺操作　B：示意用 1ml 注射器针头做前房穿刺　C：示意用巩膜穿刺刀做前房穿刺　D：示意患者坐位下裂隙灯前行前房穿刺操作

以在裂隙灯下进行，患者取坐位（图 2-3-1D）。此方法，仅限于诊疗环境干净的诊室进行，且患者合作十分重要，患者眼睛注视前方、切忌频繁转动。

二、前房冲洗

前房冲洗也是抗青光眼手术中常用的操作，如周边虹膜切除术后、激光睫状体内 / 外光凝后、急性发作期闭角型青光眼前房穿刺后；当前房积血时（参考第三章第三节问题二解答），也常需要行前房冲洗术。

操作方法：用冲洗针头（平头，无“钩”、无“尖”），从前房穿刺口注入平衡盐溶液（BSS），轻压伤口后唇，反复几次，前房内残留的色素、血细胞、炎症细胞等都可以被冲刷出来（参考第三章第二节问题七解答，第八章第一节等）。

尽管很少发生，但前房冲洗也偶尔会发生一些并发症，如角膜后弹力层撕脱（参考第三章第三节问题六解答），可能冲洗时将冲洗液注入了角膜板层。建议从前房穿刺口进行冲洗时，冲洗针方向朝下（向虹膜面方向，而不是向角膜面方向），避免冲洗液注入角膜板层（图 2-3-2）。

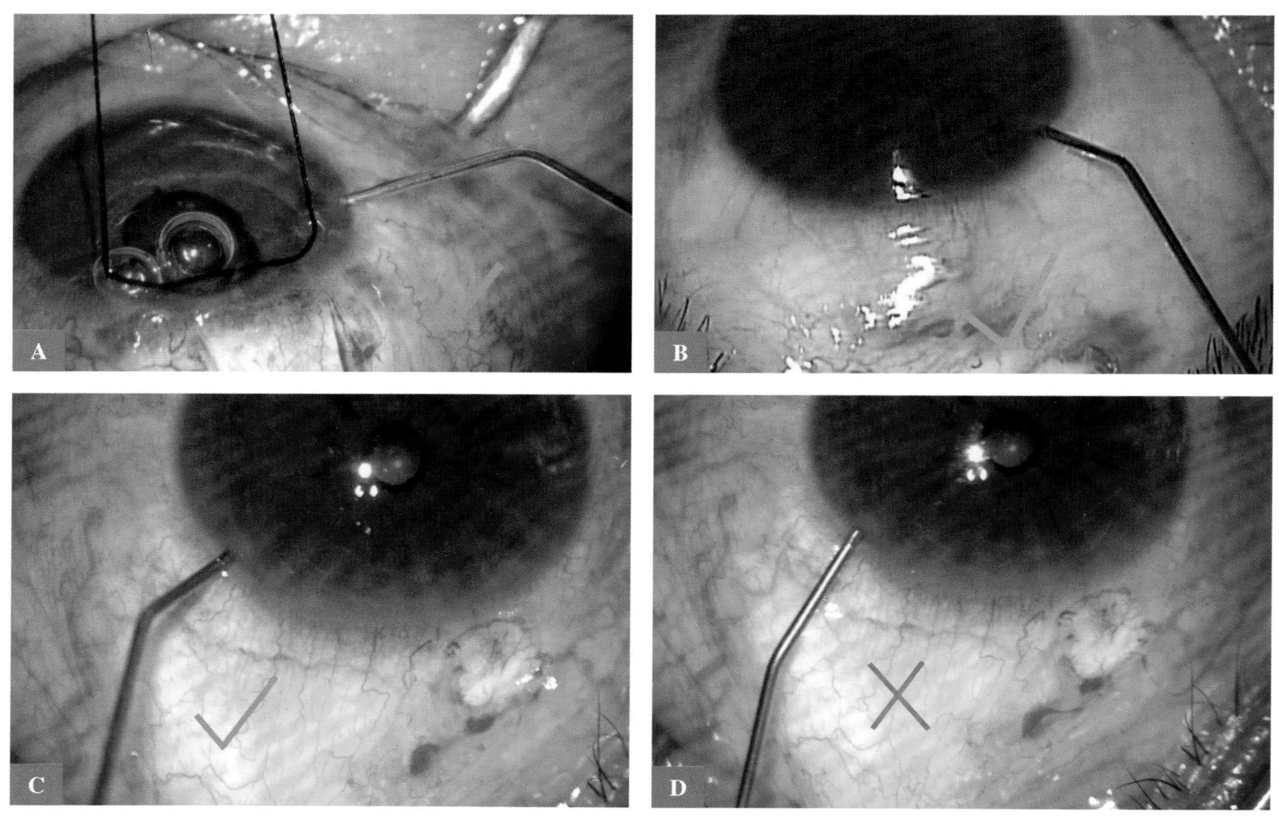

图 2-3-2 前房冲洗

A~C:示意前房冲洗时,正确的方法应该是冲洗针方向向下(即向着虹膜面方向,而不是向着角膜内皮面方向) D:示意冲洗针向着角膜内皮面方向,是不建议的方法

第四节 结膜下注射

结膜下注射通常被认为是一个简单的操作,但事实上,做好一个结膜下注射还有一定的技巧。目前有三种方法:

1. 常规的做法 经丁卡因或爱尔卡因表面麻醉后,用吸有目标药液的 1ml 注射器直接刺向穹窿部结膜下组织。但此种方法,患者疼痛剧烈,时常发出"嗷嗷"或者"吱吱"声。这种情景,无论是在门诊治疗室,还是在手术室,都时常能见到。

2. 改良的方法 在注射药液里加入少量利多卡因,疼痛感稍减弱,但大部分患者还是有痛感。

3. 著者的方法 同上表面麻醉。准备一只吸有 0.1ml 利多卡因的 1ml 注射器。左手持显微无齿镊,轻轻夹起或提起结膜(远离角膜缘,但未达穹窿部的结膜)(图 2-4-1A),右手持注射器,向结膜内先注射 0.1ml 利多卡因,局部形成一小丘(图 2-4-1B),更换另一只吸有目标药液的 1ml 注射器,向小丘内注射目标药液(图 2-4-1C)。患者几乎无痛感或痛感微弱。

结膜下注射容易引起出血,主要因为针头触及并刺破结膜血管或伏在巩膜面上的血管,引起结膜下出血和淤血。用显微无齿镊先轻轻夹起无血管区域的结膜后再进入注射针头,可有效减少触及伏在巩膜面上的血管的可能。

目前常用的结膜下注射为抗生素和抗炎药物的 0.5ml 混合液(0.2mg 妥布霉素 +0.5mg 地塞米松)。

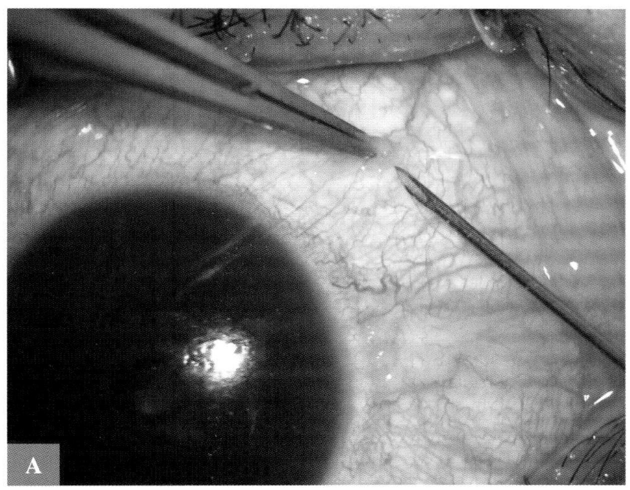

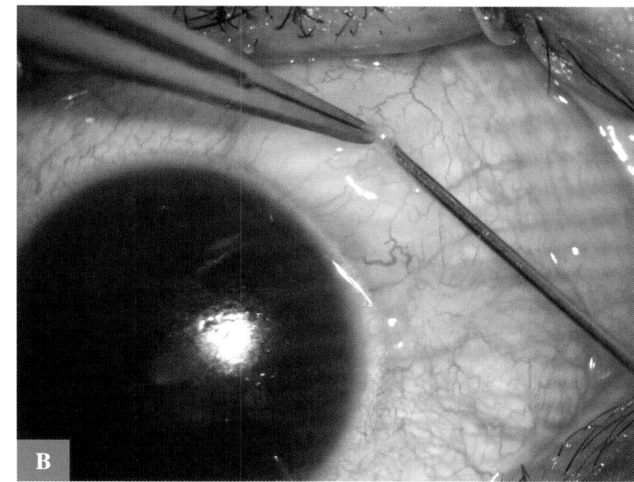

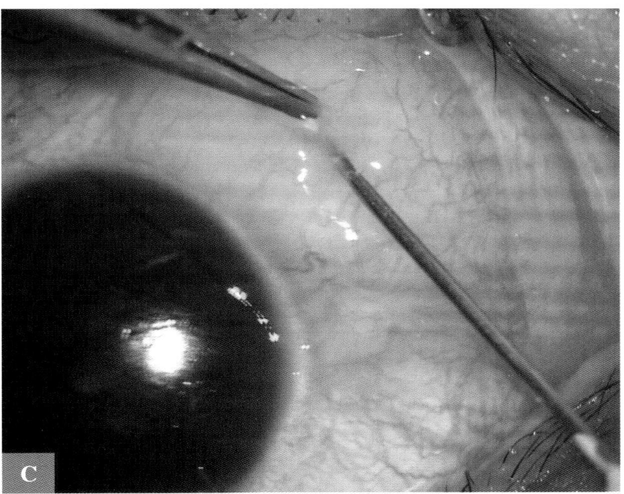

图 2-4-1 无痛或痛感微弱的结膜下注射方法

A:在远离角膜缘、未达穹窿部之部位,轻轻夹起结膜(选择无血管区域或较少血管区域的结膜) B:用 1ml 注射器先注射少量利多卡因形成一小丘 C:更换注射器注入目标药液

参考文献

1. Edmunds B, Bunce CV, Thompson JR, et al. Factors associated with success in first-time trabeculectomy for patients at low risk of failure with chronic open-angle glaucoma. Ophthalmology, 2004, 111(1):97-103.
2. Stamper RL, Lieberman MF, Drake MV. Becker-Shaffer's diagnosis and therapy of the glaucomas. 8th edition. Elsevier Health Sciences, 2009:460.
3. Shingleton BJ, Chaudhry IM, O'Donoghue MW, et al. Phacotrabeculectomy: limbus-based versus fornix-based conjunctival flaps in fellow eyes. Ophthalmology, 1999, 106(6):1152-1155.
4. Shaarawy T, Sherwood MB, Hitchings R. Glaucoma Volume 1: Medical Diagnosis and Therapy. 2nd edition. Philadelphia: Saunders Elsevier, 2015, Chapter 77:748-780.
5. Giaconi JA, Law SK, Coleman AL, et al. Pearls of glaucoma management. Springer Science & Business Media, 2010:439-440.

3

第三章 周边虹膜切除术

第一节 手 术 操 作

【适应证】手术适应证和激光周边虹膜切除术基本相同，为原发性急、慢性闭角型青光眼的早期，前房角粘连闭合范围累计小于 180°、无视盘改变和视野损害者[1]。按照国际地域性和流行病学眼科学学会（International Society of Geographical and Epidemiological Ophthalmology，ISGEO）分类标准[2]及美国眼科学会临床指南[3]，可疑原发性房角关闭（primary angle-closure glaucoma suspect，PACS）、原发性房角关闭（primary angle-closure，PAC）、早期原发性闭角型青光眼（primary angle-closure glaucoma，PACG）、急性房角关闭危象（acute angle-closure crisis，AACC）可以通过激光（或手术）周边虹膜切除术得到处理[4-6]。但临床观察到，PAC 若房角粘连 >180°或已有视神经损害的早期 PACG 选择周边虹膜切除术，术后常需要辅助降眼压药物治疗[7]。

【手术原理】周边虹膜切除术是青光眼最常见的手术方式。治疗青光眼的原理，是通过在周边部虹膜上制作一个切口（通道），使后房水直接进入前房，因此，周边虹膜切除术实际上是解除瞳孔阻滞所致眼内房水受阻为目的的手术方式，并不是真正意义上的直接降低眼压手术。

基于超声生物显微镜（ultrasonic biomicroscope，UBM）分型，原发性闭角型青光眼发病机制可分为单纯性瞳孔阻滞型（虹膜膨隆）、单纯性非瞳孔阻滞型（虹膜肥厚、睫状体前旋）和多种机制共存型[8]。研究表明，激光或手术周边虹膜切除术仅对虹膜膨隆型有确切的疗效[9,10]。

【手术操作】手术操作简单。但看似简单的步骤，却也有不少技巧在其中。术中也可发生并发症，包括出血、虹膜色素上皮层未切穿、瞳孔阻滞性青光眼、恶性青光眼、角膜后弹力层撕脱、晶状体损伤等。规范的操作应当选择角膜缘切口。有术者喜欢在透明角膜做切口、或者在白内障手术完成后顺便在切口处完成，一般都需要夹出虹膜，而这种操作，很容易残留色素上皮层，即只完成了周边板层虹膜切除（虹膜色素上皮层未切穿）。

手术部位一般首选鼻上方。手术步骤如下：

一、右眼鼻上方周边虹膜切除术

见图 3-1-1。

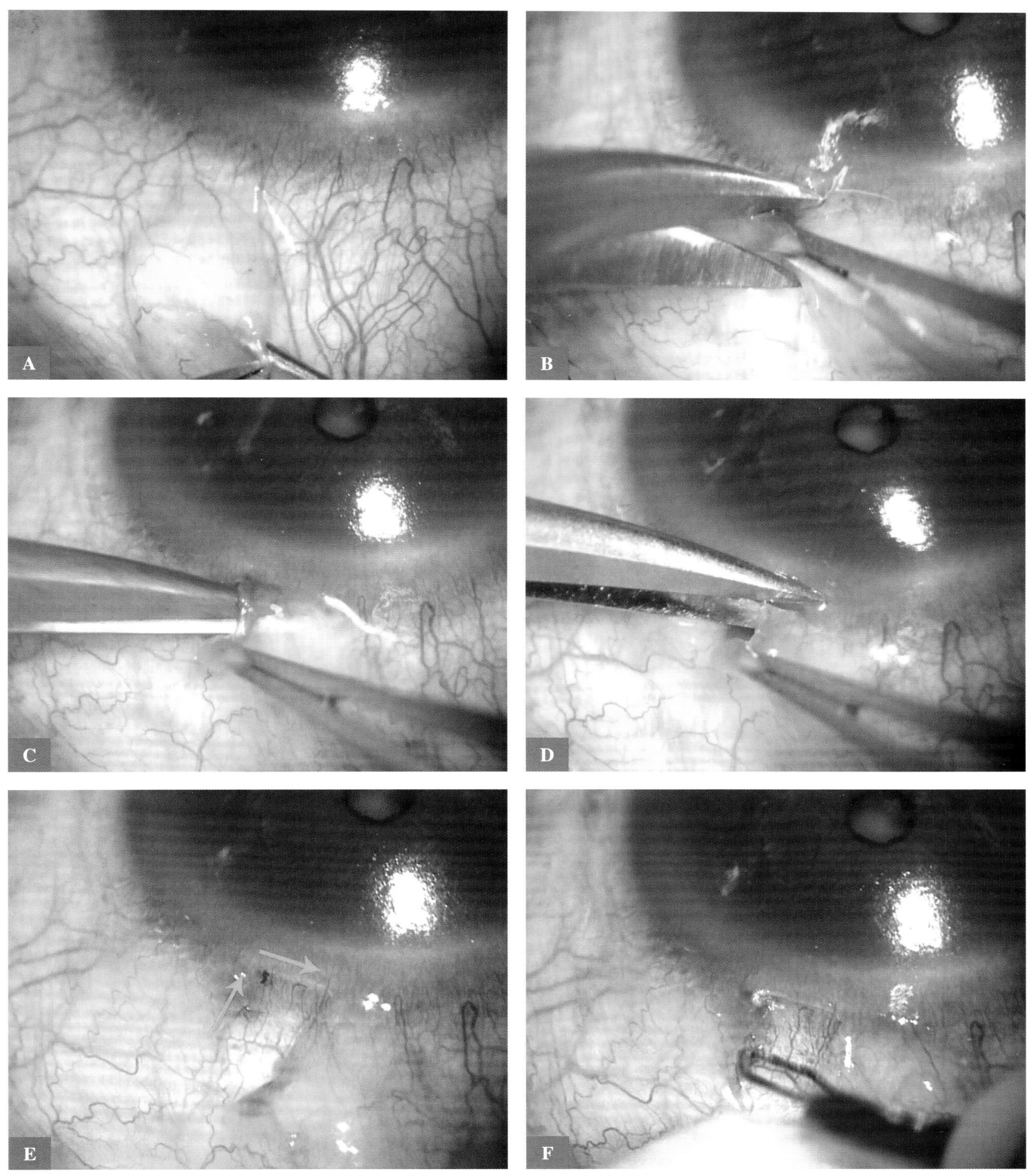

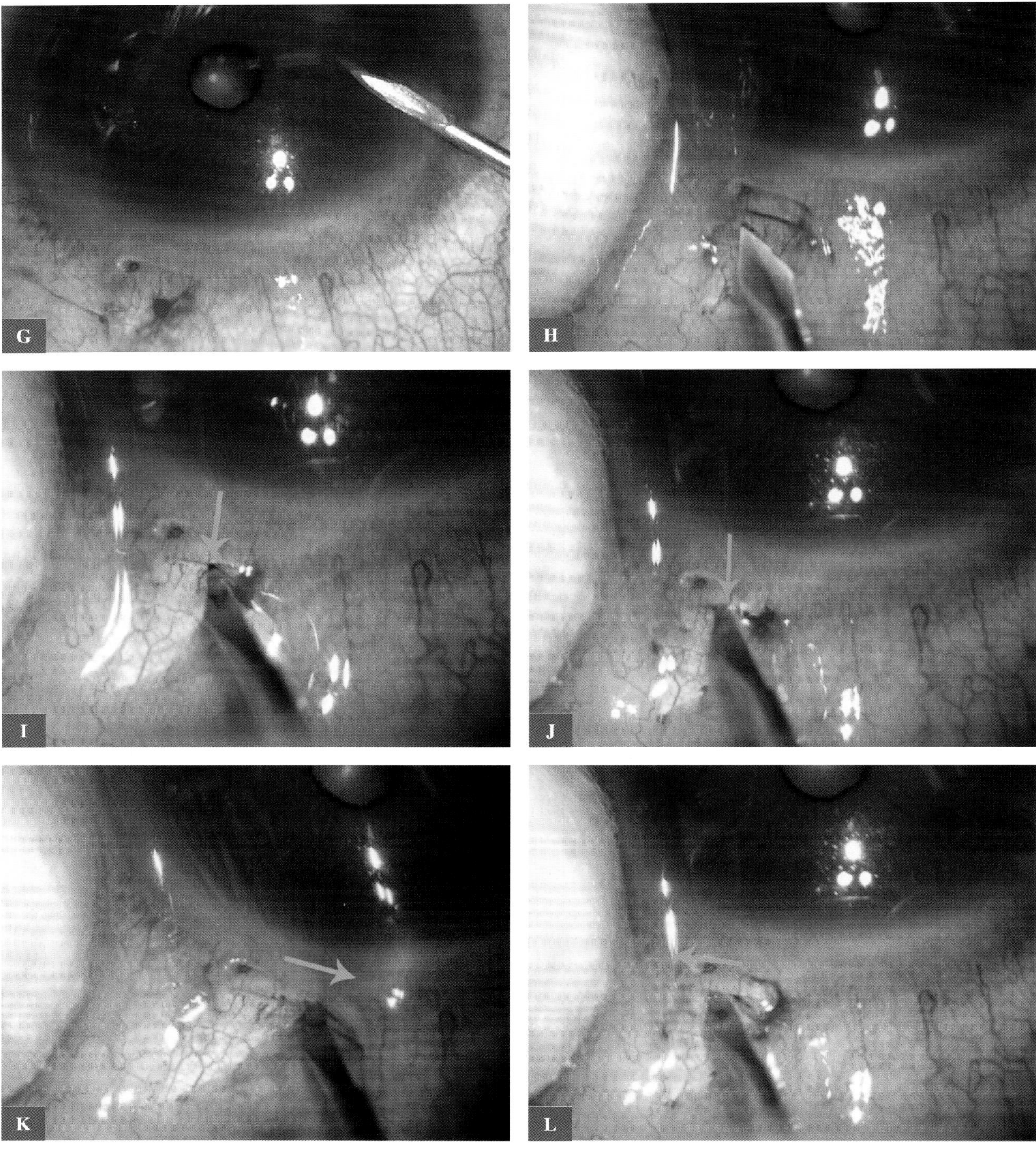
G
H
I
J
K
L

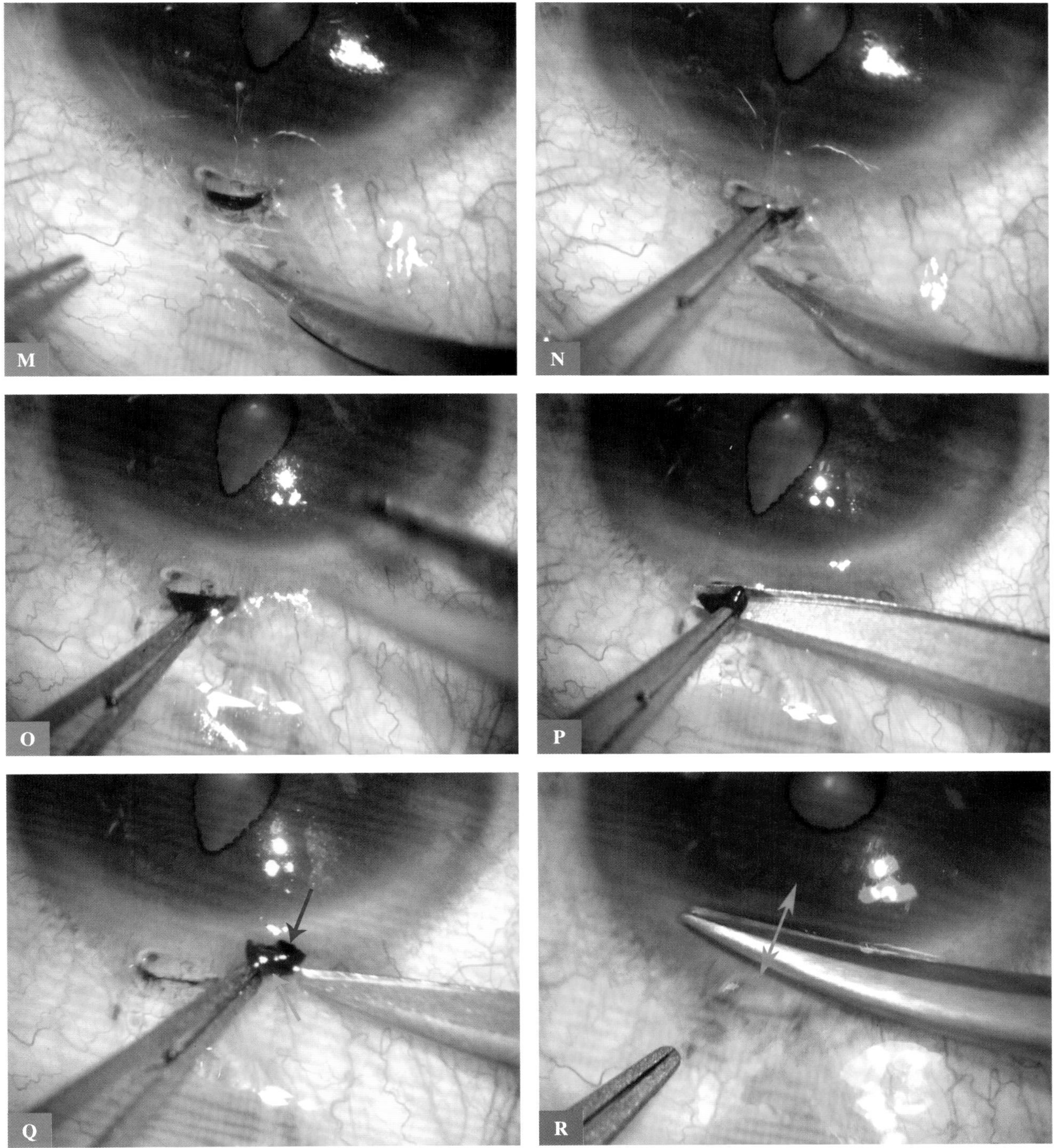
M
N
O
P
Q
R

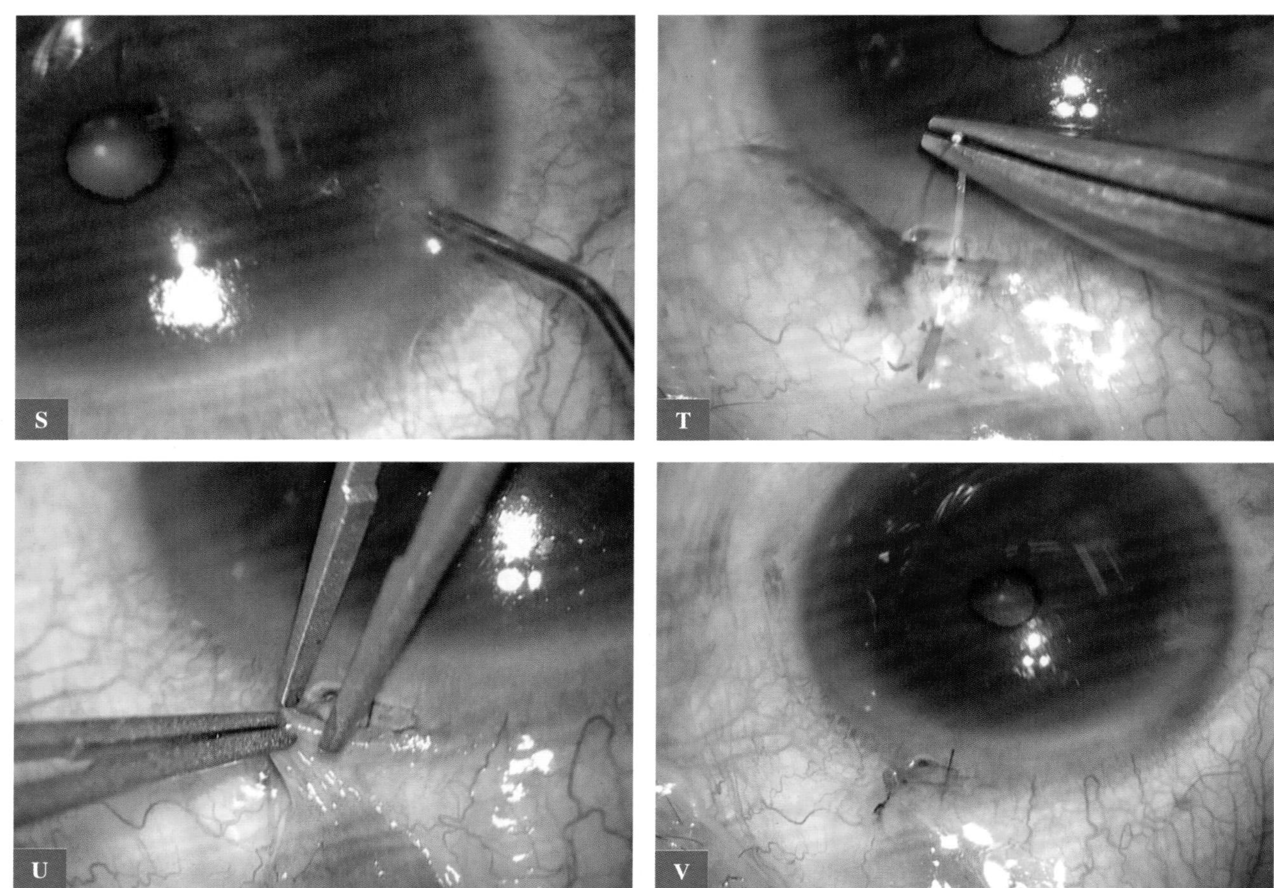

图 3-1-1 右眼鼻上方周边虹膜切除术

A：上直肌悬吊固定眼球，手术部位为右眼鼻上方。局部利多卡因浸润麻醉 B~E：于 1~2 点钟点方位，先垂直角膜缘剪开结膜，分离结膜下组织，再沿角膜缘剪开结膜，结膜剪切方向呈 90°（绿箭头示意剪切方向）。注意在剪切过程中，右手一直没有松开夹持的结膜，以利于左手的操作 F：烧灼止血 G：前房穿刺，形成前房 H~L：利用巩膜穿刺刀，沿角膜缘垂直巩膜和前房方向切开 1~2mm，深度达 1/2 或 2/3。然后在切口正中央切穿全层角膜缘（I、J，绿箭头示意），向右边扩大（K，绿箭头示意）和向左边扩大切口（L，绿箭头示意） M~Q：在远离切口后唇处轻压切口后唇压出虹膜（可利用右手所持的合拢的尖剪），左手夹持全层虹膜后（O），右手剪切虹膜（P）。检查剪切下来的虹膜组织是否含有深褐色的色素层（Q，蓝箭头示意色素层，绿箭头示意虹膜浅层组织） R：回复虹膜（红箭头示意回复虹膜时的操作方向） S：前房冲洗，形成前房 T：角膜缘切口用 10-0 尼龙线缝合一针 U：恢复 90°结膜创口，并烧灼缝合 V：术毕外观

二、左眼鼻上方周边虹膜切除术

(一) 手术1

见图 3-1-2。

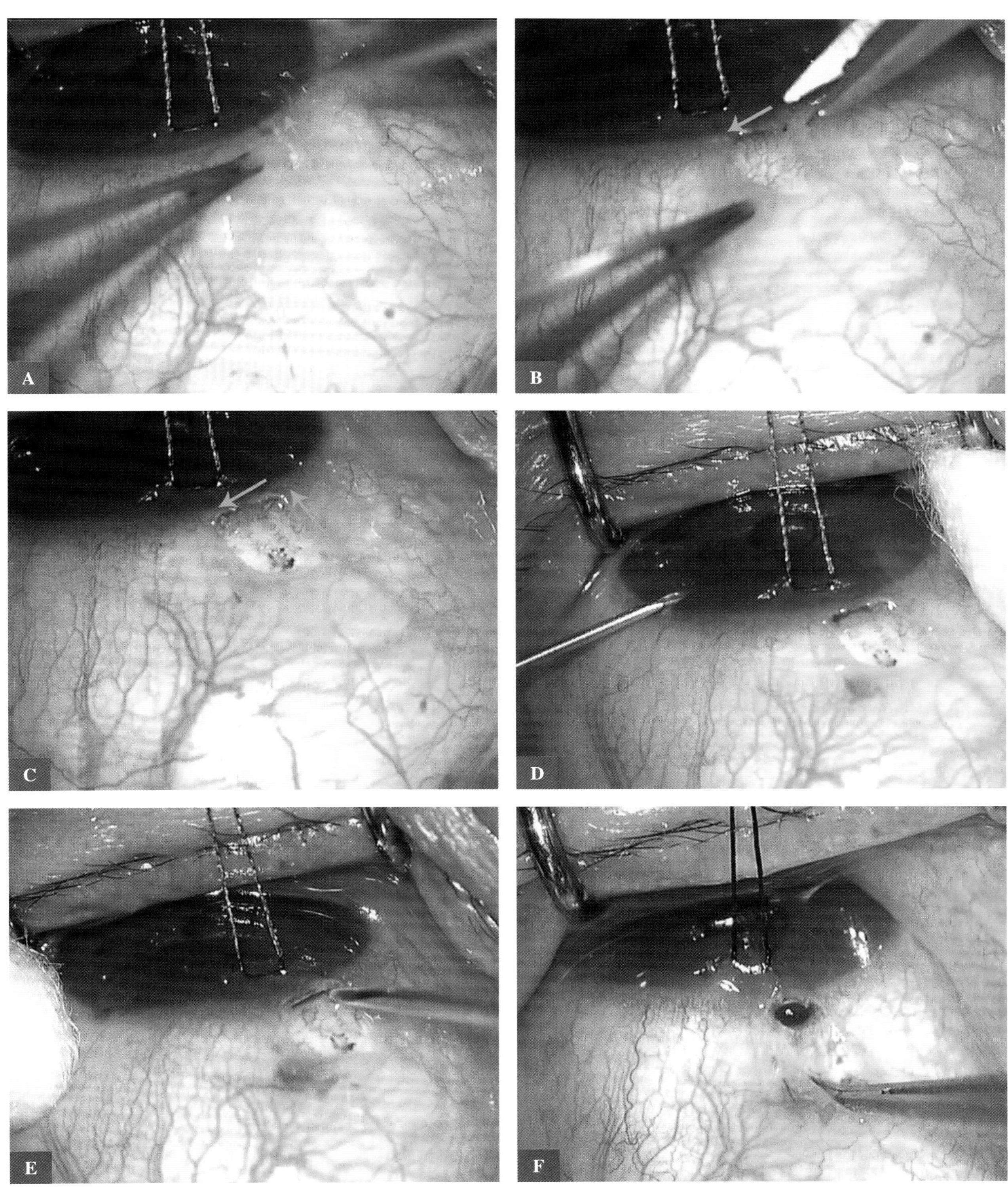

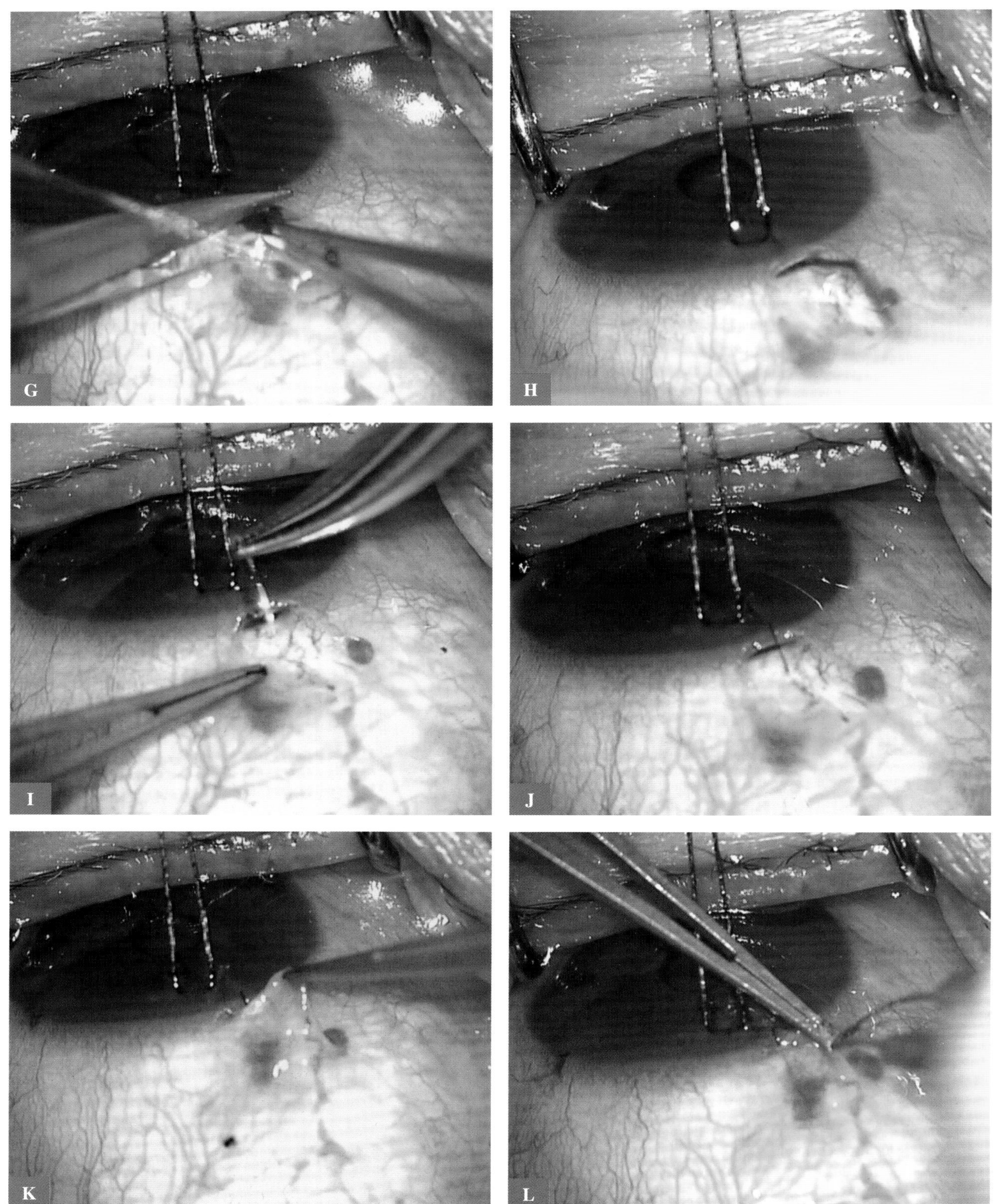

图 3-1-2　左眼鼻上方周边虹膜切除术 1

A~C:透明角膜牵引缝线悬吊固定眼球。左眼鼻上方 10~11 点钟点方位,沿角膜缘剪开结膜,呈 90°(绿箭头示意剪切方向),并烧灼止血　D:前房穿刺,形成前房　E:沿角膜缘切开 1~2mm,垂直巩膜组织和前房方向　F、G:轻压切口后唇压出虹膜,并剪切　H:回复虹膜,前房冲洗　I、J:10-0尼龙线角膜缘切口缝合　K:恢复 90°度结膜创口　L:烧灼缝合

（二）手术 2

见图 3-1-3。

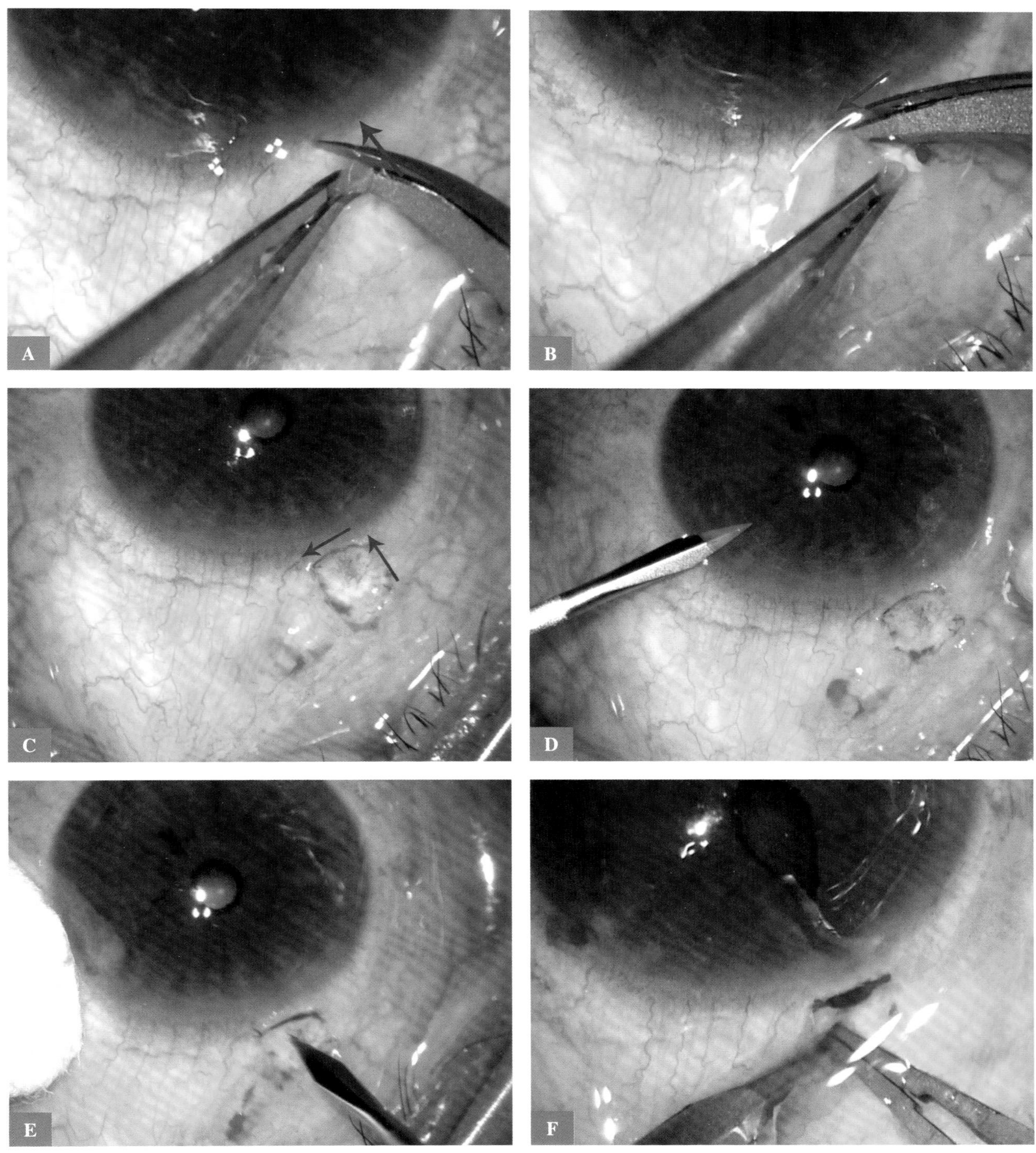

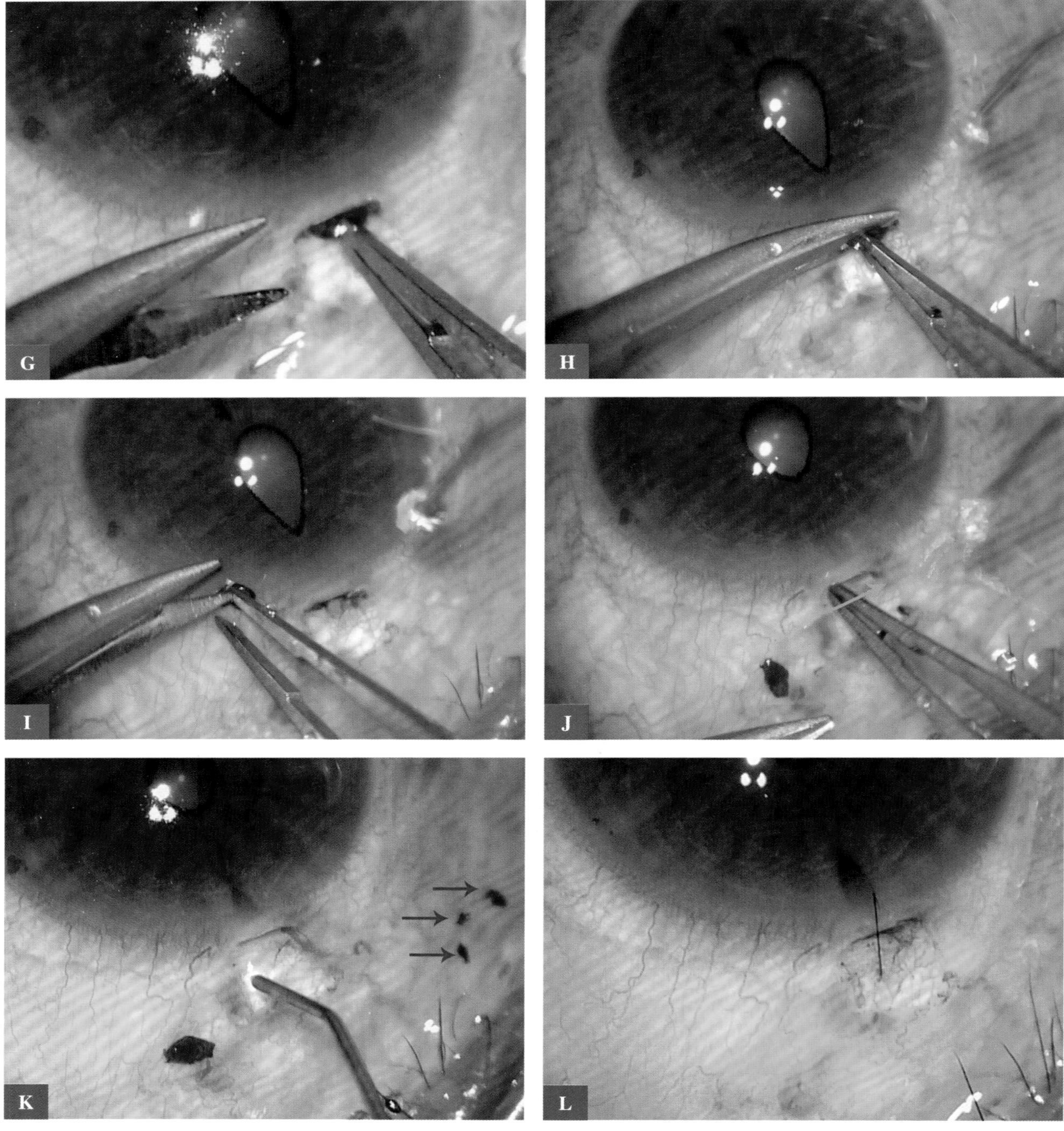
G
H
I
J
K
L

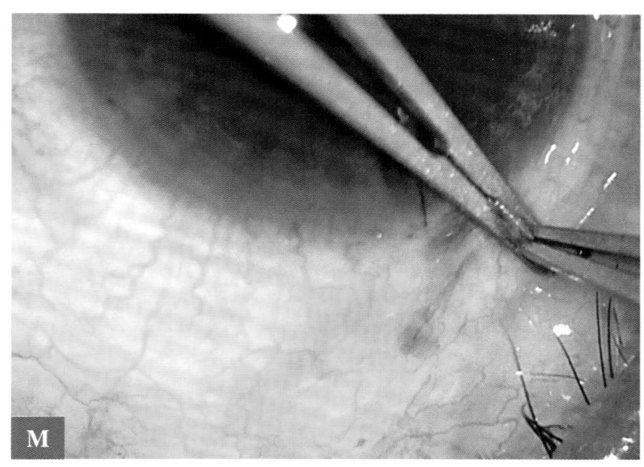

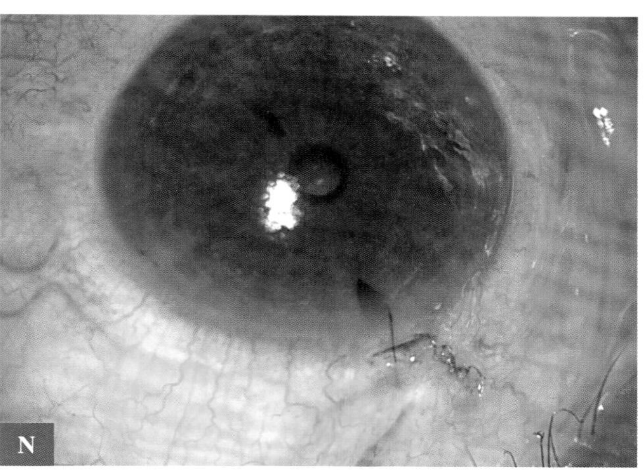

图 3-1-3　左眼鼻上方周边虹膜切除术 2

A~C:于左眼鼻上方 10~11 点钟点方位为手术部位。上直肌悬吊固定眼球、局部利多卡因浸润麻醉后,沿角膜缘剪开结膜,呈 90°(蓝箭头示意剪切方向)　D:前房穿刺,形成前房　E:沿角膜缘切开 1~2mm,垂直巩膜组织和前房方向　F~I:轻压切口后唇压出虹膜,并剪切　J:回复虹膜,绿箭头示意回复虹膜的动作　K:前房冲洗,冲洗出残留的虹膜色素上皮层组织(蓝箭头)　L:角膜缘切口缝合　M:恢复 90°度结膜创口　N:烧灼缝合,术毕外观

第二节　与手术技术相关的问题解答

一、周边虹膜切除术手术的位置如何选择?

一般首选鼻上方,留下上方和颞上方完整结膜,以备二次手术需要。

二、如何剪切角膜缘结膜?

首先垂直角膜缘切开结膜,然后沿着角膜缘剪切结膜,大约 1~3mm(图 3-2-1)。

即使剪开很小范围的结膜,初学者也常会剪成“鼠咬状”,为什么呢? 主要是双手配合的问题。如果左手夹持结膜,建议不要随意松手,当左手夹起、则右手剪切,这样剪切的结膜边缘整齐、锐利。如果左手一夹一放,结膜则呈不规则形状了。做右眼手术:右手夹持结膜、左手剪切;做左眼手术:左手夹持结膜、右手剪切。另外,切口周围尽量少烧灼,减少组织挛缩带来的散光。

三、一定要做前房穿刺吗?

穿刺前房不是必需的操作,但做了前房穿刺,有助于完成虹膜周边切除后前房冲洗和重建前房。一般用巩膜穿刺刀做前房穿刺口,尤其对前房极浅的闭角型青光眼患者更容易操作。如果术中要取材房水,可用 1ml 注射器行前房穿刺,并抽取房水。

四、角膜缘切开注意事项

角膜缘切口不宜太前(虹膜压不出)、太后(触及虹膜根部和睫状体部位易出血)。在遇到老年环较明显的患者,切口选择准确十分重要。准确的切开位置应当是剪开结膜后,角膜缘灰白交界处偏前,即角膜缘后界偏前的位置。切口一般长约 1~2mm,平行角膜缘并与眼球壁垂直或稍稍倾斜、能对应地垂直进入前房。见图 3-2-2A~D。著者的经验:剪开结膜后,可见三个解剖结构:透明角膜、角膜缘灰白区域、白色巩膜。选择角膜缘灰白区域的中间地带做切口为佳。

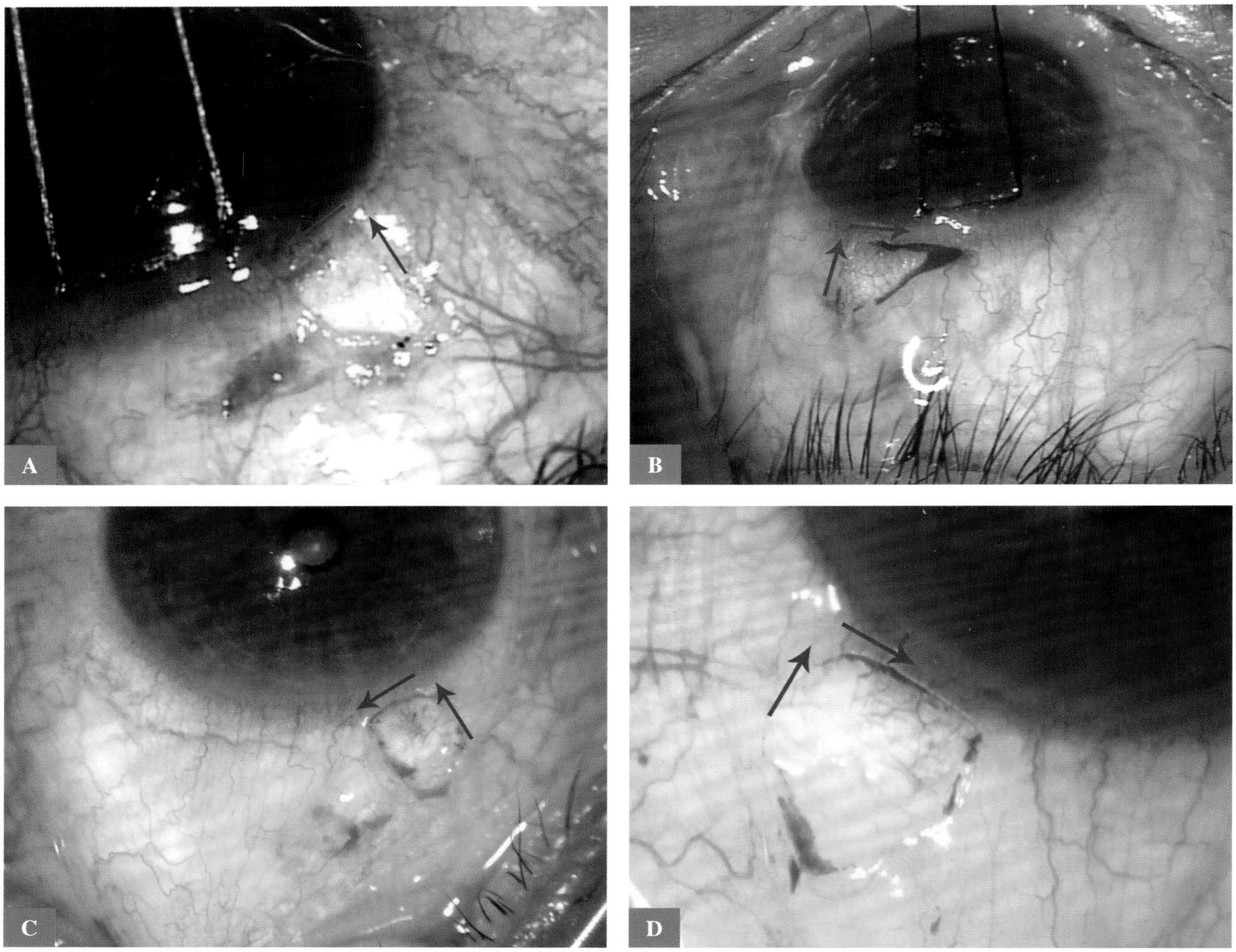

图 3-2-1 周边虹膜切除术的结膜切开

A~D:示意结膜切开的方向。蓝箭头示意剪切方向和步骤:先垂直角膜缘剪切一刀,然后沿着角膜缘再剪切一刀,形成 90°的结膜切口。

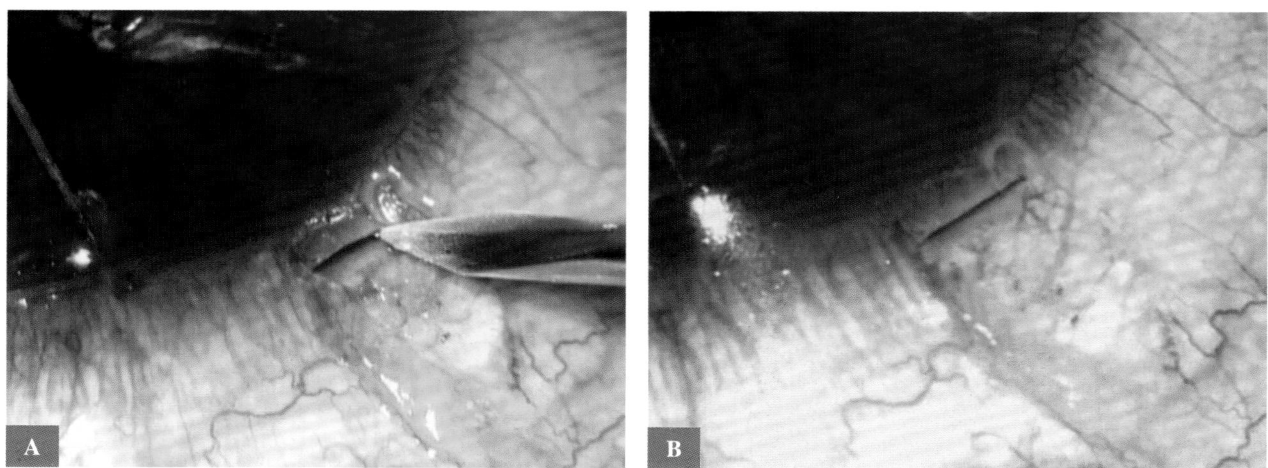

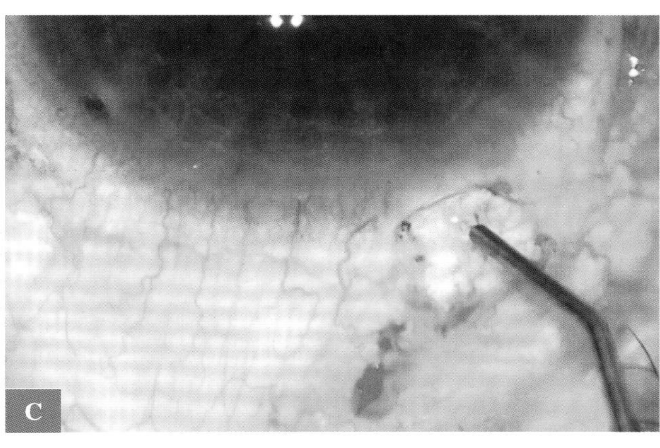

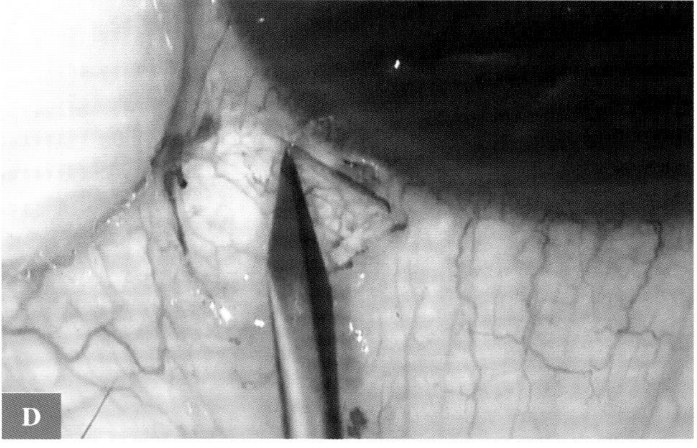

图 3-2-2　周边虹膜切除术的角膜缘切口

A~D：示意周边虹膜切除术的角膜缘切口。平行角膜缘的切口位置选择在角膜缘灰白区域的中间地带，并能对应地垂直进入前房

五、压出虹膜的技巧有哪些？

当镊子或剪刀尖（刀尖合拢）轻压切口后唇时，建议压后唇的位置要远离切口一些，在 2~3mm 处压比直接在后唇上压容易得多。当见虹膜脱出，一手夹持全层虹膜、另一手剪切虹膜（大小约 1mm × 2mm 或 2mm × 2mm）（图 3-2-3）。

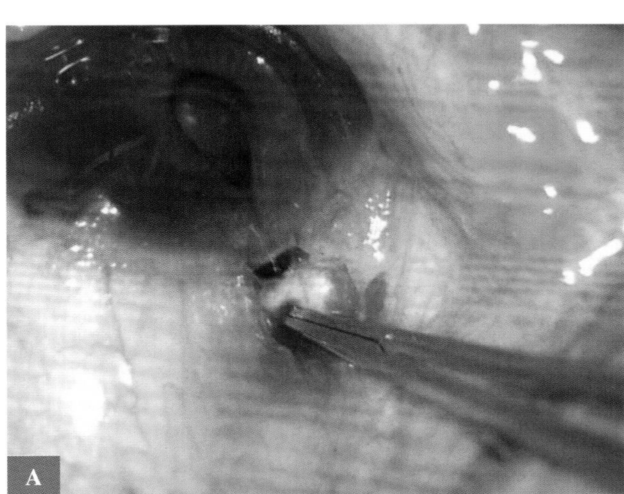

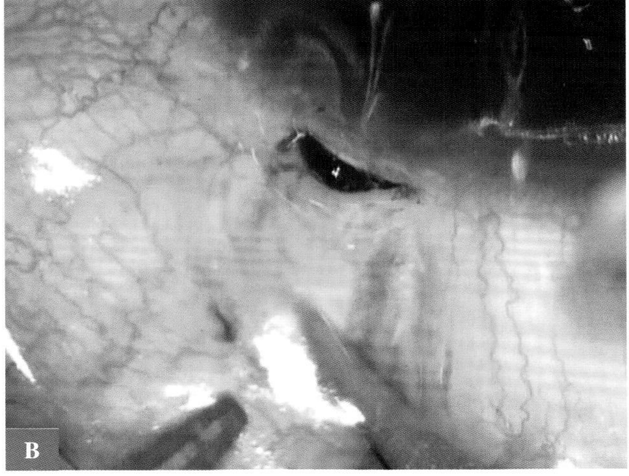

图 3-2-3　周边虹膜切除术压出虹膜的方法

A、B：用镊子或剪刀尖（刀尖合拢）轻压切口后唇，压后唇的位置远离切口 2~3mm 处（B）比直接在后唇上（A）压容易得多

周边虹膜切除术最大的难点就是如何有效地轻压出全层虹膜。建议术前不要将眼压降得太低、术中保持一定的前房和眼内压力，另外准确的选择角膜缘切口是关键。

当虹膜压不出时，其原因分析和技巧请参考本章第三节问题一解答。

六、如何才知道剪切的虹膜组织是全层的？

剪切虹膜时见到有深褐色组织（色素上皮层）、或剪切后检查被剪切的组织有深褐色组织、或冲洗前房时见到有深褐色组织被冲洗出来，才能表示全层切开（图 3-2-4）。

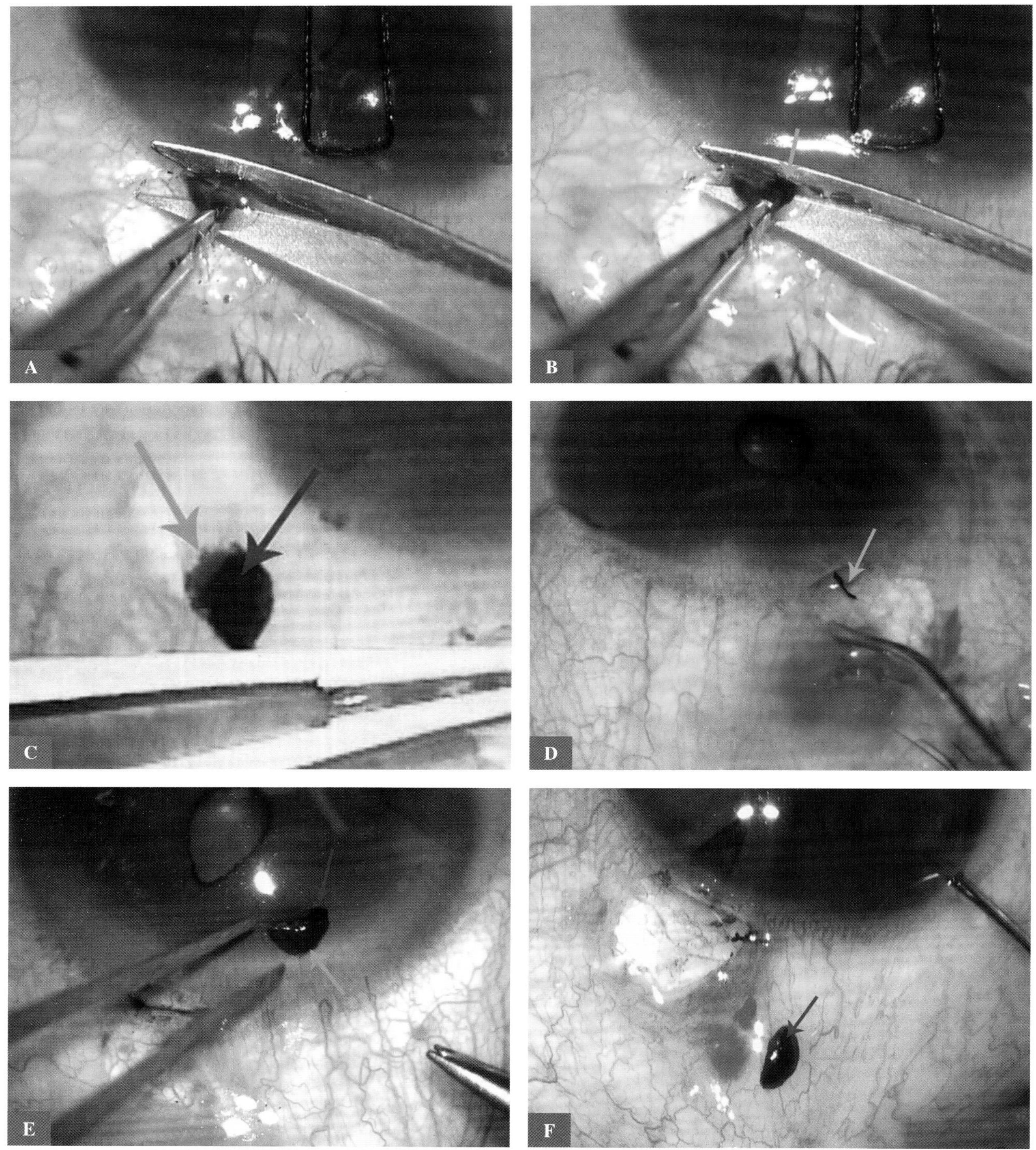

图 3-2-4　判断周边虹膜全层剪切的方法

A、B:剪切虹膜时见到有深褐色组织　C:剪切后检查被剪切的组织有深褐色色素层(蓝箭头示意,绿箭头示意棕色的虹膜组织)　D:冲洗前房时冲洗出深褐色色素层组织　E、F:剪切的虹膜组织含有深褐色色素上皮层组织(蓝箭头),绿箭头示意棕色的虹膜组织

七、前房冲洗有哪些注意事项？

用冲洗针头，从切口或前房穿刺口注入 BSS 溶液，轻压切口后唇，反复几次，前房内残留的色素膜、血细胞、炎症细胞等都可以被冲刷出来。不要小看这个步骤，对减轻术后炎症反应很重要（图 3-2-5A、B）。

若从角膜缘切口进行冲洗，冲洗针头应对着周切口旁虹膜面，而不是对着周切口（图 3-2-5C、D）。如果对着周切口注水，会人为导致后房压力增高引起房水逆流综合征（恶性青光眼）；若从前房穿刺侧切口进行冲洗，冲洗针方向应始终向下（参考第二章第三节图 2-3-2），避免冲洗液进入角膜板层导致术后的角膜后弹力层撕脱，参考本章第三节问题六解答。

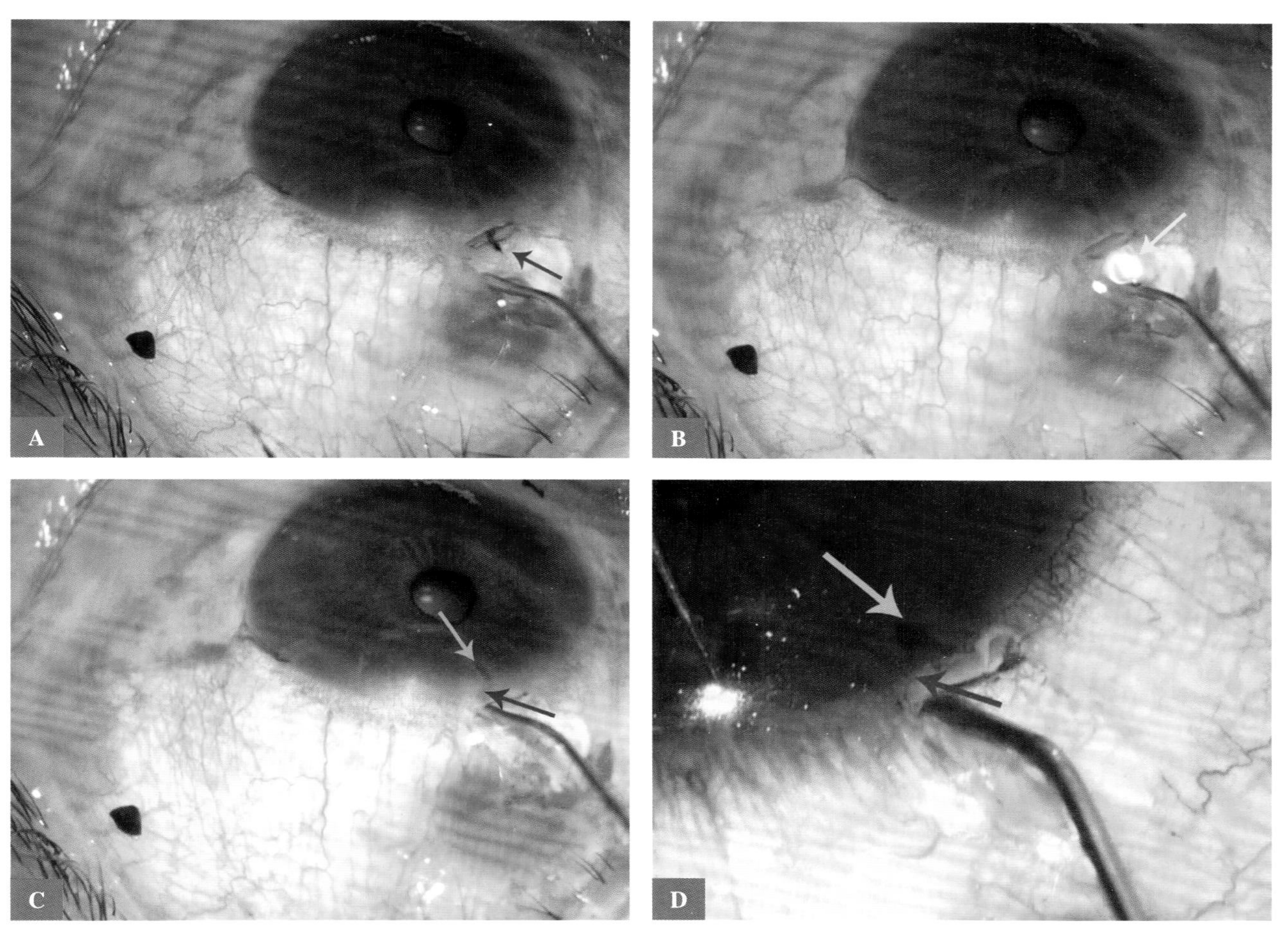

图 3-2-5　周边虹膜切除术的前房冲洗

A、B：用冲洗针头，从切口或前房穿刺侧切口注入 BSS 溶液，轻压切口后唇，反复几次，前房内残留的色素膜、血细胞、炎症细胞等都可以被冲刷出来。绿箭头示意剪切下来的周边虹膜组织（A），蓝箭头示意被冲洗出来的残留色素膜组织（A），黄箭头示意被冲洗出的房水（B，水柱泛光）　C、D：冲洗针头做前房冲洗时应对着周切口旁虹膜面（蓝色箭头所指区域），而不是绿色箭头所指的周切口

八、角膜缘切口一定要缝合吗？

不一定，有学者不缝合切口。只要前房稳定可以不缝合。但有研究表明，缝合可以有效减少感染机会。

缝合时，从透明角膜进针，1/2 或 2/3 板层进入，平行穿过后唇板层巩膜。跨度适中。缝线不宜过紧（周边角膜出现皱褶），以免术后发生散光、视力下降。

第三节　术中术后常见问题、并发症及其处理的问题解答

一、当虹膜压不出时

原因：①角膜缘切口太靠前（透明角膜内）、或太靠后（角膜缘后巩膜区域）；②切口太小或内口太小；③眼内压力过低。这里可以是术前眼压降得太低；也可能是操作时，刀尖穿透全层巩膜时，房水迅速流出导致眼压降低；或者刀尖误穿透虹膜，让后房水过早逸出，前后房压力梯度消失。这些都使得虹膜难以脱出；④操作方法不当。

处理：如果前房压力太低压不出虹膜，可以通过前房穿刺口注入 BSS 液体提升眼内压力，再行轻压后唇，虹膜自然脱出，见图 3-3-1A~C；如果仍不能压出，可采用图 3-3-1D~J 方法：用显微无齿镊先轻轻夹出少量虹膜，但此时不要急于剪切虹膜，因为这个时候夹出的虹膜往往是板层虹膜（色素上皮层）！可用镊子缓慢、但持续地轻压切口后缘（远离切口 2~3mm），直至看到夹出的虹膜呈现圆鼓状（意味着后房水将虹膜完整推出），这时候剪切的虹膜才是全层的。此时才应该夹起虹膜并剪切，回复虹膜并作前房冲洗。注意仍要检查剪切的虹膜，是否有深褐色的色素上皮层。若发现只切了板层虹膜，术后可以补充激光切开，不要强行尝试去夹取残留的色素上皮层，否则容易伤及晶状体；如果因为切口太小或内口太小，可通过扩大切口的方法给予矫正；如果因为切口太靠前或后导致无法压出或夹出虹膜，可以试图在原位或换一个部位重新做切口。

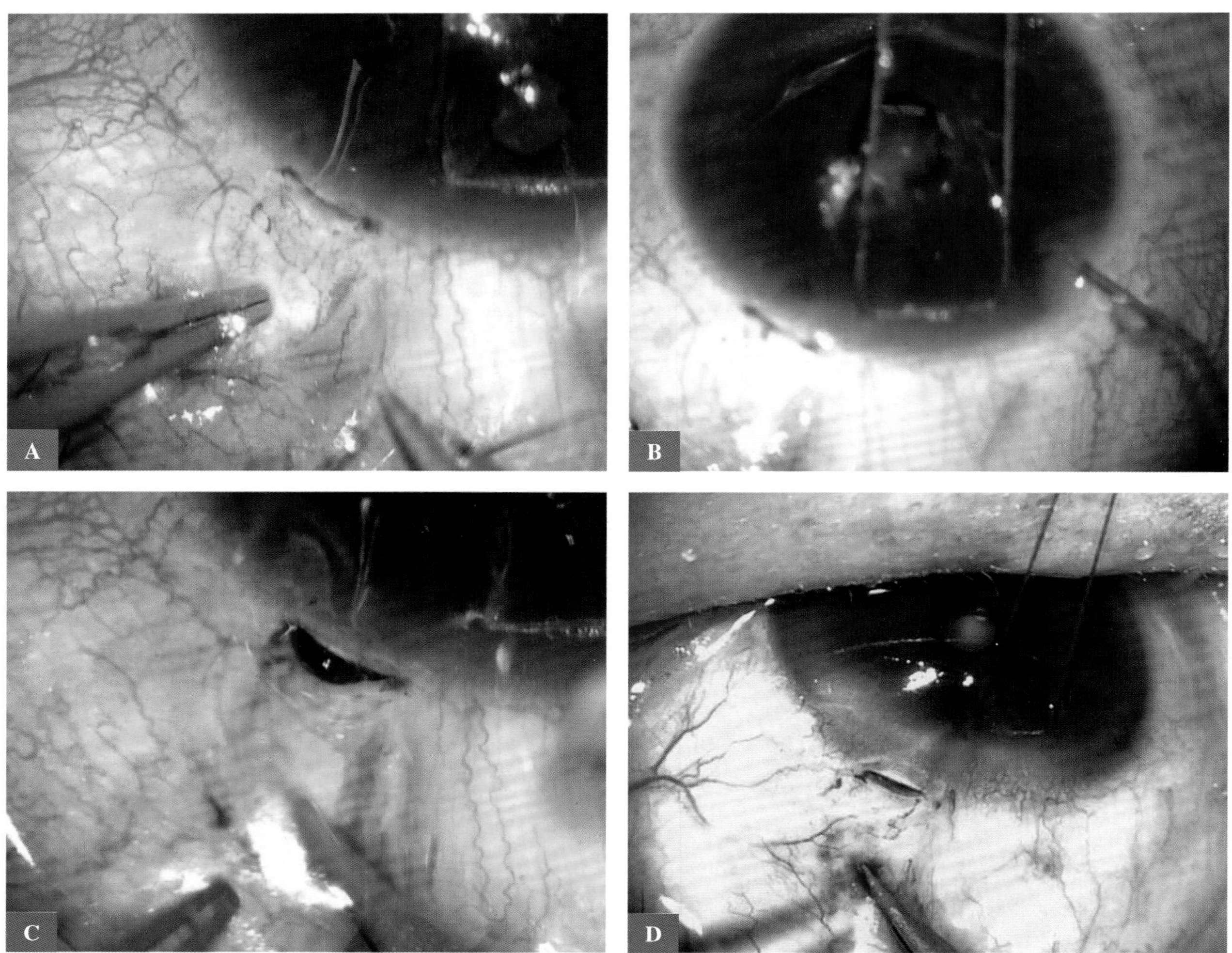

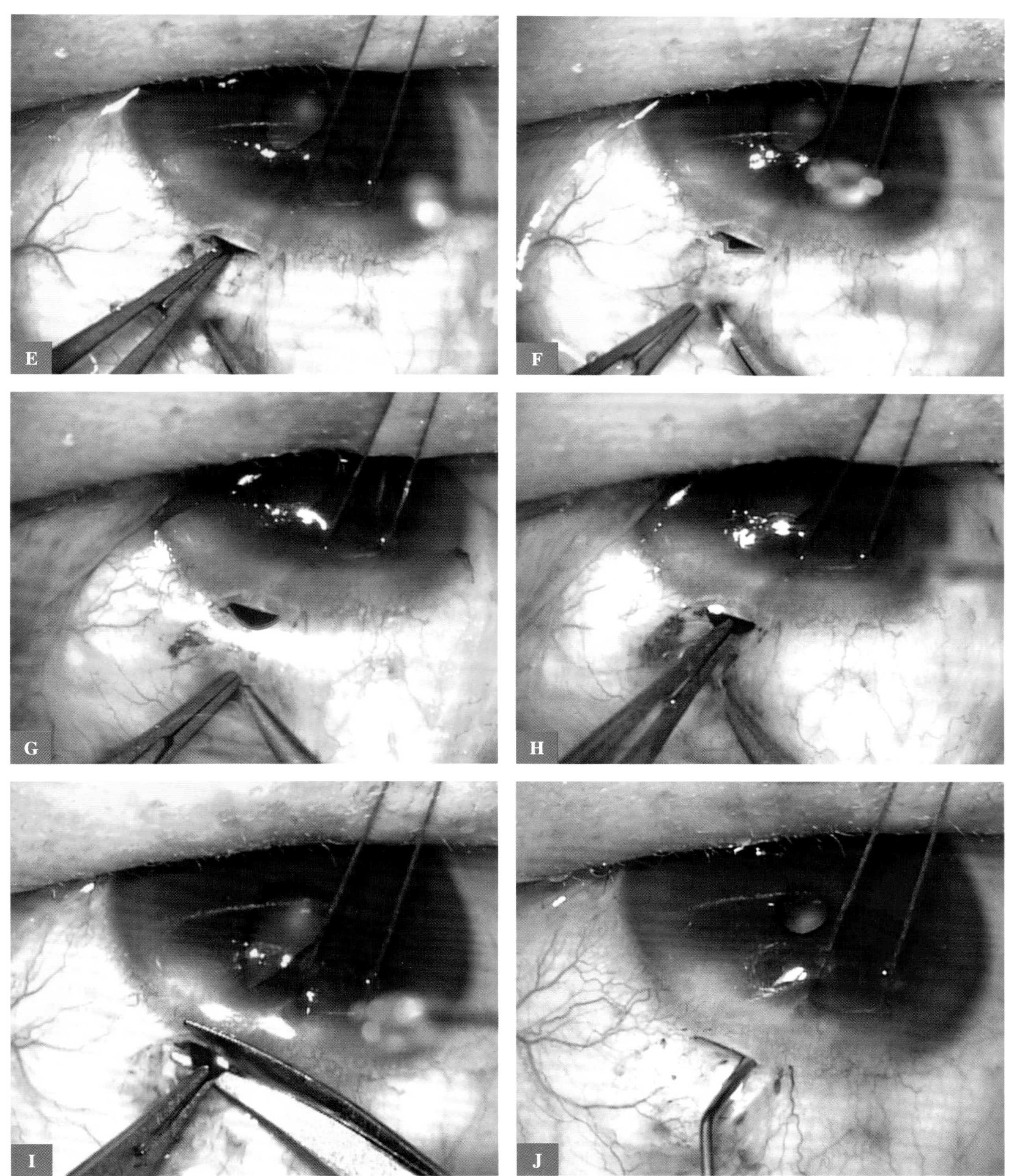

图 3-3-1　当虹膜压不出时的处理方法

A~C：当前房压力太低压不出虹膜时，可以通过前房穿刺口注入 BSS 液体提升眼内压力（B），再行轻压后唇，虹膜自然脱出（C）　D~J：如果仍不能压出，或在常规方法无法压出虹膜（D）的情况下，用显微无齿镊先轻轻夹出少量虹膜（E），但此时不要急于剪切虹膜，可用镊子缓慢、但持续地轻压切口后缘（远离切口 2~3mm）（F，红线示意刚被夹出的虹膜），直至看到夹出的虹膜呈现圆鼓状（G，红线示意呈圆鼓状的虹膜）。夹起虹膜并剪切（H、I），回复虹膜并作前房冲洗（J）

二、前房积血

剪切虹膜时，有时会引起前房积血。原因：①切口太后，切口下正对虹膜根部，剪切时很容易引起出血；②反复夹持虹膜，虹膜撕裂，伤及血管；③虹膜、周边房角处有新生血管；④动作粗暴，眼压骤降，前房出血。

处理：前房积血时，首先不要惊慌，应立即关闭创口，并从前房穿刺口注入 BSS 提升眼内压力。此时也不要急于冲洗前房血液。可以暂停手术操作几分钟，观察，待前房组织出血停止，再做前房冲洗。不要强行冲洗至完全干净。术毕包眼、镇静（手术当晚让患者睡眠好）、服用止血药物。余下积血通常可以很快吸收（图 3-3-2）。

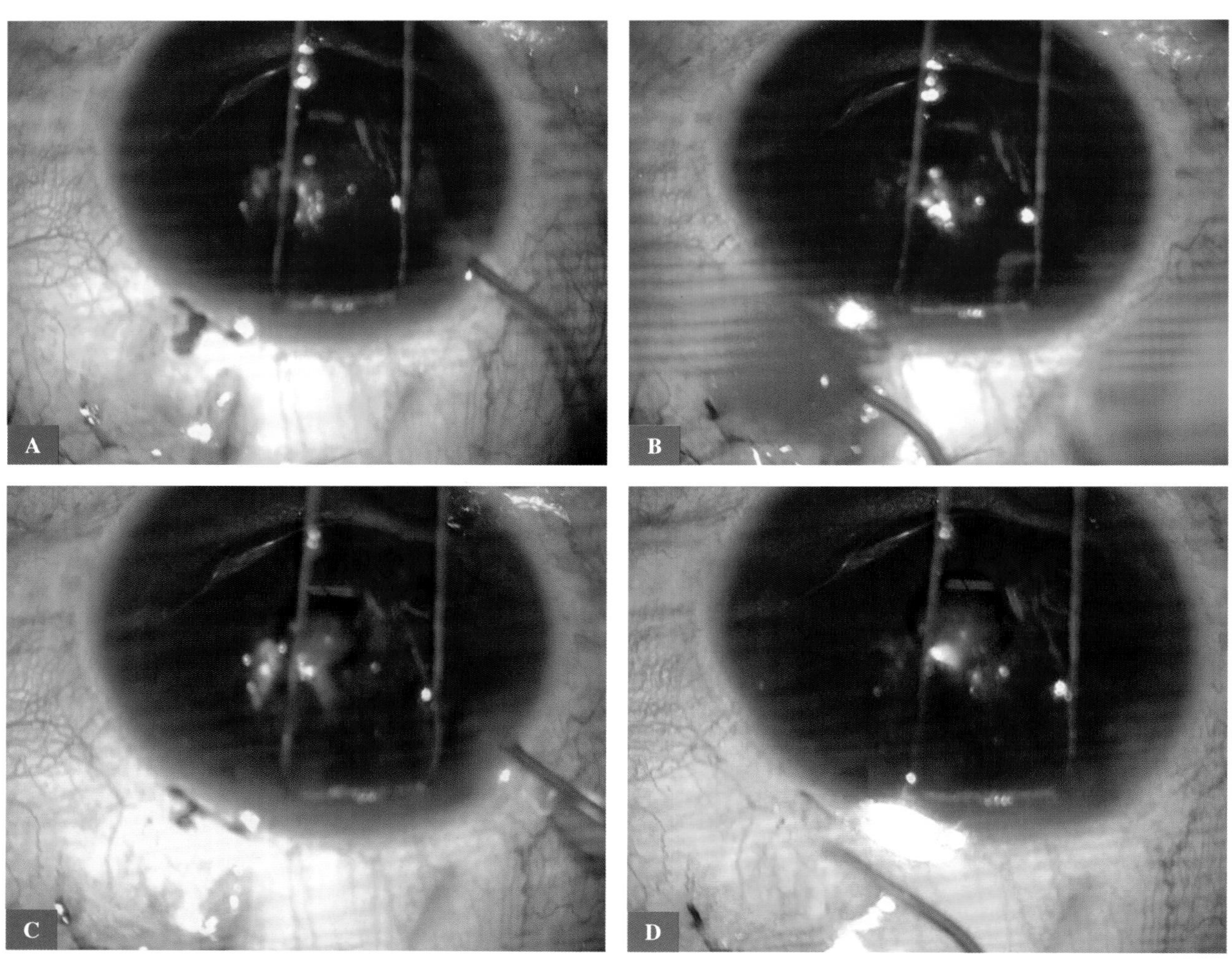

图 3-3-2　前房积血的处理

A：图中可见前房充满血液，遮挡虹膜和瞳孔。从前房穿刺侧切口注入 BSS，提升眼内压　B：轻压切口后唇，可见大量血液冲洗出来　C、D：如此反复，前房血液被冲洗基本干净，再现虹膜和瞳孔

三、切口太靠后伤及睫状体出血

原因：角膜缘切口太靠后，伤及下方虹膜根部后的睫状体部位，导致伤口不断出血（前房内未见出血）。

处理：尽快缝合创口，稳定患者情绪，不要因为紧张导致出血加重。同时观察眼压情况，防止后房压力增高（如果出血量大且进入后房或玻璃体腔）（图 3-3-3）。

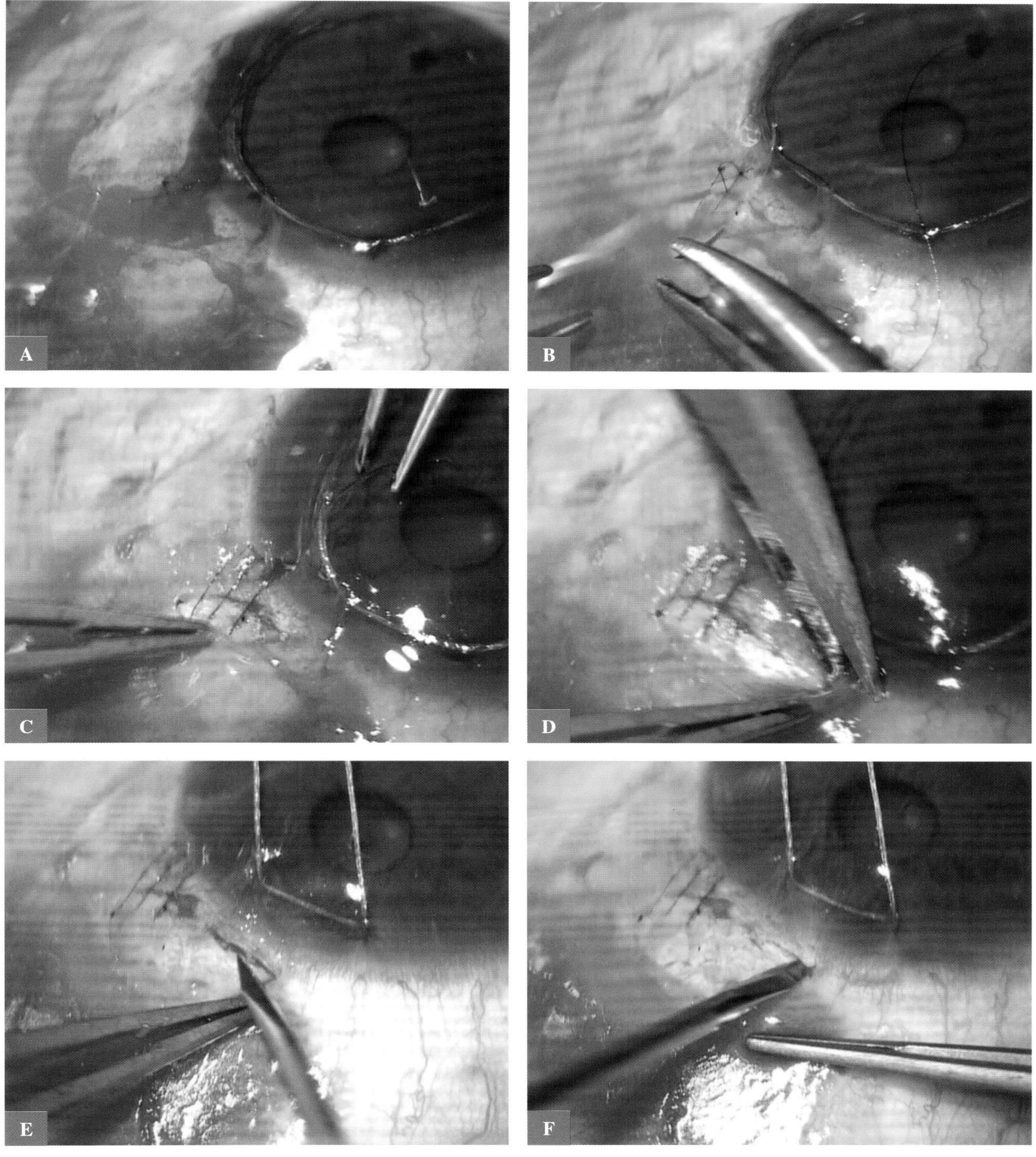
A
B
C
D
E
F

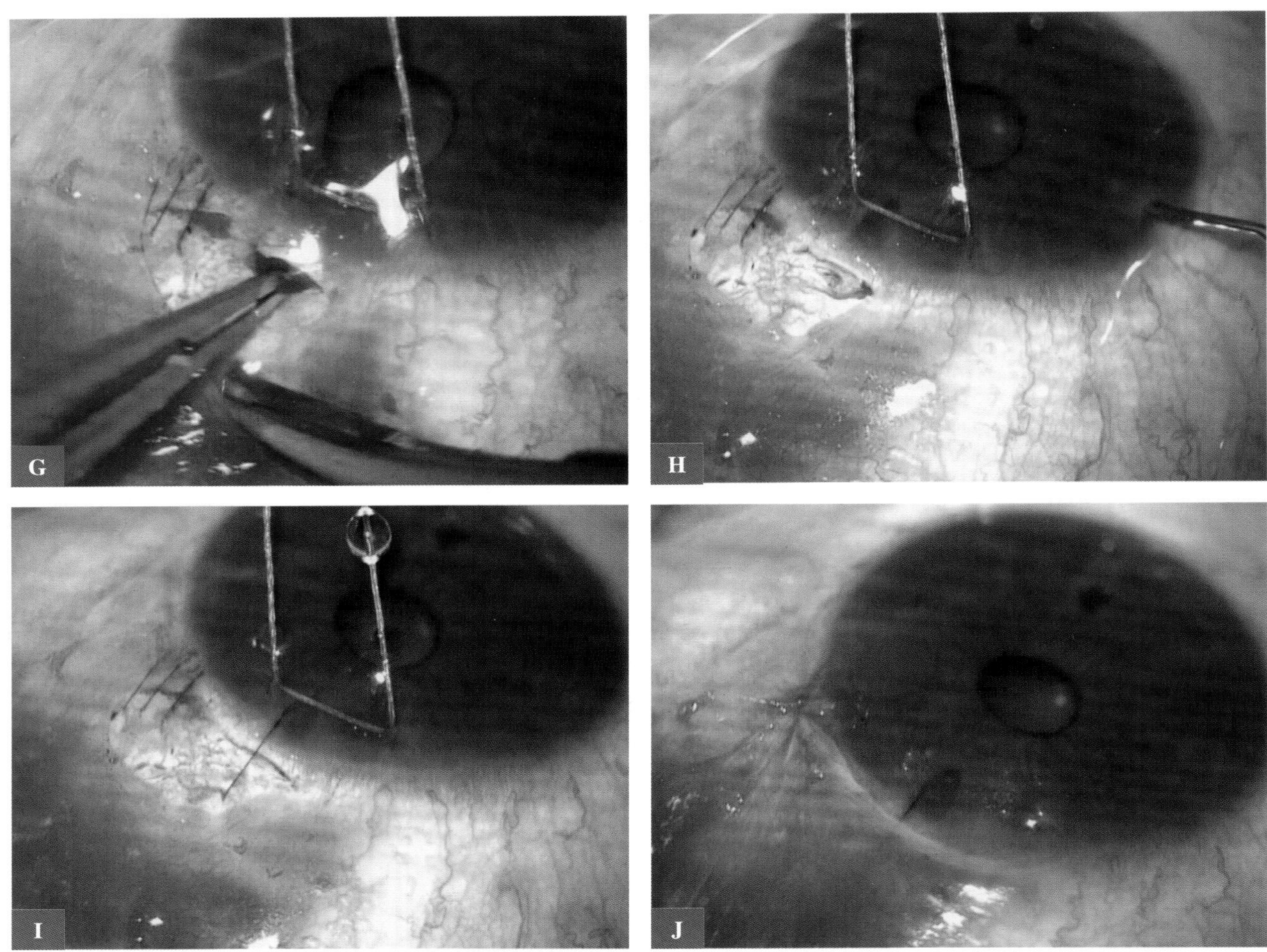

图 3-3-3 切口太后伤及睫状体出血的处理

A~C:图中可见切口斜行弯曲、向后,远离角膜缘,已经到达睫状体扁平部的位置,出血不止。注意前房未见积血和其他异常,说明切口未进入前房角,而是到达了后面的睫状体。用 10-0 尼龙线(或 8-0 可吸收线)迅速间断缝合,最终成功止住出血 D~F:扩大旁边角膜缘切口,重新做角膜缘切口 G、H:做周边虹膜切除 I:用 10-0 尼龙线缝合切口一针 J:结膜切口用 8-0 可吸收缝线缝合一针固定于角膜缘

四、术中发生恶性青光眼

恶性青光眼显著的体征:来自后方的压力高,导致前房浅、眼压高,前房无法形成。

常见原因:①术前患者具备恶性青光眼高危人群特点,如年轻急、慢性闭角型青光眼;短眼轴、窄房角患者;②患者术中紧张,眼后方压力增高;③从周切口注入 BSS 形成前房时,不慎将 BSS 通过周切口过多注入后房引起压力骤升,这种情况实际上是发生了房水逆流综合征,属于现代恶性青光眼定义的范畴。

处理:针对前①和②情况,应先关闭创口,静脉滴注 20% 甘露醇 250ml,一般 20~30 分钟可缓解。预防:术前谈话很重要,教育患者术中切忌紧张;手术轻柔,避免眼压骤降,可先进行侧切口前房穿刺,缓慢放出房水;针对③中的情况,从主切口或侧切口重复几次前房冲洗动作(注入、再放出),可逐渐将进入后房的多余的液体冲洗出来,眼压随之下降。预防:从主切口注入 BSS 形成前房或冲洗前房时,不要对着周切口注水,应该是对着周切口旁边的虹膜面(这在初学者中很常见)!(参考本章第二节问题七解答。)

五、术后发现周边虹膜切除没有切穿色素上皮层（板层切开）

常见原因：虹膜不能压出时，用镊子夹出虹膜进行剪切，这种情况下夹出的虹膜往往是板层的（色素上皮层），因此剪切的虹膜不是全层的。

处理：虹膜不能压出时，可以按照本节问题一解答介绍的方法处理。剪切虹膜时或剪切后检查，应看到有深褐色的色素上皮层组织，才能确信是全层剪切。若术毕发现仅板层切开，术后可用 Nd：YAG 激光击穿。

见图 3-3-4。

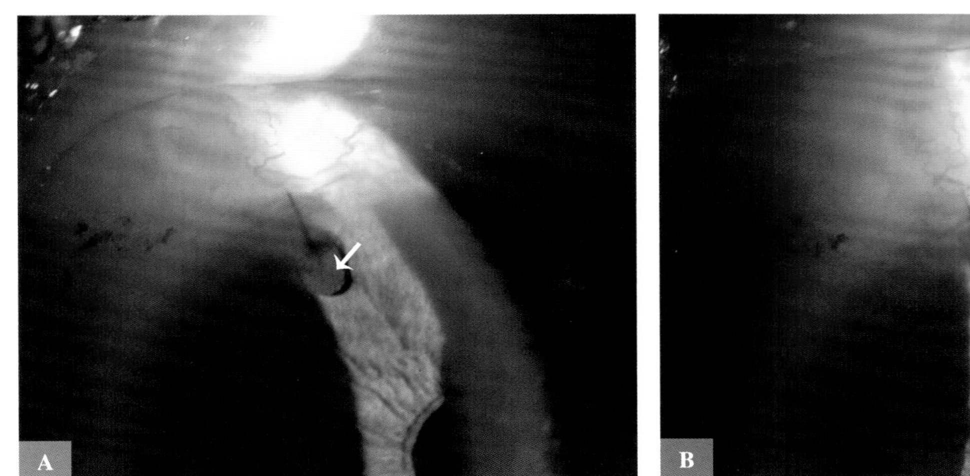

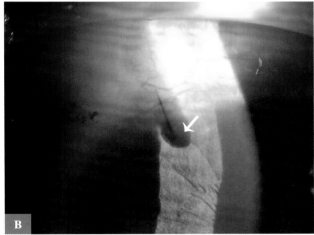

图 3-3-4　周边虹膜板层剪切的处理

A：示意周边虹膜切除术后发现虹膜没有全层切开，留有色素上皮层（白箭头）　B：Nd：YAG 激光击穿色素上皮层、扩大切口（白箭头）

六、术后角膜后弹力层撕脱

可能原因：①做角膜缘切口时，反复多次操作，不慎切开角膜板层，做前房冲洗时，注射针头不慎将 BSS 注入角膜层间；②侧切口的操作不当，或者从侧口作前房冲洗时，注射针头不慎将 BSS 注入角膜层间。

预防：参考本章第二节问题七解答。

处理：前房内注入 14% 惰性气体（1.4ml 惰性气体 +10ml 过滤空气），充满 80% 前房（气泡）。嘱面向上体位。一般在 1 周左右气体吸收（图 3-3-5）。

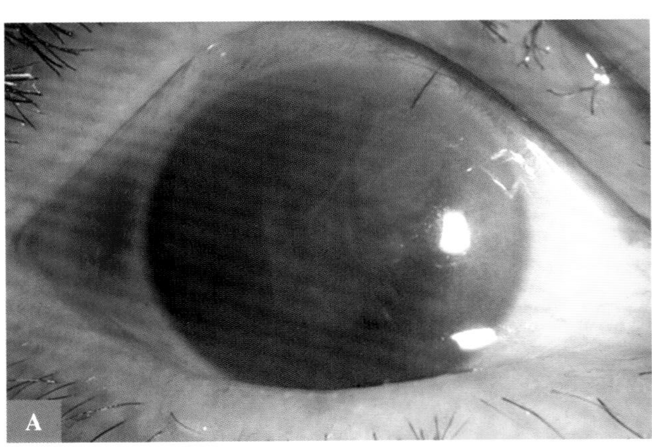

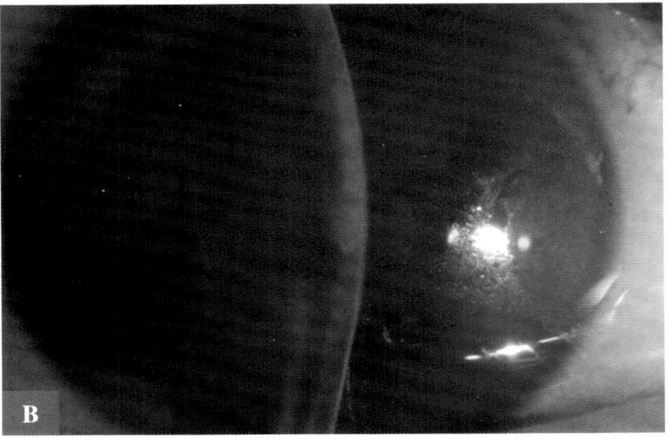

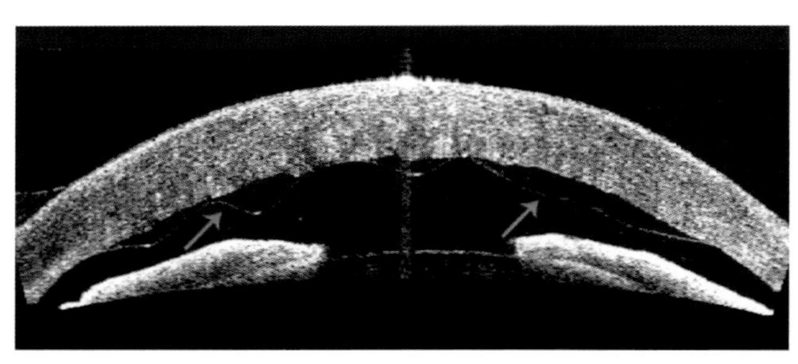

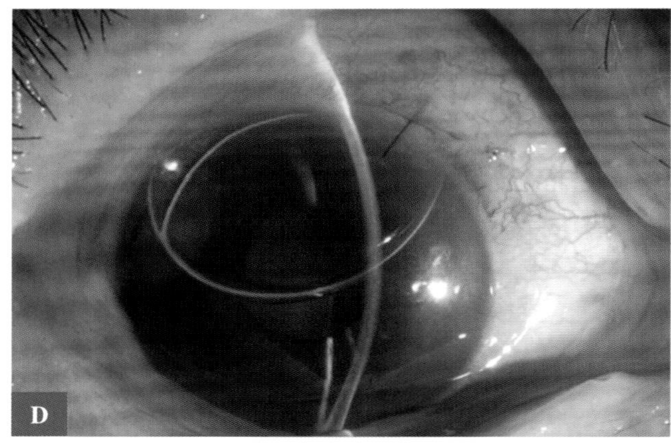

图 3-3-5 周边虹膜切除术后角膜后弹力层撕脱的处理

A、B:周边虹膜切除术后第一天发现角膜水肿、内皮皱褶,眼压正常 C:AS-OCT 显示后弹力膜有撕脱 D:前房内注入 14% 惰性气体后,术后第二天角膜水肿已经消失、角膜透明

参 考 文 献

1. 中华医学会眼科学分会青光眼学组 . 我国原发性青光眼诊断和治疗专家共识(2014 年). 中华眼科杂志,2014,50(5):382-383.
2. Foster PJ,Buhrmann R,Quigley HA,et al. The definition and classification of glaucoma in prevalence surveys. Br J Ophthalmol,2002,86(2):238-242.
3. American Academy of Ophthalmology Glaucoma Panel. Preferred Practice Pattern® Guidelines. Primary Angle Closure. San Francisco,CA:American Academy of Ophthalmology; 2010. Available at:www.aao.org/ppp.
4. 林仲,李思珍,王宁利等 . 原发性闭角型青光眼激光周边虹膜切开术后前房角形态变化的一年观察 . 眼科 .2011,20(1):38-43.
5. 林仲,李思珍,王宁利等 . 原发性前房角关闭眼激光周边虹膜切开术后前房角形态学变化 . 中华眼科杂志 .2011,47(10):881-886.
6. Fu J,Wang NL,Wang HZ,et al. Efficacy of laser peripheral iridoplasty and iridotomy on medically refractory patients with acute primary angle closure:a three-year outcome. Chin Med J(Engl). 2013,126(1):41-45.
7. 王宁利,范志刚,吴河坪等 . 激光周边虹膜切除术后残余性闭角型青光眼的药物治疗效果 . 中华眼科杂志,2002,38(12):712-716.
8. 王宁利,欧阳洁,周文炳等 . 中国人闭角型青光眼房角关闭机制的研究 . 中华眼科杂志,2000,36(1):46-51.
9. Sun X,Liang YB,Wang NL,et al. Laser peripheral iridotomy with and without iridoplasty for primary angle-closure glaucoma:1-year results of a randomized pilot study. Am J Ophthalmol,2010,150(1):68-73.
10. American Academy of Ophthalmology. Laser peripheral iridotomy for pupillary-block glaucoma. Ophthalmology,1994,101(10):1749-1758.

4

第四章

小梁切除手术

历经半个多世纪的洗礼，小梁切除术仍然是被公认的行之有效的抗青光眼手术方式[1-3]，是青光眼治疗的常规且首选的眼外引流术（滤过性手术）。现代的小梁切除术已经不是传统意义上的小梁切除术，是因为研究发现手术效果与是否切除 Schlemm 管或小梁网无关。由于只需在巩膜板层下制作一个有滤过作用的通道，而不一定要切除小梁网（即只需切除角膜缘组织块即可），因此也极大减少了术中出血等相关的并发症。

保持术后滤过道的通畅、精心培育一个有功能的滤过泡是手术成功的关键。经典的小梁切除手术历经了许多改良，尤其在调控术后创口愈合、减少术后滤过道瘢痕化等方面得到了很大发展。现代的小梁切除手术已经合理组合了若干新手术技术和术后细致的护理措施（包括巩膜瓣相对牢固缝合、可拆除缝线、联合应用抗代谢药物、术后的指压按摩和拆线等），有效地减少了潜在并发症，手术成功率得到很大提高。目前，联合应用抗代谢药物的小梁切除术仍然是青光眼手术治疗的“经典术式”，几乎适用于各种类型青光眼。

第一节　手 术 操 作

【适应证】几乎适用于各种类型青光眼：①原发性开角型青光眼，药物或激光治疗不能控制病情进展者[4]；②原发性急性 / 慢性闭角型青光眼，前房角粘连闭合范围 >180°、具有青光眼性视神经结构和功能损害、药物无法控制眼压者[4]；③儿童青光眼[5]；④一些继发性青光眼，如色素性青光眼、假性剥脱性青光眼等[1,2]。

【手术原理】在巩膜板层下制作一个有滤过作用的通道，使房水经过通道流入巩膜瓣下、结膜下之间的“瘘道”、最终流入巩膜表层和结膜静脉丛而降低眼压。小梁切除术术后的引流途径可能是[2]：①经薄的巩膜瓣；②经巩膜瓣边缘；③经巩膜血管；④经 Schlemm 管的切断端；⑤经脉络膜上腔。其中，前二者的引流作用取决于巩膜瓣缝合的牢固程度。

【手术步骤】

一、小梁切除术中的关键步骤

(一) 传统和现代意义上的“小梁”切除部位

见图 4-1-1。

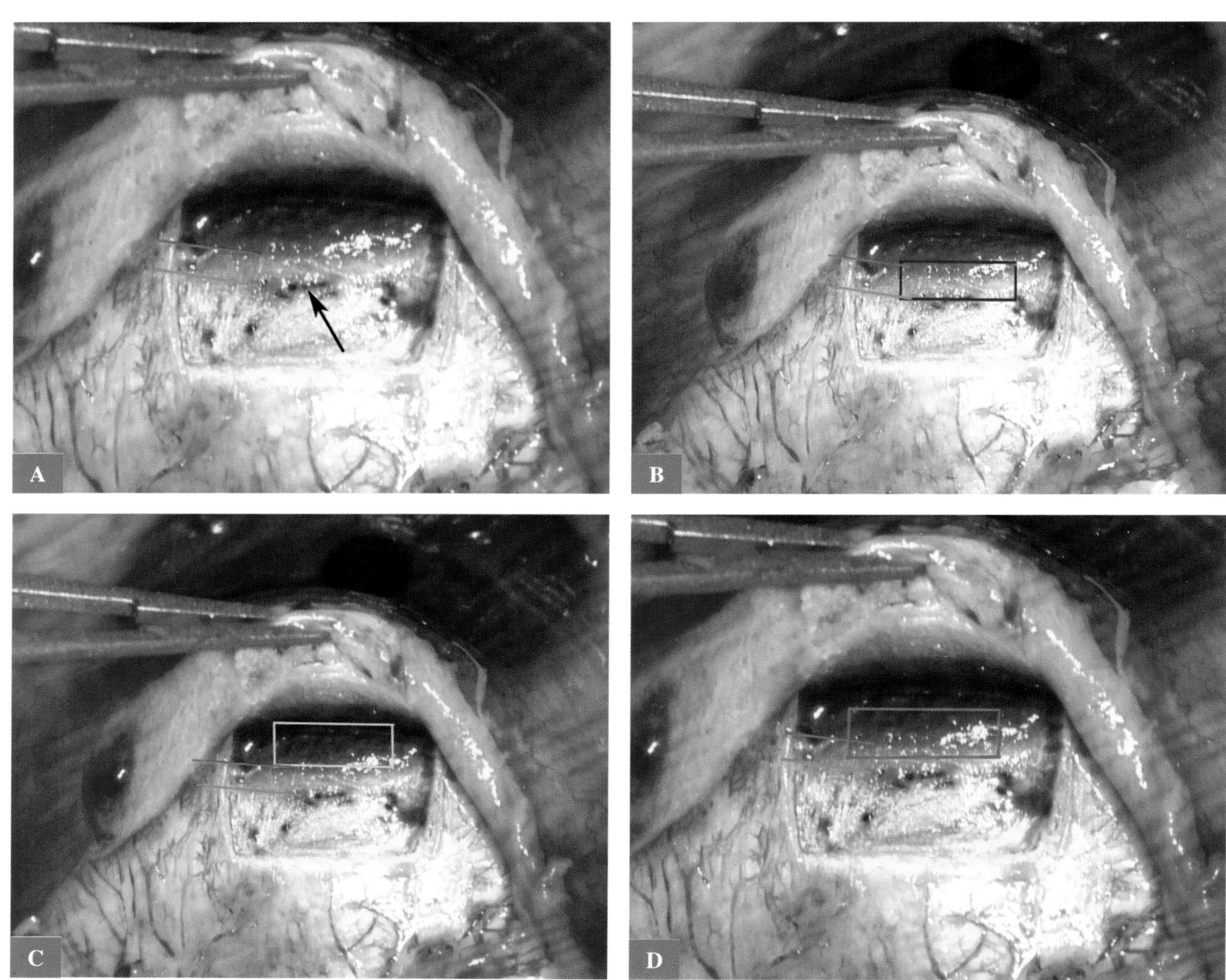

图 4-1-1 传统和现代意义上的“小梁”切除部位

A：做 2/3 厚巩膜瓣，可以在深层巩膜床上识别清晰的三个解剖标志：红直线往前为透明角膜区域，绿直线往后为白色巩膜区域，红直线和绿直线之间区域为灰蓝色小梁网带。从解剖结构看，绿直线相当于 Schlemm 管走向（到达此处，通常有细微坑洼或呈现深褐色，表示触及到 Schlemm 管上壁（或称外壁）了，见黑箭头示意） B：蓝色图框示意传统意义上的“小梁”切除部位，其后界是在绿直线上（在此部位即蓝色框内才能切到小梁网组织） C、D：黄色图框示意现代意义上的“小梁”切除部位，其后界是红直线上，即切口是在透明角膜区域内（C），当然后界落在红直线与绿直线之间区域也是可以的，即红色框，这里同时切到了角膜和角膜 - 小梁组织（D）

(二)现代意义上小梁切除术的巩膜瓣下角膜缘组织块切除与周边虹膜切除

见图 4-1-2。

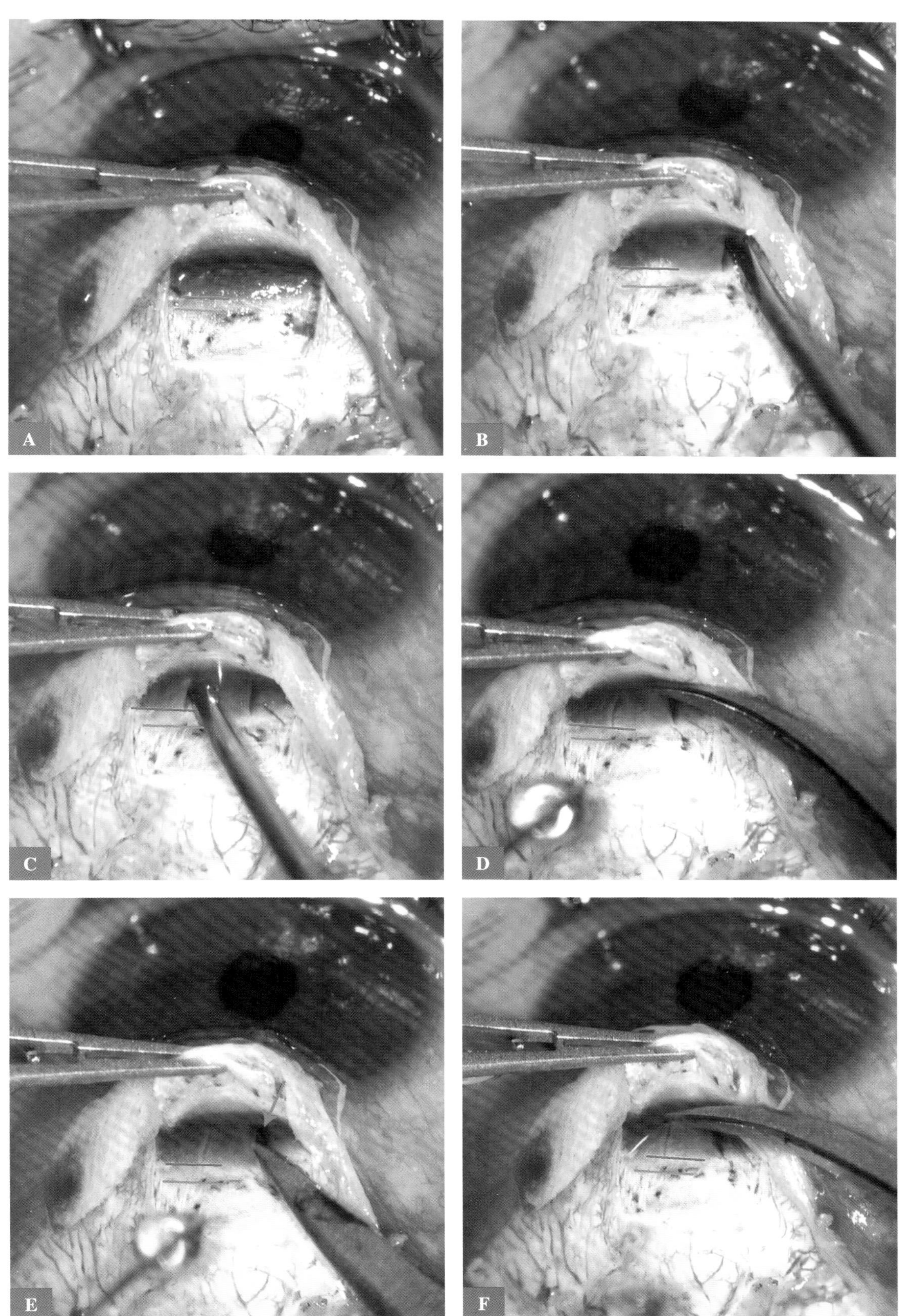

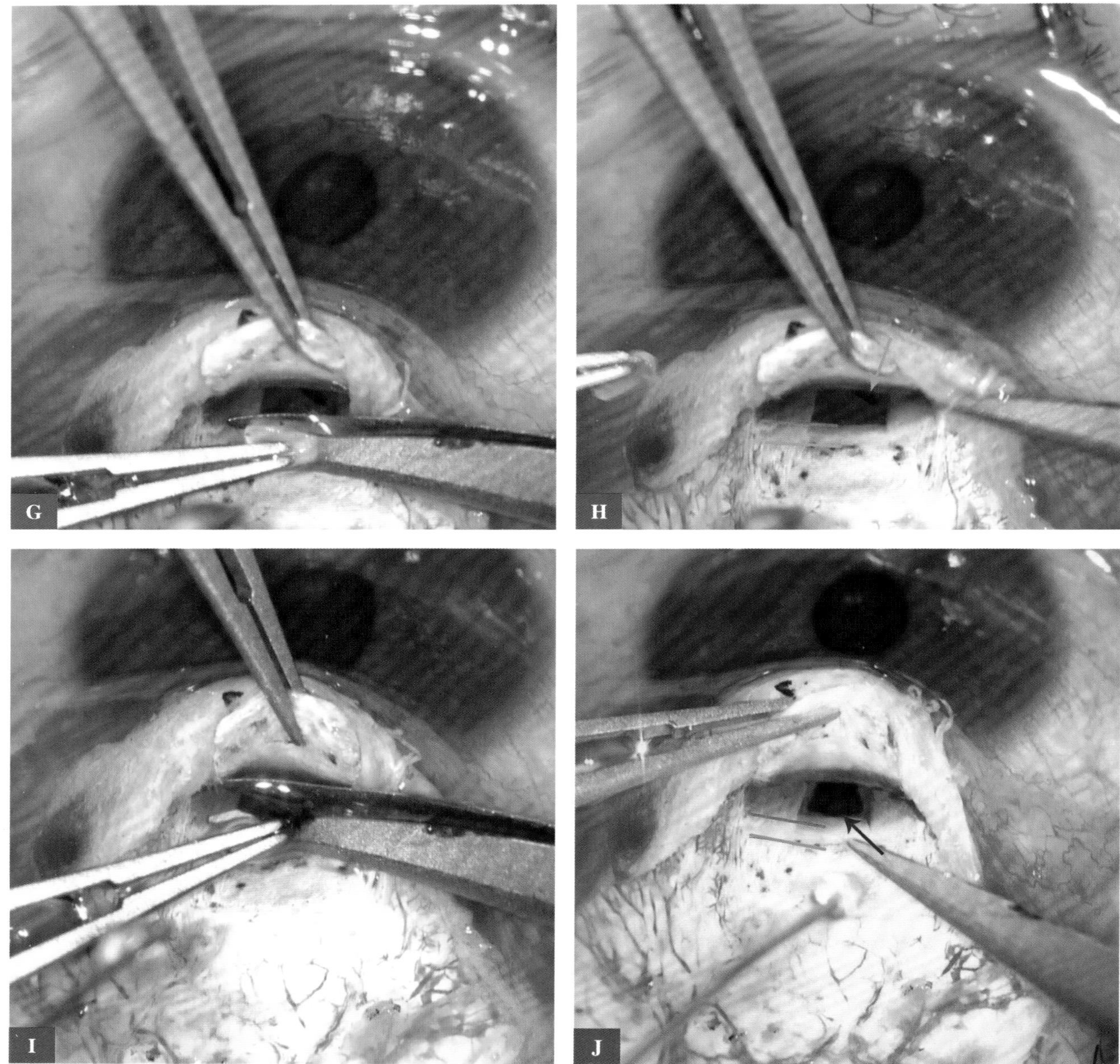

图 4-1-2　现代意义上小梁切除术中的关键步骤(巩膜瓣下角膜缘组织块切除与周边虹膜切除)

A:制作 3mm × 4mm 大小、2/3 厚巩膜瓣,深层巩膜床上可见清晰的三个解剖标志:红直线往前为透明角膜区域,绿直线往后为白色巩膜区域,红直线和绿直线之间区域为灰蓝色小梁网带　B~D:做巩膜瓣下角膜缘组织块切除,切口选择在透明角膜带区域,即红直线往前的区域。切除大小为 2mm × 2mm 或 2mm × 1mm 或 1mm × 1mm。两端垂直切口建议用巩膜穿刺刀进行(B、C),前端用显微剪剪切(D)　E:在剪切前端巩膜瓣下角膜缘组织块前,建议先用显微剪的尖端剪切虹膜一小口(绿箭头),即本章将提到的“Ⅱ度放房水”概念,这样能有效缓解后房压力,使虹膜平伏不会涌出　F、G:完成巩膜瓣下角膜缘组织块切除　H:此时可清晰可见所做的虹膜小切口(绿箭头)　I:做周边虹膜切除术　J:显示周边虹膜切除后可见巩膜瓣下角膜缘组织块切除口处干净、清晰,蓝箭头示意一个露出头部的小睫状突,但未阻挡切口大部分

二、以角膜缘为基底结膜瓣的小梁切除术

（一）手术1

见图 4-1-3。

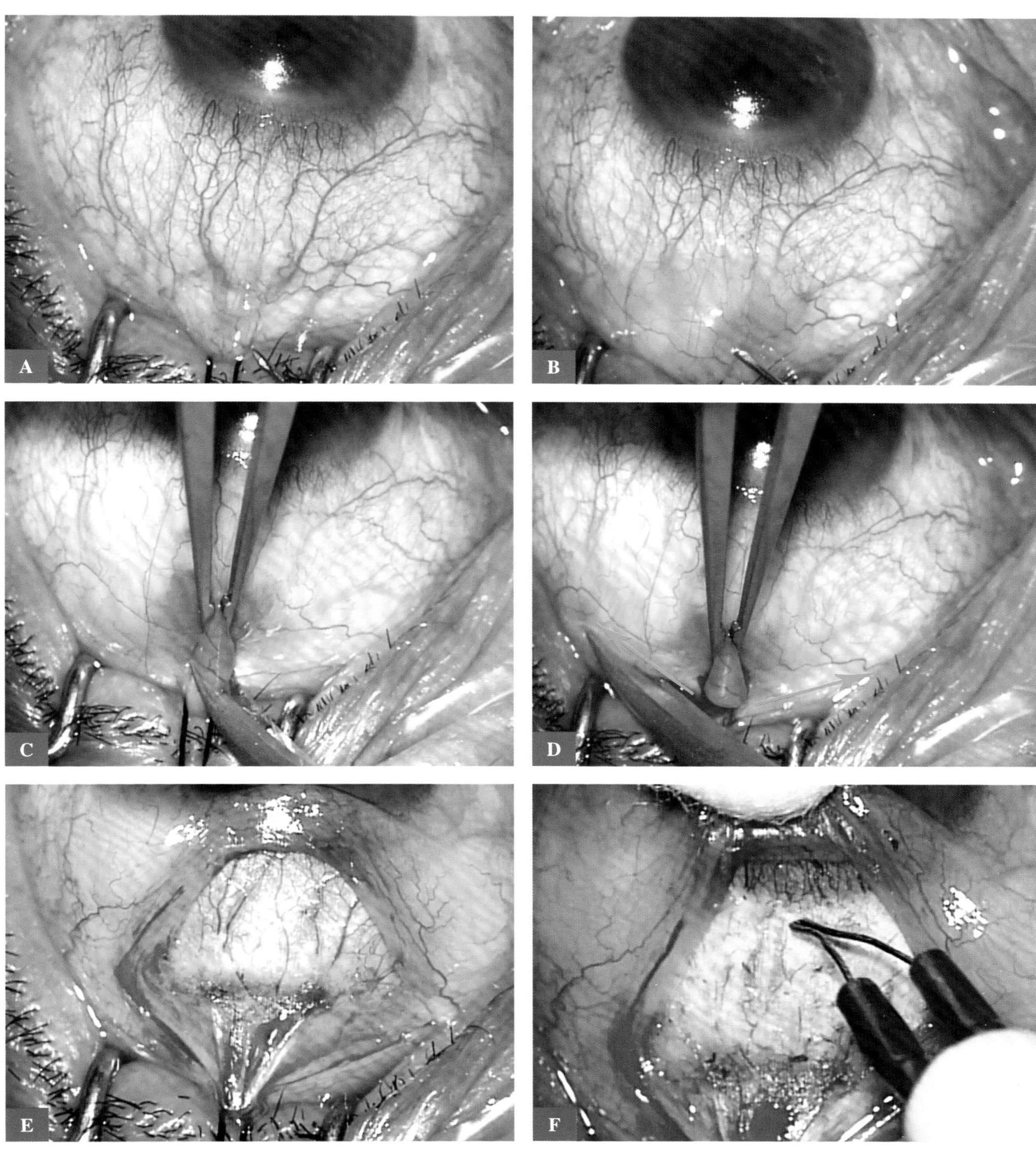

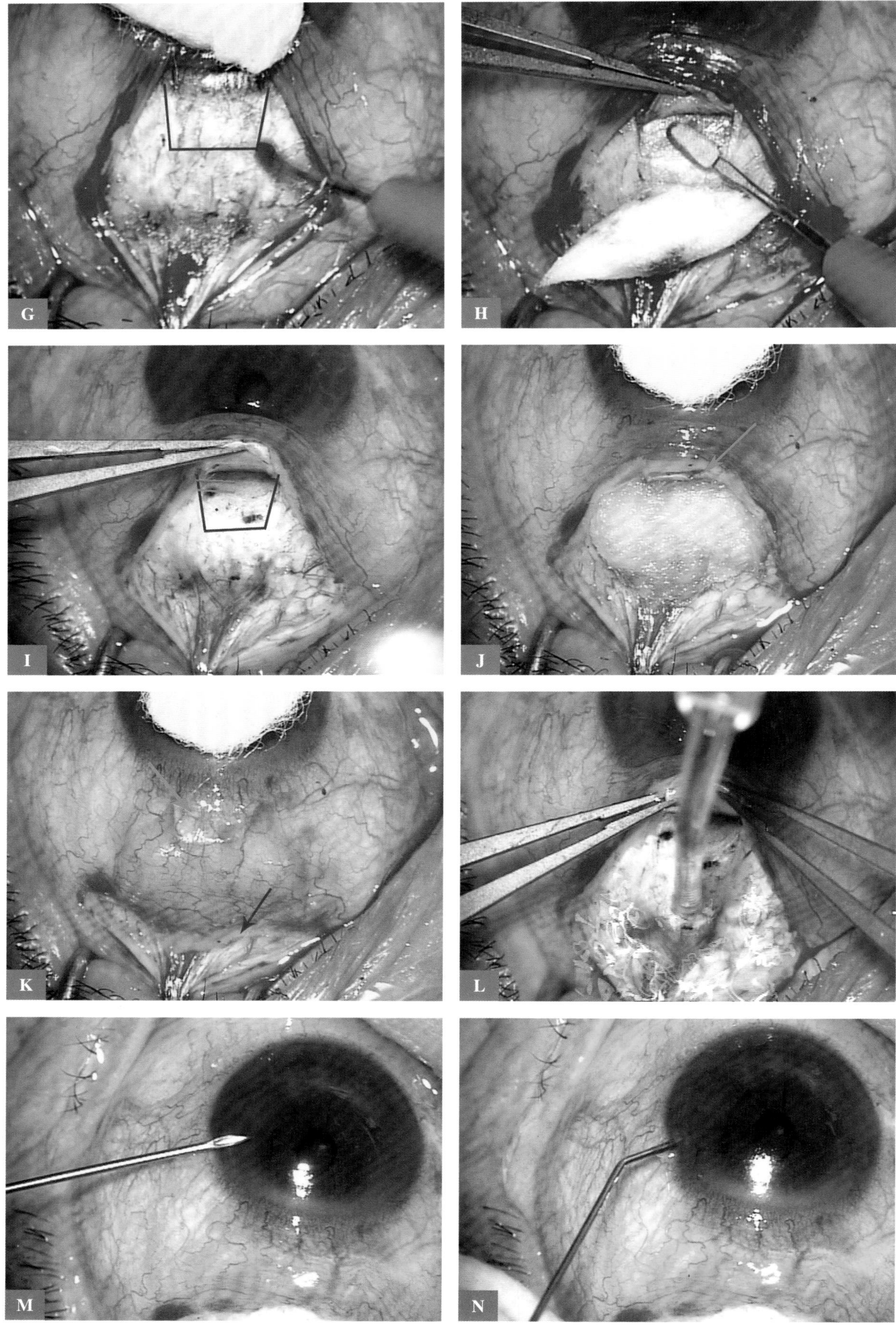
G
H
I
J
K
L
M
N

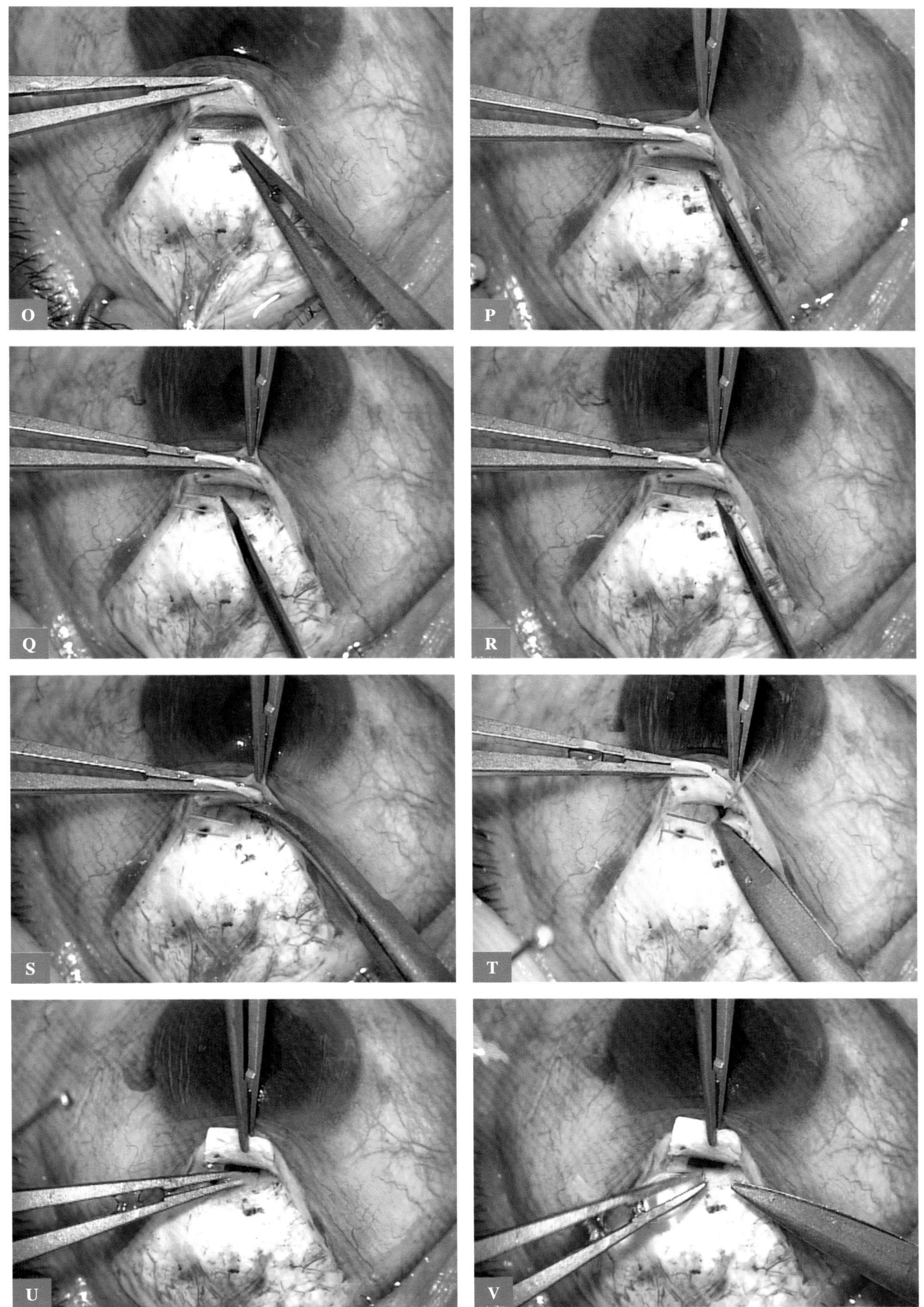
O
P
Q
R
S
T
U
V

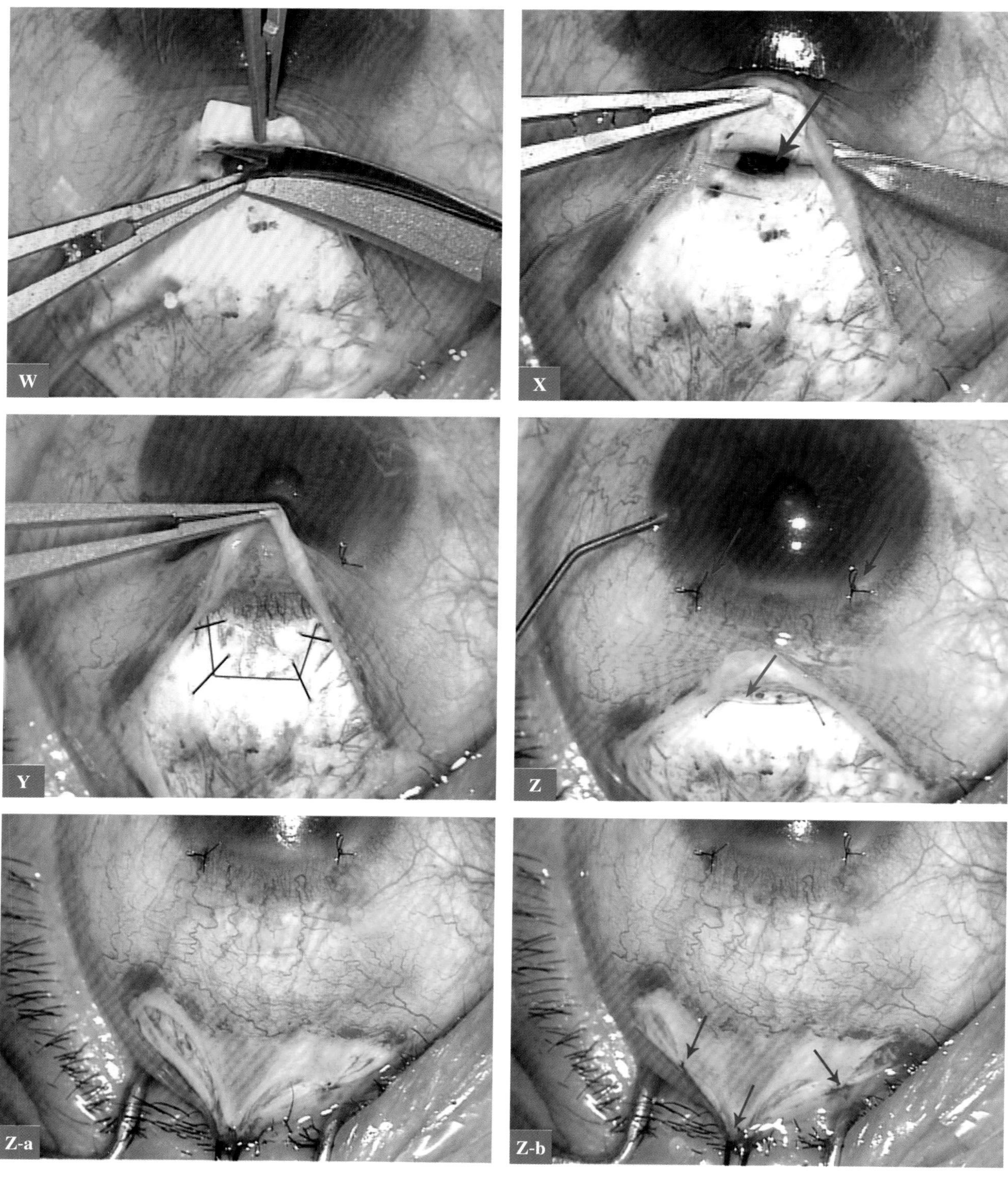

W
X
Y
Z
Z-a
Z-b

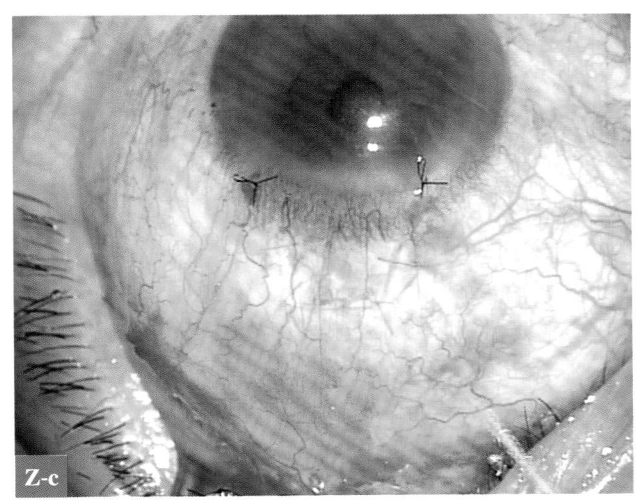

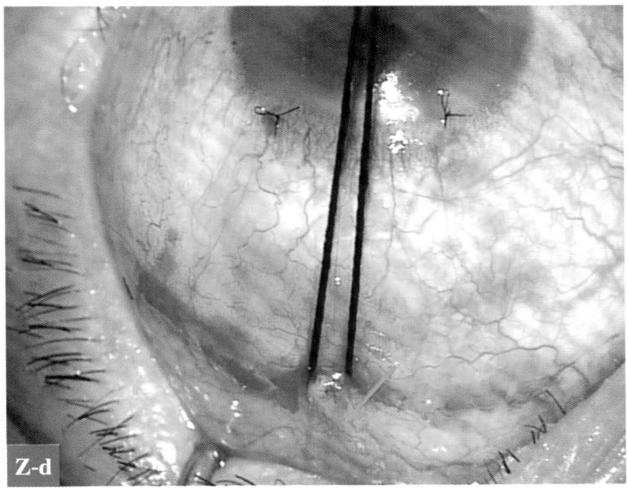

图 4-1-3　以角膜缘为基底结膜瓣的小梁切除术手术 1

A：悬吊上直肌。离上方角膜缘至少 10~12mm　B：结膜下注射少量利多卡因　C、D：制作以角膜缘为基底的高位结膜瓣，离角膜缘约 8~10mm，绿箭头示意剪切结膜方向　E、F：钝性分离结膜下组织，适当烧灼止血，暴露出干净的手术野　G~I：制作以角膜缘为基底、3mm × 4mm 大小（蓝色框）、1/2 厚、梯形巩膜瓣。因巩膜厚度为 1/2 厚，仅隐约可见巩膜床三个解剖结构（I，红直线往前为透明角膜带，绿直线往后为白色巩膜区域，红直线和绿直线之间区域为灰蓝色小梁网带）　J~L：将浸泡一定浓度（该例 0.25mg/ml））抗代谢药物（丝裂霉素 C，MMC）的消毒海绵块或棉片，置于结膜瓣和巩膜瓣下方，一定时间后（该例 3 分钟），用平衡盐溶液（BSS，约 150~200m1）反复冲洗残留药液。注意巩膜瓣上没有放置 MMC（J、K，绿箭头示意），游离结膜边缘未触及 MMC（K，蓝箭头）　M、N：用 1ml 注射针头做侧切口作前房穿刺，缓慢放出少量房水（Ⅰ度放房水），前房注入 BSS 调节眼内压力和维持一定的前房　O~V：在透明角膜带区域（红直线往前区域）做巩膜瓣下角膜缘组织块切除，切除大小约 2mm × 1mm。巩膜瓣下角膜缘组织块切除前，先用显微剪在虹膜上剪切一小口（T，绿箭头），缓解后房压力（Ⅱ度放房水）　W、X：行周边虹膜切除，切除大小大于巩膜瓣下角膜缘组织块切除口，剪切虹膜后可见切除口处清亮（X，蓝箭头）　Y、Z：回复巩膜瓣，在巩膜瓣和巩膜床的两个后角用 10-0 尼龙缝线各缝一针，在巩膜瓣两侧边缘（约在中央部）置 1~2 根张力较大的可拆除缝线，活结在透明角膜处（Z，蓝箭头）。缝合结束，从侧切口前房穿刺口注入 BSS（Z），观察巩膜瓣是否相对水密缝合，前房是否稳定。相对水密缝合将保持稳定的前房　Z-a、Z-b：用 10-0 尼龙线间断缝合眼球筋膜组织三针（蓝箭头）　Z-c：用 8-0 可吸收缝线连续缝合球结膜　Z-d：术毕外观。结膜切口整齐无渗漏、悬吊直肌处结膜对合好（绿箭头）、前房稳定

（二）手术 2

本例为原发性急性闭角型青光眼拟行小梁切除术者。手术中可见患眼局部结膜充血明显；另外，该患者为中年女性，术中发现即使在透明角膜区域做巩膜瓣下角膜缘组织块切除和虹膜切除，仍可见堵在创口处的睫状突，提示该患者的睫状体较大且靠前（图 4-1-4）。

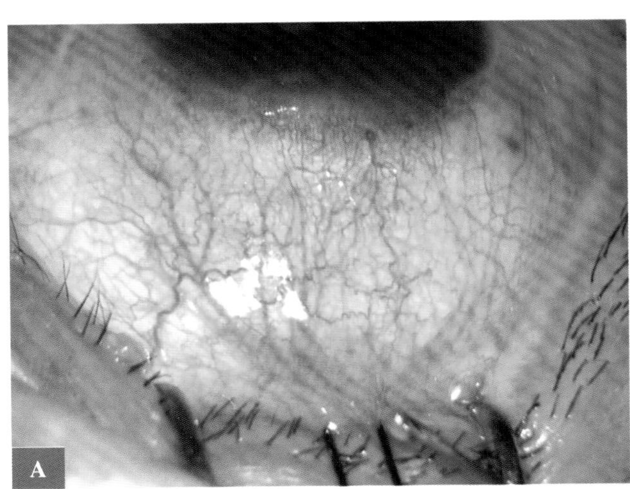

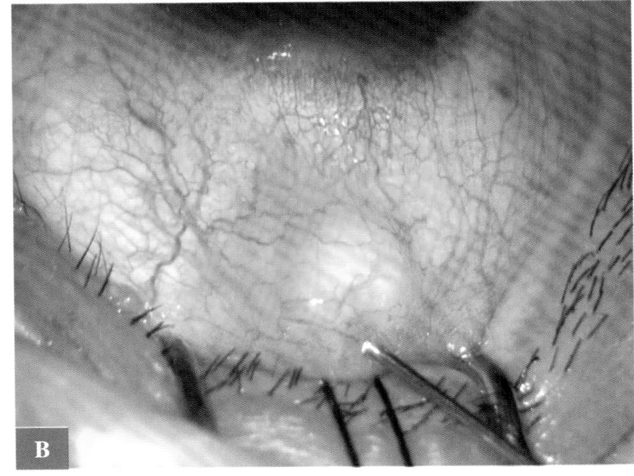

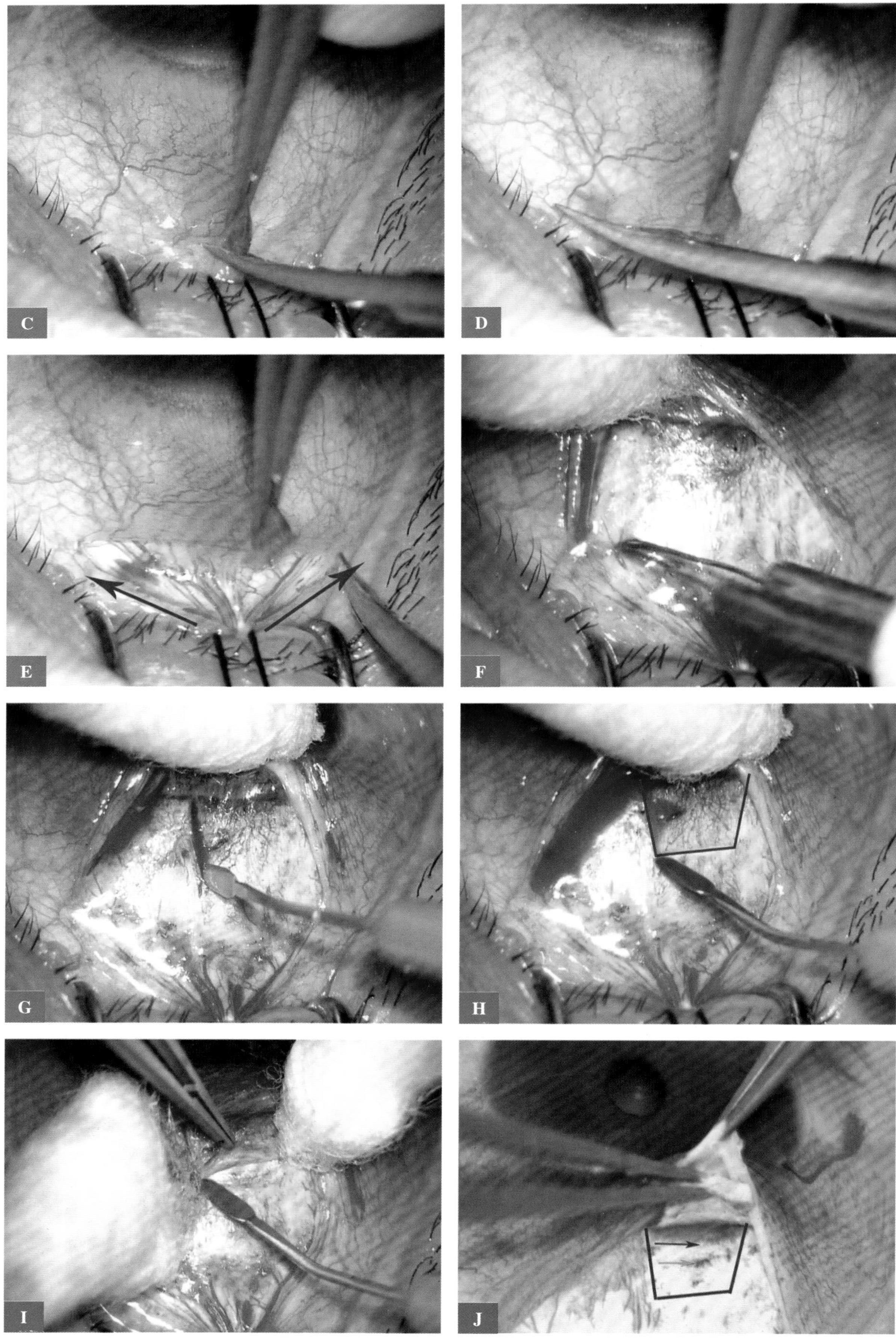
C
D
E
F
G
H
I
J

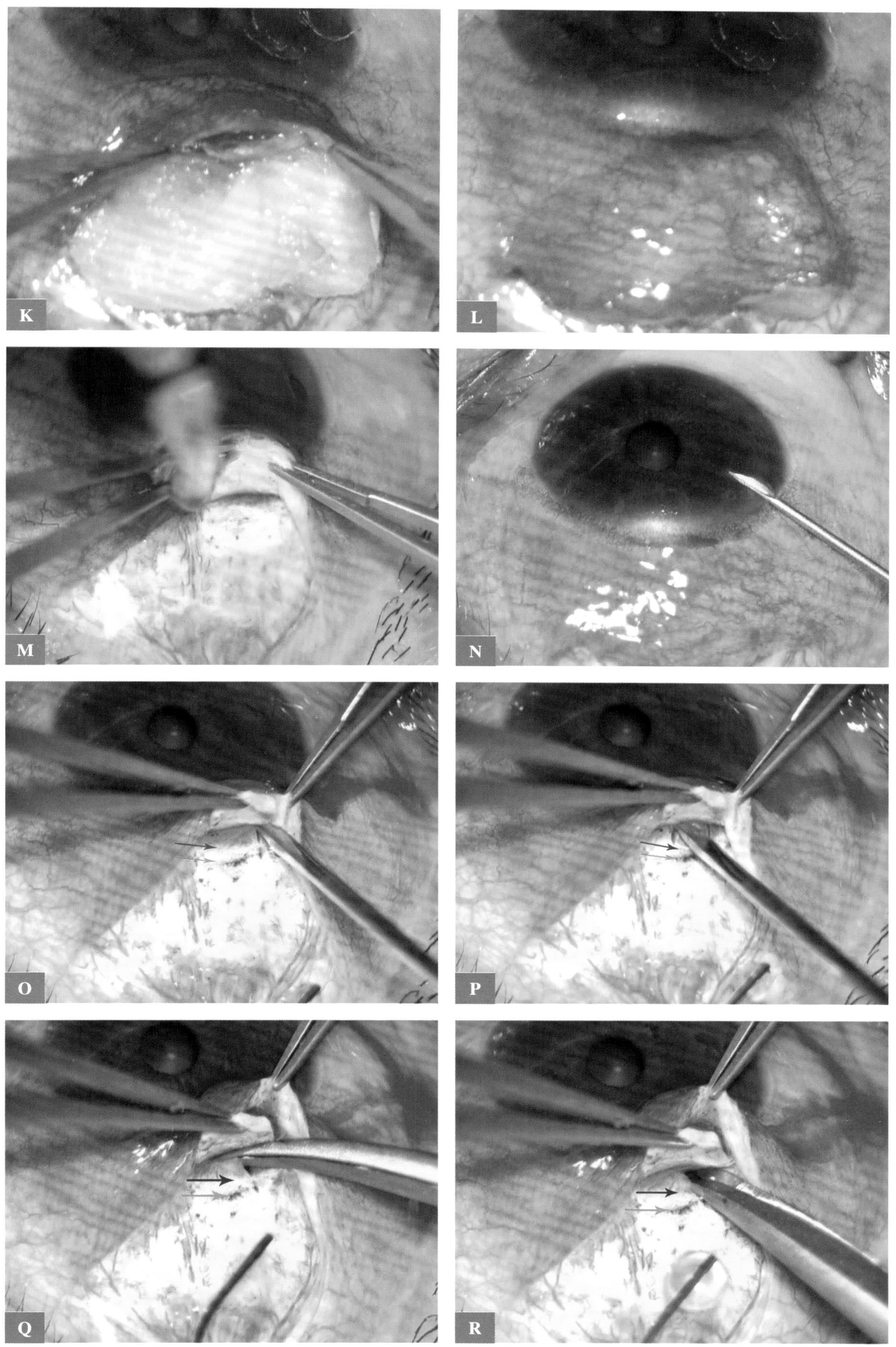
K
L
M
N
O
P
Q
R

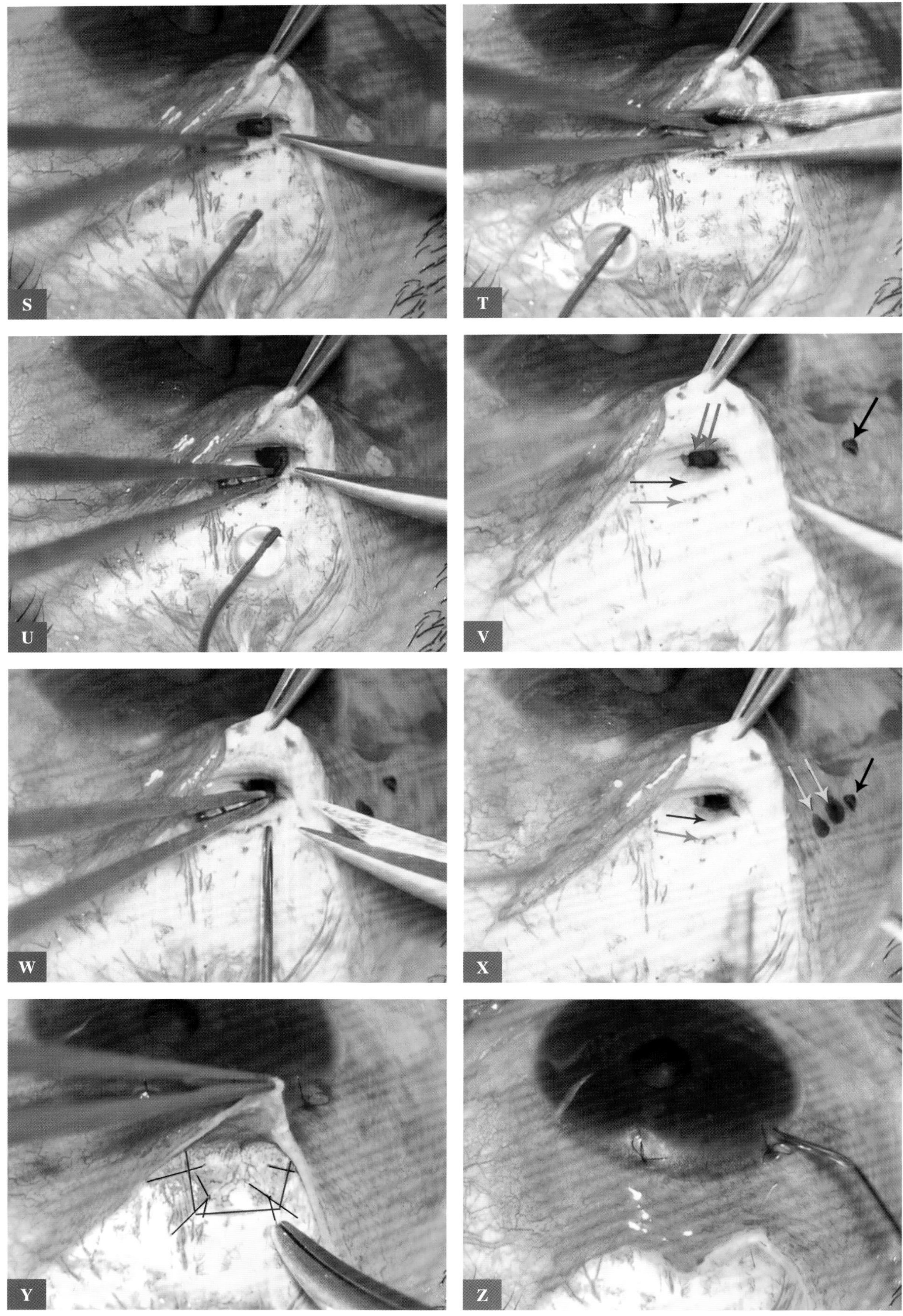
S
T
U
V
W
X
Y
Z

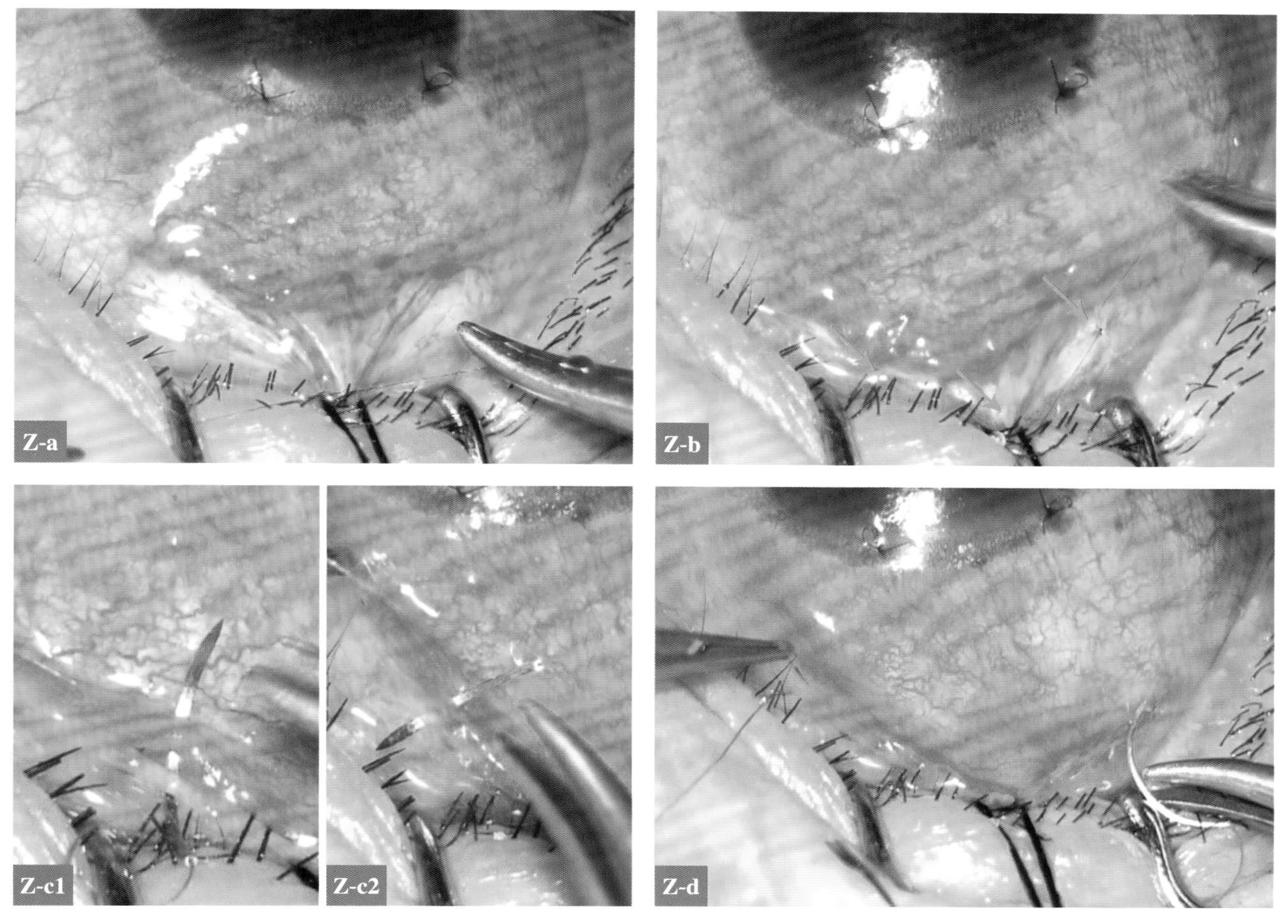

图 4-1-4　以角膜缘为基底结膜瓣的小梁切除术手术 2

A：离上方角膜缘至少 10~12mm 处悬吊上直肌　B：结膜下注射少量利多卡因　C~E：制作以角膜缘为基底的高位结膜瓣，离角膜缘约 8~10mm　F：分离结膜下组织 后，适当烧灼止血、暴露出干净的手术野　G~J：制作以角膜缘为基底的巩膜瓣（3mm × 4mm），梯形，2/3 厚度（J，蓝箭头往前区域为透明角膜带，绿箭头往后为白色巩膜区域，；蓝箭头和绿箭头之间区域为灰蓝色小梁网带，蓝色框示意巩膜瓣的形状与大小）　K~M：将浸泡一定浓度（该例 0.33mg/ml）MMC 的消毒棉片，置于结膜瓣和巩膜瓣下方，一定时间后（约 3 分钟），用 150ml BSS 反复冲洗残留药液　N：用 1ml 注射针头做侧切口作前房穿刺，缓慢放出少量房水（Ⅰ度放房水）　O~T：在透明角膜带区域（蓝箭头往前区域）切除 1mm × 1mm 巩膜瓣下角膜缘组织块。切除巩膜瓣下角膜缘组织块前，先用显微剪在虹膜上剪切一小口（S 图中绿箭头），缓解后房压力（Ⅱ度放房水）　U：行周边虹膜切除　V~X：剪除虹膜后见两个粗大的睫状突堵在巩膜瓣下角膜缘组织块切除口上（V，红箭头；黑箭头示意剪切下的虹膜组织块）。由于巩膜瓣下角膜缘组织块切除口是在透明角膜区域，如果仍能看到粗大的睫状突，说明该患者的睫状体非常大（因为正常睫状体的根部是在灰蓝色小梁网带与巩膜带交界处，即图中的绿箭头所指方向）。将两个睫状突的头部小心剪下（X，黄箭头）　Y、Z：回复巩膜瓣，在巩膜瓣和巩膜床的两个后角用 10-0 尼龙缝线各缝一针，在巩膜瓣两侧边缘（约在中央部）置 2 根张力较大的可拆除缝线，活结在透明角膜处。缝合结束，从侧切口前房穿刺口注入 BSS（Z），观察巩膜瓣是否相对水密缝合，前房是否稳定　Z-a、Z-b：用 10-0 尼龙线间断缝合眼球筋膜组织三针　Z-c：用 8-0 可吸收缝线褥式缝合球结膜　Z-d：术毕外观，结膜切口整齐无渗漏、前房稳定

三、以穹窿部为基底结膜瓣的小梁切除术

(一) 手术1

见图 4-1-5。

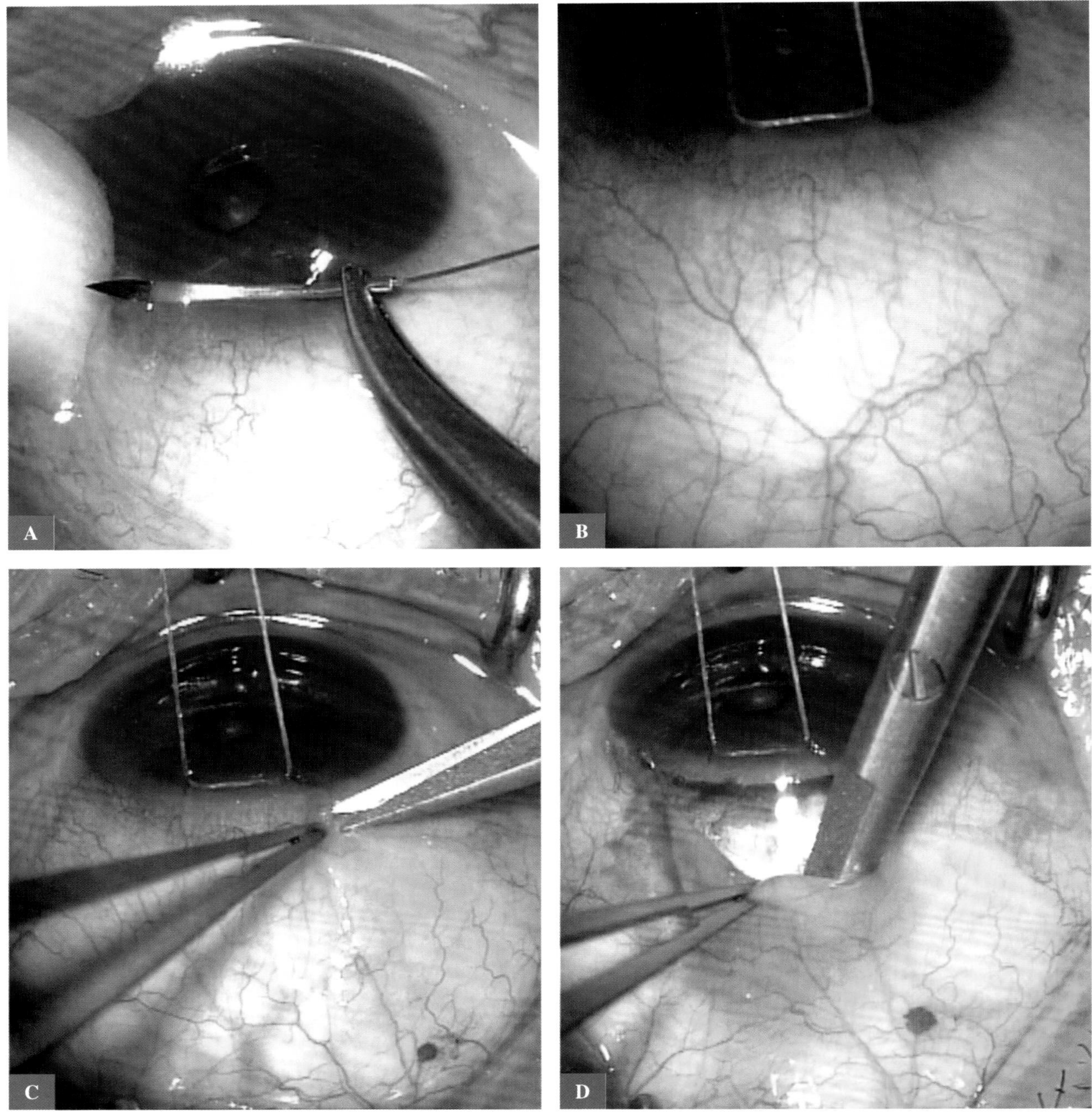

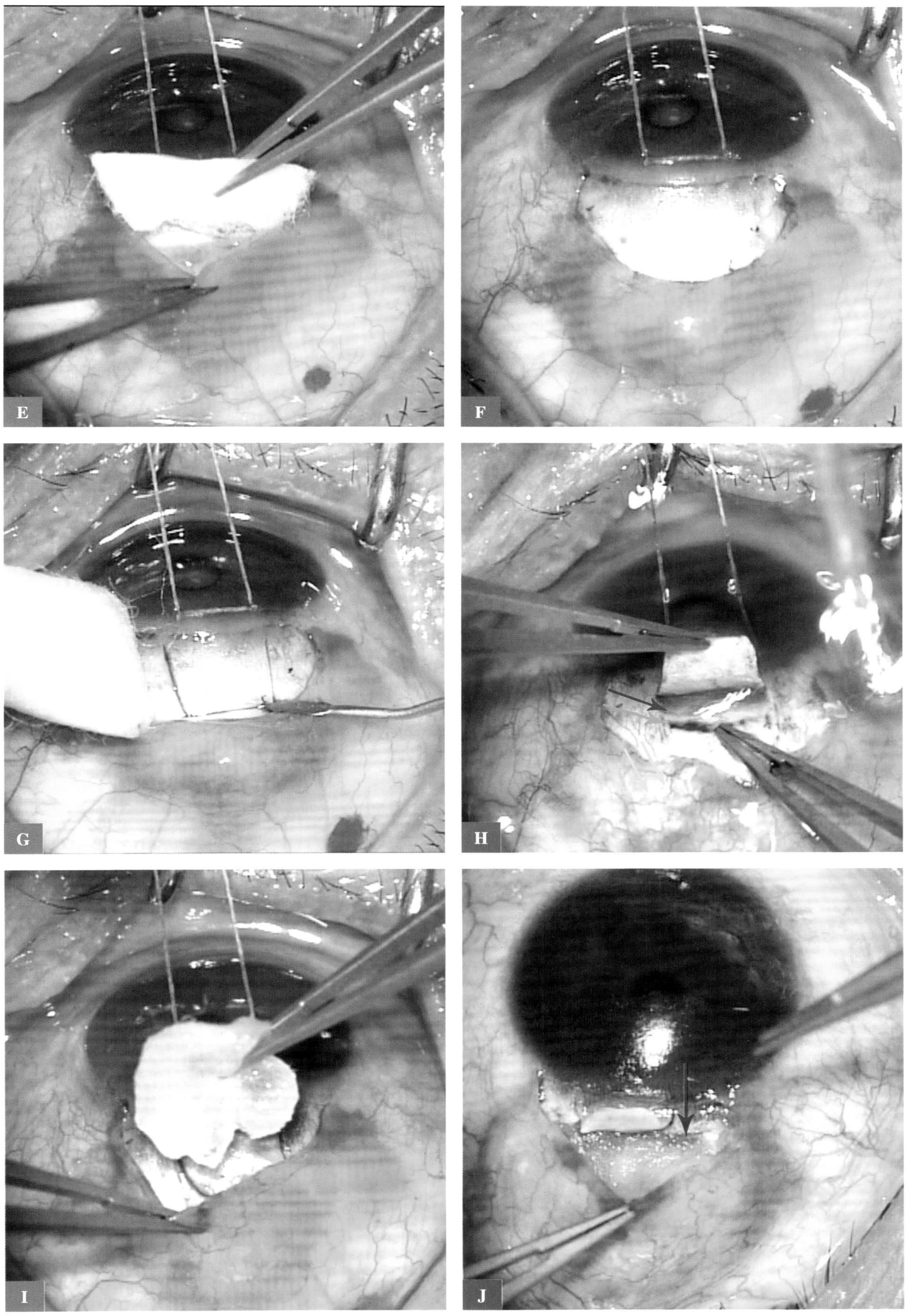
E
F
G
H
I
J

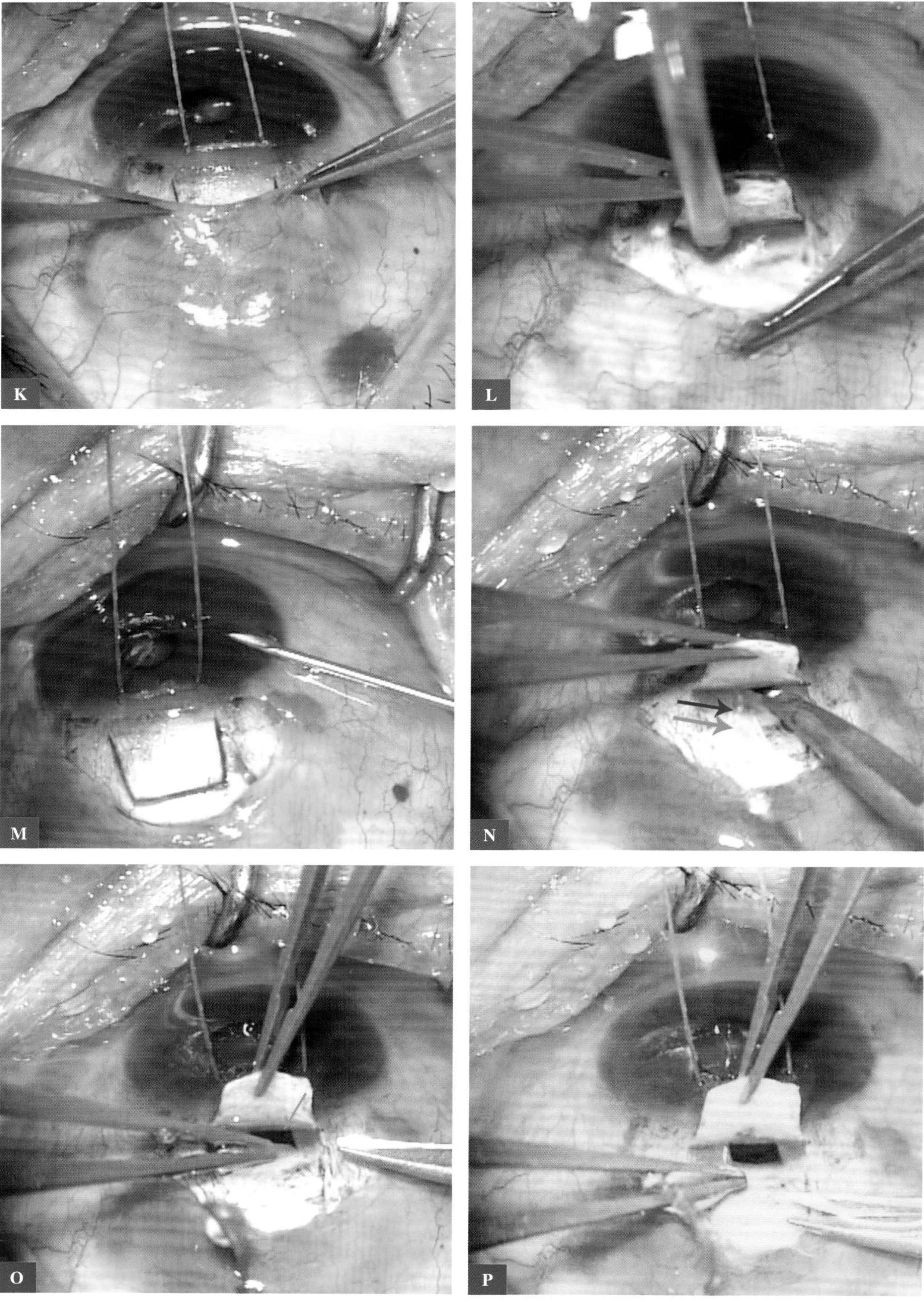
K
L
M
N
O
P

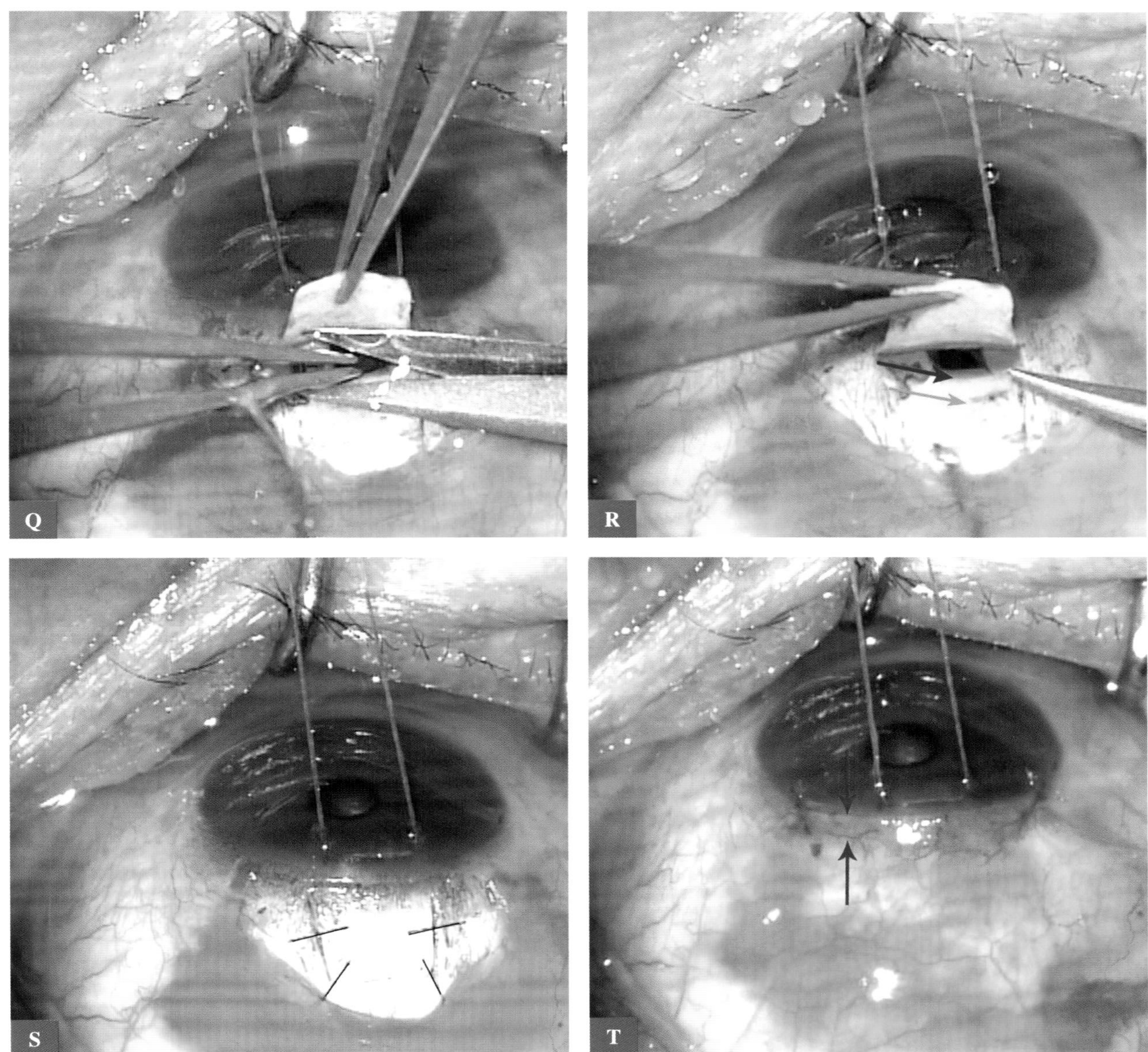

图 4-1-5　以穹窿部为基底结膜瓣的小梁切除术手术 1

A、B：用 6-0 可吸收线（或丝线）做透明角膜牵引缝线悬吊固定眼球　C~F：结膜下注射少量利多卡因后，制作以穹窿部为基底的结膜瓣，为减少结膜下出血，可在结膜下植入棉片（E），暴露出干净的手术野　G、H：制作以角膜缘为基底的巩膜瓣（3.5mm × 3.5mm），方形，2/3 厚度，可清楚显示巩膜床上的解剖结构（蓝箭头示意透明角膜与灰蓝色小梁网区域交界处，蓝箭头往前是透明角膜区域；绿箭头示意灰蓝色小梁网区域与白色巩膜交界处，绿箭头往后是白色巩膜区域；绿箭头所指方向实际上就是 Schlemm 管所在方向，有少许出血和坑洼　I~L：将蘸有 0.2mg/ml MMC 的棉片，置于结膜瓣和巩膜瓣下方，2 分钟后，用 150m1BSS 反复冲洗残留药液。注意 MMC 棉片没有放置在巩膜瓣上方，也没有触及游离结膜瓣断端，并且远离角膜缘（J，蓝箭头）　M：用 1ml 注射针头做侧切口作前房穿刺，缓慢放出少量房水（Ⅰ度放房水）　N~P：在透明角膜带区域切除 1.5mm × 1mm 巩膜瓣下角膜缘组织块。切除巩膜瓣下角膜缘组织块前，先用显微剪在虹膜上剪切一小口（O，绿箭头），缓解后房压力（Ⅱ度放房水）　Q、R：行周边虹膜切除　S：回复巩膜瓣，在巩膜瓣和巩膜床的两个后角用 10-0 尼龙缝线各缝一针，在巩膜瓣两侧边缘（约在中央部）各置1根缝线。缝合结束，从侧切口前房穿刺口注入BSS，观察巩膜瓣是否相对水密缝合，前房是否稳定　T：用 8-0 可吸收缝线将结膜两游离端牢固缝合固定在角膜缘上，结膜覆盖透明角膜 1~2mm（蓝色箭头之间）

(二) 手术 2

在远离角膜缘 1~2mm 制作结膜切口，见图 4-1-6。

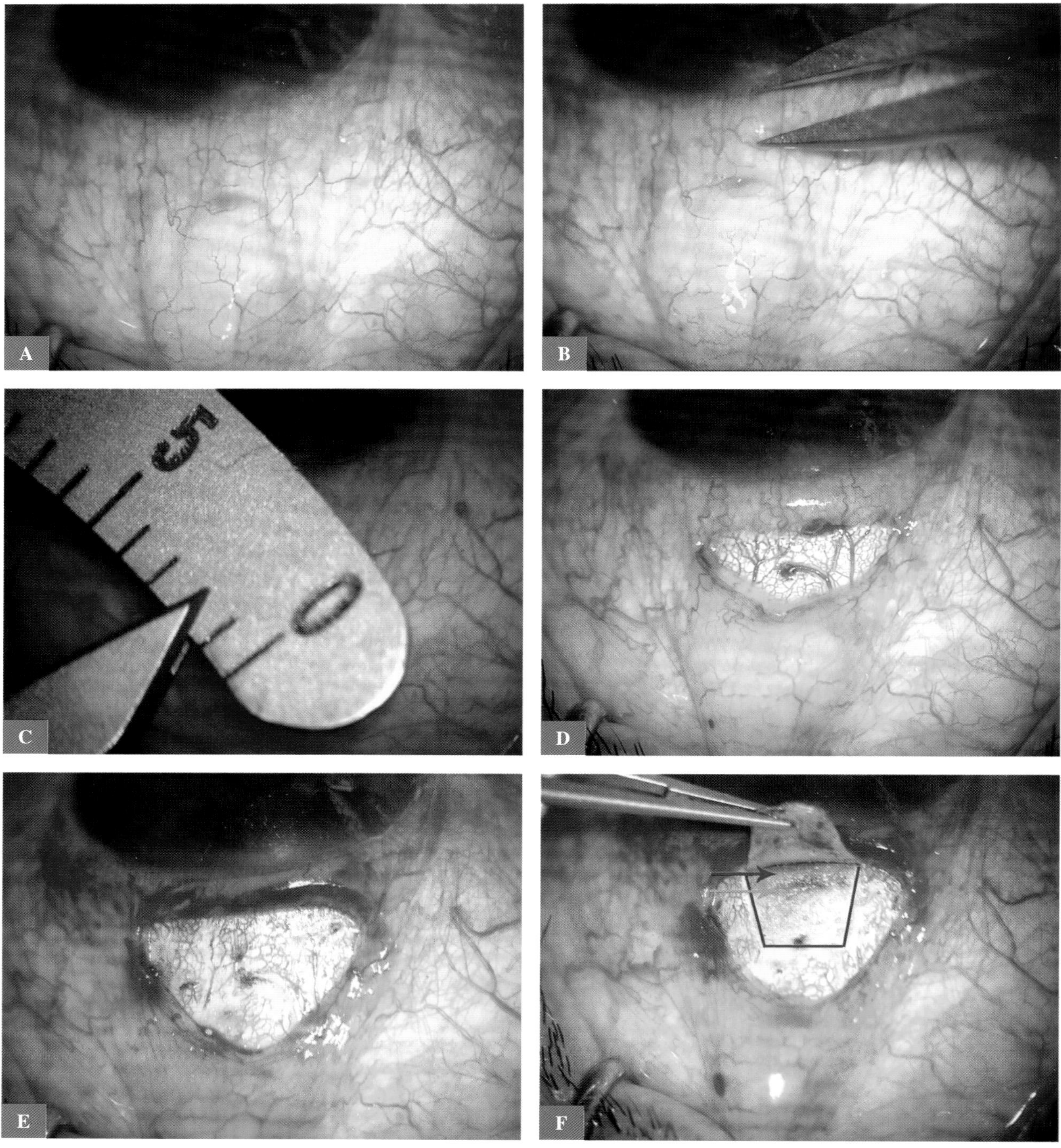

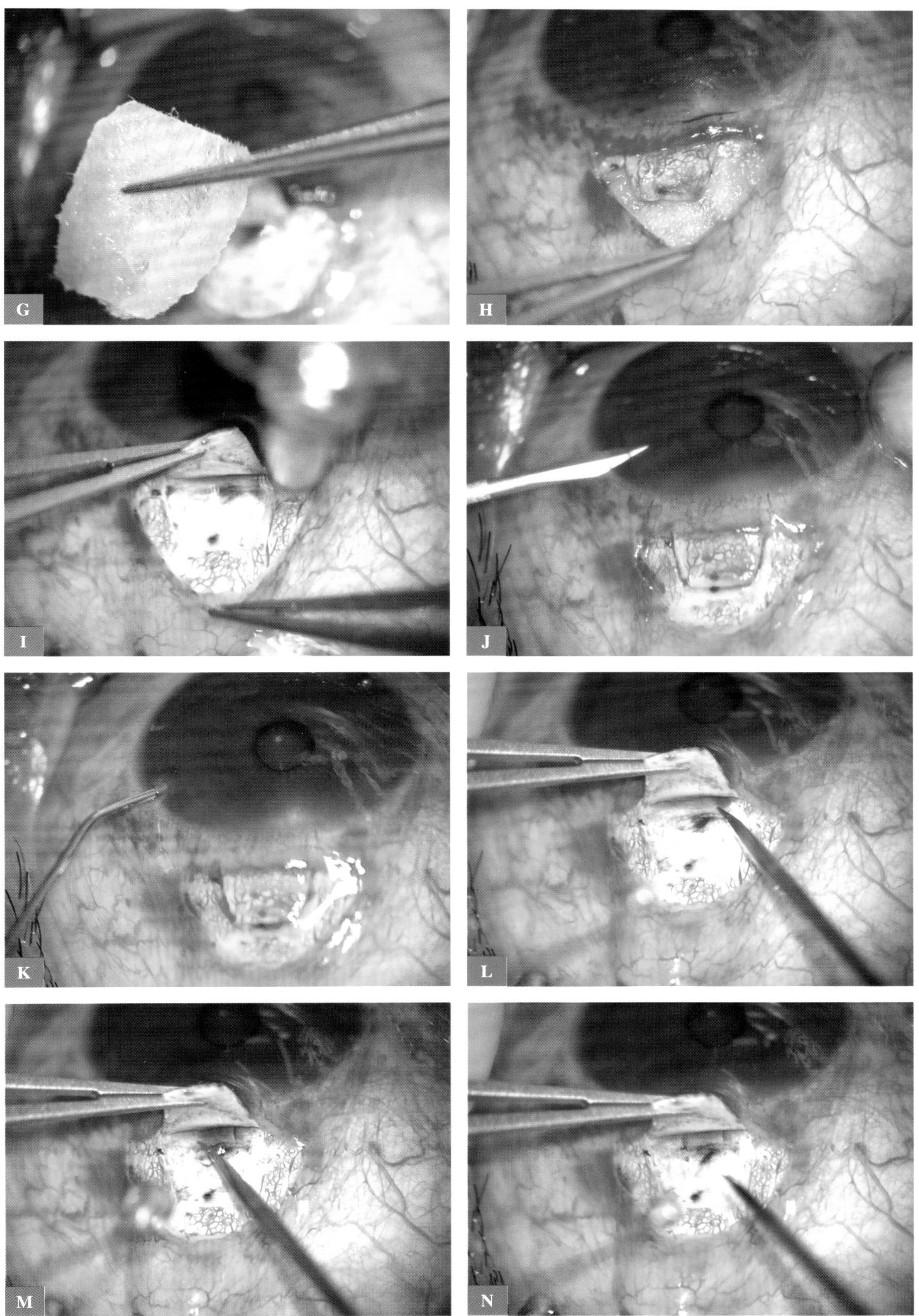
G
H
I
J
K
L
M
N

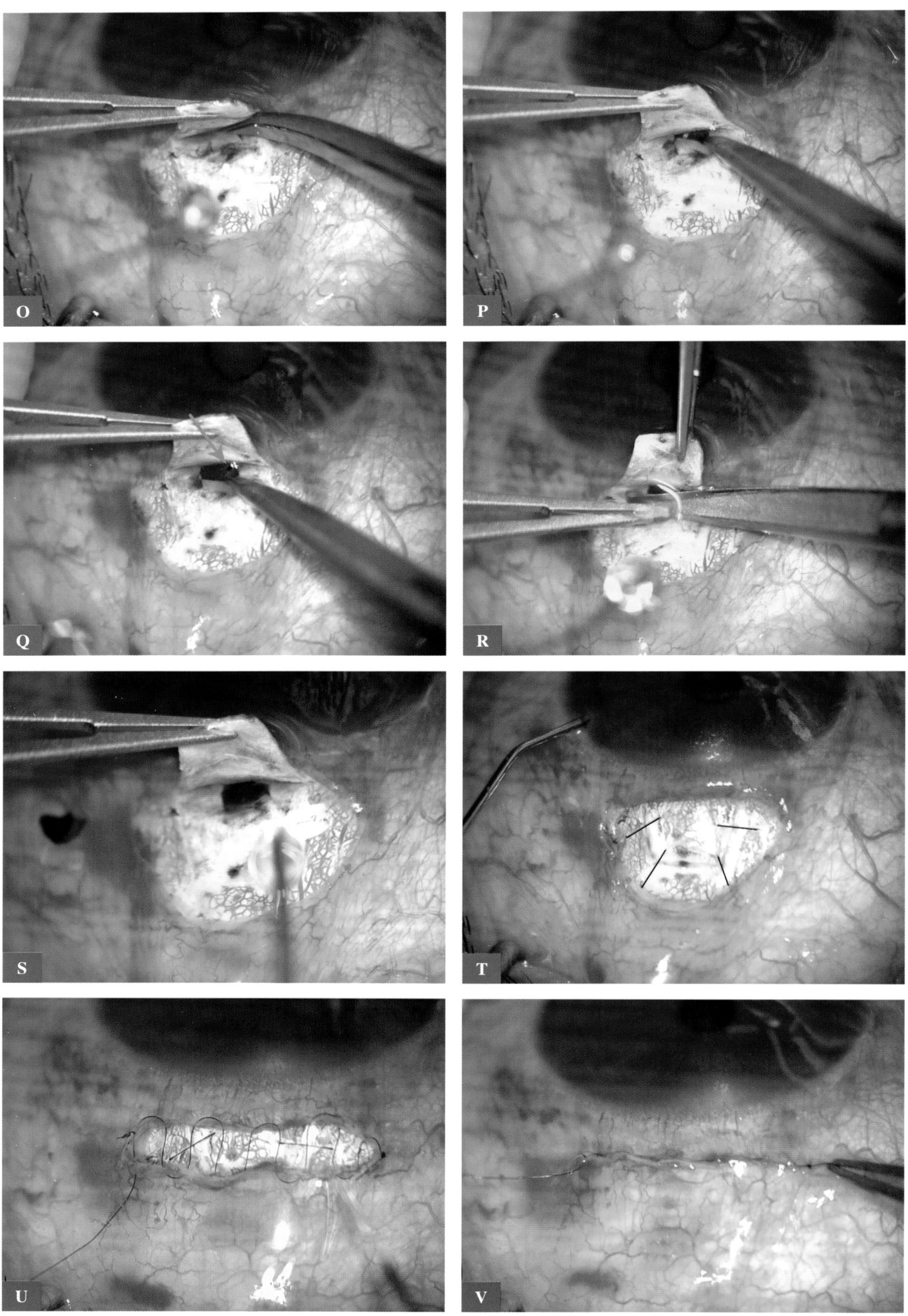
O
P
Q
R
S
T
U
V

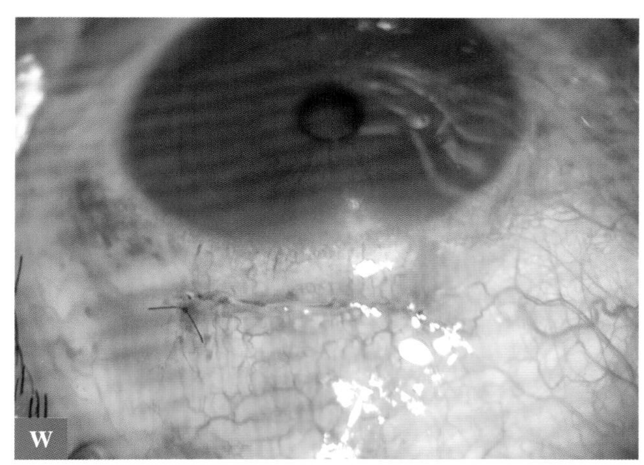

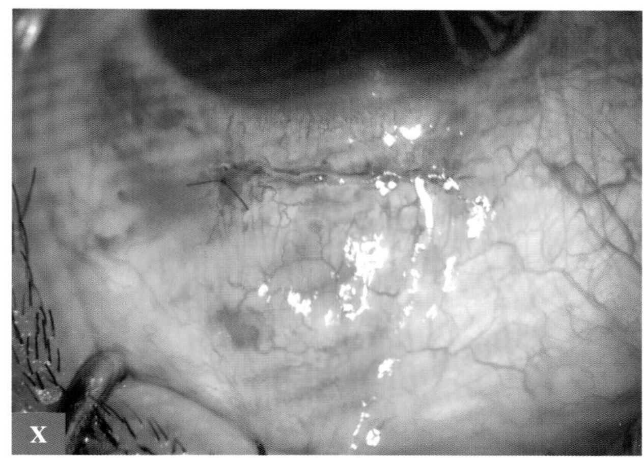

图 4-1-6　以穹窿部为基底结膜瓣的小梁切除术手术 2（远离角膜缘 1~2mm 制作结膜切口）

A：悬吊上直肌，结膜下注射少量利多卡因　B~E：远离角膜缘 2mm 制作结膜切口，制作以穹窿部为基底的结膜瓣　F：制作以角膜缘为基底的巩膜瓣（3mm × 4mm），梯形，1/2 厚度，可见巩膜床上的解剖结构（蓝箭头往前是透明角膜区域；绿箭头往后是白色巩膜区域；绿箭头所指方向是 Schlemm 管所在方向，有少许出血和坑洼；蓝箭头与绿箭头之间是灰蓝色小梁网带　G~I：将蘸有 0.25mg/ml MMC 的棉片，置于结膜瓣和巩膜瓣下方，2 分钟后，用 150ml BSS 反复冲洗残留药液。注意 MMC 棉片没有放置在巩膜瓣上方，也没有触及游离结膜瓣断端，并且远离角膜缘　J、K：用 20G 巩膜穿刺刀做侧切口作前房穿刺，缓慢放出少量房水（Ⅰ度放房水），并用冲洗针注射少量 BSS 形成前房　L~R：在透明角膜带区域切除 1.5mm × 1mm 巩膜瓣下角膜缘组织块。切除巩膜瓣下角膜缘组织块前，先用显微剪在虹膜上剪切一小口（Q 图中绿箭头示意虹膜上的小口），缓解后房压力（Ⅱ度放房水）　S：行周边虹膜切除，示意切口处清亮　T：回复巩膜瓣，在巩膜瓣和巩膜床的两个后角用 10-0 尼龙缝线各缝一针，在巩膜瓣两侧边缘（约在中央部）各置 1 根缝线。缝合结束，从侧切口前房穿刺口注入 BSS，观察巩膜瓣是否相对水密缝合，前房是否稳定　U、V：用 10-0 尼龙线褥式连续缝合结膜切口至水密状态　W、X：术毕外观

四、其他不同部位的小梁切除术

正上方是小梁切除术的首选手术部位。面对二次手术时，需要选择另外的部位手术，鼻上方、颞上方、正下方，都可以是二次小梁切除手术的部位。著者认为，如果正上方原小梁切除术区域涉及的结膜范围不太大，即评估鼻上方手术尚有一定空间，一般建议首选鼻上方手术；如果鼻上方手术再次失败，则可选择颞上方行房水引流阀植入手术。因此建议颞上方最好留给房水引流阀植入手术用；不到万不得已，一般不选择正下方行小梁切除手术，原因一是手术操作困难，更重要的是下方滤过区容易暴露，发生感染的几率增加。当患眼已经行多次手术（尤其玻璃体视网膜手术后），正上方、鼻上、颞上或颞下方都没有健全的结膜行抗青光眼手术时，下方可能就是唯一的选择，当然这种情况下，还可以选择其他手术方式（如睫状体光凝术等）。

（一）鼻上方小梁切除术

同样可以选择以穹窿部为基底的结膜瓣或角膜缘为基底的结膜瓣。由于鼻上方操作略为困难，因此一般选择穹窿部为基底的结膜瓣。但著者认为，手术方式的取舍要具体评估：①如果手术区域受原手术的影响，结膜有后退或有瘢痕，建议选择穹窿部为基底做结膜瓣为宜（图 4-1-7）；②对于年轻人或瘢痕体质者，考虑到术后有较频繁的按摩操作，也可以选择角膜缘为基底做结膜瓣（图 4-1-8）。

1. 鼻上方小梁切除术（穹窿部为基底结膜瓣）

见图 4-1-7。

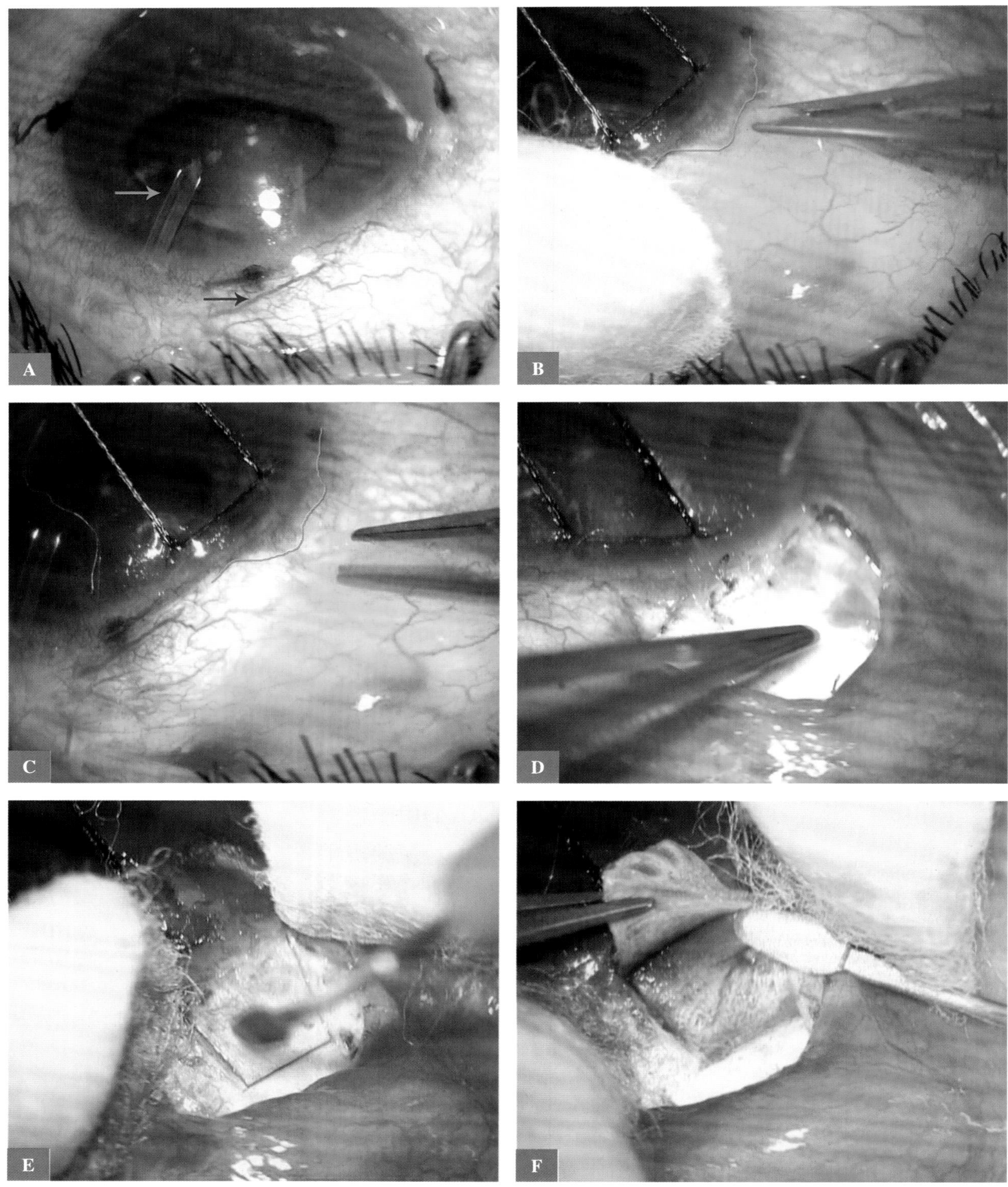

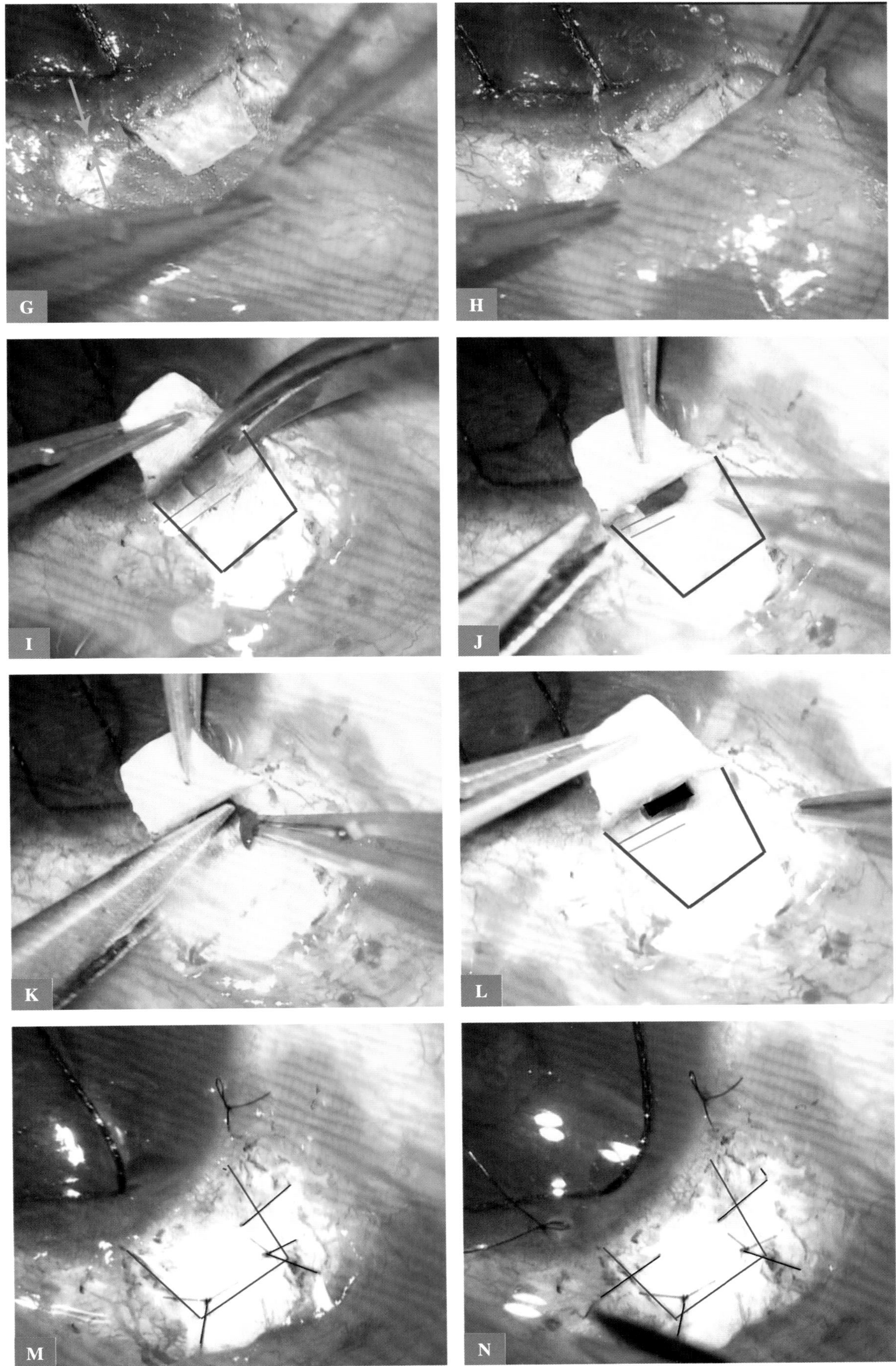
G
H
I
J
K
L
M
N

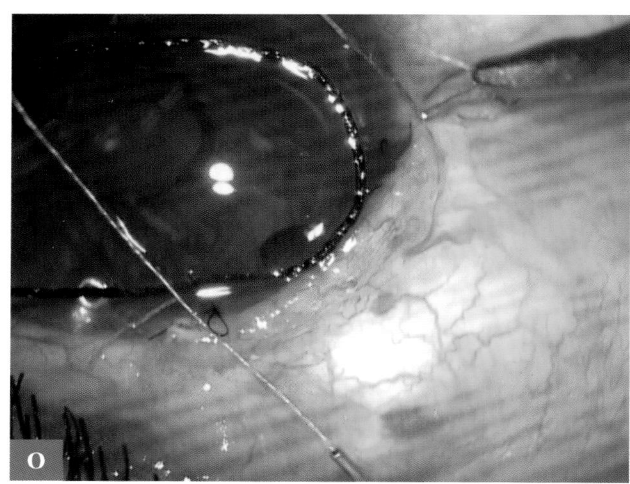

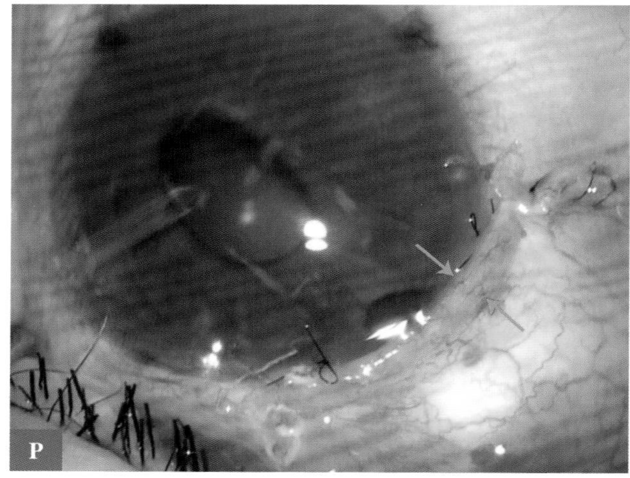

图 4-1-7　鼻上方小梁切除术手术 1(穹窿部为基底结膜瓣)

A:年轻女性,左眼先后行正上方小梁切除术(蓝箭头)、颞上方房水引流阀植入手术(绿箭头),均因瘢痕化失败眼压无法控制,此次为第三次手术,拟行鼻上方小梁切除术　B、C:鼻上方结膜下注射利多卡因后,评估原来手术累及结膜瘢痕情况,判断选择制作何种结膜瓣。从曲线上看到(绿色曲线),鼻上方角膜缘的结膜有瘢痕,并向角膜缘后退 1~2mm,且呈不规则形状。如果制作角膜缘为基底的结膜瓣,估计无法达到角膜缘,遂决定做以穹窿部为基底的结膜瓣　D:制作以穹窿部为基底结膜瓣　E、F:制作 3mm × 4.5mm 大小、1/2 厚巩膜瓣　G、H:结膜下放置 MMC 棉片,该患者使用 0.4mg/ml 5 分钟。注意巩膜瓣上方及靠近角膜缘均未放置 MMC 棉片(G 图中绿箭头之间区域),且结膜游离缘被提起未触及 MMC,这些措施能有效减少术后伤口的愈合不良。用 200ml BSS 冲洗　I、J:做侧切口和前房穿刺后,做巩膜瓣下角膜缘组织块切除,约 2mm × 1mm 大小　K、L:剪除周边虹膜,大小比巩膜瓣下角膜缘组织块切除口要大为佳,剪除后切除口处黑亮　M、N:10-0 尼龙线巩膜瓣缝合,两针间断缝合,两针可拆除缝线。O、P:前房形成后,判断巩膜瓣是否相对水密状态,再用 8-0 可吸收缝线将结膜瓣两端固定在透明角膜缘上,注意结膜覆盖了 1~2mm 透明角膜(绿箭头之间距离),并对合好紧贴透明角膜

2. 鼻上方小梁切除术(角膜缘为基底结膜瓣)

见图 4-1-8。

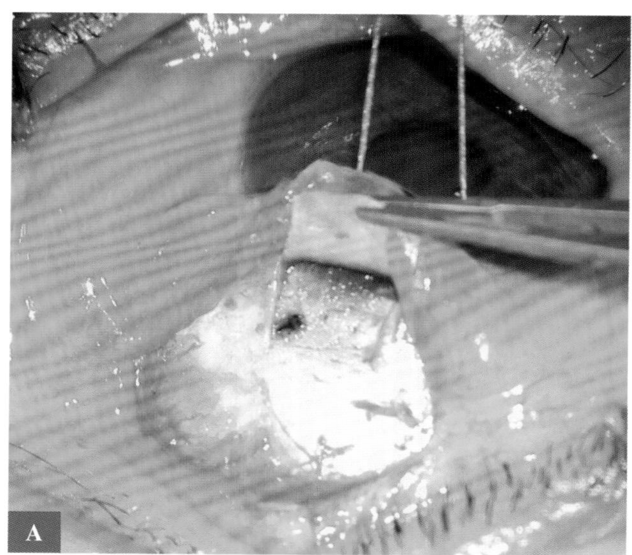

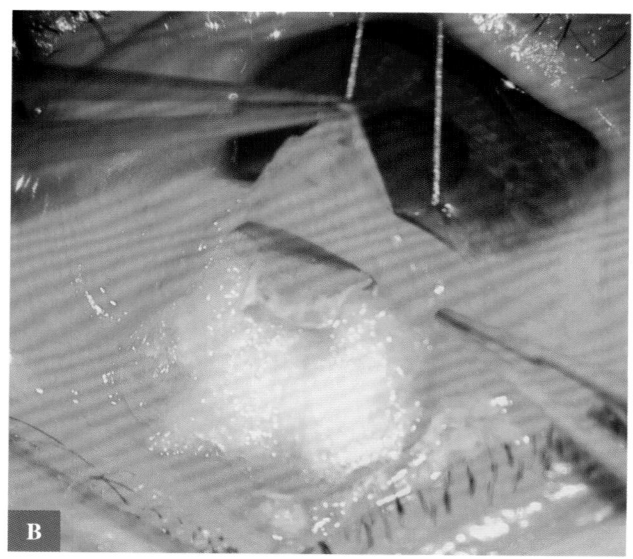

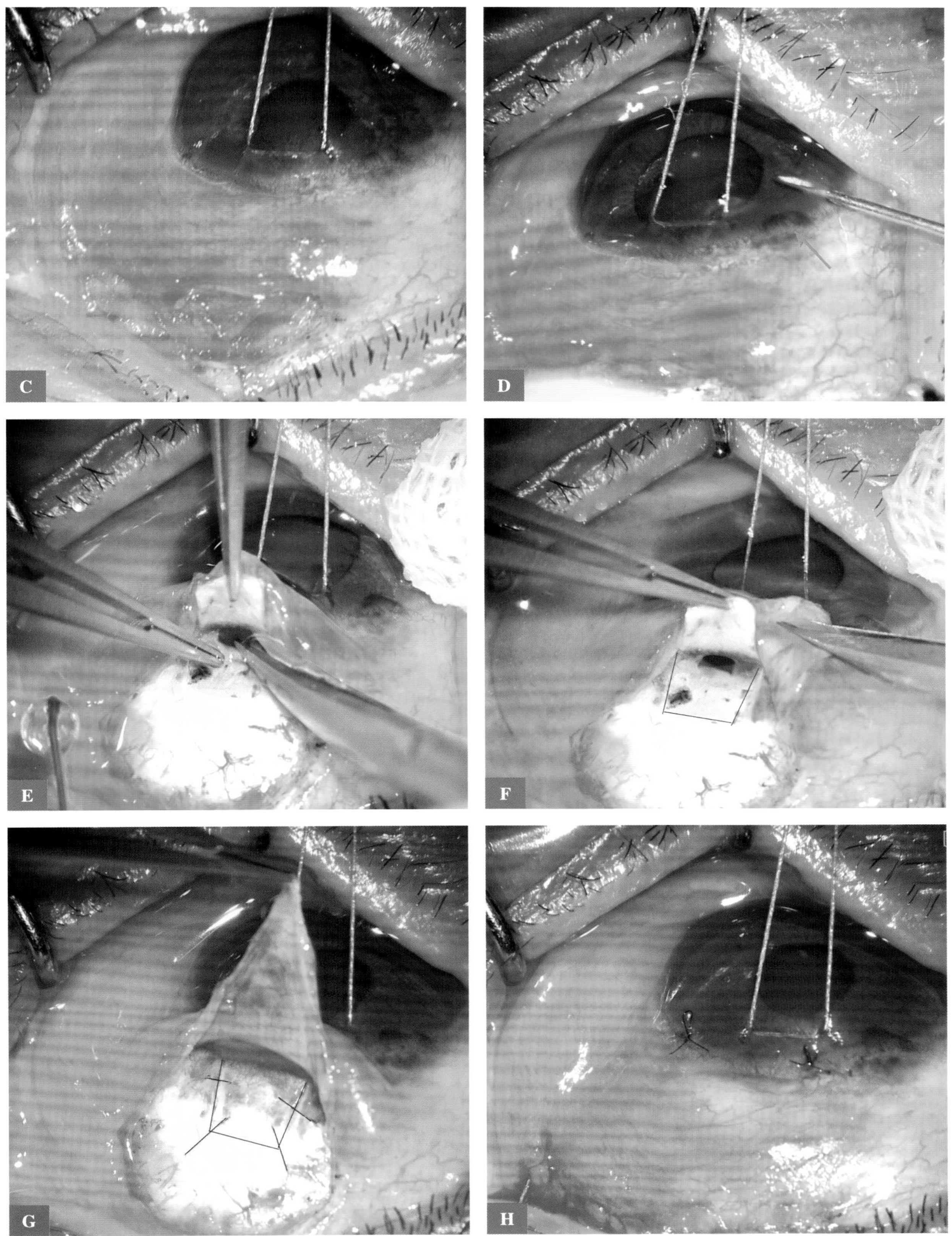

图 4-1-8　鼻上方小梁切除术手术 2(角膜缘为基底结膜瓣)

A:右眼正上方曾行小梁切除术。检查鼻上方角膜缘结膜完好,遂选择以角膜缘为基底制作结膜瓣　B、C:结膜、巩膜瓣下放置 MMC 棉片　D:做侧切口和前房穿刺后(绿箭头示意原正上方手术周边虹膜切除口)　E:作巩膜瓣下角膜缘组织块切除　F:作周边虹膜切除　G:巩膜瓣缝合,两针间断缝合,两针可拆除缝线　H:眼球筋膜组织和球结膜缝合后的术毕外观

(二) 正下方小梁切除术

(该例非高清录像,仅隐约可见手术部位和基本操作)

见图 4-1-9。

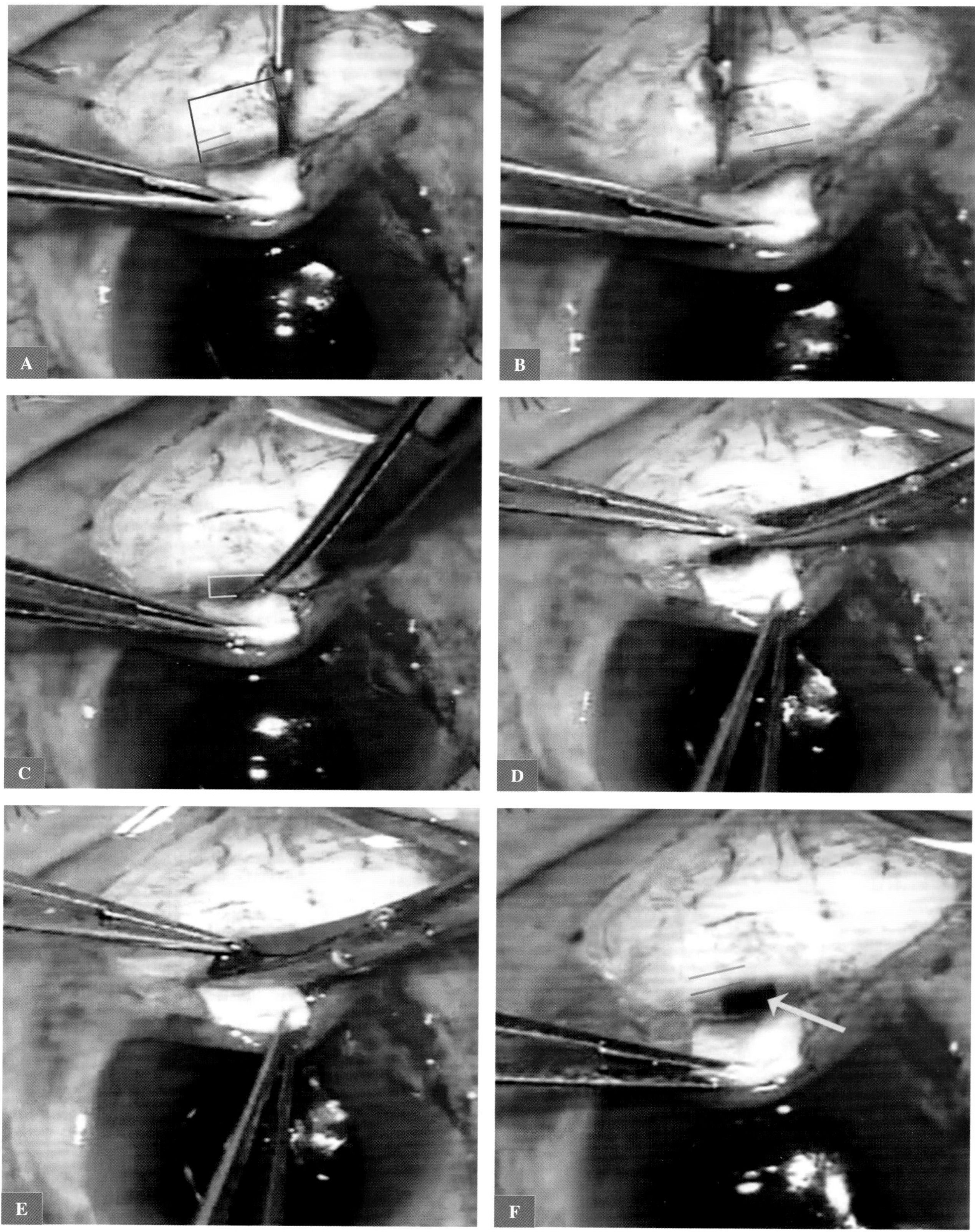

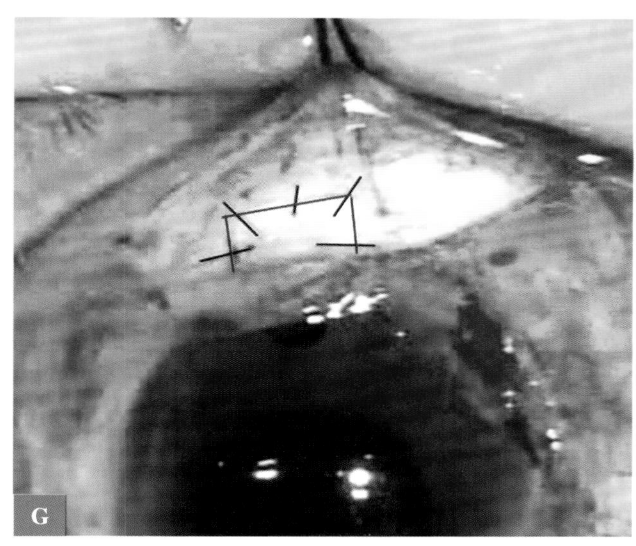

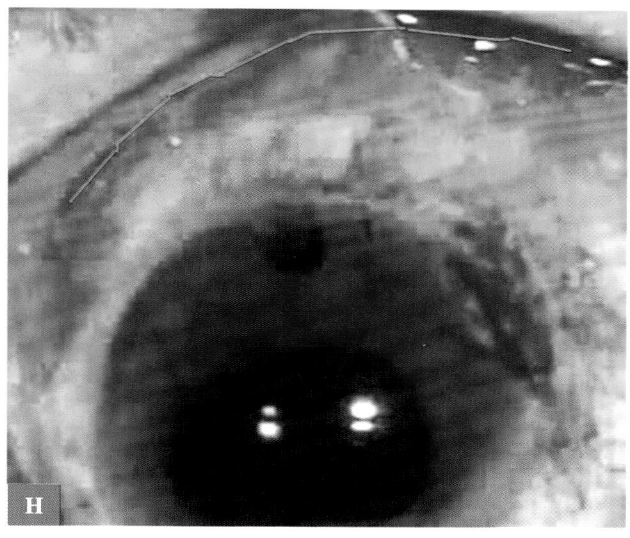

图 4-1-9　正下方小梁切除术（角膜缘为基底结膜瓣）

A：在正下方先制作好以角膜缘为基底的高位结膜瓣和约 2/3 厚度的方形巩膜瓣（蓝色框）。红直线往前为透明角膜区域，绿直线往后为白色巩膜区域，红直线和绿直线之间为灰蓝色小梁网带　B~D：用巩膜穿刺刀在巩膜床透明角膜区域（红直线往前）做巩膜瓣下角膜缘组织块切除的两侧切口，切除角膜缘组织块大小约 2mm × 1mm（黄色框示意）　E、F：行周边虹膜切除，切除大小稍大于巩膜瓣下角膜缘组织块切除口大小。图中均可见巩膜瓣下角膜缘组织块切除口在红直线往前区域内，虹膜切除后切除口处黑亮（黄箭头）　G：缝合巩膜瓣　H：结膜缝合后术毕外观（绿色曲线示意结膜缝合方位）

第二节　有关手术技术及术中并发症的问题解答

一、术中发生一过性暂时性失明的原因？如何处理？

术中发生暂时性失明，最常见于术前为晚期青光眼患者，包括小视野（如管状视野、颞侧视岛）或仅存弱光感（包括光定位不准）而使用了球后麻醉注射者。处理参考第一章第三节。

二、直肌悬吊固定眼球和透明角膜牵引缝线悬吊固定眼球，哪个方法好？

各有优缺点。透明角膜牵引缝线悬吊操作简单、暴露好，患者几乎无痛楚，但偶有划破角膜（太薄）、穿透前房（太深）。直肌悬吊，眼球制动好，但初学者操作学习曲线稍长，且容易出血、刺穿巩膜，患者有痛楚。参考第二章第一节。

三、透明角膜牵引缝线悬吊选择哪种缝线好？如果穿透前房、前房变浅，怎么处理？

可用 6-0 可吸收缝线或丝线，也可以选择 5-0 丝线，著者认为 6-0 丝线较好。如果穿透前房，停止操作，前房注入 BSS 形成前房，另取一部位悬吊，或改直肌悬吊。

四、直肌悬吊发生出血，怎么处理？

参考第二章第一节。离上方角膜缘至少 10~12mm 处悬吊上直肌，应尽可能安置在肌腹处。因直肌内富含血管，针尖应当从直肌下方、巩膜面穿过（图 4-2-1）。如果针尖穿过直肌，往往导致出血，出血严重或没有及时按压，会导致整个结膜囊积血，使手术难以做下去。一旦发现出血，应立即用棉签按压直至出血停止。

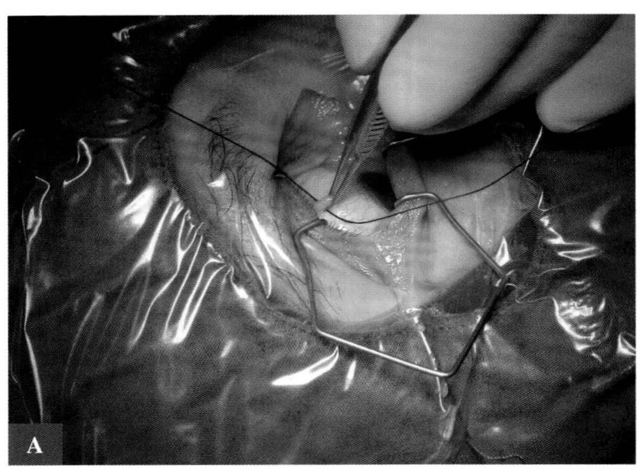

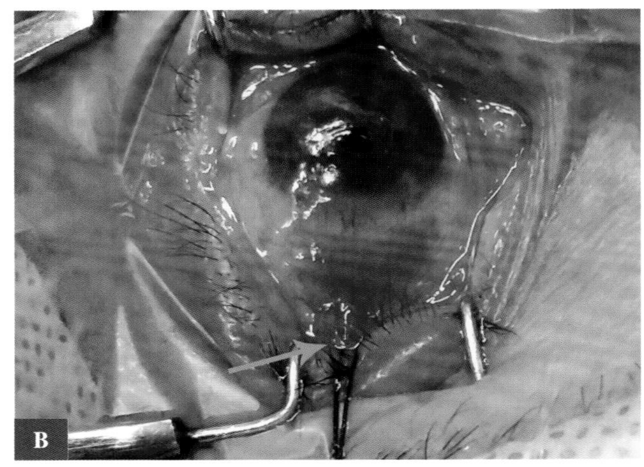

图 4-2-1　悬吊直肌发生出血的预防

A：悬吊直肌时。针尖应从直肌下方、巩膜面穿过　B：悬吊直肌时，针尖触及直肌内血管引起出血，出血扩散到结膜下

五、为什么结膜切口要整齐？

小梁切除手术最终目的是要形成功能良好的滤过泡。任何结膜的撕裂、对合不良、渗漏，都会影响滤过泡的形成。因此结膜瓣的制作应当完整、整齐，术毕相对水密缝合（图 4-2-2）。

值得一提的是，关于以穹窿部为基底结膜瓣的制作，图 4-2-2B~D 示意的是沿角膜缘直接切开结膜。

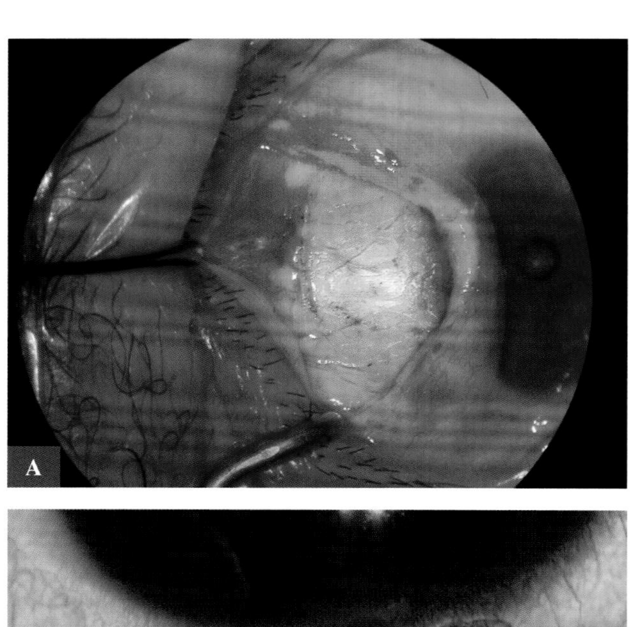

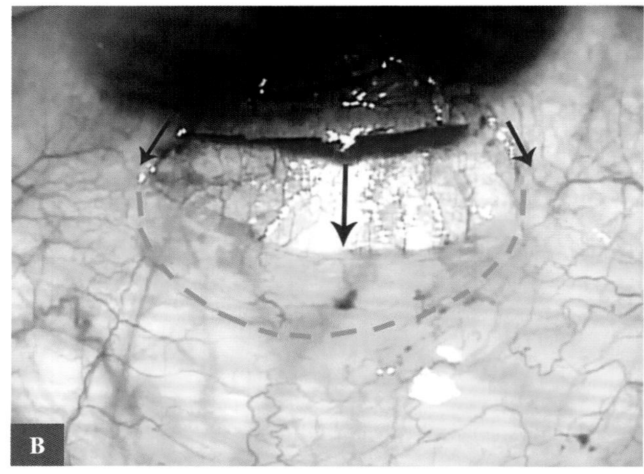

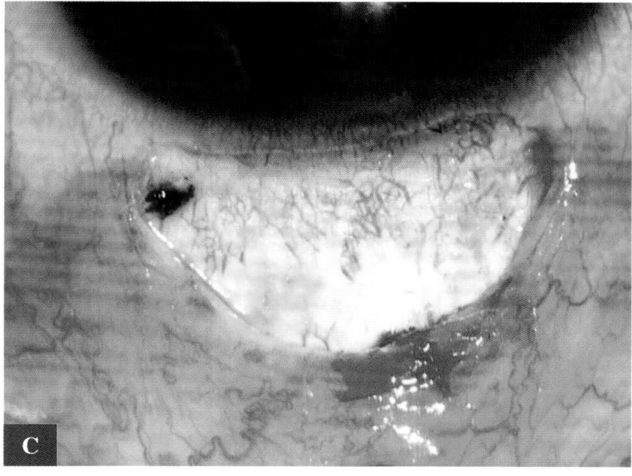

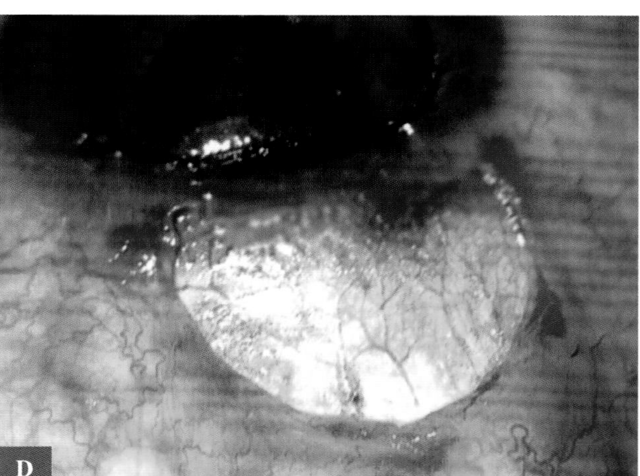

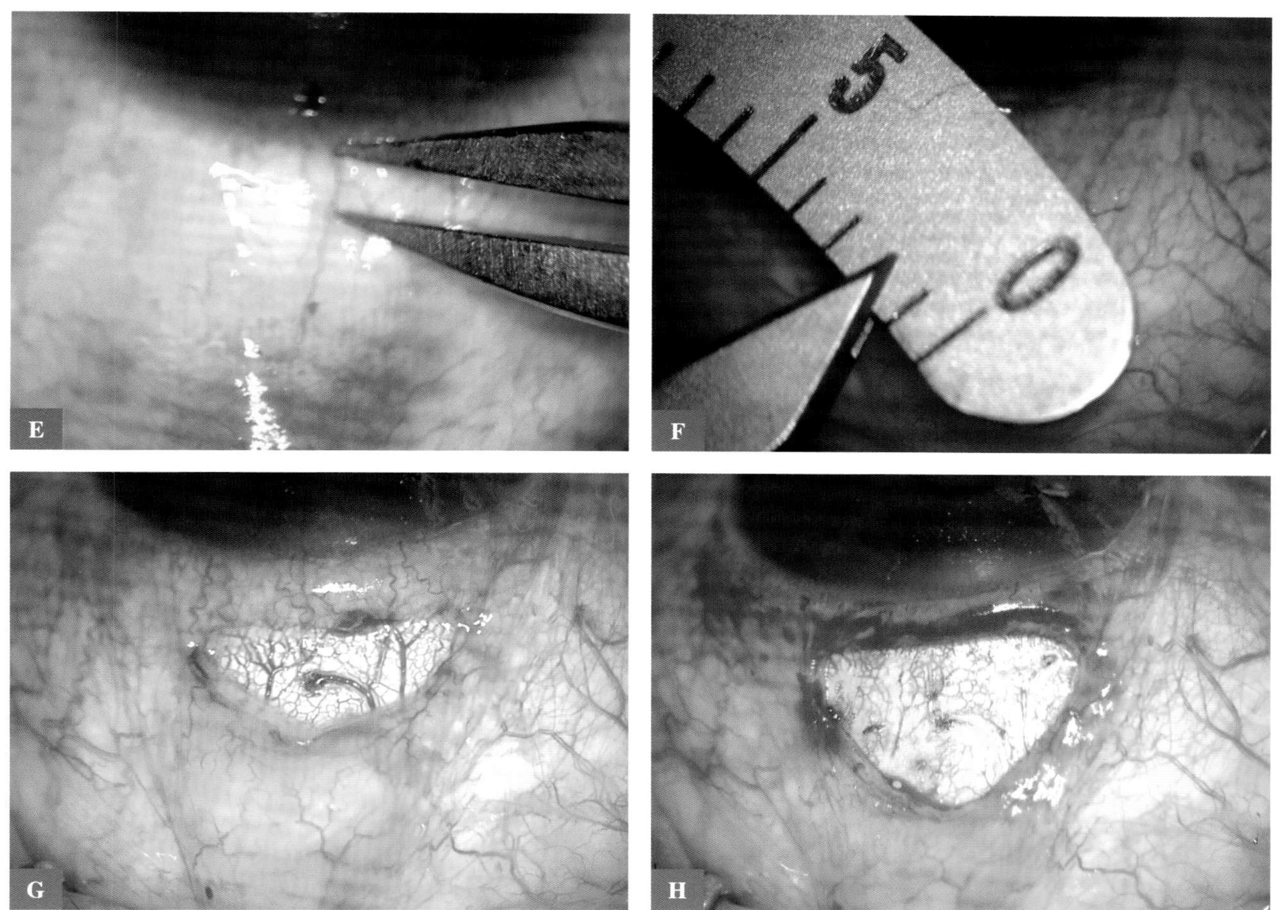

图 4-2-2　结膜切口制作

A:示意以角膜缘为基底结膜瓣的制作,可见结膜边缘整齐、锐利　B~D:示意以穹窿部为基底结膜瓣的制作方法一,沿角膜缘直接剪开结膜,两端可以适当垂直角膜缘方向向后剪开结膜 0.5~1mm,然后以向后、向周围方向钝性分离结膜下组织(B,蓝箭头示意),暴露出一定大小的术野　E~H:示意以穹窿部为基底结膜瓣的制作方法二,距离角膜缘 1~2mm 剪开结膜,同样方法以向后、向周围方向钝性分离结膜下组织,暴露出一定大小的术野

为避免损伤角膜缘干细胞,有学者认为剪切结膜时,以保留角膜缘结膜 1~2mm 为宜(E~H),如此剪切的话,结膜游离端的缝合则采取间断或连续褥式缝合为佳(图 2-2-2A~C)。参考第二章第二节第九问题。

六、结膜瓣制作的技巧有哪些?

结膜瓣制作是小梁切除手术的重要组成部分,不同的结膜瓣制作方法各具优缺点[6]。见表 4-2-1。

1. 以角膜缘为基底结膜瓣的制作　初学者在剪开结膜制作高位瓣时,往往会剪成鼠咬状或者边缘不整齐。如果结膜边缘不整齐,直接影响到术毕结膜创口的缝合整齐。

左手夹持住最高位结膜(含 Tenon 囊组织),右手持显微小梁剪,在左手夹持住的结膜之后部位,向下先剪一刀,然后调整手中剪刀方向,向左边沿着上睑缘自然弧度剪开结膜及结膜下组织,然后再调整手中剪刀方向,向右边方向,沿着上睑缘自然弧度剪开结膜及结膜下组织。总共三刀,简单、快捷,结膜边缘整齐,切口成八字弧形。注意,整个过程左手一直夹持住最高位结膜不松脱为关键(参考图 4-1-3C~E;图 4-1-4C~E)。

然后钝性分离结膜下组织。将剪刀尖并起来,就可以做钝性分离的工具了。先沿着结膜的切口剪开结膜下 Tenon 囊组织直至巩膜面,用合拢起来的剪刀尖,向角膜缘方向推进,边推边钝性分离直达角膜缘,在角膜缘处结膜下组织结合较紧密,可以适当用剪刀小心分离,完好暴露出角膜缘。巩膜面结缔组织要分

表 4-2-1　两种结膜瓣的对比[2]

	以穹窿部为基底的结膜瓣	以角膜缘为基底的结膜瓣
技术上	容易操作，手术时间耗时短	稍困难，耗时长
术野暴露	暴露好，利于可拆除缝线操作	暴露较差，做巩膜瓣时常需要助手帮忙，结膜的反折常影响可拆除缝线的操作
结膜剪开的部位	较少	较大
抗代谢药物的应用	需要小心防止结膜边缘的接触	容易操作
对二次手术的影响	较小	因瘢痕化范围大，对二次手术影响较大
滤过泡的形态	多呈平坦弥散滤过泡（房水向后部弥散），很少形成包裹性囊状滤过泡、薄壁缺血微囊泡和悬垂滤过泡	包裹性囊状滤过泡多见。有时因后方瘢痕（缝线区）进行性下移，形成限制环使房水不能向后部弥散，容易形成局限的或高隆的薄壁、缺血微囊泡及悬垂滤过泡，甚至平坦瘢痕泡
结膜伤口渗漏	早期伤口渗漏多见。但文献报道不一，但似乎与结膜缝合是否达到水密缝合有关。将结膜细致对合缝合在角膜上可以有效降低伤口渗漏	较少见，结膜细致缝合至水密，建议连续或褥式，也可以分层缝合

离干净，若藕断丝连，直接影响到后续巩膜瓣缝线（包括埋藏线结）特别是可调整缝线时的操作。

2. 以穹窿部为基底的结膜瓣制作　对于年龄较大、结膜较薄的患者，术后估计瘢痕化风险较低者，著者认为做此种结膜瓣比较省时、省力（参考图 4-1-5C~F）。

沿角膜缘剪开结膜，为更好暴露术野，制作结膜瓣时，两端可以适当垂直角膜缘方向向后剪开结膜 1~2mm（参考图 4-2-2B）。取一小棉块，置于结膜兜袋中，可以有效减少结膜下特别是靠近直肌的地方出血（参考图 4-1-5E、F 及下文图 4-2-3）。

七、制作结膜瓣时如何减少出血?

除了烧灼止血、蘸有少许肾上腺素棉签压迫止血外，可用小棉团压迫止血，见图 4-2-3 及参考图 4-1-5E、F。

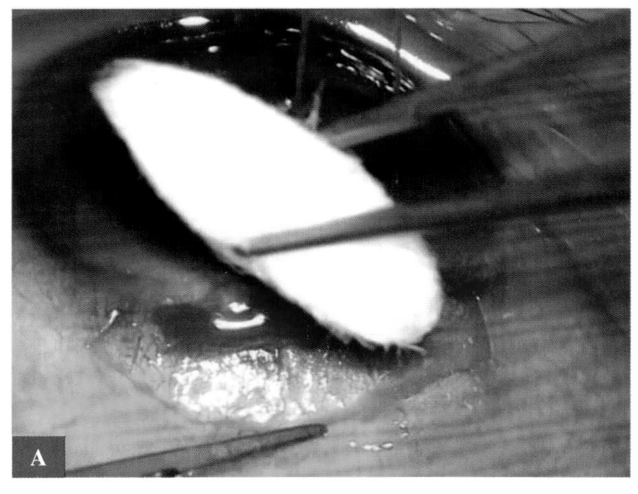

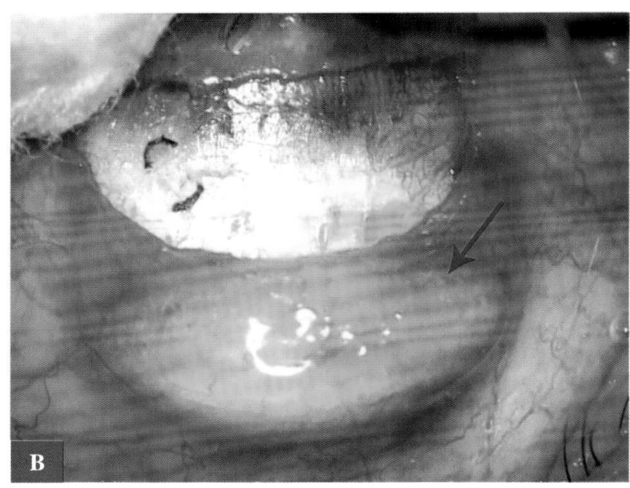

图 4-2-3　结膜下压迫止血

A、B：制作结膜瓣时，结膜下出血可用小棉团压迫止血，减少烧灼，B 图蓝箭头示意放置小棉团后外观

八、结膜瓣在制作过程中撕裂怎么办?

以角膜缘为基底结膜瓣制作为例,结膜瓣组织不慎被撕裂或剪破多发生于如下情况[1,2]:①过度向前分离结膜瓣导致撕裂球结膜附着处;②过多采用锐剪分离或剪除眼球筋膜组织时;③结膜组织牵拉太多或用力过强,尤其是误用有齿镊时;④结膜组织菲薄或既往有过炎症、外伤或手术史,以致与其下的巩膜组织粘连。

预防:术中尽量采用钝性分离,使用显微无齿镊或显微剪(尖端合拢起来)轻柔牵拉结膜组织并细心分离,分离后的结膜瓣应反折在角膜表面上并以湿棉片覆盖保护。处理方法:①如尚未制作巩膜瓣或进入前房,宜采用 10-0 尼龙缝线或可吸收缝线的圆形显微缝针作“8”字式或褥式缝合以便折叠小的裂孔,大的撕裂需作连续缝合;随后应将结膜切口向一侧扩大,并在离裂孔适当距离处作滤过手术切口。②如已制备巩膜瓣或进入前房,如结膜裂孔较小且离巩膜瓣下角膜缘组织块切除口稍远仍可按上述方法直接缝合;如在结膜附着处撕裂或在巩膜瓣下角膜缘组织块切除口相应位置穿破,可把结膜自角膜缘环状切开,刮除切口前的角膜上皮,把拉下的结膜瓣直接缝合在刮去上皮的角膜面上;较大的结膜撕裂需将角巩膜切口、结膜裂孔及结膜切口缝合,并更换位置手术。

九、巩膜瓣剖切技巧有哪些?包括厚薄、大小和位置的选择

巩膜瓣剖切应在 7~8 倍手术显微镜下操作。在选定的手术区,通常在正上方(12 点钟方位)或鼻上方,制作以角膜缘为基底、一定形状和厚度的巩膜瓣。先从两侧开始,用巩膜剖切刀沿标记的范围先做深达 1/2 厚度(或 2/3 厚度)、两个垂直角膜缘的切口,再做与角膜缘平行的巩膜切口,(图 4-2-4A、B)。也可先从巩膜瓣后缘开始,先做与角膜缘平行的巩膜切口,依术者习惯操作。用显微无齿镊提起巩膜瓣一个后角向前进行层间剖切,刀刃须与巩膜床剖切面平行,刀尖必须自始至终可见。对于初学者,起瓣时往往切口偏浅,这没有太大关系,但著者建议此时可在起瓣部位原地多剖切几次,逐渐加深,直至深度达 1/2 厚度(或 2/3 厚度)时再开始向前进行层间剖切。

剖切时要仔细观察巩膜瓣下深层巩膜床上的解剖标志,前方应剖切到白色巩膜和灰蓝色小梁网带交界处前 2.0mm,即相当于透明角膜内至少 1.0mm 处。图 4-2-4C 蓝箭头示意透明角膜与灰蓝色小梁网带交界处,绿箭头示意灰蓝色小梁网带与白色巩膜交界处(相当于 Schlemm 管走向);蓝箭头往前是透明角膜区域,绿箭头往后是白色巩膜区域,蓝箭头与绿箭头之间则为灰蓝色小梁网带。一般剖切深度为 2/3 厚或更深时上述分界才比较清楚(图 4-2-4C)。剖切 1/3 和 1/2 厚度时上述分界不甚明显(图 4-2-4D)。

巩膜瓣的形状没有统一要求。有 5mm×4mm、4mm×3mm、3mm×2mm,也有 4mm×4mm、3mm×3mm、2mm×2mm 的。形状也有长方形、正方形、梯形、三角形等。一般建议 4mm×3mm 梯形为佳。关于巩膜瓣的形状,目前尚无证据表明三角形瓣或方形瓣哪种更好。三角形瓣的优点是操作简便,剖切面积较小并容许在其顶端上仅用单针缝线缝合。该单针缝线术后如能通过激光断线松解或外置缝线拆除,则能起到类似全层巩膜滤过性手术的效果[1,2]。

巩膜瓣剖切至顶端时,建议呈弧形(图 4-2-4E),当完成巩膜瓣下角膜缘组织块切除后缝合巩膜瓣时,两端的巩膜瓣能很好地覆盖巩膜瓣下角膜缘组织块切除口,更容易获得巩膜瓣相对水密缝合的效果。

关于哪种刀剖切巩膜瓣最好?很长时间以来,国内学者主要都是用“剃须刀片”做巩膜瓣,对初学者有一定的学习曲线。由于刀尖锐利,容易切穿组织。建议将持刀柄对着刀尖呈 45°角处夹持,刀柄反转,刀尖和锐利的刀锋向上,刀身向下、“坐”在巩膜切口床上,利用刀尖剖切巩膜瓣,刀尖必须自始至终可见。这种方法,几乎不会发生巩膜切穿的情况(图 4-2-4F)。也有学者喜欢用巩膜隧道刀做巩膜瓣,简捷、快速,但往往剖切的巩膜瓣偏薄。特制的铲形刀轻巧、刀身小、前端圆钝,操作十分方便(图 4-2-4D、E)应该是目前最佳的巩膜剖切刀了。

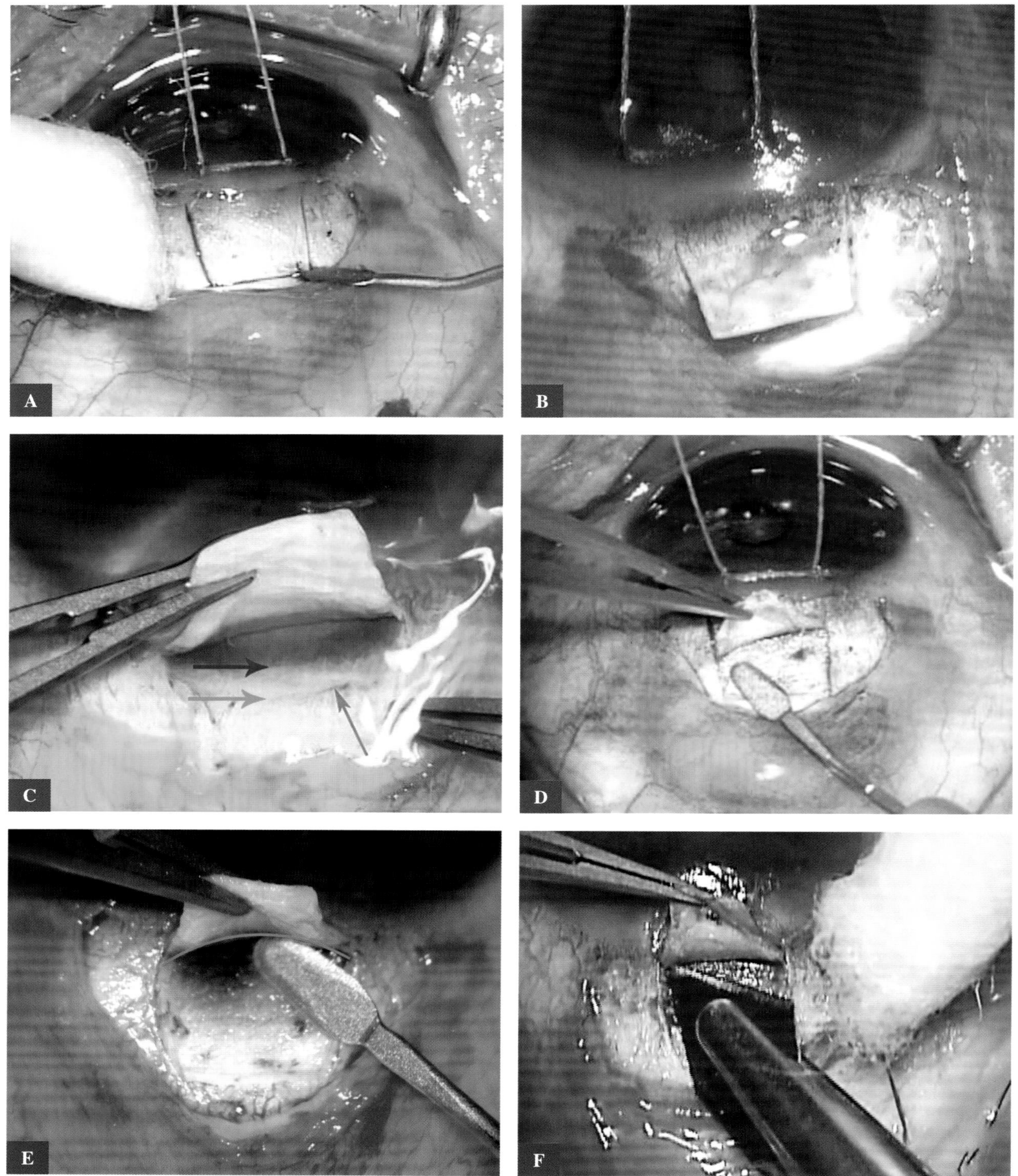

图 4-2-4　巩膜瓣的制作

A、B:示意制作的巩膜瓣的大小和形状　C:剖切深度为 2/3 厚度时,可清晰地观察到巩膜床上三个解剖标志:蓝箭头往前是透明角膜区域,绿箭头往后是白色巩膜区域,蓝箭头与绿箭头之间则为灰蓝色小梁网带。蓝箭头方向所指为透明角膜与灰蓝色小梁网带交界处,绿箭头方向所指为灰蓝色小梁网带与白色巩膜交界处(相当于 Schlemm 管走向),在剖切到该部位时,该处往往出现少许坑洼且组织略带深褐色(红箭头示意)。可参考本节问题十七解答(参考图 4-2-9A、B)　D:剖切 1/3 或 1/2 厚度时上述分界不甚明显　E:巩膜瓣剖切至顶端时,建议呈弧形为佳　F:示意用“剃须刀片”做巩膜瓣,建议刀尖和锐利的刀锋向上,刀身向下、“坐”在巩膜切口床上,利用刀尖剖切巩膜瓣

十、巩膜瓣制作为什么建议"宁大勿小、宁厚勿薄"？

小梁切除手术的一个原则是必须认识到巩膜瓣需要有足够的大小和厚度抵挡房水直接从前房大量流出。对初学者而言:"宁大勿小、宁厚勿薄"不失为一技巧。太小的瓣一般滤过量较大，"宁大"意思是稍大的巩膜瓣,可以弥补滤过过强的机会更大,巩膜瓣对合好的机会也更大。

关于厚度,有 1/3、1/2 厚度或 2/3 厚度。一般建议制作 2/3 厚度。太薄的巩膜瓣容易引起针孔漏水和容易穿破,对巩膜本身较薄且弹性较差的患者(如眼球增大、高度近视)尤为要注意,术毕前房形成欠佳,术后滤过过强、浅前房的几率增加。另外,巩膜瓣的厚度与术后眼压控制存在密切关系,较薄的巩膜瓣能提供较大的滤过量和较低的术后眼压。如闭角型青光眼建议制作稍厚巩膜瓣;年轻的开角型青光眼或正常眼压性青光眼建议制作稍薄的巩膜瓣。

总之，"宁大"、"宁厚"巩膜瓣,能有效减少滤过过强,针孔漏水,前房形成欠佳等发生率。参考本章第四节问题五第 2 点解答。

十一、为什么制作结膜、巩膜瓣时建议尽量不烧灼止血?

大多数初学者都被告知:"要对术野内的出血灶充分止血和冲洗,防止血液流入前房。由于它们可导致滤过道阻塞并促使成纤维细胞增殖,应认真检查有否活动性出血点存在,以避免巩膜瓣或结膜瓣下的血凝块形成"。著者认为,结膜下、巩膜面适当止血是必要的,但不一定要完全烧灼所有血管,尤其是制作巩膜瓣时。如果烧灼太厉害,尤其巩膜瓣边缘,组织会发生挛缩,巩膜瓣对合不良,不利于相对水密缝合。建议用"农村包围城市"的方法,先周边止血,逐渐向滤过区靠拢。滤过区止血应当轻柔,小心造成坑坑洼洼的局面。巩膜瓣边缘尽量不烧灼止血,可采用棉签、或使用蘸有少许肾上腺素的棉签压迫止血或者冲洗针滴水止血。如有条件,最好采用水下电凝止血。

十二、为什么术中要放置 MMC,有的术后还要补充 5- 氟尿嘧啶(5-FU)？

小梁切除术后滤过道的纤维瘢痕化,是手术失败的主要原因。为防止术后滤过道过早的愈合,术中应用或术后补充抗代谢药是其手段之一。目前,MMC 是临床上最有效、最方便、最确切的能显著减少术后瘢痕化反应的药物。参考下文问题十三解答。当术后早期发现滤过泡有瘢痕化倾向时,可以在滤过泡旁、或对侧(下方)结膜下注射一定浓度和剂量的 5-FU,能挽救一部分濒临失败的滤过泡[7,8]。

十三、如何放置 MMC,原则和适应证是什么?

决定小梁切除手术成功的一个关键因素是术后滤过道创口愈合调控的问题。有许多的药物以不同机制调控这样一个复杂的病理生理过程。由于抗代谢药物在结构上与核酸相似,能竞争性干扰 DNA、RNA、蛋白合成或细胞分裂,非特异性抑制代谢活跃的成纤维细胞增生,因而能在伤口愈合过程中抑制成纤维细胞增殖,减少瘢痕化和延缓瘢痕化进程。大量的证据已经证实,应用抗代谢药物能有效提高手术成功率。目前最常用的抗代谢药物有 5-FU 和 MMC。

应用抗代谢药物的原则是:规范化、合理化、个性化使用抗代谢药!

放置抗代谢药物的适应证是:主要用于难治性青光眼[9]。其他非难治性青光眼的应用,可依据个人经验、患者自身情况选择应用。抗代谢药物的应用目前仍然需要个性化。抗代谢药物放置浓度、时间、位置都需根据患者年龄、性别、种族、疾病严重程度等个性化处理[2],尚无明确的标准。以下著者归纳的建议仅供参考:

1. 越年轻(年龄越小),则应用的浓度应越高,时间越长。反之亦然。

2. 结膜下 Tenon 囊组织越厚、瘢痕越多、充血越明显(血管粗大密集),则应用的浓度越高,时间越长。反之亦然。

3. 瘢痕化风险越高者(主要指各种难治性青光眼,如新生血管性青光眼、ICE 综合征继发性青光眼等),则应用的浓度越高,时间越长。反之亦然。

4. 患者的自身情况,如皮肤黝黑、精瘦、瘢痕体质者,则应用的浓度越高,时间越长。反之亦然。临床工作中发现，体型精瘦者，瘢痕化反应比体胖者强烈；结膜薄者，巩膜瓣的愈合似乎更快。

5. MMC 的用法　将浸泡一定浓度（一般 0.2~0.4mg/ml，2mg/ 瓶，用 10ml、8ml、6ml、5ml BSS 溶解，浓度分别为 0.2mg/ml、0.25mg/ml、0.33mg/ml、0.4mg/ml）MMC 的消毒海绵块或棉片，置于结膜瓣下方（结膜与巩膜之间）或巩膜瓣下，一定时间后（约 1~5 分钟），用约 150~200ml BSS 反复冲洗残留药液。

消毒海绵块或棉片的大小、放置的时间、位置，应根据患者的个体情况包括年龄、疾病类型、结膜下 Tenon 囊组织的厚薄等情况综合评价后个性化使用。举例：一般情况下，可选择 0.25mg/ml，2~3 分钟；年轻患者，可以 0.33mg/ml 甚至 0.4mg/ml，5 分钟；年长者、结膜下组织薄者，可以选择低浓度 0.2mg/ml、1~2 分钟。浓度与时间的选择需要临床经验的积累，如浓度太低，抑制瘢痕化作用不足；浓度太高或时间太长，容易导致术后一系列的并发症(见本章第三节)。因此建议通过长期追踪随访滤过泡的变化不断总结经验。

6. 放置的部位　置于结膜瓣下方（结膜与巩膜之间）；结膜薄者可仅放置在巩膜瓣下，或仅让 MMC 棉片敷贴于巩膜面上（结膜瓣掀起或提起）。另外，巩膜瓣上方不建议放置，保留一个赦免区，减少术后滤过区局限性薄壁、苍白泡发生。见图 4-2-5。

7. 放置棉片的大小　若放置在巩膜瓣下，大小与巩膜瓣相同；放置在结膜和巩膜瓣下，建议比巩膜瓣大些范围。高危瘢痕化患者，放置的范围应略大。见图 4-2-5。

8. 应用 MMC 的患者，尽量采用以角膜缘为基底的高位结膜瓣。术中不慎撕裂球结膜或穿破巩膜时，原则上应避免使用它；以穹窿部为基底结膜瓣的 MMC 放置要十分注意一些细节。见图 4-2-5。

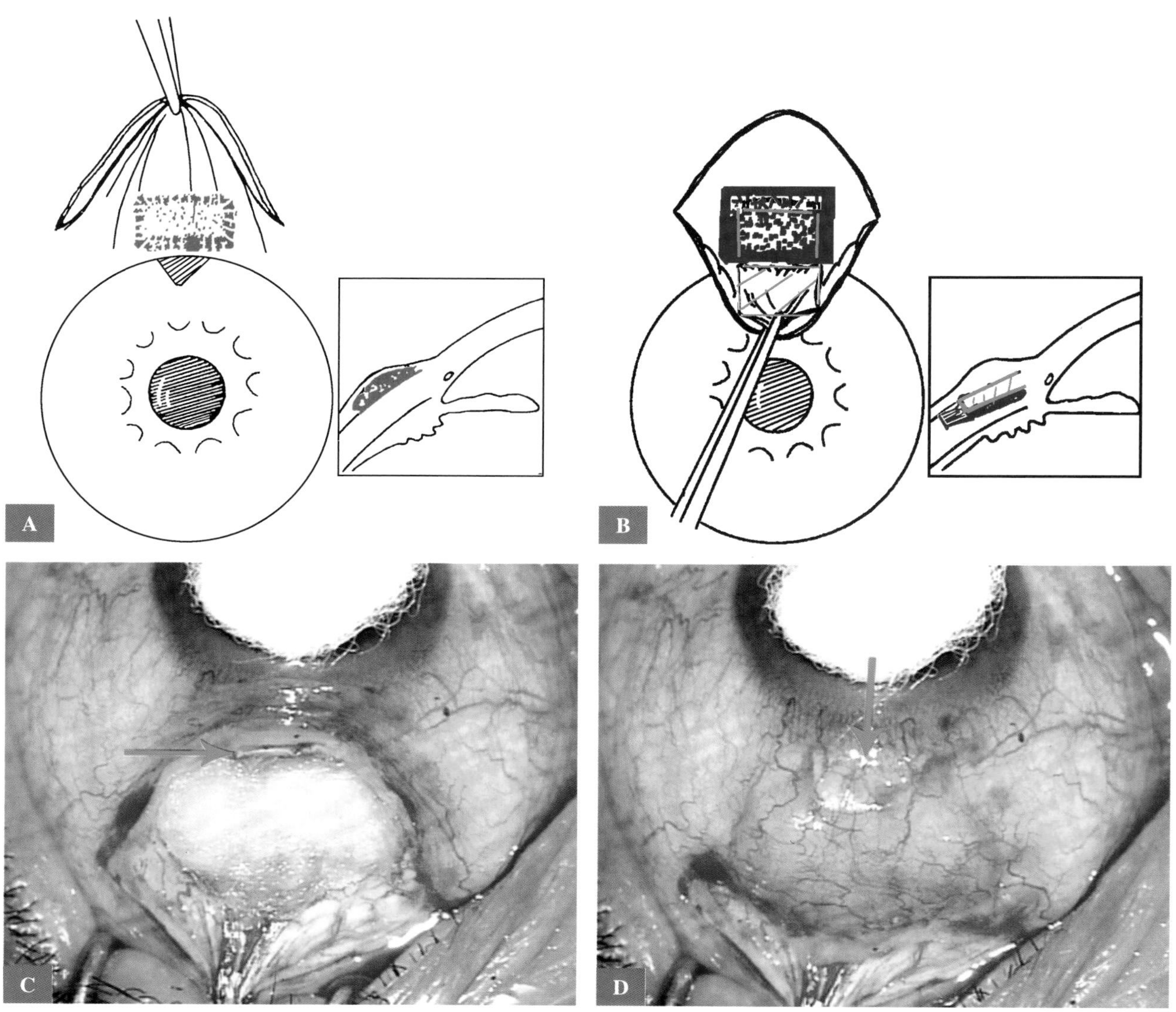

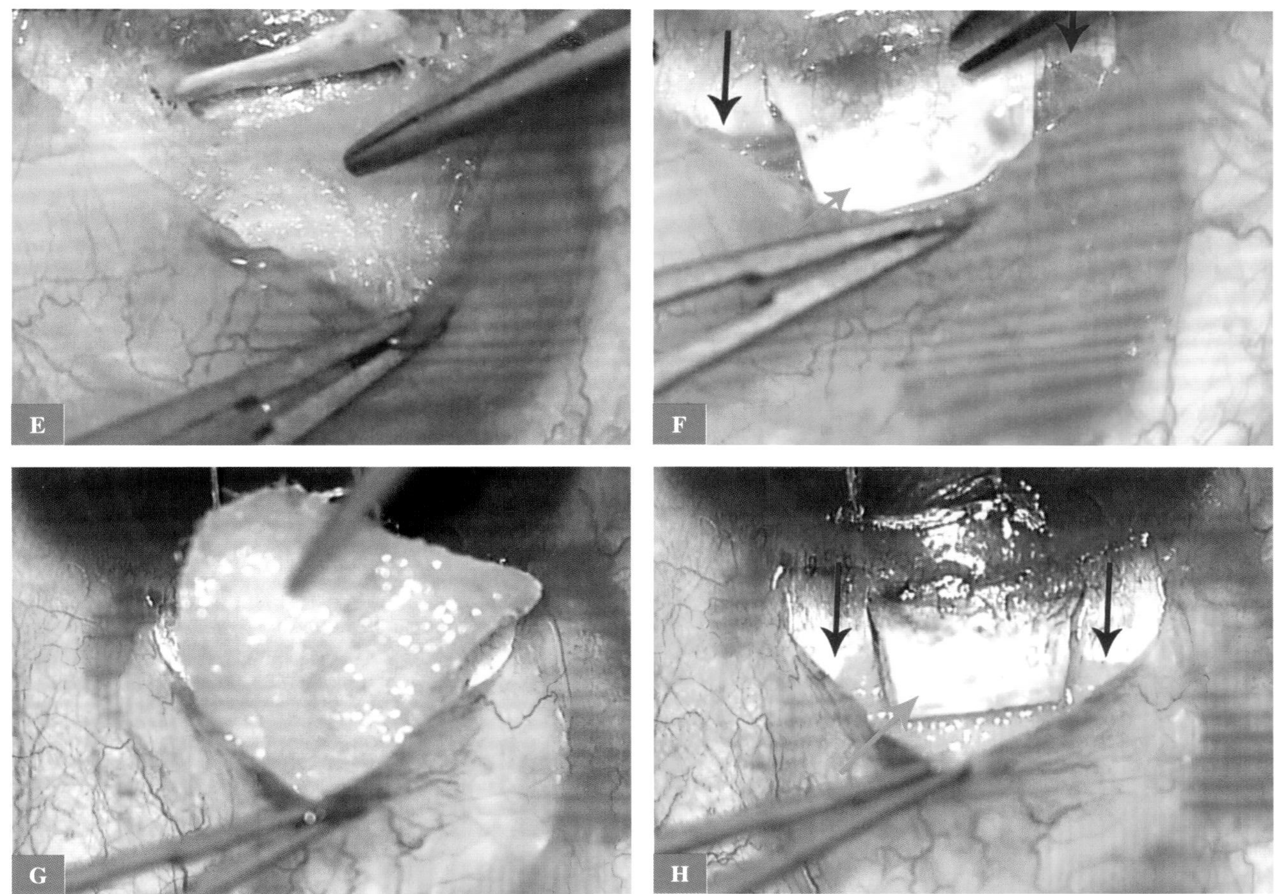

图 4-2-5　MMC 的放置

A：示意放置 MMC 的部位为结膜瓣下方（红色示意）　B：示意放置的部位为结膜瓣下和巩膜瓣下（蓝色示意，绿色框示意巩膜瓣大小）　C、D：以角膜缘为基底的结膜瓣应用时，巩膜瓣上的结膜下没有放置 MMC（绿箭头）　E~H：穹窿部为基底的结膜瓣应用时，MMC 棉片远离角膜缘（蓝箭头），结膜游离边缘不接触 MMC 棉片（被镊子夹起），巩膜瓣上亦没有放置 MMC 棉片（绿箭头）

9. 使用 MMC 时，要注意保护角膜，浸泡药液的海绵或棉片大小适度，避免造成结膜伤口边缘与药棉接触并导致伤口愈合不良，这一点对穹窿部为基底的结膜瓣应用时尤其重要 。

10. 国外最新的研究推荐抗代谢药物用于所有小梁切除术；并认为调整药物浓度要比调整使用时间更有效，原因是基于药动学研究的结果，显示抗代谢药物在 3 分钟时吸收量达到最大。他们的用药方案为：瘢痕化高危患者，采用高浓度至 0.5mg/ml，瘢痕化低危患者，采用低浓度 0.2mg/ml，时间统一都是 3 分钟[10]。

目前国内仍然多是采用棉片浸泡 MMC 方法，大小可随意裁剪。国外多采用大小固定的海绵片，对放置的范围大小把握较好。

十四、为什么做前房穿刺（侧切口）？什么是 I 度放房水？

参考第二章第三节。前房穿刺后从侧切口缓慢放出少量房水，著者称之为“Ⅰ度放房水”（有别于本节问题十五解答所述的“Ⅱ度放房水”）。形成前房时，可用冲洗针头注入适量 BSS（图 4-2-6）。

也有学者不做此步骤。但著者认为，前房穿刺很重要且必要，除第二章第三节提到的几个方面外［如降低眼压，缓解高眼压带来的风险；制作供其他前房操作（如前房冲洗）的窗口；重建前房等］，作为小梁切除术本身，在巩膜瓣缝合后可以帮助判断滤过量，这对形成相对水密缝合非常重要。另外，在瞳孔特别大（原发性急性闭角型青光眼急性发作后）的小梁切除术，有时候周切口会被虹膜组织堆积阻塞，可以通过前房穿刺口用晶状体调位钩将其拖拉出来，参考本节问题二十二解答及图 4-2-14。

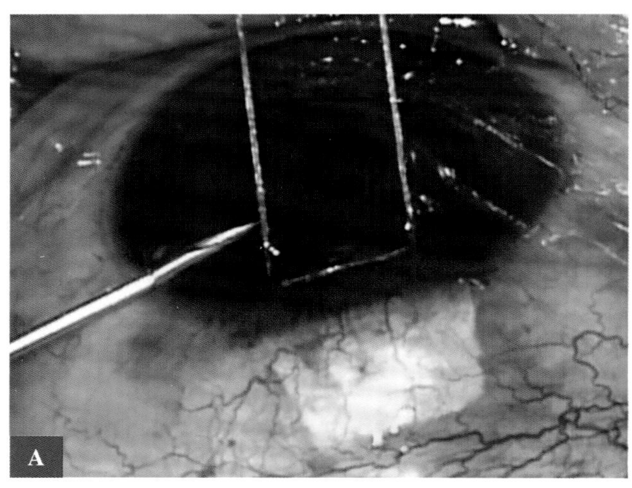

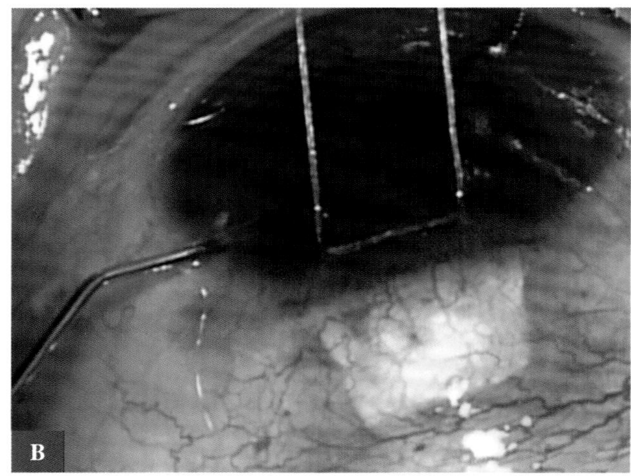

图 4-2-6　前房穿刺与前房形成

A:示意用 1ml 注射针头做前房穿刺　B:示意用冲洗针头做前房操作(冲洗、前房形成等)

十五、巩膜瓣下角膜缘组织块切除和周边虹膜切除的技巧有哪些？什么是“Ⅱ度放房水”？

关于位置:这部分内容已在本章第一节图 4-1-1 和图 4-1-2 详细描述,这里不再赘述。图 4-1-1C 黄色框内切到的组织仅为角膜组织,图 4-1-1D 红色框内切到的组织包含了角膜 - 小梁组织。除非为了增加睫状体上腔引流作用或为了提供小梁组织病理标本,才需要切到图 4-1-1B 蓝色框内或图 4-1-1D 红色框内组织。这里强调位置的重要性,其原因在于选择位置靠前(即选择图 4-1-1C 黄色框)可以大大减少出血的机会(位置靠后容易伤及下方粗大的睫状突引起出血),从而减少并发症。

关于大小:可根据巩膜瓣大小来决定,选择 2mm×2mm、2mm×1mm 或 1mm×1mm 不等的切除口都是可以的,但巩膜瓣两侧与巩膜瓣下角膜缘组织块切除口两侧边缘的覆盖范围应当分别以 0.5~1.0mm 为佳(图 4-2-7A、B)。

关于巩膜瓣下角膜缘组织块切除的技巧:

1. 切穿巩膜瓣下角膜或角膜 - 小梁组织进入前房时,应让房水缓慢渗出,让眼球略变软但前房不应消失。做此动作时,左手应立即用巩膜瓣覆盖切口可有效防止前房迅速消失。

2. 剪除巩膜瓣下角膜缘组织块时,虹膜很容易脱出,让其复位往往花费术者尤其初学者很长时间,事实上,对虹膜的搅动太多更会带来并发症和术后的炎症反应。著者建议先剪穿虹膜一小口(图 4-2-7C~F),让后房水缓慢地流出,缓解后房压力,避免虹膜突然膨出、前房消失和虹膜 - 晶状体隔前移。此剪切虹膜小口放房水,著者称为“Ⅱ度放房水”(放出后房水,缓解后房压力)。经过长期临床观察,著者发现,两度放房水(Ⅰ度和Ⅱ度)(Ⅰ度为前房穿刺,放出前房水,缓解前房压力,见本节问题十四解答)能有效缓解眼内压力,虹膜极少脱出或涌出。特别对术前高眼压患者尤为有效。

3. 切除巩膜瓣下角膜缘组织块时,推荐用巩膜穿刺刀操作较灵活(手柄很长,刀刃也长且锋利);当然也可用钻石刀。

十六、为什么建议巩膜瓣下角膜缘组织块切除口尽量靠近透明角膜？

本节问题十五解答已详细讲述。

有些患者,如中年女性、闭角型青光眼,以及先天性青光眼,睫状体一般较大且靠前,在手术中往往会发现,即使巩膜瓣下角膜缘组织块切除口已经在透明角膜区域,仍能看到突起的睫状体突。对于这类患者,如果切口偏后,很容易会碰到粗大的睫状体根部引起出血。所以建议巩膜瓣下角膜缘组织块切除口应尽量靠近透明角膜(图 4-2-8)。切口处睫状突的处理见本节问题二十五解答。

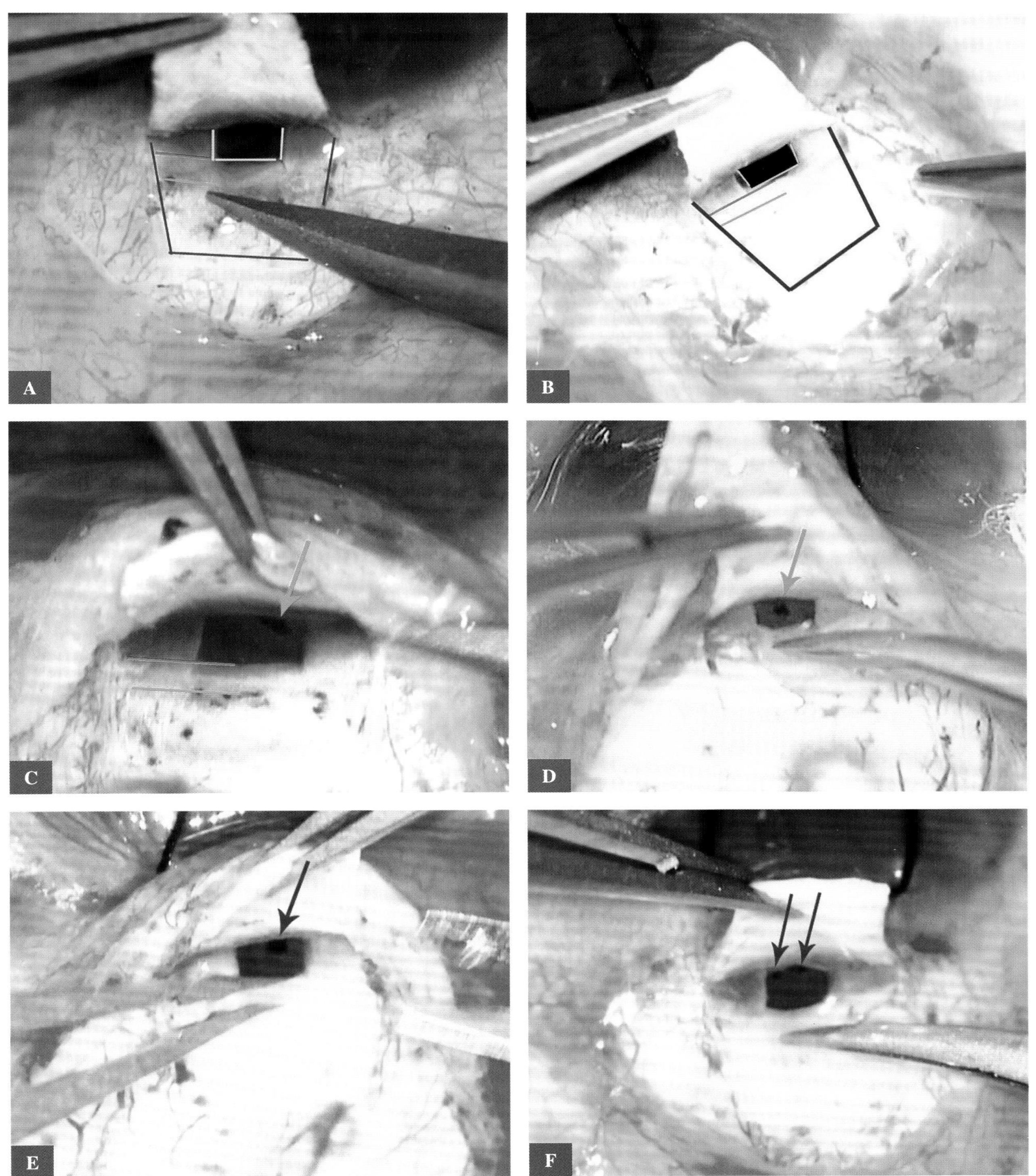

图 4-2-7　巩膜瓣下角膜缘组织块切除的大小与Ⅱ度放房水

A、B：示意巩膜瓣下角膜缘组织块切除的大小（黄色框）。无论大小，两端距离巩膜瓣边缘应保持在 0.5~1.0mm 为佳　C~F：示意“Ⅱ度放房水”寓意，虹膜上先剪切一小洞（C、D 绿箭头，E、F 蓝箭头），放出后房水，有效缓解后房压力

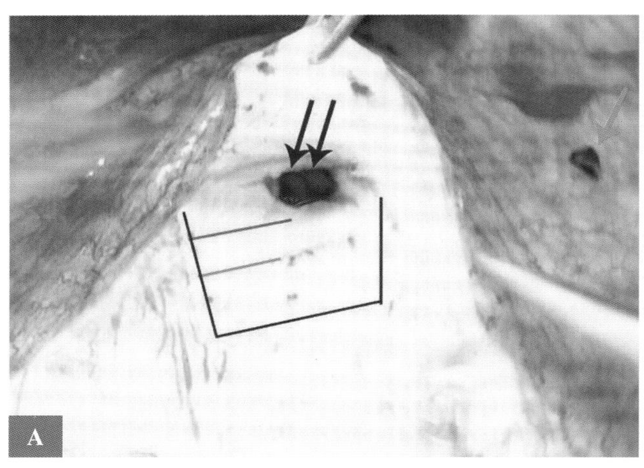

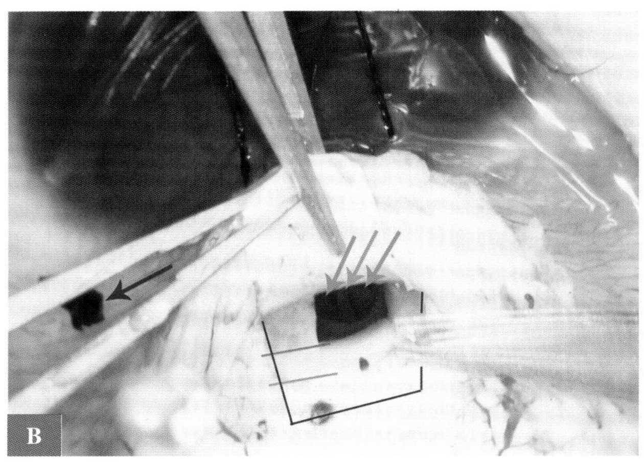

图 4-2-8　切口处见睫状突

A：在透明角膜区域内（红直线往前区域）做巩膜瓣下角膜缘组织块切除和周边虹膜剪切，仍可见两个粗大圆盾的睫状突堵在切口处（蓝箭头，绿箭头示意剪切下来的虹膜）　B：同样在透明角膜区域内的切口处见三个瘦长的睫状突（绿箭头，蓝箭头示意剪切下来的虹膜），这种瘦长的睫状突多见于先天性青光眼（大眼球）患者

十七、在剖切巩膜瓣时，最容易切穿的部位在哪里？

在剖切到达白色巩膜和灰蓝色小梁网带交界处（图 4-2-9A、B 绿箭头所指方向），相当于 Schlemm 管走向的部位时，往往最薄，Schlemm 管的上壁（或称外壁）呈现深褐色，当触及 Schlemm 管上壁或把上壁少许切开时会呈现坑洼的表现（图 4-2-9A-D 绿箭头）。其实逾越这个部位，进入灰蓝色小梁网带（绿箭头和蓝箭头之间）和透明角膜区域时，剖切变得相对容易。

如果不小心剖切太深或即将穿破，则立即停止，用刀从创口上方重新起切口，参考本节问题十八解答。

十八、制作巩膜瓣时，如果剖切太深致深层巩膜床少许穿破如何处理？

立即在剖切太深或者少许穿破处的上方重新剖切一个新的、稍浅的切口逾越过去（图 4-2-10）。

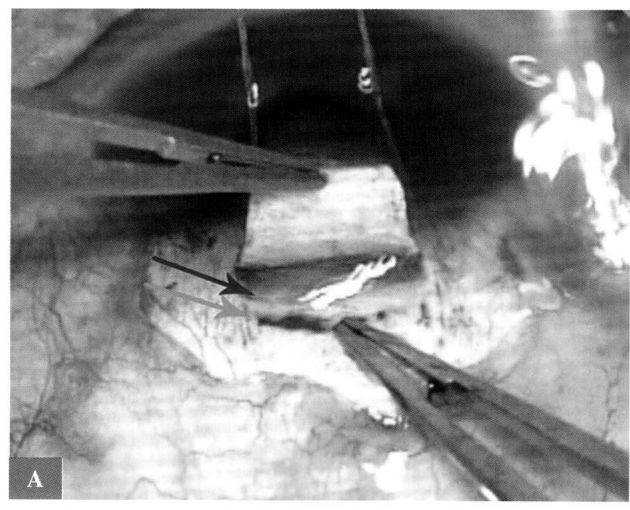

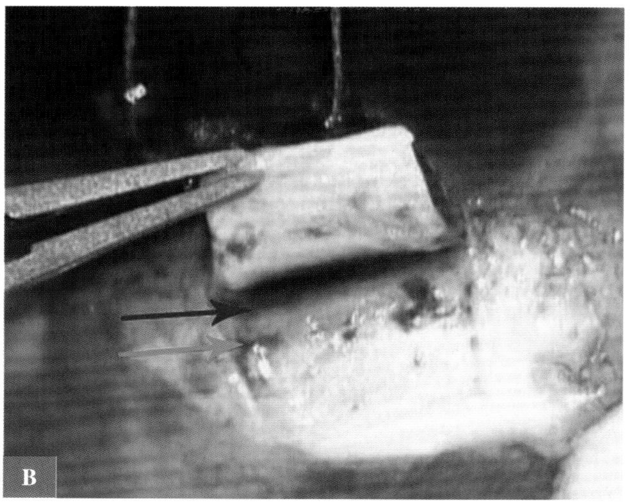

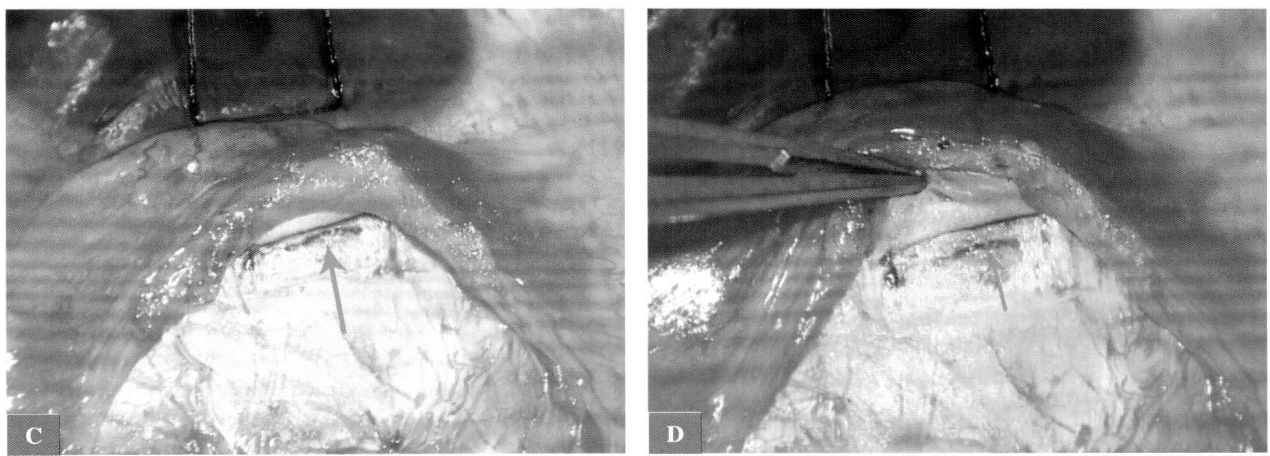

图 4-2-9　剖切巩膜瓣时最容易切穿的部位

A~D：在剖切到达白色巩膜和灰蓝色小梁网带交界处（A、B 绿箭头所指方向），相当于 Schlemm 管走向的部位，此处最易切穿。该处为 Schlemm 管的上壁（外壁），呈现深褐色，当把上壁少许切开时会呈现坑洼的表现（C、D 绿箭头），有时可以有少量出血（A）

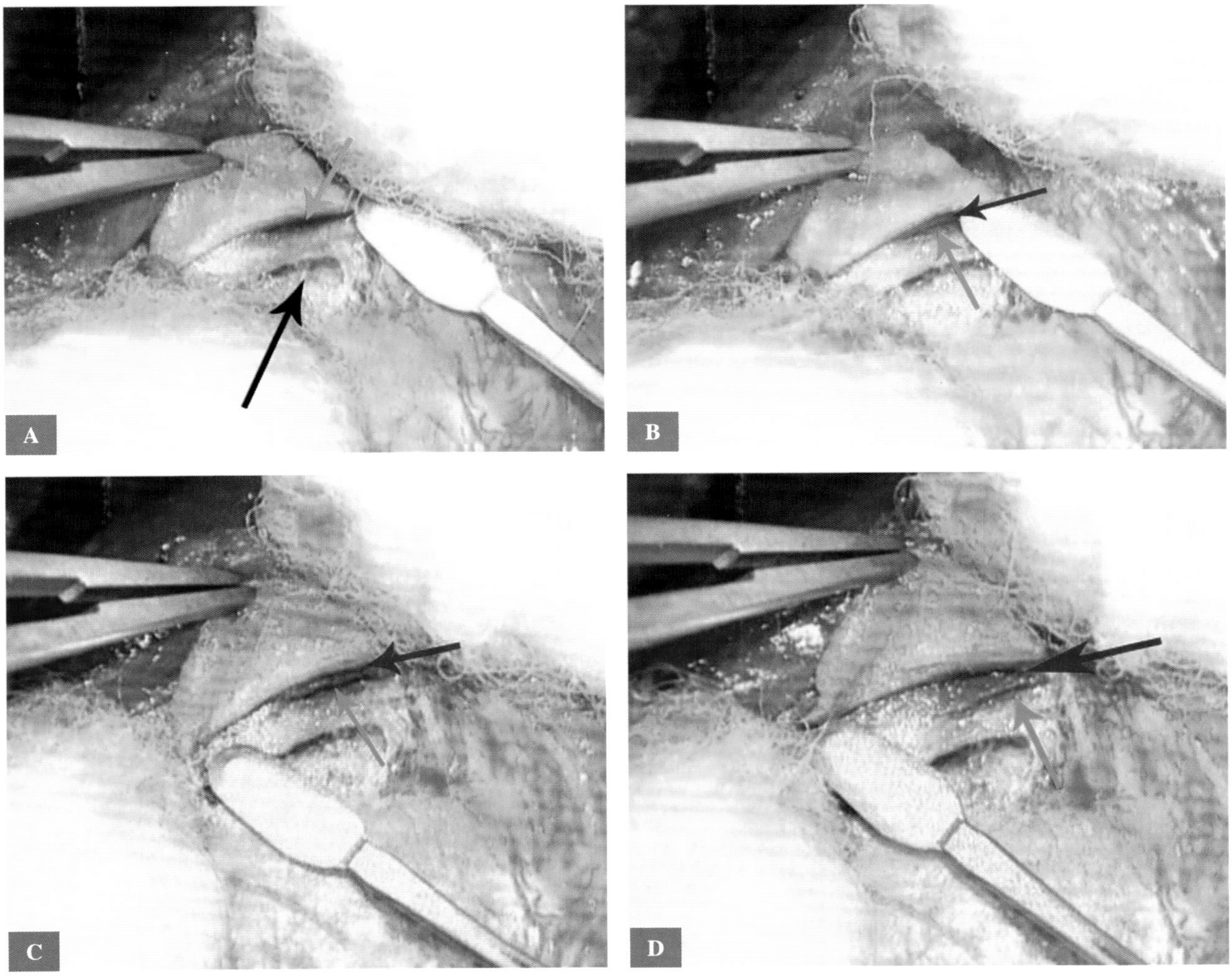

图 4-2-10　深层巩膜床即将穿破创口的处理

A：剖切巩膜瓣过程中该处不小心剖切太深，深层巩膜床上伤口处即将穿破（绿箭头示意）。图中黑箭头示意被切开上壁的 Schlemm 管　B：立即用刀在伤口处上方重新开一新切口（蓝箭头示意）　C、D：沿着新切口剖切巩膜床，可以看到这一方法能很好地逾越了原来的即将穿破的创口（绿箭头）

十九、制作巩膜瓣时，如果剖切太深，深层巩膜床穿破或仅留下一层菲薄的组织，如何处理？

如果在做巩膜瓣下角膜缘组织块切除口之前发现，小则修补，大则更换手术部位，重新制作巩膜瓣（图4-2-11）。

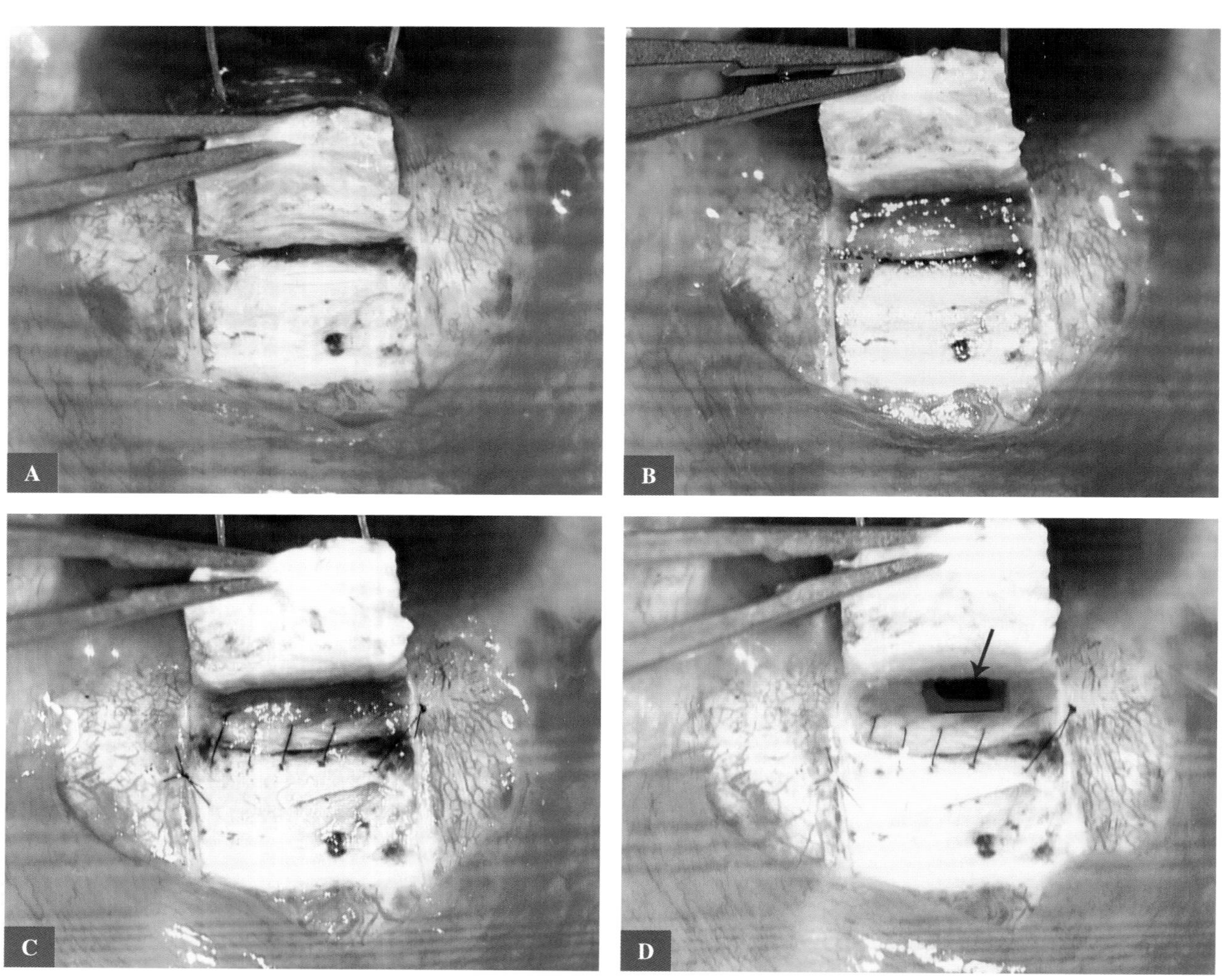

图 4-2-11　深层巩膜床穿破的处理

A、B：绿箭头示意深层巩膜床被切穿（切穿的部位为 Schlemm 管的位置，完全切穿，裸露虹膜根部）　C：用 10-0 尼龙线连续缝合　D：缝合巩膜床后在透明角膜区域进行巩膜瓣下角膜缘组织块切除和周边虹膜切除术。该例是本节问题十七解答提到的关于“在剖切巩膜瓣时，最容易切穿的部位是相当于 Schlemm 管走向的位置（灰蓝色小梁网带和白色巩膜交界处）”的一个很好的例子

二十、巩膜瓣穿破、前房无法形成怎么处理？

如果已经做了巩膜瓣下角膜缘组织块切除口和周边虹膜切除，方才发现巩膜瓣破裂或穿孔或撕裂，小则修补，但一定要保证前房能形成；如果前房不能形成或穿破口太大则用异体巩膜覆盖修补。结膜瓣相对水密缝合（图 4-2-12）。

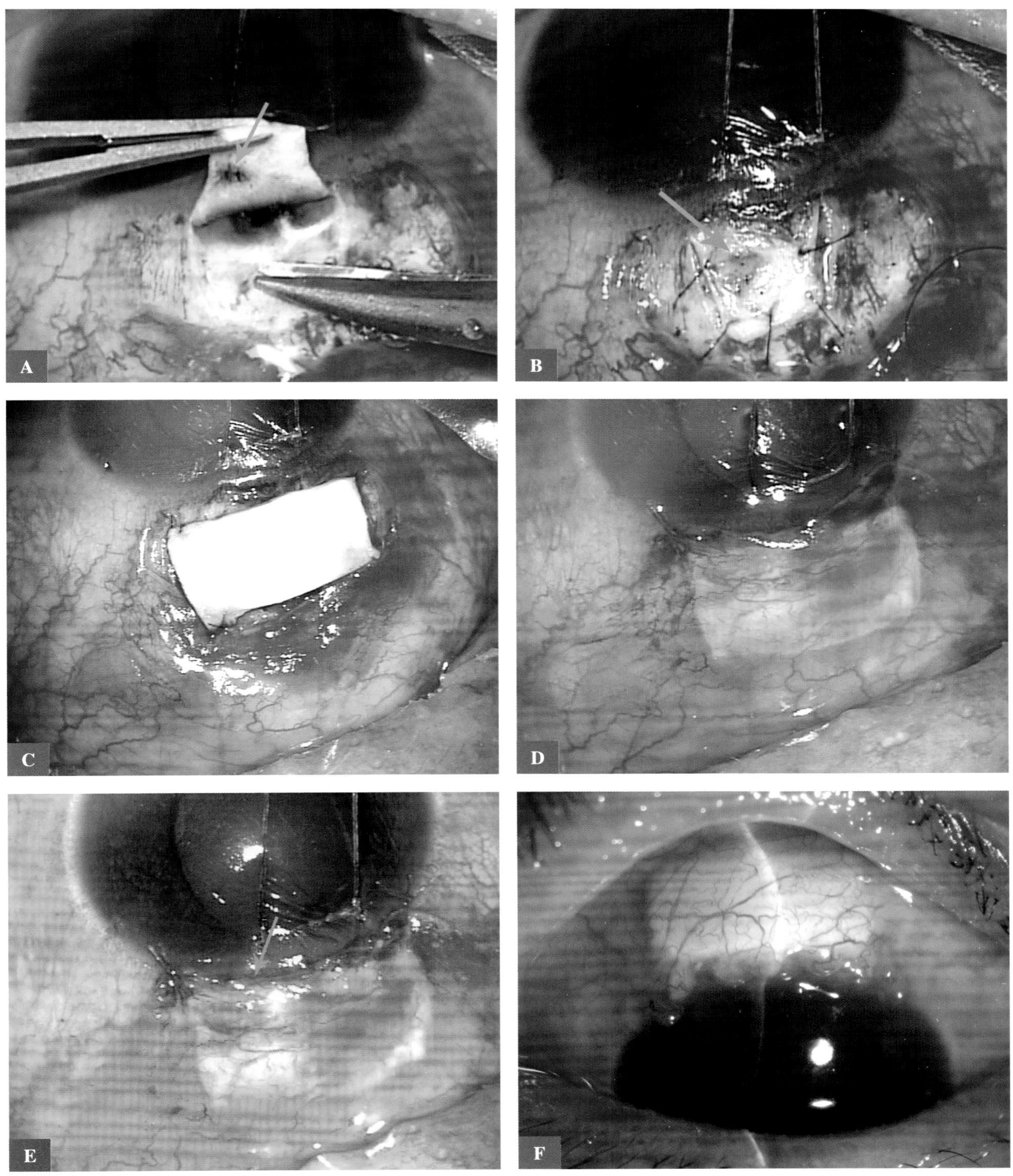
A
B
C
D
E
F

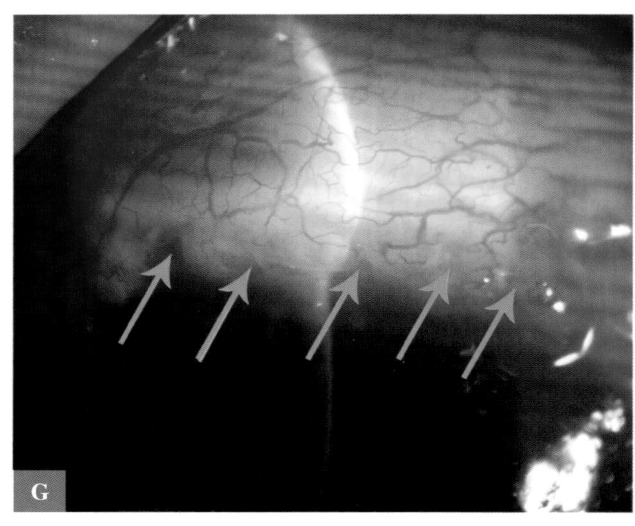
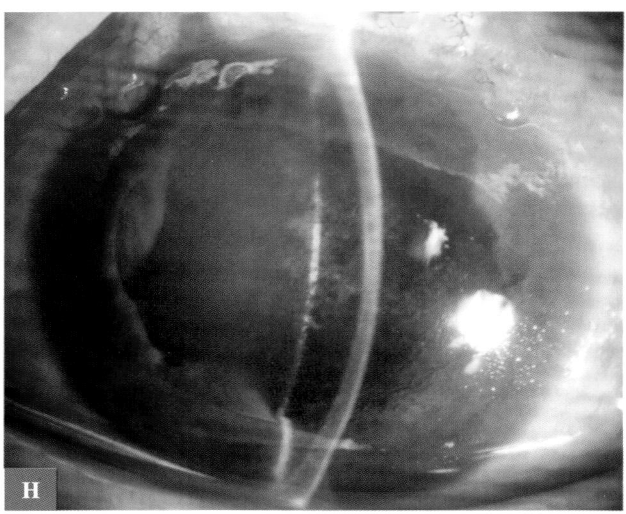

图 4-2-12　异体巩膜瓣覆盖处理巩膜瓣穿破

A、B:术中发现巩膜瓣有穿破,局部巩膜瓣很薄(绿箭头),估计无法形成前房　C:用异体巩膜瓣覆盖滤过区,10-0 尼龙线间断缝合固定在浅层巩膜上　D:8-0 可吸收缝线缝合两端结膜于透明角膜上　E:用 10-0 可吸收缝线连续缝合结膜游离端于透明角膜缘上至相对水密缝合(绿箭头)　F~H:术后一个月外观,可见结膜对合好,游离端 10-0 可吸收缝线仍可见(G,绿箭头),前房形成(该患眼为原发急性闭角型青光眼急性发作后,图中可见瞳孔散大、晶状体表面青光眼斑明显、前房炎症反应重)。

二十一、行周边虹膜切除术有何技巧?为什么虹膜周切口要比巩膜瓣下角膜缘组织块切除口大为宜?

行周边虹膜切除术应在 7~8 倍的手术显微镜下进行,先将虹膜恢复至正常位置后,轻轻提起切口中央颜色较浅的周边全层虹膜组织(或邻近先前切开的虹膜小口处)进行剪切。注意切勿撕裂虹膜根部,以免引起出血。

如果眼内后房压力较高、或者操作太粗暴、或者前房消失太猛,虹膜往往会膨出,而反复回复虹膜会导致手术时间延长,术后炎症反应加重。

最佳的状态是眼内压力稳定、虹膜平伏不膨出,用显微无齿镊子,轻柔地夹出、提起,再行剪切。著者体会到,在做巩膜瓣下角膜缘组织块切除时,采用“Ⅱ度放房水”的方法(参考本节问题十五解答),缓解后房压力,是促使虹膜平伏的一个很好的方法。著者用这个方法,即使是在眼压很高的情况下,都极少会看到虹膜膨出来,手术操作非常从容。参考本章第一节和第二节,在多个地方都有反复提到。

初学者往往容易仅剪切到浅层虹膜组织(即板层虹膜)。为避免发生板层剪切,可用下面分步法:先用镊子轻轻夹出一些虹膜到切除口外,此时先不急于剪虹膜,可以先放下虹膜,第二次再夹持全层的、稍多的虹膜(拟剪除的大小),再行虹膜切除。

剪切时,应将虹膜提起(离开巩膜面)再剪除,这个动作虽小,但很重要,这样可以尽量避免剪切到下面的睫状突引起出血(初学者往往把剪刀尖伸进巩膜瓣下角膜缘组织块切除口内进行操作)。

周边虹膜切除的范围不宜过小,应大于巩膜瓣下角膜缘组织块切除口大小(剪切的技巧:左手夹持全层虹膜时,先向左边轻微牵拉,右手剪切右侧的虹膜;然后左手再将虹膜向右边轻微牵拉,右手再剪切完左侧的虹膜。这样剪切的虹膜范围会比巩膜瓣下角膜缘组织块切除口大),以免因术后浅前房、用强散瞳剂或滤过泡按摩时,易致虹膜挤入瘘道口(图 4-2-13),并可能地和虹膜切口出现粘连闭合(参考本章第三节问题三十二解答)。另外在剪除过程中要注意瞳孔缘的形状与位置变化。

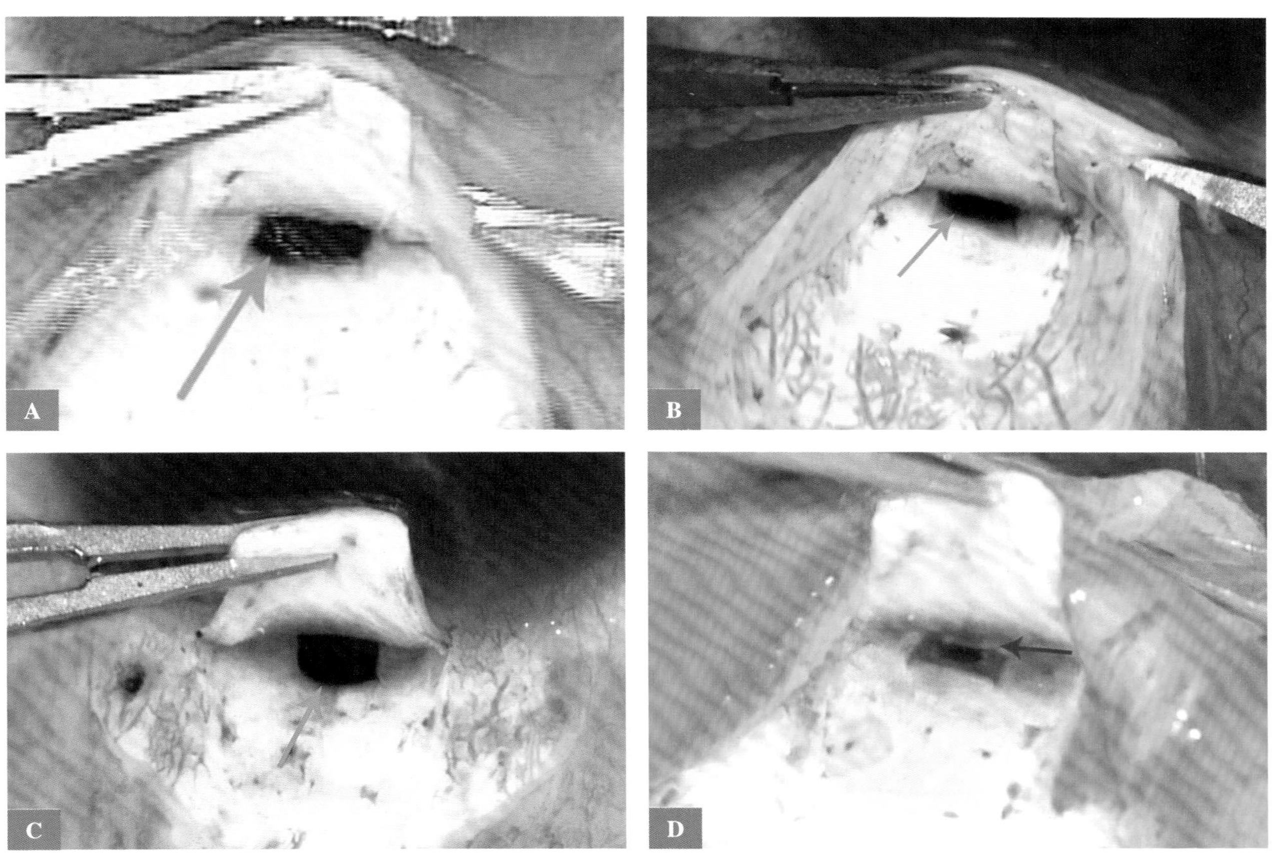

图 4-2-13　周边虹膜的剪除

A~C:周边虹膜切除的范围不宜过小,应大于巩膜瓣下角膜缘组织块切除口大小,绿箭头示意巩膜瓣下角膜缘组织块切除口内看不到虹膜,说明虹膜切口比它大　D:示意虹膜切口小于巩膜瓣下角膜缘组织块切除口,且残留一部分巩膜瓣下角膜缘组织块组织(蓝箭头)

二十二、瞳孔特别大,甚至大到边缘的虹膜周切口如何剪切?

这种情况最常见于急性闭角型青光眼急性发作后的患眼。通常行虹膜节段切除术(连同瞳孔缘一并剪去),因瞳孔太大作周边虹膜切除是有一定困难的。著者介绍两种方法来解决这个问题,供参考,详见图 4-2-14 描述。

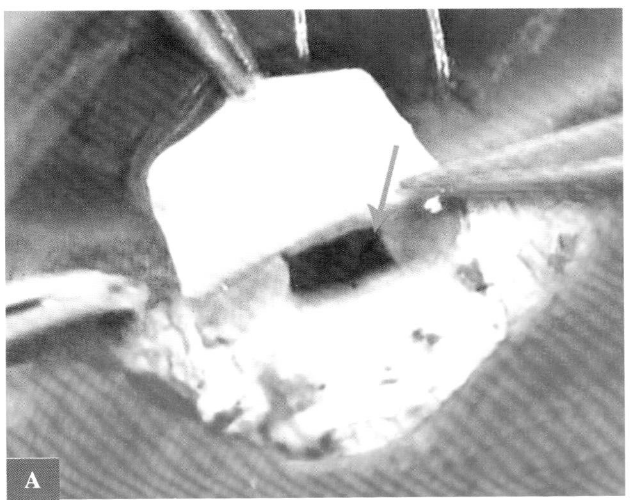

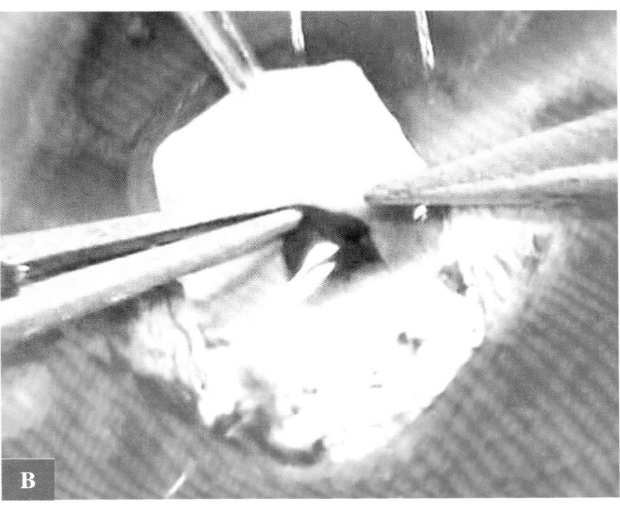

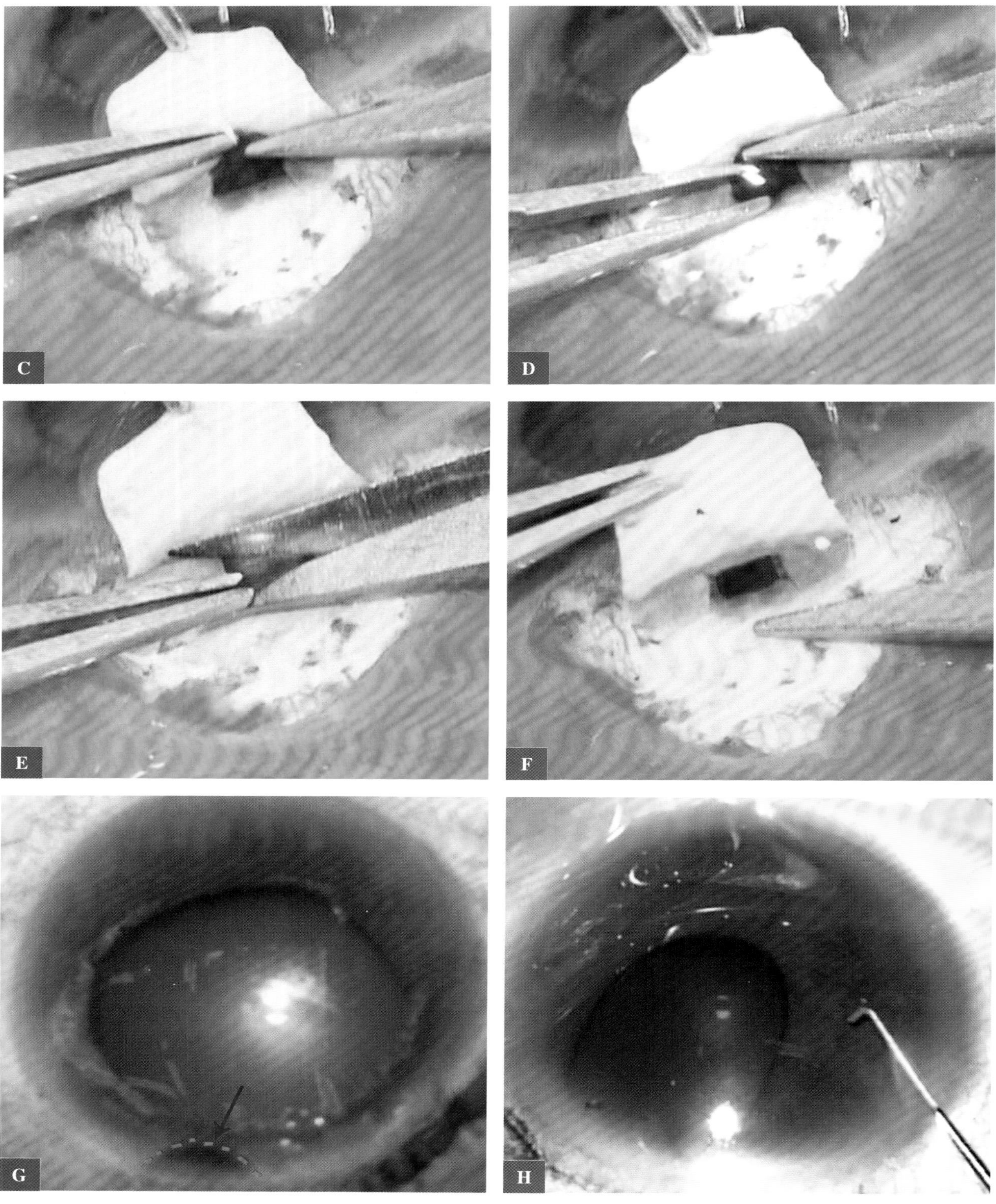
C
D
E
F
G
H

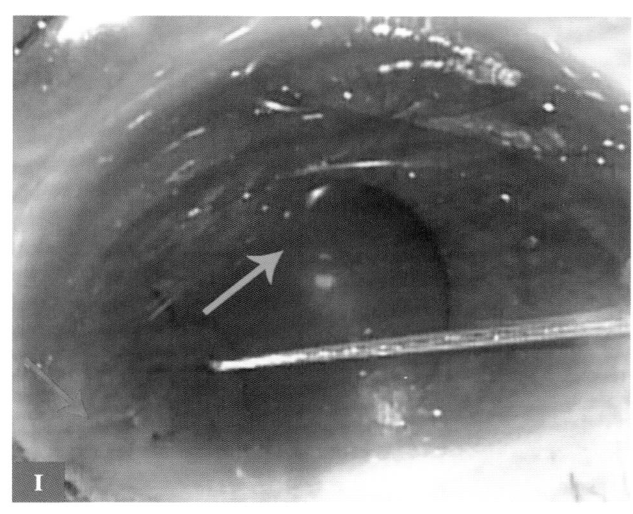

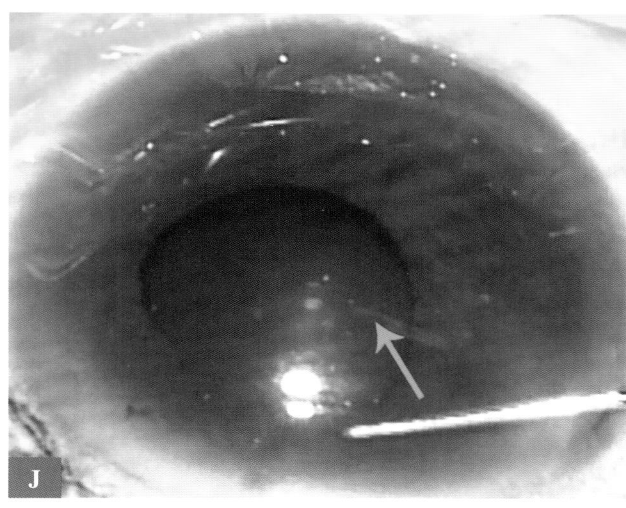

图 4-2-14　大瞳孔周边虹膜的剪切

A：方法一，先通过“Ⅱ度放房水”方法（参考本节问题十五和二十一解答），作巩膜瓣下角膜缘组织块切除时先在虹膜上剪一小口（绿箭头示意），将后房水放出来，使眼内压力处于较平稳状态　B：左手先夹持少许虹膜拖至切除口　C、D：右手接替左手把持住虹膜，以便左手能拖出切口后方深部虹膜　E、F：此时才用镊子夹持从后部拖出来的虹膜进行剪除。这个方法能很好地剪切到位置极周边的虹膜　G：示意该例患者术后所见，可见所切的周切口大，周边虹膜切除口远离瞳孔缘（红色虚线，蓝箭头示意）　H~J：方法二，通过侧切口前房内注入黏弹剂，用晶状体调位钩将周边堆积的虹膜拖出来（绿箭头示意用力方向，红箭头示意拖出来的周切口）。可以先按照第一种方法剪切虹膜，再用调位钩拖拉出来；也可以先拖出虹膜，再行周切口剪切

二十三、剪切虹膜时，如果触及到虹膜 - 睫状体根部引起出血，如何处理？

这是比较常见的问题。在做巩膜瓣下角膜缘组织块切除时，如果切口偏后容易引起出血。

这里再次赘述：传统的小梁切除术认为要切到小梁组织，所以切口往往偏后（参考本章第一节图 4-1-1B 蓝色框示意），因此很容易引起出血，因为“偏后”的切口下方正是睫状体的位置。现代小梁切除手术已经被认识到，其实只要巩膜瓣下造个瘘口即可，因此，建议切口偏前，往透明角膜方向切除角膜（参考本章第一节图 4-1-1C 黄色框示意）或角膜 - 小梁组织（参考本章第一节图 4-1-1D 红色框示意），这样，能很好地避免切口因触及到虹膜根部或睫状体而引起出血的机会。

处理方法：①烧灼止血，这是大多数术者采用的方法。但此举往往不奏效，越止出血越多；②棉签蘸少许肾上腺素液，轻压出血点，少量出血有效（图 4-2-15A、B）；③迅速缝合创口，前房注入 BSS，提高眼压；④出血量较多进入前房，进行前房冲洗。但著者建议不要急于冲洗前房，可以先完成余下手术，最后视情况（没有新鲜出血）再做适当前房冲洗。

除上述方法外，著者推荐一种简单的方法：滴水止血法，见图 4-2-15C~F。

二十四、巩膜瓣下角膜缘组织块切除口处发现有玻璃体溢出，原因是什么？如何处理？

这种情况主要见于：①高度近视大眼球玻璃体液化患者；②巩膜瓣下角膜缘组织块切除处晶状体悬韧带有断离；③外伤性继发性青光眼等。应将切除口处溢出的玻璃体进行彻底清除，可用剪刀剪除。如果玻璃体溢入前房，需要同时做玻璃体前切（术毕时）。如果切除口处有玻璃体嵌顿，日后滤过泡无法形成，滤过手术容易失败。

二十五、发现巩膜瓣下角膜缘组织块切除口处有 2~4 个粗大睫状突时怎么处理？如何剪切不出血？

做周边虹膜切除后遇到睫状突堵在创口的原因有：①巩膜瓣下角膜缘组织块切除口太靠后（本章第一

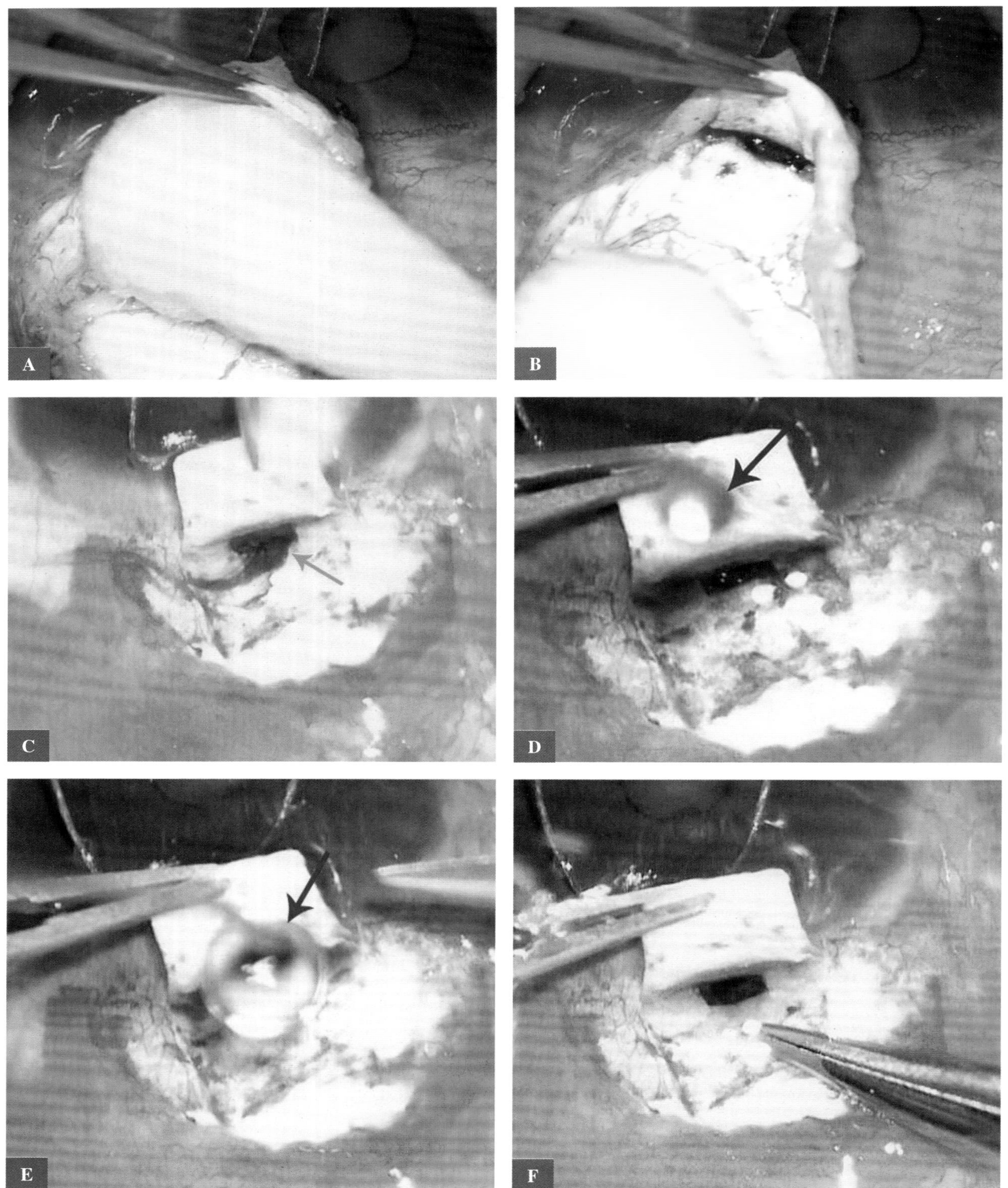

图 4-2-15　虹膜 - 睫状体根部出血的处理

A、B:棉签蘸少许肾上腺素液,轻压出血点,对少量出血有效　C~F:滴水止血法:来自虹膜 - 睫状体源源不断的出血(C,绿箭头),左手镊子夹住巩膜瓣,轻压角膜缘遮挡住创口防止出血渗入前房,同时,让助手或自己用右手用冲洗针头滴水止血(不是冲水,是一滴一滴滴在出血点上,D、E 蓝箭头),大概 30 秒 ~1 分钟左右后,出血会自然停止(F)

节图 4-1-1B 蓝色框示意)，很容易看到粗大的睫状突；②先天性青光眼大眼球；③即使巩膜瓣下角膜缘组织块切除口靠前(透明角膜区域，本章第一节图 4-1-1C 黄色框)，有时候也能看到睫状突堵在创口(本节问题十六解答，见图 4-2-8A、B)，这种情况说明患者本身的睫状体是较粗大且前位的。如果睫状突突然外翻突出并伴随前房变浅和眼压升高，应怀疑房水逆流综合征(恶性青光眼)、脉络膜渗漏或脉络膜上腔出血，应立即关闭巩膜瓣，不要随便切除睫状突，仔细检查判断后，再做进一步处理。

剪除睫状突不出血的技巧是：仅剪除其头部，不要触及或剪除根部，轻夹住、轻提起、再剪除。如果出血，按照本节问题二十三解答所述方法止血(图 4-2-16)。

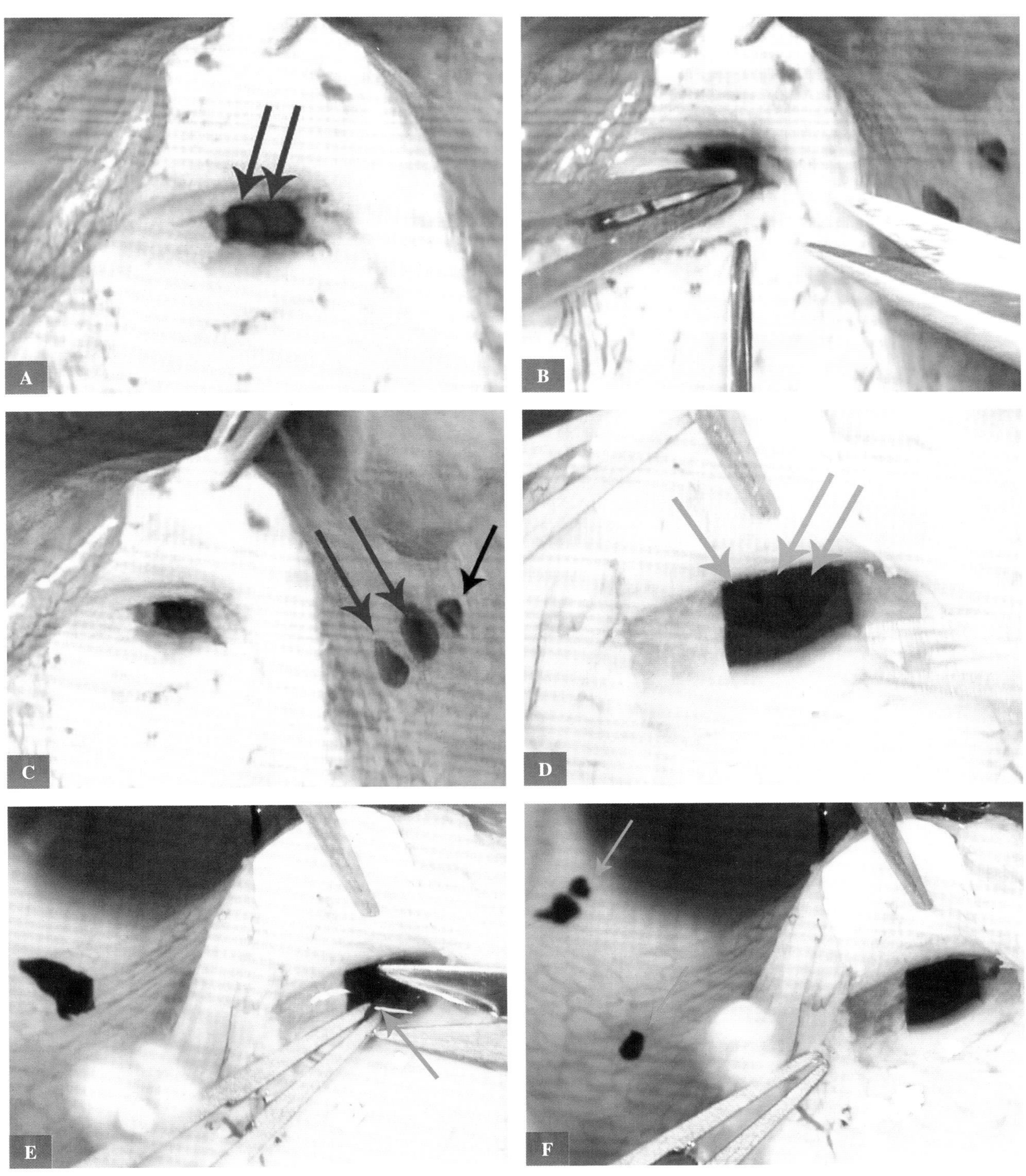

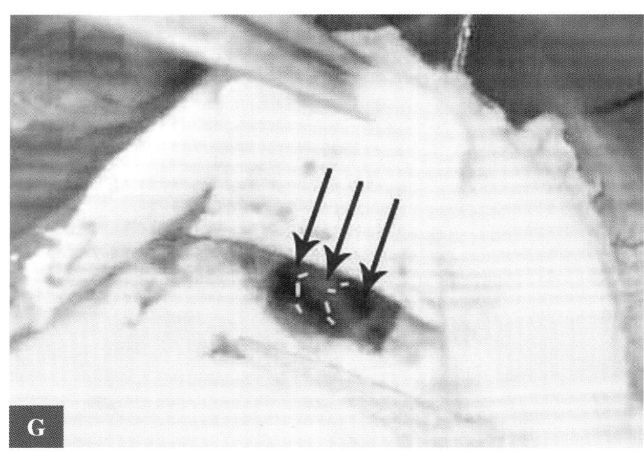
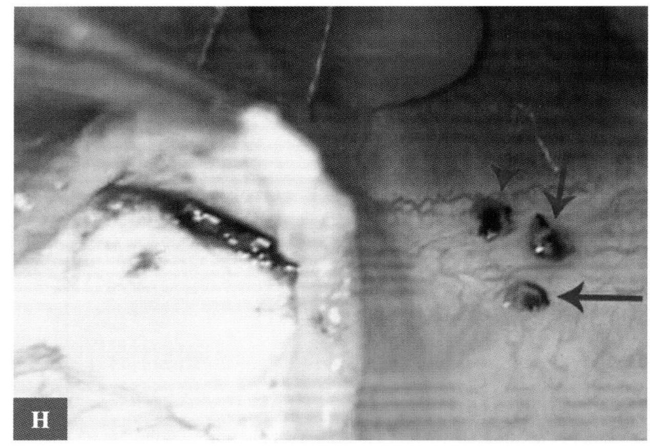

图 4-2-16 睫状突的剪除

A~C:病例一,两个粗大且圆钝的睫状突(蓝箭头),剪除后局部没有出血,黑箭头示意剪切的虹膜组织 D~F:病例二,三个瘦长的睫状突(绿箭头),一一剪除,局部无出血 G、H:病例三,三个圆钝睫状突(蓝箭头,黄虚线区分拥挤在一起的睫状突),逐一剪除,局部均无出血

但有学者认为,可以不切除堵塞在巩膜瓣下角膜缘组织块切除口处的睫状突,原因是当前房形成后,睫状突会向后恢复到自然生理位置,不会堵塞在切除口处。

二十六、为什么要相对水密缝合?水密缝合是否会造成过早愈合?

所谓相对水密缝合是指巩膜瓣缝合后,从侧切口(前房穿刺口)注入 BSS 形成前房后,观察巩膜瓣周围房水滤过情况,在前房稳定下,极少或没有房水渗漏(图 4-2-17)。前房稳定是相对水密缝合的最重要指标。

过去有著者曾提倡采用巩膜瓣边缘轻微烧灼、剪除部分巩膜瓣组织(远端 1~2mm)或不缝合巩膜瓣,以试图加强滤过量。现在已经认识到,巩膜瓣相对水密缝合是防止术后浅前房的一个有效措施,通过相对牢固的巩膜瓣缝合,迅速恢复和维持正常的前房深度,可以防止术后早期(特别是术后前 3 天)由于房水过度流出而引起的低眼压、浅前房及脉络膜脱离等并发症;并在术后可以根据眼压、滤过和前房深度情况,通过拆除外置的可拆除巩膜瓣缝线,达到调控眼压和滤过的作用。

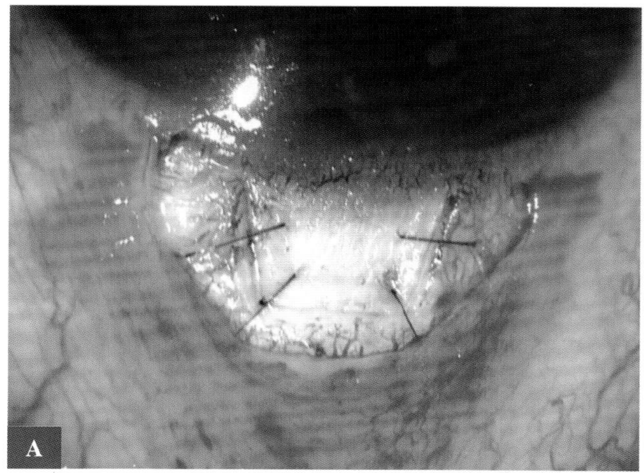
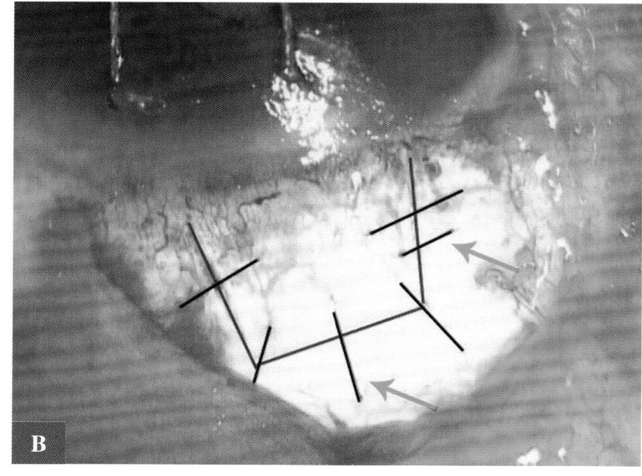

图 4-2-17 巩膜瓣相对水密缝合

A:巩膜瓣对合好,注入 BSS 前房形成后,棉签蘸过手术区,未见房水渗漏,前房稳定 B:缝合四针后,巩膜瓣有多量房水渗漏,前房不稳定(逐渐变浅),遂加固两针(绿箭头),再向前房注入 BSS,房水无渗漏、前房稳定

临床上观察到，即使术中相对水密缝合，术后第一天也可见大滤泡的，这在年轻患者尤为常见。眼内压力的平衡、房水分泌的多少，可能都有一定关系。因此对这类患者，如果术中再留有"有少许滤过"，可能更容易导致浅前房。

值得注意的是，相对水密缝合不等于缝合过紧，巩膜瓣应回复至原解剖结构的位置为准。巩膜瓣缝合4针、其中有外置的可拆除的巩膜瓣缝线为佳。如果结膜薄、所在医院具备氩激光进行激光断线，则可以不必外置可拆除的巩膜瓣缝线。

二十七、为什么要外置可拆除缝线？如何做可拆除缝线？

巩膜瓣缝合过紧，术后创口容易过早愈合；巩膜瓣缝合过松，滤过过强，术后早期容易发生浅前房和其他并发症。为了避免上述两种情况，外置可拆除缝线是一个非常好的手段。可拆除缝线可以适当紧，创口的紧密缝合有利于减少术后早期的浅前房；在术后关键随访期内（术后滤过道增殖活跃期主要指术后一个月内，见本章第四节），可根据眼压、滤过泡形态、前房深度等综合评价，拆除缝线，调控滤过泡的发展，减少滤过泡瘢痕化的发生。

可拆除缝线技术有多种方法，这里介绍一种常用方法：在巩膜瓣和巩膜床的两个后角用10-0尼龙缝线各缝一针后，在巩膜瓣两侧边缘（约在中央部）置1~2根张力较大的可拆除缝线，活结在透明角膜处。具体操作方法（图4-2-18）。分别示意以角膜缘为基底结膜瓣小梁切除术、和以穹窿部为基底结膜瓣小梁切除术可调整缝线操作的步骤。

在这些缝线系紧之前，经预作的前房穿刺口注入BSS重建前房，调整缝线张力以产生适度的房水流出阻力和轻度的房水渗漏功能，最后在周边透明角膜面上将缝线结成蝴蝶结或半蝴蝶结的活结，以固定这两条可拆除缝线。采用经透明角膜作外露的巩膜瓣可拆除缝线时，需掌握好进针深度，进针过深会伤及虹膜和睫状体并引起出血或损伤晶状体，过浅会撕裂或穿破巩膜。因此，应在手术显微镜下操作并应使用带10-0尼龙缝线的细铲形针。

有多种类似的可拆除巩膜瓣缝线方法，它们的主要差异是活结的位置和引起刺激的外露线端的处理不同。可根据术者的习惯和经验选择。

三角形巩膜瓣的缝合：顶角的一针缝线和方形巩膜瓣的两个顶角的二针缝线一样，先用10-0尼龙缝线作较小张力缝合并埋藏于组织内。其后，在巩膜瓣两侧边缘（约在中央部）置1~2根张力较大的可拆除缝线。方法同上。

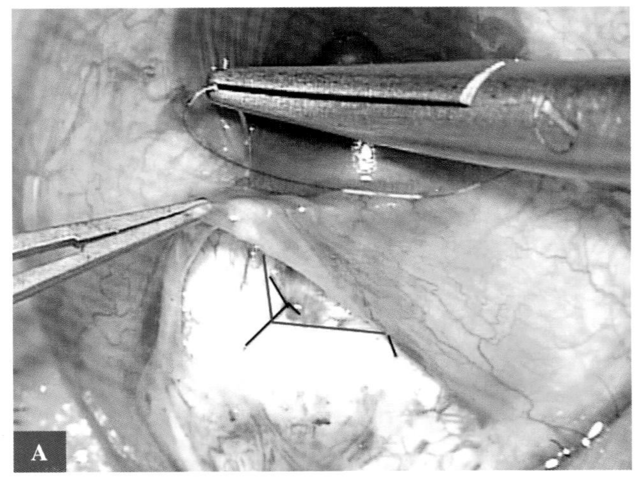

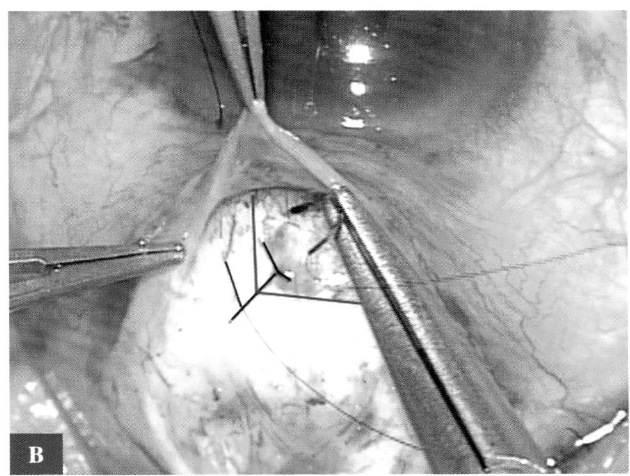

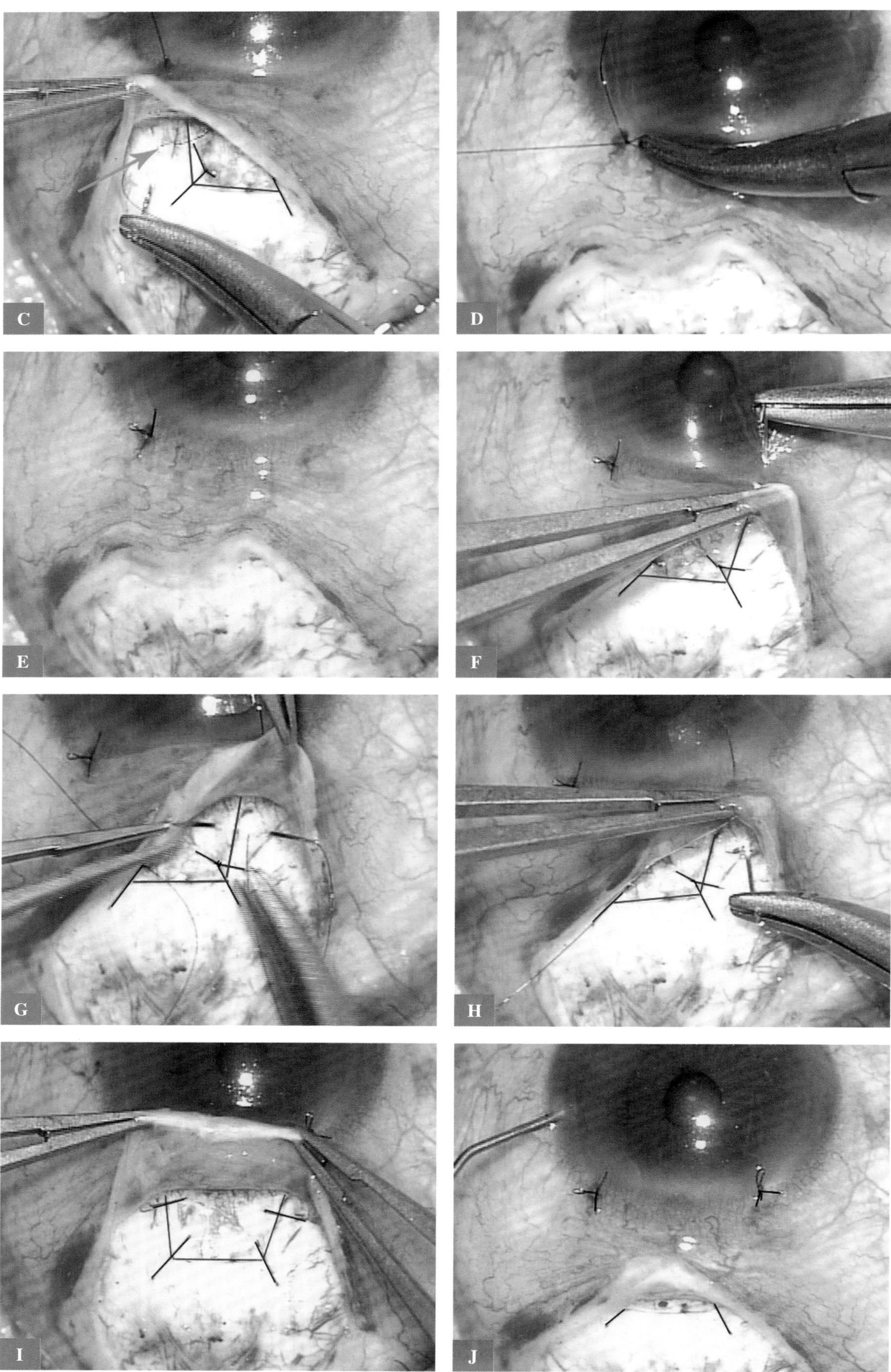
C
D
E
F
G
H
I
J

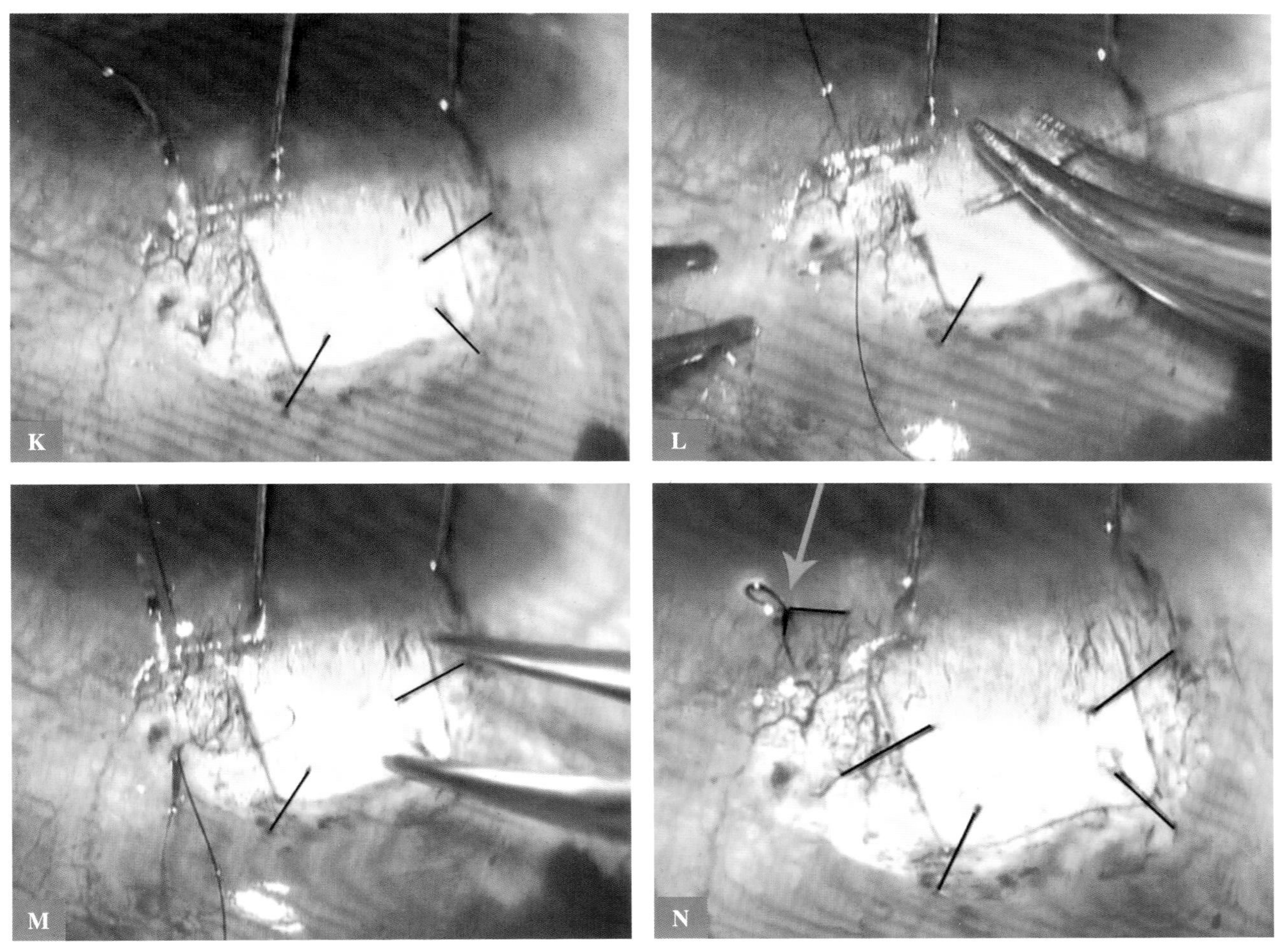

图 4-2-18　可调整缝线的操作

A~J：以角膜缘为基底结膜瓣小梁切除术可调整缝线的操作：将带 10-0 尼龙线的缝针自角膜缘前方 0.5mm 透明角膜板层内进针，约在 1/2 角巩膜厚度水平潜行越过角膜缘和巩膜组织，并自巩膜瓣侧面切口（约在中央部）旁的巩膜处出针（A），接着缝针穿过侧面切口的内外边缘各约 0.5mm（B），最后将缝针从角膜缘后方巩膜处进针，约在 1/2 角巩膜厚度水平潜行越过角膜缘（C，绿箭头示意进针位置），并在其前方 0.5mm 透明角膜处出针（D），将活结打在透明角膜处（E）。在透明角膜缝针的进、出口距离应相隔 0.5mm，以便术后松解可拆除缝线时，线端不会退缩入角膜组织内从而保证缝线完整除去。以相同操作步骤在巩膜瓣另一侧缝合可拆除缝线（F~J）　K~N：以穹窿部为基底结膜瓣小梁切除术可调整缝线的操作步骤

二十八、巩膜瓣缝合时发现前房无法形成，原因有哪些？

原因有：①巩膜瓣太薄，针孔漏水；②巩膜瓣对合不佳，尤其两端薄、边缘不整齐、挛缩，或者巩膜瓣破裂等；③后房压力高，常见于患者紧张所致、房水逆流综合征、脉络膜渗漏、脉络膜上腔出血等。

处理：针对不同病因给予对症处理，参考下文问题二十九至三十三解答中分别叙述。

二十九、由于巩膜瓣太薄，巩膜瓣缝合时出现针孔漏水，怎么办？

针孔漏水难以修补，补救的办法通常只能在术毕前房内注射黏弹剂。著者推荐一种方法：结膜瓣缝合后，先在结膜下（巩膜瓣面上）注入黏弹剂（注意进针时要远离滤过区），注射区呈现一小包，可以顶压巩膜瓣作用，此时再在前房内注入 BSS，观察前房是否还变浅，如果不变浅，说明巩膜瓣上的黏弹剂力量已够；如果还变浅，说明力量还不够，那么前房内注入适量的黏弹剂维持前房。同时为了防止第二天前房浅，术毕立即用阿托品眼膏包眼（图 4-2-19）。

预防是关键。对初学者，建议采纳“宁大勿小、宁厚勿薄”、“顶端巩膜瓣呈弧形”、“尽量不过度烧灼

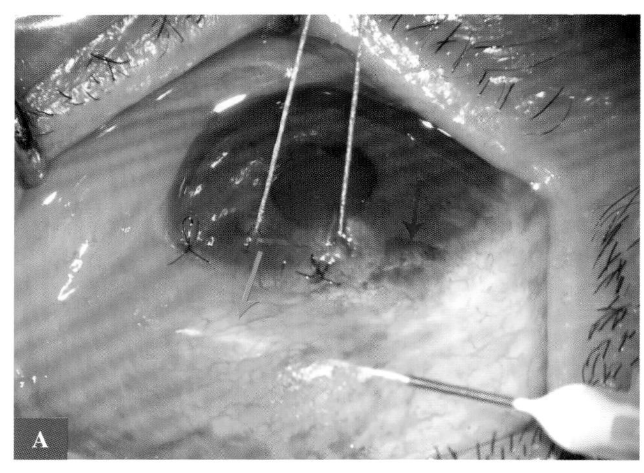

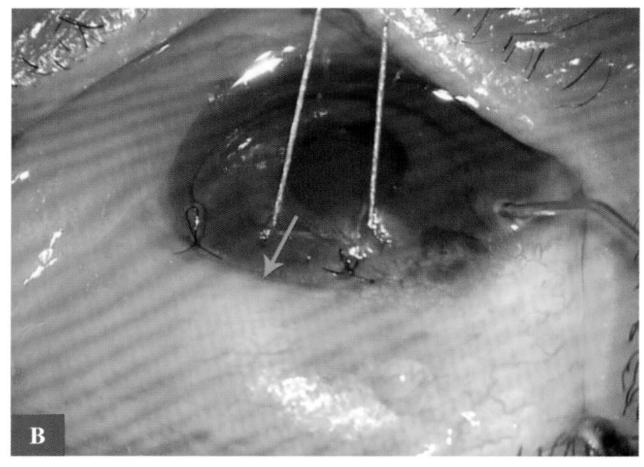

图 4-2-19　黏弹剂注射处理巩膜瓣针孔漏水

A:在第二次小梁切除术巩膜瓣上结膜瓣下注射黏弹剂顶压巩膜瓣(绿箭头示意),蓝箭头示意既往第一次小梁切除术的周切口　B:再在侧切口注射 BSS 形成前房,如果前房仍不稳定,可注入少量黏弹剂

止血”等著者推崇的方法剖切巩膜瓣。参考本节问题九 ~ 十一解答。

三十、巩膜瓣破裂或对合欠佳,无法修补,怎么办?

参考本节问题二十解答和图 4-2-12 处理,可覆盖异体巩膜瓣进行修补。

三十一、眼后方压力高致前房无法形成的原因有哪些? 如何处理?

首先要排除脉络膜渗漏或脉络膜上腔出血,尽管它们都比较罕见。除此之外,最常见原因有:①患者紧张;②房水逆流综合征。

眼压高、前房浅(或消失),应属于恶性青光眼的现代概念范畴。表现:由于眼内压力高,巩膜瓣缝合困难,前房无法形成,即使前房内注入黏弹剂也无法奏效。发生此并发症的危险因素主要是指具备发生恶性青光眼高危因素的患者,如性格上的因素(焦虑、紧张型),结构上的因素(短眼轴、浅前房、小眼球)。尤其年轻慢闭患者,由于特殊的解剖结构,术中特别容易发生恶性青光眼。

处理:

方法一:立即静脉滴注 20% 甘露醇 250ml,同时让患者镇静,手术暂停 10~20 分钟。通常患者紧张情绪稳定后,眼内压力会下降,前房形成。

方法二,在小梁切除区域旁距离角膜缘 3~4mm 处,即睫状体扁平部,血管钳夹住 7 号针 12mm 处定位及固定,向眼球中心位置穿刺进入玻璃体腔 12mm,缓慢抽吸玻璃体腔液体(参考本章第三节问题九解答)。抽吸不宜过多,一般 0.1~0.2ml,眼压下降后,前房内注入黏弹剂形成前房。

方法三,在小梁切除区域旁距离角膜缘 3~4mm 处,即睫状体扁平部,进行前段玻璃体切除(图 4-2-20)。第三种方法立竿见影,但要边切除边指测眼压,眼球变软眼压下降即可。眼压过低不利于后续手术。同时术后要防止眼内感染、玻璃体腔出血等可能的并发症。

三十二、为什么患者紧张可以导致眼后方压力高而使前房无法形成?

有时候,当患者精神紧张,比如全身冒汗、手握拳头、眉头紧皱、心跳加快、血压升高等,都会导致眼后方压力高,但具体原因尚未明确。临床经验得知,这一现象确实存在。术中发生此现象,需先和患者沟通,舒缓紧张情绪,如果血压高需先处理血压等问题,同时开通静脉,给予 20% 甘露醇 250ml 静脉滴注,尽快缝合巩膜瓣后,前房注入黏弹剂。如果无效,采取本节问题三十一解答的方法处理。

建议在术前谈话时,按照第一章第一节问题二解答那样,图文并茂向患者讲解“当紧张时眼后方增高的压力,会向前挤压眼前部的其他组织,导致手术难以进行下去”,能有效地教育患者获得术中的配合。

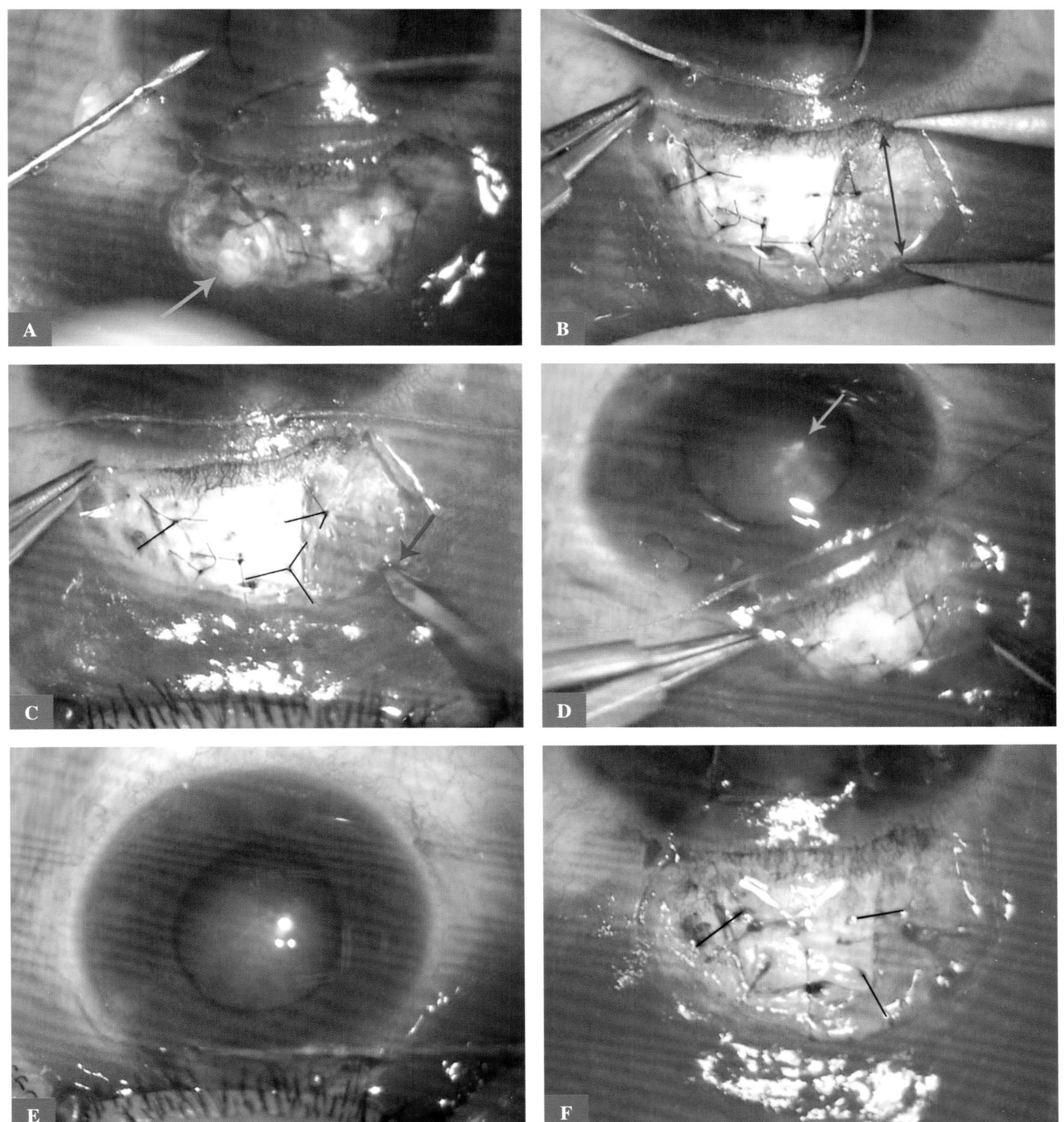

图 4-2-20　经睫状体扁平部前段玻璃体切除处理术中恶性青光眼

A：由于眼内后方压力高，巩膜瓣缝合困难，前房无法形成，前房内注入的黏弹剂也全部从巩膜瓣切口挤出（绿箭头）　B、C：在小梁切除区域旁距离角膜缘 3~4mm 处（蓝箭头），用巩膜穿刺刀穿刺进入玻璃体腔　D：玻璃体切除器进入玻璃体腔正中，经瞳孔直视下行前段玻璃体切除，大概 3~5 下（无灌注切除）（绿箭头示意切除器头部），指测眼压下降后，前房注入黏弹剂，形成前房（E）　F：示意当发生眼内压力异常增高时巩膜瓣的紧密缝合，有 10-0 尼龙线，也有 8-0 可吸收线

三十三、当术中发现或可疑脉络膜上腔出血时，如何处理？

爆发性脉络膜上腔出血是灾难性的，但非常罕见。虽然著者从医二十多年从未遇到过，但耳闻、或周围同事遇到，都极大地触动过内心。所以，每一台手术前都会告诫自己，一定要小心这个并发症的发生。因为你注意了，就会对每一台手术前的准备工作做到更细致。对高危患者，如焦虑、紧张型患者、具备异常的解剖结构（如短眼轴、浅前房、小眼球）、眼底有血管病变（如家族性渗出性视网膜病变等）等都要格外小心。只有时时预防，才能防患于当前。

脉络膜上腔出血表现：术中突然出现眼内压升高的体征，例如睫状突突然外翻、前房消失、虹膜 - 晶状体隔极度前移、眼球变硬，透过瞳孔隐约见后极部视网膜可疑暗红色隆起。

术中若估计可能发生脉络膜上腔出血，应立即关闭创口，巩膜瓣加固缝合（如图 4-2-20F 所示），前房注入黏弹剂，尽快结束手术。术毕加强止血、镇静处理。必要时在下方作后巩膜切开或在原来预置的后巩膜切口探查并引流睫状体 - 脉络膜上腔的液体或血液，然后根据有否液体或血液存在，做进一步针对性处理[1]。

少量的或迟发的脉络膜上腔出血，并不一定表现出像爆发性大出血那样典型。患者可有少许疼痛感、眼胀感，但并不表现剧烈疼痛，有时候透过瞳孔区也并不一定能清楚看到明显出血灶。但不管怎样，只要可疑，都要当机立断，快速判断，快速处理。术毕处理同上。

高危患者：术中在鼻下方角膜缘后 5~6mm 处预做后巩膜切口。术中尽可能保持正常前房深度（可从穿刺口注入消毒空气或黏弹剂），周边虹膜切除口要做得宽些。

著者曾经遇到一例小梁切除术中可疑脉络膜出血的病例。症状不甚典型，患者没有剧烈眼痛等不适，仅有一点闷胀感，没有见到活动性出血灶，但眼压触摸很高、前房无法形成。在手术台上，经快速判断，考虑发生眼内出血可能较大（因为患者眼底原发病为家族性渗出性视网膜病变），遂立即关闭创口，送回病房，同时给予止血、脱水、镇静等处理，术后第一天果然发现脉络膜有巨大出血病灶。病情转归过程见图 4-2-21。

三十四、结膜下组织（Tenon 囊组织）如何缝合？

这里主要针对以角膜缘为基底结膜瓣的结膜下组织的缝合。一般用 10-0 尼龙线间断缝合三针（参考本章第一节图 4-1-3Z-a~Z-b；图 4-1-4Z-a~Z-b）。

有学者在制作结膜瓣时，有意识将结膜下组织和球结膜错位剪开，缝合时自然就是错位对合了。但著者并不欣赏此种做法，一是，在手术开始制作结膜瓣时，有两个创口（结膜切口和结膜下组织切口）；二是，术后创口愈合有两道愈合线。

三十五、结膜如何缝合？为什么强调结膜切口要整齐、术毕结膜切口缝合要水密？

参考第二章第二节问题九解答，图 2-2-2~ 图 2-2-4。

三十六、如何操作结膜下注射才能让患者不痛或减少疼痛？

参考第二章第四节，图 2-4-1。

三十七、术中如何控制滤过手术的滤过量？

术前应根据青光眼类型、视神经损害程度和个体特点制定手术滤过量，以期使眼压降低到合理及安全水平，阻止视功能进一步损害和最大限度减少术后浅前房发生[2]。

1. 前房极浅或疑有恶性青光眼倾向的闭角型青光眼，疑有脉络膜渗漏或出血倾向的青光眼，术中发现老年人眼球筋膜薄者和视神经相对健全者等，需要较少的滤过量。

2. 难治性青光眼或正常眼压性青光眼，视神经已严重损害，眼球筋膜较厚的婴幼儿和年轻患者，需要较大的滤过量。

术中调控滤过量，一般规律是：巩膜瓣越薄、巩膜瓣越小、缝合越松，滤过量就越大；反之亦然。术毕经前房穿刺口注入 BSS 恢复前房，观察巩膜瓣的滤过量和相对水密缝合情况，都可以调控滤过量。

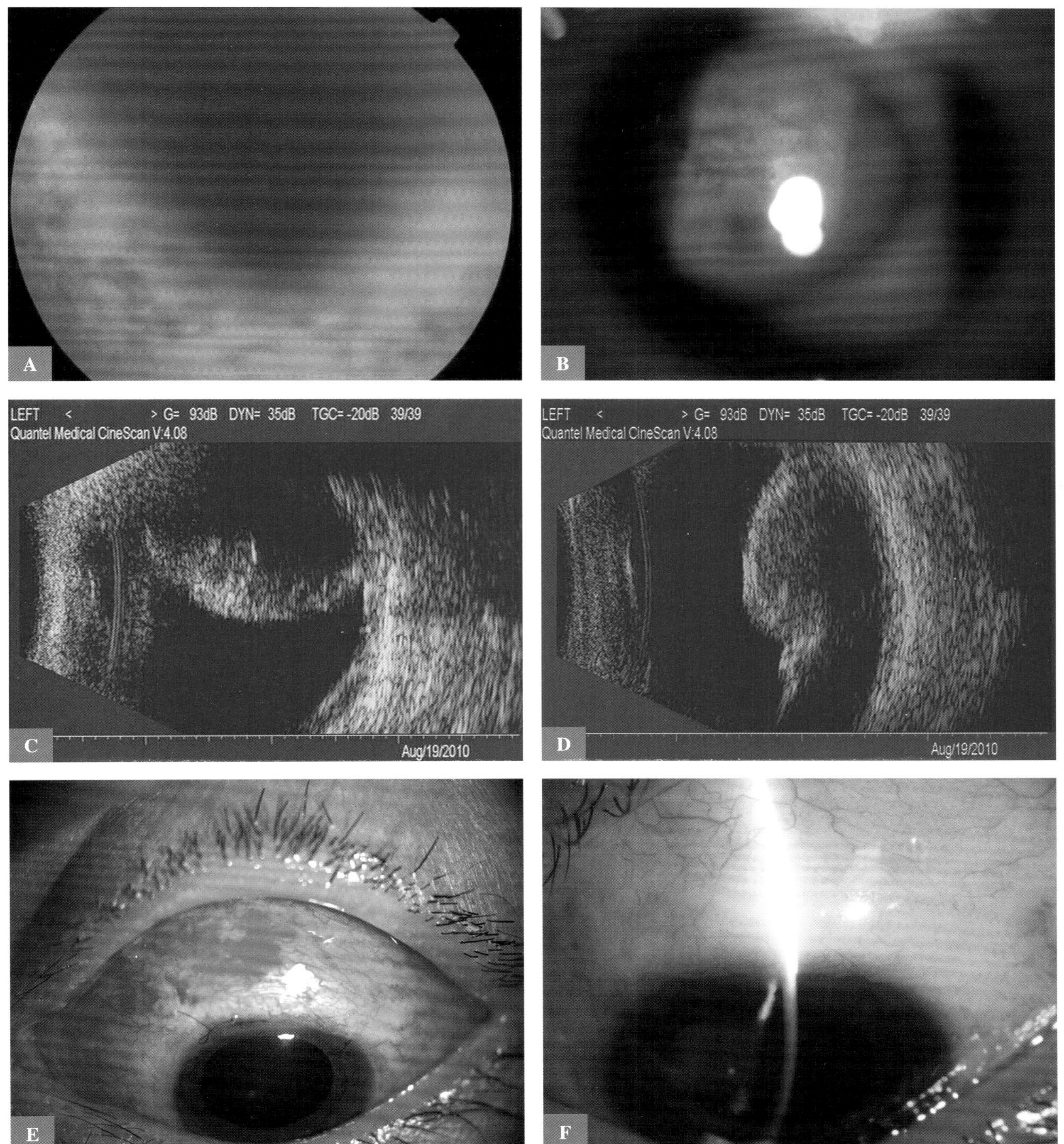

图 4-2-21　术中发生的非爆发性脉络膜上腔出血

A:术后第一天眼底照相机拍到玻璃体腔巨大暗影,为脉络膜上腔巨大出血病灶　B:裂隙灯下可以见到高隆的玻璃体腔巨大棕褐色出血病灶　C、D:B 超证实脉络膜出血病灶　E:保守治疗三周后出血逐渐吸收,图示术后第七天滤过区外观　F:术后第 10 个月滤过区外观,功能性滤过泡形成,眼压维持在 15mmHg 左右

术后调控滤过量：巩膜瓣缝线松解或拆除、按摩等，都能调控滤过量。抗代谢药物应用的浓度、时间长短，对术后滤过量都能产生直接的、长远的影响。

第三节　术后常见问题、并发症及其处理的问题解答

术后并发症包括术后早期（一般指术后 3 个月内，但多数情况下主要指术后 1 个月内）和术后后期并发症（术后 3 个月或以上）。术后早期并发症主要有：浅前房、早期滤过泡失败、炎症、前房积血等；术后后期并发症主要包括后期滤过泡失败（即眼压不降）、低眼压、低眼压性黄斑病变、薄壁滤过泡、滤过泡渗漏 / 破裂或感染、眼内炎、白内障等。本章就一些常见的问题和主要的并发症进行讨论。

一、浅前房原因有哪些？浅前房分几级？引起低眼压性和高眼压性浅前房的原因有哪些？

浅前房分低眼压性和高眼压性浅前房。低眼压性浅前房原因包括：①结膜缺损渗漏 ；②滤过过强；③脉络膜脱离；④房水生成减少（如炎症、低分泌、睫状体休克等）。分别见下文问题二 ~ 五解答。高眼压性浅前房原因处理参考本节问题六解答。

浅前房分三级。Ⅰ级：周边部虹膜与角膜内皮接触，中幅部（虹膜中央区）前房仍存在；Ⅱ级：瞳孔区晶状体与角膜内皮之间的前房仍然存在，但其余区域的虹膜和角膜内皮接触；Ⅲ级：前房消失，虹膜、晶状体和角膜内皮完全接触。

二、结膜缺损渗漏致浅前房、低眼压及处理

结膜缺损将导致术后结膜伤口渗漏，结果是浅前房、低眼压。

结膜缺损有：①术中发现并经修补的结膜撕裂口愈合不良；②术中结膜纽扣样小孔（剪尖穿破、注射针孔或巩膜瓣缝线外露的穿破孔）；③结膜切口有眼球筋膜嵌顿而致愈合不良；④结膜瓣切口太低，几乎和巩膜瓣切口平齐，结膜愈合不良，见图 4-3-1。

裂隙灯下检查滤过区结膜是否有缺口渗漏方法：在结膜囊内或滤过泡处滴入 2% 荧光素钠溶液并轻微压迫滤过泡上缘，即可发现缺口处呈绿色溪流现象（Seidel 试验），分主动溪流（主动渗漏，未施加压力自行渗漏）和被动溪流（被动渗漏，给予压力出现渗漏）。见图 4-3-1。

结膜缺损处理如下[1,2]：

（1）如果是小的结膜裂孔或估计难以缝合的结膜缺损（如纸样菲薄的结膜），处理方法有：①常规保守治疗，给予局部促伤口愈合的药物（如小牛血去蛋白提取物滴眼液或凝胶、表皮生长因子滴眼液、促成纤维细胞生长因子滴眼液或凝胶）和抗生素眼药水；②组织粘连剂、治疗性绷带包扎等；③若经上述处理后 3~7

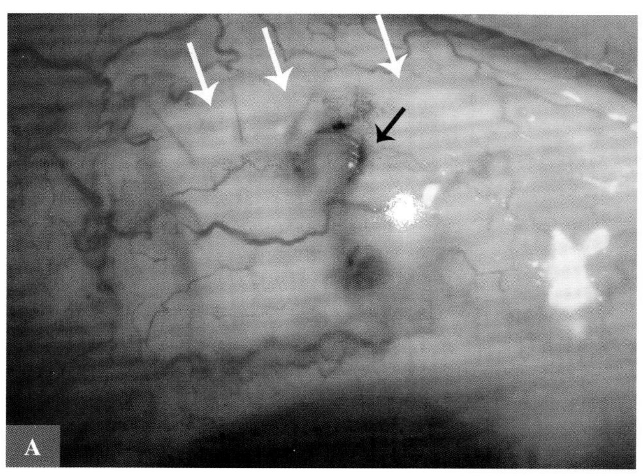

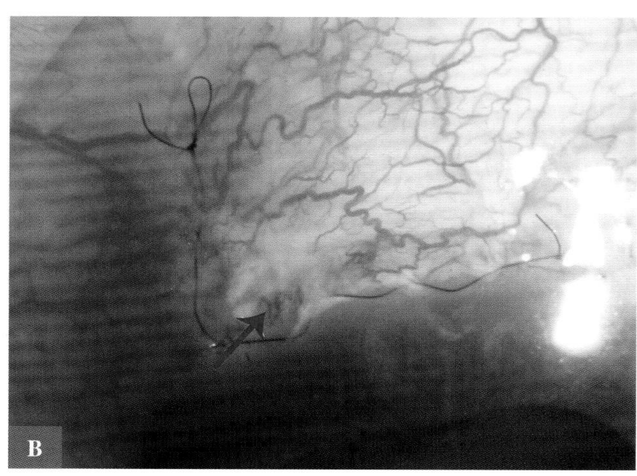

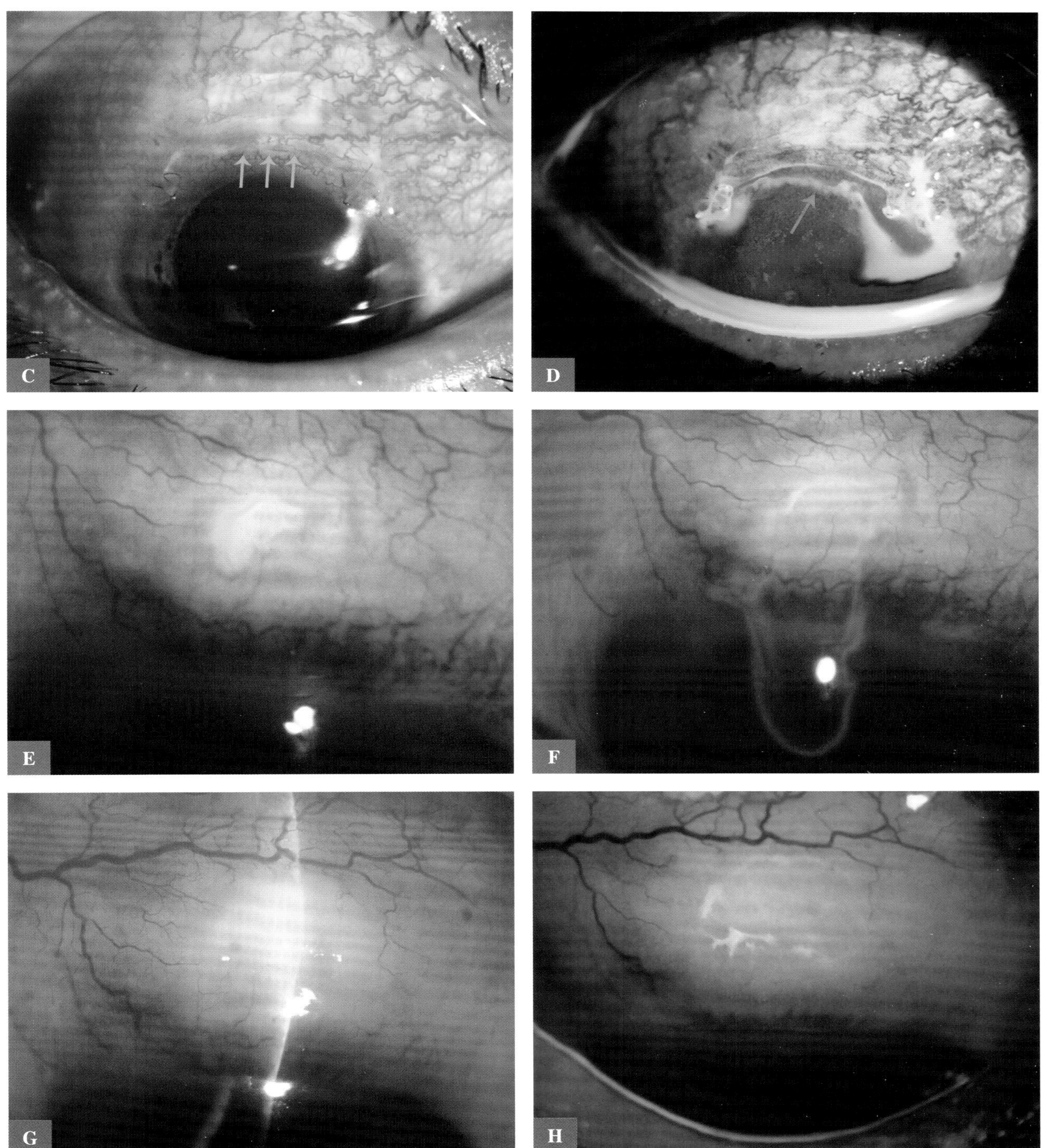

图 4-3-1　结膜伤口渗漏、愈合不良

A:结膜切口有眼球筋膜嵌顿(黑箭头),导致该处愈合不良;同时结膜瓣切口太低,几乎和巩膜瓣切口平齐(白箭头),该处结膜也愈合不良,有渗漏　B:蓝箭头示意局部结膜愈合不良　C、D:术后早期结膜有后退(C,绿箭头),该处见溪流(D,红箭头)　E~H:滤过区正中结膜有一针孔撕裂(E),该处见荧光素溪流(F),经过一周常规保守治疗无明显好转,给予自家血清滴注(每 1 小时 1 次,连续 5 天)+ 局部纱枕,渗漏处伤口愈合,滤过泡隆起(G),无荧光素渗漏(H)

天仍无好转的菲薄结膜裂孔，可考虑给予20%血清或自家血清滴注｛抽取患者血液15~20ml，离心后取上清液（全血清），置4℃冰箱保存，每1小时1次，连续5~7天｝，如果伤口处有房水不断流出（伤口渗漏），建议同时加局部纱枕。

(2) 如果是较大的结膜裂孔或经上述处理后3~7天仍无好转的菲薄结膜裂孔，可考虑手术修复：①羊膜移植（羊膜覆盖或羊膜填充）术；②结膜缝合术，包括直接缝合：重新制作新的结膜瓣修复缺口（沿原滤过泡周围将结膜剪开，充分游离其周围健康结膜组织以形成一个大而松弛的新结膜瓣。接着把邻近滤过区的角膜上皮刮掉，将游离的新结膜瓣拉下覆盖原滤过区，用10-0尼龙线作2~3针间断缝合将结膜瓣边缘固定于刮去上皮的角膜上）以及鼻下或其他地方转移结膜瓣进行修补。

结膜伤口渗漏重在预防。纸样菲薄的结膜应采用褥式缝合（参考第二章第二节图2-2-2B和图2-2-4E、F）。无论采用连续缝合还是褥式缝合都可先松动缝合、后拉紧；勿在滤过区域作结膜下注射；巩膜瓣缝线端应埋藏于巩膜组织下；制作角膜缘为基底的结膜瓣时，边缘要整齐对合好，有学者建议分层缝合（参考本章第二节问题三十四解答）；以穹窿为基底结膜瓣应向前覆盖到角膜缘切口前约1~2mm处，两端8-0可吸收线要牢固固定在角膜缘上，中间必要时可以10-0可吸收缝线或尼龙线多针间断或连续缝线固定于角膜浅层（参考第二章第二节图2-2-3）。需要联合应用抗代谢药物的患者，原则上尽量采用以角膜缘为基底的结膜瓣，如果需要用抗代谢药物，应避免接触结膜切口边缘导致伤口愈合不良（参考本章第二节问题十三解答）。

著者体会：对于结膜缺损和渗漏，如果不是特别严重，不要急于手术干预！手术造成的进一步损伤和炎症，将加重浅前房、低眼压，建议保守治疗为先，同时防止局部感染。

三、术后早期滤过过强致浅前房、低眼压及处理

显而易见的表现就是大而弥散的滤过泡、浅前房、低眼压。低眼压往往伴随前房积血、脉络膜脱离。

处理方法一，用散瞳眼药水眼药膏处理，可先使用短效散瞳药，如复方托吡卡胺，效果不明显改阿托品。临床观察到两者交替使用效果更好；方法二，局部用小纱枕（约10mm长 ×10mm宽 ×5mm高，可用包眼用的纱布眼垫剪成10mm大小，数块叠加一起，大概5mm厚度，用胶布固定）在滤过区加压，减少房水自巩膜瓣流入结膜下组织。嘱咐眼睛稍向下注视，睡眠或闭眼时取下来。这种方法值得推荐，因为可以随时在裂隙灯下观察前房恢复情况。有些患者仅用纱枕一两小时，前房就恢复了；方法三，加压绷带包扎，注意睡眠或闭眼时应取下来（图4-3-2）。

治疗滤过过强导致的低眼压、浅前房，需要耐心，一般经过局部、全身抗炎药物，散瞳，局部纱枕等措施处理，绝大多数患者是能够恢复的。事实上，有些患者，如小儿、年轻人开角型青光眼，由于术后滤过道瘢痕化强烈，滤过过强还有利于减少瘢痕化的进程（术中有意识做较少的缝线或较松的缝线）。只要没有角膜内皮遭受严重损害的风险，不建议急于手术干预。正如上文提到，任何手术干预都会造成进一步的炎症和低分泌，导致前房进一步变浅。参考本节问题四解答。

四、术后早期浅前房、低眼压伴脉络膜脱离及处理

脉络膜脱离通常分为两种类型：浆液性脉络膜脱离和出血性脉络膜脱离[2]。

绝大多数浆液性脉络膜脱离是继发于术后数天浅前房、低眼压。B超协助确诊，见图4-3-3A、B。超声生物显微镜（UBM）能发现同时伴有的睫状体脱离。但为防止感染，术后早期（尤其术后两周内）一般尽量避免接触性检查。

术后早期浅前房、低眼压伴脉络膜脱离的处理同问题三解答所述，同样是局部、全身加强抗炎治疗、散瞳、脱水，同样需要耐心。没有耐心，急于手术干预，包括前房形成术或者脉络膜上腔放液联合前房形成术，往往无济于事或收效甚微，第二天又见前房变浅！然后又上手术，结果前房不但不恢复，反而局部炎症更重、患者失去信心、术者心急火燎……

关于这一点，著者在全国各地讲学时，解答过无数相同的问题。著者深刻体会到，一旦发生脉络膜脱离，至少需要2周左右才能恢复（最长观察到的恢复时间是28天）。因为眼内处于低分泌状态，是需要一定时间纠正的，这就是和时间赛跑。在治疗过程中，让患者信任你、配合你至关重要，因为浅前房对患者的

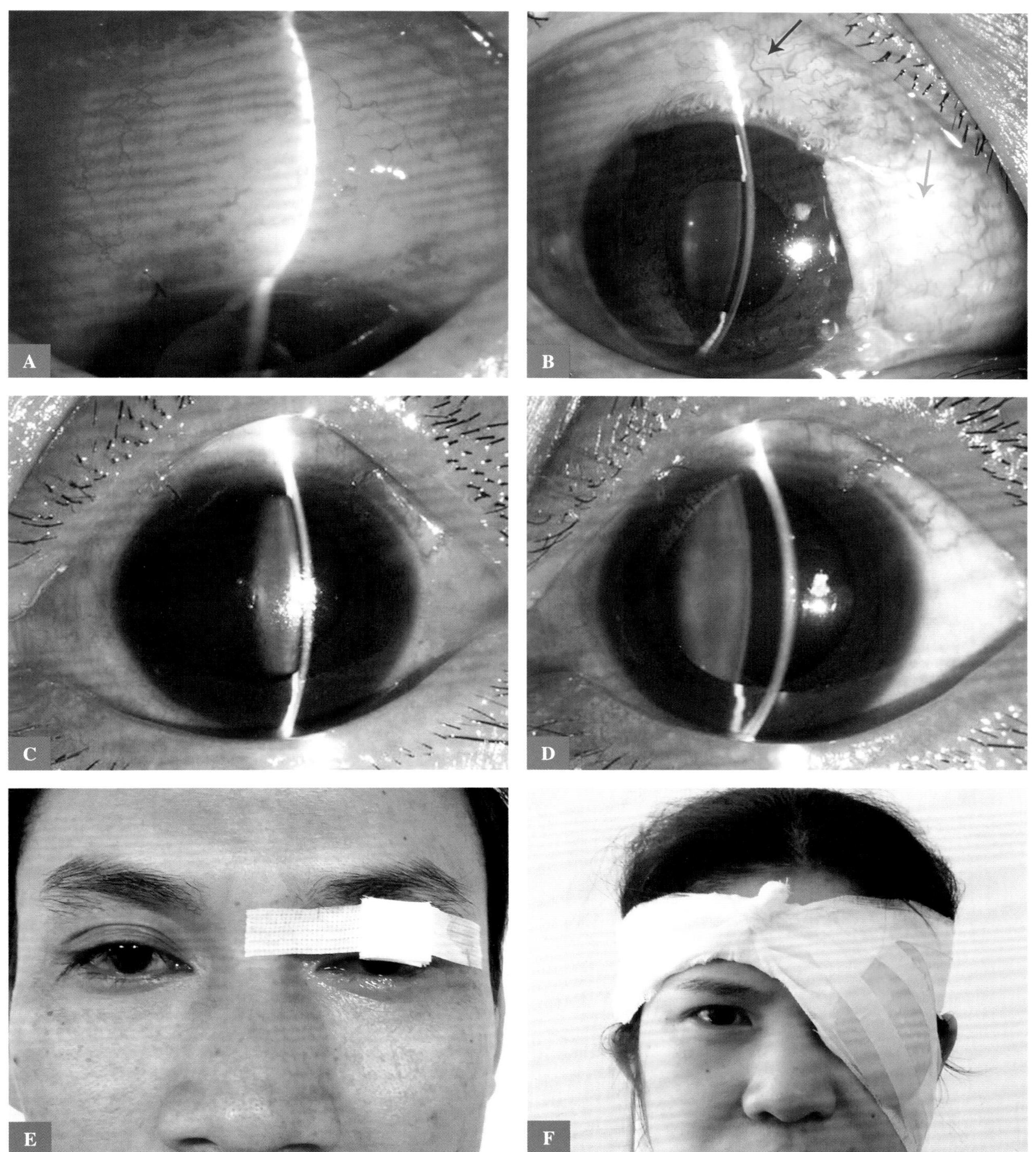

图 4-3-2　术后早期浅前房、低眼压

A:术后第一天大而弥散的滤过泡，伴浅前房、低眼压　B:鼻侧二次手术后大滤泡(绿箭头)、浅前房，蓝箭头示意上方第一次手术区瘢痕化　C、D:用散瞳滴眼液眼药膏处理后前房加深　E:示意局部用小纱枕在滤过区加压　F:示意加压绷带包扎直接影响就是视力差(一般无痛,与发生恶性青光眼有痛区别),失去患者的信任,治疗无从下手。所以需要向患者解释(这个视力是会随着前房的恢复而恢复的),获得患者的配合。另外,著者发现,但凡睡眠不好的患者,前房恢复特别慢。有些经常焦虑、彻夜难眠的患者,开始是浅前房、低眼压,后来还可发展为浅前房、高眼压(恶性青光眼)! 所以睡眠好非常重要。给予一定的镇静剂如艾司唑仑或唑吡坦睡前服用有很大帮助。让患者尽快出院,回家睡好、休息好,能加快恢复。

出血性脉络膜脱离,典型的表现具有中心接触(接吻式)的巨大暗红色棕色球状隆起,可能是由于脉络膜毛细血管破裂所致[2],见图 4-3-3C、D。

前房形成术或脉络膜上腔放液 + 前房形成术手术适应证:①保守治疗 1~2 周左右无好转迹象;②角膜内皮细胞计数少,Ⅲ级浅前房(角膜内皮 - 晶状体接触),估计不能耐受长时间无前房致角膜内皮严重受损;③严重(高隆的)脉络膜脱离和睫状体脱离(脱离范围大如 360° 和接吻式脉络膜脱离),保守治疗无好转,且威胁到黄斑区者。

(1) 前房形成术:表面麻醉下,前房内注入黏弹剂,调节眼压适中。

(2) 脉络膜上腔放液联合前房形成术:表面麻醉下,在颞下方距角膜缘 5~7mm 处,(可结合 B 超和 UBM 结果,根据脱离最高的地方进行放液。必要时做颞下和鼻下两个象限的放液)。放射状剪开结膜,止血、分离结膜下组织,暴露巩膜,用巩膜穿刺刀,放射状切开巩膜浅层,长约 2~3mm,逐渐深入,当打开脉络膜上腔时,会有淡黄色或无色液体或血性液体溢出,轻压创口边缘,会逐渐放出大量液体。巩膜创口一般不需缝合,结膜创口烧灼粘合抑或 10-0 尼龙线缝合。前房穿刺并注入黏弹剂,形成前房。术后加强抗炎和抗感染,见图 4-3-3E、F。

图 4-3-3G~R 介绍著者诊治过的一例术后发生的低眼压、浅前房伴巨大出血性脉络膜睫状体脱离病例。

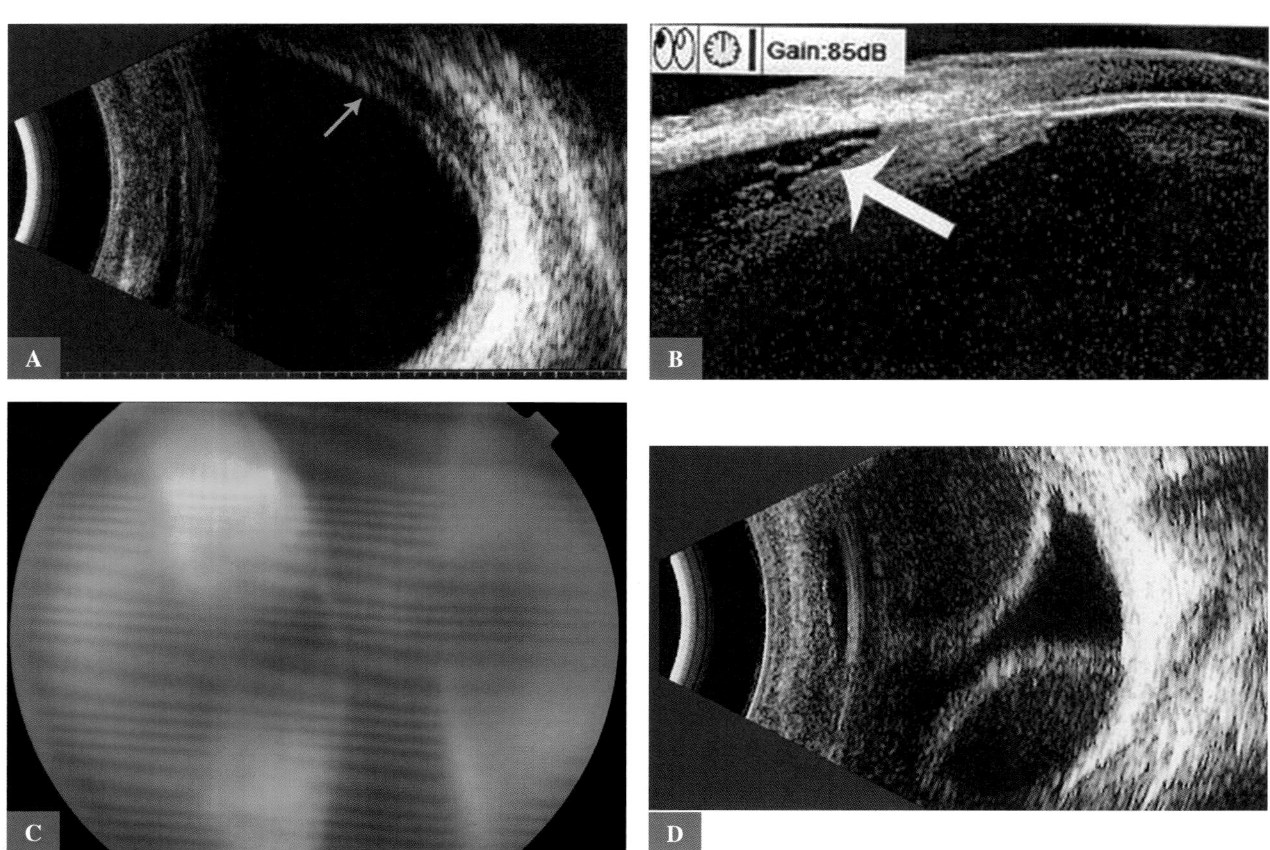

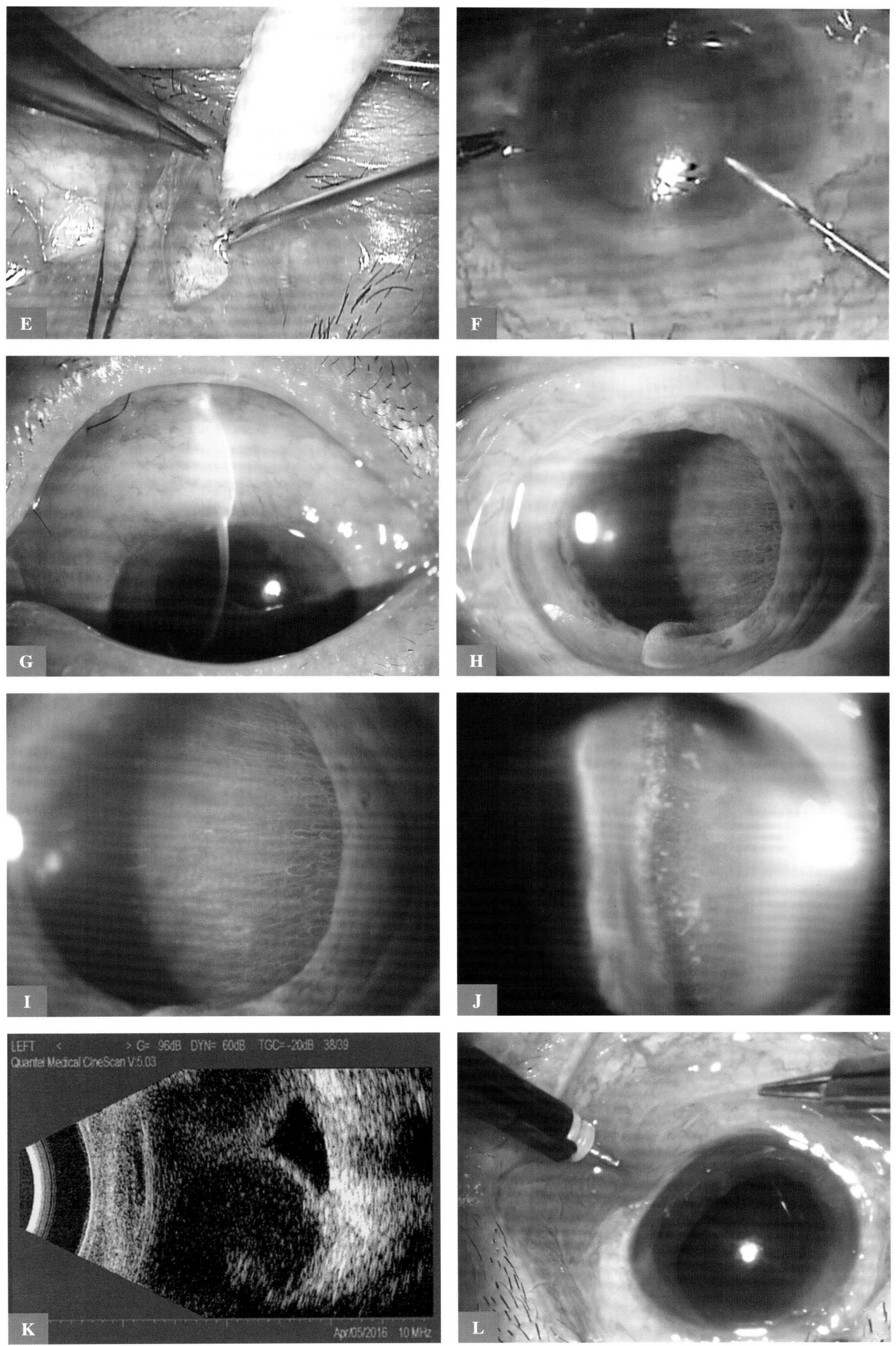
E
F
G
H
I
J
LEFT < > G= 96dB DYN= 60dB TGC= -20dB 38/39
Quantel Medical CineScan V.5.03
Apr/05/2016 10 MHz
K
L

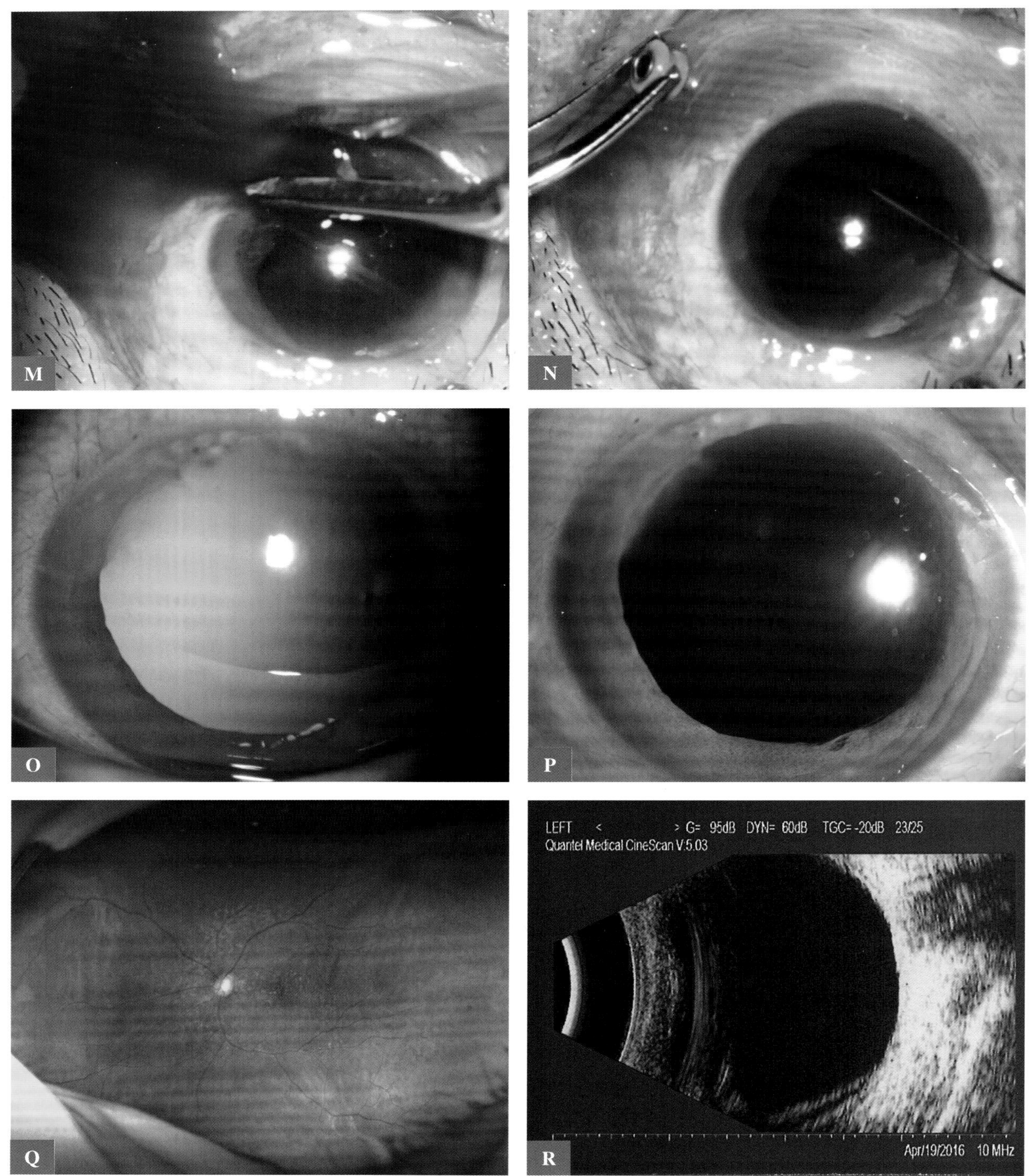

图 4-3-3 术后早期睫状体、脉络膜脱离

A:B 超示意浆液性脉络膜浅脱离声像 B:UBM 示意睫状体脱离 C、D:典型出血性脉络膜脱离,B 超示意接吻式的脉络膜上腔出血声像(D) E、F:脉络膜上腔放液联合前房形成术。当打开脉络膜上腔时,可见淡黄色液体溢出(E)。前房穿刺并注入黏弹剂(F),形成前房 G~R:男性,53 岁,左眼在当地医院行小梁切除联合白内障超声乳化吸除术后第一天即发生浅前房,眼压 9mmHg。一周后来诊做进一步处理。检查发现,左眼视力 HM/ 眼前 10cm,眼压 6mmHg;上方滤过泡中等隆起,无渗漏(G),瞳孔区晶状体缺如,未见晶状体后囊膜,可见脉络膜脱离高度隆起(H、I),伴睫状体及锯齿缘脱离(J),B 超提示脉络膜上腔出血声像,接吻状(K)。局麻下行左眼颞下方脉络膜上腔放液术(23G 穿刺刀辅助下)(L),放出大量暗红色血液(M),前房注入 BSS、并逐步调整 23G 穿刺刀的位置,使脉络膜上腔液体尽可能排出(N)。术毕,结膜下注射曲安耐德(TA)10mg。术后加强抗炎,局部、全身给予激素类抗炎药物一周,裂隙灯检查,瞳孔区清亮(O、P),眼底后极部平伏(Q),B 超也证实脉络膜平伏、仅周边部尚未完全复位(R)。视力 +11D 矫正 0.2(图片 L~N 由刘文主任医师提供手术录像剪辑)

五、房水生成减少致浅前房、低眼压及处理

术后持续性低眼压(<5mmHg),睫状体、脉络膜脱离,滤过口切除操作不当引起的睫状体分离,睫状体炎症、休克,术前长期应用房水生成抑制药物,术中使用过高浓度 MMC 等都可能引起房水生成减少。应局部、全身给予抗炎药物。同时针对病因治疗。局部抗炎药物包括醋酸泼尼松龙滴眼液(百力特)、妥布霉素地塞米松滴眼液(典必舒)、氯替泼诺混悬滴眼液(露达舒)、氟米龙滴眼液(氟美瞳)等甾体类抗炎药,非甾体抗炎药有双氯酚酸钠(迪非、普南扑灵)、溴芬酸钠水合物滴眼液(普罗纳克)等。全身抗炎药物有泼尼松、甲泼尼龙等。

参考本节问题三、四解答,再次强调:①抗炎、积极纠正低分泌最重要;②耐心、不要急于手术干预。作为术者一定要"be patient",当眼内低分泌状态没有得到改善时,过早的手术形成前房往往是无效或收效甚微的。所以,积极针对病因处理,加强局部和全身抗炎和散瞳等处理,一般 5~7 天会有所好转,10 天到 2 周左右恢复,也有 20 多天才恢复;③预防浅前房、低眼压的最有效方法是提高手术的技巧(参考本章第二节相关章节)。所以掌握精细的手术操作和术后细致的护理意识十分重要;④患者的睡眠质量很重要,临床上观察到,患者睡眠好,恢复快;睡眠质量差,效果差,甚至加重。要给予足够的重视。

六、高眼压性浅前房原因有哪些?

原因有:①恶性青光眼;② 滤过性手术后瞳孔阻滞;③ 迟发性脉络膜上腔出血。根据不同的病因进行处理,见下文问题七 ~ 十七解答分别叙述。

七、恶性青光眼及保守治疗

恶性青光眼的现代概念,是指任何原因导致房水逆向流入玻璃体腔内引起前房消失、眼内压不断增高的一种特殊类型的青光眼(玻璃体腔内房水传导阻滞)。按照这个概念,恶性青光眼可以发生在任何内眼手术的术后(最常见于小梁切除术),也可发生在任何内眼手术的术中(如白内障超声乳化手术,亦称为房水逆流综合征),滴缩瞳剂也可以诱发[11-14]。

关于恶性青光眼的发病机制,目前尚未完全阐明,但玻璃体水囊形成、后方(主要指玻璃体腔)压力增高导致一系列改变(前房浅或消失、晶状体 - 虹膜隔前移、睫状环阻滞和玻璃体前界膜阻滞、房角粘连或关闭、角膜内皮失代偿等),被认为是恶性青光眼最传统的观念[15]。Chandler & Grant 1962 年提出晶状体悬韧带松弛是发病机制之一。近年来,脉络膜膨胀被认为也可能是发病机制之一[15~17]。

发生恶性青光眼可能的解释是[18]:①手术中及术后后房间隙消失导致房水错误流入玻璃体腔;②脉络膜膨胀推动后脱离的玻璃体前移;③睫状体水肿产生睫状环 - 晶状体或睫状环 - 玻璃体阻滞;④葡萄膜炎渗出导致睫状体、晶状体和玻璃体前界膜之间的粘连。著者个人认为晶状体悬韧带松弛可能是潜在的最大始动力,但尚需研究来证实。

术前发生恶性青光眼的高危因素包括[12,15-19]:前房浅(前房深度 <1.9mm),短眼轴 <21mm(≤19mm 为小眼球)特别是真性小眼球患者(眼轴≤16mm),Lower 系数 <0.19。事实上,临床上真性小眼球患者并不是很常见,但前房深度≤1.5mm 或眼轴≤20mm 的的确非常常见。年轻(男性或女性)或中年女性原发性慢性闭角型青光眼是发生恶性青光眼的高危人群。

恶性青光眼的保守治疗:

事实上基本同浅前房低眼压的处理,包括局部、全身抗炎治疗,散瞳,脱水,镇静。但局部需加用降低眼压的药物。一般 5 天作为一个观察疗程,如果前房无好转趋势,则可以考虑手术处理。

著者对浅前房伴随的低眼压或高眼压,总结了以下几条体会和经验供参考:

- 浅前房(低眼压)经常发生,但及时处理往往能恢复;
- 浅前房、低眼压——问题不大;
- 浅前房、低眼压 + 情绪问题——问题大大;
- 浅前房 + 高眼压(恶性青光眼)——一开始问题就大,且一旦发生,很难逆转;

- 争分夺秒处理,积极主动处理;
- 阿托品是首选的治疗药物;
- 善意的谎言——不要告知“发生了恶性青光眼”,而是有“恶性青光眼的倾向”;
- 想尽办法让患者配合医生治疗;
- 患者良好的心态、充足的睡眠是促使病情好转的关键!
- 恶性青光眼治疗的过程是一场耐心、持久战! 不但考验了患者的配合度,更重要的是考验了医者的耐心、信心和技术!
- 术后细致护理,有助于及早发现恶性青光眼的“苗头”;
- 重在预防,精细的手术技巧能使恶性青光眼的发生率降到最低;
- 术前除关注“眼轴、前房深度”外,是否存在“晶状体悬韧带松弛”是防范恶性青光眼发生的重中之重。

关注患者的情绪、性格和睡眠问题,有助于治疗。临床上发现,情绪问题在这类患者中似乎起着推波助澜的作用,性格焦虑、敏感、睡眠质量差者,往往是恶性青光眼的导火线。为什么睡眠不好容易导致恶性青光眼发生或恢复欠佳? 这种现象和术中患者紧张导致眼后方(玻璃体腔)压力增高的现象类似(参考第一章第一节问题二和四解答)。目前尚未有研究得以证实,著者推测是否和自主神经系统的紊乱导致脉络膜膨胀有关? [15,17]有待进一步研究。

见图 4-3-4。

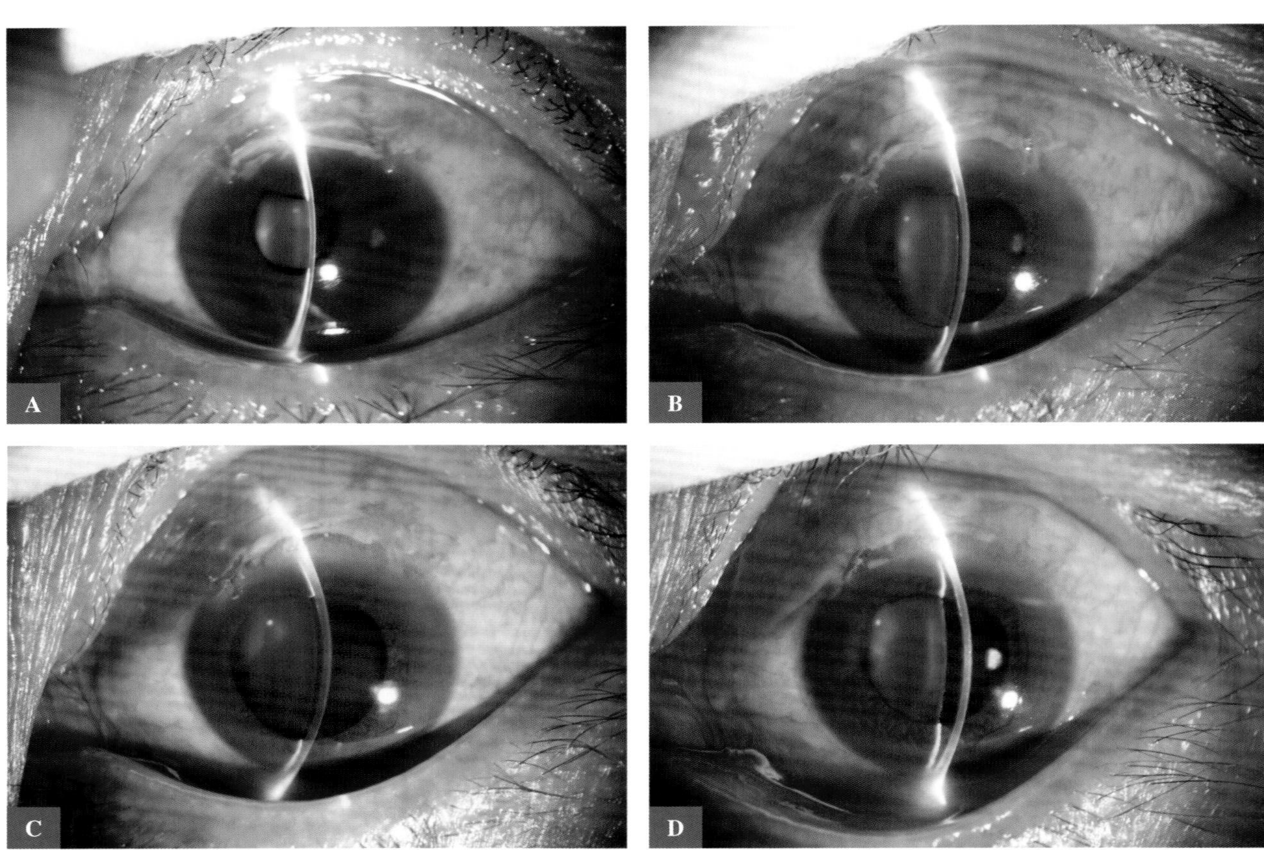

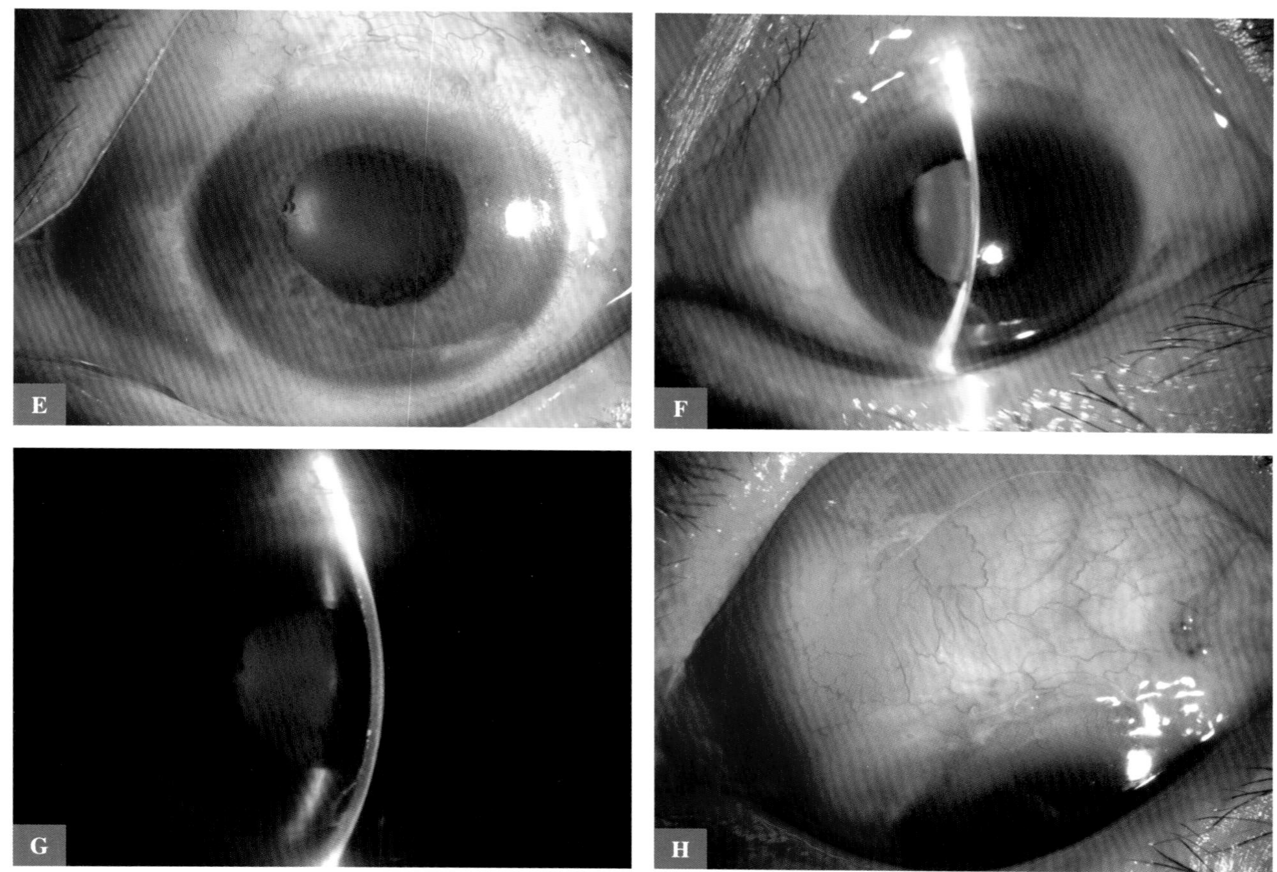

图 4-3-4　恶性青光眼案例

A：小梁切除术后第一天发生前房消失、眼压高（43mmHg）　B：保守治疗第 8 天后前房方出现一点裂隙，眼压 32mmHg，期间眼压每天都在逐渐下降　C：术后第 14 天前房进一步加深，眼压 25mmHg　D：术后一个月时前房完全恢复，眼压 16mmHg。注意这个患者保守治疗的时间很长，如果没有患者的理解和配合，不可能突破"5 天疗程"的框框而早早采取了手术治疗　E、F：然而，当患者在术后二个月复查时，恶性青光眼再次发生了！追问病史，前一天晚上患者由于天气热（没有空调）、辗转反复一晚没有睡着觉！　G、H：给予经扁平部前段玻璃体切除，前房形成、眼压下降、滤过泡形成

八、恶性青光眼的手术治疗

基于对发病机制的认识，目前手术治疗一般遵循如下顺序：

1. 玻璃体腔水囊穿刺抽吸联合前房形成术。
2. 经睫状体扁平部行前段玻璃体切除联合前房形成术。
3. 晶状体摘除联合前段玻璃体切除术。这里"晶状体摘除"方式，包括了单纯超声乳化白内障吸除术或超声乳化白内障吸除联合人工晶状体植入术（Phaco/Phaco+IOL）；白内障囊外摘除术或白内障囊外摘除联合人工晶状体植入术（ECCE/ECCE+IOL）；白内障囊内摘除术（ICCE）等术式。前段玻璃体切除包括了经前房和经睫状体扁平部切除术式。
4. Phaco+IOL 联合后囊环形撕囊（PCCC）联合前段玻璃体切除术。
5. 经睫状体扁平部行晶状体咬切联合前段玻璃体切除术。

玻璃体腔水囊穿刺抽吸是处理恶性青光眼首选的手术治疗方式。如果无法抽吸到玻璃体腔液体，可以改做前段玻璃体切除术。

下文问题九 ~ 十三解答将一一叙述。

关于手术治疗，著者有几点体会和经验，供参考：

- 手术方式众多，这与恶性青光眼的发病机制尚未完全阐明、多种机制共同参与有关。

- 手术中处理需要随机应变。
- 建议不断总结经验，积极探讨，应对不同病情的处理。
- 玻璃体腔水囊穿刺抽吸联合前房形成术并不能解决所有恶性青光眼。年轻人玻璃体浓稠难以抽吸[18]。
- 文献认为晶状体摘除联合前段玻璃体切除术优于玻璃体腔水囊穿刺抽吸联合前房形成术[18]。
- 年轻恶性青光眼患者应考虑选择晶状体摘除联合前段玻璃体切除术而不是玻璃体腔水囊穿刺抽吸联合前房形成术。
- 单纯 Phaco+IOL 往往不足够！需要联合前段玻璃体切除或激光后囊切开(图 4-3-5)。
- 联合眼后段手术：先扁平部切除前段玻璃体降低后方压力⟶晶状体摘除⟶再次扁平部切除前段玻璃体，充分沟通前后房，应当是最佳的手术方式。
- 需要联合角膜科积极处理术后角膜失代偿问题。
- 联合眼后段医师处理特殊病例。

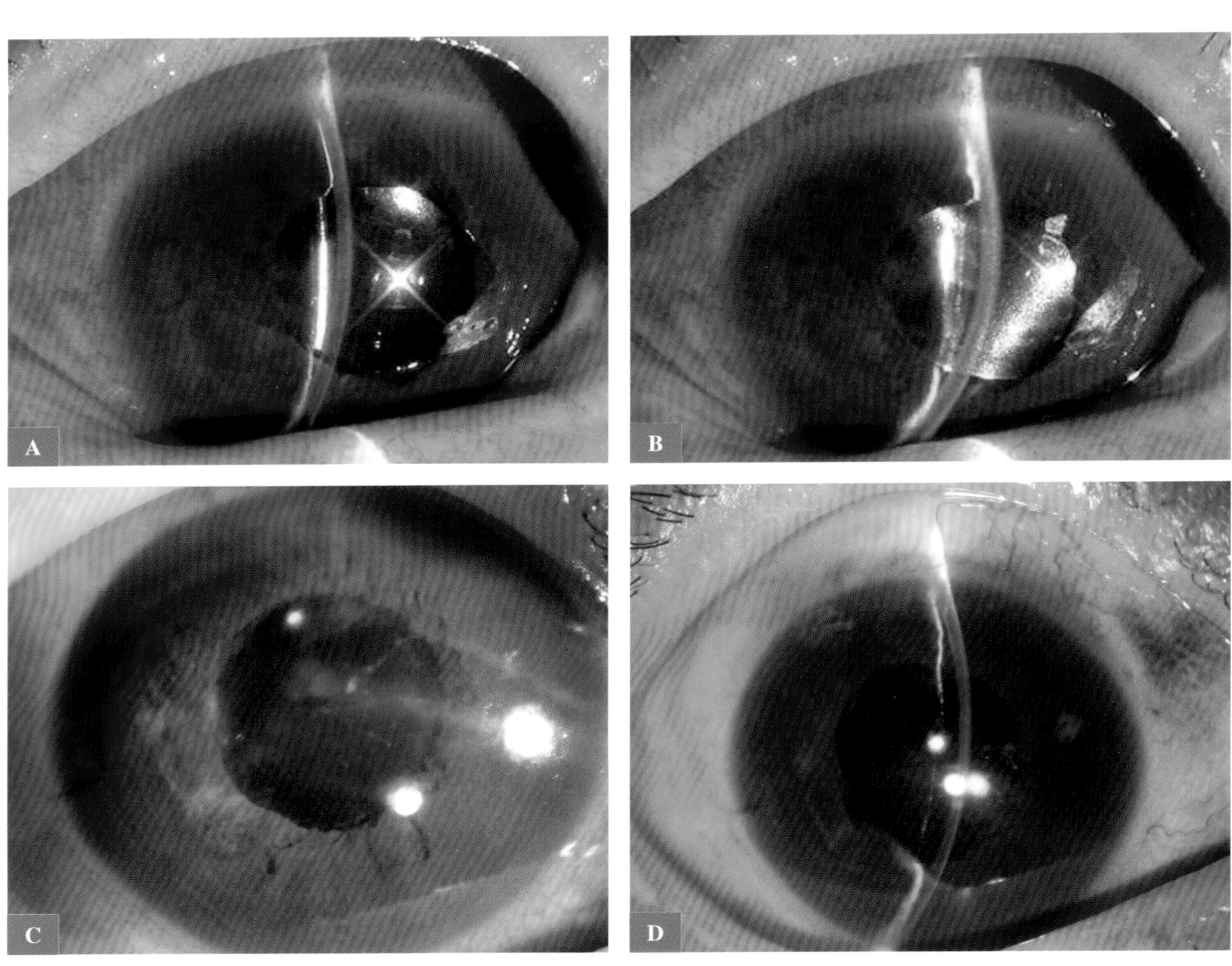

图 4-3-5 单纯 Phaco+IOL 有时候不足够治疗恶性青光眼

A、B：Phaco+IOL 术后前房仍浅(A)，Nd：YAG 激光后囊切开后前房稍加深(B) C、D：Phaco+IOL 联合张力环植入术后前房仍浅(C)，Nd：YAG 激光后囊切开后前房加深(D)

九、玻璃体腔水囊穿刺抽吸联合前房形成术治疗恶性青光眼

适应证：恶性青光眼（术中或术后），高眼压（或正常眼压），保守治疗无好转；持续性浅前房并进一步加剧（由Ⅱ级 -Ⅲ级），晶状体（或人工晶状体）或玻璃体与角膜接触，对角膜内皮或晶状体构成威胁，可能导致滤过手术失败的滤过泡变扁或消失，B 超未见脉络膜上腔出血或积液。

操作：盐酸丙美卡因（爱尔卡因）表面麻醉，开睑器开睑，0.25% 聚维酮碘浸泡消毒三分钟（或 5% 聚维酮碘浸泡立即冲洗）。悬吊下直肌或透明角膜牵引缝线悬吊固定眼球。血管钳夹住 7 号针距离针尖 12mm 处，在颞下方，距离角膜缘 3~4mm 处（即睫状体扁平部），经巩膜向眼球中心位置穿刺进入玻璃体腔 12mm，缓慢抽吸，使眼压降至比正常稍低的程度，逐渐拔出针头，同上用棉棒压迫进针处止血。

如果是在小梁切除术术中发生恶性青光眼，可在巩膜瓣附近操作；如果是在单纯白内障手术术中，则可直接在颞下方经结膜操作。

玻璃体腔抽取液体，不宜过多，一般 0.1~0.2ml，不超过 0.5ml，联合白内障手术者抽取 0.2~0.3ml。

眼压下降后，前房内注入黏弹剂形成前房（图 4-3-6）。

一项回顾性研究表明，晶状体摘除联合前段玻璃体切除术优于玻璃体水囊抽吸联合前房形成术[18]。可能的解释是年轻恶性青光眼患者玻璃体粘稠，较难抽吸出液体。因此建议年轻恶性青光眼患者应考虑优先选择晶状体摘除联合前段玻璃体切除术而不是玻璃体抽吸联合前房形成术。

事实上，临床上仅观察到部分患者能顺利抽出液体。如是，可以改行经睫状体扁平部前段玻璃体切除联合前房形成术。

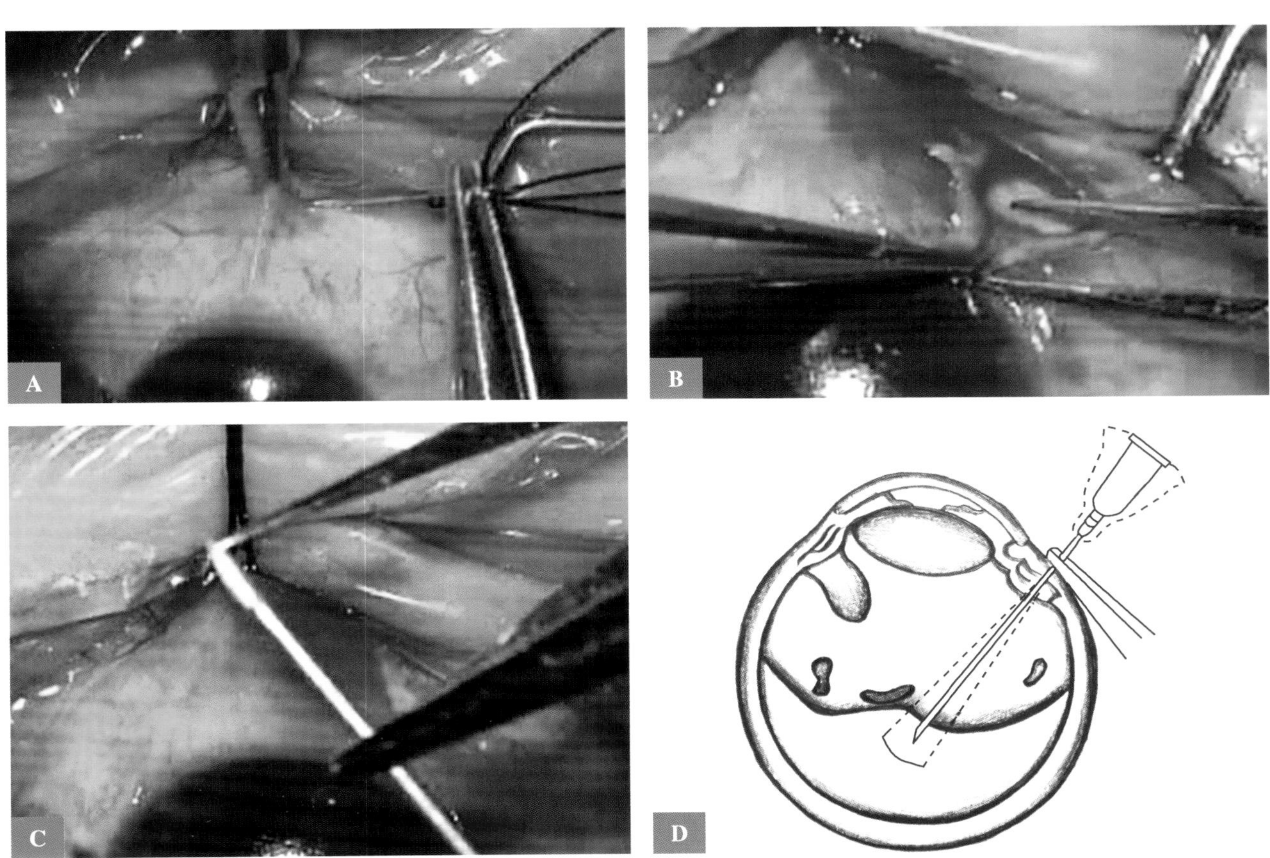

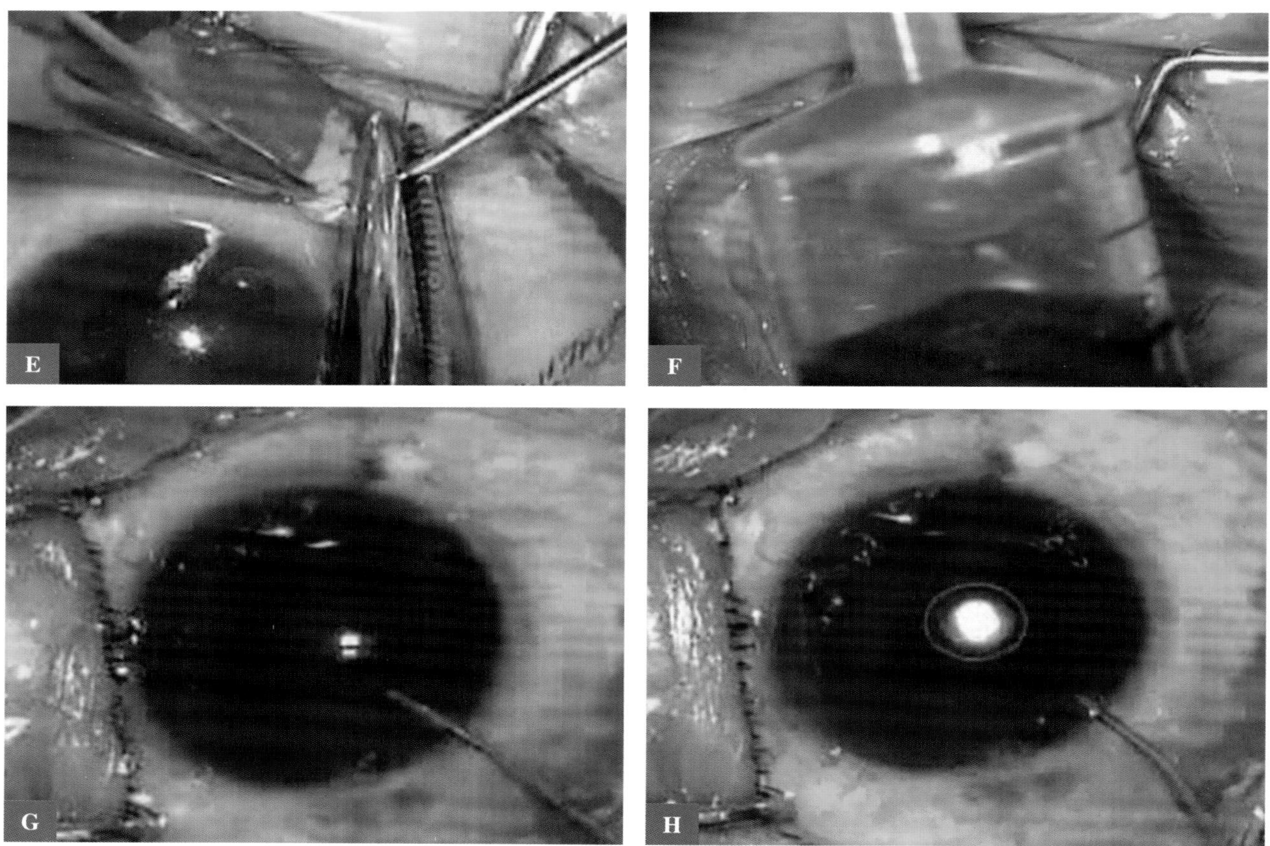

图 4-3-6　玻璃体腔水囊穿刺抽吸联合前房形成术

A:悬吊下直肌固定眼球,选择手术部位为颞下方　B:距离角膜缘 3~4mm(即睫状体扁平部)暴露术野　C:选择 7 号针,血管钳定位距离针尖 12mm 处　D、E:示意向眼球中心位置穿刺进入玻璃体腔的操作。穿刺进入玻璃体腔 12mm　F:缓慢抽出液体 0.15ml　G、H:前房注入黏弹剂形成前房

十、经睫状体扁平部行前段玻璃体切除术联合前房形成术治疗恶性青光眼

适应证同玻璃体腔水囊穿刺抽吸联合前房形成术。当玻璃体腔水囊穿刺抽吸失败(未抽吸到液体)时,可改行此手术方式。

操作:在睫状体扁平部(距离角膜缘 3~4mm 处),剪开结膜、烧灼止血,用巩膜穿刺刀全层切开眼球壁进入玻璃体腔,用 20G 前段玻璃体切除器进入玻璃体腔正中进行切除,少量切除无需灌注,一边切一边指测眼压(图 4-3-7)。当然,辅助灌注下切除更从容。眼压下降后(比正常眼压略低即可)前房注入 BSS 或黏弹剂维持前房深度、提升眼压。如果采用 23G、25G、27G 操作,可以直接穿刺进入玻璃体腔,无需剪切结膜。

如内眼手术中发生恶性青光眼进行该术式,手术部位选择同上(参考本节问题九解答)。

该术式同玻璃体腔水囊穿刺抽吸联合前房形成术一样,只有部分患者收到较好的效果,但仍有一部分患者术后前房仍浅。可能与恶性青光眼的发病机制尚未完全清楚有关,有人认为需要彻底切除前段玻璃体、达到前后房沟通才行。但著者个人认为,这类效果不理想的患者估计存在晶状体悬韧带松弛。

十一、晶状体摘除联合前段玻璃体切除术治疗恶性青光眼

详见第十章第六节。

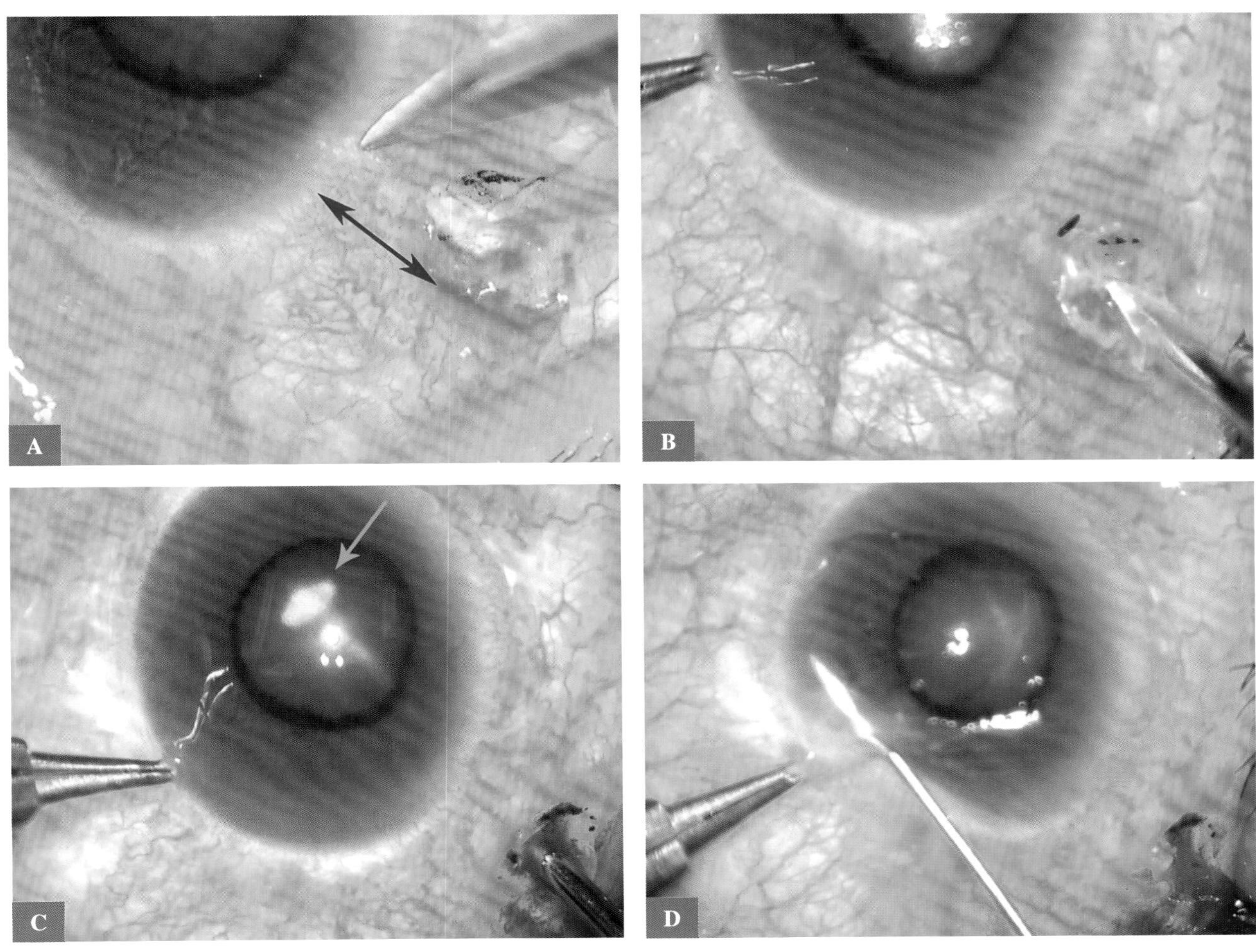

图 4-3-7　经睫状体扁平部前段玻璃体切除联合前房形成术

A:在睫状体扁平部(距离角膜缘 3~4mm 处,蓝箭头示意),剪开结膜、烧灼止血　B:用巩膜穿刺刀穿刺　C:用 20G 前段玻璃体切除器进入玻璃体腔正中进行切除(绿箭头),无灌注,一边切一边指测眼压　D:眼压下降后前房注入黏弹剂形成前房(注意角膜上有皱褶,表明眼压较低)

十二、Phaco+IOL 联合后囊环形撕囊(PCCC)联合前段玻璃体切除术治疗恶性青光眼

详见第十章第六节。

十三、经睫状体扁平部行晶状体咬切联合前段玻璃体切除术治疗恶性青光眼

详见第十章第七节。

十四、恶性青光眼治疗中,国外学者提到"irido-zonulo-hyaloidotomy",如何操作?

从睫状突扁平部进行前段玻璃体切除,做周边虹膜切除口相对应的悬韧带及玻璃体切除,达到前后房彻底沟通。但在临床工作中,对每一个恶性青光眼患者是否都需要这样做,值得商榷。

十五、恶性青光眼术后的转归

1. 长时间角膜上皮愈合不良、角膜失代偿。
2. 前房浅、终身离不开阿托品。
3. 前房消失、失明。

见图 4-3-8。

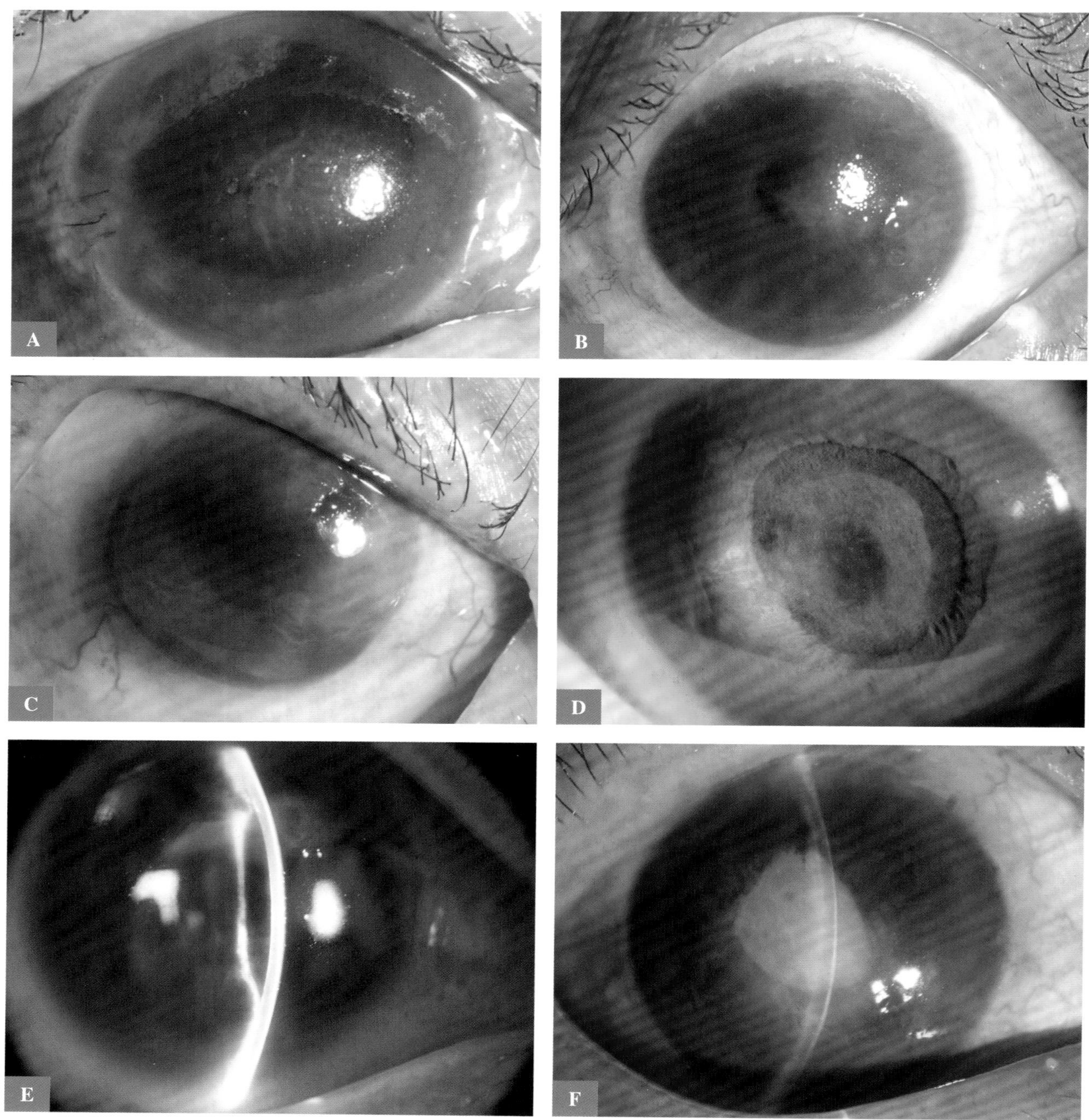

图 4-3-8 恶性青光眼的转归
A~C:长时间角膜上皮愈合不良、角膜失代偿 D、E:前房浅、终身离不开阿托品 F:前房消失、失明

十六、小梁切除手术后发生瞳孔阻滞的原因和处理

原因:①不完全的虹膜切除;②术中未作周边虹膜切除;③术后虹膜周边切除口和瞳孔缘完全后粘连或膜闭。临床表现为:眼压升高,浅前房,虹膜周切口缺如。但周边虹膜向前膨隆,而前房轴深仅轻~中度变浅,这些有别于恶性青光眼。处理:激光切开不完全的周切口(图 4-3-9)或补做周边虹膜切开,或激光切断粘连或膜闭的组织(参考本节问题三十四图 4-3-28)。

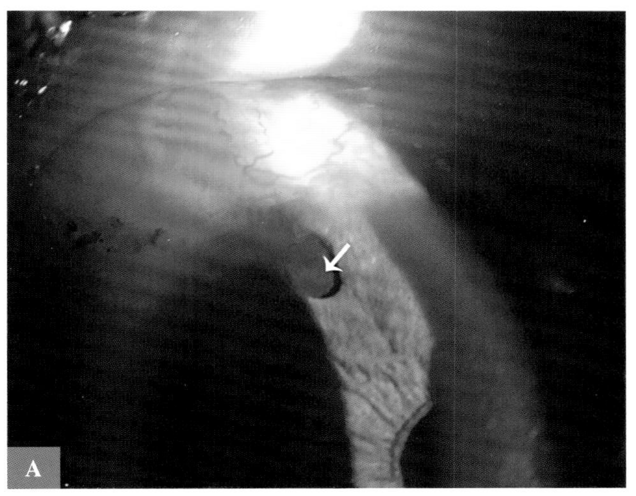

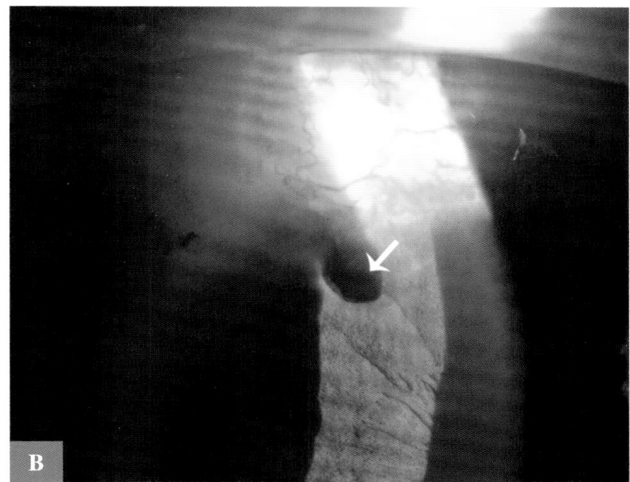

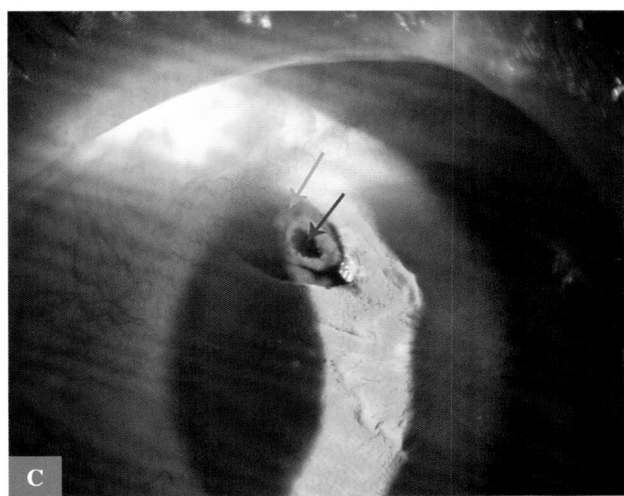

图 4-3-9 激光切开板层虹膜组织

A:小梁切除术后第一天发现虹膜周切口为板层切开 B:Nd:YAG 激光切开板层虹膜组织后 C:绿箭头示意手术未切开的板层虹膜,蓝箭头示意激光击穿后的孔洞

十七、术后脉络膜上腔出血及处理

术后迟发性脉络膜上腔出血临床表现为:术后突然眼压增高,浅前房或无前房,患者诉剧烈眼痛。超声波检查可帮助确诊(图 4-3-10A、B)。最常见于儿童青光眼“大眼球”患者,以及伴有眼底血管病变患者。处理:镇静(给予止痛片或辅助睡眠用药);止血、活血。但著者不主张太早活血,临床观察到早期用活血化瘀药如复方血栓通等扩张血管药物,会加重眼压增高。建议出血 2~3 周左右再给予活血化瘀药,早期主要以止血为主。如果症状剧烈且出血量多,必要时后巩膜切开;严重时还需行玻璃体视网膜手术干预,给予硅油填充等。可参考本章第二节问题三十三解答。

十八、术后早期滤过泡失败

早期滤过泡失败主要是指小梁切除术后早期发生的具有滤过泡失败倾向的滤过泡,包括早期滤过泡瘢痕化、瘢痕倾向和包裹性囊状泡。如未得到及时处理,将导致瘢痕形成、滤过不足、眼压逐渐升高。处理方法包括:①加强抗炎;②加强按摩;③尽早拆除可拆除缝线或激光断线;④局部辅助抗代谢药物应用(如滤过泡旁或远离滤过泡在其对侧注射 5-FU)等。滤过泡针刺分离是处理早期滤过泡失败简单、实用和有效的方法,能有效地挽救一部分濒临失败的滤过泡[7,8]。

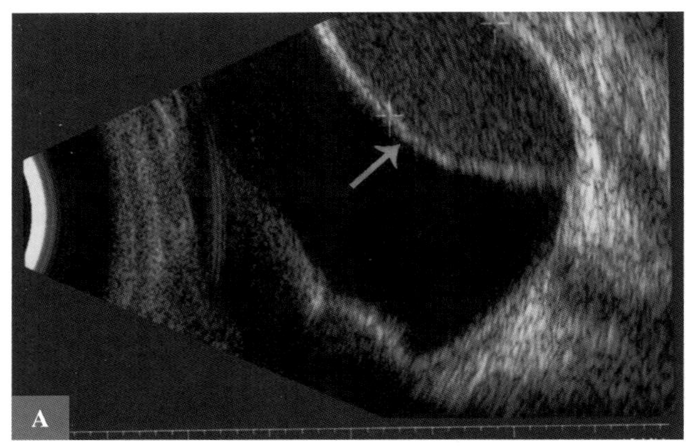

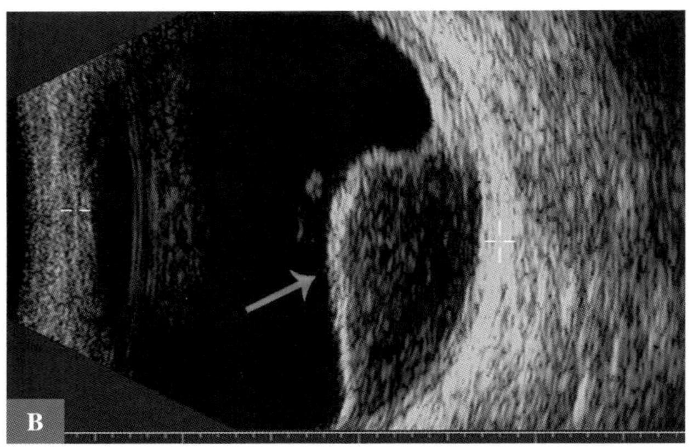

图 4-3-10　脉络膜上腔出血超声影像

A、B：超声波检查可帮助诊断脉络膜上腔出血病灶，脉络膜局部隆起，出血声像

选择行滤过泡针刺分离操作前，必须排除滤过道内滤口阻塞（如未剪除虹膜、巩膜瓣下角膜缘组织块残留、大的睫状突堵塞、炎症渗出物或血凝块致滤过口粘连、局部虹膜粘连等）导致的因房水排出受阻造成的早期滤过泡失败（参考本章第三节问题三十四解答）。辅助房角镜和 UBM 检查可以协助判断。具体操作见下文问题十九～二十一解答分别叙述。

十九、包裹性囊状泡的针刺分离

包裹性囊状泡多发生于术后 2~6 周，滤过泡局限，圆顶状隆起，泡壁厚，张力大，表面及周围布满充盈血管，眼压 >21mmHg 并逐渐上升，UBM 检查可见结膜下形成巨大囊腔，边界清楚，其内充满液体，囊壁组织增厚、密度高（图 4-3-11A、B）。滤过泡针刺分离术是处理这种滤过泡最常用和十分有效的方法。

操作：一般在病房直视下就可完成，也可在手术室显微镜下操作。建议术前清洁结膜囊，必要时冲洗泪道排除感染。现以上方滤过泡分离为例进行讲解：

1. 患者平躺病床，操作者在患者头上方位置。不必应用开睑器。治疗眼局部滴表面麻醉剂如丁卡因或爱尔卡因，以及复方萘甲唑林滴眼液收缩血管减少出血。

2. 事先准备两支 1ml 注射器，一支吸取 0.1ml 利多卡因，一支吸取辅助用药。因包裹性囊状泡滤过区内囊腔大，针头进入较安全，一般很少会刺穿滤过泡顶壁。从滤过泡旁进针（这点非常重要，不能在滤过泡范围内尤其顶部刺入，必须在其旁边。以角膜缘为基底结膜瓣的滤过泡为例，进针部位为结膜缝合线之外进针为佳。先在进针口处注射少量利多卡因，但不必换注射器，可以直接深入到对侧的囊壁，利用针刃刮离纤维组织，可以听到或感受到韧性的纤维组织被刮断；一侧分离完毕，用同样方法从另侧滤过泡旁进针，分离对侧囊壁纤维组织，或一次只分离一侧。如果分离有效，可以见到高隆的囊腔塌陷、房水向两旁结膜下分流。分离完毕，换吸取辅助用药的注射器，在滤过泡旁或远离滤过泡在其对侧注射药物并冲洗结膜囊。有的患者针刺分离后，立竿见影，高隆的滤过泡平伏，眼压下降，不需再次分离也不需注射辅助药物。见图 4-3-11。

体会：①包裹性囊状泡针刺分离一般效果较好，值得尝试；②分离包裹性囊状泡，因操作空间大、难度相对小，建议初学者先从此类型滤过泡分离开始学习；③防止分离时出血是十分关键的环节，如果出血，意味着滤过泡内瘢痕化的风险再次增高。建议分离前把握好分离的时机，如果滤过泡周围血管非常充盈、估计分离容易出血时暂不要操作，加强抗炎，同时加用收缩血管的药物如复方萘甲唑林滴眼液。必须学会平衡针刺分离的利（成功）与弊（分离后出血带来的再次瘢痕化）。著者个人经验是等待局部炎症减轻、血管充盈减轻时再进行。

术后早期发生的包裹性囊状泡，大多可以通过针刺分离得以挽救。术后后期（一般指术后 3 个月或以上），通常泡壁十分厚实，用 1ml 注射器的针刃一般是无法分离开（个别泡壁薄的有效），可以考虑在手术显微镜下行结膜与囊壁分离术，并完整切除增厚的囊壁。见本节问题二十三解答及图 4-3-15。

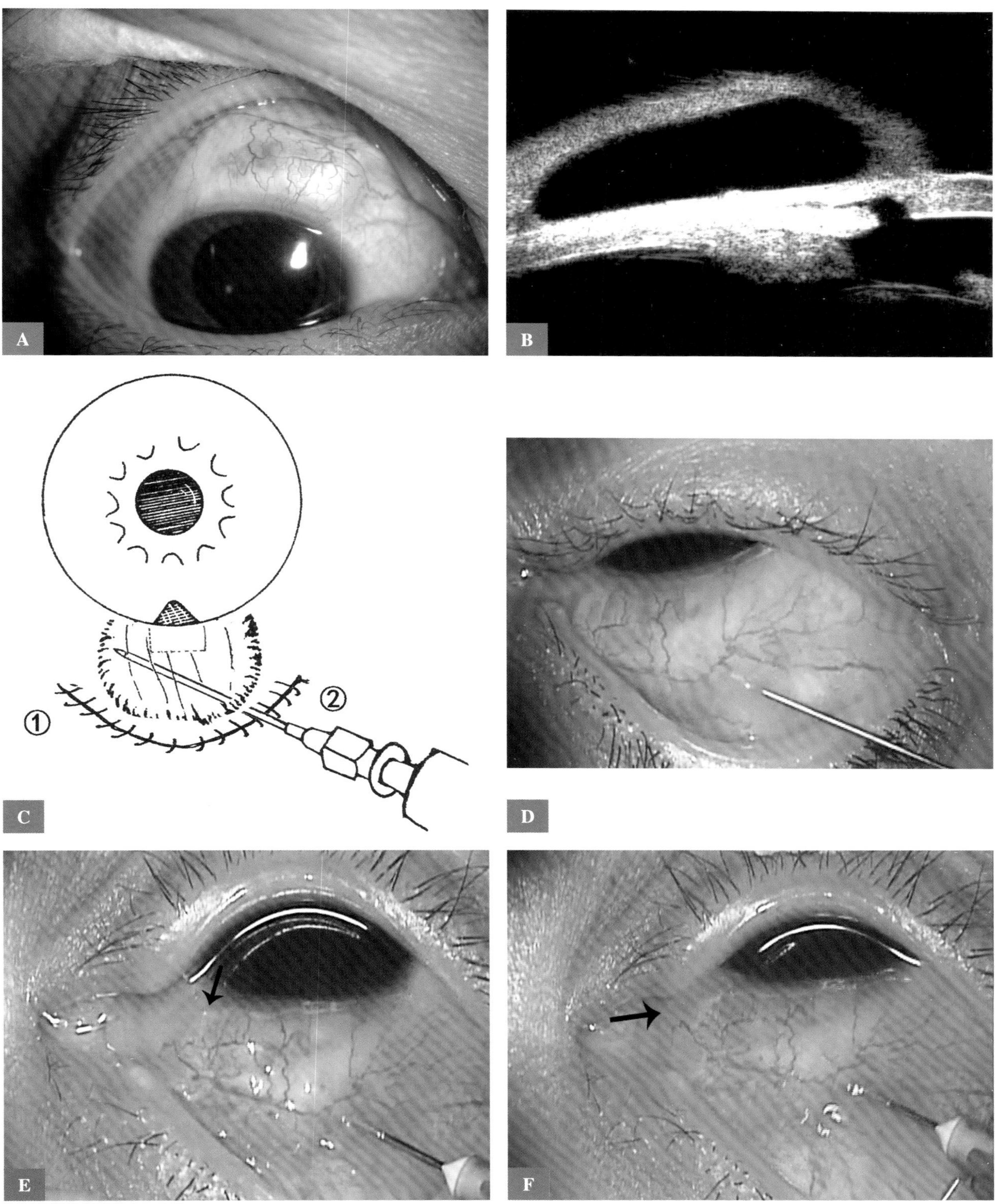
A
B
①
②
C
D
E
F

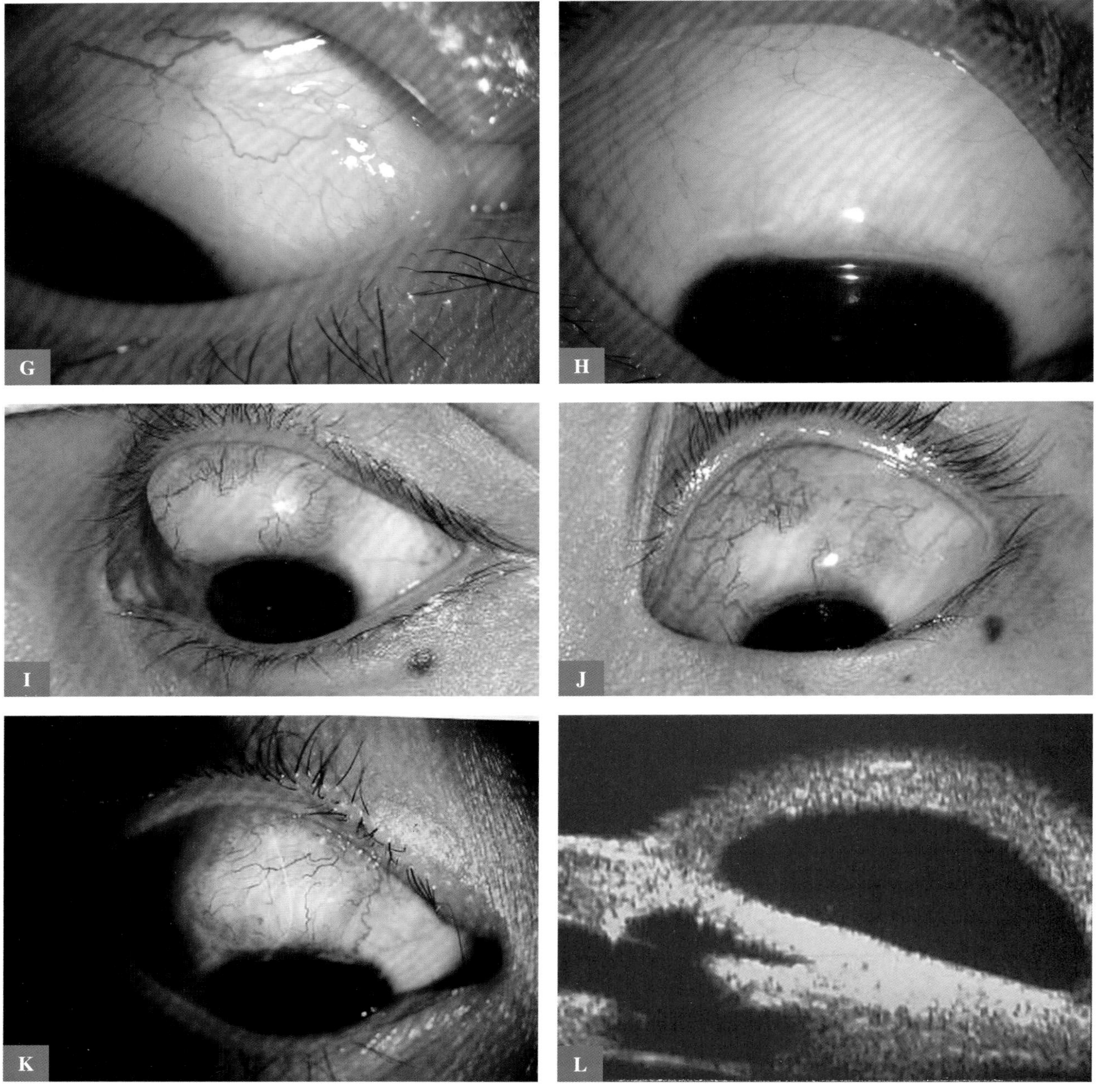
G
H
I
J
K
L

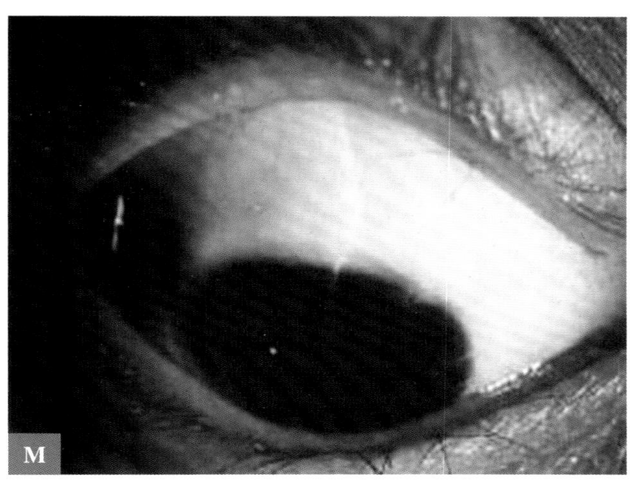

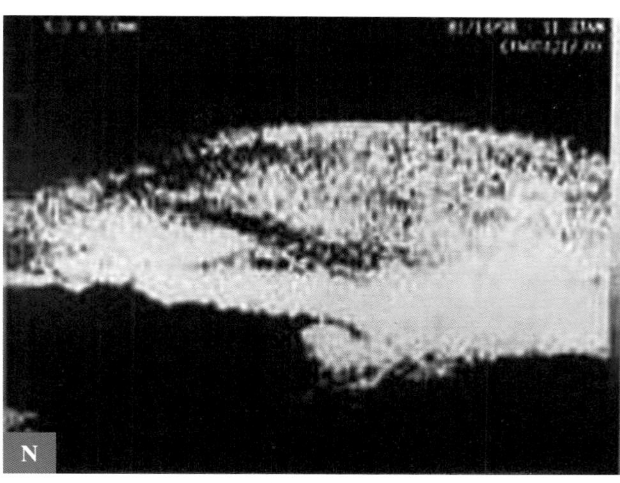

图 4-3-11 针刺分离处理包裹性囊状泡

A:示意包裹性囊状泡,滤过泡局限,圆顶状隆起,泡壁厚,张力大 B:UBM 检查可见结膜下形成巨大囊腔,边界清楚,其内充满液体,囊壁组织增厚、密度高 C:示意针刺分离操作。①②都是进针正确的位置,直接深入到对侧的囊壁进行操作 D:在远离滤过泡(该例为以角膜缘为基底结膜瓣的滤过泡,进针部位为结膜缝合线之外)处进针,先在局部注射少量利多卡因 E、F:直接深入到对侧的囊壁(E,黑箭头),利用针刃刮离纤维组织,可见局部开始有房水流过(F,黑箭头) G:分离后第一天看到的弥散隆起、淡白的漂亮滤过泡 H:该患者分离术后 1 年半时的照片,形成了良好的Ⅱ型滤过泡 I、J:示意另一患者分离前后的外观,立竿见影 K~N:示意另一患者同一只眼针刺分离前(K、L,包裹性囊状泡,术后第 25 天形成)和分离后(M、N,弥散的Ⅱ型滤过泡,分离后第 11 个月)的天壤区别

二十、早期滤过泡瘢痕化或瘢痕倾向的滤过泡针刺分离

早期滤过泡瘢痕化或瘢痕倾向最常发生于术后 2 周 ~1 个月,可表现为扁平 / 平坦的滤过泡或局限的滤过泡。临床特点:①按摩后可稍隆起或扩散,但引流不畅,眼压 >21mmHg 或术后 2 周后眼压上升幅度大;②泡壁厚和显著充血,局部往往有较多或粗大的新生血管长入,或边缘逐渐局限;③房角镜或 UBM 检查内滤口通畅,但结膜组织密度高,没有或仅有极小的囊腔形成,见图 4-3-12A、B、C。这种滤过泡随着时间推移将变为Ⅲ型(瘢痕)滤过泡。在术后滤过区增殖活跃期(理论上指术后两周以内,但因术中使用抗代谢药物,增殖活跃期可延长至术后 3~4 周,参考本章第四节)采取积极措施仍有恢复功能性滤过泡的可能。这些有效措施包括:早期拆除外置的巩膜瓣可调整缝线或用激光松解巩膜瓣缝线,加强滤过泡旁按摩,用糖皮质激素局部滴眼或结膜下注射 5-FU 等,但有些患者的效果不甚理想。著者推崇在上述增殖活跃期尽早行滤过泡针刺分离术。

操作:

1. 术前注意事项同包裹性囊状泡的处理。操作前,同样必须排除滤过道内滤口阻塞导致的因房水排出受阻造成的早期滤过泡失败。辅助房角镜和 UBM 检查可以协助判断。

2. 事先准备好三支 1ml 注射器,一支吸取 0.1ml 利多卡因,一支吸取 0.2~0.5ml 的生理盐水,一支吸取辅助用药。从滤过泡旁进针(要求同包裹性囊状泡),先在进针口处注射少量利多卡因,然后换吸取生理盐水的注射器,经此进入滤过泡。因滤过泡顶壁与巩膜面粘贴紧密,针头进入要很小心。针头斜面向上,顺延眼球弧度进入,边进边推注生理盐水边小心分离滤过泡周围的粘连组织。分离完毕,换吸取辅助用药的注射器,在滤过泡旁或远离滤过泡在其对侧注射药物。注射后要滴抗生素眼药水,并小心冲洗渗漏出来的药物尤其抗代谢药(图 4-3-12D~F)。

体会:瘢痕化倾向滤过泡的分离,对初学者而言,有一定难度。因为眼球有一定弧度,结膜下组织粘连紧,针尖进入很容易穿破结膜。边进针边推着生理盐水是一技巧,有学者用黏弹剂,不失为一个很好的方法,但后者需要到手术室显微镜下操作。但无论哪种方法,正如上文提到,分离前一定要确保滤过内口是通畅的,房角镜、UBM 都可帮助判断。对转诊而来的患者,因对手术过程不了解,分离前有时会遇到判断

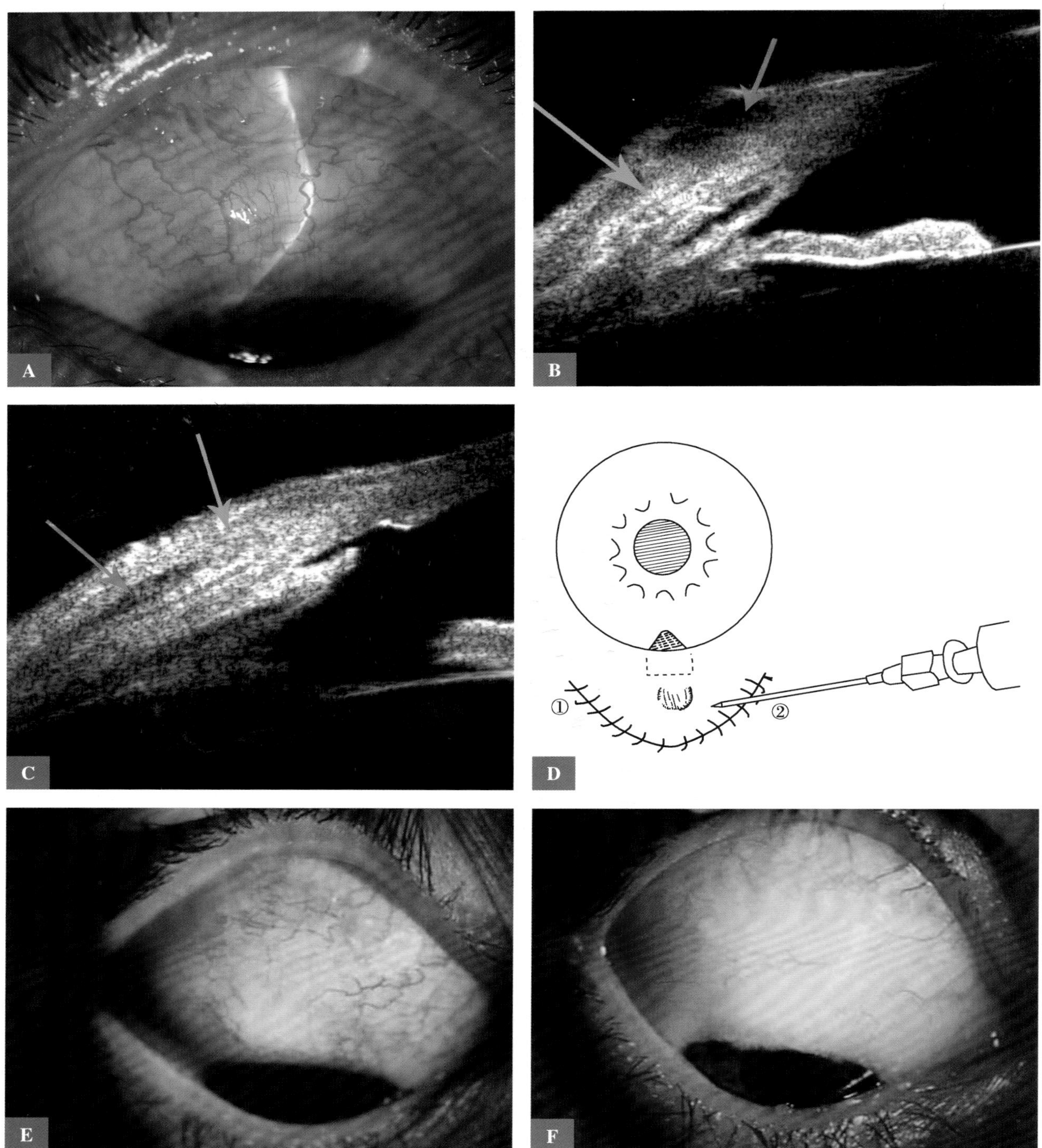

图 4-3-12 针刺分离处理滤过泡瘢痕化倾向

A：示意滤过泡呈瘢痕化倾向，血管粗大聚集，滤过区范围逐渐变小 B：UBM 示意对应 A 图的滤过泡内组织密度高（绿箭头），仅有极小的囊腔形成（红箭头），为瘢痕化倾向的滤过泡 C：示意另一例瘢痕化倾向的滤过泡，其 UBM 表现也是滤过泡内组织密度高（绿箭头），仅有极小的囊腔形成（红箭头） D：示意针刺分离操作。①②都是进针正确的位置，边进边推注生理盐水边小心分离滤过泡周围的粘连组织 E：示意术后第 28 天滤过泡呈瘢痕化倾向 F：示意同一患者滤过泡针刺分离后，形成有功能的弥散滤过泡（术后 12 个月）

上的困难。如果术中巩膜瓣下角膜缘组织块切除不够大或藕断丝连、没有或板层切除周边虹膜，即使滤过泡分离再成功，也是无效的。

二十一、关于针刺分离的辅助注射用药、并发症及分离后的处理

1. 辅助用药[7]　最常用的是抗代谢药，其中5-FU应用最广泛，安全剂量是注射5mg（0.1ml，50g/L）。也有学者用MMC，注射剂量为0.02mg（0.1ml，0.2g/L）。由于抗代谢药对眼内有毒性作用，注射部位应强调在滤过泡旁、上方（距角膜缘至少10mm）或滤过泡对侧（180°）。著者曾诊治一例因注射5-FU渗入前房引起虹膜广泛脱色素和角膜内皮缺失的病例[20]（图4-3-13A、B），因此必须非常谨慎。干扰素也是辅助用药的一个选择[7]。因该药物尚未发现对眼内有毒性，可以代替生理盐水边进针边推注，分离后也可以直接将其注射入滤过泡，不需更换注射器。这是应用干扰素作滤过泡分离的优势。其他如应用黏弹剂、气泡等辅助分离等方式的，文献也有报道。近年来有学者将抗血管生成因子（anti-VEGF）的药物等应用于小梁切除术中减少术后瘢痕化以及滤过泡针刺分离[21]，也收到较好的效果，尤其适合滤过泡充血、较多新生血管的滤过泡。

辅助用药不是必须的。著者观察到，有些仅进行简单分离并没有注射辅助用药，也获得了成功。这些都需要经验的积累。

2. 分离后的处理　滤过泡分离本身是一种创伤，分离后创口同样将经历伤口愈合的过程。因此，通

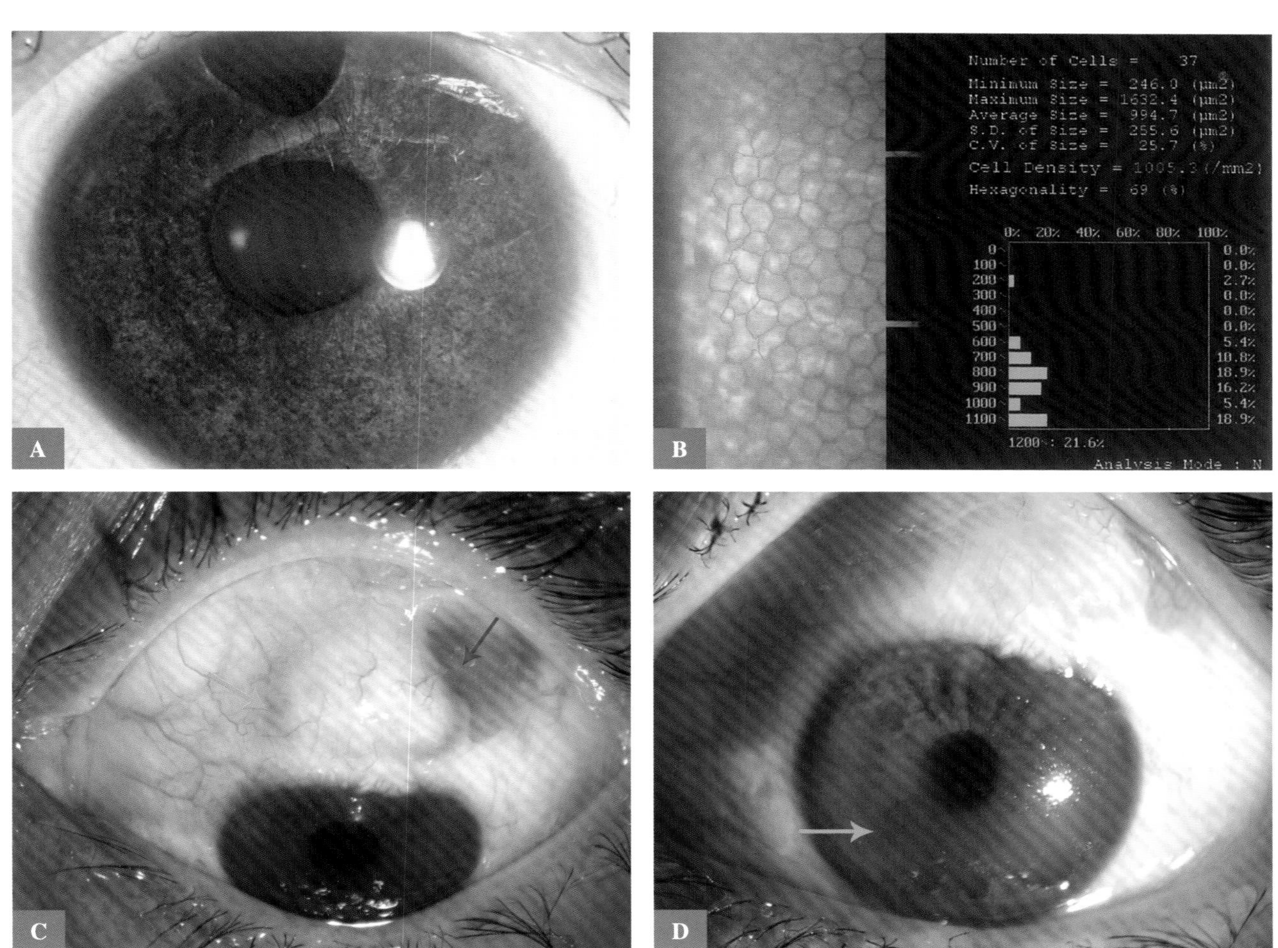

图4-3-13　针刺分离并发症

A、B：针刺分离后注射5-FU渗入前房，引起虹膜广泛脱色素和角膜内皮缺失的病例　C、D：结膜下出血是最常见的并发症，有时候出血会渗入前房（C，绿箭头为滤过泡内出血，蓝箭头示意进针处出血；D，绿箭头示意出血渗入前房）

过针刺分离手段来挽救滤过泡的原理，实际上就是重新通过调控伤口愈合过程、使之成为功能滤过泡的过程。基于此，分离后需密切观察，加强按摩（教会患者按摩很有帮助），根据眼压、滤过泡情况，适当追加辅助药物，防止再次发生瘢痕化。建议分离后继续注射上述药物 2~3 次，时间一般间隔 2~3 天。分离后的观察需要不断积累经验，有些效果立竿见影（参考图 4-3-11I、J）；有些仅进行简单分离（不需注射辅助用药）、加上按摩也获得了成功；而有些需反复多次进行分离和注射辅助药物方可成功。针刺分离仅仅是积极挽救一部分濒临失败滤过泡的手段，对于无效者，要分析失败的原因，给予辅助降眼压药物或择期进一步手术处理。

3. 并发症

① 结膜下出血是最常见的并发症，有时候出血会渗入到前房，应尽量避免。出血将加重局部的瘢痕化愈合反应。著者的经验是，分离前或注射药物前局部滴血管收缩剂或选择无血管区进针，有出血时则停止推进，用小棉签压迫止血，防止血液扩散（图 4-3-13C、D）。

② 结膜刺穿常见于初学者。对于滤过泡顶壁与巩膜面粘贴紧密的瘢痕倾向滤过泡，应边推注生理盐水边小心分离粘连组织是技巧之一；在进针口处先注射少量利多卡因，除止痛作用外（著者发现单独注射止痛效果要比混入注射药物中好），也是减少刺穿结膜的技巧。

③ 进针口应当强调在滤过泡旁，切勿在滤过泡（即滤过泡顶壁），防止操作后滤过泡渗漏、愈合不良，尤其对结膜菲薄的患者；另外选择进针口远离滤过泡，也是尽可能保证有一定范围完好的结膜形成滤过泡。

④ 操作必须无菌，防止滤过泡感染与眼内感染。

⑤ 针刺分离后注射抗代谢药，必须防止药液进入前房对眼内组织产生毒性。基于此，既往强调注射位置最好选择在滤过泡对侧（180°）。著者认为，若注射量不大时，可小心选择滤过泡旁（两侧）或结膜缝线上方区域（以角膜缘为基底的结膜瓣）注射。

⑥ 处理早期滤过泡失败，需要耐心和责任心，需密切随访滤过泡及眼压的变化。应强调早期发现和早期治疗，因此时结膜下增殖的组织尚未形成坚韧的瘢痕，尽早打断纤维化的进程，可以最大限度挽救一部分濒临失败的滤过泡，让滤过泡有一个重生的机会（参考图 4-3-11K~N，图 4-3-12E、F）。

二十二、后期滤过泡失败

后期滤过泡失败（通常指术后 3 个月或以上）即眼压不降，常见原因包括：①内瘘口被肉芽组织阻塞；②瘢痕愈合；③包裹性囊状泡复发。给予降眼压药物，如最大剂量药物不能控制眼压可考虑再次抗青光眼手术治疗。小梁切除术后进一步手术方式可以是：①再次小梁切除术；② EX-PRESS 青光眼微型引流器植入手术（简称 EX-PRESS 手术）；③房水引流阀植入手术；④其他术式。需要根据患眼具体情况选择（图 4-3-14）。包裹性囊状泡的手术切除见下文问题二十五解答。

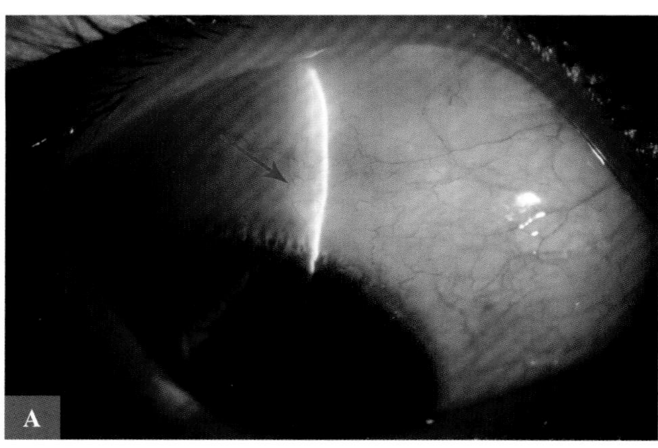

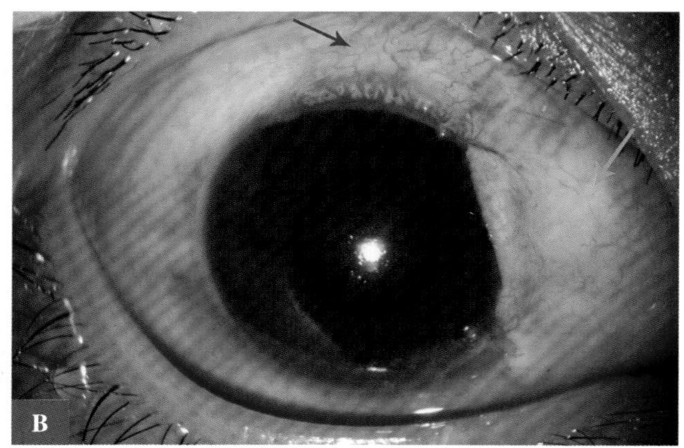

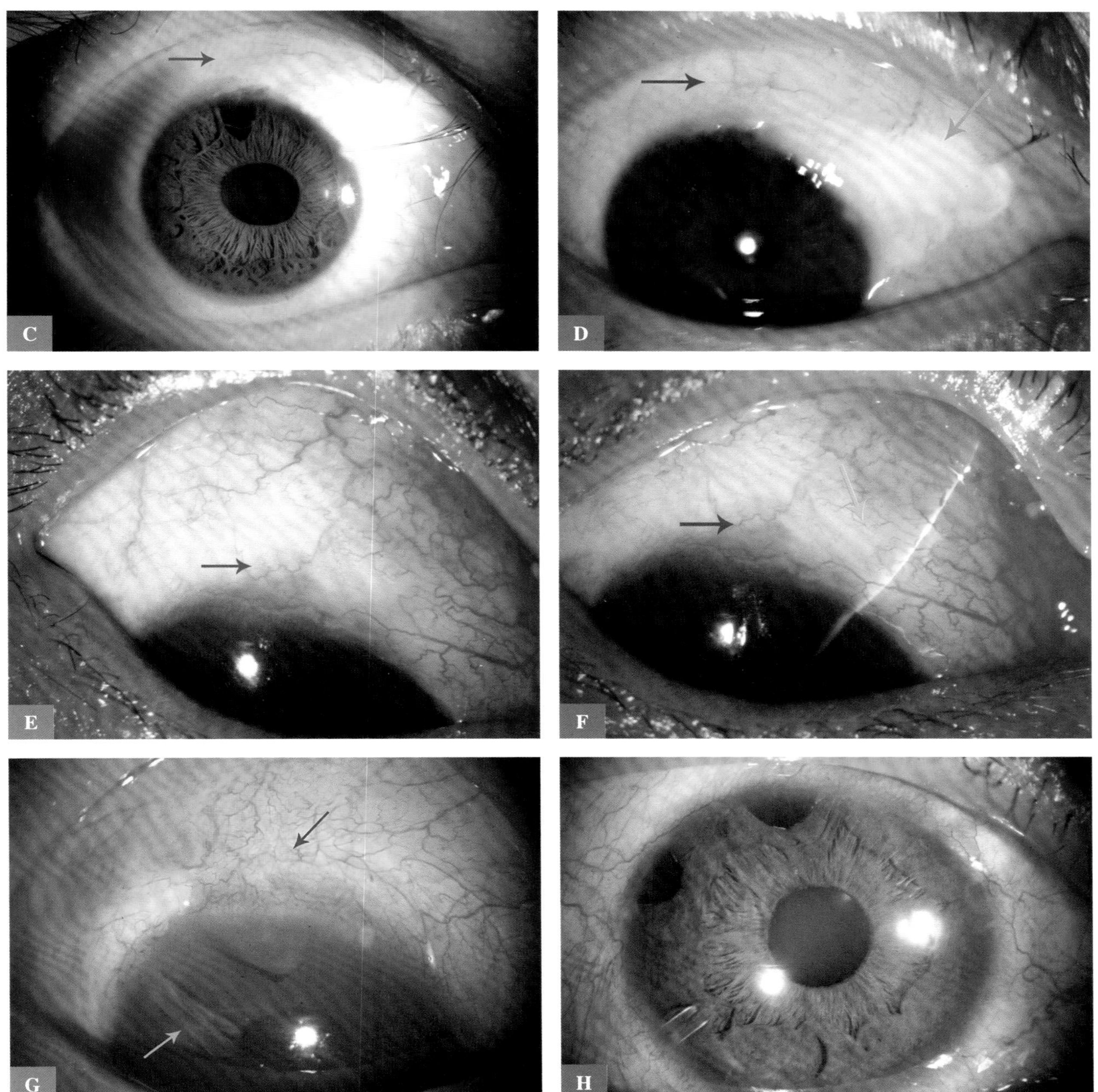

图 4-3-14　小梁切除术失败后再次手术

A、B;C、D;E、F:分别为三个病例,上方小梁切除术后滤过泡瘢痕化(蓝箭头),在鼻侧或鼻上方行Ⅱ次小梁切除术获得有功能的滤过泡(绿箭头)　G:上方小梁切除术后滤过泡瘢痕化(蓝箭头),在颞上方行房水引流阀植入手术获得理想眼压控制(绿箭头示意引流管)　H:三次小梁切除术均以瘢痕化告终,最后在颞下方行房水引流阀植入手术获得眼压控制(一种降眼压药物辅助下)

二十三、包裹性囊状泡的手术切除

超过 3 个月或以上的包裹性囊状泡,通常泡壁十分厚实,用针刺分离方法一般难以奏效,需要手术切除增厚的囊壁(图 4-3-15)。

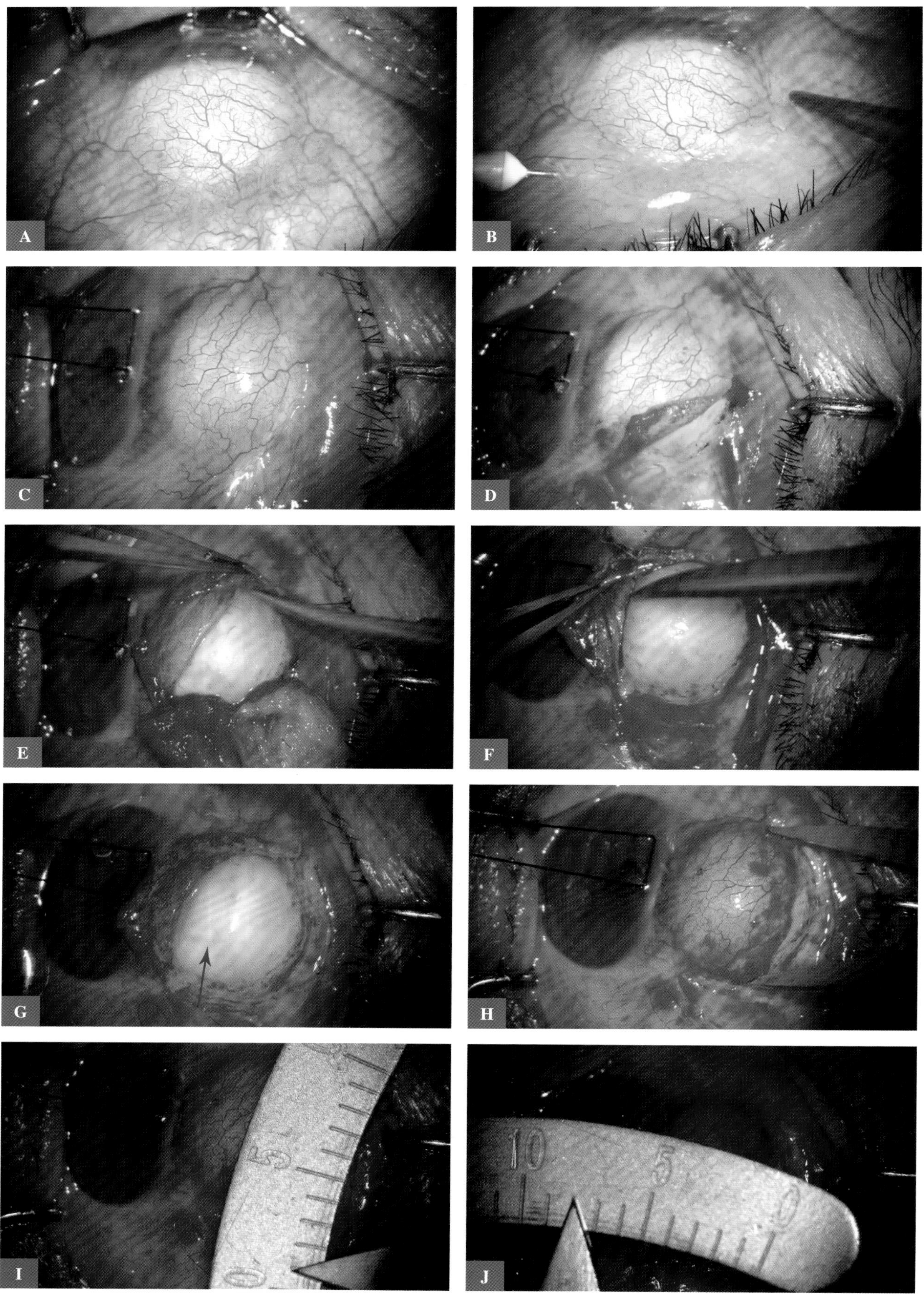
A
B
C
D
E
F
G
H
I
J

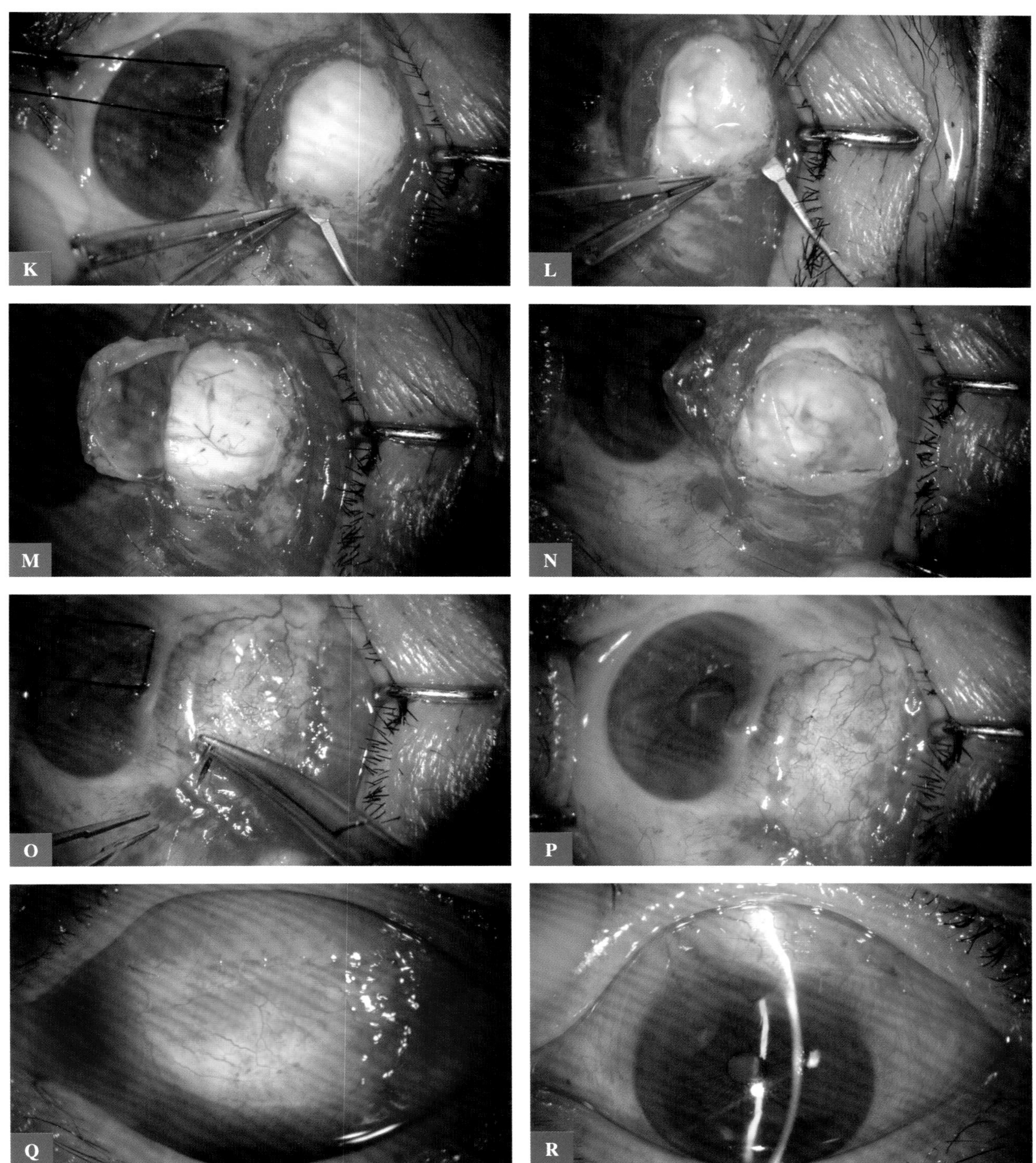

图 4-3-15 手术切除包裹性囊状泡

A:包裹性囊状泡(术后 1 年外观) B:先在包裹性囊状泡周围的结膜下注射利多卡因浸润麻醉,观察与周围组织粘连情况,发现囊状泡周围结膜组织疏松,但囊状泡顶壁与结膜粘连紧密 C:因上方穹窿部暴露欠佳,拟从颞侧切开结膜 D~G:用显微无齿镊和显微小梁剪,小心分离结膜与囊壁组织,完整剥离出囊状泡,可透见囊内巩膜瓣与缝线(G,蓝箭头) H~J:测量囊状泡大小,横径 9mm,垂直径 8mm K~N:切开囊壁,完整剪除囊壁组织 O、P:用 8-0 可吸收线连续缝合球结膜,结束手术 Q、R:术后第一天所见,眼压 10mmHg。病理检查结果为增生变性的纤维结缔组织。该病例滤过泡的演变过程见本章第四节图 4-4-2

二十四、后期低眼压、浅前房原因及处理

原因及处理建议：

1. 局限薄壁滤过泡，有 / 无渗漏　罕见于以穹窿部为基底结膜瓣的小梁切除术。多见于以角膜缘为基底结膜瓣的小梁切除术，尤其低位的结膜瓣制作（<8~10mm）。主要由于应用 MMC 浓度过高、局限造成（图 4-3-16A、B）。另外，巩膜瓣可拆除缝线的顺序可能也有一定关系，先拆除两侧缝线是否比先拆除后两角缝线容易发生值得探讨，见本章第四节问题二十三解答。长期低眼压、浅前房的危害在于低眼压性黄斑病变和眼球萎缩。当滤过泡相关的明显病因存在时，可考虑滤过泡加固术[22]（或修补术，见本节问题二十六解答）。

2. 大而局限的薄壁滤过泡，有 / 无渗漏　常见原因同局限薄壁滤过泡，罕见于以穹窿部为基底结膜瓣的小梁切除术（图 4-3-16C、D）。也可以考虑滤过泡加固术（或修补术）。

3. 大而弥散的滤过泡，滤过功能过盛　前房正常但持续性低眼压者，可以考虑滤过泡缩窄术或滤过泡缝合术；如前房很浅、低眼压、特别是晶状体有混浊，可以考虑 Phaco+IOL。临床上观察到，行 Phaco+IOL 术后前房恢复了，大而弥散的滤过泡变小且局限了，原因尚不清楚，参考第十章第八节图 10-8-1。

4. 未见明显异常的滤过泡，但持续浅前房、低眼压　可能原因是小梁切除术中切除巩膜瓣下角膜缘组织块时位置太靠后，打开了睫状体上腔（长期微渗漏）。但这只是猜测，尚无研究证实。

5. 房水低分泌　持续性低眼压、睫状体 - 脉络膜脱离、睫状体炎症、术前长期应用房水生成抑制药物、术中使用浓度过高 MMC 等，都可以导致房水分泌减少，前房迟迟难以恢复。

案例：患者，女性，56 岁。右眼表现为低眼压、浅或无前房长达半年以上，有极少视力（光定位不准），主诉和病历记录均为“眼压一直≤21mmHg”（图 4-3-16E）。UBM 表现类似恶性青光眼（晶状体 - 虹膜隔前移、虹膜与角膜相贴、后房消失、睫状体 - 玻璃体前界膜均相贴）（图 4-3-16F）。分析这种情况可能是由于：术后早期曾发生浅前房、低眼压，但未能得到及时处理或处理无效；在此基础上，由于浅前房时间太长，眼

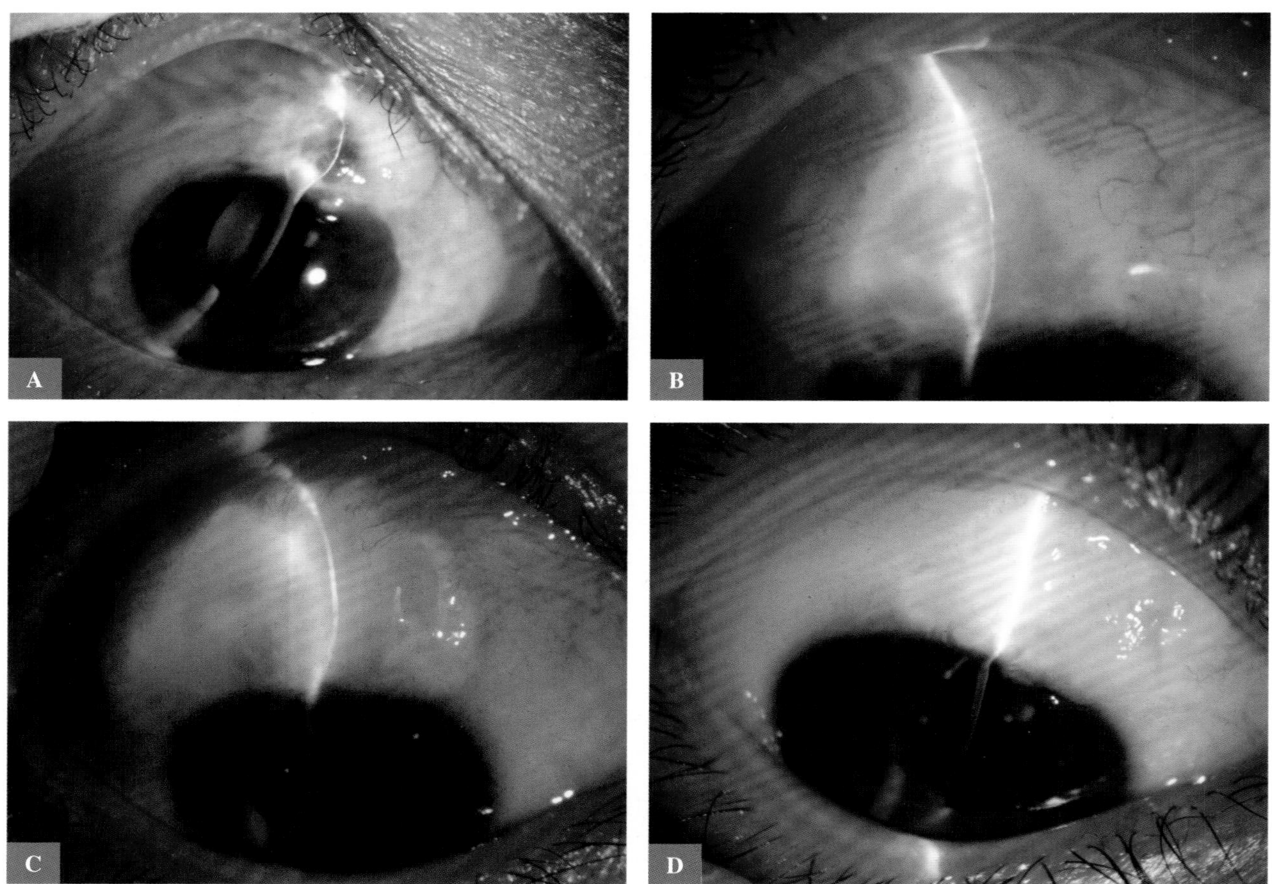

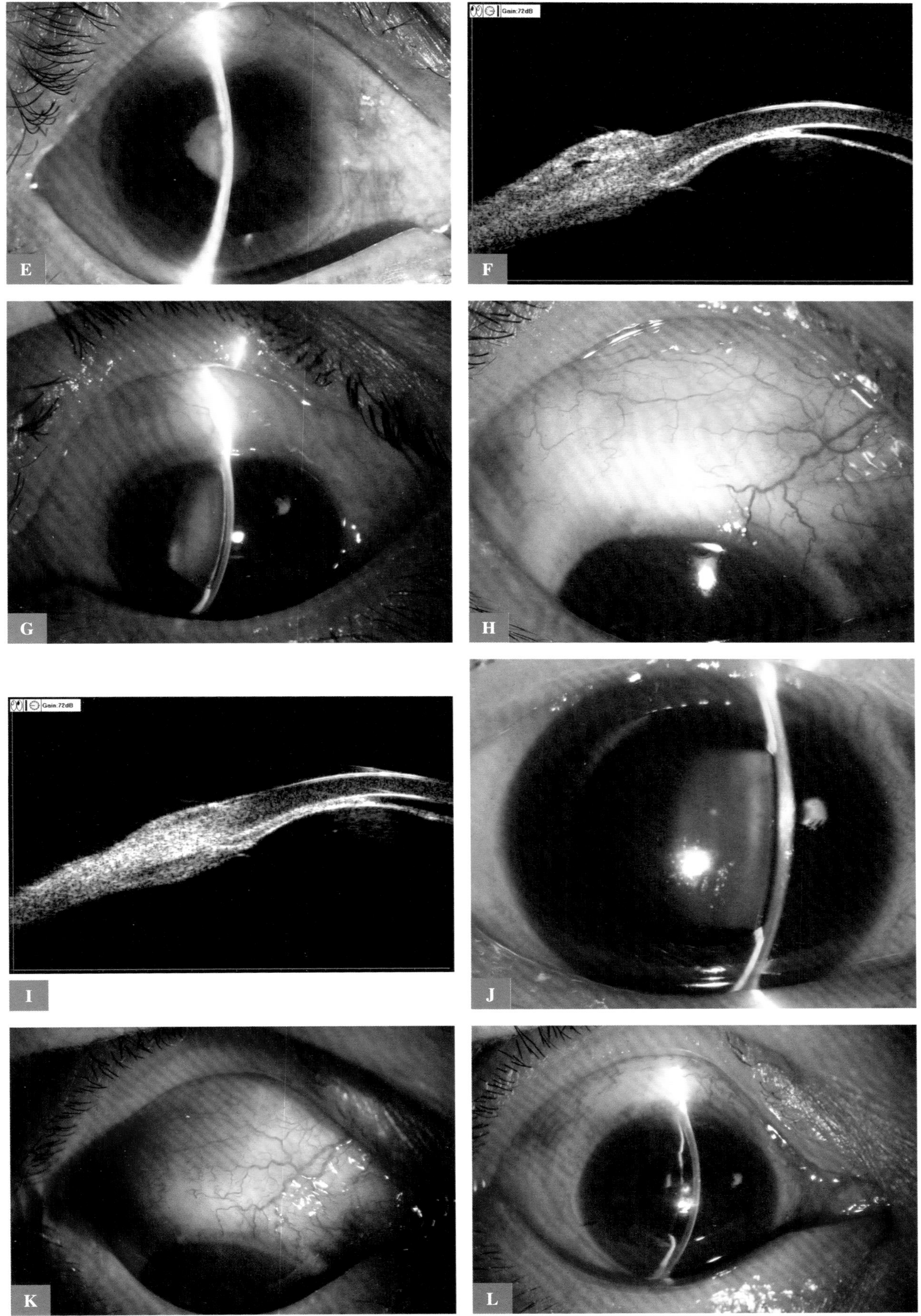
E
Gain:72dB
F
G
H
Gain:72dB
I
J
K
L

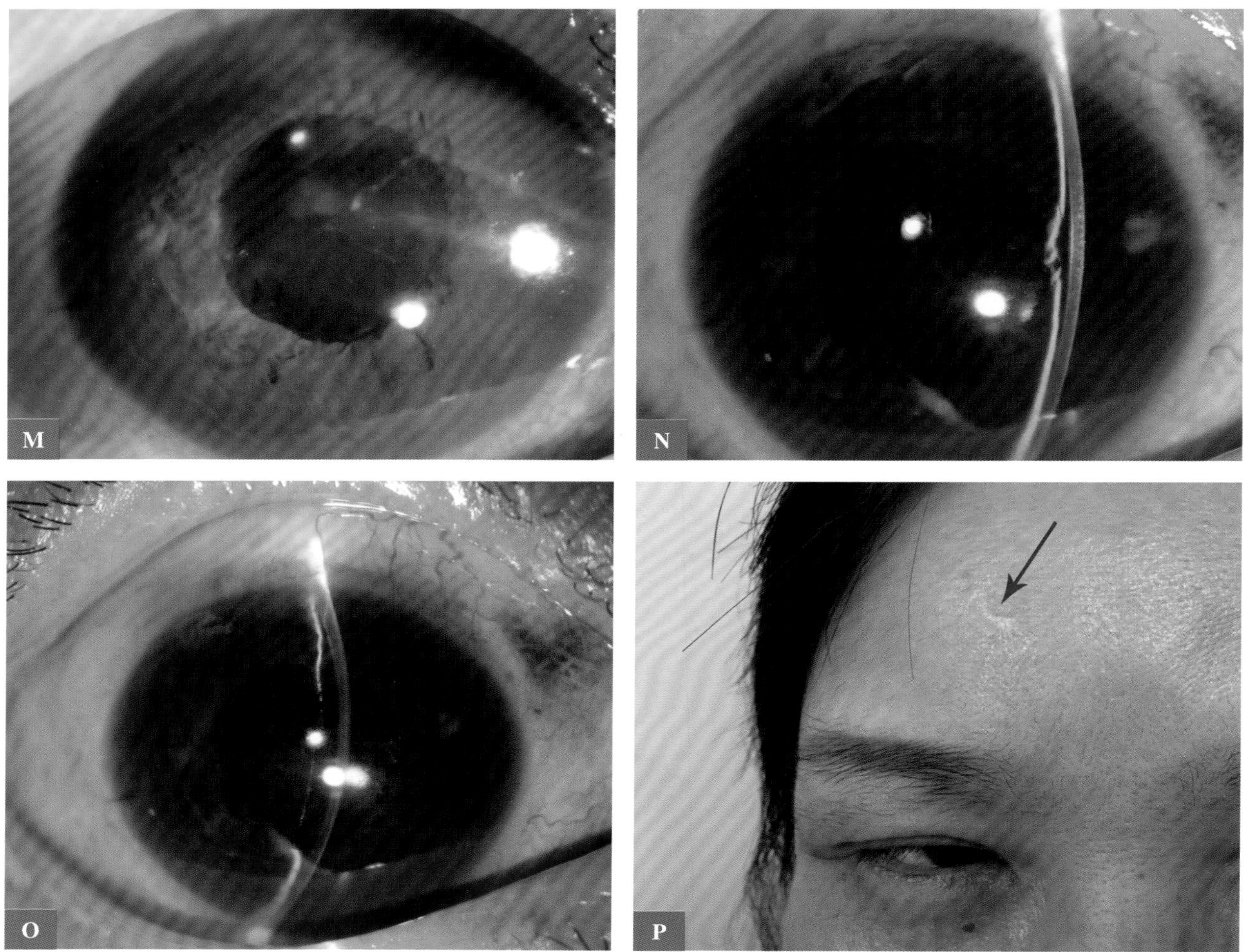

图 4-3-16　后期浅前房、低眼压及处理

A、B：局限、壁薄滤过泡，有 / 无渗漏　C、D：大且局限、壁薄滤过泡　E、F：低眼压、无前房、无视力、眼压一直≤21mmHg长达半年以上（E），UBM 表现类似恶性青光眼（F，晶状体 - 虹膜隔前移、虹膜与角膜相贴、后房消失、睫状体玻璃体前界膜均相贴）　G~P：女性，45 岁，主诉“一直浅前房两月余，眼压不高，没有用过降眼压药物”，来诊检查视力 0.03，前房仅存裂隙状（G），眼压 8mmHg，上方见弥散灰白大滤泡（H），UBM 表现也是同恶性青光眼（I）。药物治疗前房仅稍微加深（J）。行 Phaco+IOL+ 张力环植入（术中发现晶状体悬韧带松弛），手术顺利，滤过泡明显变小（K），术后三天内前房深（L）。但术后一周复查时前房又浅（M、N），给予激光后囊切开，前房加深（O）。后来在患者额头部位发现一道十年前的外伤疤痕（P）

内存在炎症反应，房水处于低分泌状态，如此恶性循环，最终视力逐渐丧失。该病例讨论的焦点是：对于这种情况，是否有手术治疗价值？该如何选择手术方式？如果选择手术，术后角膜内皮失代偿是必须面临的问题；另外，是选择单纯晶状体摘除还是晶状体摘除联合前段玻璃体切除？著者认为，如果无视力，且病史超过半年以上，“不动比动（手术）”好。

6. 晶状体悬韧带松弛：这在不少最终以行白内障摘除为手段处理的患眼在术中得到证实（参考第十章第四节图 10-4-3 以及第八节图 10-8-1）。抗青光眼术后后期浅前房低眼压经久不愈，需考虑晶状体悬韧带松弛因素。

案例：患者女性，45 岁，主诉为“一直浅前房两月余，眼压不高，没有用过降眼压药物”，来诊检查视力 0.03，前房仅存裂隙状，眼压 8mmHg，上方见弥散灰白大滤泡，UBM 表现也是同上描述。药物治疗（抗炎、散瞳等）效果不明显。考虑到病史已有两月余，且患者有视力，遂采取了 Phaco+IOL（手术过程参考第十章第八节图 10-8-1），术中发现晶状体悬韧带松弛，给予张力环植入，手术顺利，术后三天内前房深，滤过泡明显变小。但术后一周复查时前房又见浅，给予阿托品治疗好转，但患者对阿托品过敏，于是给予激光后囊切开，前房加深。治疗过程见图 4-3-16G~P。该病例讨论的焦点是：小梁切除术术后为何“一直浅前房“？

除了“大且弥散的滤过泡”，导致浅前房的原因是否和患者术前就存在晶状体悬韧带松弛或晶状体不全脱位的问题有关？事实上，后来在患者额头部位发现一道十年前的外伤疤痕，是否是导致患侧眼部晶状体悬韧带松弛或晶状体不全脱位的原因值得讨论。

二十五、后期滤过泡渗漏

多见于缺血性薄壁微囊状滤过泡，为滤过功能过盛的滤过泡。可通过 Seidel 荧光素钠试验证实，(图 4-3-17A、B)。

临床表现：①轻度渗漏表现为局部、细微或被动的渗漏(即轻压滤过泡上缘、在裂隙灯下可观察到荧光素钠被动性渗漏)。通常前房可维持正常，但眼压偏低。一般无需特殊处理，可通过给予促伤口愈合药物(如表皮生长因子或成纤维细胞因子滴眼液)、绷带加压包扎、胶原盾等方法促其愈合，并给予抗生素滴眼液防止感染；②严重的渗漏或破裂，表现为显著的荧光素钠主动性渗漏。最常见原因是术中曾应用过高浓度、长时间抗代谢药物，如 MMC 或术后多次追加 5-FU。

结果：滤过泡渗漏可引起持续性低眼压，造成低眼压性黄斑病变，视力下降，也可导致浅前房，角膜干燥斑，并有发生滤过泡感染或眼内感染的危险。因为渗漏的滤过泡，房水容易经结膜上皮或细的破孔渗漏，引起周期性滤过泡炎或继发眼内感染。

处理方法：加压包扎、滤过泡冷冻、低能量的氩激光光凝以及行滤过泡加固术[22]。著者建议尽快行手术修复。滤过泡加固术(或修补术)是处理这种滤过泡的一个有效的方法，见图 4-3-17C、D，手术操作参考本节问题二十六解答。滤过泡渗漏重在预防，必须强调要规范化、合理化使用抗代谢药。

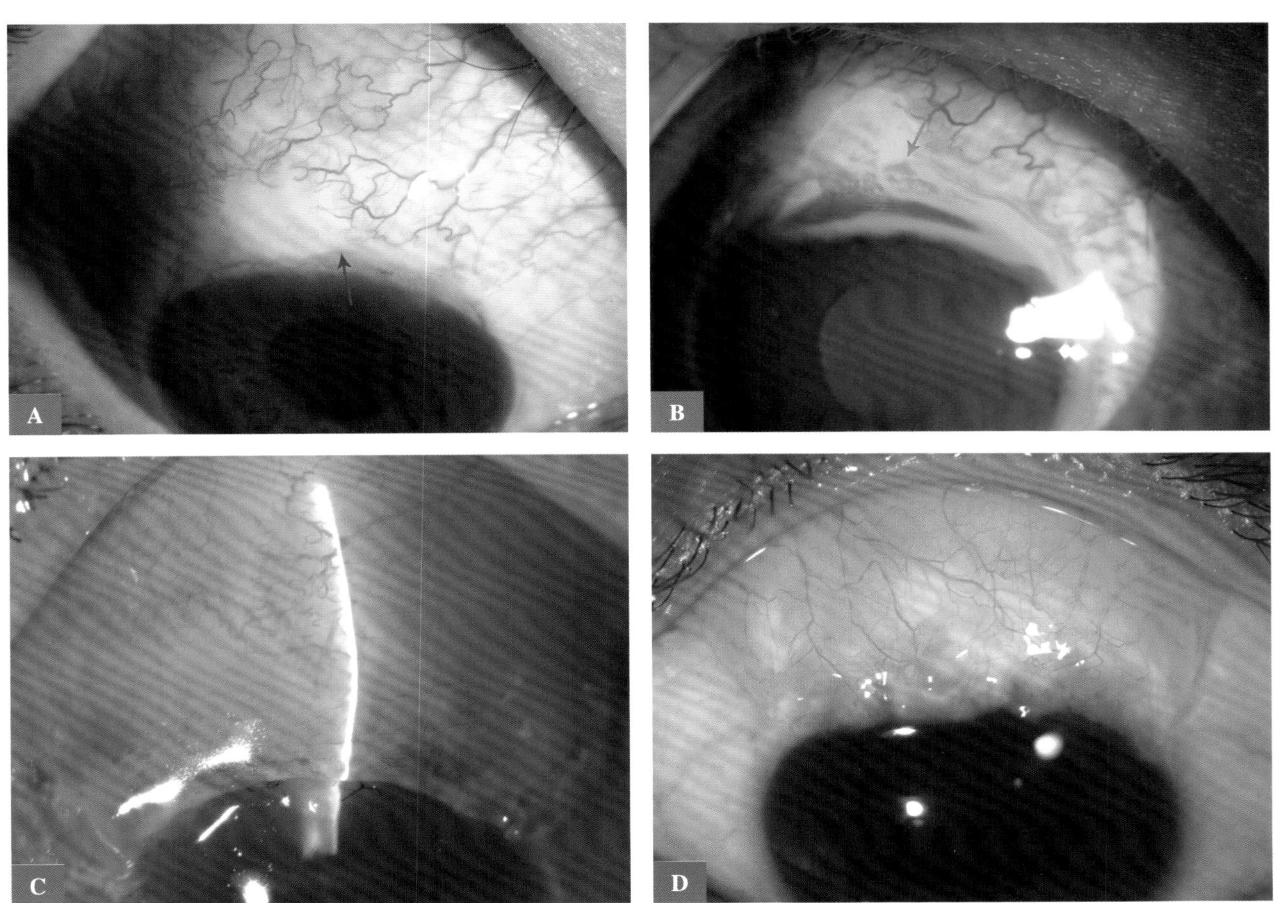

图 4-3-17　后期滤过泡渗漏及处理

A、B：小梁切除术后三个半月，滤过泡局部结膜愈合欠佳(A，蓝箭头)，荧光素钠主动性渗漏(B，红箭头)　C、D：行滤过泡加固术后第一个月(C)，加固术后三年(D)外观

二十六、滤过泡加固术（滤过泡修补术）

当由于滤过泡因薄壁、破裂、渗漏等，导致低眼压、浅前房、低眼压性黄斑病变，或有感染风险时，应考虑行滤过泡加固术（修补术）[22]。

手术简要步骤见图 4-3-18，实例见图 4-3-19 和见图 4-3-20。

具体操作：术前局部常规滴抗生素滴眼液 3~5 天。常规消毒铺巾，利多卡因球后注射 2ml，局部滴爱尔卡因表面麻醉，常规抗生素液冲洗结膜囊。上直肌牵引缝线或透明角膜牵引缝线固定眼球。沿滤过泡上方及两侧边缘剪开球结膜，分离上方结膜下组织，两端作向上放射状剪开，以充分游离出可以重新覆盖滤过泡的结膜瓣。如难以充分向上游离足够大的结膜，则可做转移球结膜瓣方法。原则上保留原滤过泡，过大者可部分切除。接着对滤过泡进行冷冻（冷冻头 2.0~3.5mm 直径，冷冻温度为 −50~−80℃，20~30s）或者刮去滤过泡上皮细胞。渗漏滤过泡的组织学研究发现从滤过泡表面到表层巩膜存在有上皮细胞衬里的小道，因此新的结膜瓣覆盖之前应刮除或冷冻渗漏处的滤过泡组织，以防止上皮细胞向内生长（上皮植入）。做角膜小槽（周边部角膜浅层切口，1/3 深），将游离或转移的上方结膜拉下覆盖在滤过区，用 10-0 尼龙线将其缝合固定在角膜小槽上，两端结膜用 8-0 可吸收缝线经浅层巩膜组织间断缝合，其余结膜可以间

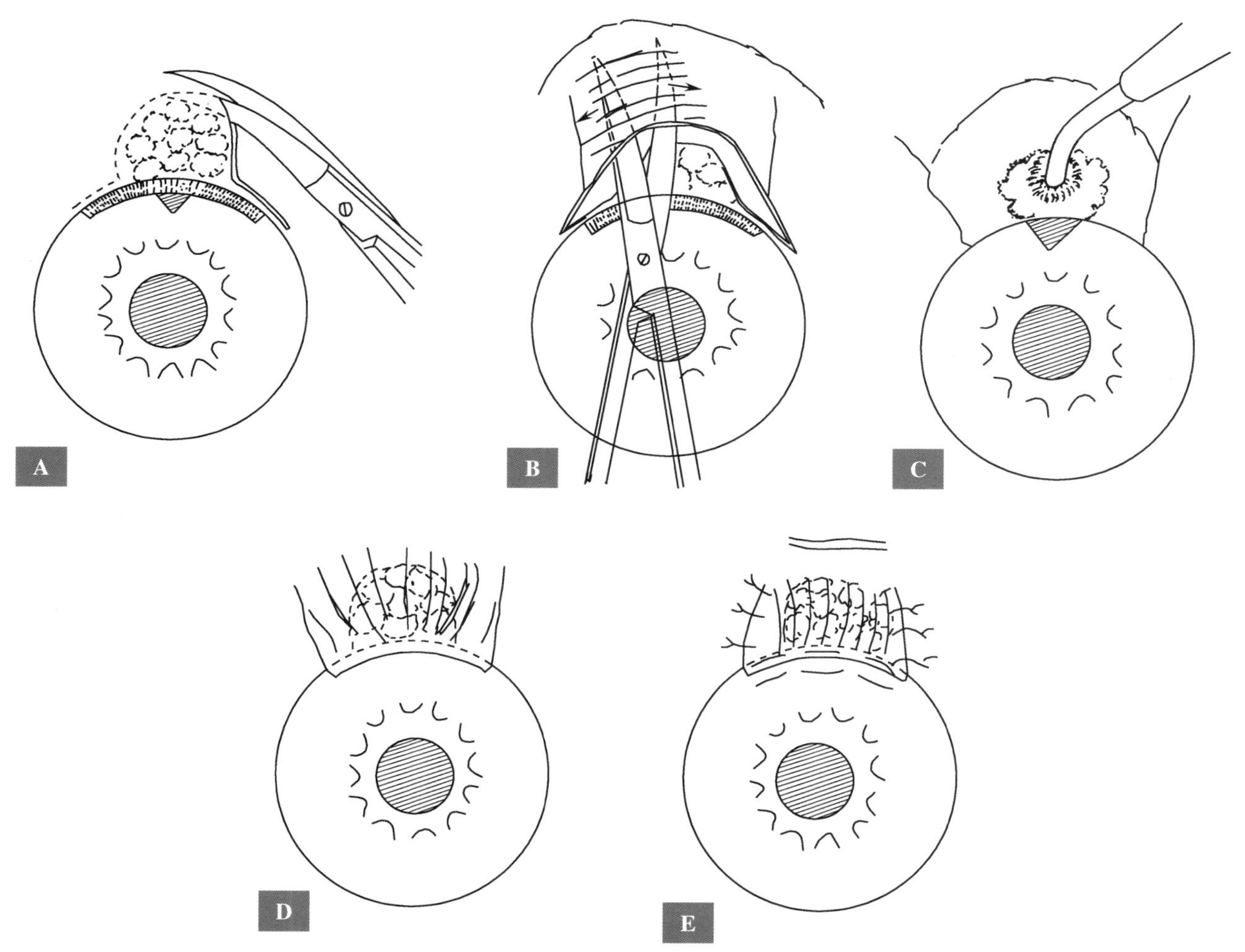

图 4-3-18　滤过泡加固术（滤过泡修补术）手术简要步骤

A：沿滤过泡周围剪开结膜　B：分离结膜下组织，两端向后游离结膜瓣　C：冷冻头冷冻滤过泡区　D：游离结膜瓣覆盖滤过区域　E：两端 8-0 可吸收缝线固定在角膜缘上，结膜游离端用 10-0 尼龙线间断或连续缝合在透明角膜上

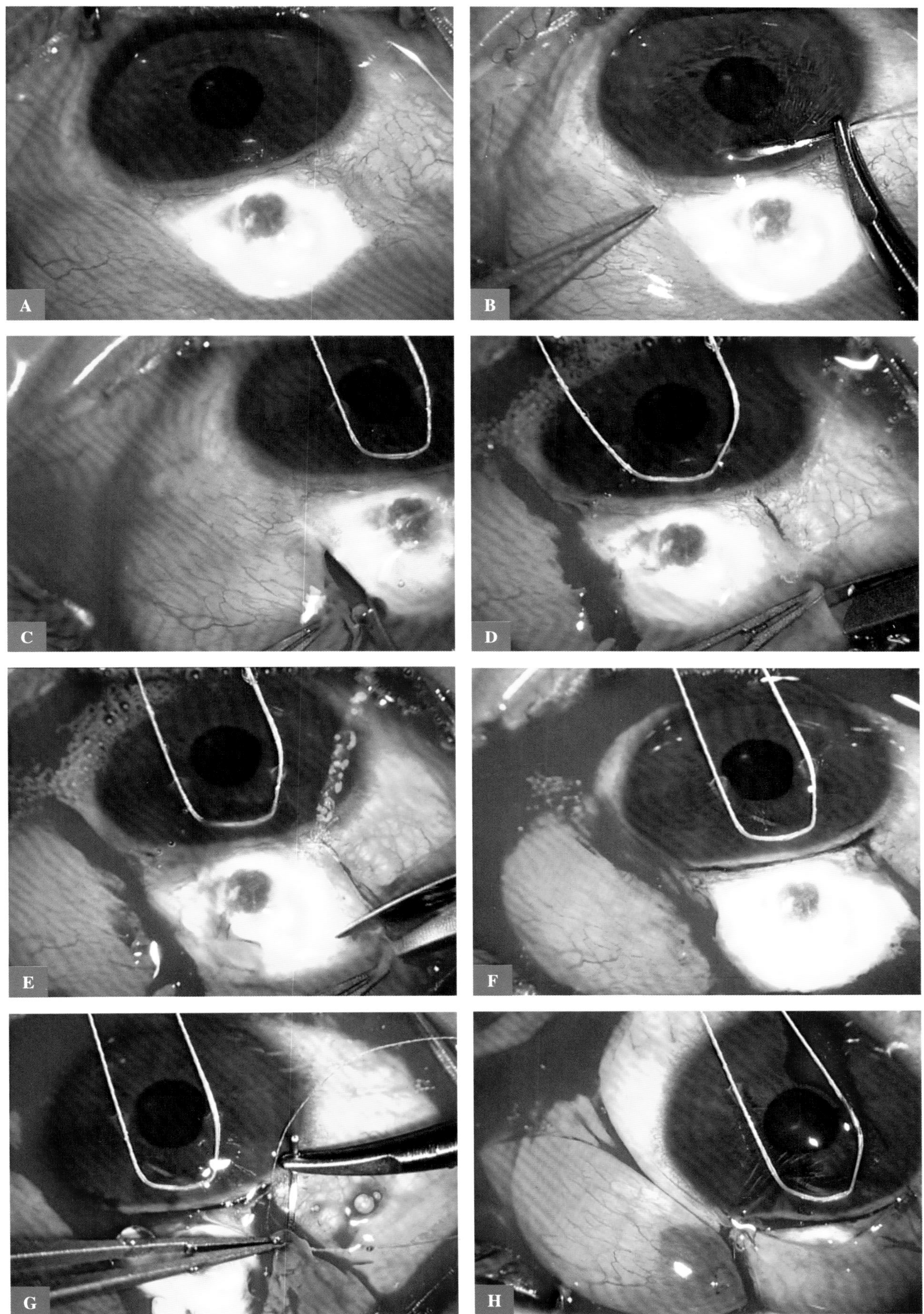
A
B
C
D
E
F
G
H

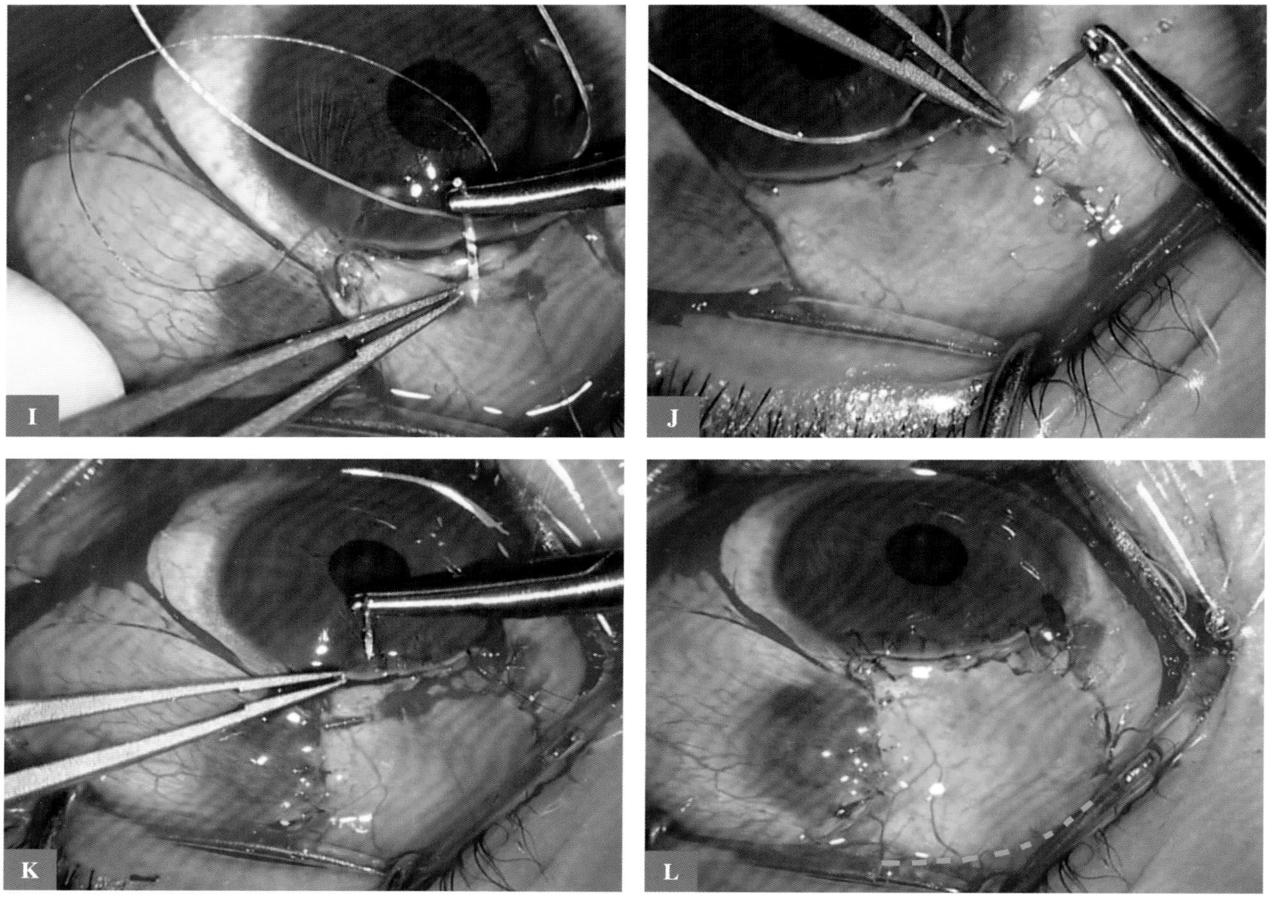

图 4-3-19　滤过泡加固术（滤过泡修补术）1

A：结膜下注射 2% 利多卡因浸润麻醉，同时观察滤过泡周围组织粘连情况　B：透明角膜牵引缝线固定眼球　C：沿滤过泡边缘剪开球结膜　D、E：分离滤过泡上缘与穹窿部结膜下组织，分离出可重新覆盖滤过泡的结膜瓣　F：沿滤过泡下缘板层切开角膜缘，制作角膜小槽　G、H：将结膜瓣两个角对位固定于角膜缘（缝合前先将滤过泡表层上皮细胞刮去）　I：结膜瓣下缘（游离端）与角膜缘 8-0 可吸收线褥式缝合一针　J：8-0可吸收线间断缝合两侧结膜瓣　K：10-0尼龙线间断褥式缝合结膜瓣下缘于角膜缘　L：结膜瓣密闭缝合，手术结束（在下拉结膜瓣覆盖滤过泡时，在靠近穹窿部的结膜瓣上缘做一减张切口（L，绿色虚线示意）

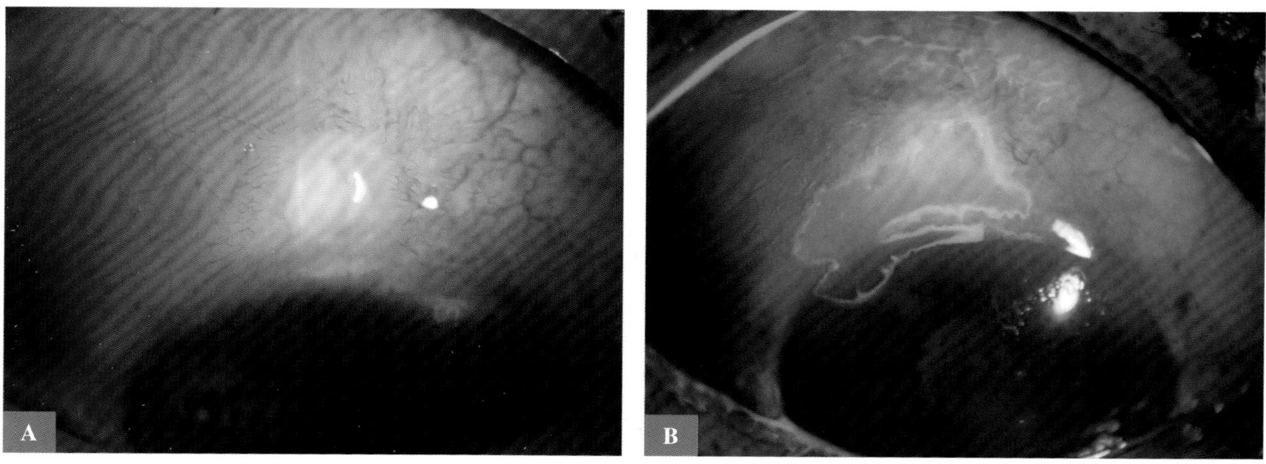

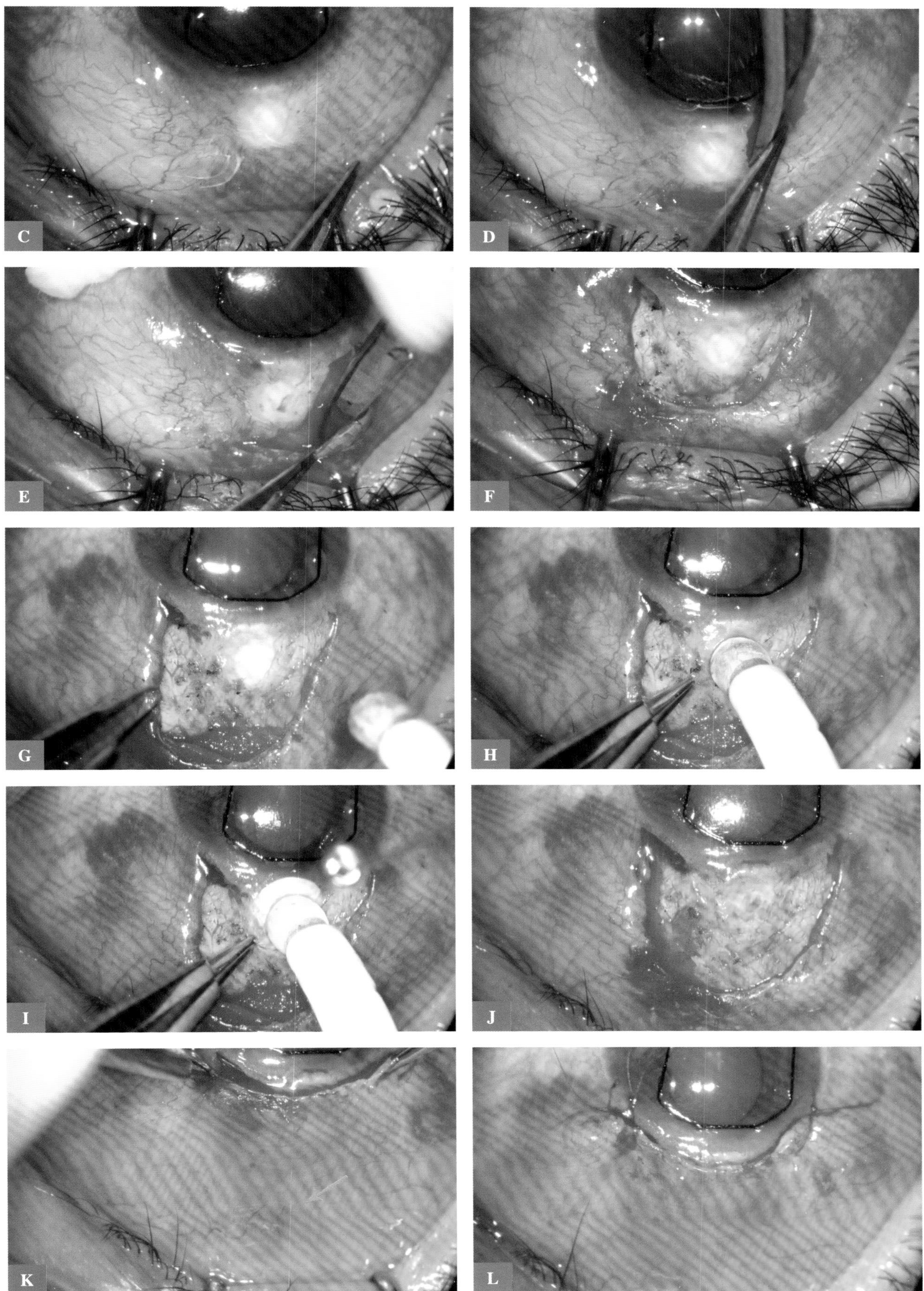
C
D
E
F
G
H
I
J
K
L

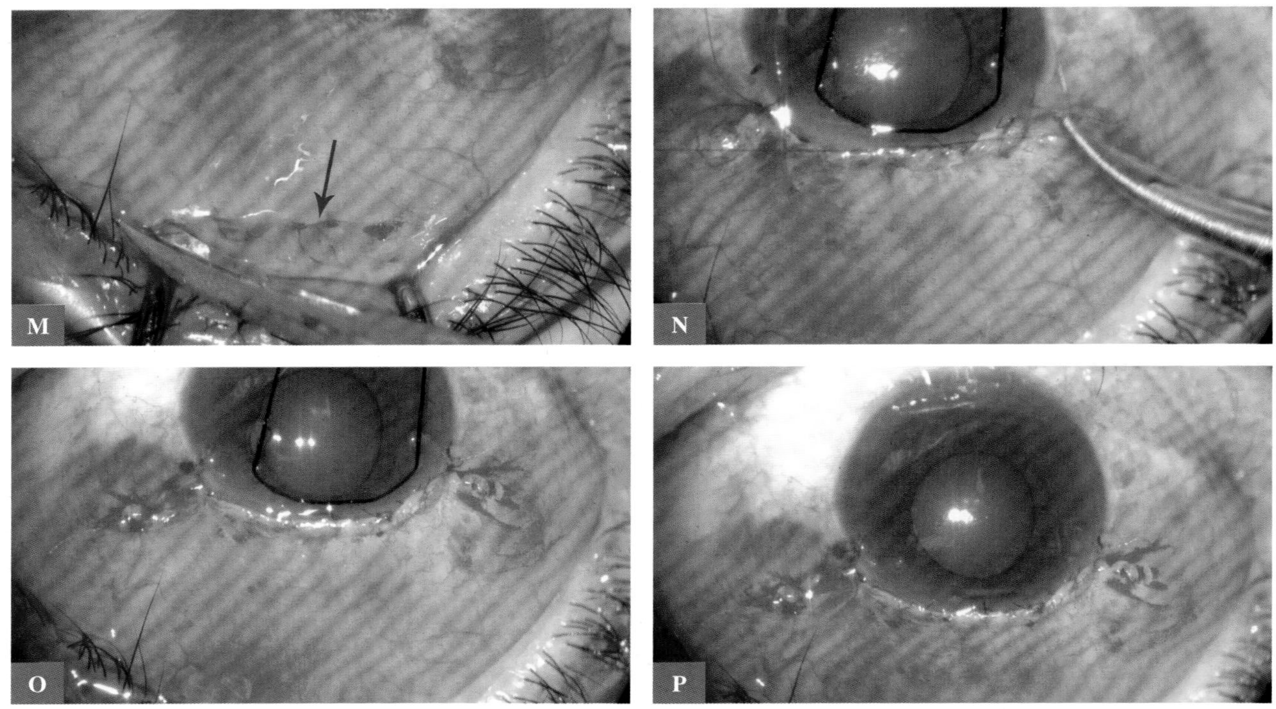

图 4-3-20 滤过泡加固术(滤过泡修补术)2

A、B:小梁切除术后 2 年来诊,薄壁局限滤过泡,有渗漏,尚未发生感染,拟行滤过泡加固术 C~G:结膜下注射 2% 利多卡因浸润麻醉,同时观察滤过泡周围组织粘连情况。沿滤过泡边缘剪开球结膜,分离滤过泡上缘与穹窿部结膜下组织以及周围结膜下组织,并将滤过泡边缘变性组织剪除 H、I:对滤过泡进行冷冻(冷冻温度为 -80℃,冷冻头停留 20~30s) J:滤过泡区冷冻后外观 K、L:将结膜瓣两个角用 8-0 可吸收线对位固定于角膜缘(K,绿箭头示意原手术的结膜瘢痕) M:下拉结膜瓣覆盖滤过泡时,在靠近穹窿部的结膜瓣上缘做一减张切口(蓝箭头) N、O:结膜瓣下缘(游离端)与角膜缘 10-0 尼龙线间断褥式缝合四针 P:结膜瓣密闭缝合,手术结束

断或连续缝合。如发现下拉的结膜瓣不够松弛,可在其靠近穹窿部的部位,做球结膜筋膜组织切开的横切口(即减张性切口),防止术后结膜后退。该切口无需缝合,也可以将切口处间断缝合于浅层巩膜面。术毕,结膜囊涂抗生素眼膏,单眼绷带加压包扎,连续 3~5 天。术后局部常规滴抗生素滴眼液,可适当加用促表皮生长因子或成纤维细胞因子滴眼液。成功修补的渗漏滤过泡,浅前房或低眼压将得到改善。

注意事项:①手术修复后有可能增加滤过泡功能丧失的危险性,表现为术后眼压逐渐增高。因此,术前必须向患者说明。可以局部滴用减少房水生成的降眼压药物。最大剂量药物不能控制者,择期行抗青光眼手术治疗;②合并感染的滤过泡渗漏,必须待感染得到控制、结膜囊分泌物培养转阴方可进行。

随着 MMC 等抗代谢药物应用的规范化和合理化,近年来因滤过泡相关问题而需要行滤过泡加固或修补术的病例逐渐减少。

二十七、滤过泡感染以及发生眼内炎的处理

滤过泡感染的几率不高,但一旦发生,可导致十分严重的后果[23](图 4-3-21)。

危险因素包括:①滤过泡渗漏;②下方滤过泡;③角膜接触镜;④感染性结膜炎;⑤糖尿病、营养不良、免疫功能低下。

早发的滤过泡感染伴眼内炎以葡萄球菌、痤疮丙酸杆菌感染最常见,感染控制后视力预后较好;晚发的滤过泡感染伴眼内炎通常由链球菌属和革兰氏阴性杆菌(如流感嗜血杆菌)引起,视力预后差[24]。

滤过泡破裂继发的化脓性眼内炎多为致病力较强的细菌引起,如链球菌属、革兰氏阴性杆菌和葡萄球菌。

滤过泡感染或化脓性眼内炎与薄壁微囊状渗漏泡有密切关系，以往多见于全层巩膜滤过术或联合应用抗代谢药物的滤过性手术。具有渗漏的薄壁微囊状滤过泡应密切观察其破口及继发感染的可能性，术后经常局部应用抗生素眼药水对预防感染尚有争议（一般不主张）。应教会高危患者（薄壁微囊状滤过泡）备置一支抗生素眼药水（有效期内），一旦眼红、流泪、有分泌物、视力下降，立即一边滴眼药水，一边尽快到医院检查。

高危患者患眼发生急性结膜炎应采取积极的抗感染治疗。如果滤过泡周围结膜经常充血、苍白的泡壁变浊，且表面有分泌物、结膜渗漏、前房突然变浅和房水呈现细胞反应，提示为眼内感染并应紧急处理。

处理：①立即抽取房水和玻璃体作涂片检查和细菌培养加药物敏感度试验；②培养结果尚未出来之前，首先在眼表面、结膜下及经非肠道途径全身应用高剂量广谱抗生素，其后根据培养结果及细菌对抗生素的敏感性选择最有效的药物；③排除真菌感染后，眼部或全身应用糖皮质激素药物；④玻璃体受累者，应进行治疗性玻璃体切除术。

但并不是所有病例都能检出病原菌。国内一项研究表明，743 例青光眼滤过性手术患者共发生滤过泡感染性眼内炎 38 例，发生率为 5.11%；共培养出病原菌 39 株，革兰氏阳性菌检出 20 株占 51.8%，革兰氏阴性菌检出 18 株占 46.15%，真菌 1 株占 2.57%[23]。

考虑眼内细菌感染时，一般采用两联局部 + 全身抗生素，如果累及玻璃体腔则行眼内注药；如果考虑革兰氏阳性菌感染时，选择头孢类或万古霉素，考虑革兰氏阴性菌选择妥布霉素。

因滤过泡一般机会致病菌感染多见，选择局部 + 全身两联，注药选万古霉素比较恰当。但有研究表明，青光眼术后滤过泡感染性眼内炎可由多种病原菌引起，不同种类的病原菌对抗菌药物表现出不同的敏感性，建议通过联合给药、多途径给药的方式达到良好的治疗效果[23]。

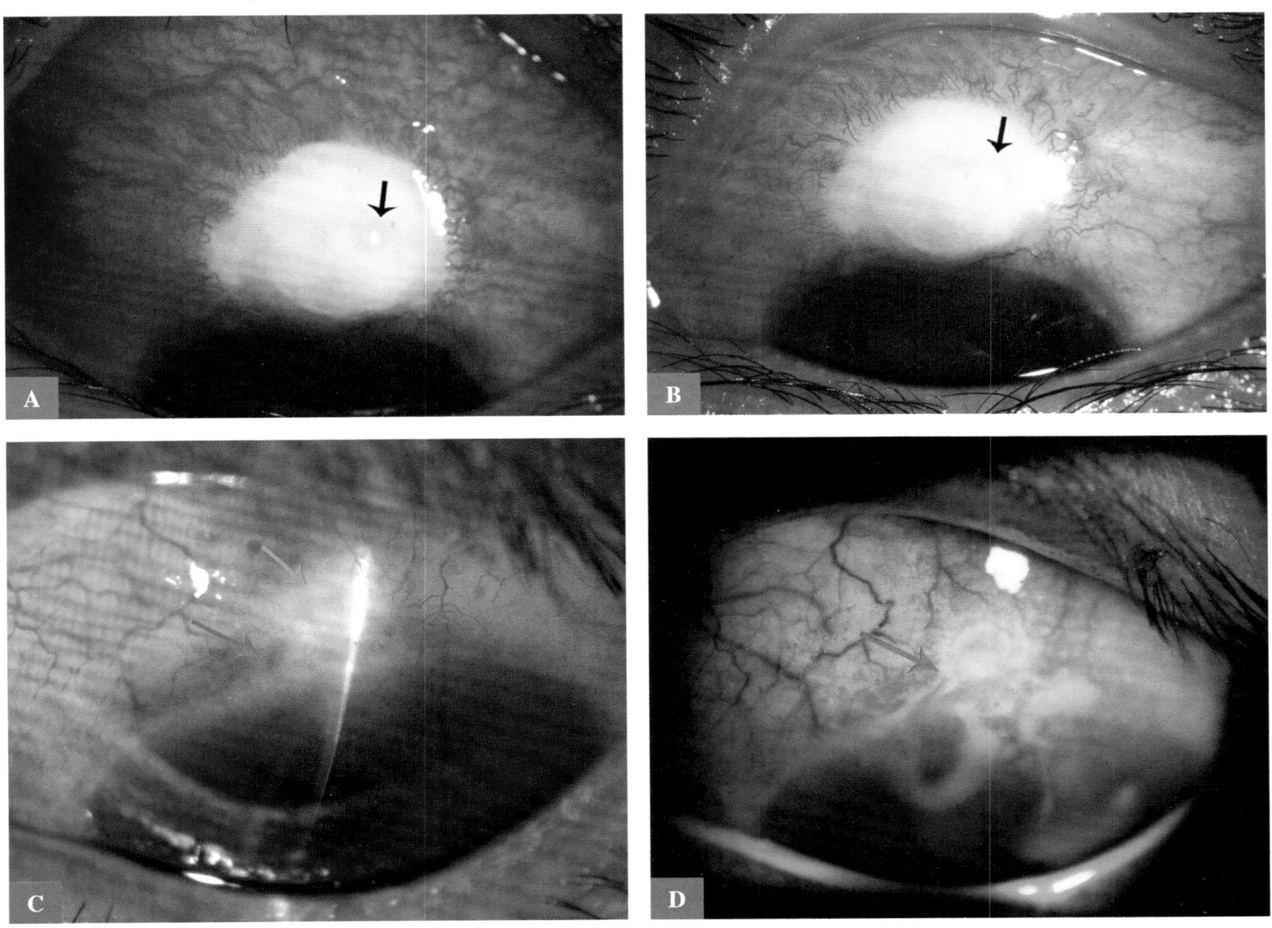

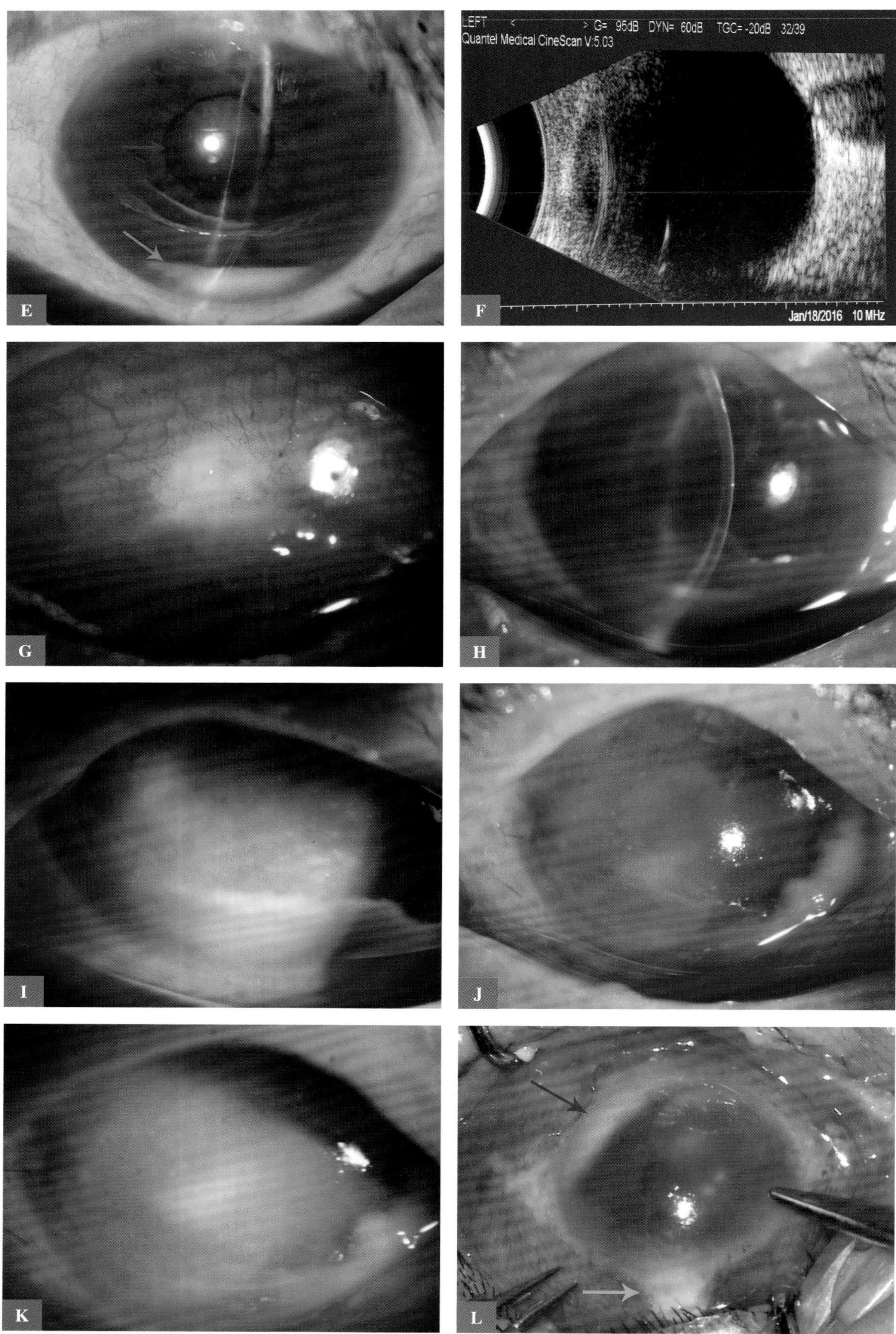

E
LEFT < > G= 95dB DYN= 60dB TGC= -20dB 32/39
Quantel Medical CineScan V:5.03
Jan/18/2016 10 MHz
F
G
H
I
J
K
L

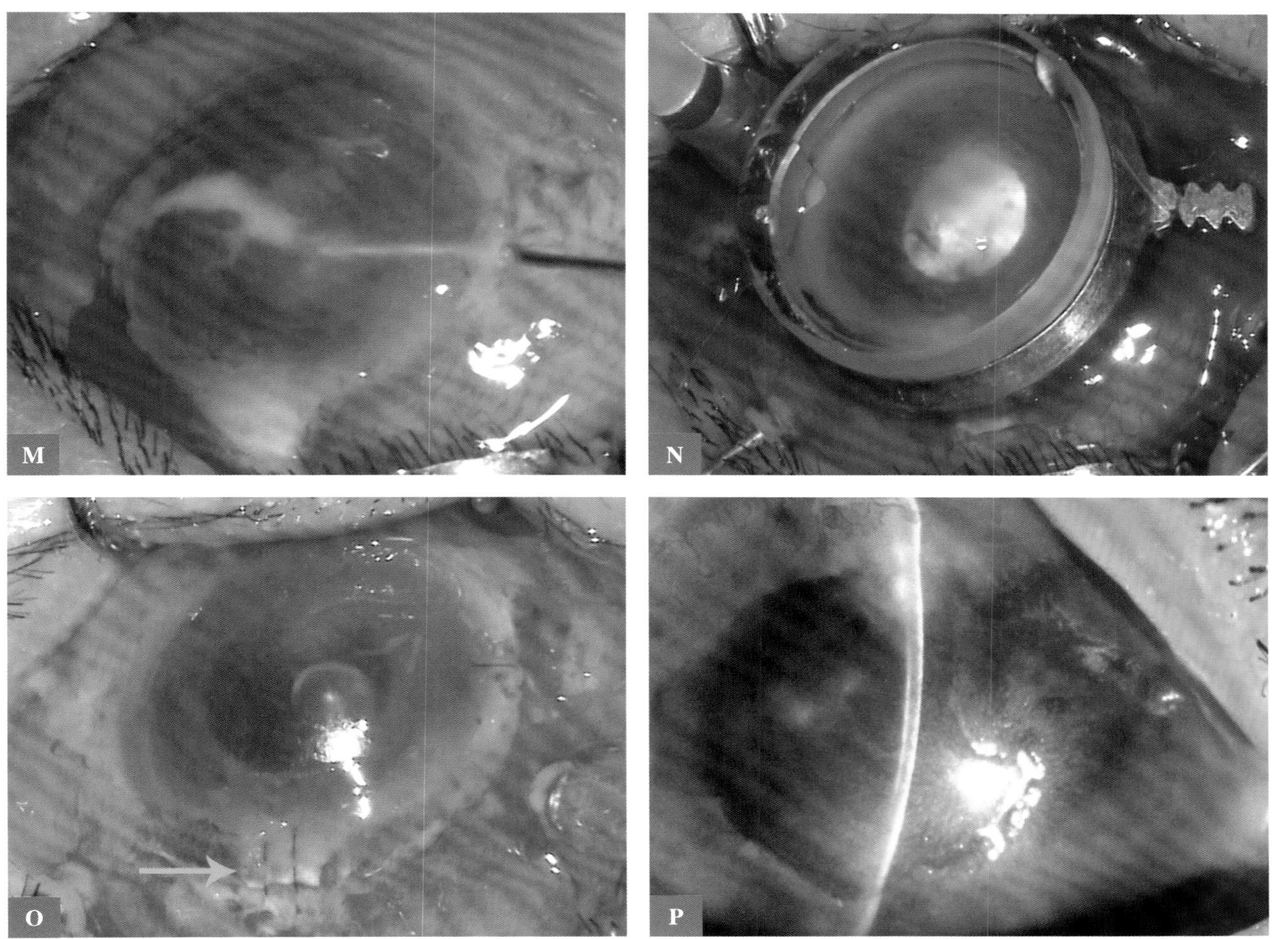

图 4-3-21　滤过泡感染及处理

A、B：病例一，滤过泡感染，滤过泡色泽变混浊、局部有黄色病灶（A，黑箭头）。感染控制后滤过泡色泽清亮，原黄色病灶区可清晰透见其下巩膜瓣（B，黑箭头）　C~P：患者女性，54 岁，左眼小梁切除术后两个月，因“左眼拆线后开始流泪”一个月来诊，检查见左眼滤过泡局限、壁薄（C，绿箭头），有渗漏点（C、D，红箭头），滤过泡周围结膜轻度充血（C），裂隙灯下前房有积脓（E，红箭头），瞳孔缘色素沉着，虹膜后粘连（E，蓝箭头）。根据上述表现考虑滤过泡渗漏导致眼内炎。首先行 B 超检查，提示眼内感染尚未累及眼后段（F）。立即给予两联局部 + 全身抗生素 + 激素处理。但第二天，患者诉患眼红痛明显比昨天加重，检查见滤过泡局部混浊（G），前房水混浊（H）、下方积脓增加（I）。提示眼内炎加重立即给予前房冲洗 + 前房诊断性抽吸 + 前房及玻璃体腔注药术（前房及玻璃体腔各注射万古霉素 1mg）。但注药后第二天（入院后第三天），病情无好转，反而加重（J、K），立即安排手术干预。同时根据积脓的表现（灰白、黏稠）、使用局部 + 全身激素病情加重等体征，考虑真菌感染可能性大。手术台上见结膜高度充血水肿，滤过泡灰白混浊外观（L，绿箭头），下方积脓（L，蓝箭头），前房混浊，无法窥视眼后段。先行前房抽吸（M）干净后，经睫状体扁平部进行玻璃体切除，术中发现晶状体后玻璃体基底部有多量浓稠灰白色分泌物聚集，遂行晶状体咬切 + 全玻璃体切除 + 硅油填充术（N），同时取玻璃体液做病因学检查。术中还发现滤过泡漏油，遂行滤过泡清创、修补术（O，绿箭头）。术后继续抗感染、抗炎治疗，病情好转、感染控制。图 P 示意玻璃体切除术后 1 个月外观。两次病因学检查均为阴性，未找到细菌和真菌。病因学检查阴性，可能与局部应用抗生素一个月有关；另外，从前房和玻璃体腔混浊物来看，真菌感染的可能性仍较大（图片 L~O 由袁钊辉副主任医师提供手术录像剪辑）

以下是眼内炎用药剂量供参考：

一、眼内炎局部用药

1. 左氧氟沙星滴眼液（可乐必妥），一天四次或频点
2. 妥布霉素滴眼液（托百士）/ 妥布霉素地塞米松滴眼液（典必殊），一天四次或频点
3. 妥布霉素眼膏（托百士）/ 妥布霉素地塞米松眼膏（典必殊），每晚一次
4. 盐酸左氧氟沙星眼用凝胶（杰奇）/ 氧氟沙星眼膏（泰利必妥），每晚一次
5. 复方托吡卡胺滴眼液（卓比安），一天四次

二、眼内炎全身用药

1. 头孢他啶（复达欣针），2g 化 100ml NS，一天两次，静滴（可加入地塞米松 10mg）
2. 盐酸左氧氟沙星（左克针），0.3g 化 250ml NS，一天一次，静滴

三、眼内注药（玻璃体腔注药）

1. 万古霉素 2mg（0.1ml 或 0.2ml，总量为 2mg）
2. 妥布霉素 0.1~0.4mg（100~400IU）
3. 咪康唑 20μg（0.1ml）
4. 氟康唑（大扶康）0.1mg（0.1ml）

二十八、下方滤过泡的潜在危险

因下眼睑遮盖不足，容易发生感染，尤其见于薄壁微囊状滤过泡。但如果滤过泡壁比较厚则感染风险较小（图 4-3-22）。

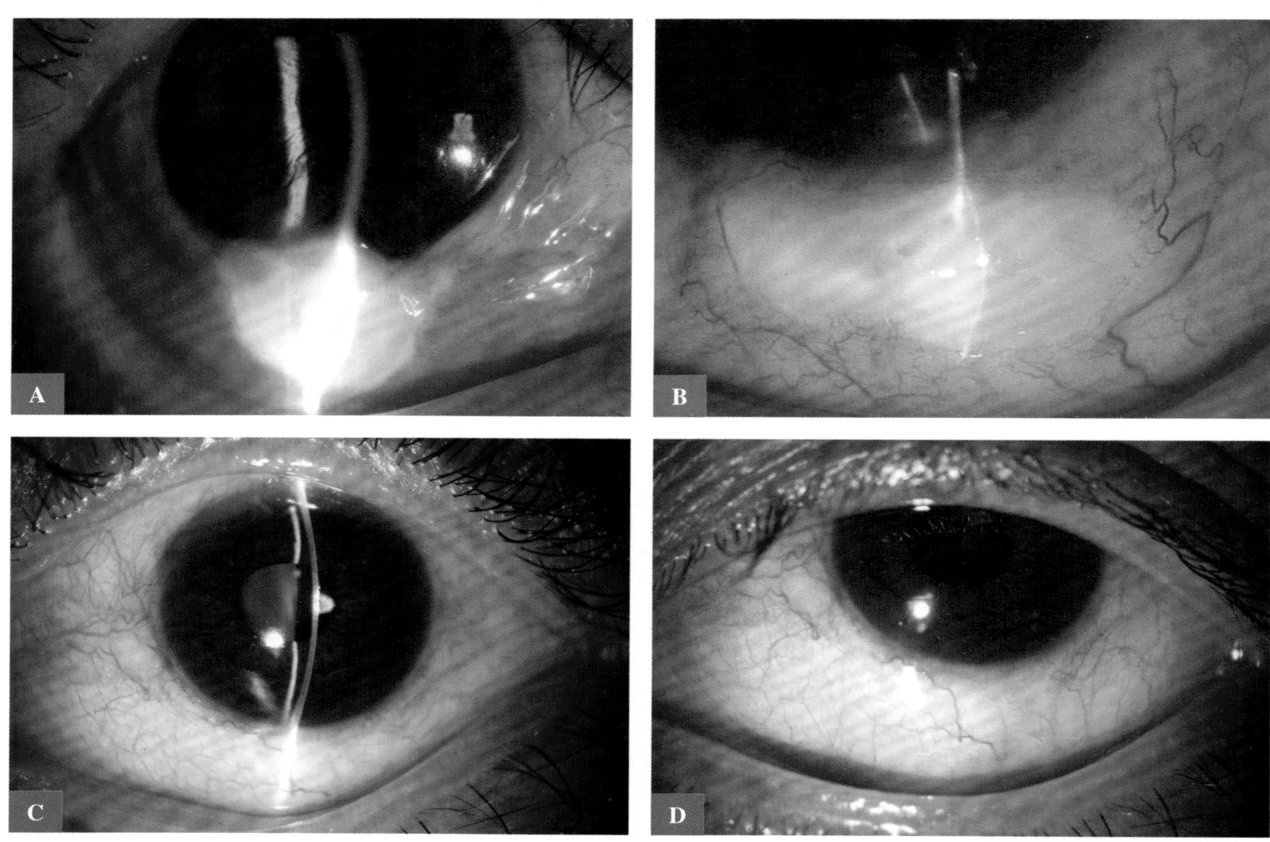

图 4-3-22　下方滤过泡

A、B：下方薄壁微囊状滤过泡，容易发生感染　C、D：下方滤过泡，但泡壁厚，感染机会减少

二十九、悬垂滤过泡的表现及处理原则

悬垂滤过泡有各种表现：有的悬垂泡菲薄且透明，似乎随时可以破裂；有的可见泡内变薄的巩膜床；有的巨大悬垂滤过泡位于邻近的周边角膜上并裸露于眼睑之外等（图 4-3-23）。可发生于术后早期或后期，大多数患眼随着泪膜替换而逐渐自愈，少数患眼发展成周边部角膜溃疡。

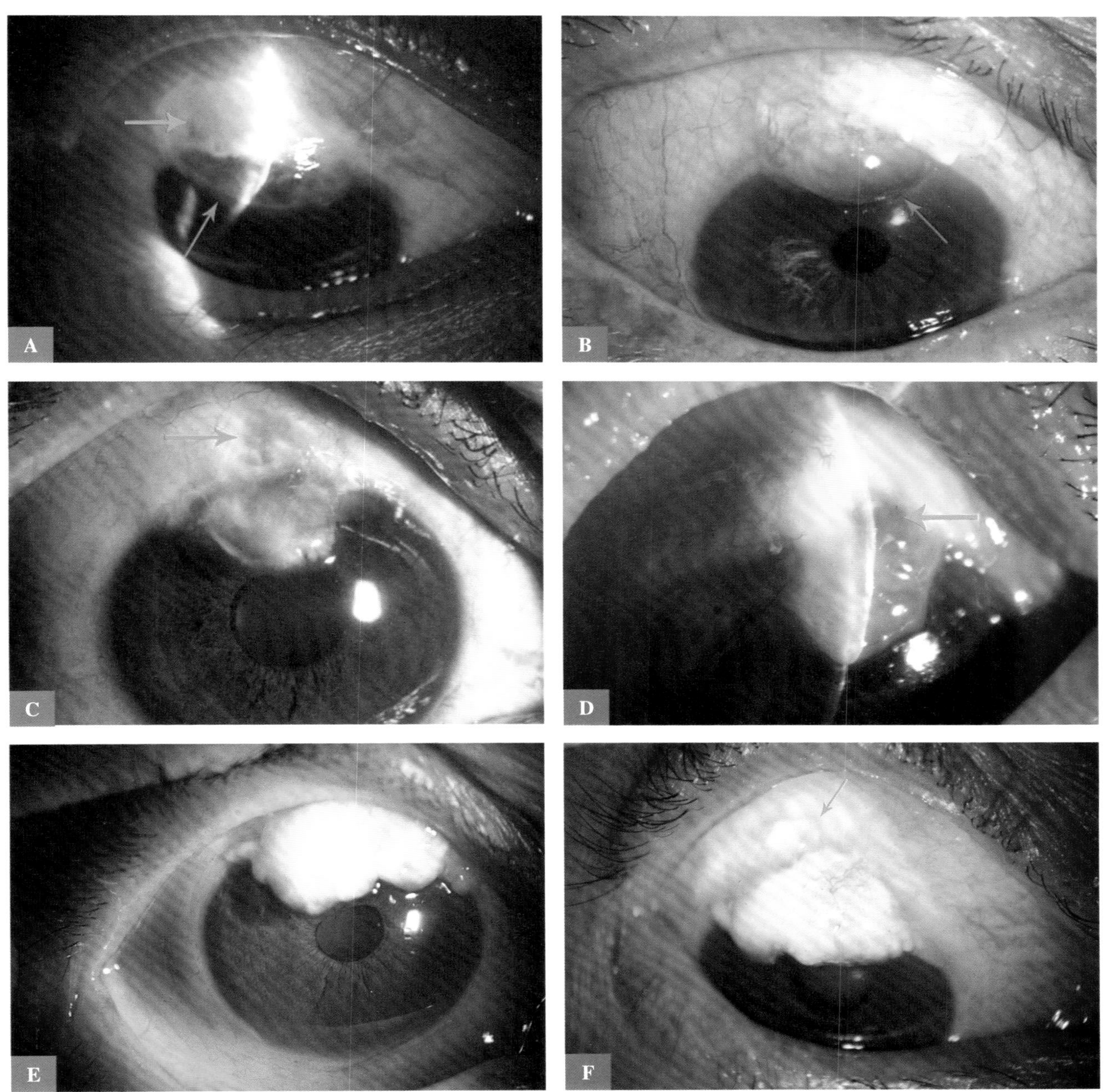

图 4-3-23　悬垂滤过泡的各种表现

A~F：悬垂滤过泡的各种表现：悬垂泡菲薄且透明，似乎随时可以破裂（A、B，红箭头），大多可见泡内变薄的巩膜床（A、C、D、F，绿箭头），有的巨大悬垂滤过泡位于邻近的周边角膜上并裸露于眼睑之外（D~F）　F：该悬垂泡的手术抉择过程：患者因悬垂泡较大，影响外观并致眼部不适，希望能处理。仔细观察悬垂泡，与之相连着的是透明菲薄的滤过泡，透过滤过泡可见菲薄的巩膜床（绿箭头）。如果剪除悬垂泡，估计滤过泡渗漏且与眼内相通，则需要异体巩膜覆盖；再看看滤过泡周围的结膜苍白、缺血，且范围大，如果单靠上方和周围结膜松解、拉下来覆盖估计不足，需要转移结膜瓣或从鼻下方取健康游离结膜瓣来覆盖，但需要的结膜面积比较大。最后，综合考虑，由于患者目前眼压 13mmHg 且还有视力，局部也暂无感染风险，建议暂不手术治疗，给予滋润眼部的眼药水治疗

处理:需根据不同的表现进行不同的处理:

1. 如果滤过泡没有渗漏暂时可以不处理,如果患者有异物感或干眼表现,可加用滋润眼药水。

2. 如果异物感非常明显或恐于滤泡破裂,可考虑手术切除　①如果悬垂的滤过泡与眼内不相通,可以直接剪除,结膜覆盖、缝合;②如果滤泡与眼内相通,需备异体巩膜覆盖。有时候遇到巩膜床菲薄或已溶解,除异体巩膜覆盖外,有时候用自体巩膜做一个反转瓣,效果也是可以的;③如果悬垂泡不太大,剪除滤过泡后,分离滤过泡周围组织,将上方正常结膜分离、下拉,覆盖异体巩膜,并固定在透明角膜上,此术式类似滤过泡加固术(参考图 4-3-18);④如果悬垂泡太大,切除后需转移结膜瓣或游离结膜瓣进行覆盖;⑤有些悬垂滤过泡,可以有包裹性囊状泡的部分,积液不易外排而导致滤泡越来越下垂,则可以用 1ml 注射器针头,把上方的包裹泡分离,让滤过泡弥散开来。至于分离后是否注射 5-FU,根据医生的判断选择。但需注意,滤过泡形成已久远,针刺分离不一定有效,需同患者沟通好。

3. 术前要充分考虑各种可能性,权衡利弊,再决定是否必要手术治疗。只有感染风险极高,才是果断手术治疗的最强指征。手术方式需要根据不同的情况处理,要意识到手术的难度在于:悬垂泡剪除后与眼内相通的问题以及结膜覆盖不足的处理。图 4-3-23F,就是一个很好的例子说明手术抉择的艰难。

三十、悬垂滤过泡的手术切除

手术步骤示意如图 4-3-24 所见。

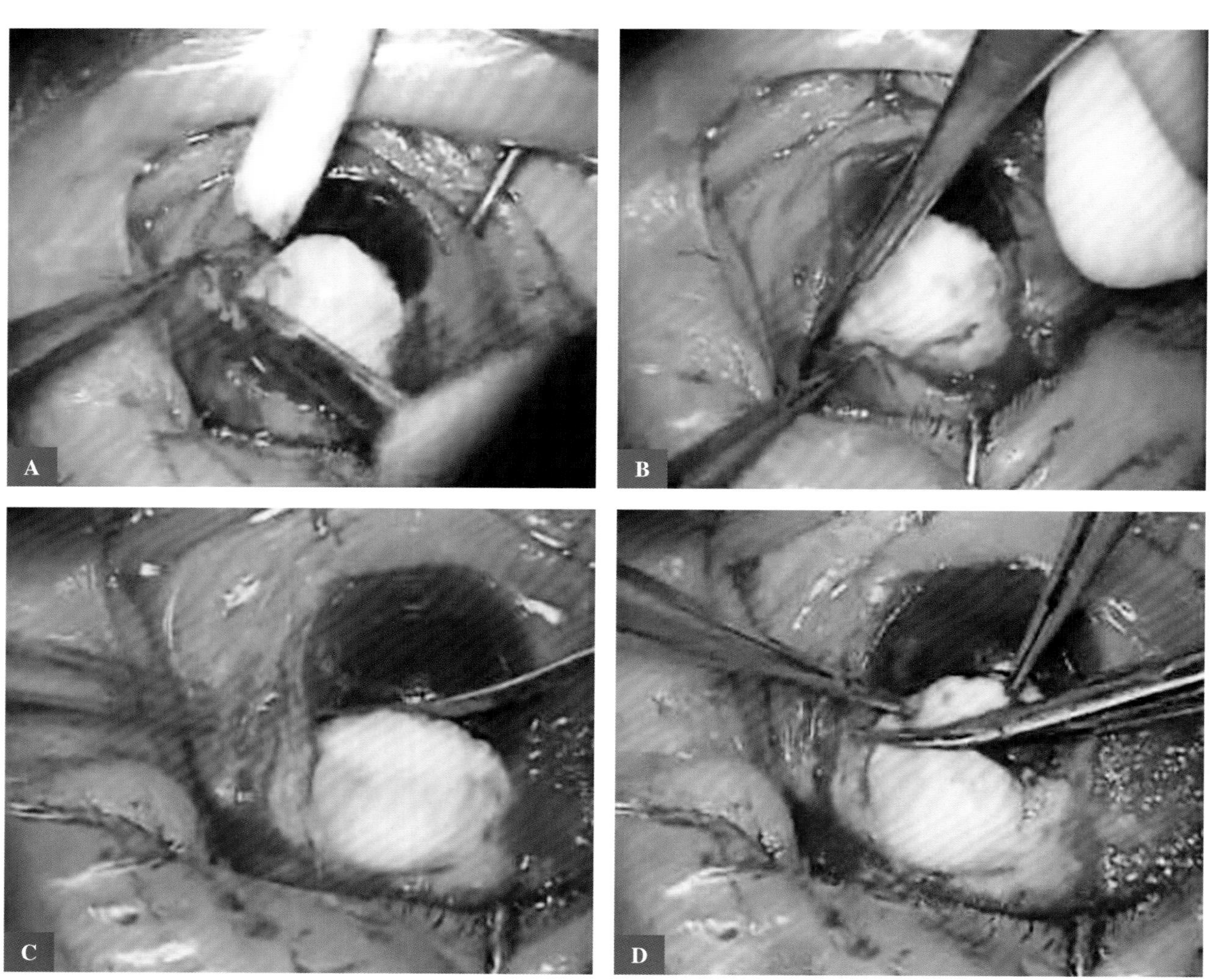

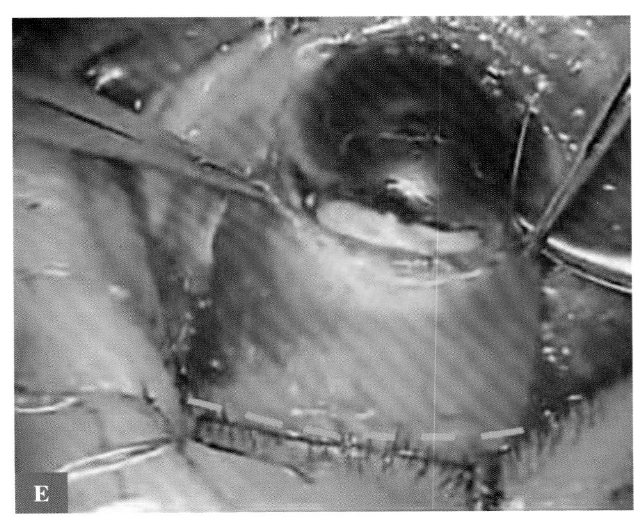

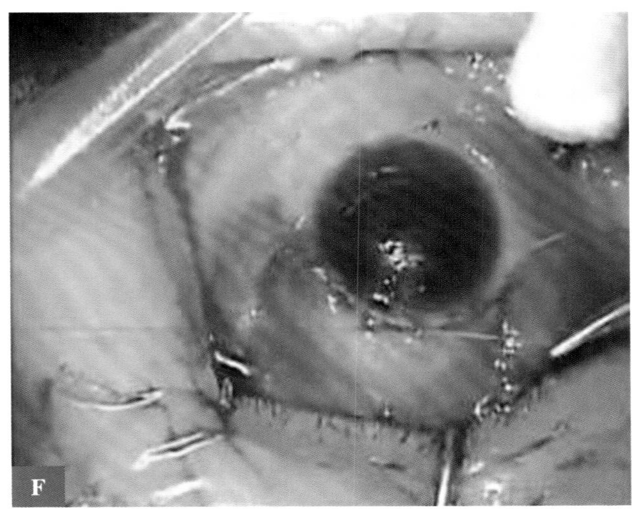

图 4-3-24 悬垂滤过泡手术切除示范

A:沿滤过泡周围剪开结膜,分离结膜下组织 B:两端向后游离结膜瓣 C:剪除部分薄壁滤过泡,冷冻头冷冻滤过泡区(未示意) D:剪除悬垂的滤过泡部分。判断是否与眼内相通,此例没有与眼内相通,遂可以直接将上方健康结膜下拉覆盖 E:游离结膜瓣覆盖滤过区域,上方结膜作减张切开(绿色虚线) F:两端 8-0 可吸收缝线固定在角巩膜缘上,结膜游离端用 10-0 尼龙线间断或连续缝合在透明角膜上

三十一、小梁切除术后发生角膜水肿,原因及处理?

一般情况下,小梁切除术较少引起角膜水肿,图 4-3-25 呈现了两个术后角膜水肿的案例。

图 4-3-25A~F 呈现的例子,其角膜水肿的原因尚不明确,可能的原因:①该患眼术前角膜内皮可能就存在内皮细胞计数少或有角膜内皮病变;②病毒感染;③术中操作不当。比如在制作巩膜瓣、巩膜瓣下角膜缘组织块切除和虹膜周边切除术时,有操作不当或不慎的地方,导致术后有房水进入角膜板层?从后来见到不明原因白内障发生,是否当时也同时可能触及到了晶状体?当然白内障的发生也可能与发生角膜水肿后长时间滴用激素类药物有关。

该例没有发生后弹力层撕脱,如果有,可给予前房注入惰性气体进行治疗,参考第三章第三节问题六解答和图 3-3-5。

图 4-3-25G、H 呈现的例子,是关于药物毒性对角膜内皮细胞的影响。手术过程中会接触多种液体,要非常小心助手的准备工作。

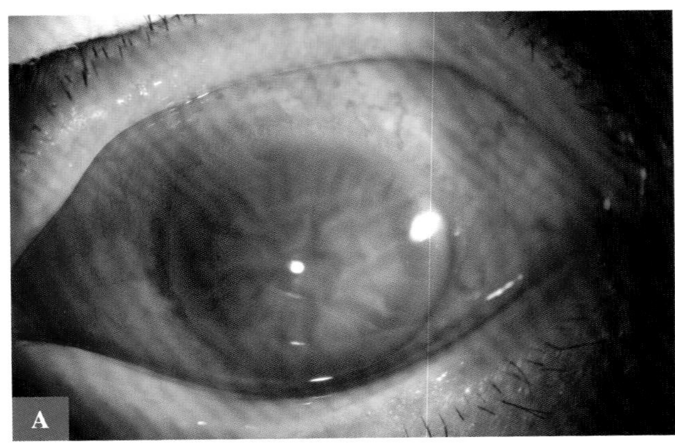

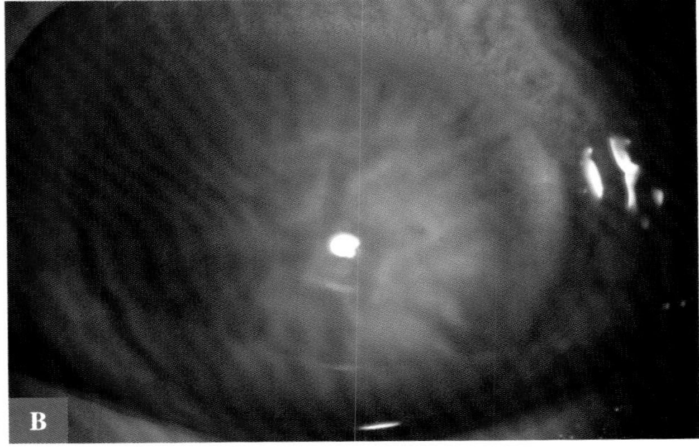

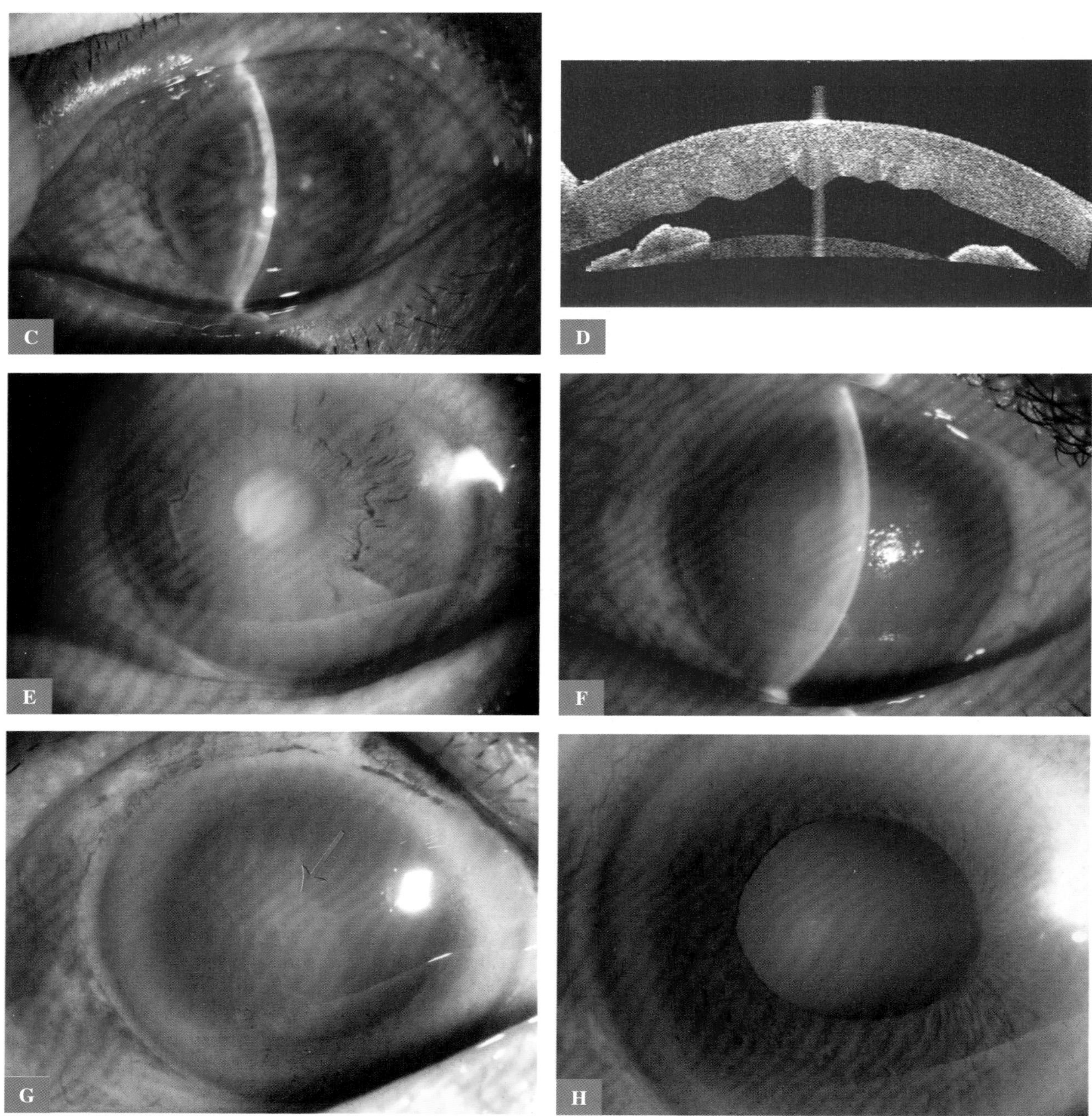

图 4-3-25 小梁切除术后发生角膜水肿

A~F：案例一，小梁切除术后第二天出现角膜高度水肿（第一天角膜没有水肿），眼压 14mmHg，角膜上皮无水泡。OCT 和 UBM 均未见后弹力层撕脱（D）。给予抗炎（激素）、脱水（氯化钠眼水、眼膏），治疗期间也用过抗病毒滴眼液，以及促进角膜上皮修复的药物。两周后开始好转，但恢复非常缓慢，角膜始终有水肿，并逐渐发现晶状体变白 E：图示第 3 个月时所见 F：图示治疗后第 11 个月所见，角膜水肿、增厚，前房日趋变浅 G、H：案例二，患者因左眼原发性慢性闭角型青光眼行小梁切除手术，术中不慎将冲洗外眼用的妥布霉素液（浓度 0.2mg/ml），误作 BSS 冲洗液注入前房，角膜立刻显示灰白，立即作前房冲洗。术后第一天，可见角膜大片部位水肿、混浊、内皮皱褶，给予局部抗炎、脱水、散瞳等处理，一周见好转，G 图示意术后一周所见，注意鼻侧角膜内皮已恢复透明，颞侧仍见灰白水肿（红箭头所指区域），H 图示意一个月后完全恢复的外观

三十二、由于碰撞或按摩等原因，导致虹膜向周切口方向上窜怎么处理？

1. 试用缩瞳剂，偶尔有效；

2. 美国 Wills 眼科手册上[25]推荐　如果发生在术后 12~24 小时之内，前房内缓慢注射乙酰胆碱（acetylcholine），把堵塞的虹膜拉出来；如果无效，可经透明角膜机械地将虹膜拉出来；有时候可用氩激光收缩虹膜；如果虹膜堵塞的地方伴有玻璃体嵌顿，可试用 YAG 激光；如果伴有血液或纤维渗出膜，随着时间推移可以慢慢恢复；

3. 著者推荐一种简单而有效的方法　表面麻醉下，用一消毒玻璃棒，在滤过区由上向下和左右方向推拉虹膜，可以有效促使虹膜松脱回复。可直接在裂隙灯前操作，也可在手术显微镜下操作（图 4-3-26）。

无论什么原因导致，这个问题都提示：作周边虹膜切除时，周切口一定要比巩膜瓣下角膜缘组织块切除口大为好，当发生浅前房需要散瞳时不至于虹膜被堵在切口处。

三十三、小梁切除术后早期前房积血原因及处理

常见原因为术后眼压过低，常伴浅前房；过早按摩致伤口出血；碰撞等。处理：局部激素类眼药水眼膏；眼膏包眼，必要时绷带包扎；半坐卧位；给予止血药物（图 4-3-27）。

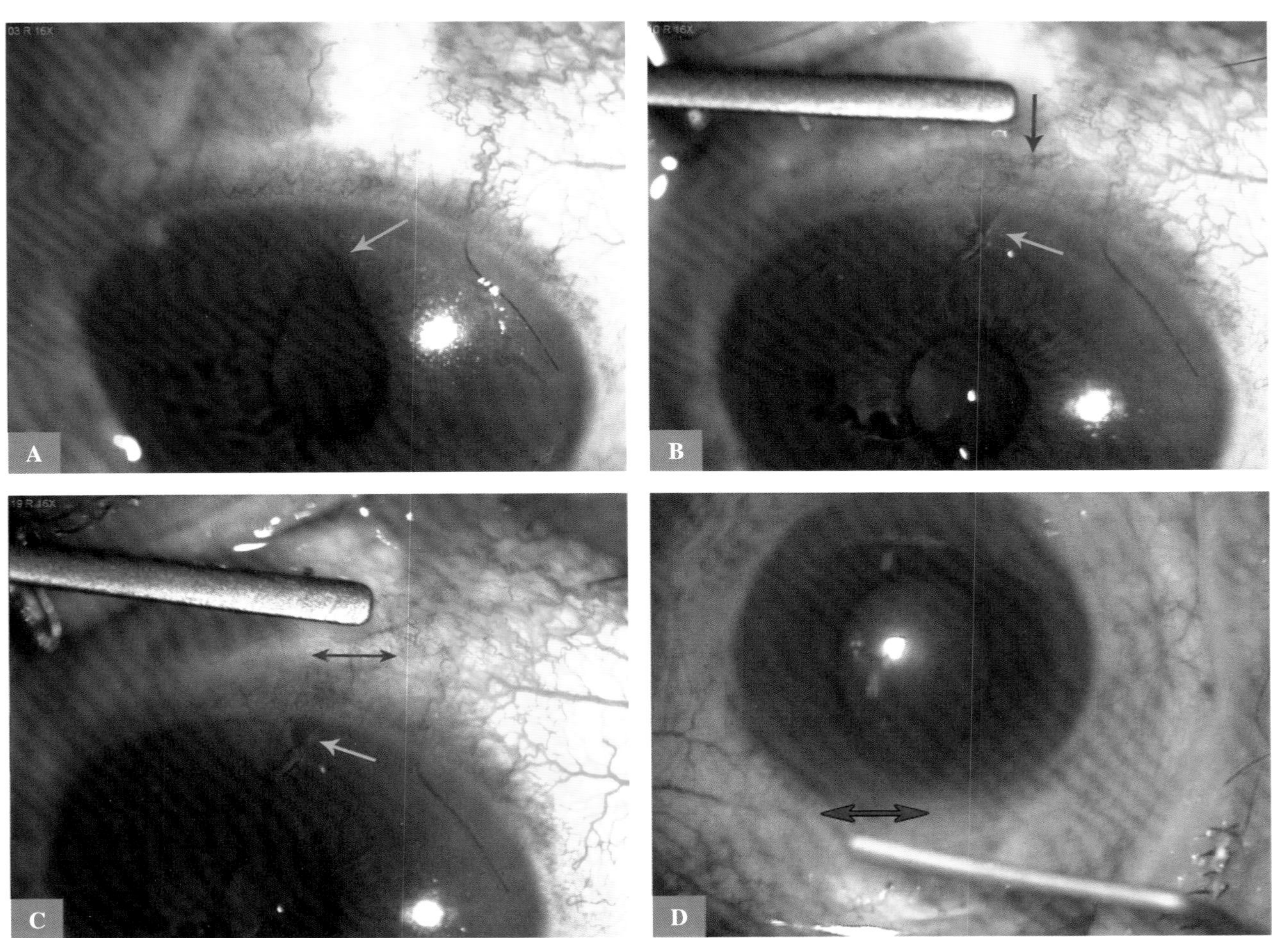

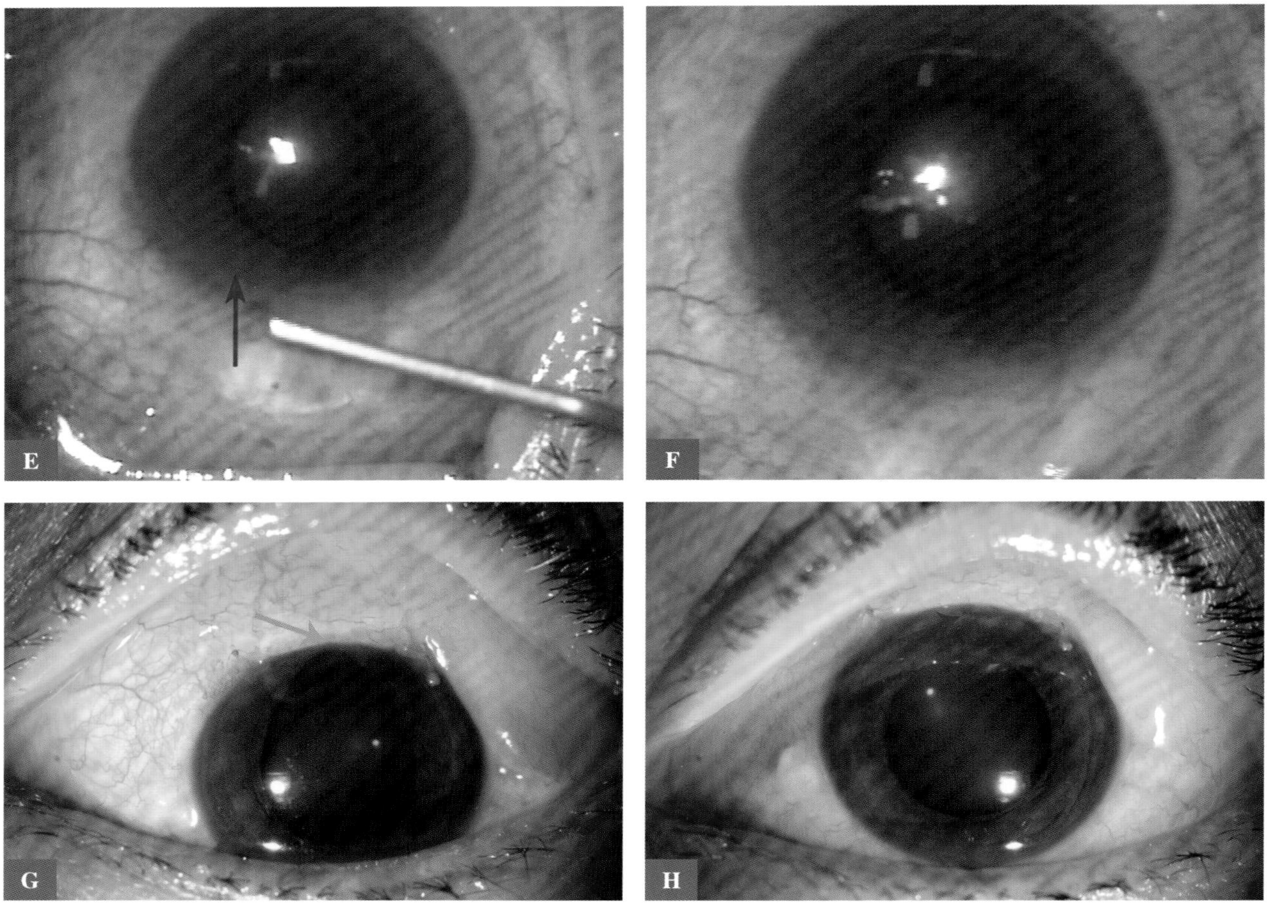

图 4-3-26 虹膜上窜的处理

A~C：病例一，裂隙灯下用消毒玻棒或圆钝的器械推压上窜的虹膜（A，绿箭头），用力的方向为向下（B，蓝箭头方向）和左右推压（C，蓝箭头方向），可见虹膜恢复、周切口裸露出来（C，绿箭头） D~F：病例二，在手术显微镜下操作，可用冲洗针头进行，方向如蓝箭头示意。最后虹膜恢复、瞳孔复圆（图片 A~F 由卢岚主任医师提供） G、H：病例三，患者小梁切除术后一周，因眼压 19mmHg，给予按摩（自下而上方向按摩），导致虹膜上窜（G，绿箭头），立即给予消毒玻棒在滤过区轻轻推压，虹膜恢复，可见周切口显露出来（蓝箭头）

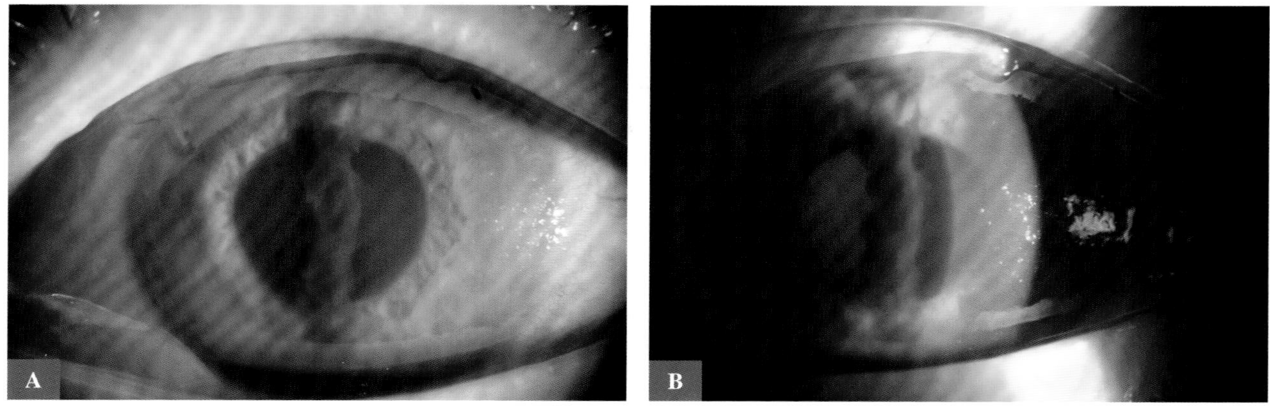

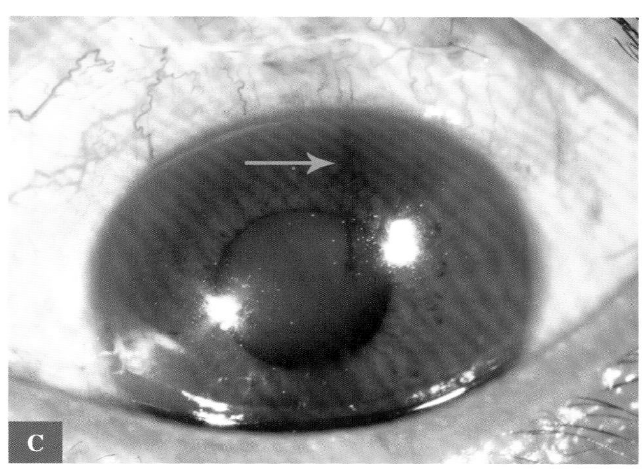

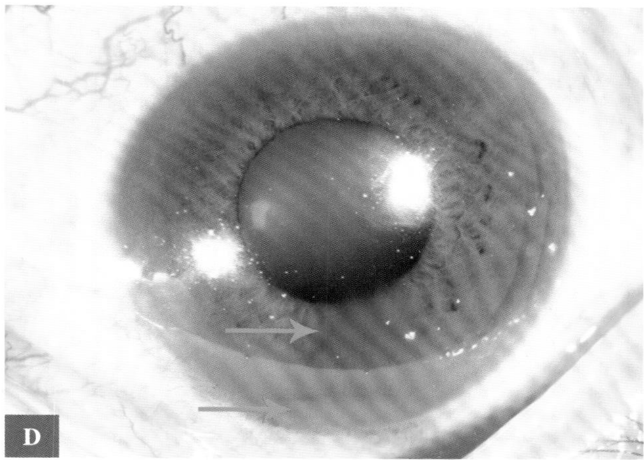

图 4-3-27　滤过泡按摩致前房积血

A、B：小梁切除术后第二天，给予滤过泡按摩，见周边虹膜切除口处出血，出血量较大　C、D：小梁切除术后七天，按摩滤过泡后见周边虹膜切除口处有少量出血，呈现细细的血柱（C，绿箭头），沉积在下方前房（D，绿箭头）

三十四、小梁切除术后滤过内口被虹膜堵塞怎么办？

小梁切除术后滤过内口闭塞的原因可以是未剪除虹膜、巩膜瓣下角膜缘组织块切除口有残留组织、大的睫状突堵塞、炎症致滤过内口粘连、局部虹膜粘连等。如果及时发现，采用激光切断不失是一个好的办法（图 4-3-28）。

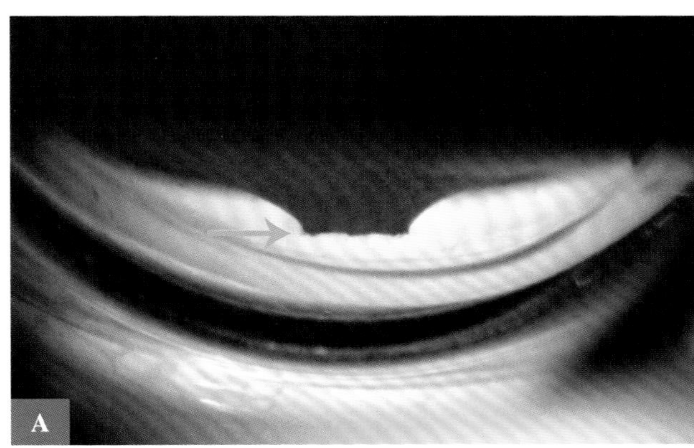

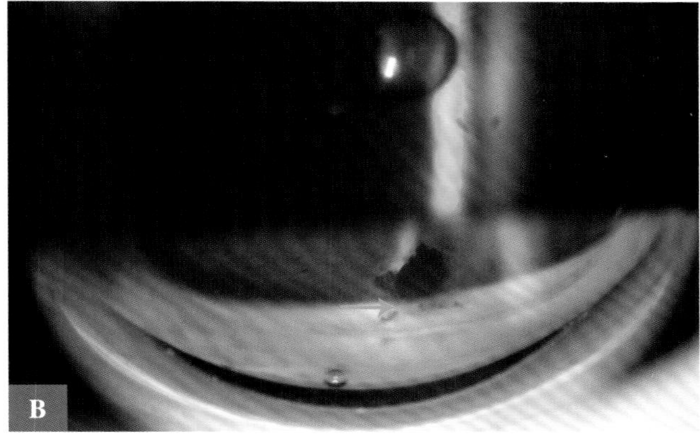

图 4-3-28　激光治疗虹膜堵塞滤过内口

A：小梁切除术后二周，患者自行按摩一周后复诊，发现滤过内口被虹膜堵塞（绿箭头），也不见虹膜周切口　B：给予 Nd：YAG 激光治疗，切断粘连的虹膜后，可见滤过内口和虹膜周切口都显露出来（绿箭头）

第四节　小梁切除术后创口愈合的调控（滤过泡的处理）的问题解答

小梁切除术后滤过道的纤维瘢痕化，是手术失败的主要原因。创口愈合调控（滤过泡的处理），是手术最终成功与否的关键。到目前为止，术后创口愈合调控仍然是青光眼研究重要的课题之一。创口愈合的调控包括手术技术、药物性调节、眼球按摩与拆线、针刺分离，以及其他一些方面（包括非药物性术区填充物、激光封闭粗大的结膜血管、光动力学治疗、基因调控等）。研发毒副作用低微、但有效的调节药物或制剂（包括药物缓释系统等），将有助于攻克这一难题。

本节讲述的内容其实都已贯穿在本章各节里，这里做一系统归纳、总结。

一、与滤过泡相关的基本知识

按照 Moorfields 滤过泡分级，小梁切除术后滤过泡的转归大致可分为 4 种。但这是基于术后 3 个月后的滤过泡形态来分类：Ⅰ型滤过泡，滤过泡壁薄、缺血灰白、局限，结膜下有疏松伴囊腔的组织形成；Ⅱ型滤过泡，滤过泡壁稍厚、灰白色、范围广且弥散，结膜下有疏松的组织形成；Ⅲ型滤过泡，壁厚、显著充血、粗大新生血管长入、结膜下致密组织形成，呈扁平状；Ⅳ型滤过泡，局限、圆顶状隆起、结膜下形成巨大囊腔、其内充满液体。其中Ⅰ型和Ⅱ型滤过泡为功能性滤过泡，Ⅲ型滤过泡即扁平 / 平坦滤过泡，为无功能的滤过泡；Ⅳ型滤过泡即包裹性囊状泡，理论上属于无功能的滤过泡，但积极处理可以转归为有功能滤过泡。见图 4-4-1。

创口愈合的调控，是通过各种方法或手段，使术后滤过泡成为有功能的滤过泡（Ⅰ型和Ⅱ型），而避免成为无功能的滤过泡（Ⅲ型和Ⅳ型）。对术后早期一些濒临失败的滤过泡（主要指在术后一个月内发生的、具有瘢痕化倾向的滤过泡，包括Ⅲ型和Ⅳ型）积极处理，可以挽救一部分滤过泡转归为Ⅰ型或Ⅱ型。

年轻人由于结膜下 Tenon 囊筋膜组织较厚、房水分泌旺盛，术后形成的滤过泡一般壁厚、大且弥散，但术后瘢痕化进程也快。因此需要要积极护理，通过按摩或拆线（参考本节问题七解答）防止滤过道过早瘢痕化；老年患者，结膜菲薄或 Tenon 囊筋膜组织少、房水分泌相对减少，术后形成的滤过泡壁薄、局限，范围小，术后瘢痕化反应慢。术后需要通过按摩、拆线处理滤过泡的频率少。

滤过不足，滤过道容易过早愈合、瘢痕化；滤过过强，容易发生并发症。如何调控使之成为功能良好的滤过泡？这里需要上升一个高度，这个高度就是“做一个完美的小梁切除术，精心培育一个功能良好的滤过泡”。何谓“精心培育”，通俗讲就是做一个非常细心、认真负责的“保姆医生”！越细心、和用心去维护滤过泡的发生发展，手术成功率就越大。

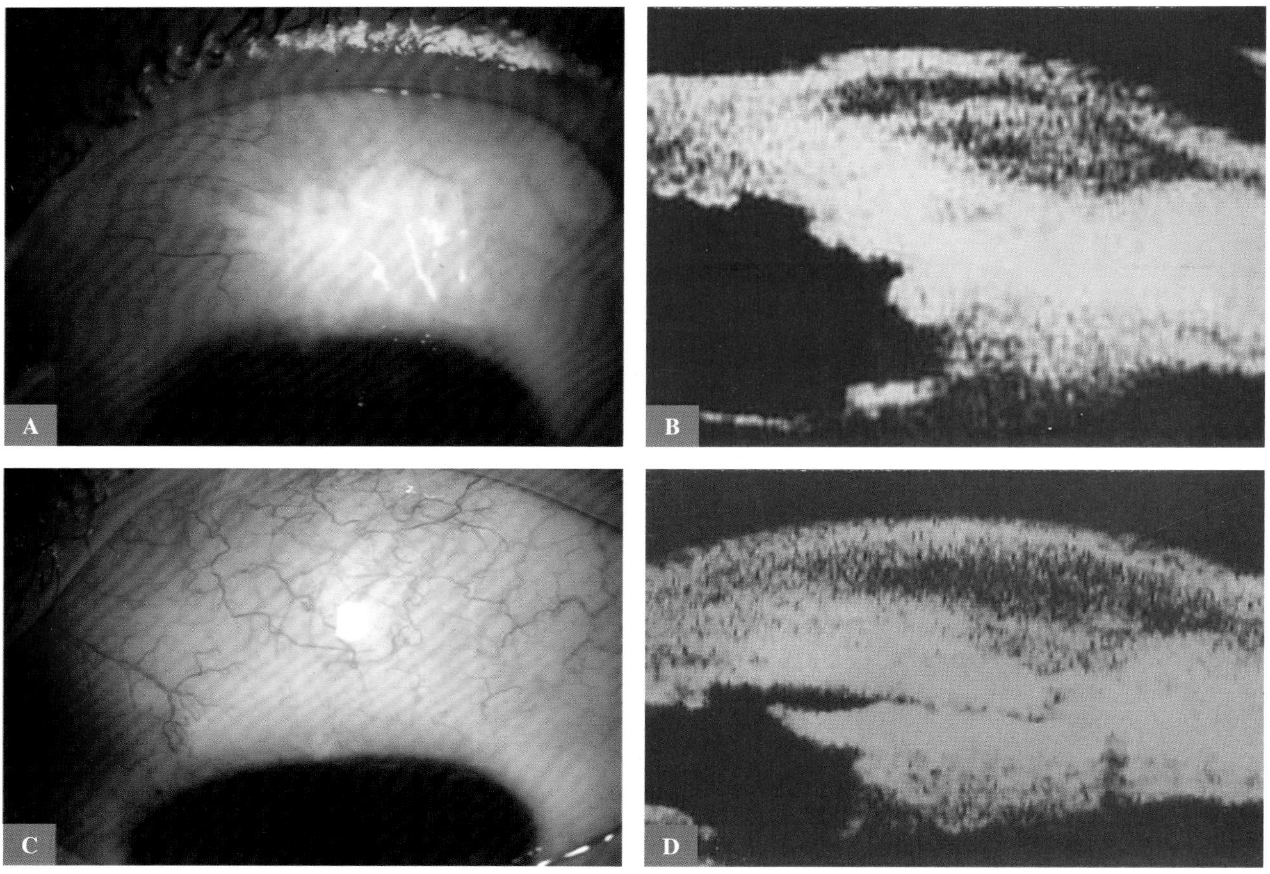

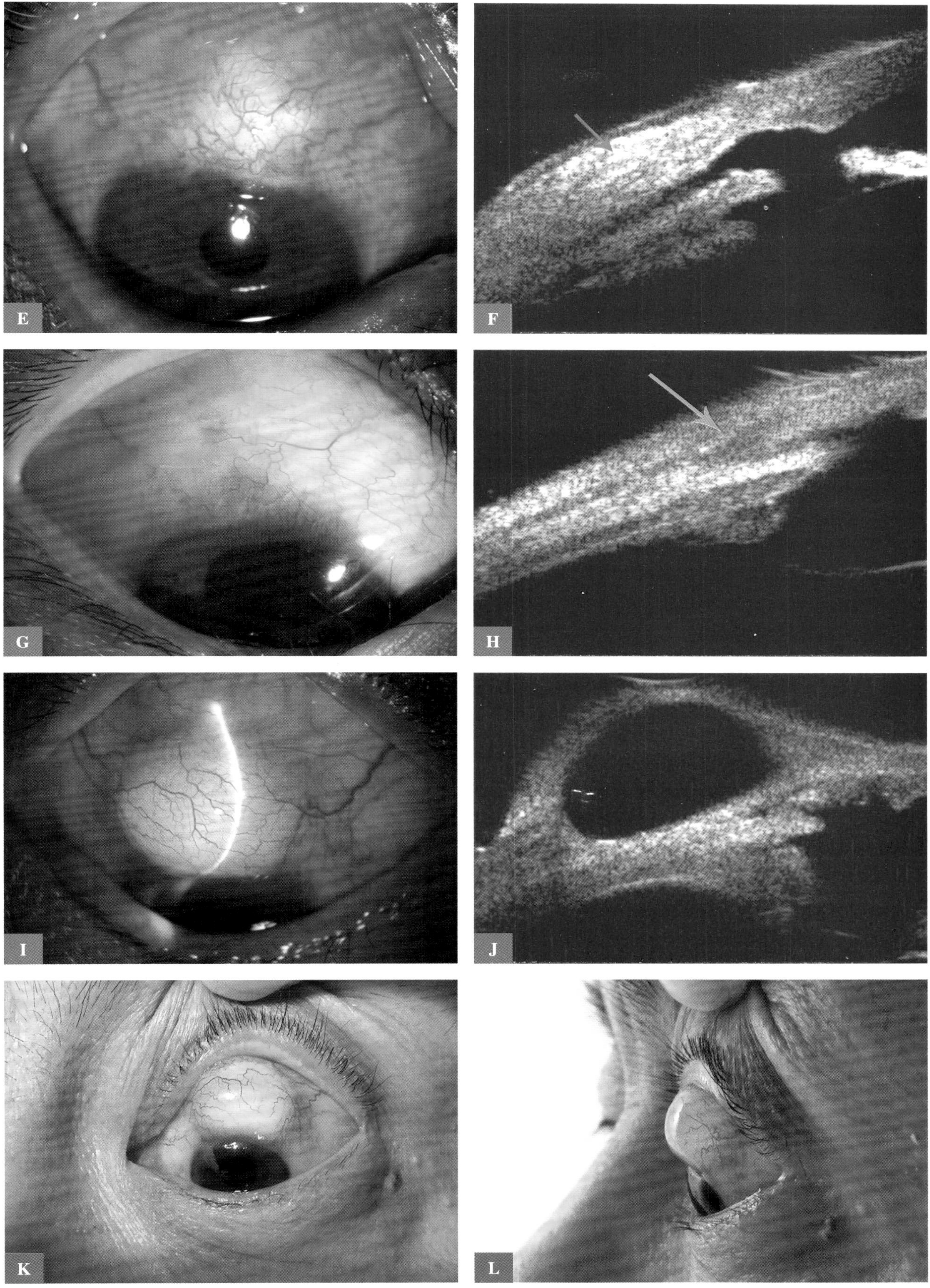
E
F
G
H
I
J
K
L

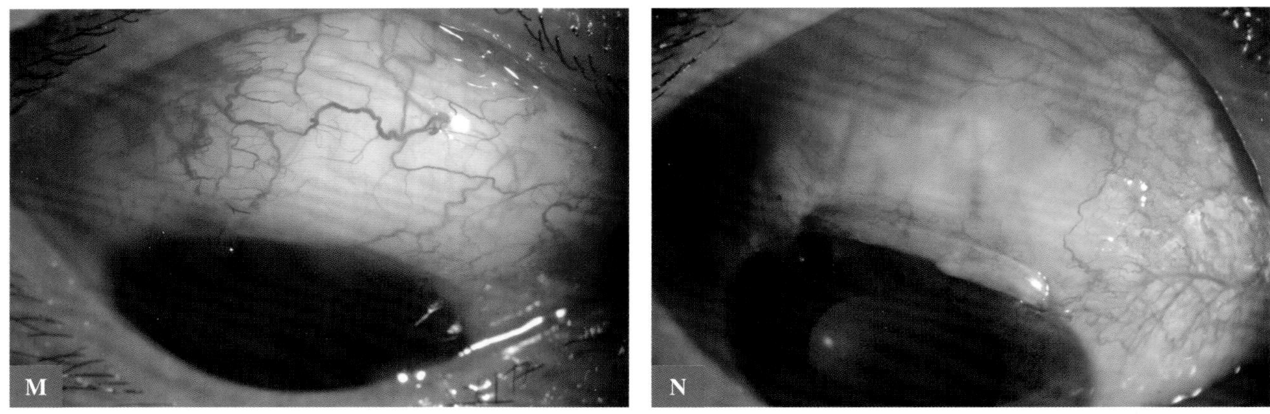

图 4-4-1 不同类型滤过泡表现

A、B：Ⅰ型滤过泡 C、D：Ⅱ型滤过泡 E、F；G、H：分别为两个Ⅲ型滤过泡 I~L：包裹性囊状泡 M：年轻人术后早期滤过泡，壁厚，不能透见下方巩膜瓣 N：老年患者术后滤过泡，壁薄，可以透见下方巩膜瓣和缝线

滤过泡的演变实例见图 4-4-2。

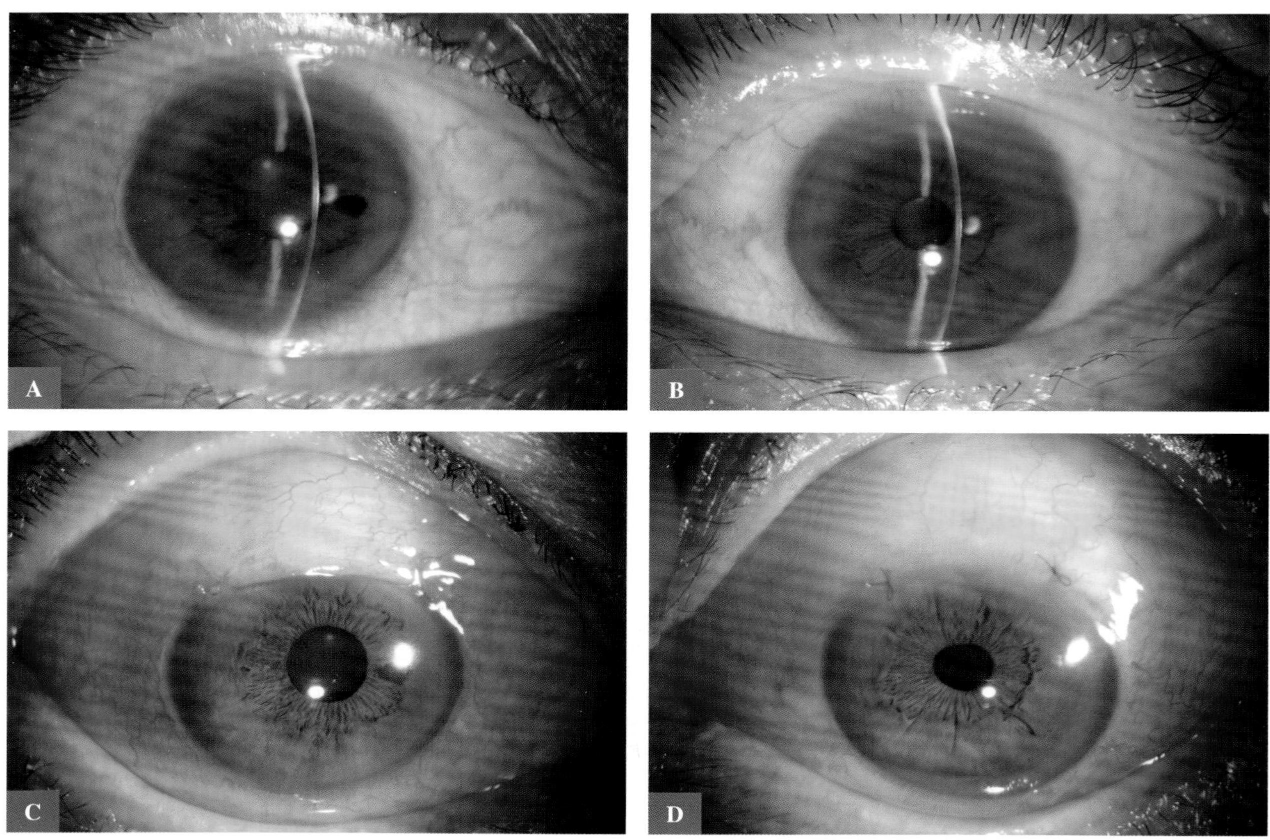

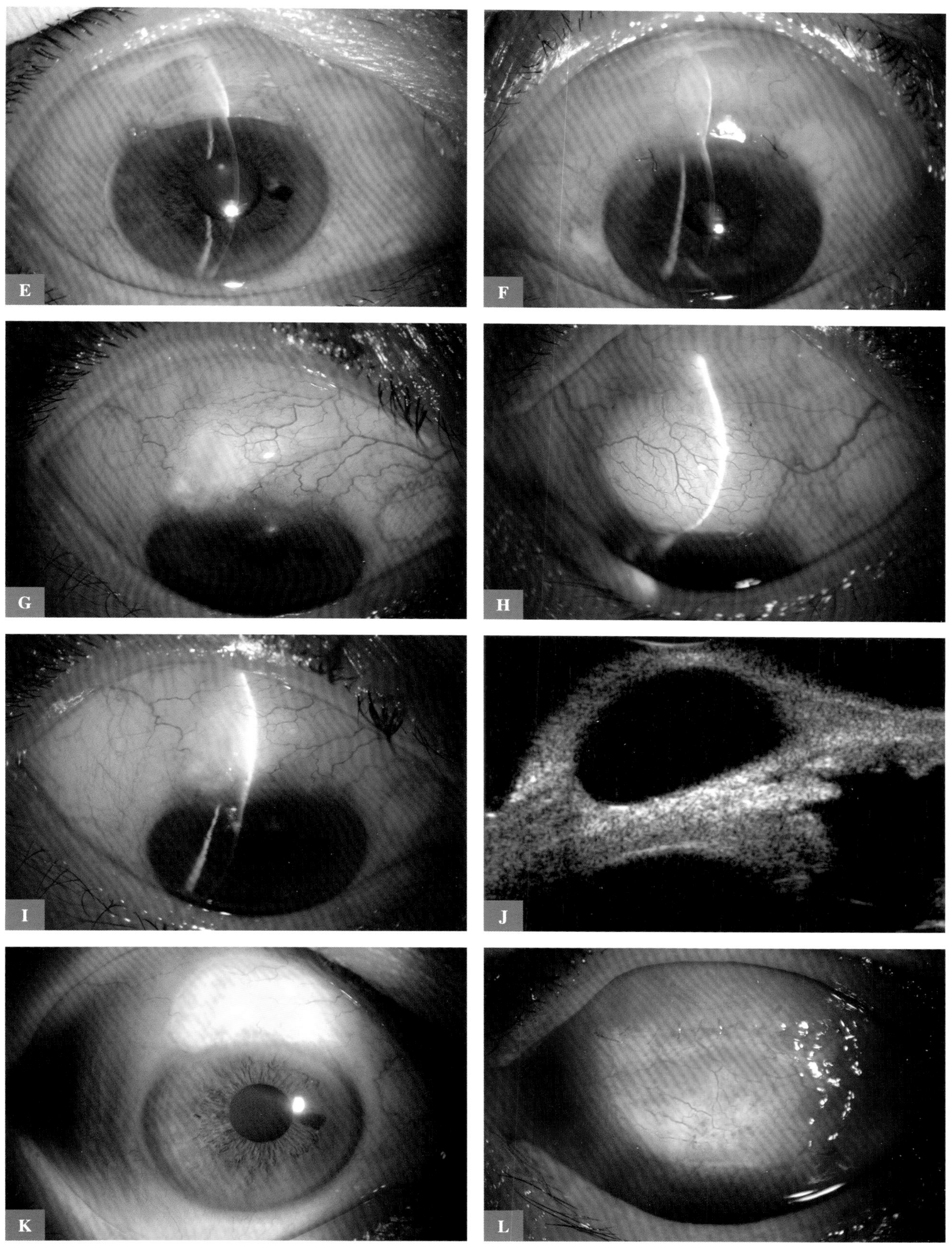
E
F
G
H
I
J
K
L

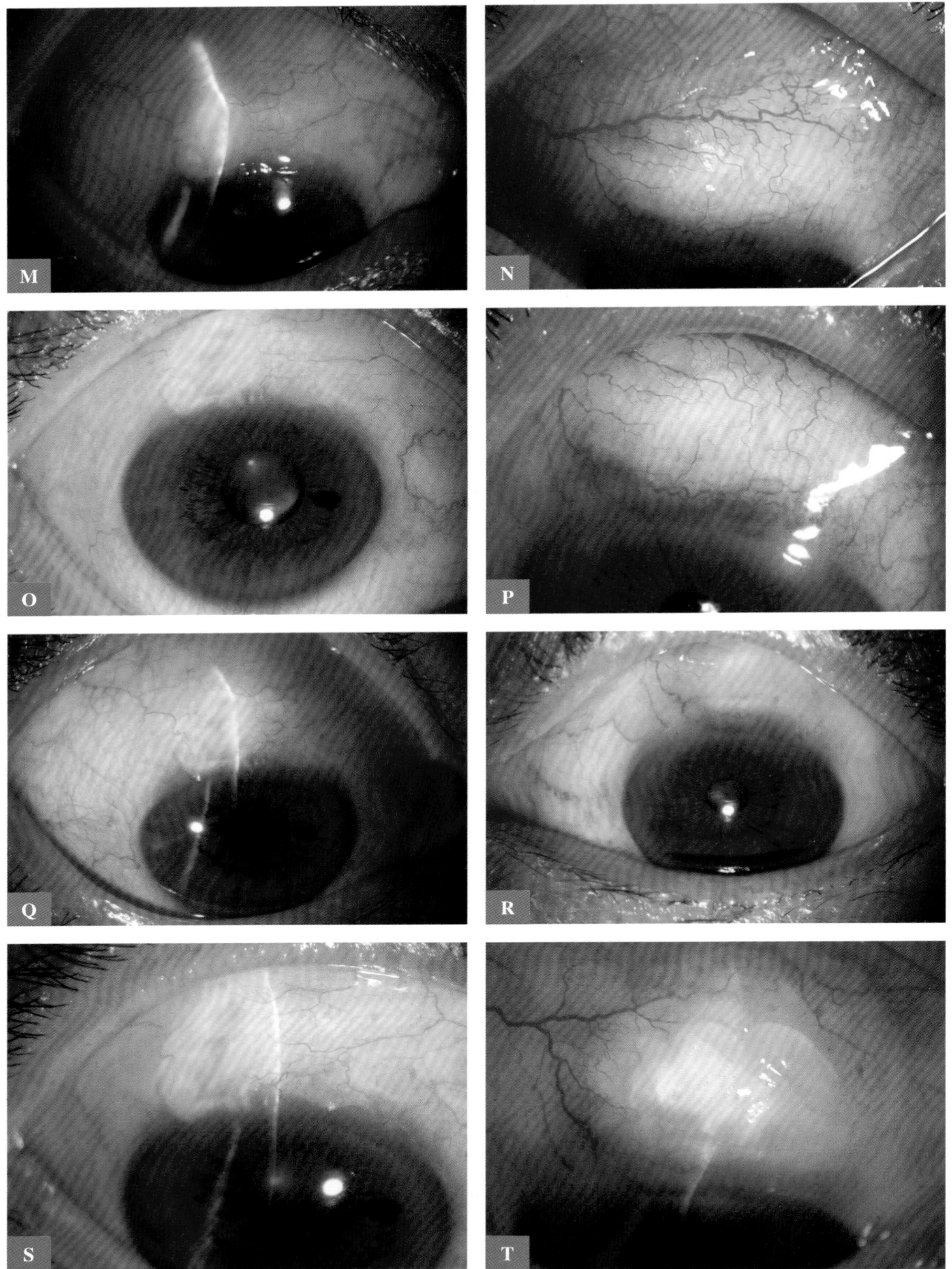

图 4-4-2 滤过泡的演变

A、C、E、G、I、K、M、O、Q、S(左侧一列):患者右眼滤过泡的转归情况。术前(A);手术为以穹窿部为基底结膜瓣的小梁切除术(C、E);术后第 4 个月(G、I),为 I 型滤过泡;术后第 11 个月(K、M);术后 1 年(O、Q);术后 1 年 3 个月(S),用一种降眼压药物控制眼压在 12~15mmHg B、D、F、H、J、L、N、P、R、T(右侧一列):患者左眼滤过泡的转归情况。术前(B);手术为以角膜缘为基底结膜瓣的小梁切除术(D、F);术后第 4 个月(H、J),为包裹性囊状泡(事实上从第 2 个月时就发生)。用两种降眼压药物维持眼压 15mmHg 左右;术后 1 年时,因患者主诉眼部异物感不适,强烈要求手术处理。遂行手术切除包裹性囊状泡,图示术后第 1 天(L);术后 1 周(N);术后 1 个月(P);术后 2 个月(R)所见;术后 3 个月(T)所见。手术切除过程见图 4-3-15

二、创口愈合的病理生理改变

小梁切除手术如同机体的创伤一样，创伤愈合反应也是大概 14 天（2 周）完成（图 4-4-3A）。即是说，按照正常生理状态，理论上术后 14 天应当完成了创口（伤口）愈合整个过程（瘢痕化）。

小梁切除术后形成的滤过泡，实际上是通过了各种手段和方法，使本应正常愈合的滤过道变成“不正常”的、“有房水可以流出”的、未完全瘢痕化的滤过道，而结膜创口是牢固（水密）愈合的滤过泡。

这些手段和方法，主要是针对伤口愈合的每一步，使得原本两周就理应愈合的伤口愈合进程在时间上得以延长和在程度上得以减轻。这样，术后滤过道伤口愈合的增殖活跃期，由原来的 2 周，延长至术后 3~4 周（1 个月左右），个别甚至 1~2 个月（图 4-4-3）。因此，在增殖活跃期对滤过泡进行各种处理（调控）一般才是有效的，超过这一时期，如术后 1~2 个月以后，理论上是无效的（极个别有效）。

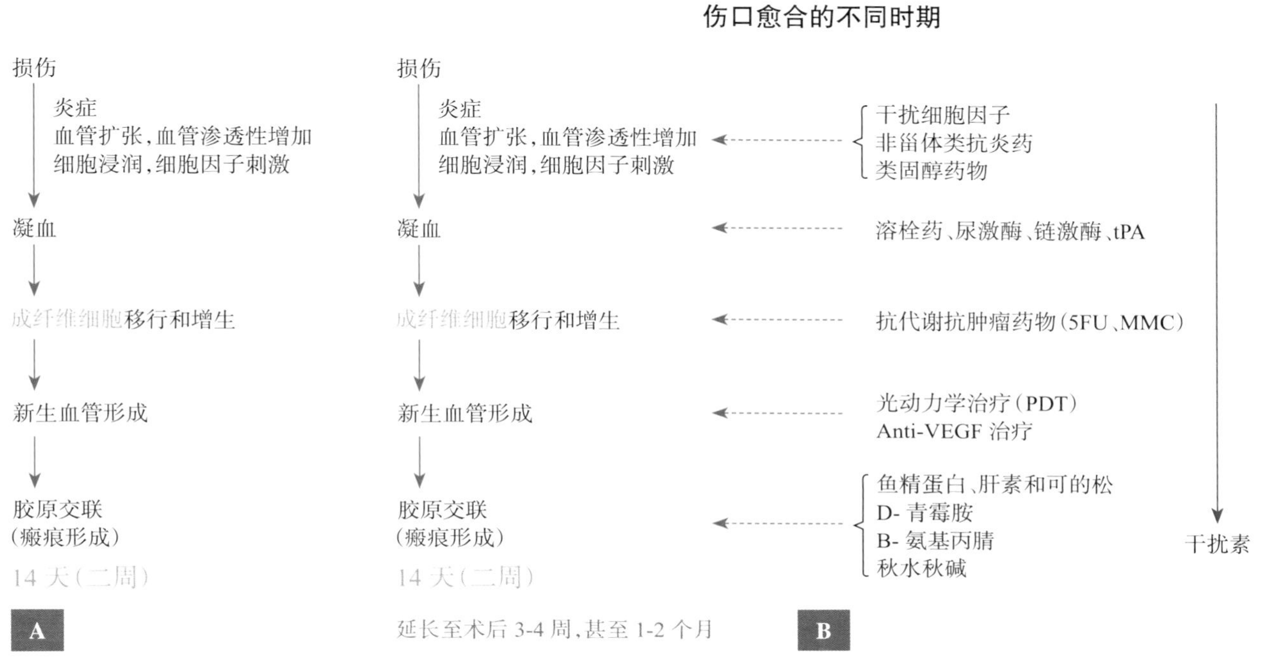

伤口愈合的不同时期

损伤
炎症
血管扩张，血管渗透性增加
细胞浸润，细胞因子刺激
凝血
成纤维细胞移行和增生
新生血管形成
胶原交联
（瘢痕形成）
14 天（二周）
A

损伤
炎症
血管扩张，血管渗透性增加
细胞浸润，细胞因子刺激
凝血
成纤维细胞移行和增生
新生血管形成
胶原交联
（瘢痕形成）
14 天（二周）
延长至术后 3-4 周，甚至 1-2 个月
B

干扰细胞因子
非甾体类抗炎药
类固醇药物
溶栓药、尿激酶、链激酶、tPA
抗代谢抗肿瘤药物（5FU、MMC）
光动力学治疗（PDT）
Anti-VEGF 治疗
鱼精蛋白、肝素和可的松
D- 青霉胺
B- 氨基丙腈
秋水秋碱
干扰素

图 4-4-3　伤口愈合的病理生理改变

A：示意正常生理状态下伤口愈合的过程　B：示意在伤口愈合的每一环节进行调控。如在术中使用 MMC、术后早期使用甾体和非甾体抗炎药物滴眼液等，都能在一定程度上延长伤口愈合反应的速度和降低愈合的强度

三、青光眼术后创口愈合的组织病理学

上述 14 天正常生理全过程可分为四个期：

凝血块形成期（1~3 天）

增殖期（4~7 天）

肉芽肿期（7~9 天）

瘢痕形成期（10~14 天）。

区分四个期的意义在于能针对性地对滤过泡进行处理。例如，术后第 3 天，眼压 30mmHg，是滤过区瘢痕化了吗？没有，因为第 3 天仍处于凝血块形成期，眼压高的原因可能是：①缝线过紧；②巩膜瓣下有凝血块支架形成；③内滤口阻塞（出血、未剪穿的巩膜瓣下角膜缘组织块、周切口有粗大睫状体堵塞创口等）。建议排除③情况后，给予按摩或拆线处理。这时候给予活血化瘀药（如复方血栓通胶囊）口服 2~3 天，随着积血块溶解，滤过道会重新开放，按摩可以隆起。

四、青光眼术后创口愈合过程的调控有哪些方面?

包括:手术技术;药物性调节;眼球按摩、拆线;针刺分离;其他,如激光封闭粗大的结膜血管(参考第二章第二节图2-2-1)、非药物性调节(术区填充物)、光动力学治疗基因调控等。下文问题五~七解答分别叙述。

五、手术技术在调控术后滤过泡的作用

手术技术是调控滤过泡最重要的一个方面。原因是因为,如果手术不规范、不成功、并发症多,谈何滤过泡调控呢!怎么理解?举个简单例子:如果术后第一天发生浅前房或前房积血,你是去先处理并发症还是滤过泡呢?肯定是去先处理浅前房或者前房积血!所以规范、精细的手术操作、最大限度减少并发症是成就一个有功能滤过泡的基本条件。

从另一个角度看,所谓滤过泡的处理,应当是在规范的手术结束后进行的,出现了并发症,要做的事情是处理并发症,而不是创口愈合问题。所以,手术操作的每一步都很重要,每一步都直接影响到术后滤过泡的发展,请参考本章第二节。这里从调控滤过泡的角度再简要赘述一些要点:

1. 结膜瓣的制作与缝合是形成滤过泡最基本的条件　无论是制作以角膜缘为基底还是穹窿部为基底的结膜瓣,都应完整、整齐,防止对合不良、渗漏。一旦结膜不完整、破损、对合不好、发生渗漏,术后就无法形成一个完整的滤过泡。

结膜缝合有多种方法,但无论何种方法,都应以达到切口的牢固闭合或水密状态为目的,防止术后伤口渗漏。

纸样菲薄的结膜应采用褥式缝合,若采用连续缝合则采用先松动缝合、后拉紧的方法;角膜缘的切口,应该覆盖透明角膜1~2mm,可以有效防止结膜后退。结膜游离端还可以用10-0可吸收线连续缝合。参考第二章第二节问题九解答、第四章第二节问题五~八解答、第四章第三节问题二解答。

2. 巩膜瓣大小、厚薄、位置的选择　建议"宁大勿小、宁厚勿薄",且滤过区尽量不烧灼止血!巩膜瓣一般3mm×4mm,"宁大"意思是稍大的巩膜瓣,可以弥补滤过过强的机会更大,巩膜瓣缝合对合好的机会也更大;巩膜瓣厚度一般1/2或2/3,太薄容易穿破、针孔漏水、对合不好,"宁厚"能最大限度减少这些并发症的发生。

剖切巩膜瓣时,建议要细致止血,不可烧灼成一个个"坑",烧灼太厉害,容易引起组织挛缩,导致缝合时对合不好,建议在滤过区域尽量不烧灼止血,可把周围的血管止血即可。参考第四章第二节问题九~十一解答。

3. "Ⅱ度放房水"的作用　"Ⅰ度"放房水,指的是常规在侧切口处所做的前房穿刺,它不是必需,但有必要:缓解高眼压,减少眼内出血等并发症;通过侧切口注入BSS,可以有效调试巩膜瓣滤过量的多少。"Ⅱ度"放房水:在做巩膜瓣下角膜缘组织块切除时,先将周边虹膜剪一小洞,让后房水放出来。它同样不是必需,但值得推崇:显著减少虹膜膨出的机会,缓解后房压力。

通过两度放房水,眼内压力稳定,虹膜平伏,可以从容地夹起虹膜做周边虹膜切除术,同时通过减少对前房的搅动、减少对虹膜的刺激,因而术后炎症反应轻。否则,由于对膨出虹膜和前房的搅动太多(初学者往往在此花费10分钟到半小时),术后炎症反应重,从而加重了术后滤过道的纤维瘢痕化进程。参考第四章第二节问题十四和十五解答。

4. 巩膜瓣下角膜缘组织块切除口尽量靠前、在透明角膜区域操作。经典的小梁切除术被以为一定要切到小梁组织,所以切口往往偏后,因此很容易引起出血,因为"偏后"的切口下方就是虹膜-睫状突根部的位置。现代意义上的小梁切除手术已经被认识到,其实只要巩膜瓣下造个瘘口即可,因此,建议切口偏前,往透明角膜方向切除角膜或角膜-小梁组织,这样,能很好地避免切口因触及到睫状突而引起出血的机会。参考本章第二节问题十五和十六解答。

术中、术后出血多,一是加重术后炎症反应,二是凝血块容易阻塞滤过道,加快瘢痕化进程。因此,如何减少术中、术后出血机会,都是减少术后滤过道瘢痕反应的有效措施。

5. 行周边虹膜切除时,虹膜夹起后要提起虹膜、避免剪切虹膜-睫状突根部,另外,虹膜周切口要大于

巩膜瓣下角膜缘组织块切除口。提起虹膜剪切，能很好地避免切口因触及到虹膜 - 睫状突根部而引起出血的机会。

周边虹膜切除的范围不宜过小(应大于巩膜瓣下角膜缘组织块切除口大小)，基底宽度至少应有 2mm，以免因术后浅前房、用强散瞳剂或滤过泡按摩时，易致虹膜挤入瘘口和虹膜切口出现粘连闭合。在剪除过程中要注意瞳孔缘的形状与位置变化。对虹膜周切口细致的处理，对术后滤过泡相关问题的处理有很大帮助，如术后发生滤过泡扁平时，予以按摩，如果周切口过小，虹膜可能挤入巩膜瓣下角膜缘组织块切除口处，虹膜嵌顿、上窜。参考本章第二节问题二十一解答；本章第三节问题三十二解答。

6. 巩膜瓣缝合水密 / 适中，前房形成稳定。无论哪一种结膜瓣的小梁切除术，巩膜瓣缝合都应相对水密缝合或少许滤过缝合。相对水密缝合是指巩膜瓣对合缝合后，通过从侧切口注入 BSS，巩膜瓣没有见到过量滤过、前房维持稳定(同术前或稍浅)的状态。当然，将巩膜瓣“紧紧”缝合，不能算做相对水密缝合。参考第二节问题二十六解答。

推崇相对水密缝合的原因：①临床上观察到，即使巩膜瓣缝合紧密，术后同样可以发生大滤泡和浅前房。因此，术中巩膜瓣相对水密缝合，可以减少这一部分患者发生浅前房的机会。事实上，临床效果十分显著；②巩膜瓣缝合过紧，术后瘢痕化进程加快；缝合过松，伤口漏水，前房不能很好形成，术后将发生浅前房等一系列并发症。相对水密缝合是最可靠且有效地防止术后滤过过强的措施之一。通过相对牢固的巩膜瓣缝合，迅速恢复和维持正常的前房深度，防止术后早期(特别是术后前 3~4 天)由于房水过度流出而引起的低眼压、浅前房及脉络膜脱离等并发症；并在术后可以根据眼压、滤过和前房深度情况，通过拆除外置的可拆除巩膜瓣缝线，达到调控眼压和滤过的作用。

六、药物性调节在调控术后滤过泡的作用

从图 4-4-3B 可知，很多药物能够对伤口愈合的不同时期起作用。在伤口愈合的每一环节进行调控，都能一定程度上降低伤口愈合反应的速度和降低愈合的强度。

这些药物包括：①抗炎药物，如甾体和非甾体类等；②抑制成纤维细胞增殖移行的药物，如 5-FU，MMC 等；③影响成纤维细胞迁移和收缩的药物，如紫杉醇、细胞松弛素等；④影响成纤维细胞外基质合成的药物，如基质金属蛋白酶抑制剂等；⑤纤溶剂，如肝素、t-PA 等；⑥干扰生长因子 / 细胞因子的药物，如 NF-κB，TGF β 2，IL-2，干扰素等；⑦抑制新生血管生成的药物，如 anti-VEGF，Angiostatin，Endostatin 等。

在上述药物中，临床上最有效、最方便、最确实的能显著减少术后瘢痕化反应的药物当属 MMC。关于 MMC 的具体应用，参考本章第二节问题十二和十三解答。

在应用上述药物时，需要了解影响小梁切除术后伤口愈合的各种危险因素(即发生瘢痕化高危风险的因素)，这些高危因素包括患者的个体特征(年龄、肥瘦、种族)；患眼的特征(房水特征，长期局部应用抗青光眼药物，长期慢性结膜炎症)；青光眼类型(难治性青光眼)等。MMC 强调应用于难治性青光眼。所谓难治性青光眼[9]，就是具备术后发生瘢痕化高危风险的青光眼类型。包括：①年轻患者；②黑人，亚洲深色素人种；③活动性葡萄膜炎青光眼；④先天性婴幼儿青光眼；⑤新生血管性青光眼；⑥外伤性青光眼；⑦无晶状体与人工晶状体眼青光眼；⑧ICE 综合征继发性青光眼；⑨滤过性手术失败；⑩巩膜捆扎术后、玻璃体视网膜手术后继发性青光眼；⑪角膜移植术后继发性青光眼；⑫球结膜慢性炎症与广泛瘢痕等。除此之外，著者还观察到：个子精瘦的(身体结实)多为瘢痕化体质；结膜菲薄的患者，其巩膜瓣之间愈合能力较强。针对患者的不同情况调节 MMC 应用的浓度、时间、部位和范围等，从而达到调控术后滤过泡转归的作用。

七、眼球按摩、拆线在创口愈合中的作用

眼球按摩、拆线是术后最重要、最关键的环节，通过人为的操作，主动调控术后滤过泡的转归[27]。眼球按摩是通过自下而上或自上而下的力量推压眼球，使房水从前房流入滤过道，让巩膜瓣之间、结膜与巩膜瓣之间始终“沐浴在房水涓涓溪流中”，从而使巩膜瓣之间、结膜与巩膜瓣之间不容易产生愈合。

(一) 眼球按摩

按摩的方法：以正上方小梁切除术为例。

医生操作：在裂隙灯下，用棉签或者手指进行。方法一：自上而下的力量推压眼球。这个方法可以在裂隙灯直视下看到滤过泡被按摩的变化（图 4-4-4A、C）；方法二：自下而上的力量推压眼球（图 4-4-4B、D）。

患者自己操作：用手指进行。方法一：自上而下的力量推压眼球（图 4-4-4E）；方法二：自下而上的力量推压眼球（图 4-4-4F）。建议教会患者采用第二种方法较安全。

按摩有效的表现是：有滤过、有泡形成，有眼压下降，有前房（图 4-4-4G、H）。

按摩前务必注意的几点：①确认无“内阻塞”。所谓“内阻塞”指的是虹膜周边切除口和巩膜瓣下角膜缘组织块切除口不通畅。有内阻塞，按摩是无效的。可通过房角镜或 UBM 帮助确定（如果是他人手术且手术过程欠详细者）。只有当确认无内阻塞，才可能试图通过按摩方法来让“外阻塞”打通。滤过泡瘢痕化最常见原因是“外阻塞”：球结膜 Tenon 囊与浅层巩膜界面的瘢痕，巩膜瓣边缘与巩膜床的“痂”形成，以及包裹样囊状泡；②应用 MMC 后，创伤愈合反应过程可延长到术后 3~4 周，个别甚至术后 1~2 个月，按摩或拆线应在上述反应活跃期进行；③术后目标眼压：C/D 0.9~1.0 时，建议目标眼压设立为 8~12mmHg；C/D 0.8~0.9，12~15mmHg；C/D 0.6~0.8，15~18mmHg。

何时是眼球按摩或拆线的时机？需要根据眼压、滤泡、前房深度情况综合评价。由于滤过性手术的特殊性，使得术后按摩、拆线的确切时间没有标准，但有规律可循。根据多年临床经验，著者认为“只要前

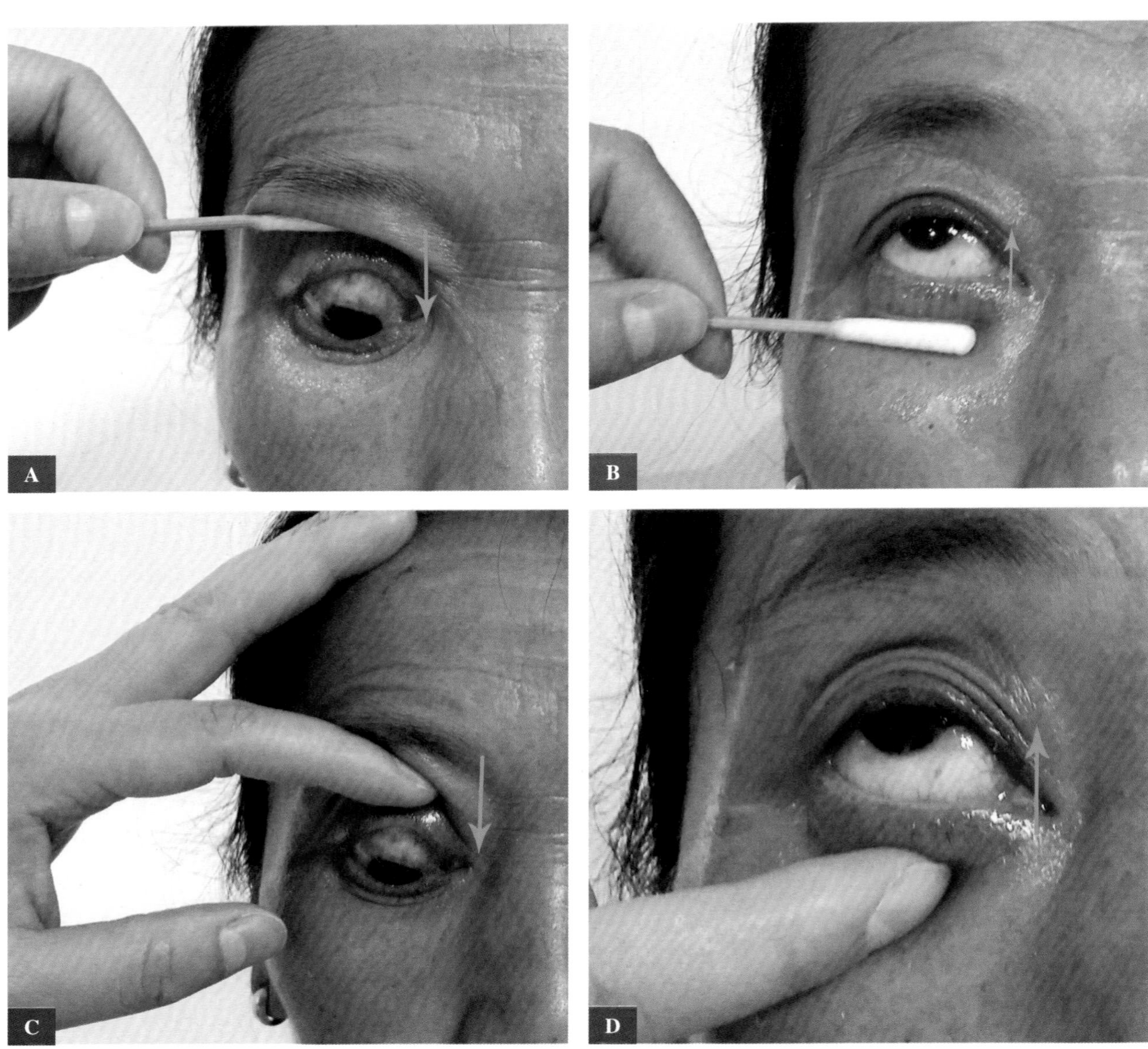

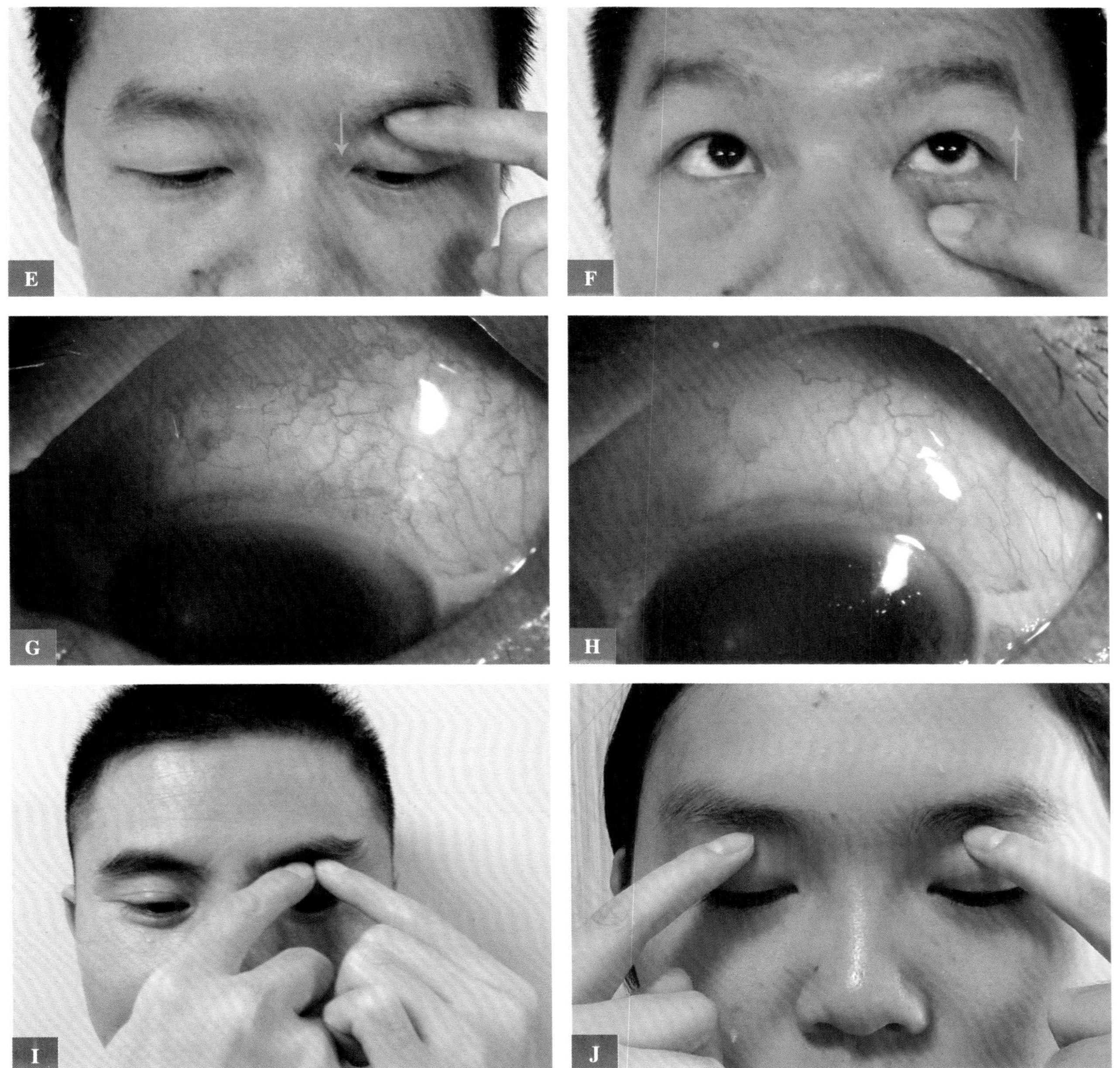

图 4-4-4　眼球按摩

A~D：医生操作，自上而下的力量推压眼球（A、C），或者自下而上的力量推压眼球（B、D）　E、F：患者自己操作，自上而下的力量推压眼球（E），自下而上的力量推压眼球（F）　G、H：示意按摩前和按摩后滤过泡的变化。按摩前滤过区扁平，可以透见巩膜瓣缝线（G，绿箭头），按摩后滤过泡隆起，不能看见缝线了（H）　I、J：按摩前教会患者自己学会触摸眼球软硬度（粗略估计眼压高与低），可以双手一起触摸（I），也可以单手触摸（J）

房深度正常，什么时候都可以按摩、什么时候都可以拆线”！如何理解呢？只要有前房，哪怕眼压很低，也是可以按摩眼球的，只不过在这种情况下不必按摩，也可以轻轻地试着按摩，如果轻按摩，滤过区就弥散隆起，提示滤过道非常通畅；如果眼压很低、滤过泡扁平，即使按摩，可能滤过泡仍然按摩不起，提示房水到了眼后段去，可能发生了脉络膜脱离。因此眼压低时，可以轻按或不按。

眼压偏高、滤过区扁平，是按摩、拆线的最佳适应证。

按摩后的观察、次数都需要根据眼部具体情况综合考虑，如果滤过泡扁平，按摩后隆起，但 0.5~1 小时后又扁平，提示滤过泡缝线过紧，是拆线的指征；或者在术后早期加大按摩次数（如一天三次）。对于年轻人、小孩(5 岁以上),在术后 10 天左右都可以教会患者自己按摩;建议不要教老年人按摩(有发生老年人自己按摩后导致晶状体脱位、或者虹膜堵住伤口的事件)。

按摩前教会患者自己学会触摸眼球软硬度(粗略估计眼压高与低,以触摸鼻子硬度进行对比)有很大帮助(图 4-4-3I、J)。对于年轻人、小孩,学会后都可以根据自己的粗略判断及时进行眼球按摩,见第五章第三节图 5-3-11。

(二)拆线

拆线是通过在术后不同时期拆除可调整缝线达到调控滤过量的作用。拆线与眼球按摩两者相得益彰,使滤过区向有功能的滤过泡方向发展。

拆线的原理其实与眼球按摩的原理是一致的。一是减少术后早期的高眼压发生率。一般建议术中巩膜瓣相对水密缝合,待发生浅前房的机会减少时,再通过拆除缝线来畅通滤过道、降低眼压;二是减少瘢痕愈合。通过拆除缝线,及时在术后增殖活跃期调控滤过道的滤过量,这对年轻人尤为重要。术后如果滤过泡扁平、眼压偏高、按摩后可隆起但很快消失,都可以通过拆除可调整缝线来补救,先拆除一条,再按摩,如果仍不能隆起,再拆除另一条;对于老年人的缝线,可以通过氩激光来断线,也是一条一条来断。

无论眼球按摩还是拆除缝线,都应该在术后增殖活跃期进行。按术后 1 个月计算,早期(术后 10 天以内):可以先按摩、迟拆线;中期(11~20 天):拆线 + 按摩;后期(21~30 天):积极按摩。

八、针刺分离在调控滤过泡中的作用

即使经过规范的手术、合理的 MMC 应用以及术后及时的眼球按摩与拆线,有一部分患者仍然会发生早期滤过泡的失败(包括早期滤过泡瘢痕化或瘢痕化倾向以及包裹性囊状泡)。关于它们的处理,请参考本章第三节问题十八 ~ 二十一解答)。

九、处理结膜粗大血管对调控滤过泡的作用

小梁切除术后滤过区血管密集、血管粗大等,都是瘢痕化反应强烈的信号(见图 1-1-3、图 2-2-1、图 4-3-12A 和图 4-4-1E~F),应积极处理,措施有:加强局部抗炎,给予甾体和非甾体抗炎药物,以及收缩血管药物如复方萘甲唑林滴眼液;滤过泡旁注射 5-FU 或 MMC;加强按摩等,除此之外,激光封闭粗大的结膜血管是近年来国外学者提出的方法之一[26]。

十、术后第一天,滤过区扁平,眼压 30mmHg,眼压高的原因? 滤过泡瘢痕化了吗? 如何处理?

按照术后创口愈合的组织病理学(参考本节问题三解答),术后 1~3 天为凝血块形成期,尚未形成瘢痕。滤过区扁平,意味着滤过不畅。按摩应该有效。有时候,按摩不起,可能由于缝线过紧、抑或巩膜瓣下或结膜下有积血凝血块搭成了支架,这时候,按摩要有一定的力度,也可口服活血化瘀药如复方血栓通 2~3 天(在此期间,可以加局部降眼压药物),凝块散开后,按摩就容易了。

十一、术后早期前房正常(同术前),滤过泡扁平或轻度隆起,但眼压偏高,原因?

应该是滤过道不畅,建议按摩或拆线处理。如果是术后早期,按摩为先,按摩次数根据具体情况决定。如按摩后滤过泡很快就扁平,说明需要按摩多次,或者拆除缝线;如果按摩后滤过泡通畅,眼压下降并平稳,则可以先每天按摩,迟些拆线。如果是术后中、后期,建议加强按摩和尽早拆线。

十二、术后早期前房正常,滤过泡扁平或轻度隆起,没有渗漏,但眼压低(如 <6mmHg),原因?

这可能是由于眼内低分泌状态所致。常由于炎症、睫状体休克、MMC 浓度过大或毒性反应等造成;也有可能在行巩膜瓣下角膜缘组织块切除时,打开了睫状体上腔(参考本节问题十六解答);另外,也有可能应该做周边虹膜切除术的早期闭角型青光眼,却选择了小梁切除术。建议局部、全身加强抗炎,逐渐纠正低分泌状态。

十三、术后滤过泡扁平，前房浅，眼压高，发生了什么？

滤过泡扁平说明房水没有从滤过泡滤出，房水到哪里去了？可能往后面走了，到了玻璃体腔去了。后方（玻璃体腔）压力高，就是发生恶性青光眼了。按照恶性青光眼处理。当然要做B超，排除来自眼后段的其他问题，如迟发型脉络膜出血等；也要检查周边虹膜切除口是否通畅，是否发生了瞳孔阻滞。参考本章第三节问题六、七、十六、十七解答。

十四、术后滤过泡大且高隆，但前房浅、眼压低、发生了什么？

发生了滤过过强，常导致或合并脉络膜脱离。建议散瞳、局部全身加强抗炎，不要急于手术干预（如前房形成术或脉络膜上腔放液联合前房形成）。保守治疗为王道。过早手术干预只会加重炎症、低分泌状态。参考本章第三节问题三解答。

十五、术后早期出现浅前房、低眼压，伴或不伴脉络膜脱离，前房形成后第二天又消失，前房再次形成后，仍出现同样的问题，为什么？

当眼内低分秘状态没有得到纠正时，即使多次前房形成都可以是徒劳的，加强抗炎是王道。建议不要急于手术干预，保守治疗为主为先。参考本章第三节问题三、四、五解答。

十六、患者术后3个月，前房一直偏浅、眼压低，滤过区外观并不支持由于滤过过强导致或伤口渗漏，原因？

参考本章第三节问题二十四解答。著者推测有这样一种可能：术中做巩膜瓣下角膜缘组织块切除时位置偏后，可能打开了睫状体上腔，或在此处有小的渗漏口，建议UBM检查。如睫状体脱离范围大，早期抗炎治疗，后期若经久不愈，可考虑修补术。

十七、为了防止术后浅前房，有学者喜欢术毕常规涂阿托品眼膏，合理和必要吗？

合理，但不必要。不需要针对所有患者。当：①术前有恶性青光眼倾向者；②术中已经发生了恶性青光眼（后方压力高、前房浅或消失）；③术中前房形成欠佳（针孔漏水、巩膜瓣不能相对水密缝合等）；④有宽的周切口等，术毕及时使用阿托品是明智的。

十八、发生浅前房使用散瞳剂，快速散瞳药（复方托吡卡胺如卓比安、美多丽）和长效散瞳剂（阿托品）如何选择？

阿托品是首选的药物，作用有三个：①散大瞳孔、加深前房。因能放松睫状肌、紧张晶状体悬韧带，晶状体变平，从而加深前房。对晶状体悬韧带松弛者更显示出其独特的作用；②抗炎作用。阿托品松弛睫状肌后，可以减轻对动脉的压力，以增强葡萄膜的血液循环，减低毛细血管的渗透性，使渗出减少，起到消炎作用，促使炎症吸收；③止痛作用：阿托品通过散大瞳孔防止虹膜后粘连、解除或减轻瞳孔括约肌和睫状肌的痉挛，使眼睛很好地休息、放松，从而达到止痛作用。

在临床工作中发现，与短效的散瞳药合用，效果更明显。

著者经验：出现浅前房时，可以先试用短效快速散瞳药，如果前房就此恢复即可，毕竟长效散瞳药影响视物。对于开角型青光眼、非具备恶性青光眼高危因素的闭角型青光眼、浅前房不甚严重者，都可以先用短效快速散瞳药；对恶性青光眼倾向者、或已经发生恶性青光眼者，则应毫不犹豫使用阿托品。

十九、为什么会发生悬垂滤过泡？

一般认为悬垂滤过泡主要发生在以角膜缘为基底结膜瓣的小梁切除术后，尤其较低位（如<8mm）者，加上MMC的应用。正是因为这样，国外多主张以穹窿部为基底的结膜瓣加上相对水密缝合，以消除下移薄壁泡的可能。当然，以穹窿部为基底的结膜瓣也偶有出现这种滤过泡，但较少见，原因尚未明了，可能与

结膜瓣未达水密缝合，加上不断的按摩，房水未能贮留在后方有关。参考本章第三节问题二十九解答，和本节问题二十三解答。

二十、为什么会发生包裹性囊状泡？

包裹性囊状泡也是主要见于以角膜缘为基底结膜瓣的术后。可能的解释原因是上方的结膜下筋膜组织和结膜切口缝合后形成了一道“防火墙”，房水不能顺畅地流向眼后方结膜下。另外同一个位置上的按摩动作会加重包裹性囊状泡的形成。具备发生包裹性囊状泡特异性体质的患者，一眼发生包裹性囊状泡，另一眼也同样会发生。多见于术后 2 周 ~1 个月发生。参考本章第三节问题十九解答，和本节问题二十三解答。

二十一、长期激素治疗患者如年轻系统性红斑狼疮患者，抗青光眼手术应注意些什么？

可选择小梁切除术或 EX-PRESS 手术，手术操作无特殊，但 MMC 浓度不宜过高。局部瘢痕化反应似乎没有那么强烈，可能与长期使用激素抑制了成纤维细胞增殖有关，成功率相对高。另外，此类患者，往往合并后发性白内障，后囊混浊，是否联合白内障手术，或先行抗青光眼手术、后做白内障手术。

二十二、何谓“复合式小梁切除术”？

经典的小梁切除手术历经了许多改良，尤其在调控术后创口愈合、减少术后滤过道瘢痕化方面得到了很大发展。现代的小梁切除手术已经合理组合了若干新手术技术（如巩膜瓣相对牢固缝合、可拆除缝线、联合应用抗代谢药物、术后的眼球按摩和拆线等）和术后细致的护理措施，有效地减少了潜在并发症，手术成功率得到很大提高，叶天才教授最先把这个组合了若干新技术和术后细致护理的现代小梁切除术称之为“复合式小梁切除术”。

根据本章的叙述，可以体会到这些新技术和处理对滤过泡调控带来的益处。如为了减少术后创口的过早愈合，术中应用抗代谢药；为了减少术后早期的并发症特别是浅前房的发生率，采取了巩膜瓣相对水密缝合和外置可拆除缝线的举措；为了保持术后滤过道的通畅、减少滤过道的瘢痕愈合，主动采取眼球按摩或拆线等措施等等。

二十三、对小梁切除术巩膜瓣缝合和拆线的重新认识

正如本章书所述，巩膜瓣的缝合一般都是建议 4~6 针 10-0 尼龙线相对水密缝合，其中巩膜瓣的两后上角间断缝合，两侧建议外置可拆除缝线。为了减少术后早期的浅前房，一般建议可拆除缝线缝合紧致些，术后根据具体情况拆除，也就是说最早拆除的是两侧的缝线。从术后形成包裹性囊状泡和悬垂泡的情况来看，多见于以角膜缘为基底结膜瓣的小梁切除术，可以提示我们：如果能让房水往眼球后方走，是否应该是最佳的途径？如是，拆除缝线是否应先拆除两后角、后拆除两侧？同理，巩膜瓣的缝合是否也应该：两后上角的巩膜缝合松懈些或者在后上两角外置可拆除缝线，而两侧应当间断缝合并缝合紧致些？值得进一步临床实践证实。

参 考 文 献

1. 葛坚，刘奕志 . 眼科手术学 . 第 3 版 . 北京：人民卫生出版社，2015.
2. 葛坚 . 临床青光眼 . 第 3 版 . 北京：人民卫生出版社，2016.
3. Salim S. Current variations of glaucoma filtration surgery. Curr Opin Ophthalmol，2012，23（2）：89-95.
4. 中华医学会眼科学分会青光眼学组 . 我国原发性青光眼诊断和治疗专家共识 . 中华眼科杂志，2014，50（5）：382-3.
5. Weinreb RN. 儿童青光眼（世界青光眼学会联合会共识系列）. 张秀兰，吴仁毅译 . 北京：人民卫生出版社，2015：83-120.
6. 王兰，牟大鹏，王宁利，等 . 小梁切除术两种结膜瓣的对比研究 . 中国实用眼科杂志，2009，27（9）：985-988.
7. 张秀兰 . 小梁切除术后滤过泡针刺分离和滤过泡加固修复术 . 中华眼科杂志，2011，47（2）：189-192.
8. 张秀兰 . 早期滤过泡失败的再治疗 . 中国实用眼科杂志，1998，16（11）：655-657.
9. 张秀兰，王家伟 . 难治性青光眼的治疗策略 . 眼科，2015，24（3）：214-216.

10. Giaconi JA, Law SK, Coleman AL, et al. Pearls of Glaucoma Management. Springer Heidelberg Dordrecht London New York, Springer-Verlag Berlin Heidelberg, 2010: 273.
11. 陈虹，张舒心，齐越．青光眼患者手术中房水逆流的处理及其相关因素．眼科，2008，17(1)：16-19.
12. 叶天才，王宁利．临床青光眼图谱．北京：人民卫生出版社，2007：383-393.
13. 王宁利，叶天才，周文炳，等．恶性青光眼十年临床回顾分析．眼科，1993(1)：9-11.
14. 王宁利，周文炳，欧阳洁，等．恶性青光眼发病机制及临床分型的研究．眼科学报，1999，15(4)：238-241.
15. Quigley HA, Friedman DS, Congdon NG. Possible mechanisms of primary angle-closure and malignant glaucoma. J Glaucoma, 2003, 12(2): 167-180.
16. 张秀兰，王宁利．图解临床青光眼诊治．北京：人民卫生出版社，2014，21：202-203.
17. Zhang X, Wang W, Aung T, et al. Choroidal physiology and primary angle-closure disease. Surv Ophthalmol, 2015, 60(6): 547-556.
18. 张为中，黄荔，马健，等．恶性青光眼的临床分析．中华眼科杂志，2013，49(2)：126-129.
19. 周文炳．临床青光眼．北京：人民卫生出版社，2000，158-156：182-183.
20. 王晓蕾，张秀兰．结膜下注射 5- 氟尿嘧啶引起严重并发症一例．中华眼科杂志，2011，47(2)：162-164.
21. Kahook MY, Schuman JS, Noecker RJ. Needle bleb revision of encapsulated filtering bleb with bevacizumab. Ophthalmic Surg Lasers Imaging, 2006, 37(2): 148-150.
22. 叶天才，李芙蓉，李行等．薄壁囊状滤过泡的结膜瓣加固术．中华眼科杂志，2001，37(1)：40-42.
23. 钟丽萍，吴建荷，陈静，等．青光眼患者术后滤过泡感染性眼内炎的病原学分析．中华医院感染学杂志，2015，25(3)：666-668.
24. Mac I, Soltau JB. Glaucoma filtering bleb infectons. Curr Opin Ophthalmol, 2003, 14(2): 91-94.
25. Ehlers JP, Shah CP. The Wills Eye Manual. Philadelphia: Lippincott and Willams &Wilkins, 2004: Chapter 8. 18: 222.
26. Stamper RL, Lieberman MF, Drake MV. Becker-Shaffer diagnosis and therapy of the glaucomas. 8th edition. Elsevier Health Sciences, 2009: 460.
27. 梁远波，孟海林，王宁利，等．小梁切除术联合可拆除缝线治疗原发性闭角型青光眼的随机对照临床试验：18 个月效果．眼科，2013，22(1)：19-24.

5

第五章

儿童青光眼手术

手术是治疗儿童青光眼的重要组成部分。儿童抗青光眼手术比成年人手术更具有挑战性,其失败率和并发症的发生率比成年人也更高。由于第一次手术往往是手术成功最好的机会,因此选择最合适的手术方法至关重要[1]。儿童青光眼手术方式的选择受儿童青光眼的类型、严重程度、发病年龄或出现症状年龄以及眼部条件等因素影响[1-4]。儿童青光眼手术主要包括前房角手术(前房角切开术、传统或全周小梁切开术)、小梁切除术、小梁切开 - 小梁切除联合手术、房水引流阀植入手术、睫状体光凝手术、晶状体手术等。本章主要探讨小梁切开术和小梁切开 - 小梁切除联合手术。其他术式请参考其他相关章节,仅在本章第三节问题解答部分作简要介绍。

第一节　小梁切开术

【适应证】小梁切开术主要适用于婴幼儿期原发性先天性青光眼。角膜直径不超过 14mm(<14mm)、角膜能见度较好的病例[1-5]。也适用于一些继发性儿童青光眼如葡萄膜炎性青光眼和激素诱发的房角开放的青光眼,以及先天性风疹和 Sturge-Weber 综合征引起的继发性青光眼[1]。

【手术原理】小梁切开术分传统小梁切开术(conventional trabeculotomy,探针法,probe)和全周小梁切开术(circumferential trabeculotomy,缝线法或导管法,suture or catheter)两种术式。传统小梁切开术手术原理:使用传统金属小梁切开刀(探针),从外路切开近 1/3 的 Schlemm 管内壁和小梁网,在前房和 Schlemm 管之间建立直接通道,以利房水排出。全周小梁切开术,也称为环状小梁切开术或 360° 小梁切开术,则使用较钝的缝线(如 6/0 聚丙烯缝线)或照明微导管 360° 切开 Schlemm 管。无论是缝线还是导管,都是将其从 Schlemm 管切口一端穿入,穿行 360° 直至再次出现,然后轻柔地拉缝线或导管,360° 切开小梁网进入前房,最后从术眼移除。

【手术步骤】

术前使用毛果芸香碱(1%~2%)缩瞳,防止晶状体受损。

一、传统小梁切开术

(一) 以穹窿部为基底制作结膜瓣的小梁切开术

见图 5-1-1。

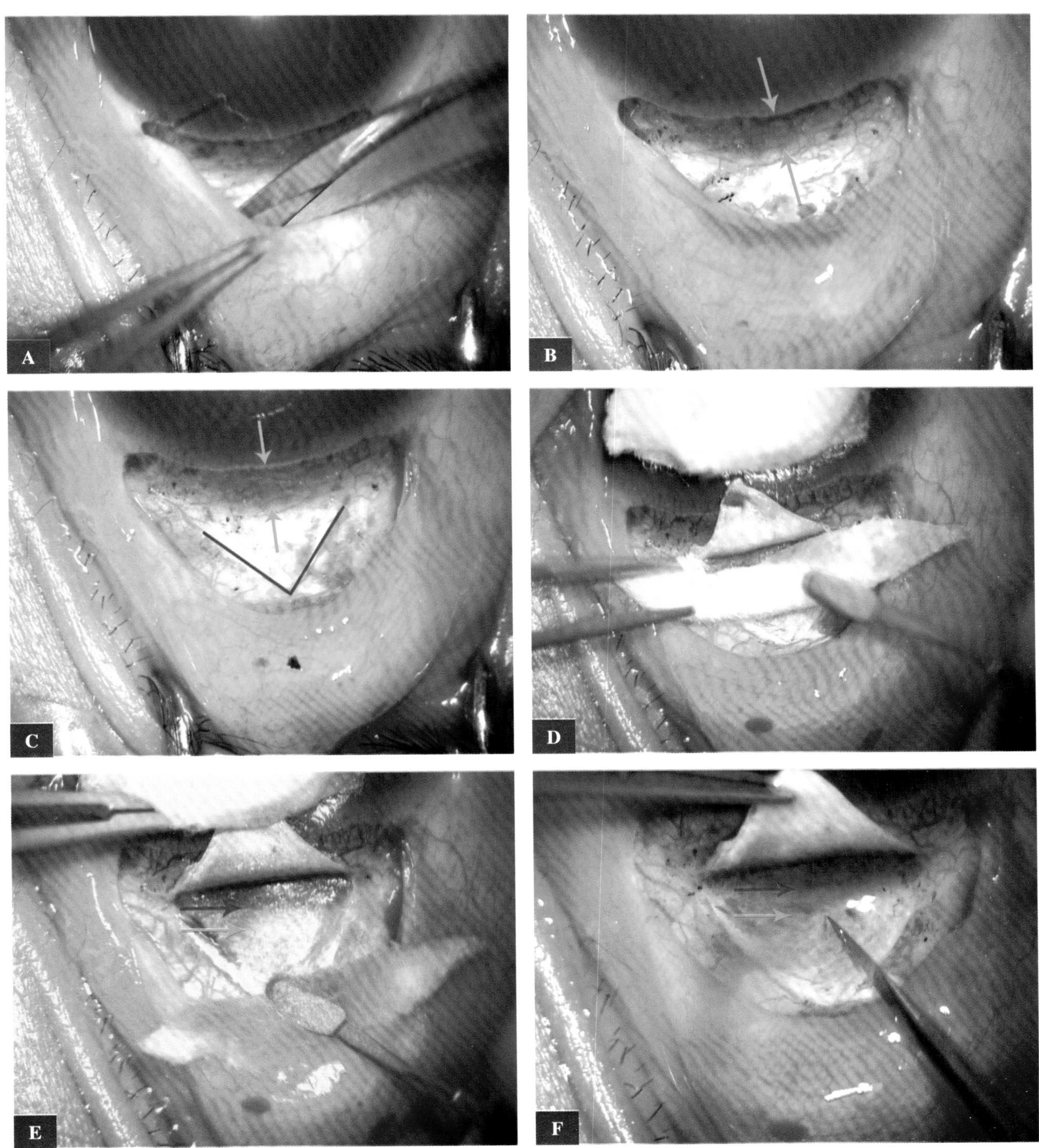

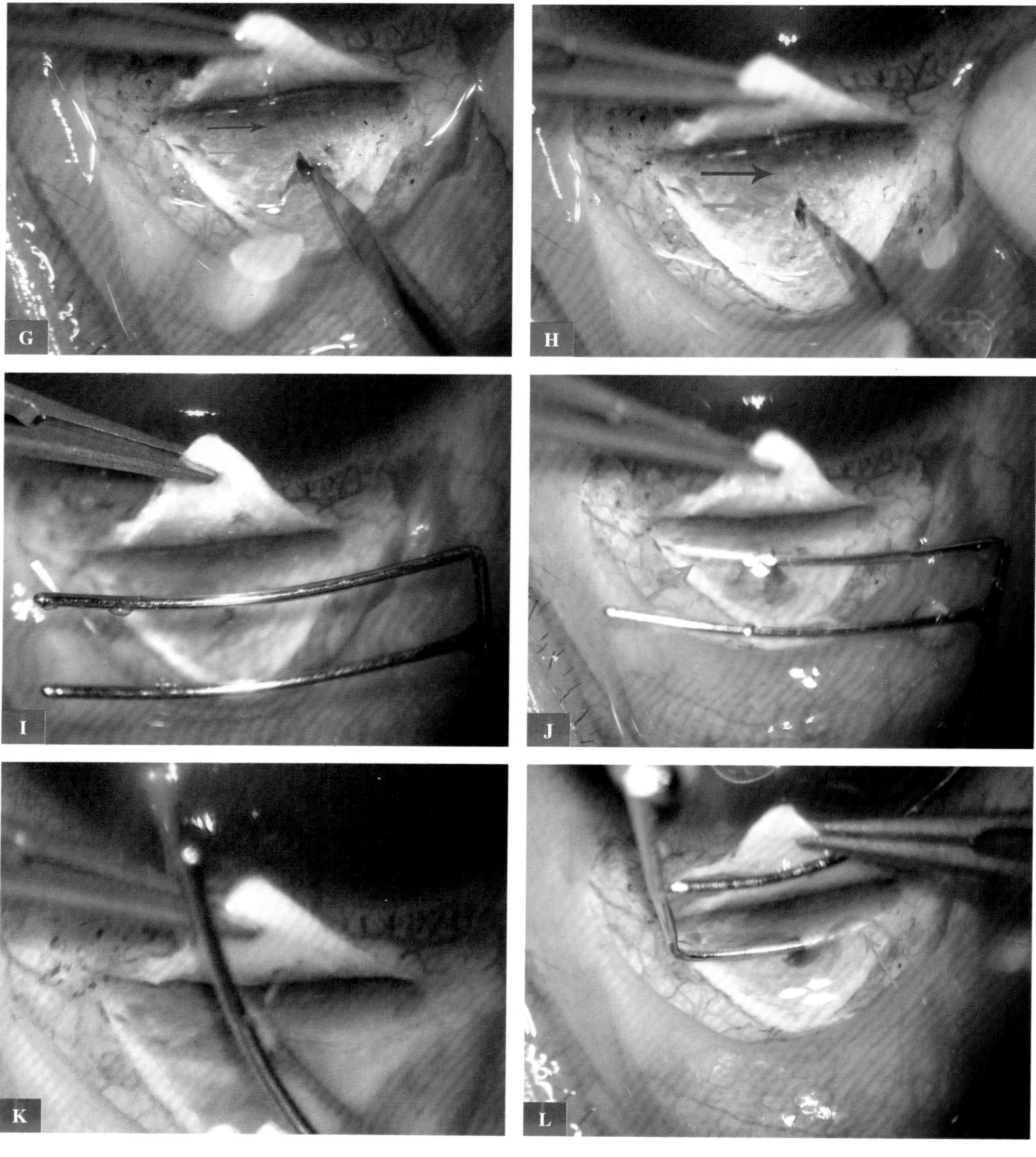
G
H
I
J
K
L

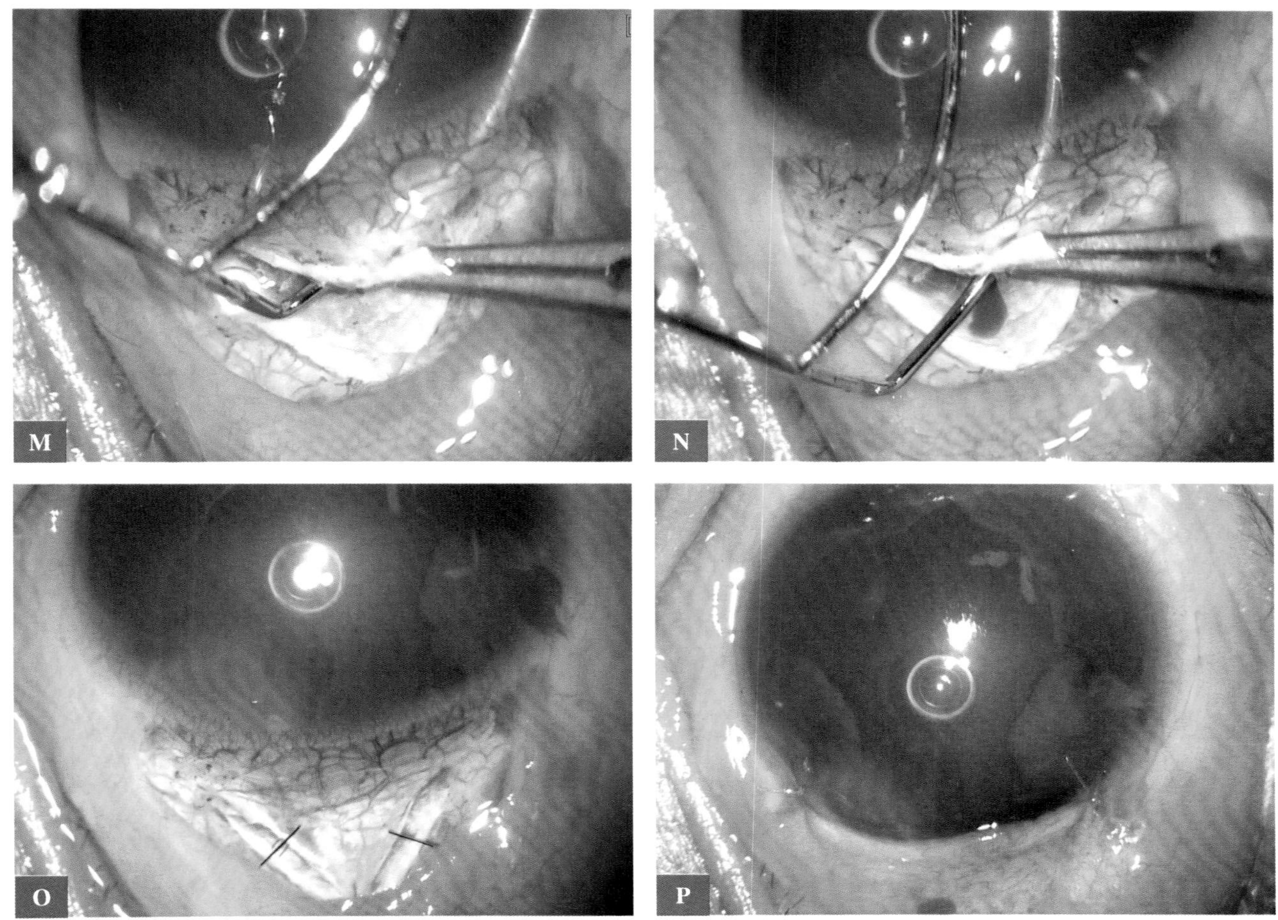

图 5-1-1　以穹窿部为基底结膜瓣的小梁切开术

A:制作以穹窿部为基底的结膜瓣　B、C、D:在扩张的角膜缘(两绿箭头之间)后制作三角形巩膜瓣(蓝色三角形)　E:该例制作的巩膜瓣约1/2厚,三个解剖标志仅隐约可辨认:蓝箭头往前的是透明角膜区域,中间是扩张的灰蓝色小梁网带,绿箭头之后是致密白色的巩膜区域。绿箭头所指方向为Schlemm管走向(由于本例制作的巩膜瓣为1/2厚,因此Schlemm管相对应的部位不甚明显)　F~H:在Schlemm管走向的位置前0.5mm至后0.5mm之间作垂直切口,细心寻找切口深处黑点,如黑点处有房水溢出及少量出血,提示Schlemm管外壁已被切开　I:示意特制的小梁切开刀　J、K:左侧下刃插入管腔内(绿箭头)切开左侧的Schlemm管内壁和小梁网,上刃起引导作用　L~N:更换成右侧小梁切开刀,同样方法切开右侧的Schlemm管内壁和小梁网(L,绿箭头示意进入管腔的下刃)　O、P:缝合巩膜瓣和结膜瓣,注意前房内有少量出血,为小梁切开时出血所致

（二）以角膜缘为基底制作结膜瓣的小梁切开术

见图 5-1-2。

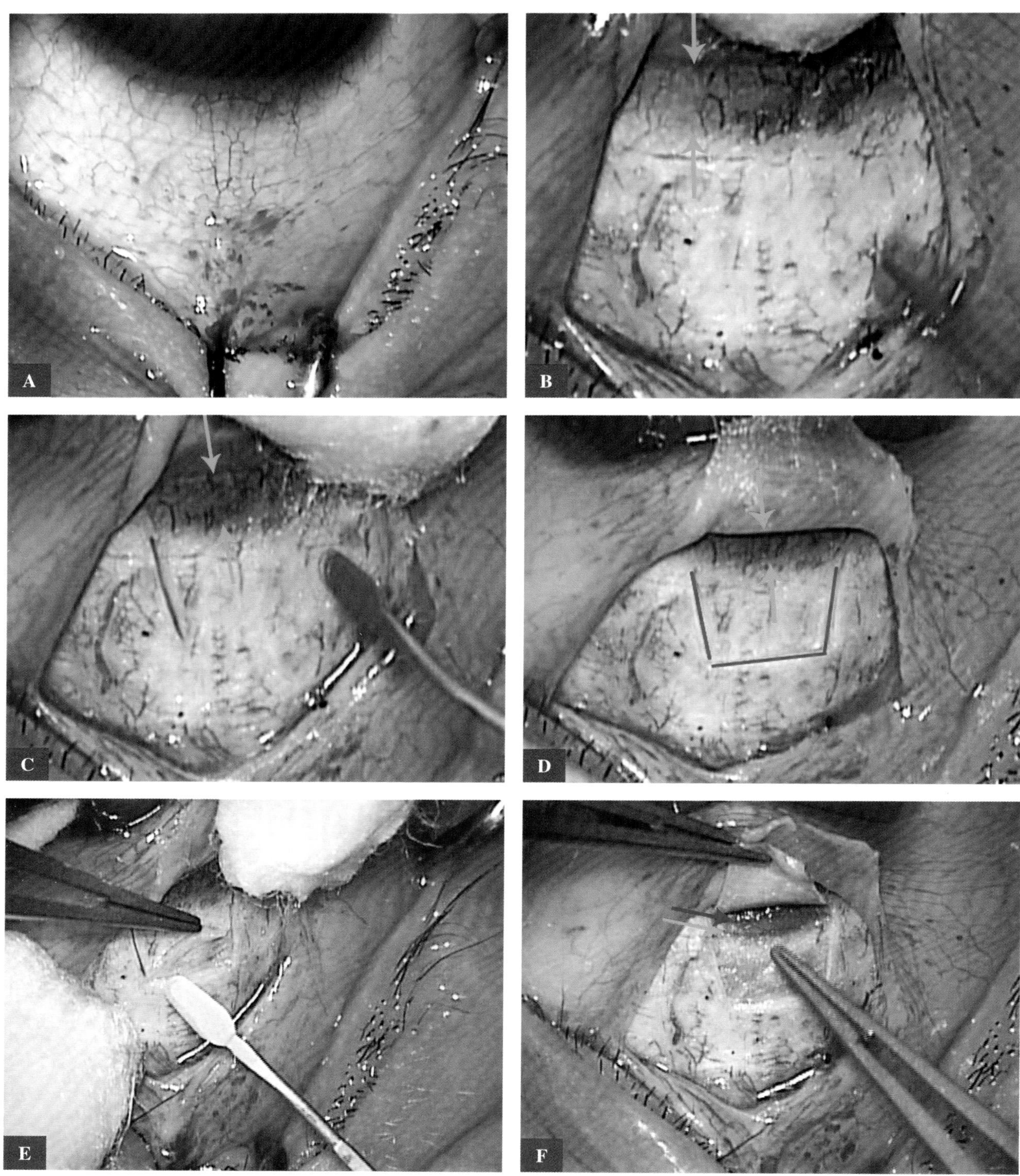

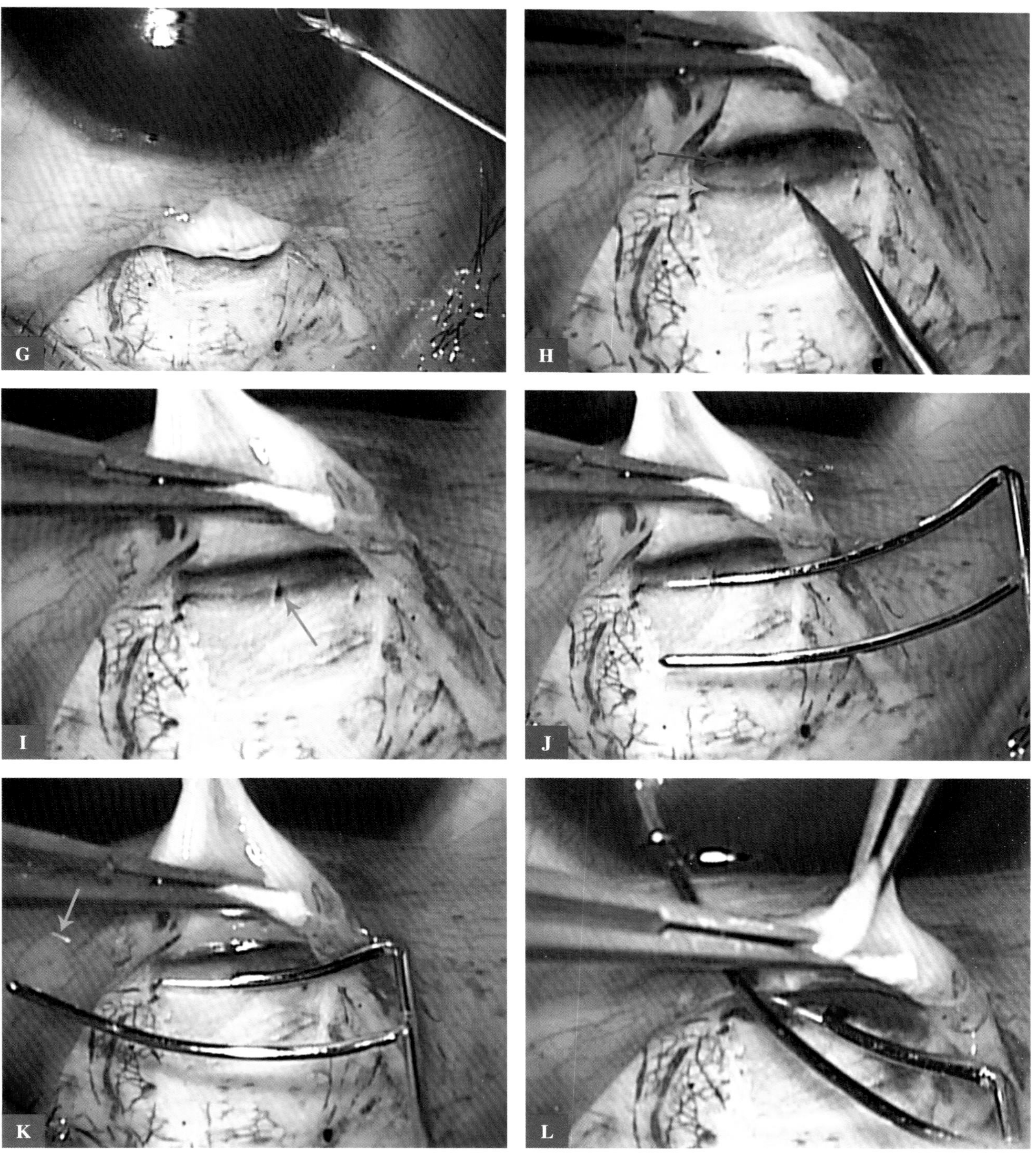
G
H
I
J
K
L

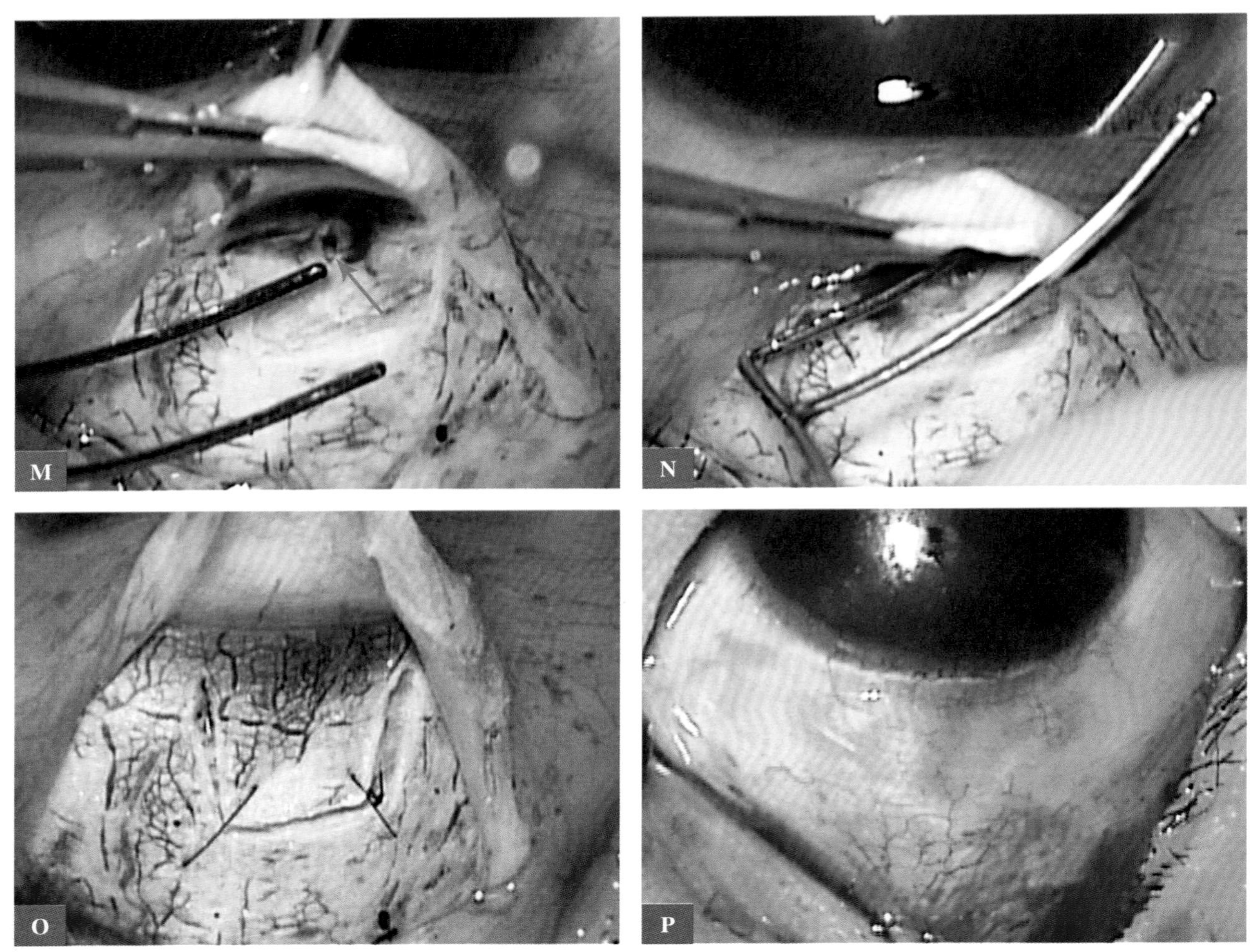

图 5-1-2　以角膜缘为基底的小梁切开术

A:悬吊上直肌固定眼球　B:患眼眼球增大,直径 13.5mm。制作以角膜缘为基底的结膜瓣后,可见患眼角膜缘扩张(两绿箭头之间所示)　C、D:在扩张的角膜缘之后制作巩膜瓣(蓝色梯形框示意制作巩膜瓣的位置和大小,约 4mm × 3mm,梯形)　E、F:制作 2/3 厚巩膜瓣,可见三个清晰的解剖标志:蓝箭头往前的是透明角膜区域,绿箭头之后是致密白色的巩膜区域,中间是灰蓝色小梁网带;绿箭头所指的方向相当于 Schlemm 管走向　G:做侧切口前房穿刺,注入平衡盐(BSS)溶液或一定量的黏弹剂,稳定前房　H、I:在绿箭头所指 Schlemm 管位置上,用巩膜穿刺刀的刀尖,小心做 0.5~1.0mm 的垂直切口,细心寻找切口深处黑点(I,红箭头),如黑点处有房水溢出,提示 Schlemm 管外壁已被切开　J~L:用特制的左侧小梁切开刀,下刃插入管腔内切开左侧的 Schlemm 管内壁和小梁网,上刃起引导作用(K,绿箭头示意切开刀的行走踪迹)　M、N:更换右侧小梁切开刀,同样方法切开右侧的 Schlemm 管内壁和小梁网　O:巩膜瓣缝合两针　P:恢复结膜缝合,术毕外观

二、全周小梁切开术

（一）全周小梁切开术（导管法）手术 1——国外学者示范手术

见图 5-1-3。

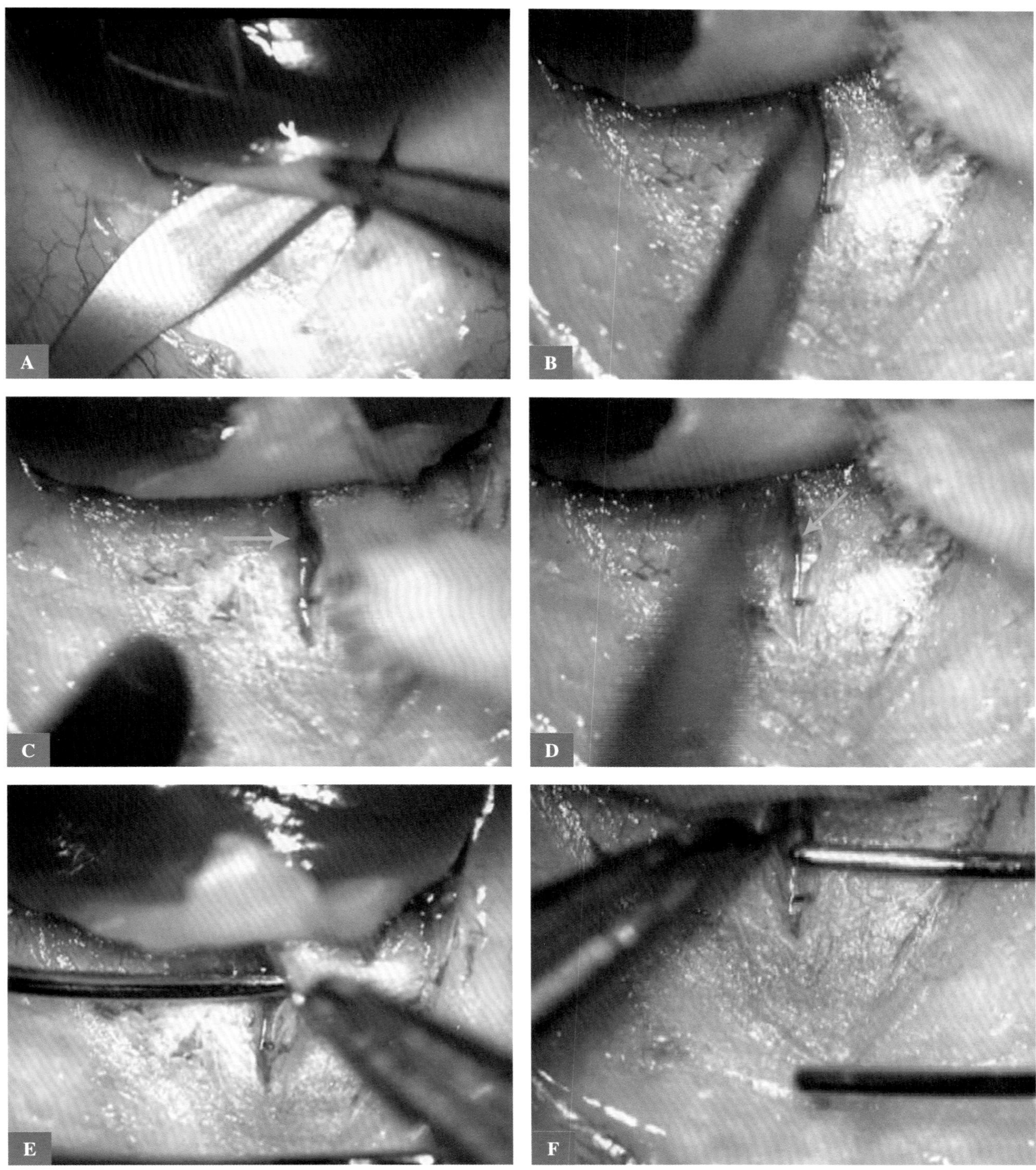

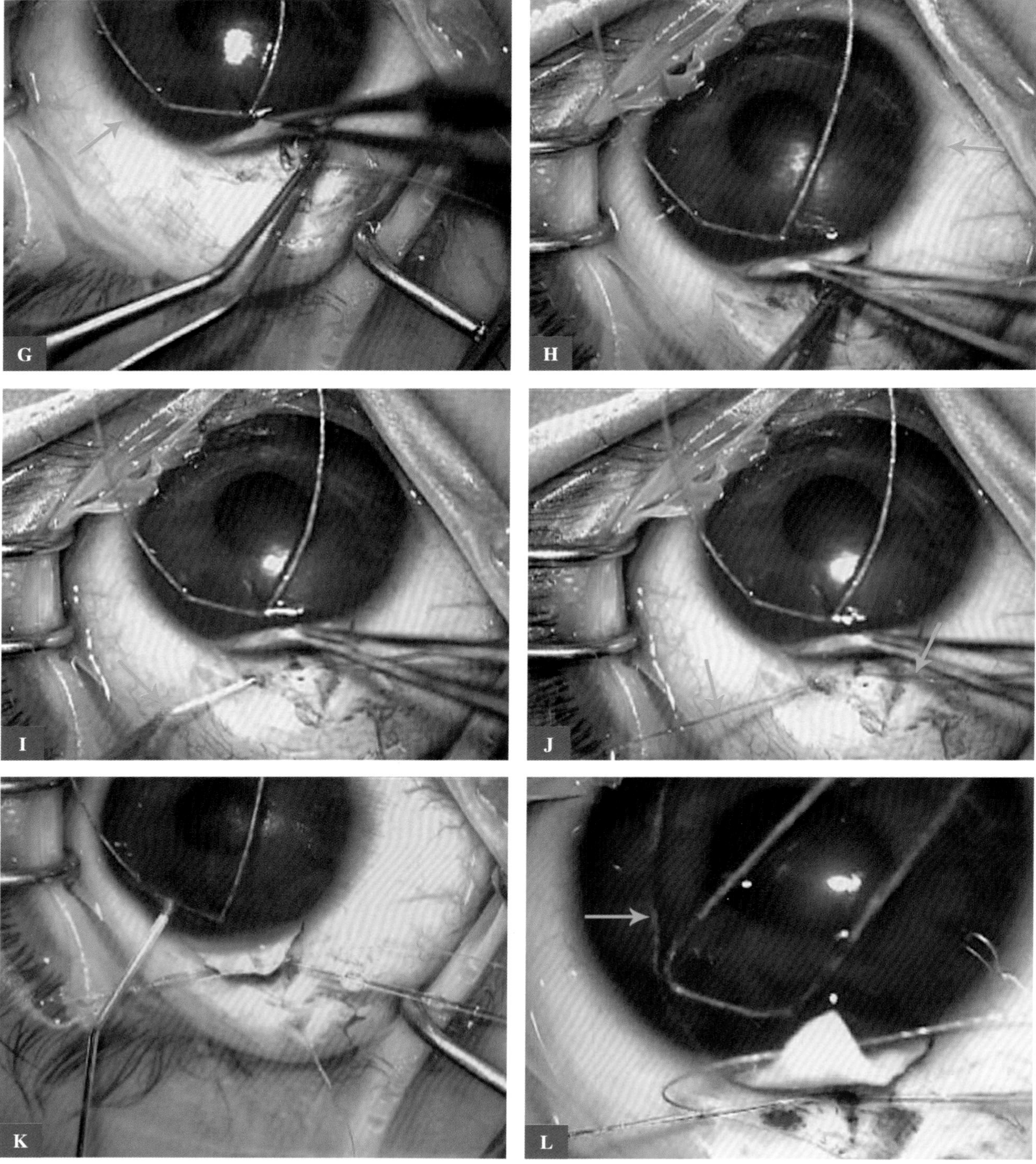
G
H
I
J
K
L

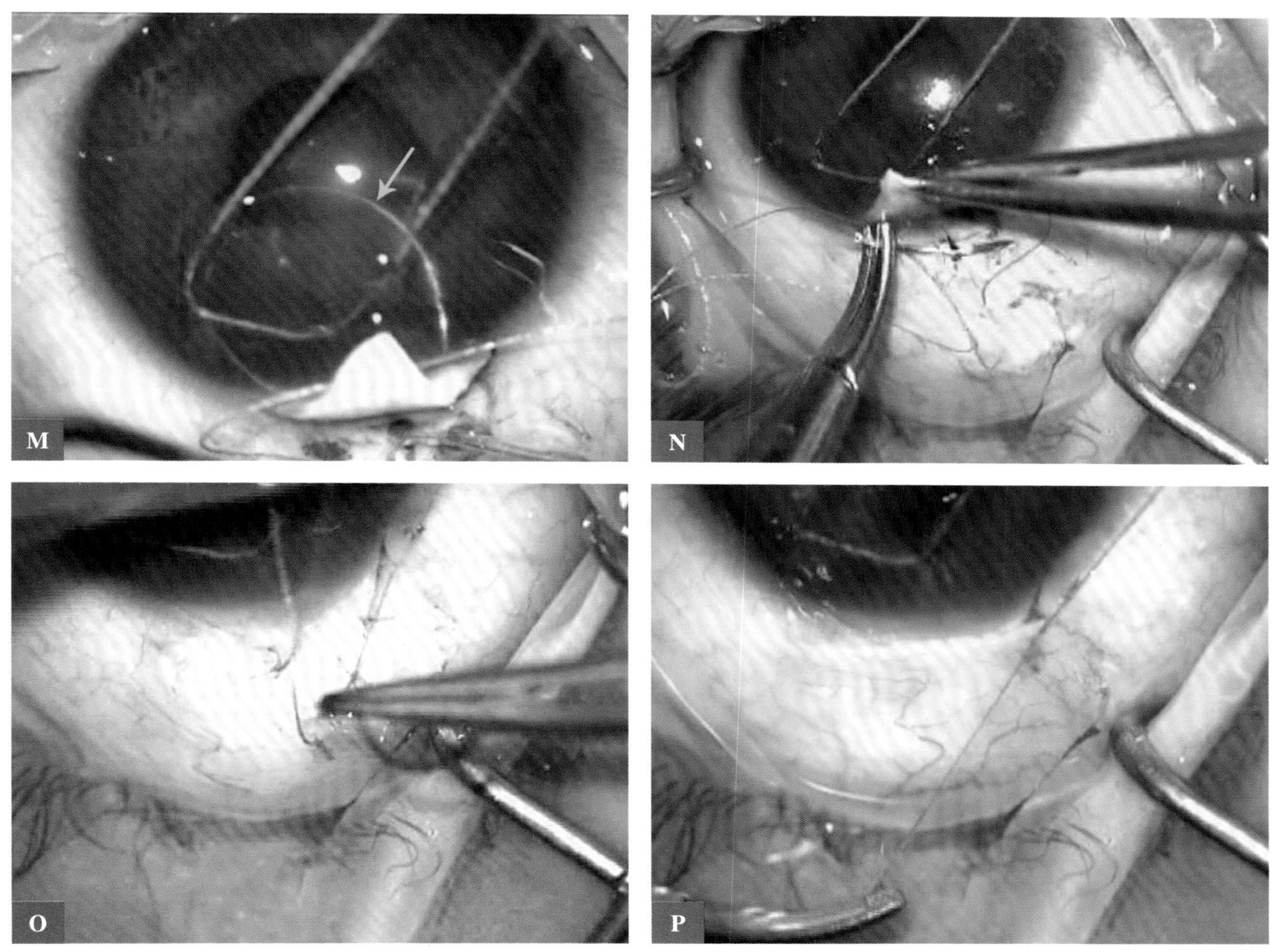

图 5-1-3　全周小梁切开术（导管法）手术 1——国外学者示范手术

A~D：制作以穹窿部为基底的结膜瓣及约 1/2~2/3 厚的三角形巩膜瓣，在巩膜瓣下灰蓝色小梁网带与白色巩膜交界处（相当于 Schlemm 管处）做垂直切口，寻找切口深处黑点，图 C、D 绿箭头示意切口深处的黑点，亦即 Schlemm 管开口处　E、F：分别用左、右侧小梁切开刀，插入管腔内，确认 Schlemm 管以及管腔通畅　G、H：用照明微导管，先从左边插入 Schlemm 管，随着逐渐进入全周 Schlemm 管，可见导管探头红色照明光所在的路径（绿箭头）　I、J：导管全程穿出 360° Schlemm 管（绿箭头示意两端导管线）　K：前房注入少量黏弹剂维持稳定前房　L、M：两端轻柔地拉导管，像切乳酪的线一样 360° 切开小梁网进入前房（绿箭头示意切开小梁网后进入前房的导管线），最后从术眼移除　N：Schlemm 管切口处缝合一针　O：缝合巩膜瓣　P：缝合结膜瓣（该图片由 Dr. Stephen P. Christiansen 提供手术录像剪辑）

（二）全周小梁切开术（导管法）手术 2

见图 5-1-4。

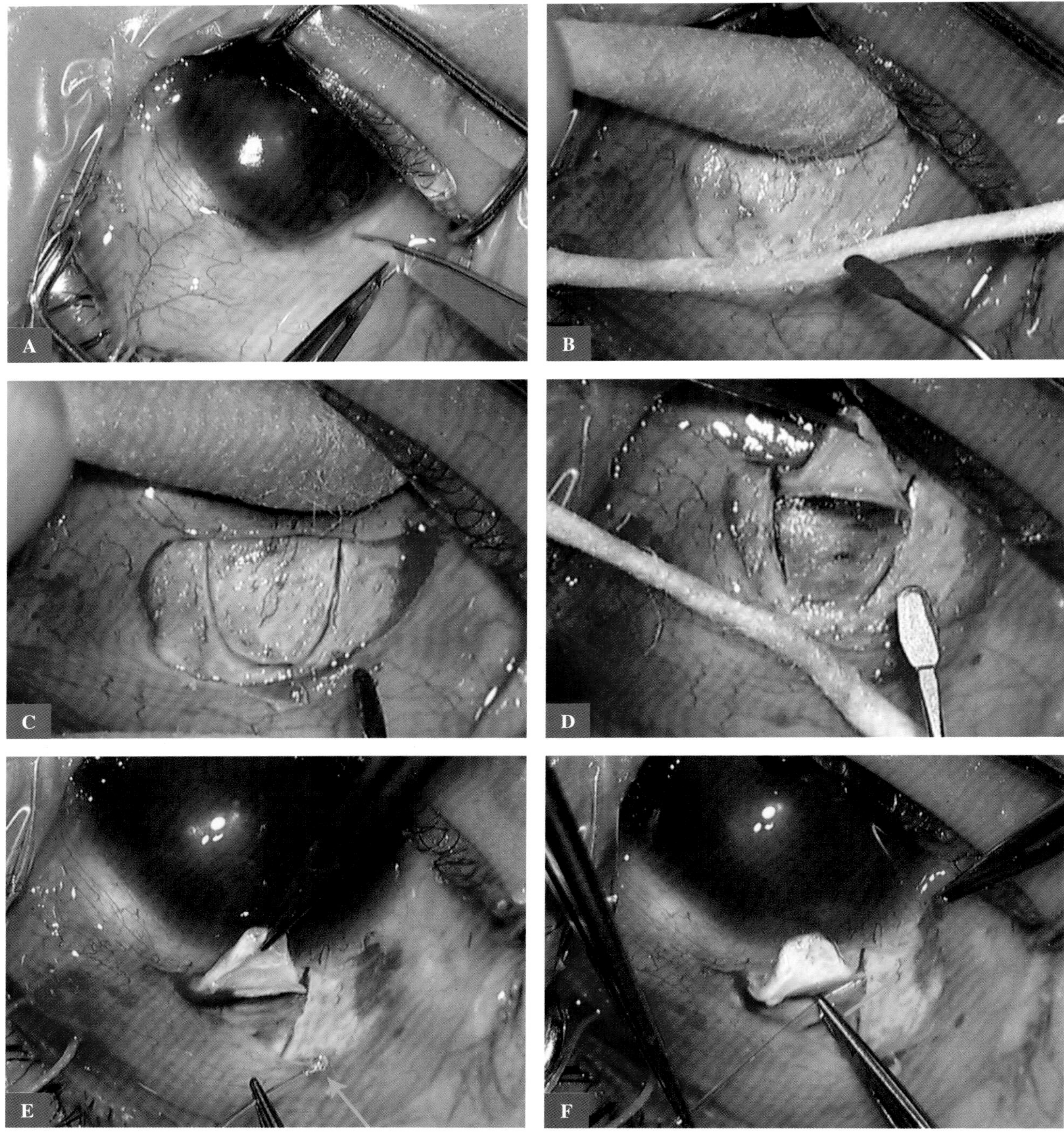

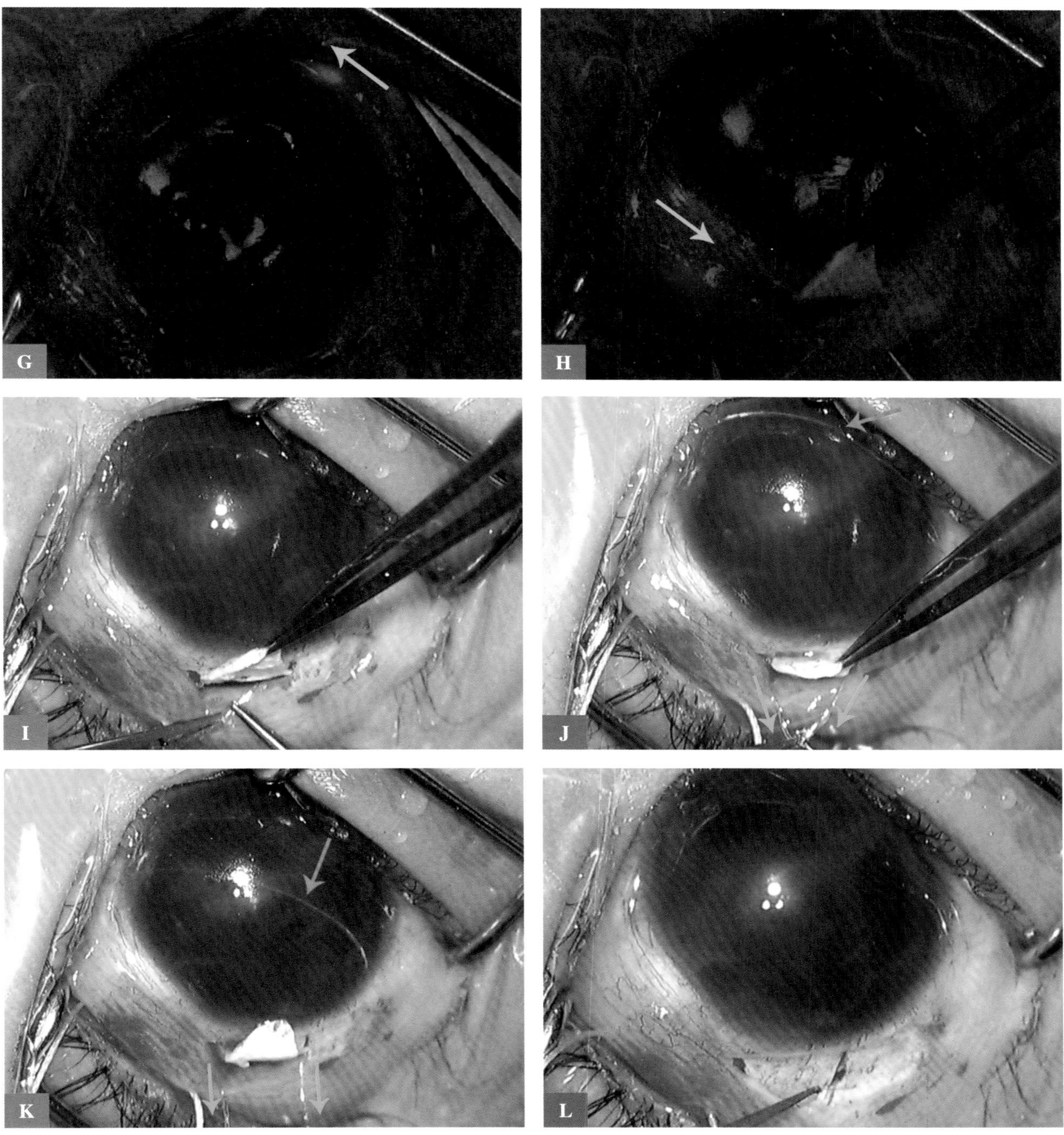
G
H
I
J
K
L

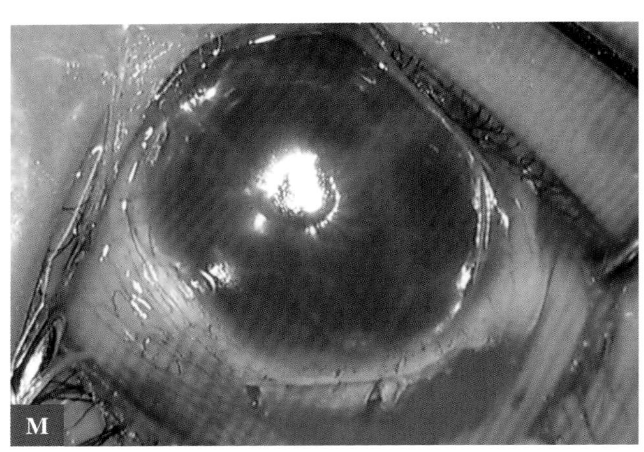

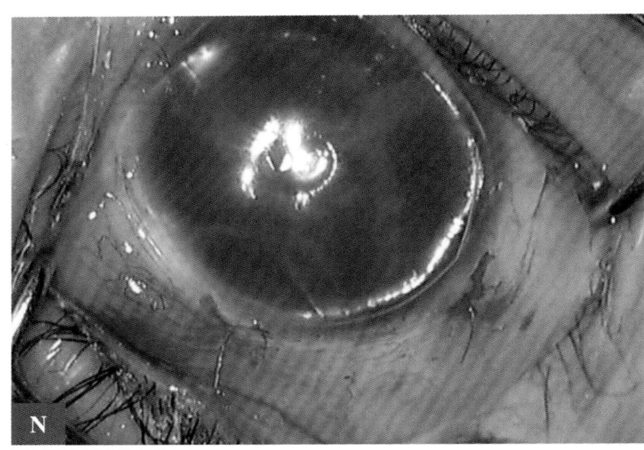

图 5-1-4　全周小梁切开术(导管法)手术 2

A:2% 利多卡因结膜下麻醉后剪开结膜(因患儿曾行小梁切除术,上方滤过泡瘢痕化,故选择颞侧结膜为手术部位)　B:制作以穹窿为基底的结膜瓣,巩膜表面电凝止血　C:制作舌形、1/2 厚度的巩膜瓣,大小约 4mm × 5mm　D:剖切巩膜瓣,直至暴露 Schlemm 管断端,并见房水反流　E:准备好微导管,绿箭头示意导光纤维探头　F:将微导管的头端自一侧 Schlemm 管断端缓慢插入(绿箭头示意插入方向)　G、H:根据导光位置判断导管在 Schlemm 管内走行位置(绿箭头),导管沿 Schlemm 管穿行一周　I:导管从另一断端穿出　J、K:牵拉导管两端(绿箭头),突破一定张力后,将 Schlemm 管切开,前房内可见导管(红箭头)。继续牵拉导管两端,将 Schlemm 管 360° 切开　L:切开后见前房积血,如出血较多可行前房冲洗,10-0 尼龙线水密缝合巩膜瓣　M:前房注入无菌空气,避免因浅前房造成房角粘连　N:对位缝合结膜,手术结束

三、全周小梁切开术(导管法)失败改行传统小梁切开术

见图 5-1-5。

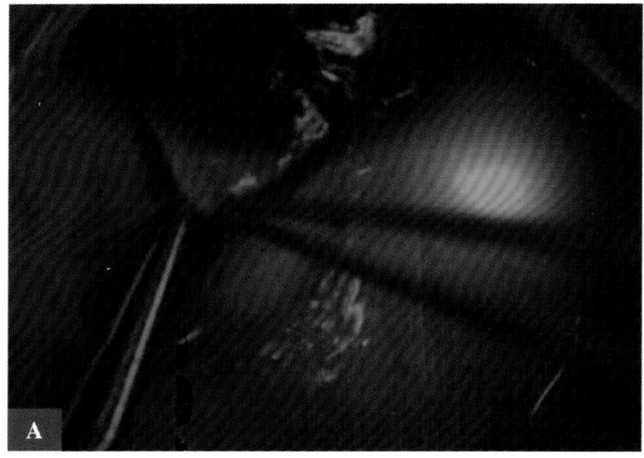

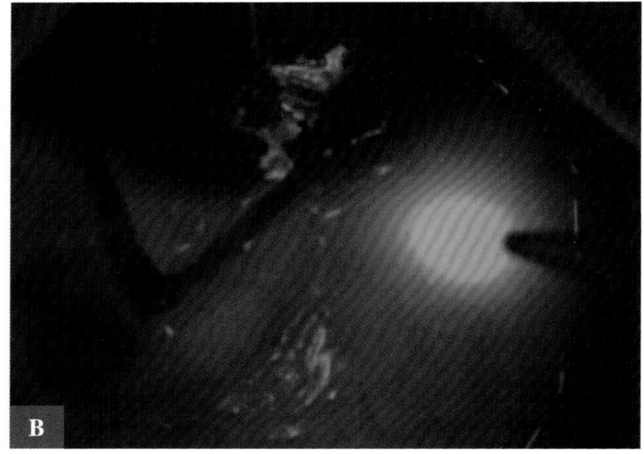

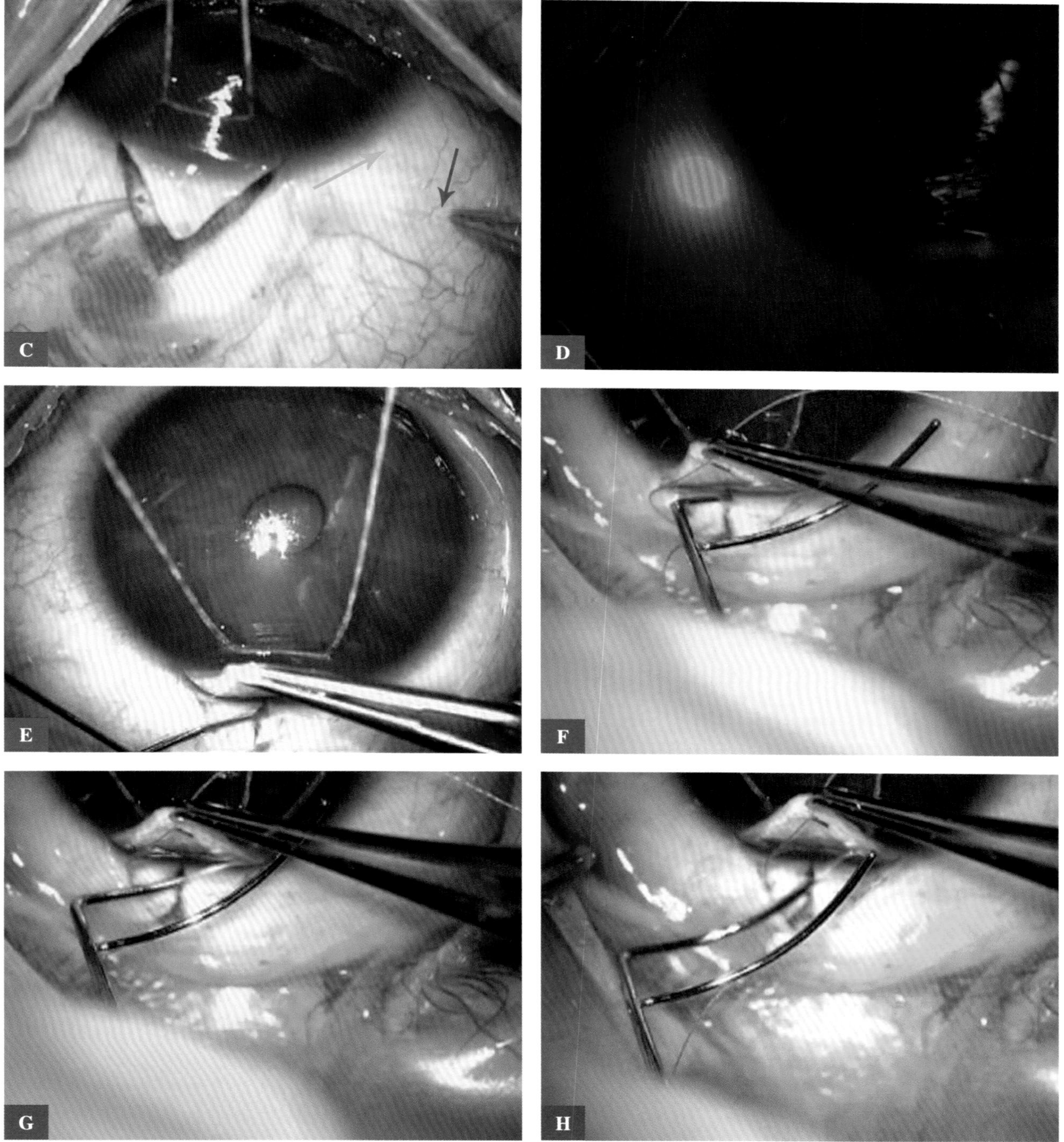
C
D
E
F
G
H

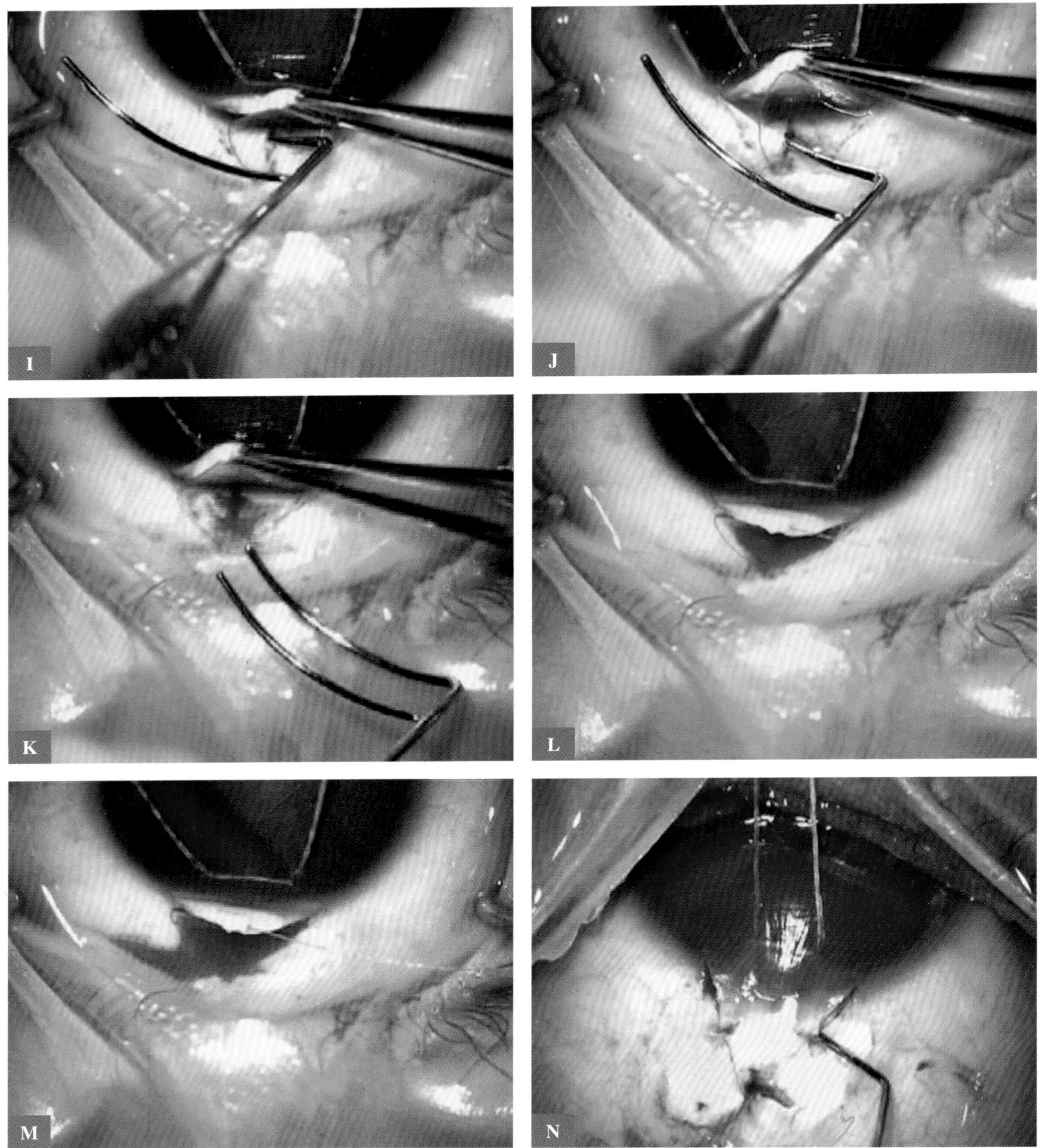

图 5-1-5 全周小梁切开术（导管法）失败改行传统小梁切开术

A~C：用照明微导管，先从右边插入 Schlemm 管，随着逐渐进入，发现导管探头红光偏离，把显微手术灯开亮，确认导管位置偏离（蓝箭头所示，绿箭头示意正常的 Schlemm 管方向） D：用照明微导管，从左边插入 Schlemm 管，随着逐渐进入，也发现导管探头红光位置也有些偏离（正常情况下，如果导管正确插入 Schlemm 管，所见红光应该比较微弱，参考图 5-1-3G、H） E：放弃导管法全周小梁切开术，改行传统小梁切开术。先在 Schlemm 管入口处注入少量黏弹剂扩张 Schlemm 管开口 F~K：分别用左、右侧小梁切开刀，插入管腔内，分别切开两侧的 Schlemm 管内壁和小梁网 L、M：可见前房内有出血（蓝箭头），通常是切开小梁网时常见的现象之一 N：迅速缝合巩膜瓣，形成前房，提升眼内压力，减少继续出血（该图片由 Dr. Stephen P. Christiansen 提供手术录像剪辑）

第二节 小梁切开 - 小梁切除联合手术

【适应证】小梁切开 - 小梁切除联合手术（combined trabeculotomy-trabeculectomy，CTT）适应证同小梁切开术，尤其是有明显角膜水肿的严重病例[1-4]。

【手术原理】理论上讲，这两种手术联合可以打开两个主要的房水外流通路，从而提高手术效果，但目前还没有前瞻性的对比研究支持这个理论。有人认为小梁切开 - 小梁切除联合手术的结果优于单独完成两种手术[6]。

【手术步骤】CTT 手术术前准备与其他房角手术和小梁切除术类似。和小梁切除术一样，该手术可以采用或不用丝裂霉素 C（MMC），MMC 对手术成功率的影响报道不一[1-4,6-11]。小梁切开术和小梁切除术的手术要点同样也适用于联合术式。

一、以角膜缘为基底结膜瓣的小梁切开 - 小梁切除联合手术

见图 5-2-1。

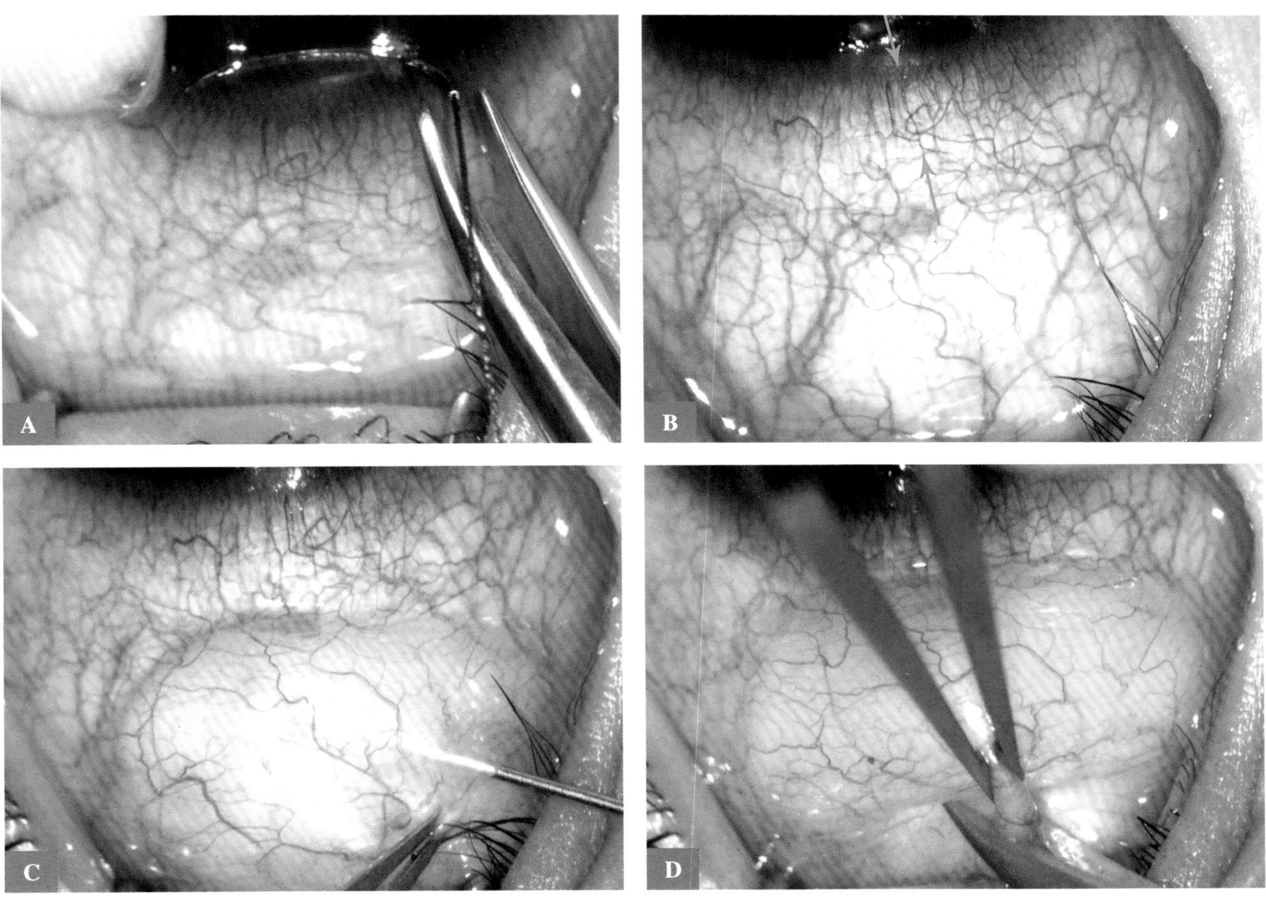

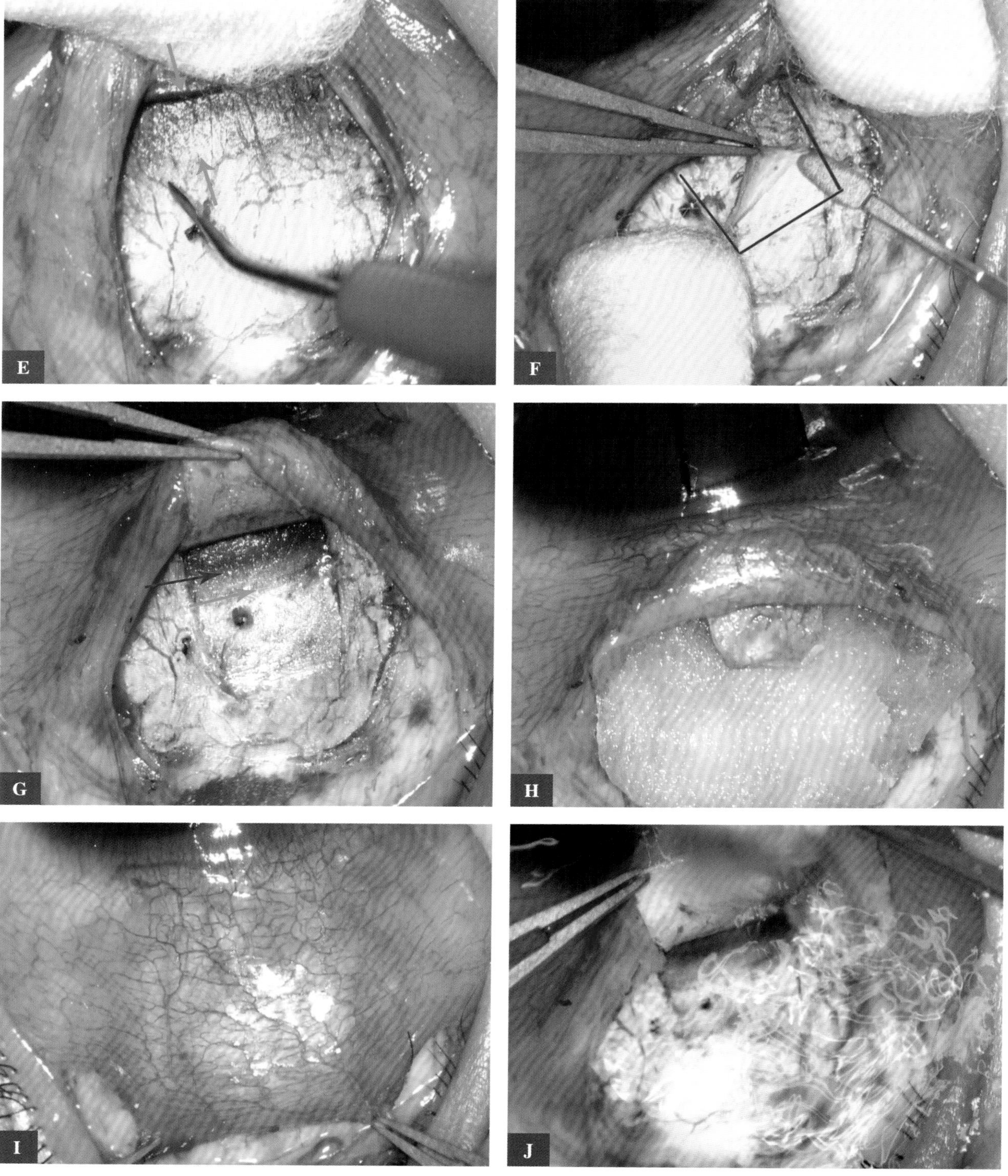
E
F
G
H
I
J

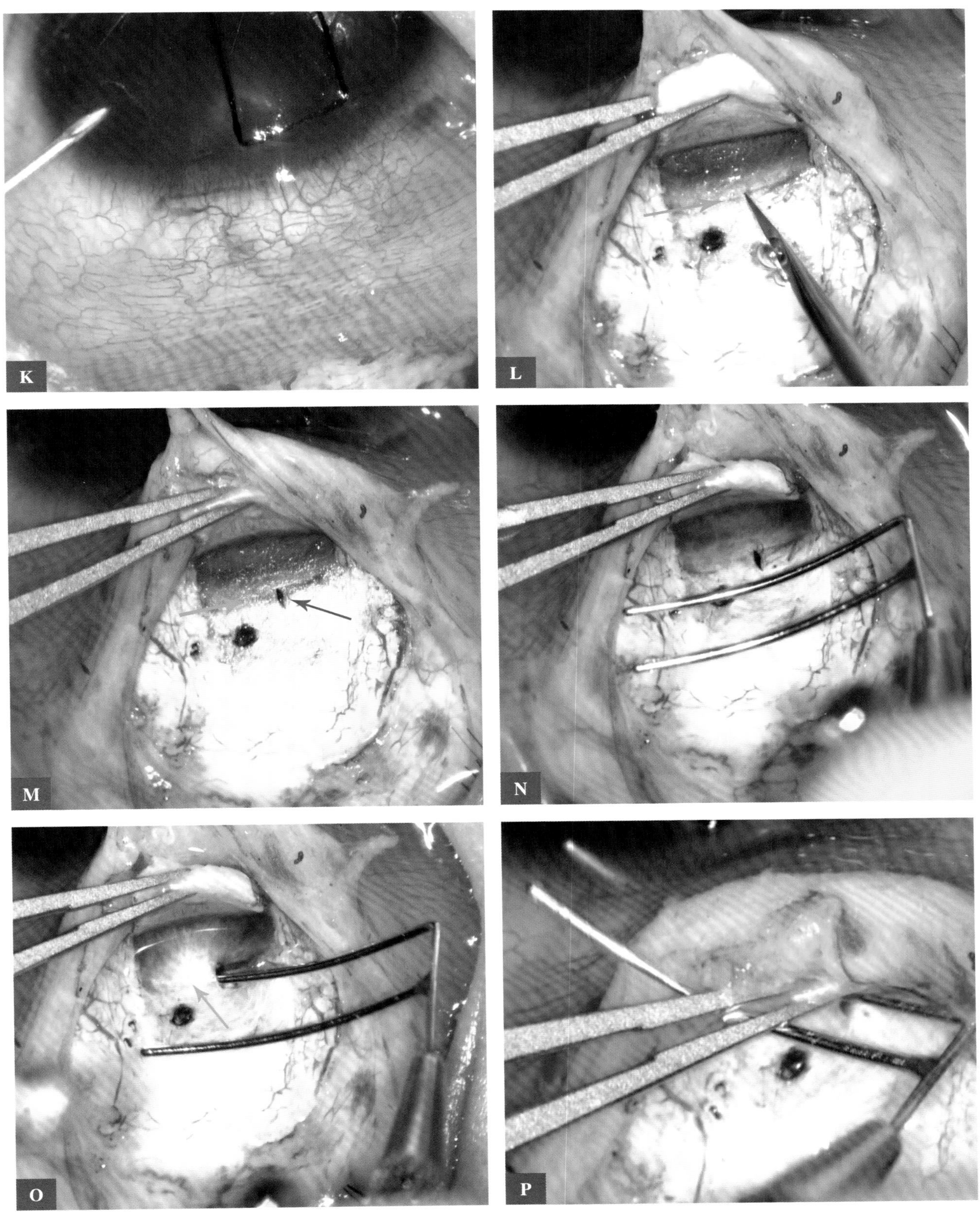
K
L
M
N
O
P

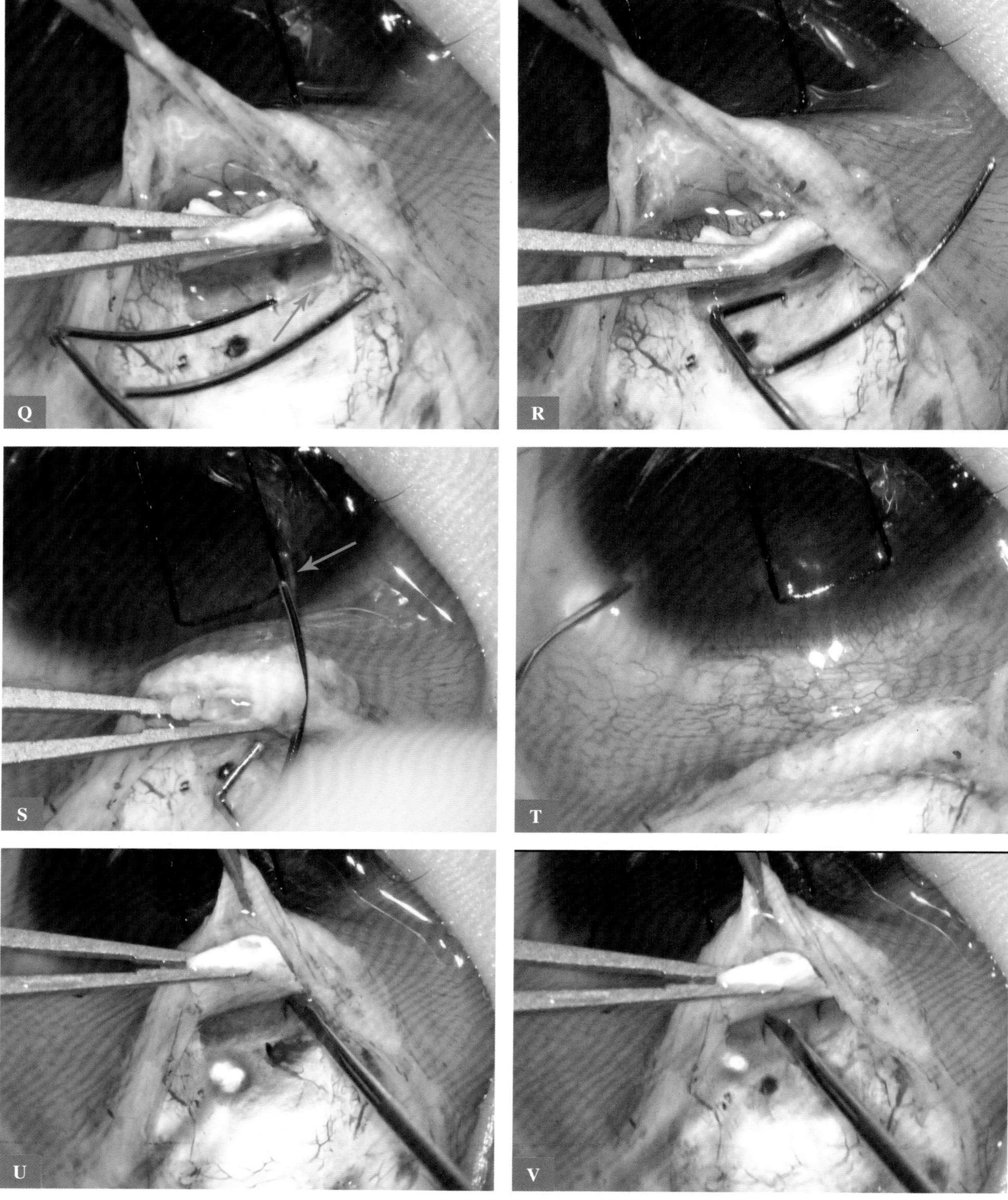
Q
R
S
T
U
V

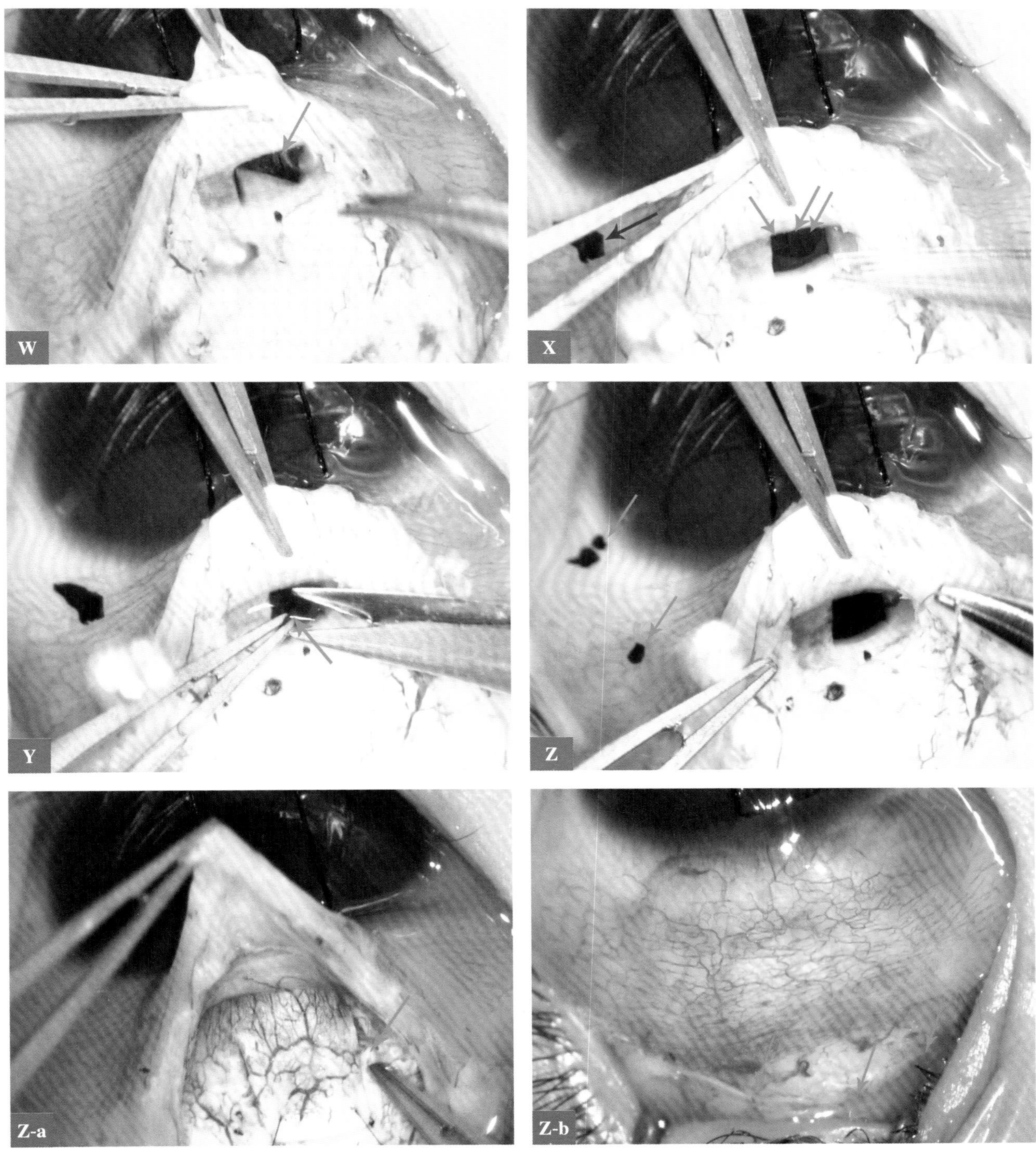
W
X
Y
Z
Z-a
Z-b

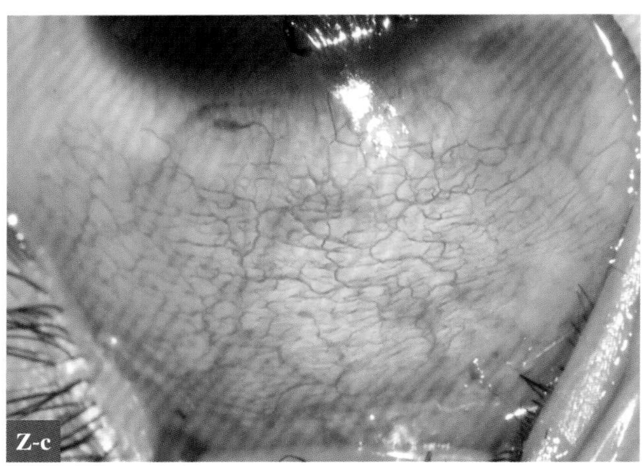

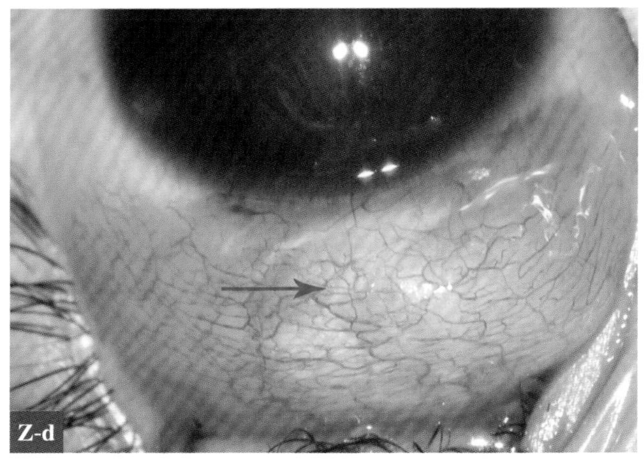

图 5-2-1　小梁切开 - 小梁切除联合术(角膜缘为基底结膜瓣)

A~F:透明角膜缝线悬吊固定眼球,制作角膜缘为基底的结膜瓣。因患眼眼球增大,可见患眼角膜缘扩张很明显(B、E,绿箭头之间所示),在扩张的角膜缘之后制作巩膜瓣(F,蓝色框)　G:制作 2/3 巩膜厚度的巩膜瓣,大小 3.5mm × 4mm 近方形,巩膜床三个解剖标志很清晰:蓝箭头往前的是透明角膜区域,中间是灰蓝色小梁网带(该例此处轻度扩张),绿箭头之后是致密白色的巩膜区域　H~J:局部使用一定浓度的 MMC(本例 0.4mg/ml,5 分钟),注意巩膜瓣上没有放置 MMC,且结膜游离端没有触及 MMC。用 200ml BSS 将残余药液冲洗干净　K:做侧切口、前房穿刺,前房注入 BSS 或少量黏弹剂形成和稳定前房　L、M:灰蓝色小梁网带与白色巩膜区域结合处(绿箭头所指条带),即为 Schlemm 管走向。在此位置前、后各 0.5mm 之间,做垂直切口,细心寻找切口深处黑点,如黑点处有房水溢出,提示 Schlemm 管外壁已被切开　N~S:分别用左侧、右侧小梁切开刀,下刃插入管腔内切开一侧的 Schlemm 管内壁和小梁网(O,绿箭头示意进入管腔的下刃),上刃起引导作用,更换成另一侧小梁切开刀,同样方法切开另一侧的 Schlemm 管内壁和小梁网(Q,绿箭头示意进入管腔的下刃)　T:前房注入 BSS 或少量黏弹剂形成和稳定前房　U~X:在透明角膜区域做巩膜瓣下角膜缘组织块切除,在切除前,先在虹膜面上剪一小切口缓解眼内压力(W,绿箭头,Ⅱ度放房水),再作巩膜瓣下角膜缘组织块切除和周边虹膜切除(X,蓝箭头),发现切口处有三个瘦长的睫状突(X,绿箭头。注意巩膜瓣下角膜缘组织块切除口在透明角膜区域内,在此处仍能见到睫状突,说明该处睫状体是异常增大的)　Y、Z:小心剪除三个睫状突(绿箭头)　Z-a:10-0 尼龙线缝合巩膜瓣(疏松为佳,仅缝两针,两侧未缝合,绿箭头示意)　Z-b:用 10-0 尼龙线间断缝合结膜下 Tenon 囊组织三针　Z-c:8-0 可吸收线连续缝合球结膜　Z-d:因巩膜瓣缝合疏松,前房内及结膜下(巩膜瓣上结膜下)均注入黏弹剂维持一定前房,术毕外观可见结膜隆起,为结膜下注射了黏弹剂所致(蓝箭头示意,该方法对顶压巩膜瓣、防止术后早期滤过过强有一定功效)

二、以穹窿部为基底结膜瓣的小梁切开 - 小梁切除联合手术

见图 5-2-2。

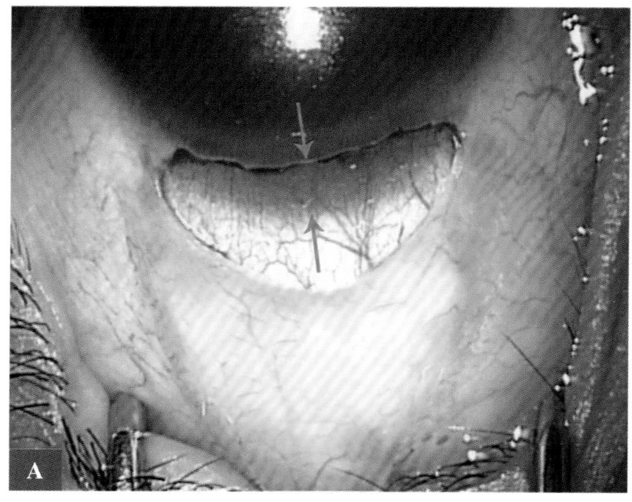

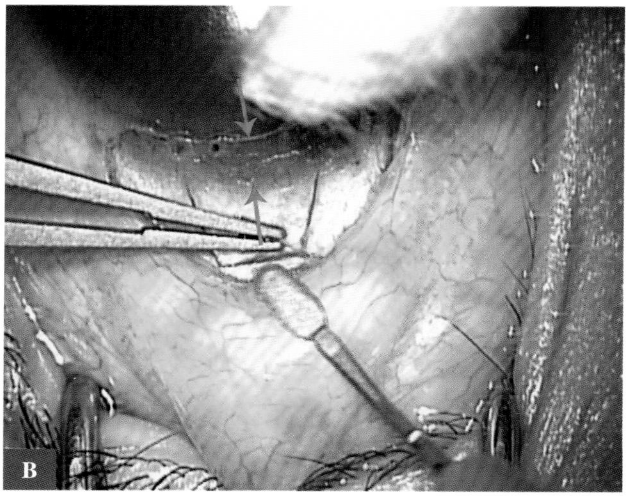

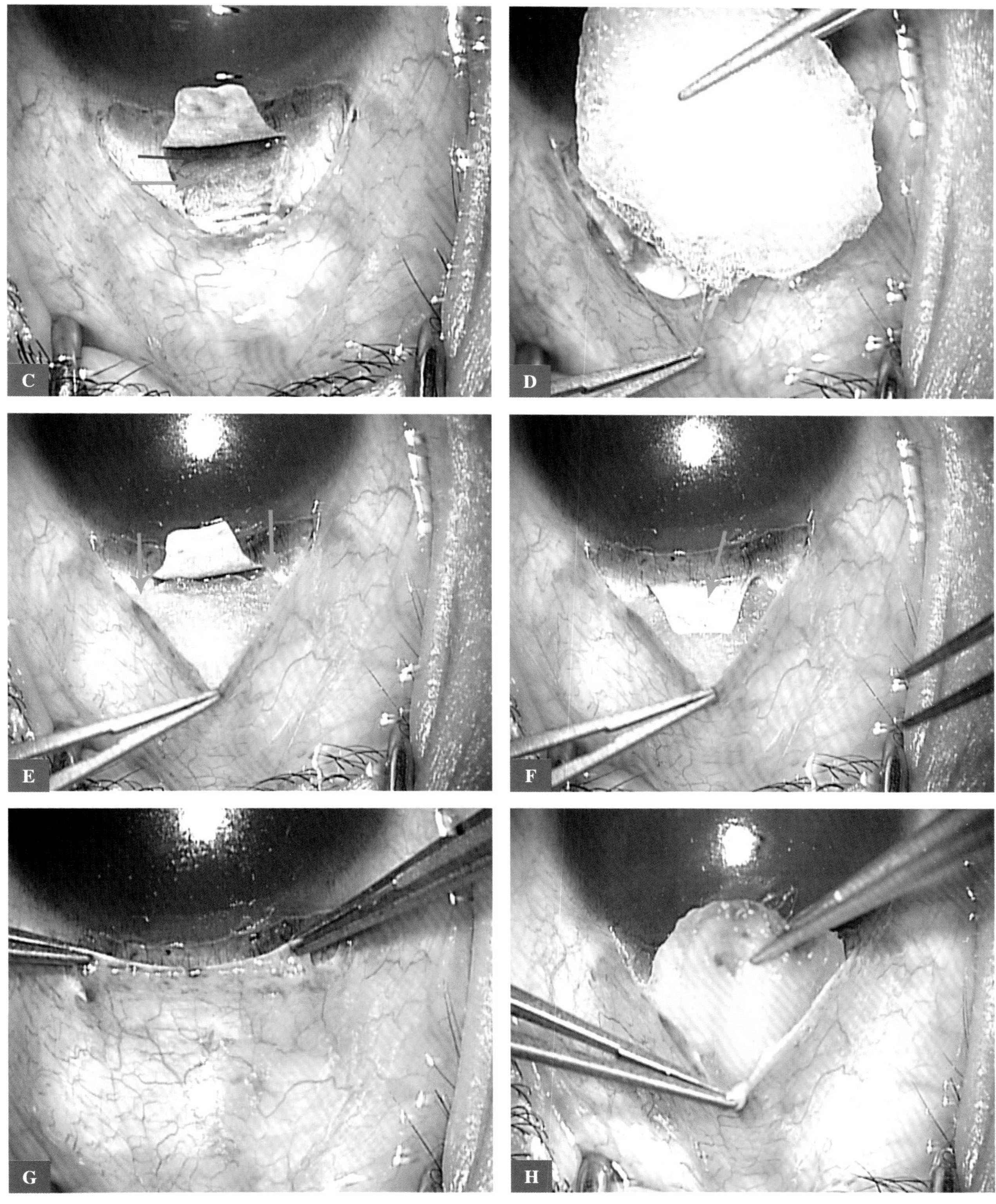
C
D
E
F
G
H

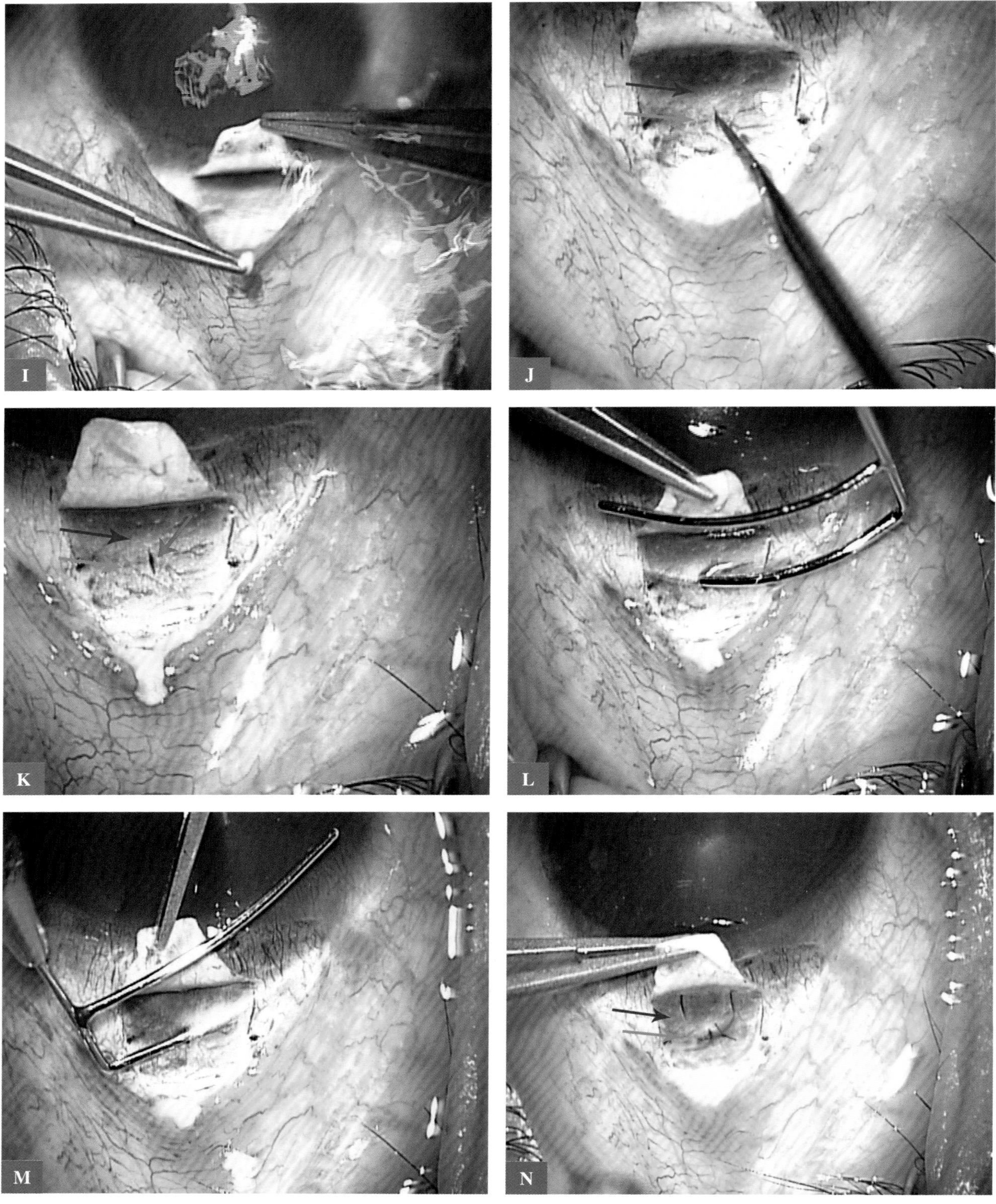
I
J
K
L
M
N

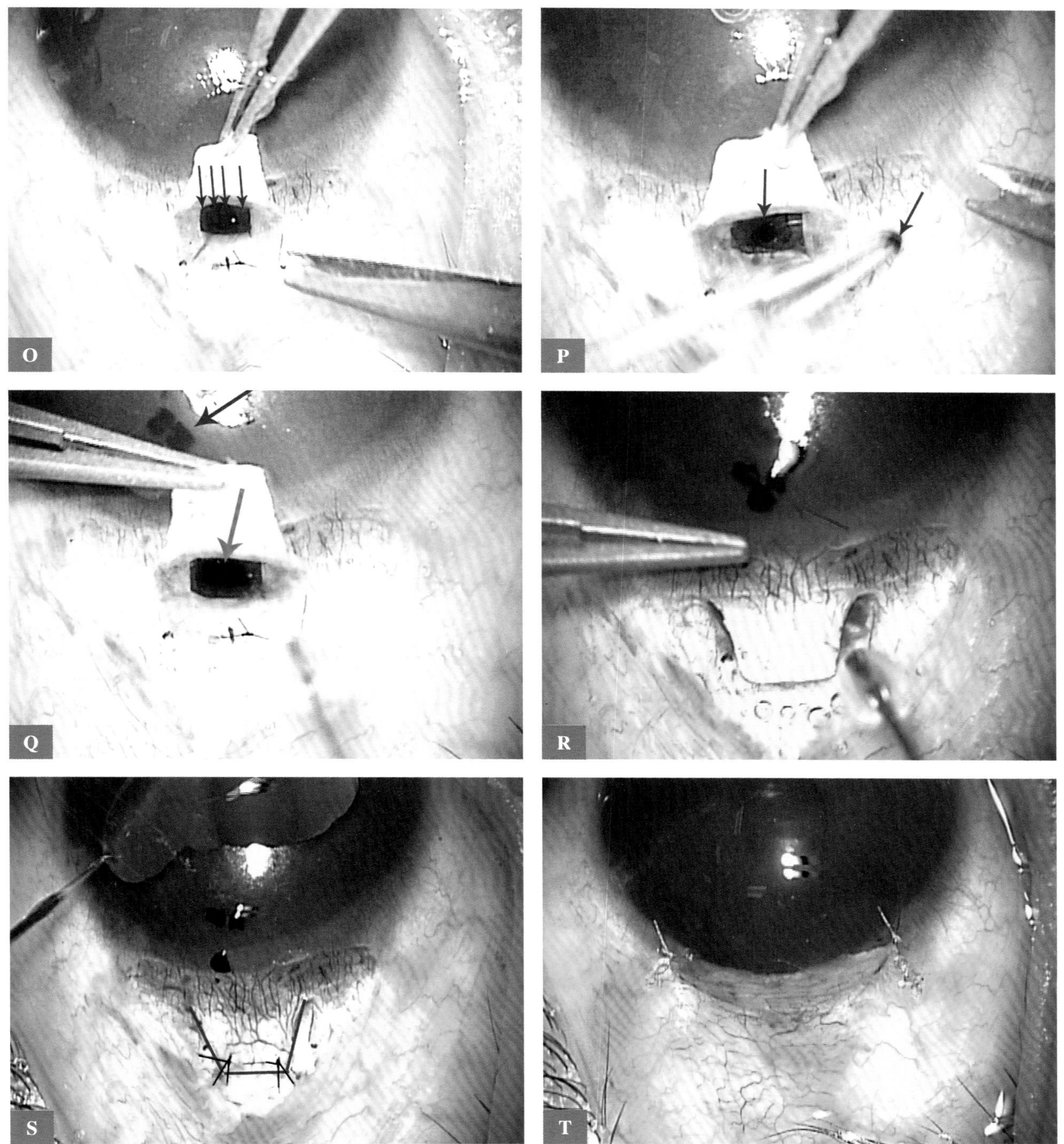

图 5-2-2　穹窿部为基底结膜瓣的小梁切开 - 小梁切除联合手术

A、B：制作以穹窿部为基底结膜瓣，红箭头之间示意轻度扩张的角膜缘，在扩张的角膜缘后制作巩膜瓣　C：该例制作的巩膜瓣为 1/2 厚，大小 3mm × 4mm，梯形，三个解剖标志隐约可见：蓝箭头往前的是透明角膜区域，中间是灰蓝色小梁网带（此例此处也有轻度扩张），绿箭头之后是致密白色的巩膜区域　D~I：局部放置一定浓度和时间的 MMC（本例 0.33mg/ml，5 分钟），注意 MMC 棉片远离角膜缘（E，绿箭头），巩膜瓣上没有放置 MMC（F，绿箭头），结膜游离端亦没有触及 MMC（F、G，显微无齿镊夹起结膜）。取出 MMC 棉片，并用 150-200ml BSS 冲洗　J、K：灰蓝色小梁网带与白色巩膜区域结合处(绿箭头所指条带)，即为 Schlemm 管走向，作 0.5mm 长垂直切口（K，红箭头），切开 Schlemm 管外壁，找到 Schlemm 管开口。该处会有少许房水溢出，有时也有少量出血　L、M：分别用左侧、右侧小梁切开刀切开两侧的 Schlemm 管内壁和小梁网　N：用 10-0 尼龙线缝合小梁切开口一针，在透明角膜区域做巩膜瓣下角膜缘组织块切除口和周边虹膜切除　O~Q：可见四个瘦长的睫状突堵在切口处，一一小心剪去三个（Q，蓝箭头），使巩膜瓣下角膜缘组织块切除口处黑亮，并与前房相通（Q，红箭头）　R、S：10-0 尼龙线疏松缝合巩膜两针，黏弹剂和 BSS 形成前房。巩膜瓣下也注入少许黏弹剂　T：8-0 可吸收线缝合两端结膜各一针，术毕

第三节　与儿童青光眼手术相关的问题、并发症及处理问题解答

一、为什么儿童青光眼手术比成人手术更具挑战性？

原因主要集中在以下三个方面[1]：

1. 眼球扩大的解剖因素　首先是与“大眼球”（水眼，牛眼）的眼球解剖结构相关的原因。解剖上角膜缘增宽和变形使得手术不同于成人。例如，由于角膜缘较宽，小梁切除术中的巩膜瓣后缘常常比通常位置更靠后；巩膜薄而富有弹性加上“大眼球”钢性低，儿童眼有发生前房塌陷、后房前移的倾向，可能会导致虹膜脱出和玻璃体的溢出；扩大的眼球也会引起晶状体悬韧带拉伸导致晶状体半脱位，同时玻璃体更可能发生脱出；薄而有弹性的巩膜，也容易造成房水引流阀植入手术引流管周围渗漏；相对眼眶，“大眼球”制约着手术操作等。这些特征使得儿童青光眼手术容易产生并发症，尤其是低眼压。

2. 过度愈合相关　过度的炎症和愈合反应可能是儿童手术成功率低于成人的原因。肥厚的 Tenon 囊不但阻止了房水滤过，而且含有大量参与炎症反应和瘢痕化过程的纤维细胞和成纤维细胞。此外，有炎症的眼球更容易导致并发症和手术的失败，尤其是患有葡萄膜炎继发性青光眼的儿童。因此儿童的抗青光眼手术成功率一般低于成人[12]。到目前为止，只有房角手术，儿童成功率高于成人。

3. 术后难以监控和护理幼小儿童滤过泡的转归　在术后滤过道增殖活跃期，按摩、拆线等操作在幼小儿童中尤为困难，参考本节问题四十九解答。

总之，相对成人而言，儿童青光眼手术要求更高、成功率更低、并发症更多、术后随访更难、影响因素更多。

二、影响儿童青光眼手术选择的因素有哪些？

有如下三个方面[1]：

1. 青光眼的类型和青光眼的严重程度　例如，对于原发性先天性青光眼来说，房角手术通常作为一线手术，成功率最高。而对于 Axenfeld-Rieger 异常（A-R 异常）相关的青光眼，由于虹膜依附于 Schwalbe 线，或者是葡萄膜炎性青光眼，由于虹膜周边前粘连（PAS），难以接触房角结构，因而无法进行房角手术。先天性白内障摘除术后的青光眼，即便使用了 MMC，小梁切除术预后也不理想[1-4]。严重的视神经损伤或者角膜重度混浊，需要将眼压控制到更低的水平，可选择小梁切除术联合 MMC 的使用。另一方面，对于视功能很差、或“大眼球”（结构整体性已发生严重改变），则需要选择温和一些的手术。

2. 发病年龄和（或）症状出现年龄　出生后前三个月内出现以及较晚出现（2~3 岁）的原发性先天性青光眼，房角手术的预后效果欠佳[1-5]。但是，由于房角手术的并发症发生率较低，它仍是这些儿童的首选治疗手段。

3. 眼局部条件　例如房角切开术需要较高的角膜清晰度；严重瘢痕的结膜，适合选择睫状体光凝术；对于明显眼前节畸形，如 Peters 综合征，房水引流阀植入术比小梁切除术的效果较佳；如合并白内障且未来需要摘除，则更倾向于选择房水引流阀植入术，而非小梁切除术。后者（小梁切除术）不利于应对未来的晶状体摘除手术；对侧眼手术顺利的前提下但疗效不佳，拟手术眼就应当考虑选择其他手术方式。

三、儿童青光眼手术方式的选择有哪些？

儿童抗青光眼手术主要包括前房角手术（前房角切开术、传统或全周小梁切开术）、小梁切除术、小梁切开 - 小梁切除联合术、房水引流阀植入手术、睫状体光凝手术、晶状体手术等。

由于药物治疗效果欠佳，抗青光眼手术是原发性先天性青光眼（PCG）的首选治疗[1-5]。房角切开与小梁切开术是两种主要手术方式。在合适的病例中，通过对比多种方式，上述两种手术方式成功率都较高[1,4]。

四、前房角手术有哪些?

前房角手术(前房角切开术、传统或全周小梁切开术)是原发性先天性青光眼的首选治疗方法[1-5],具体术式选择直接取决于角膜透明度、医生的经验和偏好。前房角切开术对角膜透明要求高,但角膜透明和混浊的条件下均可进行小梁切开术。

五、前房角手术适合继发性儿童青光眼吗?

一般认为前房角手术治疗继发性儿童青光眼的效果没有原发性先天性青光眼好。但大多数专家认为房角切开术和小梁切开术是Sturge-Weber综合征的首选手术;也有一部分学者认为是葡萄膜炎继发性青光眼、激素诱导的房角开放的青光眼的首选手术;对于无虹膜患者,小梁切开术也被认为是较合适的首选术式[1]。

六、房角切开术的适应证

房角切开术最适宜的适应证是角膜清亮的原发性先天性青光眼。也适合一些特殊类型的继发性青光眼,如Sturge-Weber综合征、葡萄膜炎继发性青光眼、激素诱导的房角开放的青光眼、无虹膜继发性青光眼患者[1-5]。

患者的年龄是手术成功率的重要因素。一般认为,3~12 个月最有效。即出生或 3 个月内发生、或 2~3 岁才发现的原发性先天性青光眼,手术效果差[1-5]。

另外,角膜直径 <14mm 效果较好,提示角膜直径≥14mm 效果差[1-5]。

七、房角切开术的优、缺点

优点:看清房角直视下操作;不需要破坏结膜,不会影响后续手术部位的选择;和其他手术相比,损伤较少,更安全;手术时间更短;避免滤过泡相关并发症的长期风险。

缺点:手术技术要求高。需再次手术的几率较高。

八、小梁切开术的适应证

适应证:基本同房角切开术。见本节问题六解答。

九、小梁切开术的优、缺点

优点:比前房角切开术适应证更广。前房角切开术对角膜透明要求高,但角膜透明和混浊的条件下均可进行小梁切开术;手术步骤类似小梁切除术;没有找到 Schlemm 管时可以转为小梁切除术。

缺点:手术时间较长;需要切开结膜;需要特殊的器械,如小梁切开刀(图 5-3-1),或带照明的显微导管(图 5-1-3、图 5-1-4);可能会发生意外的外滤过(如 Schlemm 管切口处渗漏、巩膜瓣不能水密闭合等);需再次手术的几率高。

十、小梁切开术的手术部位如何选择?

可采用上方、颞侧、下方。为提高未来滤过手术的成功,有学者建议最好选择颞侧或下方切口,但如果在颞侧或下方做没有成功,转化为小梁切除术时较困难。

十一、小梁切开术的结膜瓣制作有何特殊要求?

没有特殊要求。但在操作上,以穹窿部为基底的结膜瓣比以角膜缘为基底的结膜瓣来得更方便些,结膜的损害更小些。

十二、小梁切开术的巩膜瓣制作有何特殊要求?

巩膜瓣制作的部位十分重要,是准确寻找 Schlemm 管的关键。由于患眼角膜缘扩张明显,制作巩膜瓣应在扩张的角膜缘之后进行,否则会错过偏后的 Schlemm 管(图 5-3-2)。

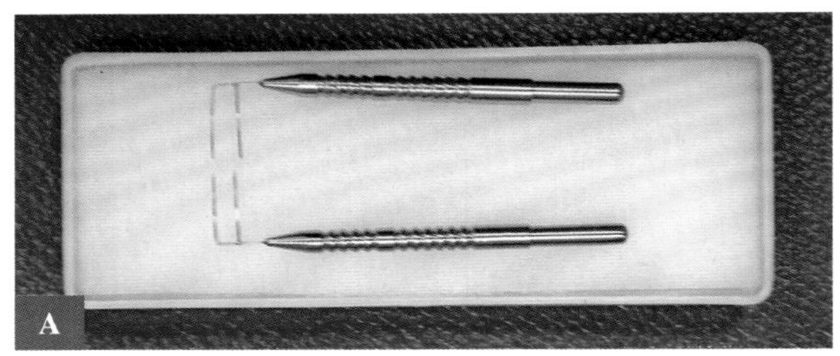

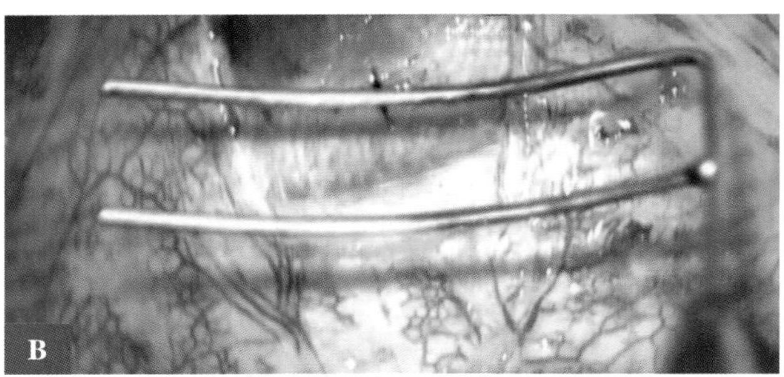

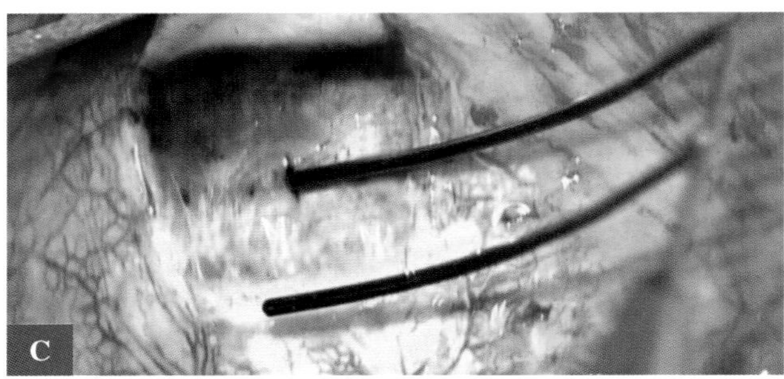

图 5-3-1　小梁切开刀

A~C:示意小梁切开刀,分上刃和下刃。下刃进入 Schlemm 管腔起切开作用,上刃起引导作用

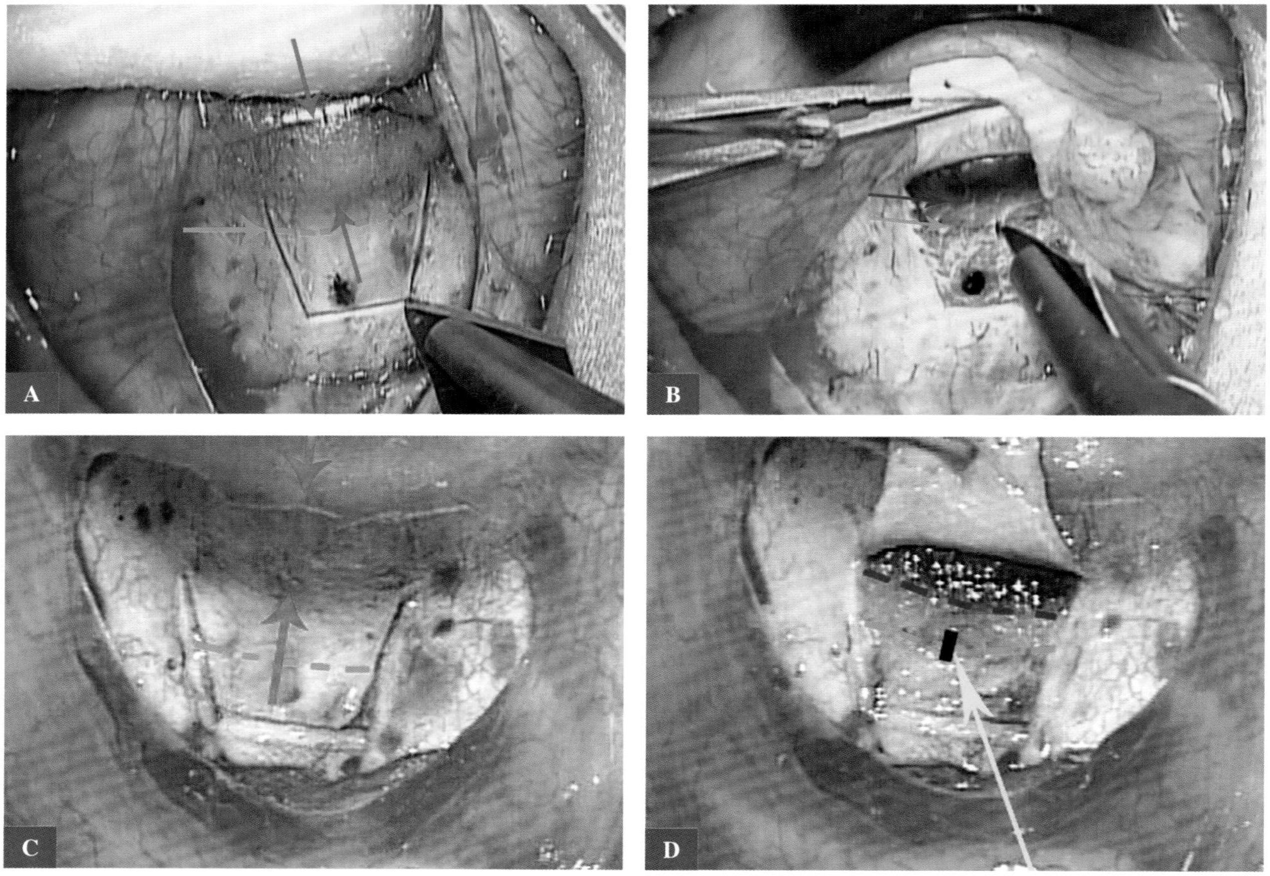

图 5-3-2　巩膜瓣制作的部位

A、B:由于患眼角膜缘扩张明显(A,两红箭头之间),制作巩膜瓣应在扩张的角膜缘之后进行,可见 Schlemm 管在偏后的位置上(B 图绿箭头所指方向,相当于 A 图中绿色虚线)　C、D:显示另一组图片。红箭头示意扩张的角膜缘(C,两红箭头之间),在其之后制作巩膜瓣,Schlemm 管的位置(C 图绿色虚线)相当于 D 图中巩膜瓣下绿色虚线。黄箭头和黑色竖杠示意做小梁切开的切口可定位在此处

巩膜瓣的厚度也是寻找 Schlemm 管的关键，较厚的巩膜瓣（2/3 厚或以上）一般才能清晰地观察到三个主要的解剖结构（参考图 5-2-1G、M）。

至于巩膜瓣的形状，三角瓣、方形瓣、梯形瓣，均依手术者偏好（参考图 5-1-1C、5-1-2D、5-1-3A）。

一般认为小梁切开术采用三角形瓣简单且方便，但是，有学者认为采用方形或梯形瓣要比三角瓣更好[2]，原因是：①儿童的巩膜瓣组织容易皱缩，方形或梯形瓣有足够的组织覆盖 Schlemm 管切开口，尤其当切口处在术后持续有滤过功能时，方形或梯形瓣的作用就尤为明显了；②术中万一找不到 Schlemm 管而需要改行小梁切除术时，方形或梯形的巩膜瓣有利于创口的覆盖。

十三、小梁切开术中，如何精确定位 Schlemm 管？

上文问题十二解答已提到，小梁切开术中，Schlemm 管精确定位很重要。

外部标志是灰蓝色小梁网带与白色巩膜的连接处或称交界处，结合处。需制作一个较厚的板层巩膜瓣（一般 2/3 厚或以上），才能在巩膜床上清晰辨认出三个解剖结构（图 5-3-3）。在灰蓝色小梁网带与白色巩膜结合处，即为 Schlemm 管走向。在此位置前 0.5mm 至后 0.5mm 之间，作 0.5~1.0mm 长垂直切口，细心寻找切口深处黑点，如黑点处有房水溢出或少量出血，提示 Schlemm 管外壁已被切开。建议在显微镜高放大倍数下（参考图 5-1-3C~F），缓慢和仔细地沿着切口壁加深切口定位 Schlemm 管。

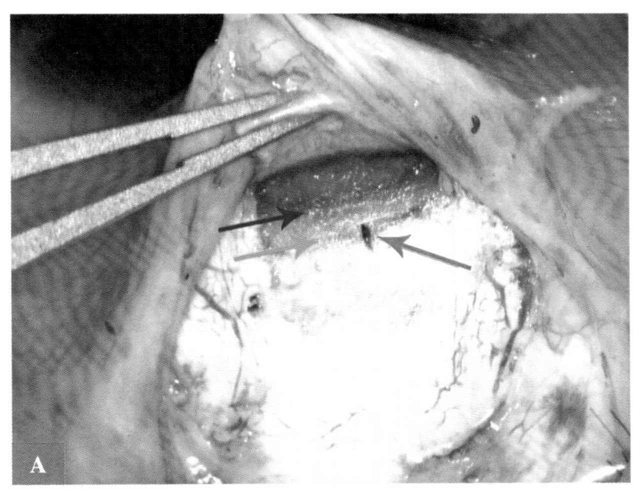

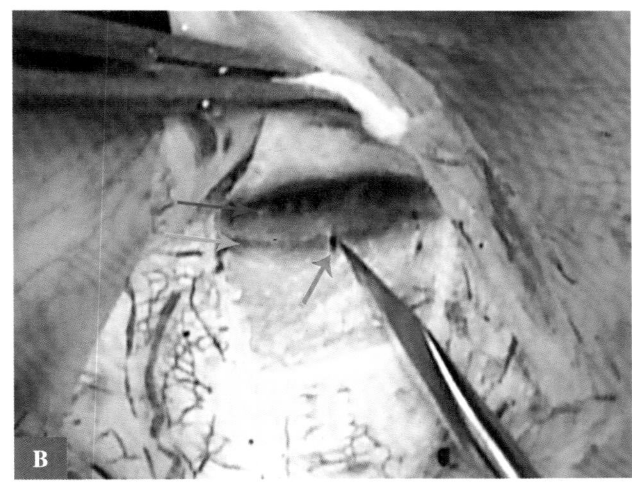

图 5-3-3　Schlemm 管的定位

A、B：剖切 2/3 厚巩膜瓣后，可在巩膜床上清晰辨认出三个解剖结构：蓝箭头往前的是透明角膜区域，中间是较窄的灰蓝色小梁网带（"大眼球"者这里会有扩张），绿箭头之后是致密白色的巩膜区域。绿箭头所指方向即为 Schlemm 管走向。红箭头示意在 Schlemm 管处所做的垂直切口，已将 Schlemm 管外壁打开

十四、如何判断小梁切开刀（探针）成功进入 Schlemm 管？

成功进入 Schlemm 管，有进入"隧道"的顺畅感觉，一般无太大阻力，切开小梁后常会伴有少量血和（或）房水从 Schlemm 管切口端逆流或进入前房（参考图 5-1-1O、图 5-1-4L）。

如果刀（探针）向前房扫动时，在角膜缘的角膜基质内出现气泡，或可见虹膜基底部移动，则说明小梁切开刀（探针）很可能不在 Schlemm 管内，而是在角膜或前房内；如果轻轻将探针后移时，其很容易后移，则说明小梁切开刀（探针）很可能不在 Schlemm 管内，而是在脉络膜上腔。

十五、找不到 Schlemm 管的原因？如果确实找不到 Schlemm 管怎么办？

研究表明确实有 4%~20% 的病例找不到 Schlemm 管[1]。找不到 Schlemm 管的原因，可能有：①巩膜瓣太薄。一般需要较厚的巩膜瓣（如 2/3 厚或以上），才能在巩膜床上清晰辨认出 Schlemm 管解剖结构，参

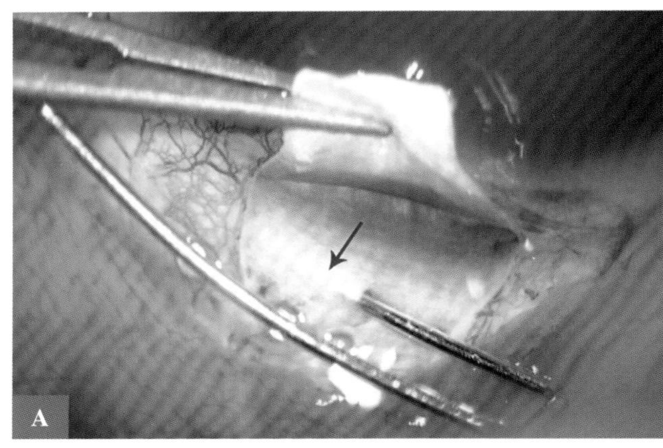

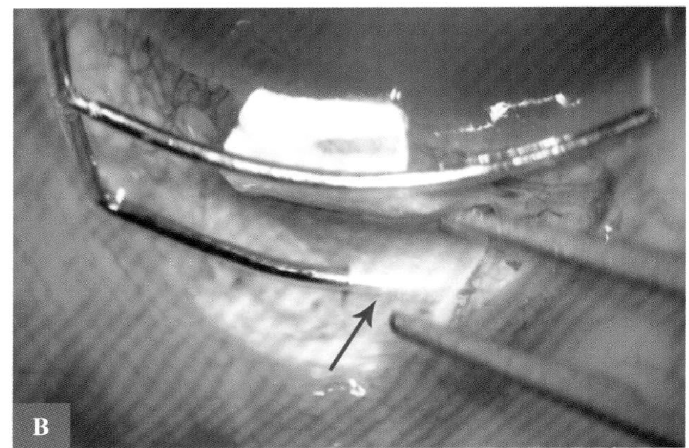

图 5-3-4 小梁切开刀进入 Schlemm 管

蓝箭头示意成功进入 Schlemm 管的管腔，如同进入“隧道”，不能随意向前、向后扫动

考本节问题十三解答；②巩膜瓣剖切位置太靠前。儿童青光眼大多有扩张的角膜缘，巩膜瓣应在扩张的角膜缘之后进行，否则会错过 Schlemm 管所在位置。参考本节问题十二解答；③Schlemm 管位置变异。著者认为，前两种情况是主要的原因。

如果确实找不到 Schlemm 管，可改做小梁切除术。

十六、如果术中 Schlemm 管内壁穿孔并不慎进入前房，怎么办？

可以将手术改为小梁切除术。切口处应该缝合以避免渗漏或滤过泡形成或继发葡萄肿。

十七、如何避免小梁切开刀损伤眼前节结构或晶状体？

术前用缩瞳剂缩瞳；术中先做侧切口（前房穿刺），用无菌空气或黏弹剂加深和稳定前房，再进行操作。

十八、小梁切开术失败的主要原因是什么？

已在猴子[13]和人类[14]的研究中得到证实，小梁切开部位被瘢痕组织覆盖是导致小梁切开术失败的主要原因。

十九、传统小梁切开术手术中最常遇见的问题和并发症是什么？

1. 有可能会发生轻度到中度的前房积血。但出血通常是暂时的。有时候前房出血量很大，溢满前房。但由于小儿前房积血吸收往往很快，有时一个晚上就可以吸收干净，因此必要时才需作前房冲洗。参考本节问题四十七解答。

2. 找不到 Schlemm 管，参考本节问题十五解答。

3. Schlemm 管内壁穿孔并不慎进入前房，参考本节问题十六解答。

4. 小梁切开口位置偏离，进入角膜、前房、后房或脉络膜上腔等。假道可以导致角膜后弹力层脱离、虹膜脱出、虹膜根部离断、睫状体脱离和晶状体半脱位。

5. 损伤眼前节结构和晶状体，通常出现在角膜缘解剖变形和角膜雾状混浊时。参考本节问题十七解答。

6. 不慎形成滤过泡或出现睫状体脱离，将会发生持续低眼压。

二十、全周小梁切开术的好处有哪些？

360°小梁切开，理论上降眼压效果更好[15]，但目前还处于探索阶段，尚未有传统小梁切开术与全周小梁切开术两者的远期疗效对比研究报道。

二十一、全周小梁切开术中，缝线或导管遇到障碍怎么办？

可以尝试几种方法：

1. 从 Schlemm 管反向入口进入，可能会在反方向上较顺利通过。
2. 从阻塞部位稍微退出一点，然后再尝试通过导管。
3. 注射少量黏弹剂，打开管腔后再尝试通过。
4. 通过术眼减压或少许加压来改变 Schlemm 管的张力，再尝试通过。

如果所有的尝试都失败了，可以用小梁切开刀（探针）进行传统小梁切开术（参考图 5-1-5），或者如果切口在上方，可以进行小梁切除术。

二十二、全周小梁切开术术中常见的问题和并发症有哪些？

基本同传统小梁切开术。参考本节问题十九解答。

1. 前房积血。
2. 方向错误、形成假道。
3. 损伤眼前节结构和晶状体。
4. 不慎形成滤过泡或出现睫状体脱离，持续低眼压。

二十三、如何选择房角手术？房角切开与小梁切开术哪种手术方式更好？

选择哪种房角术式，大部分受到角膜透明度的影响。前房角切开术对角膜透明要求高，但角膜透明和混浊的条件下均可进行小梁切开术。

但是，小梁切开术比前房角切开术创伤更大，会引起结膜瘢痕形成；手术技术要求高，有时会找不到 Schlemm 管，而临时改为小梁切除术。

比较前房角切开术与传统小梁切开术的研究发现，手术成功率更多的是由病情的严重程度和持续时间决定，而不是由手术技术决定[16]。因为，就现有研究结果报道，两种手术方式成功率都较高[1,4]。目前国外专家选择传统小梁切开术占绝大多数[1]。

二十四、小梁切除术治疗儿童青光眼的适应证有哪些？

主要是反复前房角手术失败的原发性先天性青光眼和大多数继发性青光眼患者，包括 A-R 异常和 Peters 异常继发性青光眼。另外，小梁切除术也是青少年型开角青光眼（juvenile open-angle glaucoma，JOAG）的首选治疗。

二十五、角膜直径和年龄在小梁切除术治疗儿童青光眼上是否有明确的指标？

对于原发性先天性青光眼患者，是否 14mm 角膜直径是选择小梁切除术还是房角手术的分界岭尚无定论。但已有研究表明角膜直径 <14mm，房角手术效果较好（即角膜直径≥14mm 效果差[1-5]），提示角膜直径≥14mm 是否应该行小梁切除术。

关于年龄，一般认为，年龄 <1 岁[1]、<2 岁患者[2]小梁切除手术（即使应用 MMC）效果差。年长儿童（学龄儿童）小梁切除手术成功率较高[2]。

二十六、儿童小梁切除术结膜瓣的选择是否有特殊要求？

关于结膜瓣的采用，国外学者大多建议做以穹窿部为基底的结膜瓣。国内学者以穹窿部为基底的和以角膜缘为基底的两种结膜瓣都有采用。

二十七、小梁切除术在儿童青光眼中应用，在哪些方面与成人小梁切除术不同？

正如本节问题一解答中提到，小梁切除术在儿童青光眼中应用，手术操作要求更高、成功率更低、并发症更多、术后随访更难、影响因素更多。而导致手术成功率低于成人的主要原因不仅是过度的炎症和愈合反应，而且是术后难以监控和护理幼小儿童滤过泡转归的实际问题。

基于上述特点，儿童小梁切除术在整个手术和术后随访中都应注意预防和处理滤过道瘢痕化的问题，著者提出以下一些措施和建议，供参考：

1. MMC应用浓度应更高、时间更长，参考本节问题二十八解答。
2. 巩膜瓣缝合更松（人为有意识地造成滤过过强，减少过度愈合），参考本节问题二十九解答。
3. 尽可能采用可拆除缝线（如果术后配合拆线者），参考本节问题三十九解答。
4. 术后的护理更为及时和重要（更早进行拆线和按摩），参考本节问题四十九解答。

二十八、儿童小梁切除术中如何应用抗代谢药物如MMC？

过度的炎症和愈合反应是儿童小梁切除手术成功率低于成人的主要原因之一。在某些病例下，由于过度的瘢痕化反应，小梁切除术无论是作为初始还是二次手术，都很容易失败，所以建议使用MMC的浓度要比成人更高些。但必须认识到，即使应用MMC，其长期成功率也比较低，两年累积成功率为59%~90%，五年累积成功率为51%[1]；有研究发现，婴幼儿要比年长的儿童和成人对MMC的反应更弱[2]。对无晶状体眼或人工晶状体眼青光眼，即使应用MMC，小梁切除术手术成功率都不高[1-4]。

使用MMC的方法、位置基本同成人，参考第四章第二节问题十三解答和图4-2-5。下图5-3-5将描述

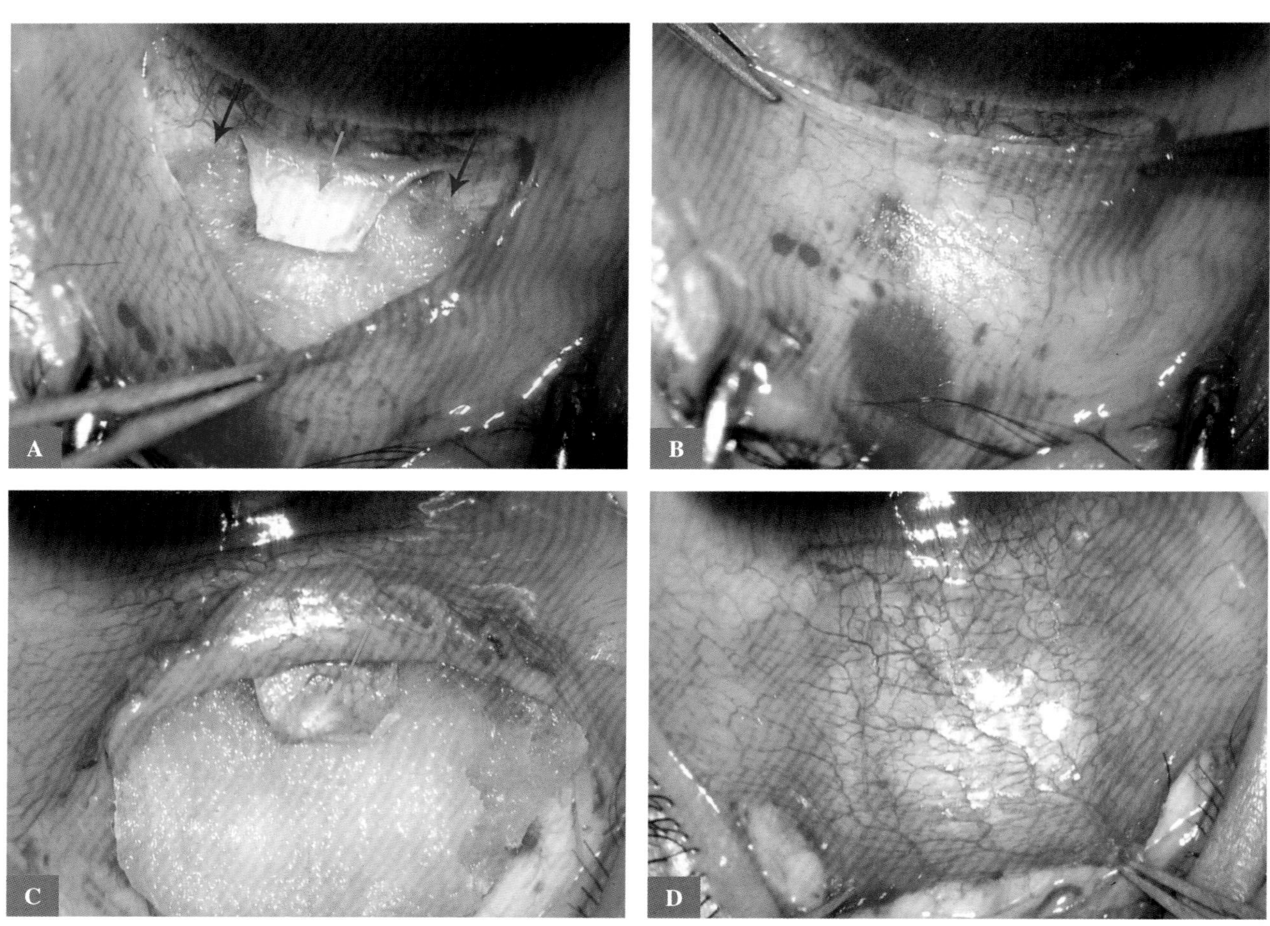

图5-3-5 MMC的放置部位与方法

A、B：以穹窿部为基底结膜瓣为例，MMC棉片应远离角膜缘（A，蓝箭头），结膜游离端不触及MMC棉片（B，镊子夹起），这些举措将有利于防止术后结膜伤口的渗漏；另外巩膜瓣上不放置MMC棉片（A，绿箭头），可有效减少术后形成局限、薄壁的滤过泡　C、D：以角膜缘为基底结膜瓣为例，因儿童术后瘢痕化反应较强烈，MMC棉片放置范围可以大些，另外，同样不建议巩膜瓣上放置MMC棉片（C，绿箭头）

关键点。

关于MMC浓度，著者认为儿童青光眼所用的浓度和时间应较成人更高、更长些，如0.4mg/ml，5分钟。国外有学者有使用0.5mg/ml者。但为了避免术后远期的滤过泡相关并发症，也有学者认为0.25mg/ml、2~4分钟比较适中[2]。

二十九、如何减少滤过道的过早或过度愈合？

对于年幼儿童，由于术后难以监控和护理幼小儿童滤过泡的转归，滤过道的瘢痕愈合会来得更快、更强烈。所以，除了使用MMC外，采取术后早期有意识地人为造成滤过过强，可以有效减少过早或过度愈合，临床观察到，这是一个有效且实用的方法：疏松缝合巩膜瓣，仅缝合一针或两针（可通过前房注入黏弹剂维持术后早期1~3天的前房深度）（图5-3-6）。临床上观察到，即使术后无前房，大多于3~7天可恢复，而且容易出现“突然恢复”的现象，这时要警惕巩膜瓣下纤维渗出膜或凝血块支架形成造成的堵塞，要及早进行拆线或按摩，参考本节问题三十九和四十九解答。

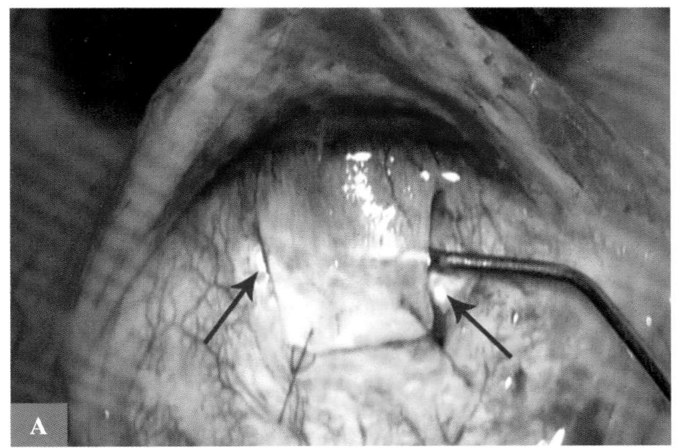

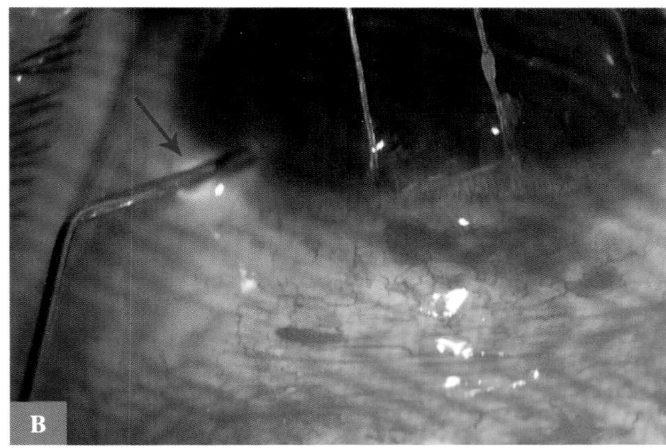

图5-3-6 有意识地人为造成滤过过强的举措

A：巩膜瓣疏松缝合，仅两后角各缝合一针（或仅缝一针），两侧未缝合。巩膜瓣下注入一些黏弹剂（蓝箭头） B：前房也注入适量黏弹剂维持前房

三十、小梁切开术和小梁切除术术中出血的原因和处理？

行小梁切开术时，小梁切开口少量出血和切开小梁网时前房积血都是比较常见的现象，也常作为正确切开Schlemm管内壁和小梁网的一个标志（图5-3-7A~C）。由于儿童前房积血容易吸收，一般不必急于作前房冲洗等处理。小梁切开口处的出血同样可以通过“滴水止血”的方法、棉签蘸少许肾上腺素液轻压出血点等方法止血，参考第四章第二节问题二十三解答，必要时小梁切开口处可以用10-0尼龙线缝合一针。

同成人小梁切除术一样，儿童小梁切除术引起术中出血的原因大多也是因为剪切虹膜时出血（虹膜上血管）以及触及虹膜和睫状体根部（图5-3-7D）。值得一提的是，可能由于儿童青光眼的特殊性，睫状突往往较大（瘦长多见），在行小梁切除术时可以看到，即使巩膜瓣下角膜缘组织块切除口在透明角膜区域内，很多时候都可见到瘦长的睫状突堵在切口处（图5-2-1X~Z，图5-2-2O~Q）。处理参考第四章第二节问题二十三、二十五解答。

三十一、小梁切开-小梁切除联合手术（CTT）的适应证

CTT的适应证同房角切开术，尤其适合角膜混浊、水肿的病例[1-4]；另外，适合晚期或就诊很晚的病例，以及失败风险较高人群。有研究表明，CTT在这些病例中可能更容易成功[7,8]。

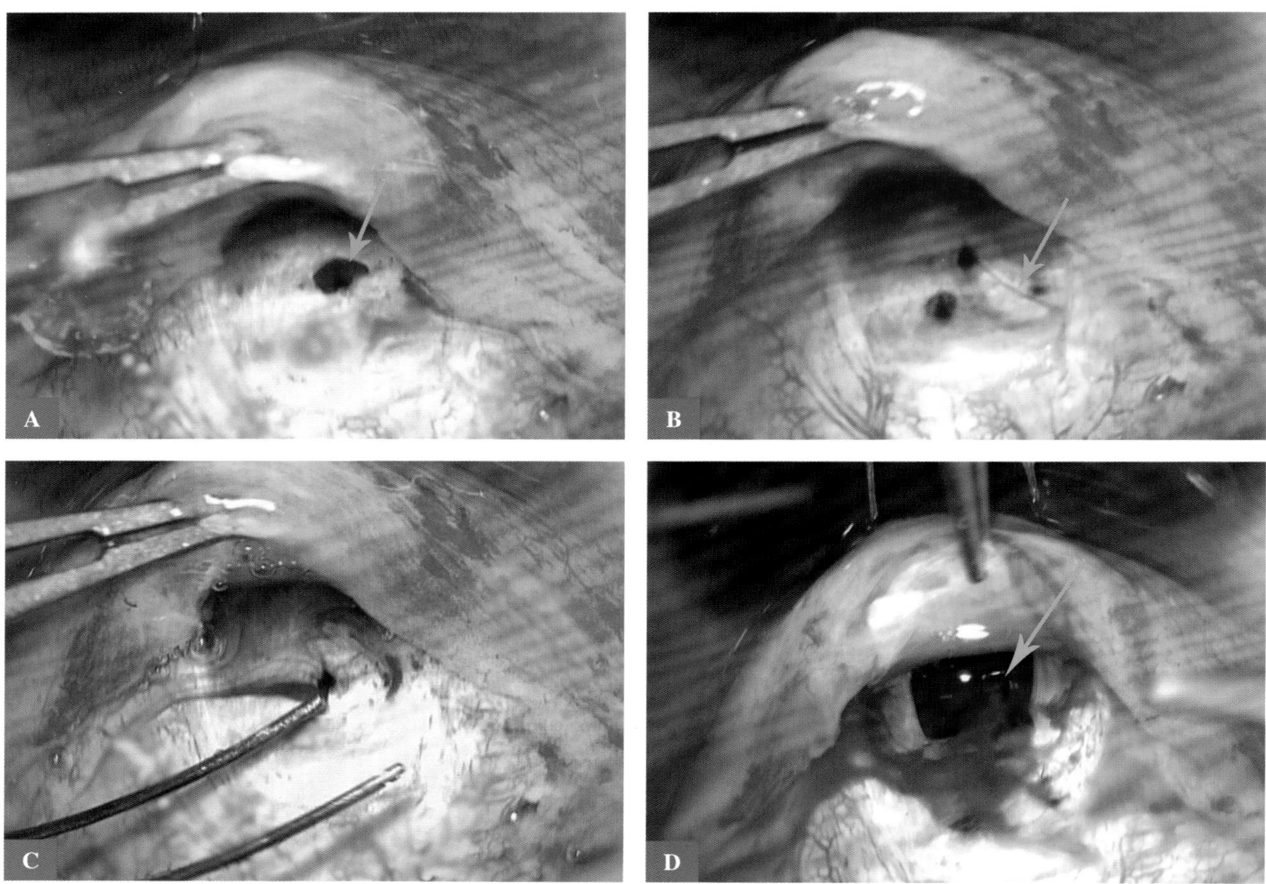

图 5-3-7 小梁切开术和小梁切除术术中出血
A~C：小梁切开术中见 Schlemm 管切开口处出血的各种表现 D：小梁切除术中剪切虹膜时的出血（绿箭头）

三十二、角膜直径是选择 CTT 手术的指标吗？

角膜直径在选择房角手术、小梁切除手术、CTT 中的作用尚无明确定论和标准。正如本节问题六和二十五解答提到，一般认为，角膜直径 <14mm，房角手术效果较好，直径≥14mm 效果差[1-5]，提示角膜直径≥14mm 是否应该行小梁切除术。但多少的角膜直径适合选择 CTT 未见明确报道。但研究表明，CTT 在晚期患者，尤其角膜直径≥14mm 患者中能获得较好的疗效[7,8]。

三十三、CTT 对比单纯小梁切开或小梁切除术的优劣势

CTT 优势：可以用于角膜混浊病例；一次完成两种手术比分开单独手术恢复更快，且成功率更高[6-8]；

劣势：麻醉时间比单纯小梁切开或小梁切除术长；操作比单纯任一种手术都难；有可能两种手术不相容，因为有功能的小梁切除可能会导致小梁切开口的闭合，或者是由于房水从小梁网的引流不足，或者是滤过泡造成低眼压诱发的粘连性关闭，都可能会影响今后小梁切除术的效果。

三十四、CTT 手术成功率比小梁切开术和小梁切除术都高吗？

目前研究报道成功率不一。有人认为使用抗瘢痕药物的 CTT 手术成功率，比小梁切开术和小梁切除术均高[6]；有人将小梁切除术与 CTT 比较，两组均不接受抗瘢痕药物处理，随访 24 个月后结果显示：CTT 累积成功率达 93.5%，而小梁切除术仅达 72%[9]；在相同人群中，类似随访结果显示小梁切开术，仅有 51% 的累积成功率[10]。西非原发性先天性青光眼患儿的一项研究发现 CTT 结果欠佳，术后六个月成功率 83%，在一年内就降至 44%[11]。在一项比较了小梁切开术、小梁切除术和无抗瘢痕药物处理的 CTT

回顾性研究中，术后中位数随访时间三年，结果显示三组术式成功率没有显著性差异[1]。

有学者基于CTT在晚期或就诊很晚的病例获得较好的疗效[6-8]，认为“CTT优于单纯小梁切开术或小梁切除术”[6]。但目前尚无前瞻性的临床研究证明这一结论，也未见比较CTT、小梁切开术、小梁切除术三种手术的前瞻性研究报道（图5-3-8）。

目前儿童青光眼共识认为：手术成功率更多取决于疾病的严重程度、种族影响和是否使用抗瘢痕药物有关，而不是手术方式[1]。

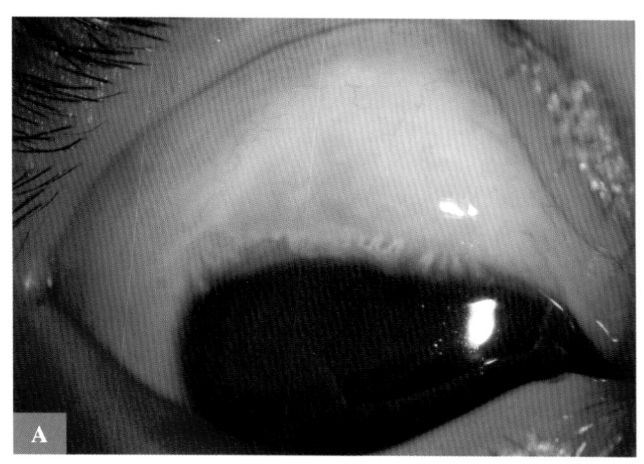

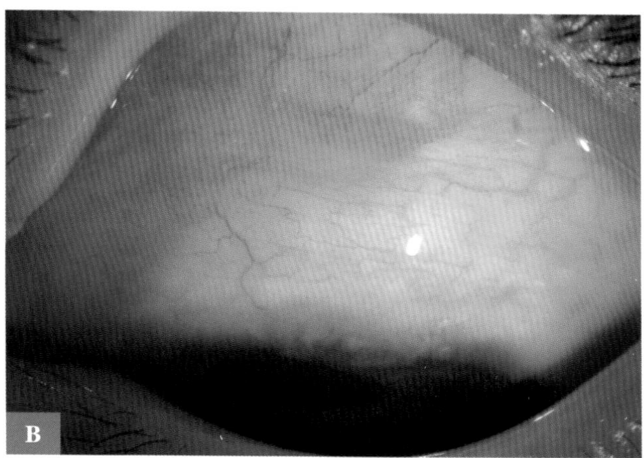

图5-3-8 小梁切除术与CTT术后

A、B：患儿右眼行小梁切除术（A），左眼行CTT（B），两者都用了相同浓度的MMC，都获得了功能性滤过泡

三十五、CTT手术结膜瓣制作有何特殊要求？

同小梁切开术、小梁切除术一样，没有特殊要求。对于CTT，考虑到儿童术后按摩的特殊性（参考本节问题四十九解答），有学者倾向于以角膜缘为基底的结膜瓣。但国外大多数学者采用以穹窿为基底的结膜瓣[1-4]。

三十六、CTT术中需要采用MMC吗？其成功率有何影响？

和小梁切除术一样，该手术可以采用或不用MMC，MMC对手术成功率的影响报道不一[1-5,6-11]。

在一项原发性先天性青光眼患儿研究中，无MMC处理的CTT术后，一年后85%患儿眼压得到成功控制，六年后降至58%[7]。另一研究显示用MMC的CTT手术，眼压控制效果显著优于单纯小梁切开术，可达80%[1]。有报道认为使用抗瘢痕药物的CTT手术成功率，要比小梁切开术和小梁切除术均高[6]。目前尚无用和不用MMC在同一组患者中的对比研究数据。

三十七、小梁切开口与小梁切除口的位置如何选择？

方法一：在进行小梁切开术后，用显微剪或咬切器在角膜缘切除一小块组织，延伸到初始的Schlemm管切口。这样，巩膜瓣下角膜缘组织切除切口会比通常小梁切除术的切口更靠后，即切口位置非常接近虹膜根部，很容易导致虹膜嵌顿和出血，需要十分小心（图5-3-9A）。

方法二：在巩膜瓣下做一个更靠前的独立的角膜缘组织切除切口。著者推崇在透明角膜区域做这样一个独立的切口为佳（图5-3-9B、C）。

三十八、CTT手术并发症有哪些？

小梁切开术和小梁切除术的并发症都可以发生在联合手术中，另外由于手术步骤更复杂、时间更长，联合手术的并发症风险会比单独任何一种手术方法都高。参考本节相关内容。

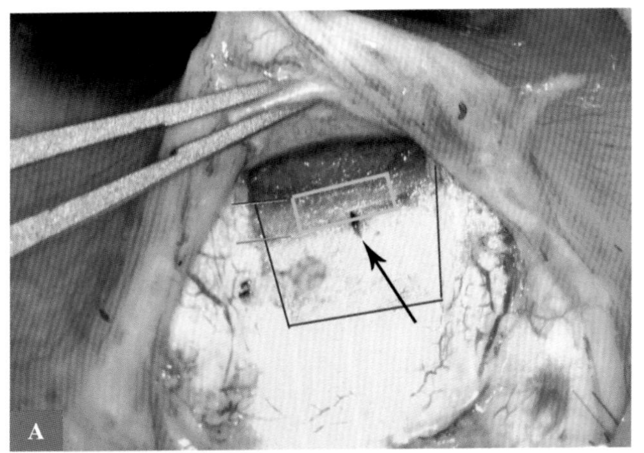

图 5-3-9 小梁切开口与小梁切除口的位置选择

A~C：红直线往前示意透明角膜区域，绿直线往后示意白色巩膜区域。两者之间为灰蓝色小梁网带。绿直线所指方向为 Schlemm 管走向，在其上正中做 Schlemm 管切开口（黑色箭头）。做小梁切除术时的巩膜瓣下角膜缘组织块切除口有两种方法。方法一：切除口延伸到 Schlemm 管切口（A 图黄色框）；方法二：在透明角膜区域做一个独立的切除口（B、C 图粉色框）

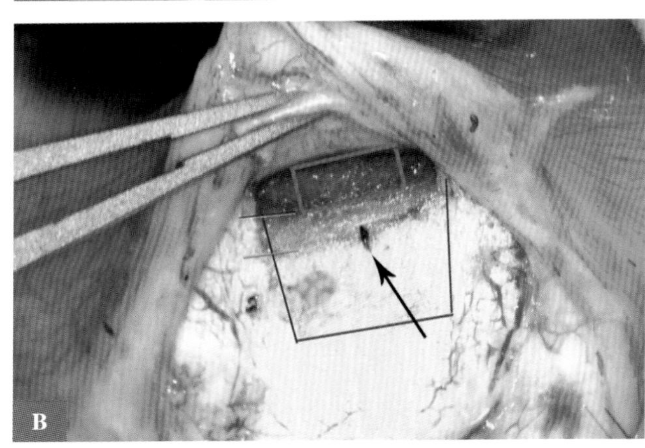

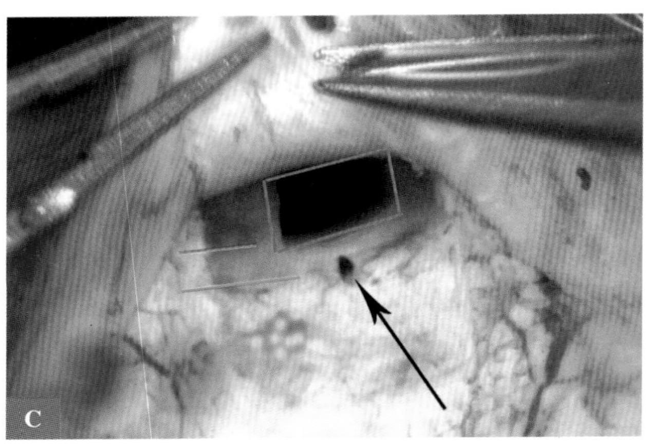

三十九、小梁切除术或者 CTT 手术，是否做可拆除缝线？

可以预置可拆除缝线。但存在如下问题：

1. 对于婴幼儿，术后拆线仍然需要再次全麻下进行。

2. 即使拆除可拆除缝线，也不一定有效增加滤过量。著者曾经对一例在术后三天拆除缝线、按摩滤过泡后仍然不隆起的患儿行伤口探查术，打开伤口发现，在巩膜瓣下角膜缘组织块切除口处长了一层菲薄的膜样物，就是这一层菲薄的膜，使得房水无法到达滤过区。轻轻用针头刺破，房水如水柱迸出。可见，儿童青光眼尤其婴幼儿青光眼，术后创口炎症反应（以及创口愈合的速度）远较成人迅猛得多。对于婴幼儿青光眼，无论行小梁切除术还是 CTT，著者尝试和观察过多种处理方法，发现预置可拆除缝线并没有带来更多的好处，相反，采取“术中放置高浓度 MMC、疏松地缝合巩膜瓣、前房注入少量黏弹剂维持术后早期前房以及术后积极地按摩”，更有利于术后获得成功的滤过泡。

四十、房水引流阀植入手术在儿童青光眼中应用的适应证

适应证如下[1-4]：①前房角手术失败的原发性先天性青光眼；②小梁切除术失败患者；③继发性青光眼，如 A-R 异常、Peters 异常继发性青光眼、Sturge-Weber 综合征继发性青光眼、无虹膜继发性青光眼，特别是无晶状体或人工晶状体和葡萄膜继发炎性青光眼；④预期行眼内手术如白内障手术者（图 5-3-10）。

四十一、儿童房水引流阀植入术是否有年龄限制？

房水引流阀植入术适合任何年龄的儿童[1-4]。但目前没有文献或共识明确报道该手术适用的最小年龄。有学者认为 6 个月以下的患儿行房水引流阀植入手术要比小梁切除术和房角手术效果更好[2,17,18]。有些疾病类型（如无晶状体眼性青光眼），不管年龄多小，房水引流阀植入术均可以是其首选手术方式[2]。

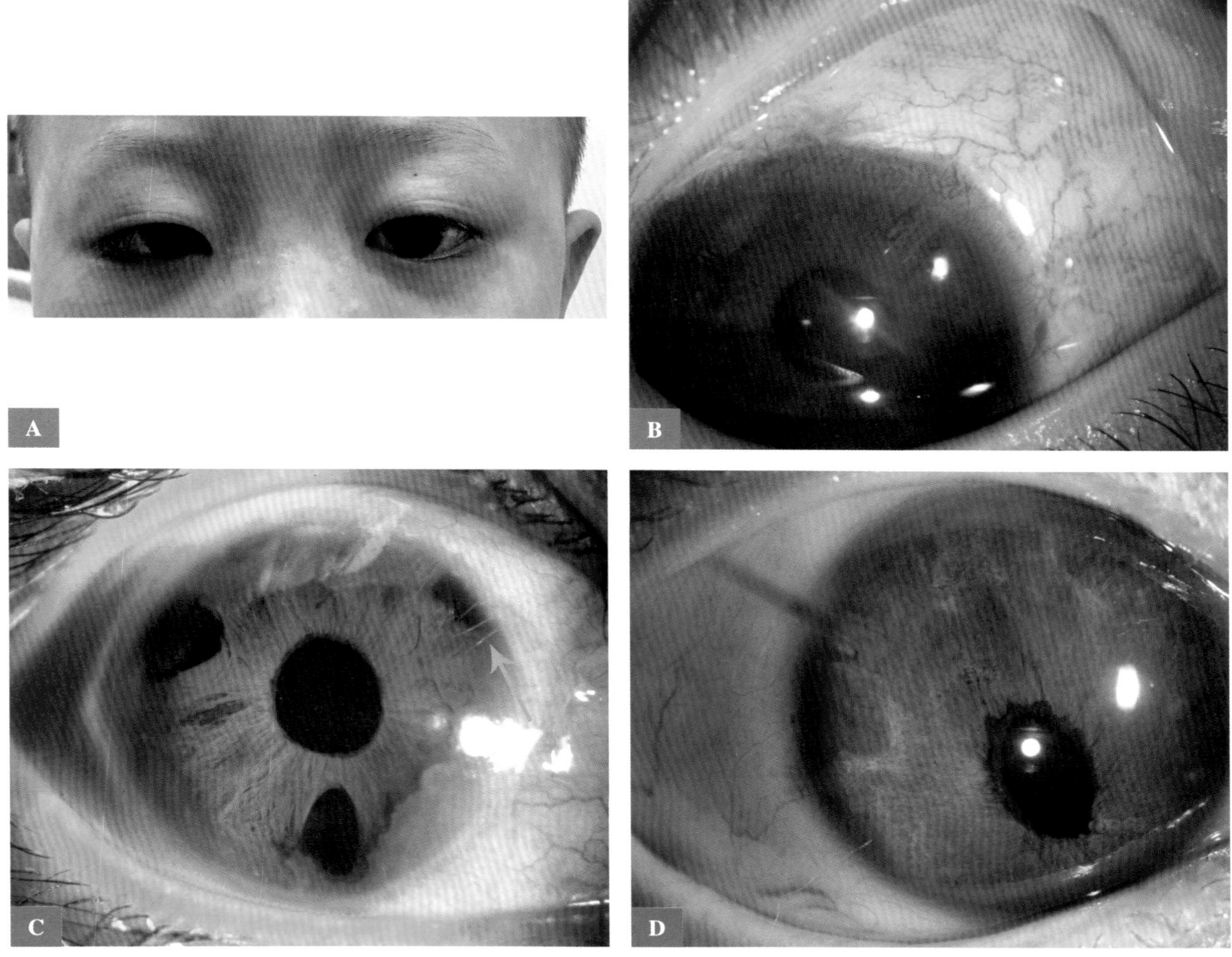

图 5-3-10　房水引流阀植入术治疗儿童青光眼

A、B：患儿七岁，全身毛细血管扩张症，颜面部可见"红斑"（A），左眼继发青光眼，眼球明显比右眼增大（A）。首次行房水引流阀植入手术获得眼压控制（B）　C：A-R 综合征继发性青光眼，行房水引流阀植入手术获得眼压控制（绿箭头示意引流管）　D：先天发育异常继发性青光眼，行房水引流阀植入手术获得眼压控制

四十二、房水引流阀植入手术在儿童青光眼中应用有何特殊性？

1. 儿童房水引流阀植入手术的手术操作基本同成人。在儿童"大眼球"患者，由于巩膜薄，更多的需要用异体巩膜覆盖引流管。

2. 目前世界上最常用于儿童房水引流阀植入手术的是 Ahmed 青光眼引流阀（FP7/8 型，FP7 为成人型，FP8 为儿童型。参考第七章第一节图 7-1-1）和 Baerveldt 引流阀。只要可能的情况下（如患儿眼球扩大很明显），推荐使用成人型号的引流阀（Ahmed 引流阀 FP7 型，或 350mm^2 的 Baerveldt 阀）[2]，可以利用盘表面积更大的优势。

3. 在儿童青光眼患者中，MMC 的作用至今还不肯定[19,20]。尽管目前尚缺乏前瞻性的研究表明抗瘢痕化药物对手术成功率的确切影响，但国外学者大多赞成同时使用抗瘢痕化药物。著者认为，使用抗瘢痕化药物的作用十分重要，而且尽可能使用较高浓度和较长时间，比如 MMC 浓度可用至 0.4mg/ml 甚至 0.5mg/ml。参考本节问题二十八解答。

4. 儿童房水引流阀植入术后盘周包裹是该手术失败的主要原因。除 MMC 应用外，术后尽早按摩也是预防盘周包裹的手段之一，参考本节问题四十九解答；另外有研究证明，术后早期尽早使用减少房水生成药物，使眼压持续保持在 10mmHg 以下，有利于术后远期成功率提高[21,22]，参考第七章第四节问题九解答，但该研究结果来自成人的研究。

5. 由于“大眼球”巩膜硬度降低，较易发生引流管入口处管周渗漏，术眼更易发生低眼压相关的各种并发症。改进手术技巧防止发生术中、术后并发症都是十分重要的，参考第七章第二～第四节相关内容。

6. 除了以下几种特殊情况如角膜已经失代偿或具有较高的失代偿风险、极度浅前房或前房消失或需要同时进行玻璃体视网膜手术等以外，建议尽量将引流管放在前房。参考第七章第二节问题九解答。

7. 相关并发症处理，参考第七章第三、第四节。

四十三、如何评价房水引流阀植入手术在儿童青光眼中的作用？

房水引流阀植入手术在很多类型的儿童青光眼能带来最有效的长期降低眼压作用，尤其是那些对其他手术无效的患者。参考第七章第四节图 7-4-15E、F。

四十四、激光睫状体光凝手术（经巩膜或内镜下）的适应证

适应证如下[1]：①失明且无法耐受疼痛；②手术预后差；③手术并发症风险极高，如 Sturge-Weber 综合征和无晶状体眼等术后并发症风险极高的病例；④其他手术失败者；⑤其他手术困难很大或无法完成，如严重的瘢痕化结膜或者严重的眼畸形等。

四十五、如何评价睫状体分泌功能减弱性手术在儿童青光眼中的应用？

大多数学者都把睫状体光凝术视为其他各种治疗失败后的最后治疗手段，但也有学者认为，在某些病例可以作为早期治疗手段或首选治疗。具体手术操作、并发症及处理等参考第八章相关章节。

四十六、如何看待近年涌现出的一些新的手术方式，包括 EX-PRESS 青光眼微型引流器植入手术（EX-PRESS 手术）等在儿童青光眼中的应用？

由于目前这些手术在儿童上的有效性和安全性尚未得到证实，另外，这些新型手术在“大眼球”上的应用可能存在一定的挑战，因此，迄今为止这些新型的抗青光眼术式在儿童青光眼尚未得到广泛应用。

四十七、儿童青光眼术中前房积血的处理

无论小梁切开术或小梁切除术或是 CTT，前房积血都是非常常见的并发症。少量出血不必做太多的处理，较多的出血也不必急于做前房冲洗，因为，即便是充满前房，儿童吸收血液的速度远比成人快速得多。无论何种情况，术中前房积血，应尽快缝合创口，前房内注入 BSS 提升眼内压，减少进一步出血的机会。对于小梁切除术，最常见引起出血的时候是剪切周边虹膜时（虹膜上血管）以及触及虹膜和睫状体根部。参考本节问题三十解答。

四十八、如何看待儿童青光眼术后的浅前房？

浅前房是抗青光眼手术常见的并发症。引起浅前房的原因与处理同成人抗青光眼手术（参考第四章第三节问题一～五和二十四解答）。但临床观察到，儿童青光眼的浅前房来得容易、恢复得也快。对于小梁切除术、CTT 和房水引流阀植入手术，为了减少术后滤过道或盘周的过早瘢痕愈合，大多数有经验的学者都会建议有意识地人为造成术后滤过过强、前房稍浅的状态。术后一旦发现术后前房不浅、眼压偏高，需要积极及早进行术后按摩，保持滤过道通畅。参考本节问题二十七、二十九、四十九解答。

四十九、儿童青光眼术后如何进行按摩?

正如本节问题二十七解答中提到,导致儿童小梁切除术成功率低于成人的主要原因,不仅是过度的炎症和愈合反应,而且是术后难以监控和护理幼小儿童滤过泡转归的问题。事实上,术后瘢痕化导致手术失败不但见于小梁切除术,同样见于 CTT 和房水引流阀植入手术。因此,术后对滤过道瘢痕化的预防处理是十分重要的。

本节问题二十七、四十八解答中都提到,有意识地人为造成术后滤过过强、前房稍浅状态,有助于减少滤过道过早瘢痕愈合。而积极按摩有助于保持滤过道通畅和滤过过强。临床上观察到,如果术后能维持较浅的前房达 7~10 天或以上(滤过过强),术后瘢痕化的几率明显降低:

1. 按摩应当在术后增殖活跃期内进行,尤其术后 1~2 周内(成人一般在 1 个月内)。对于儿童,只要前房不浅,术后第 1 天即可以开始按摩。

2. 尽早教会患儿的父母为其按摩,并告知按摩的最佳时机是患儿熟睡的时候,按摩力度以患儿“有反应”(哭叫、哭醒、有疼痛表情等)为准。

3. 按摩的方法　患儿平躺,较小的婴幼儿可以用布巾包裹身体(熟睡时不需要),医生或父母在其头顶处,用食指指压下方眼睑处眼球壁(如果手术区域在正上方),用向上的力量托起眼球、施加压力。每天 2~3 次,每次 1~2 下。该方法同样适合于幼儿(图 5-3-11A、B)。

4. 按摩有效的指标　指测眼压下降、眼球软、前房变浅、滤过区隆起(但实际上很难观察到患儿的滤过泡)。

5. 房水引流阀植入术术后也应积极进行按摩,同样是在增殖活跃期内进行,同样可在患儿熟睡时进行,向手术区(引流管)方向指压按摩。

6. 对于 5 岁以上的小孩(只要小孩能理解和配合),都可以教会他们自己按摩:按摩前教会他们自己触摸眼压高还是低(硬还是软),小孩接受能力很强,告知他们当触摸眼球同鼻子相同硬度或比鼻子硬时,就可以按摩。按摩的方法见图 5-3-11C~F。

五十、小梁切开手术失败后如何选择手术?

可以再次尝试小梁切开术,也可以选择小梁切除术(联合应用抗代谢药)[1]或 EX-PRESS 手术。

五十一、小梁切除术失败后如何选择手术?

可以再次小梁切除术(联合应用抗代谢药),也可以选择房水引流阀植入手术[1]或 EX-PRESS 手术。参考第七章第四节图 7-4-15E~H。

五十二、CTT 失败后如何选择手术?

可以小梁切除术(联合应用抗代谢药),也可以选择房水引流阀植入手术[1]或 EX-PRESS 手术。参考第七章第四节图 7-4-15E~H。

五十三、房水引流阀植入手术失败后如何选择手术?

可以小梁切除术(联合应用抗代谢药),也可以再次房水引流阀植入手术或 EX-PRESS 手术,根据具体病情还可以选择睫状体光凝手术[1]。参考第七章第四节图 7-4-15C、E~H。

五十四、白内障术后继发性青光眼治疗策略

药物降低眼压通常是白内障术后继发性青光眼的首选治疗。当药物治疗失败,可以考虑抗青光眼手术,但在手术方式选择上尚无定论,如果条件允许,建议首选房水引流阀植入术,也可以选择睫状体光凝术。无晶状体眼或人工晶状体性青光眼,小梁切除术成功率都很低[1-4](图 5-3-12)。

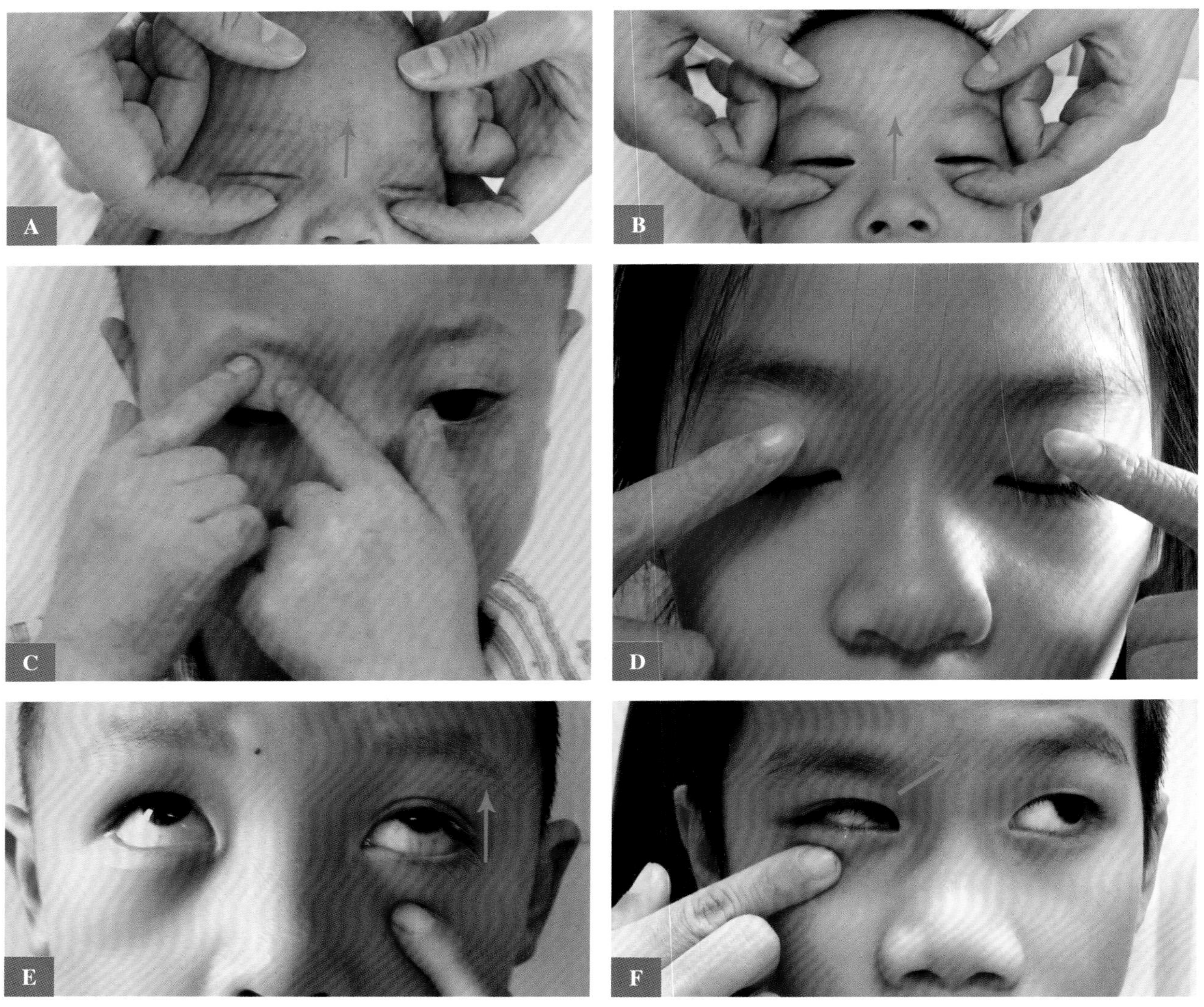

图 5-3-11　儿童青光眼术后的按摩

A：以手术区域在正上方为例，医生或父母站在患者头顶处，用食指指压下方眼睑处眼球壁，用向上的力量托起眼球、施加压力。建议在患儿熟睡时进行效果更佳　B：该方法同样适合于幼儿　C、D：对儿童，可以教会他们自己按摩。按摩前教会他们自己触摸眼压高还是低（硬还是软），告知他们当触摸眼球同鼻子相同硬度或比鼻子硬时，就可以按摩　E、F：示意按摩的方法。上方小梁切除术后，自己自下往上顶压眼球按摩（E）；鼻上方手术（二次手术），自颞下方向鼻上方方向顶压眼球按摩（F）。这一手法同样适合在鼻上方行房水引流阀植入手术的患者。如果手术是颞上方，则自鼻下方向颞上方方向顶压按摩

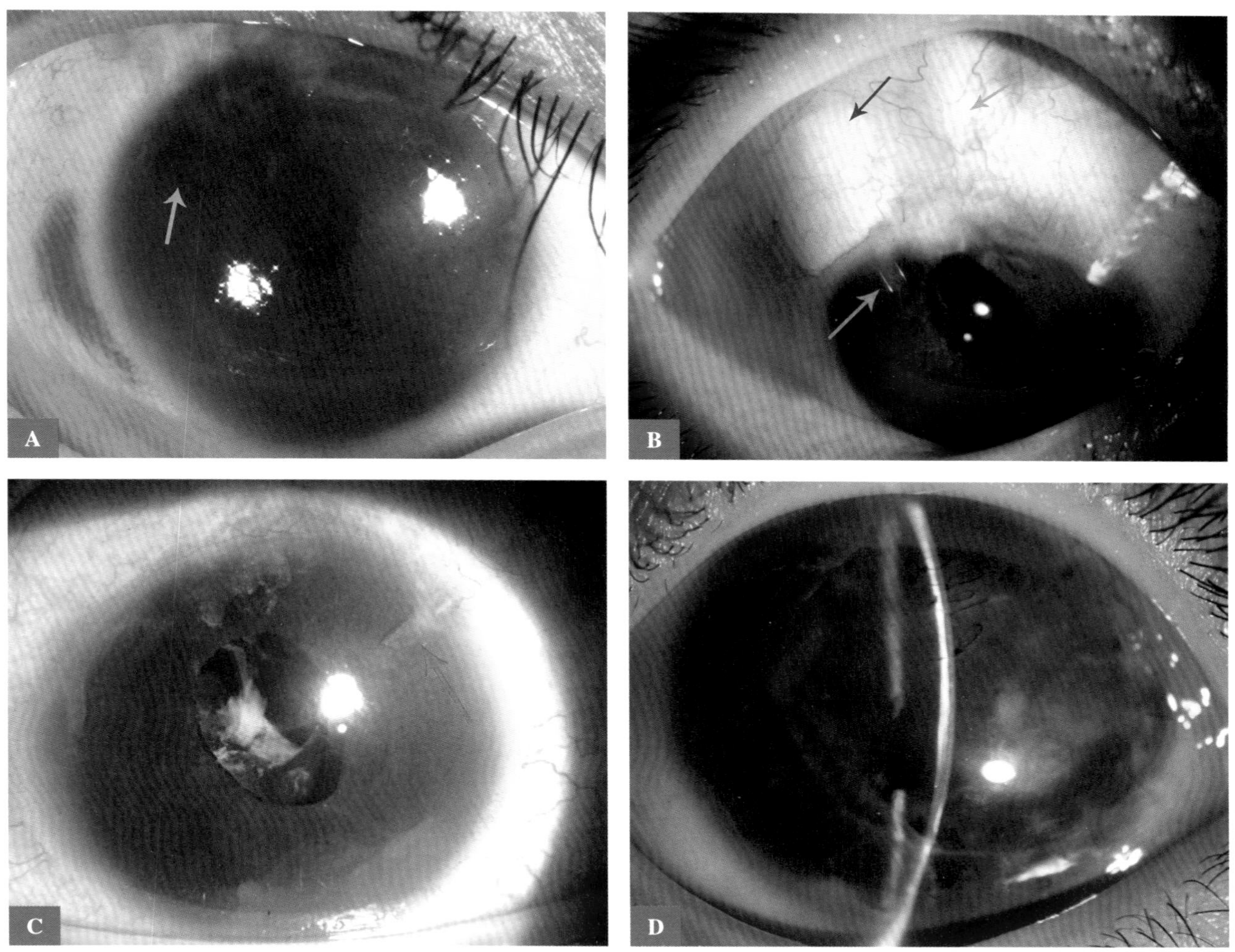

图 5-3-12　白内障术后继发青光眼

A:病例一,先天性白内障术后继发性青光眼,行颞上方小梁切除术很快就失败了(绿箭头示意周切口)　B:病例二,先天性白内障术后继发性青光眼,药物治疗无效,第一次选择行小梁切除术失败(绿箭头示意原来的手术结膜瘢痕)。二次手术选择行房水引流阀植入手术获得成功(蓝箭头示意异体巩膜覆盖,红箭头示意引流管)　C:病例三,先天性白内障术后继发性青光眼,行房水引流阀植入手术获得眼压控制(红箭头示意引流管)　D:病例四,四岁幼儿,曾分别行白内障和角膜移植术(病史欠详),发生继发性青光眼,行经巩膜睫状体外光凝,辅助两种局部降眼压药物能控制眼压

五十五、对于“大眼球”,巩膜壁菲薄,该怎样选择手术方式?

对于“大眼球”(水眼、牛眼),任何内眼手术的并发症风险都极高,尤其小梁切除术。

就目前的认识,经巩膜睫状体外光凝和房水引流阀植入手术相对小梁切除术安全些。当能量参数等设置合理(参考第八章相关章节),目前由于经巩膜睫状体外光凝导致的眼球壁破裂尚未见报道。对“大眼球”的处理,需要结合患眼的具体情况抉择,对无光感、无痛、无正常眼内结构等,“不动比动(手术)好”(图5-3-13)。

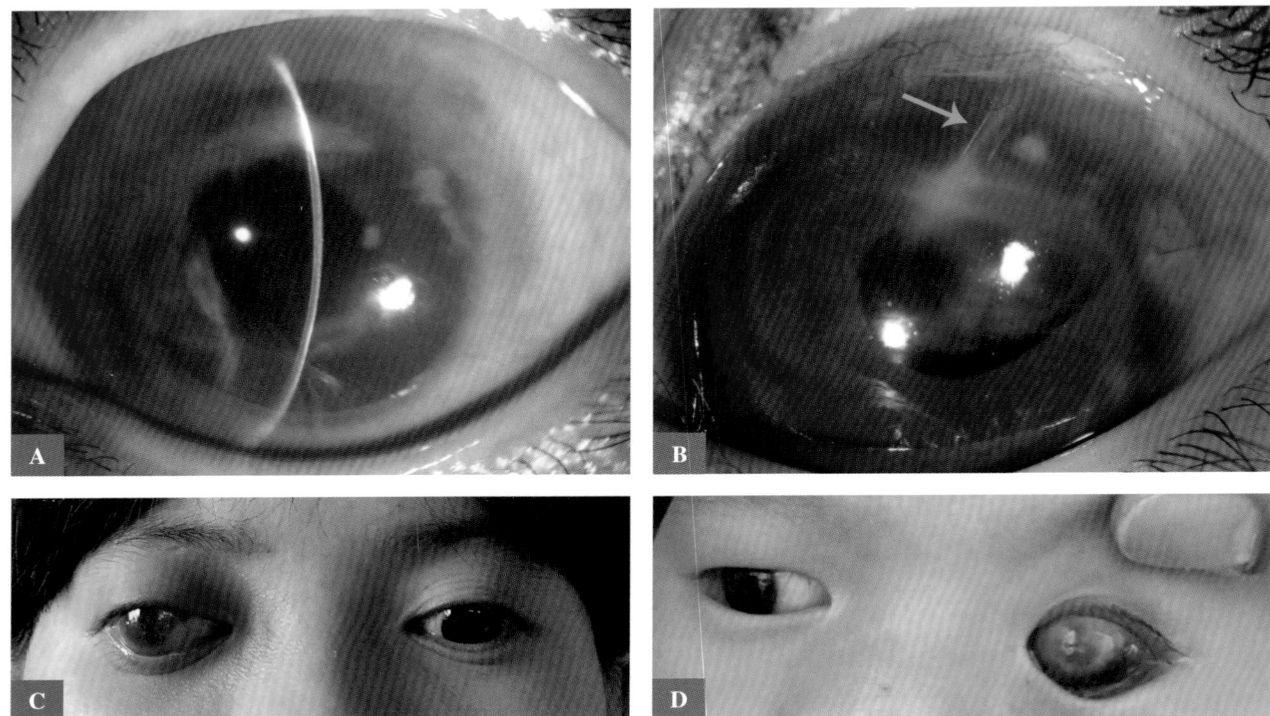

图 5-3-13 “大眼球”的手术治疗

A：患儿眼球增大，前房极深，巩膜薄。经巩膜睫状体外光凝后眼压控制在 25mmHg B：大眼球，白内障术后继发性青光眼，行房水引流阀植入手术获得眼压控制（绿箭头示意引流管） C、D：评估眼内情况，无手术价值和机会

参考文献

1. Weinreb RN，儿童青光眼（世界青光眼学会联合会共识系列），张秀兰，吴仁毅译．北京：人民卫生出版社，2015：83-120.
2. Giaconi JA，Law SK，Coleman AL，et al. Pearls of glaucoma mangement. Springer Heidelberg Dordrecht London New York，Springer-Verlag Berlin Heidelberg，2010：403-414.
3. Papadopoulos M，Edmunds B，Fenerty C，et al. Childhood glaucoma surgery in the 21st century. Eye（Lond），2014，28（8）：931-943.
4. Dietlein TS. Glaucoma surgery in children. Ophthalmology. 2015，112（2）：95-101.
5. 叶天才，王宁利．临床青光眼图谱．北京：人民卫生出版社，2007：213-221.
6. Mullaney PB，Selleck C，Al-Awad A，et al. Combined trabeculotomy and trabeculectomy as an initial procedure in uncomplicated congenital glaucoma. Arch Ophthalmol，1999，117（4）：457-460.
7. Mandal AK，Gothwal VK，Nutheti R. Surgical outcome of primary developmental glaucoma：a single surgeon's long-term experience from a tertiary eye care centre in India. Eye（Lond），2007，21（6）：764-774.
8. Mandal AK，Matalia JH，Nutheti R，et al. Combined trabeculotomy and trabeculectomy in advanced primary developmental glaucoma with corneal diameter of 14mm or more. Eye（Lond），2006，20（2）：135-143.
9. Elder MJ. Combined trabeculotomy-trabeculectomy compared with primary trabeculectomy for congenital glaucoma. Br J Ophthalmol，1994，78（10）：745-748.
10. Elder MJ. Congental glaucoma in the West Bank and Gaza Strip. Br J Ophthalmol，1993，77（7）：423-416.
11. Essuman VA，Braimah IZ，Ndanu TA，et al. Combined trabeculotomy and trabeculectomy：outcome for primary congenital glaucoma in a West African population. Eye（Lond），2011，25（1）：77-83.
12. Gressel MG，Heuer DK，Parrish RK 2nd. Trabeculectomy in young patients. Ophthalmology，1984，91（10）：1242-1246.
13. Ito S，Nishikawa M，Tokura T，et al. Histopathological study of trabecular meshwork after trabeculotomy in monkeys. Nippon Ganka Gakkai Zasshi，1994，98（9）：811-819.

14. Castelbuono AC, Green WR. Histopathologic features of trabeculectomy surgery. Trans Am Ophthalmol Soc. 2003, 101: 119-125.
15. Girkin CA, Rhodes L, McGwin G, et al. Goniotomy versus circumferential trabeculotomy with an illuminated microcatheter in congenital glaucoma. J AAPOS, 2012, 16(5): 424-427.
16. Mendicino ME, Lynch MG, Drack A, et al. Long-term surgical and visual outcomes in primary congenital glaucoma: 360 degrees trabeculotomy versus goniotomy. J AAPOS, 2000 Aug; 4(4): 205-210.
17. Beck AD, Freedman S, Kammer J, et al. Aqueous shunt devices compared with trabeculectomy with mitomycin-C for children in the first two years of life. Am J Ophthalmol, 2003, 136(6): 994-1000.
18. Walton DS, Katsavounidou G. Newborn primary congenital glaucoma: 2005 update. J Pediatr Ophthalmol, 2005, 42(6): 334-341.
19. Kurnaz E, Kubaloglu A, Yilmaz Y, et al. The effect of adjunctive Mitomycin C in Ahmed glaucoma valve implantation. Eur J Ophthalmol, 2005, 15(1): 27-31.
20. Kirwan C, O' Keefe M, Lanigan B, et al. Ahmed valve drainage implant surgery in the management of paediatric aphakic glaucoma. Br J Ophthalmol, 2005, 89(7): 855-858.
21. Pakravan M, Rad SS, Yazdani S, et al. Effect of early treatment with aqueous suppressants on Ahmed glaucoma valve implantation outcomes. Ophthalmology, 2014, 121(9): 1693-1698.
22. Law SK, Kornmann HL, Giaconi JA, et al.Early aqueous suppressant therapy on hypertensive phase following glaucoma drainage device procedure: a randomized prospective trial. J Glaucoma, 2016, 25(3): 248-257.

6

第六章 EX-PRESS 青光眼微型引流器植入手术

第一节 手术操作

【适应证】EX-PRESS 青光眼微型引流器植入手术(简称 EX-PRESS 手术,也俗称为引流钉植入手术),其最适宜的适应证是原发性开角型青光眼。理论上 EX-PRESS 手术不适合小梁切除术术后瘢痕化高风险患者(主要指各种难治性青光眼)[1],但国内外文献均见报道其扩大的适应证包括继发性开角型青光眼、无晶状体/人工晶状体眼青光眼以及其他一些难治性青光眼(如葡萄膜炎继发性青光眼、外伤性青光眼、虹膜角膜内皮综合征、角膜移植术后继发性青光眼)等[2-6]。EX-PRESS 手术在小梁切除术高风险病例(如容易玻璃体溢出的眼钝挫伤继发性青光眼、伴高度近视青光眼、大眼球先天性青光眼、残存极少视功能的晚期青光眼以及角膜内皮细胞计数少的青光眼等)具有明显优势。

EX-PRESS 手术不适用于有晶状体眼闭角型青光眼,但超声乳化白内障吸除术联合 EX-PRESS 手术治疗闭角型青光眼是否可行,值得进一步开展临床研究,参考第十章第五节。

【手术原理】从手术原理上仍属于滤过泡依赖的滤过性手术。手术方法基本同小梁切除术,但 EX-PRESS 手术不需切除巩膜瓣下角膜缘组织块和剪切周边虹膜,取而代之的是将 EX-PRESS 微型引流器植入前房,房水通过引流器流入结膜下间隙,术后通过形成滤过泡降低眼压。

【手术步骤】EX-PRESS 手术方式有两种,一种是将 EX-PRESS 微型引流器直接置于结膜瓣下,另一种是置于巩膜瓣下。前者操作简单,可在 5 分钟内完成,但将其直接置于结膜瓣下,可导致早期持续性低眼压以及晚期结膜糜烂,目前多已被弃用。后者是目前常用的方法,具体操作方法如下:

一、以穹窿部为基底结膜瓣的 EX-PRESS 手术

(一) 手术 1

见图 6-1-1。

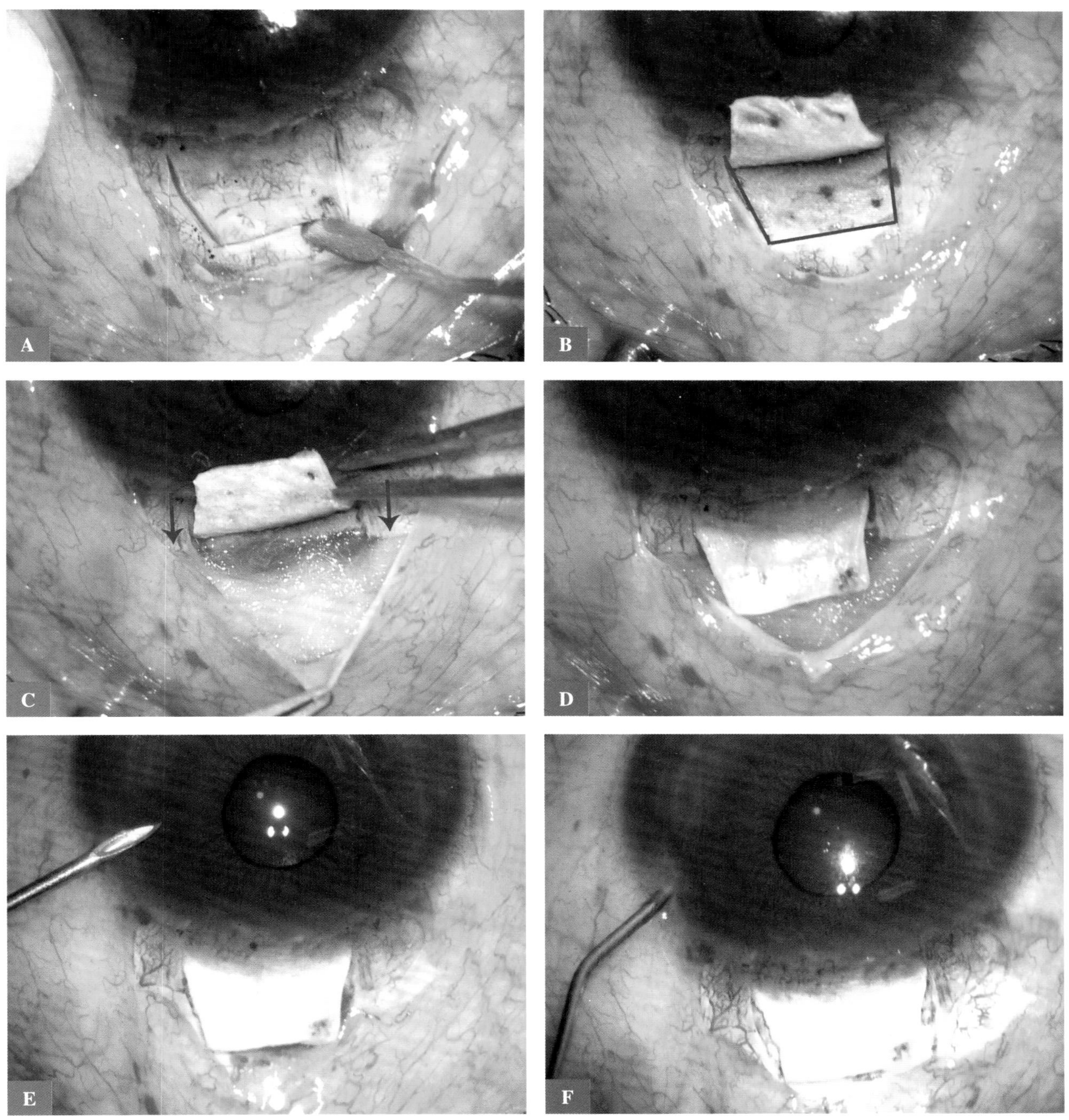
A
B
C
D
E
F

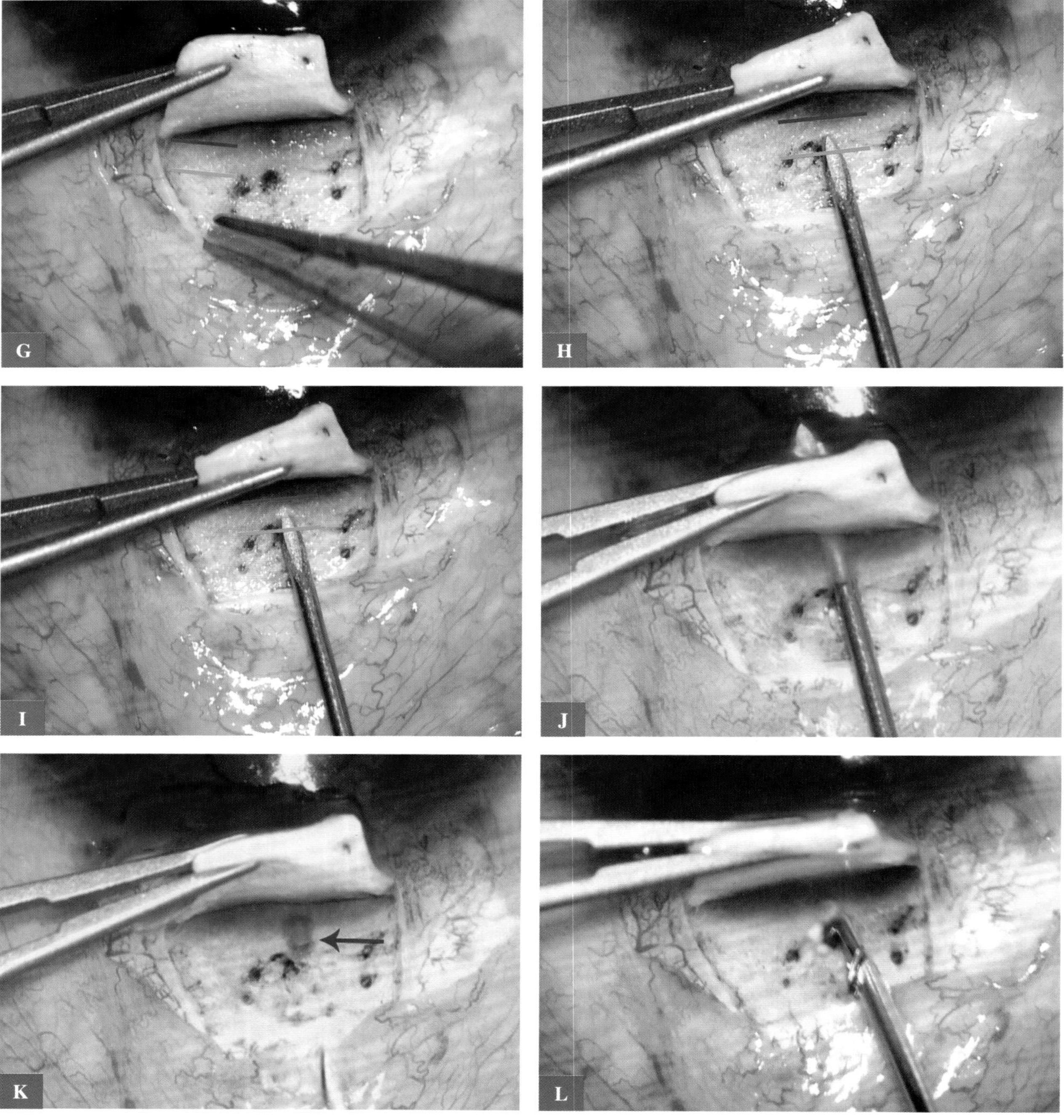
G
H
I
J
K
L

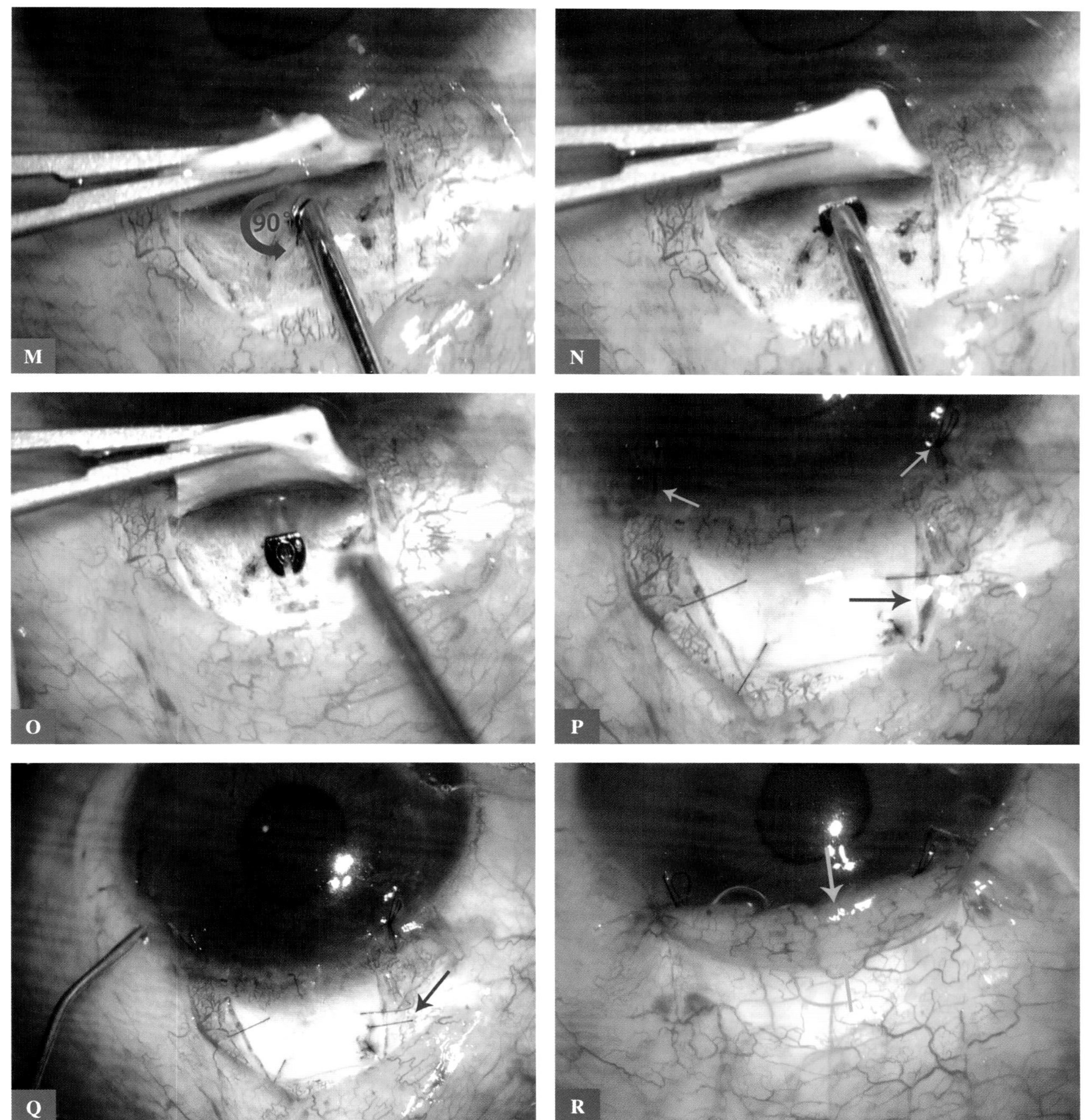

图 6-1-1　以穹窿部为基底结膜瓣的 EX-PRESS 手术 1

A、B：上直肌悬吊固定眼球。制作以穹窿部为基底的结膜瓣，以及制作 3mm × 4mm、1/2 厚梯形巩膜瓣　C、D：放置丝裂霉素 C（MMC）并用 150~200ml BSS 冲洗，注意 MMC 棉片远离角膜缘（C，蓝箭头），结膜游离缘未触及 MMC 棉片（D，绿箭头示意的是结膜下 Tenon 囊组织，结膜未触及 MMC 棉片）　E、F：前房穿刺并维持稳定的前房深度（注入 BSS 或适量黏弹剂）　G~K：用 1ml 注射针头，在灰蓝色小梁网带区域，以平行虹膜面方向穿刺入前房（蓝直线往前为透明角膜区域，绿直线往后为白色巩膜区域，蓝直线与绿直线之间区域为灰蓝色小梁网带）　L~O：植入 EX-PRESS 微型引流器，注意先以引流器倒钩为水平方向植入（L、M），完全进入前房后（M），再逆时针旋转 90°（M，旋转箭头），使引流器倒钩在前房内的方向是垂直向下（N），最后按下手执把柄，引流器自行弹出（O），房水可从引流器口缓慢漏出　P：10-0 尼龙线巩膜瓣缝合四针，其中两针为可拆除缝线（绿箭头）。前房注入 BSS 形成前房时，发现创口渗漏明显（蓝箭头），前房浅　Q：巩膜瓣加固缝合一针（蓝箭头），前房形成好　R：结膜缝合，8-0 可吸收缝线缝合结膜，两端固定在角膜缘上，游离端覆盖透明角膜 1~2mm（绿箭头之间）

（二）手术 2

见图 6-1-2。

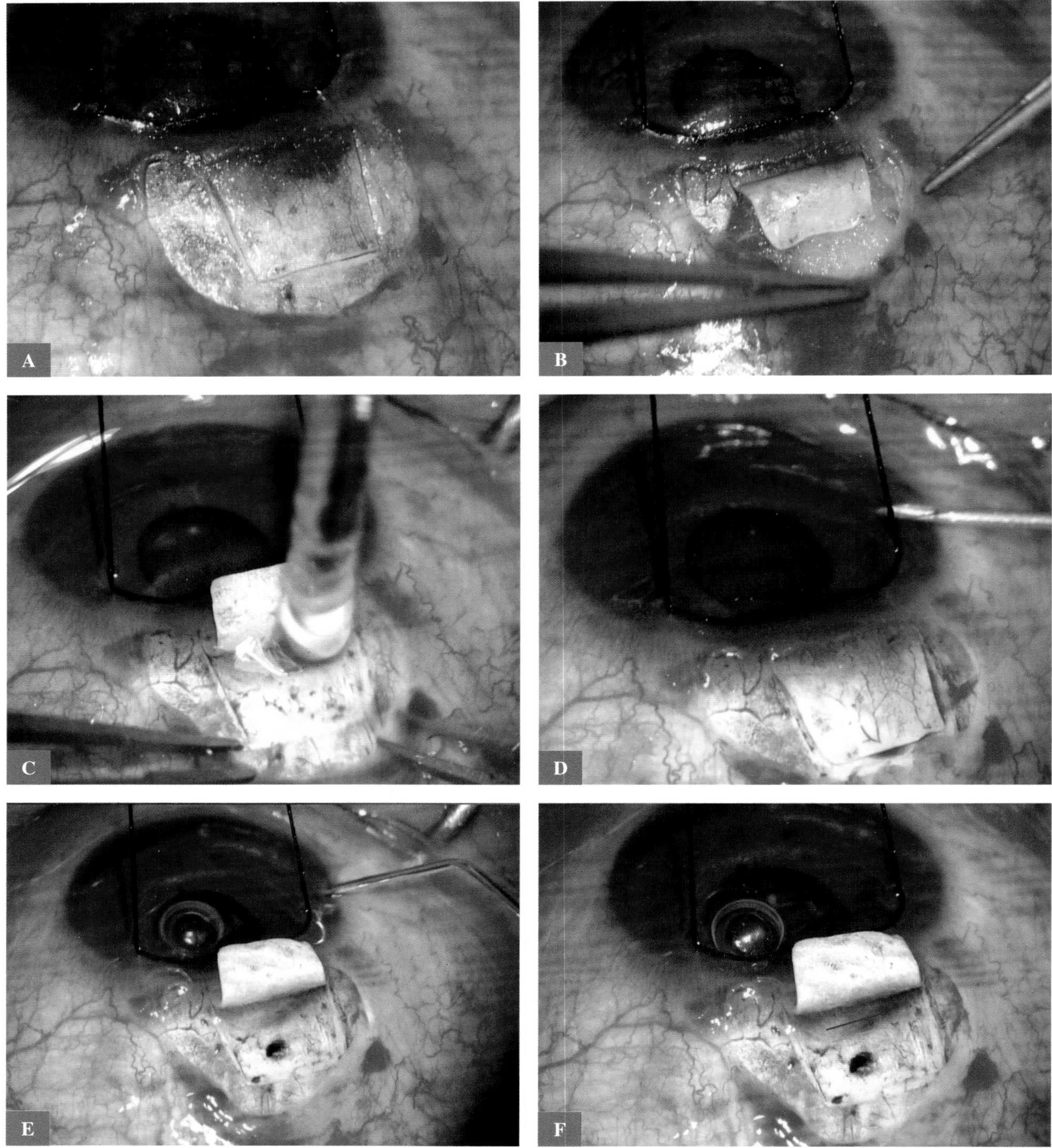

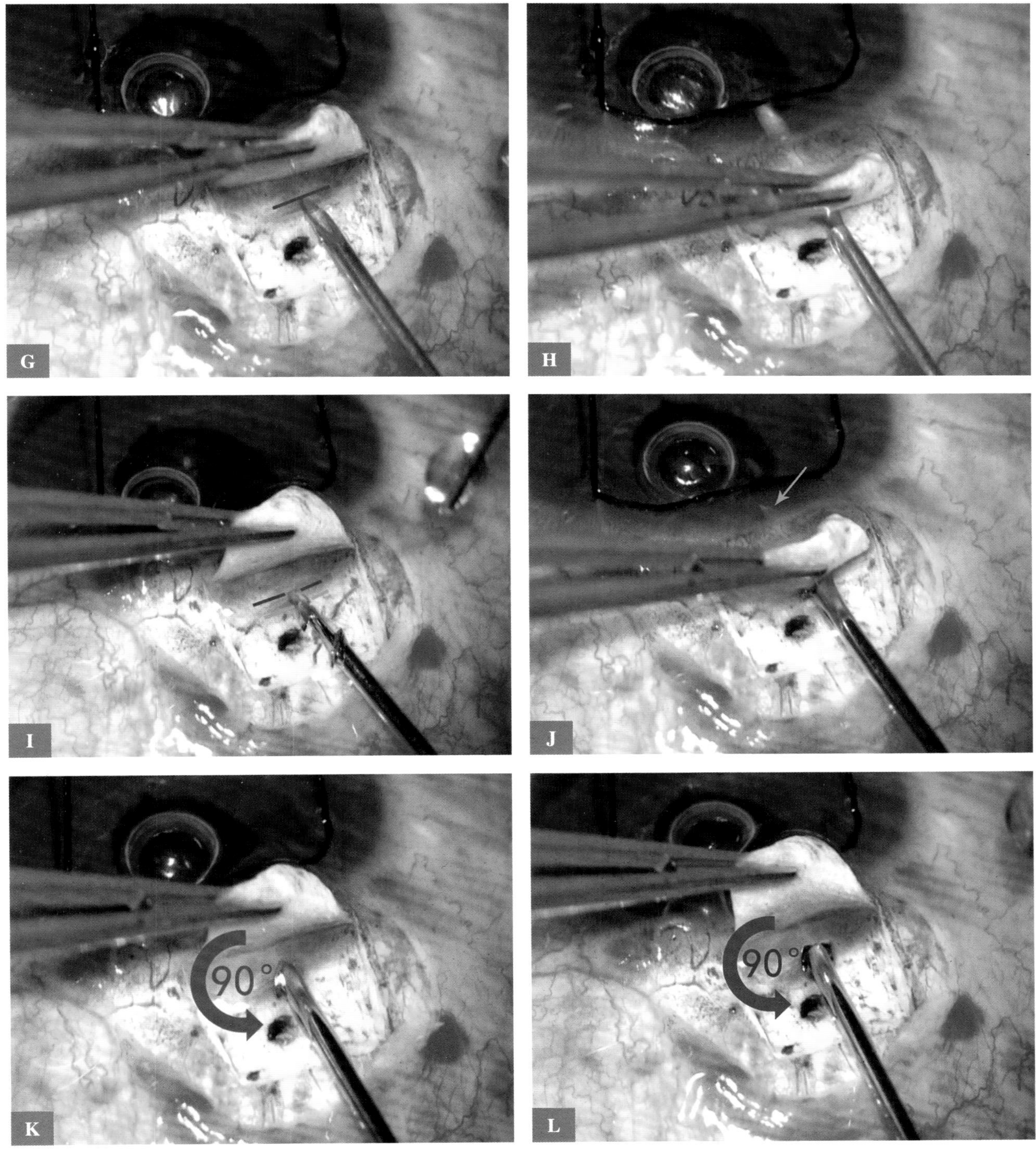
G
H
I
J
90°
K
90°
L

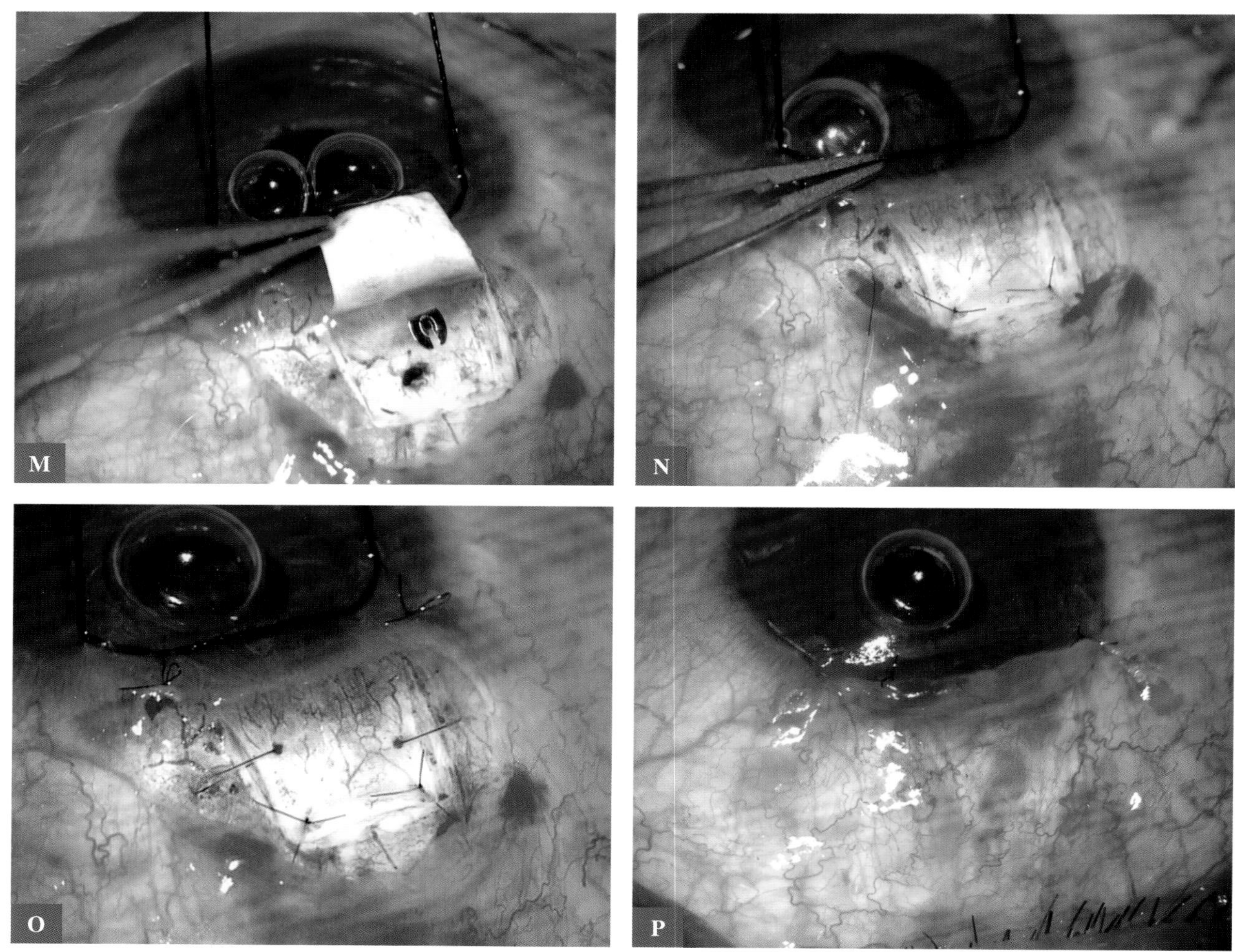

图 6-1-2　以穹窿部为基底结膜瓣的 EX-PRESS 手术 2

A：透明角膜牵引缝线悬吊固定眼球。制作以穹窿部为基底的结膜瓣，及制作 3mm × 4mm、1/2 厚梯形巩膜瓣　B、C：放置 MMC 及 BSS 冲洗，注意结膜游离缘未触及 MMC 棉片，巩膜瓣上也没有放置 MMC　D、E：前房穿刺并维持稳定的前房深度（注入 BSS 或适量黏弹剂）　F~H：用 1ml 注射针头，在透明角膜与灰蓝色小梁网带交界处（即蓝直线所指方向），以平行虹膜面方向穿刺入前房（蓝直线往前为透明角膜带，绿直线往后为白色巩膜，蓝直线与绿直线之间区域为灰蓝色小梁网带）　I~M：植入 EX-PRESS 微型引流器，注意先以引流器倒钩为水平方向植入（I、J），完全进入前房后（J，绿箭头示意引流器头部已完全进入前房），再逆时针旋转 90°（K、L，绿旋转箭头），使引流器倒钩在前房内的方向是垂直向下，最后按下手执把柄，引流器自行弹出（M），可见房水从引流器口缓慢漏出　N、O：10-0 尼龙线巩膜瓣缝合四针，其中两针为可拆除缝线　P：8-0 可吸收线结膜缝合，两端固定在角膜缘上

二、以角膜缘为基底结膜瓣的 EX-PRESS 手术

见图 6-1-3。

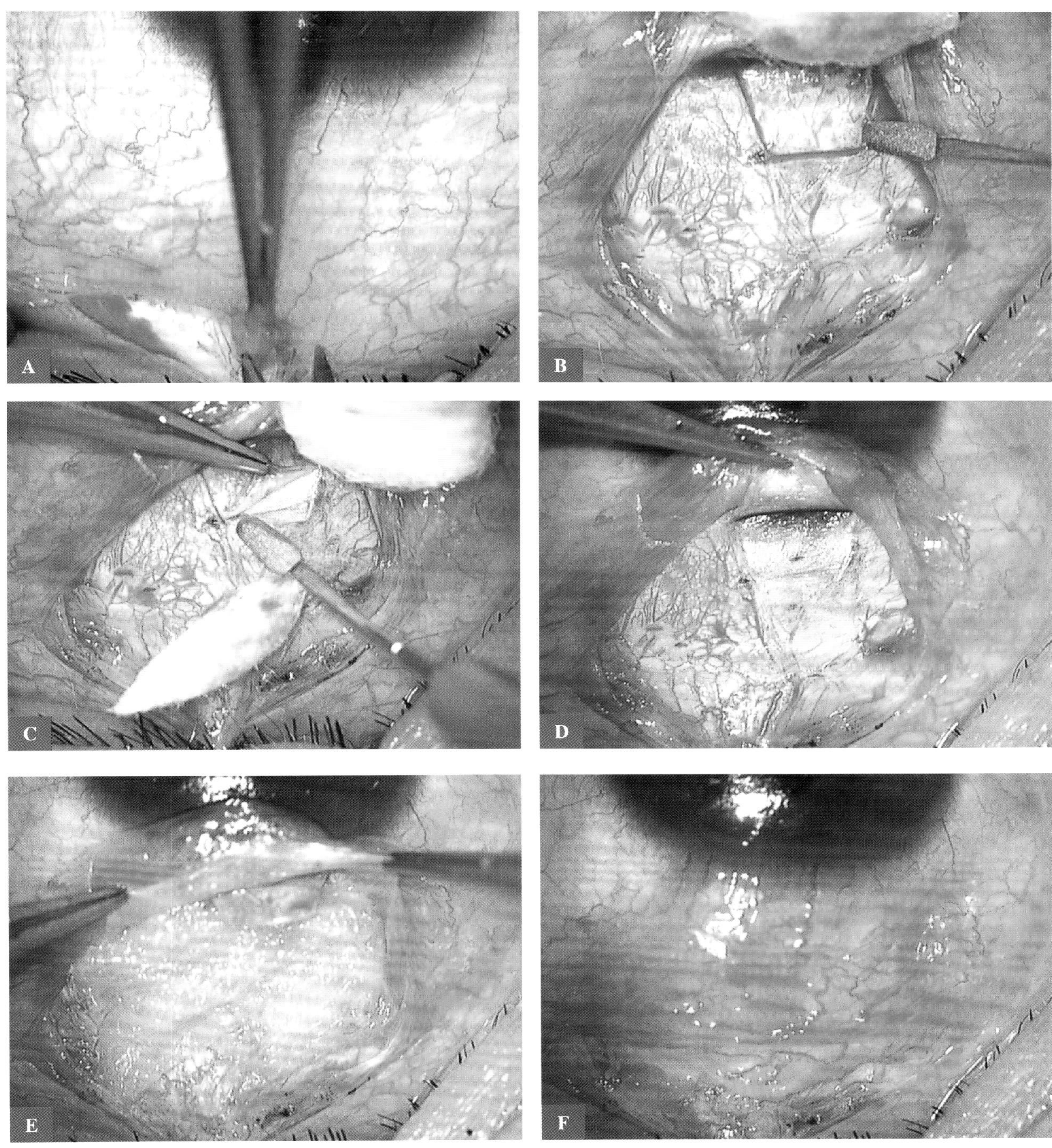

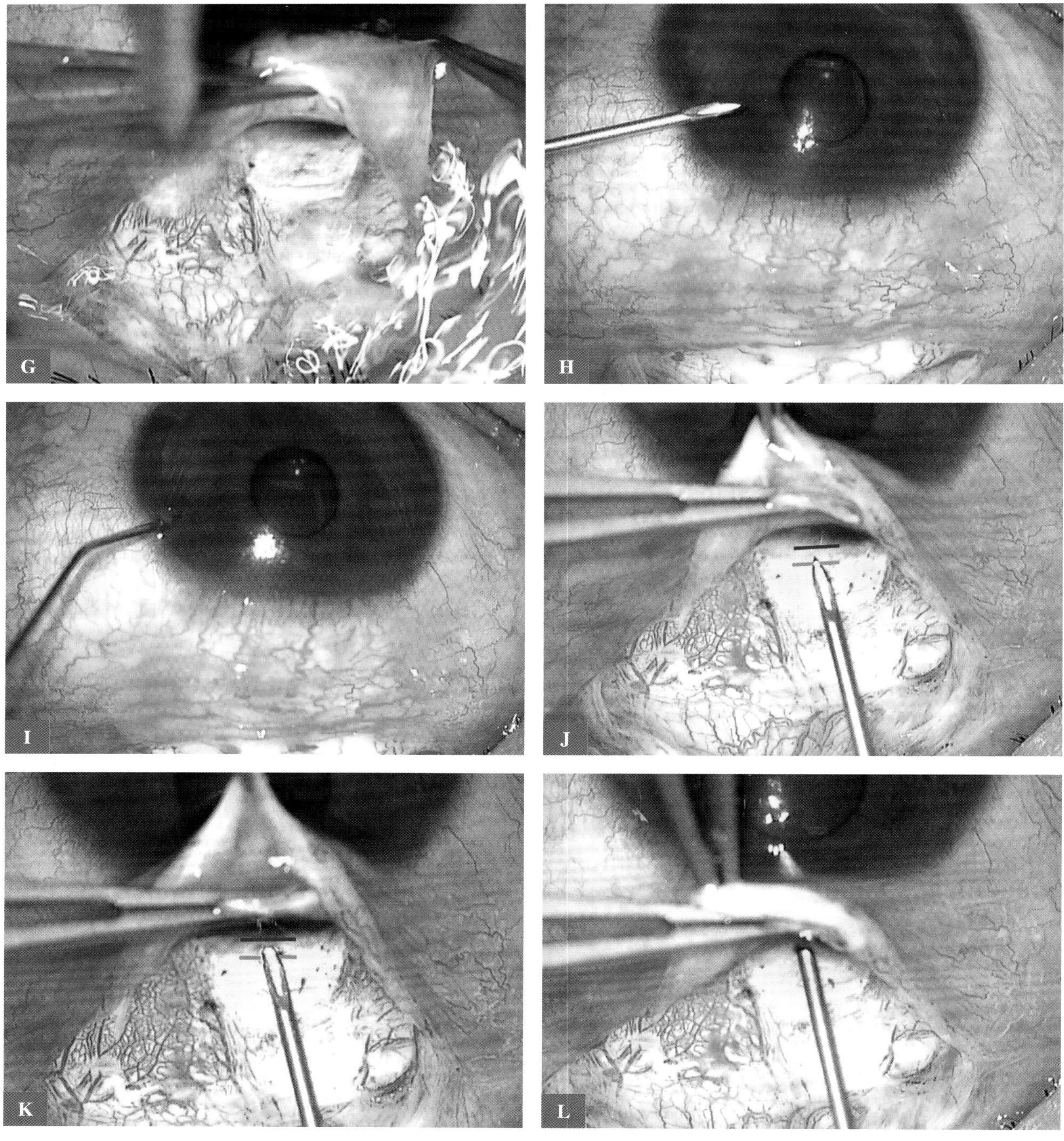
G
H
I
J
K
L

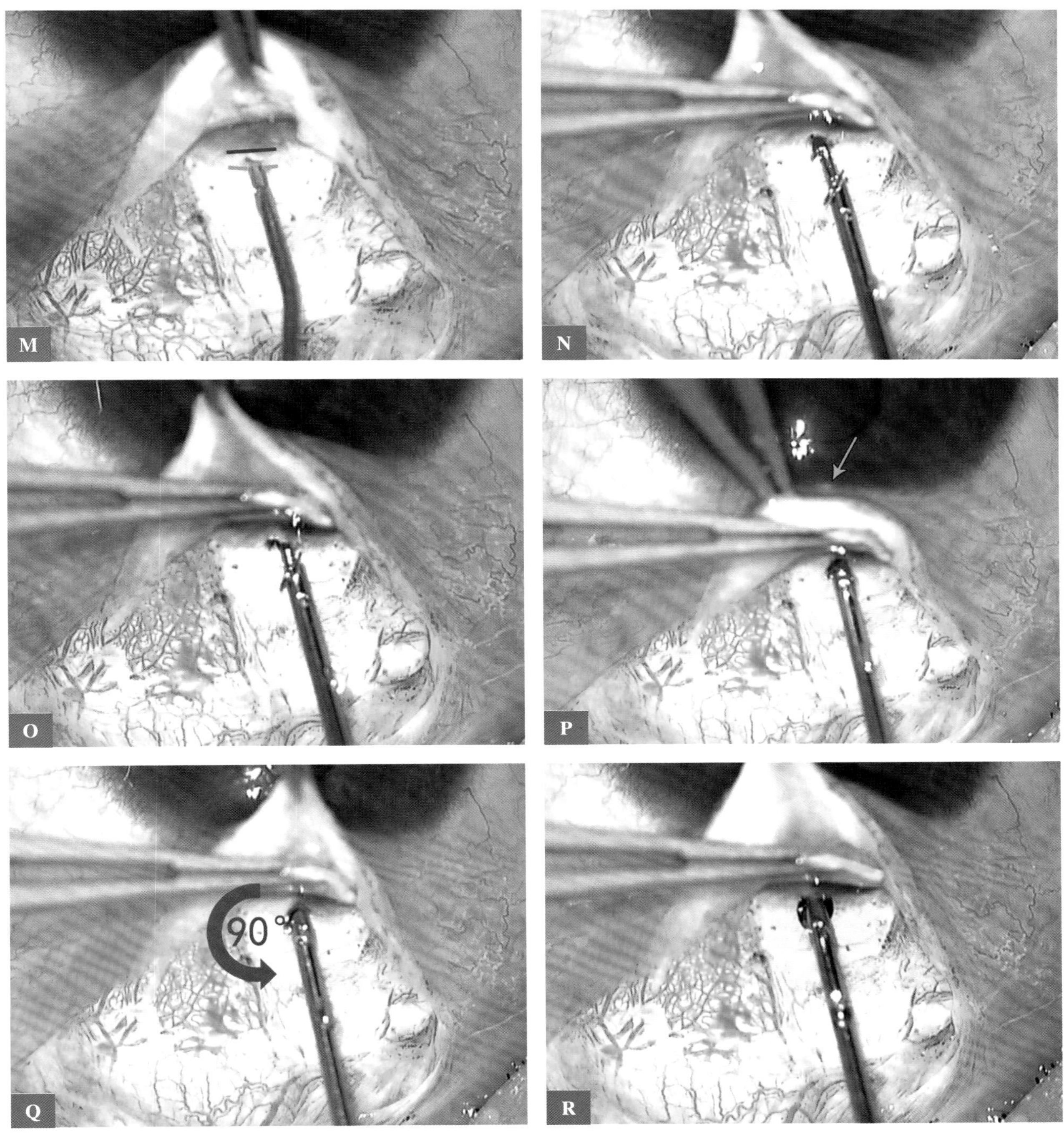
M
N
O
P
Q
90°
R

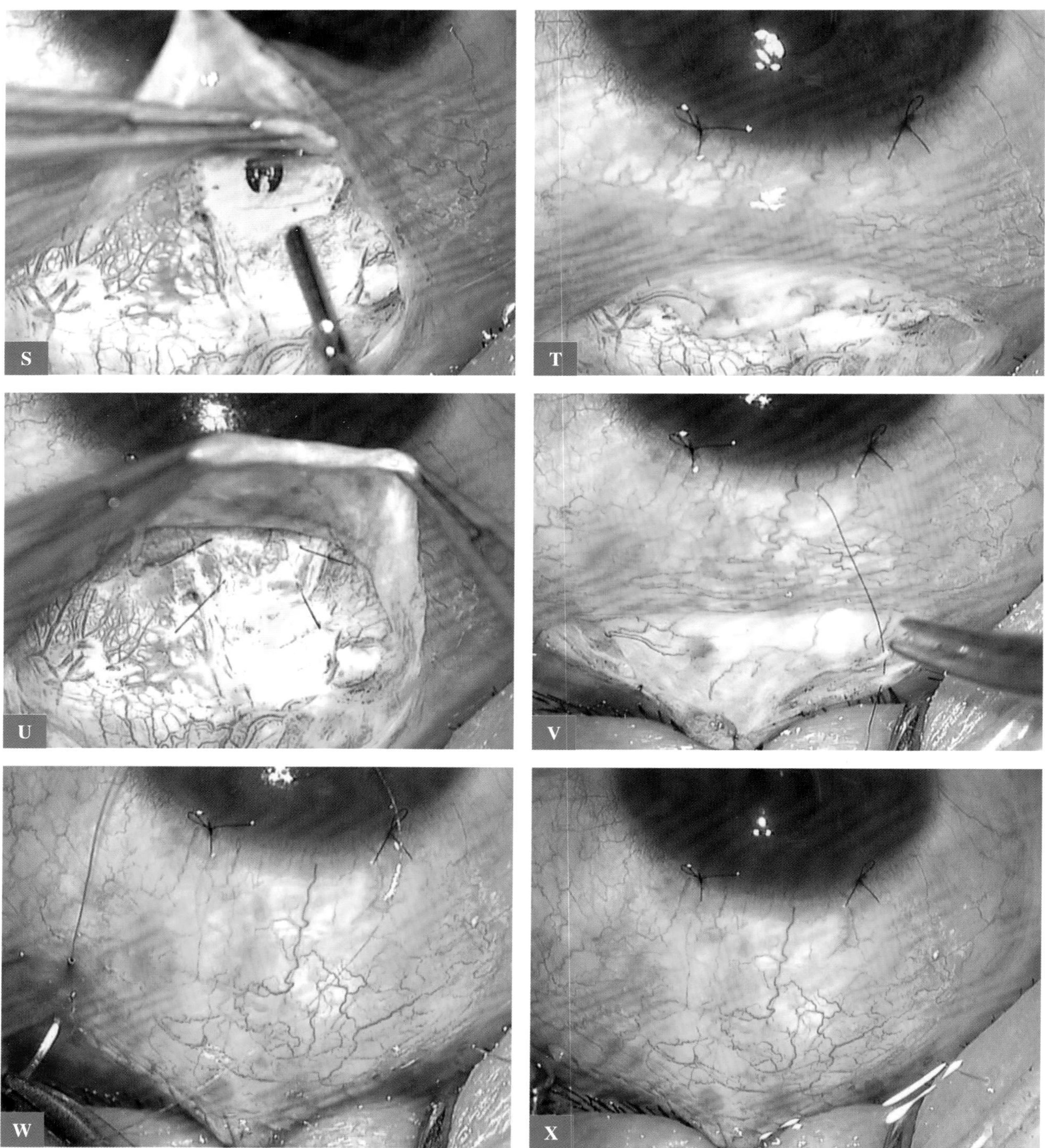

图 6-1-3 以角膜缘为基底结膜瓣的 EX-PRESS 手术

A:上直肌缝线悬吊固定眼球。制作以角膜缘为基底的结膜瓣 B、C、D:制作 3mm×4mm、1/2 厚梯形巩膜瓣 E、F、G:放置 MMC 及冲洗,注意巩膜瓣上面没有放置 MMC 棉片(E),结膜游离缘亦没有触及 MMC(F) H:用 1ml 注射器做前房穿刺 I:冲洗针头注入 BSS 或适量黏弹剂,维持稳定的前房深度 J~L:用 1ml 注射针头,在灰蓝色小梁网带区域——即蓝箭头与绿箭头之间区域(蓝箭头往前为透明角膜带,绿箭头往后为白色巩膜),平行虹膜面穿刺入前房 M:从穿刺口可注入少量黏弹剂(维持稳定前房或起推开穿刺口周虹膜组织的作用) N~S:植入 EX-PRESS 微型引流器,注意先以引流器倒钩为水平方向植入(N、O),完全进入前房后(P,绿箭头示意进入前房),再逆时针旋转 90°(Q,绿旋转箭头),使引流器倒钩在前房内的方向是垂直向下(R),最后按下手执把柄,引流器自行弹出(S),可见房水从引流器口缓慢漏出 T、U:10-0 尼龙线巩膜瓣缝合四针,其中两针为可拆除缝线 V:结膜下组织用 10-0 尼龙线间断缝合 3 针 W:结膜用 8-0 或 10-0 可吸收缝线连续缝合 X:术毕外观

第二节　与 EX-PRESS 手术技术相关的问题解答

一、EX-PRESS 微型引流器 P50 与 P200 两种型号有何不同？

主要是内径不同。前者是 50μm，后者是 200μm。理论上，内径越大，滤过量越大。临床上观察到，P200 引起浅前房较 P50 多，远期效果无明显差异[7]。

引流器 P50 适应证[7-9]：①首次 EX-PRESS 手术者；②明确开角型青光眼患者；③初始眼压低于 28mmHg；④高度近视——巩膜偏薄者；⑤开角型青光眼或窄角 / 闭角型青光眼联合白内障手术者。

引流器 P200 适应证[7,9]：①瘢痕化风险高患者；②眼压高于 28mmHg；③继发性青光眼，如葡萄膜炎继发性青光眼、新生血管性青光眼、硅油眼继发性青光眼及反复多次抗青光眼手术眼压不降。

二、EX-PRESS 手术的最适宜适应证？

应当是周边房角宽、虹膜平坦的原发性开角型青光眼[1]，如图 6-2-1 所示。

三、EX-PRESS 手术适合闭角型青光眼吗？

EX-PRESS 微型引流器植入前房的基本条件是须满足前房角有足够空间，以避免伤及角膜内皮、虹膜或晶状体，因此 EX-PRESS 手术不适用于闭角型青光眼[1]，但是否适合窄角 / 闭角型青光眼联合白内障手术值得进一步研究和拓展。

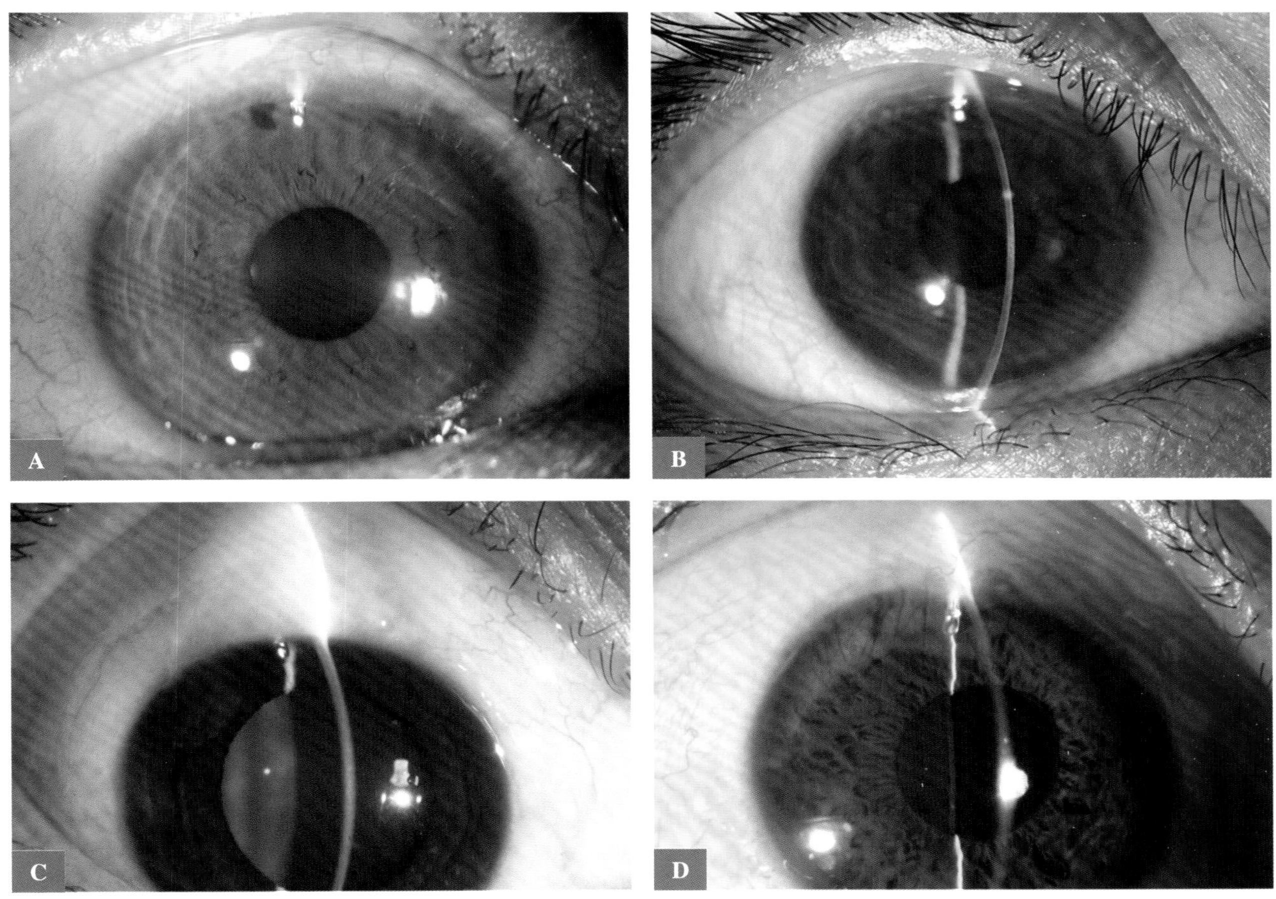

图 6-2-1　EX-PRESS 微型引流器在前房角的位置

A~D：图示周边房角宽，引流器在房角位置适中，既没有触及虹膜也没有触及角膜

四、EX-PRESS 手术适合新生血管性青光眼吗？

新生血管性青光眼是临床上十分棘手的难治性青光眼，即使联合抗代谢药物的小梁切除术其手术远期成功率极低[1]。EX-PRESS 手术和小梁切除术一样，同属于滤过泡依赖的滤过性手术，小梁切除术术后瘢痕化风险高的患者同样不适合 EX-PRESS 手术。术后瘢痕化仍然是影响手术成功率的关键问题。新生血管性青光眼首选手术应当是房水引流阀植入手术或睫状体光凝术[10,11]，但早、中期新生血管性青光眼患者（小梁网功能尚未完全破坏），联合 anti-VEGF 治疗的 EX-PRESS 手术可收到一定疗效。联合 anti-VEGF 治疗有助减少术中、术后并发症，提高手术成功率[12]。

五、哪些特殊类型青光眼也适合 EX-PRESS 手术？

如：①无晶状体或人工晶状体青光眼[1,13]；②小梁切除术高风险病例[1,13]。包括容易玻璃体溢出（钝挫伤），伴高度近视（眼轴长、玻璃体液化），大眼球先天性青光眼（容易玻璃体脱出），晚期青光眼（残存管状视野、颞侧视岛）；③角膜内皮细胞计数少的青光眼。

六、以穹窿部为基底制作结膜瓣是 EX-PRESS 手术最初推荐采用的方法，是否可以制作以角膜缘为基底的结膜瓣？

EX-PRESS 手术与小梁切除术同属于滤过泡依赖的滤过性手术，手术原理相同。两种结膜瓣应当都适合 EX-PRESS 手术。临床观察到，两种结膜瓣远期效果无明显差异（图 6-2-2）。

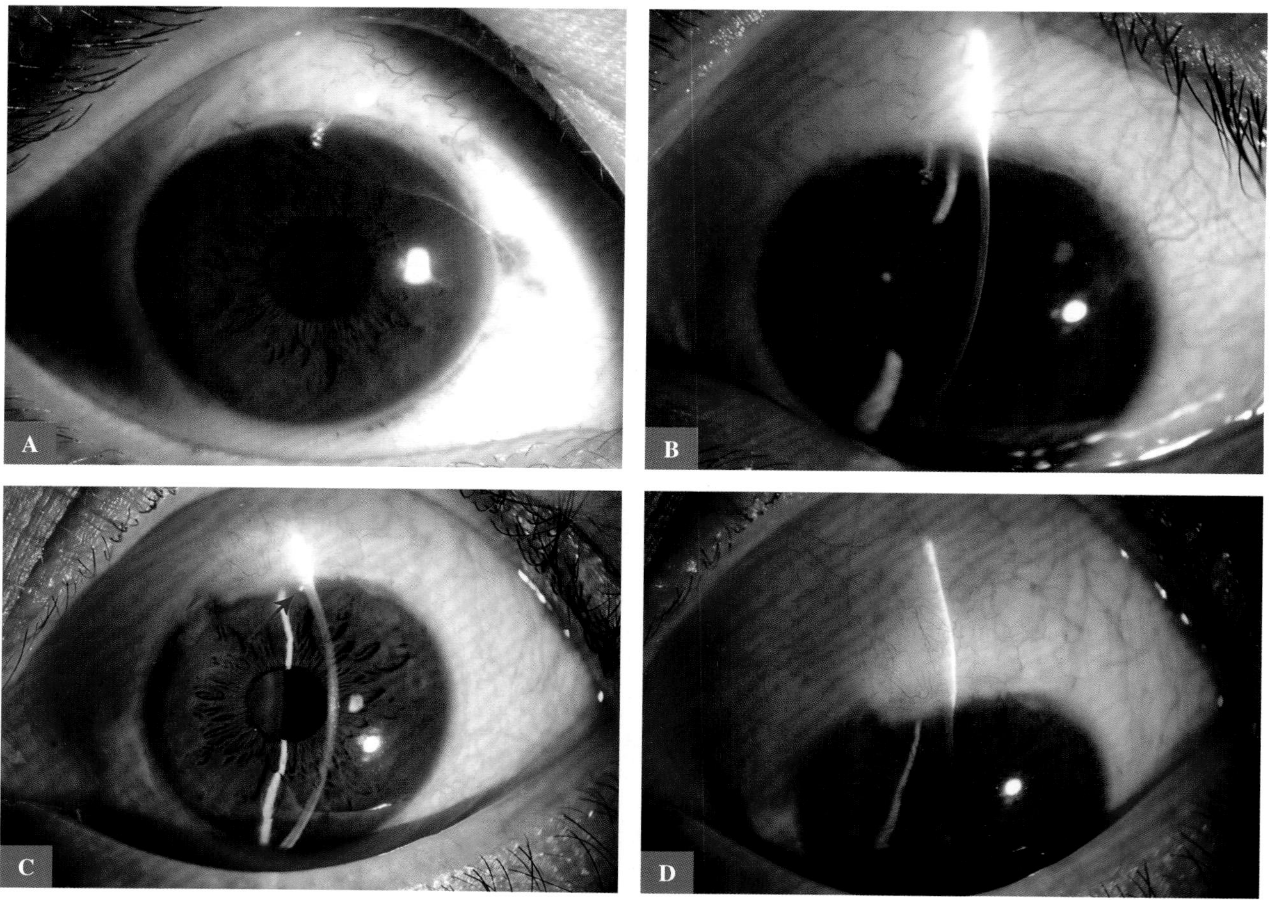

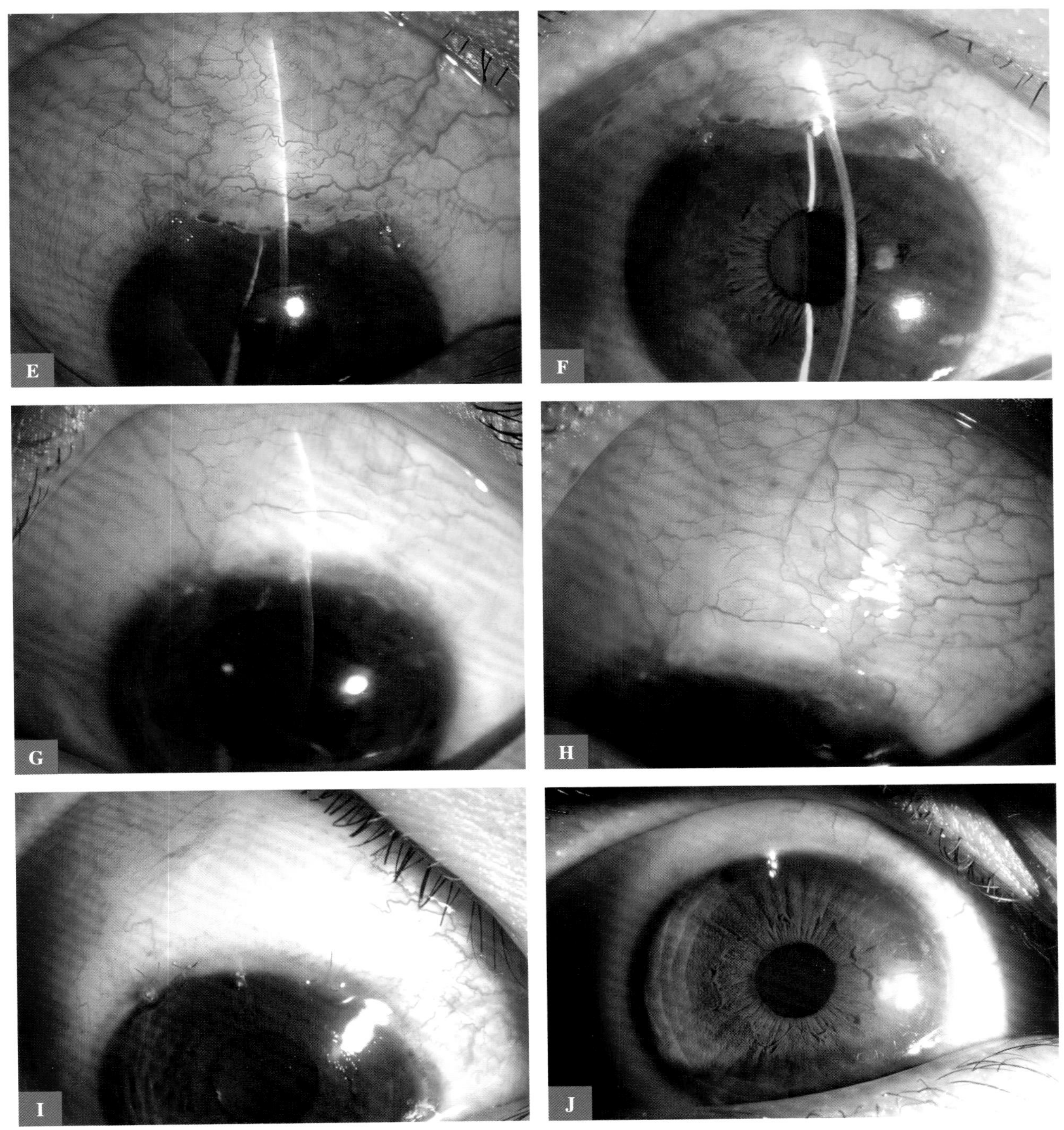

图 6-2-2　采用不同结膜瓣的 EX-PRESS 手术术后外观

A、B:病例一,以穹窿部为基底结膜瓣术后外观(A,右眼;B,左眼)　C、D:病例二,以穹窿部为基底结膜瓣术后外观(蓝箭头示意引流器)　E、F:病例三,以穹窿部为基底结膜瓣术后 2 周外观　G、H:病例四,以穹窿部为基底结膜瓣术后外观 2 个月外观　I、J:示意以角膜缘为基底结膜瓣,术后 3 天外观(E,注意角膜缘还有可调整缝线),术后半年外观(F)

七、EX-PRESS 手术巩膜瓣大小多少最合适？巩膜瓣厚薄是否有特殊要求？与小梁切除术制作的巩膜瓣有何不同？

巩膜瓣 3mm×3mm 或 3mm×4mm 是标准的手术要求。巩膜瓣不宜太厚，1/3 或 1/2 厚即可，原因是剩下的巩膜床如果太薄，不利于 EX-PRESS 微型引流器植入后的稳固性。这与小梁切除术的要求"宁大勿小、宁厚勿薄"有所不同，小梁切除手术巩膜瓣要求一般 1/2 或 2/3 厚，有利于减少术后浅前房发生。

八、植入 EX-PRESS 微型引流器穿刺的最适宜部位？

制作 2/3 厚巩膜瓣时，可以清楚看到三个清晰的解剖结构：蓝直线往前的是透明角膜区域，绿直线之后是致密的白色巩膜区域，中间是灰蓝色小梁网带（图 6-2-3A）。

EX-PRESS 手术植入引流器的穿刺点有两点比较合适：①透明角膜与灰蓝色小梁网带交界处。即图 6-2-3A、C 中蓝直线所指方向，也即图 6-2-3B、D 中红箭头所指。参考图 6-1-2G；②灰蓝色小梁网带区域，即图 6-2-3A、C 蓝直线与绿直线之间，也即图 6-2-3B、D 中黑箭头所指。参考图 6-1-1H，图 6-1-3J。有学者提出"灰蓝色交界处后 0.5~1mm 处"实际上就是指这个区域。

EX-PRESS 手术一般要求巩膜瓣为 1/3 或 1/2 厚（小梁切除术一般要求 1/2 或 2/3 厚），当剖切巩膜瓣为 1/3 或 1/2 厚时，上述的解剖结构不一定那么显著（参考图 6-1-1G，图 6-1-2F，图 6-1-3J），需要凭一定经验定位穿刺并植入引流器（图 6-2-3E、F）。

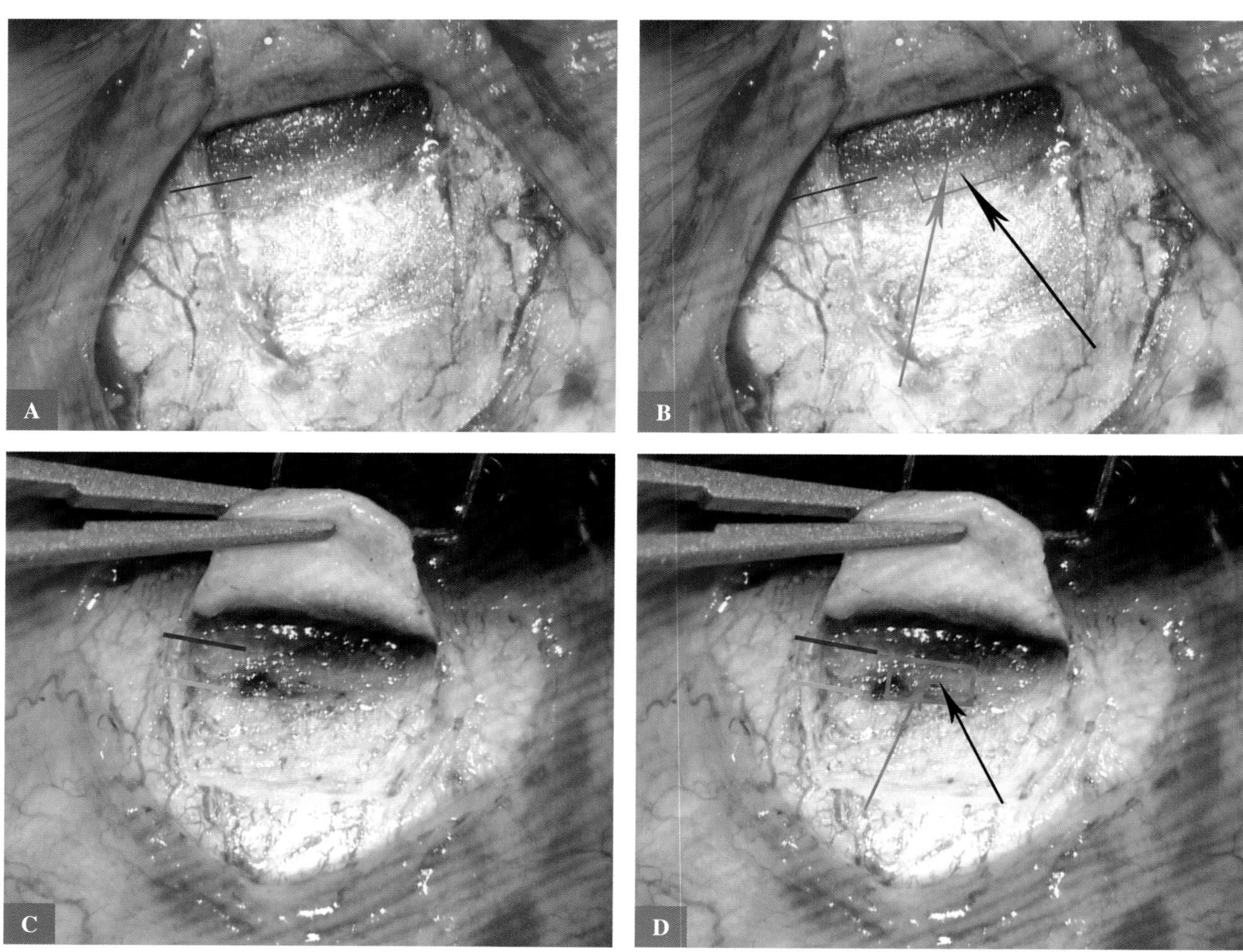

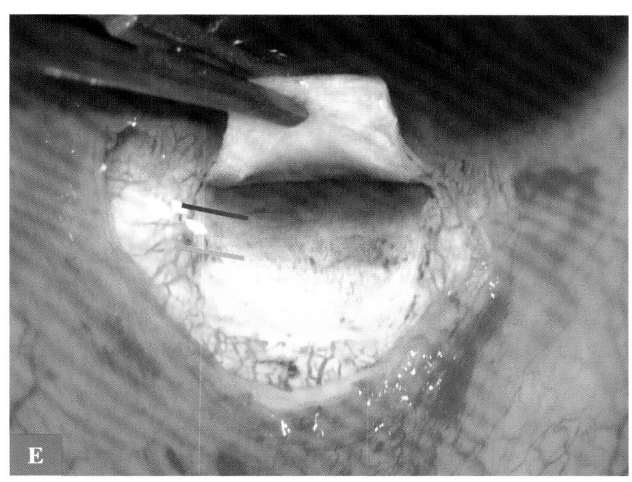

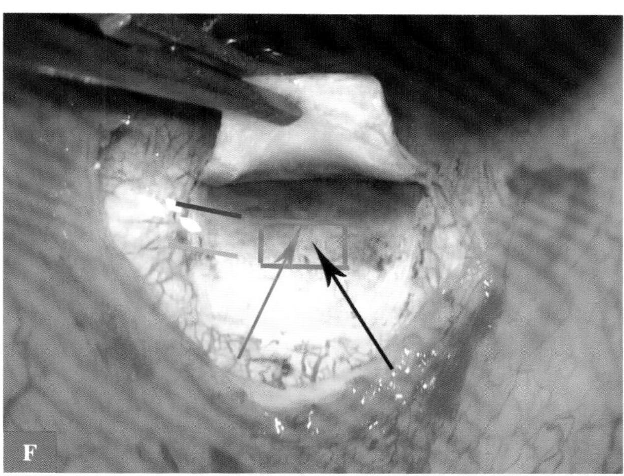

图 6-2-3　EX-PRESS 微型引流器穿刺的部位

A、C:制作 2/3 厚巩膜瓣时,可见三个清晰的解剖结构:蓝直线往前的是透明角膜区域,绿直线之后是致密的白色巩膜区域,中间是灰蓝色小梁网带　B、D:建议的引流器穿刺入口,一是透明角膜与灰蓝色小梁网带交界处(即蓝直线所指方向),对应图中红箭头所指位置;二是灰蓝色小梁网带区域(即蓝直线与绿直线之间区域),相当于图中黑箭头所指位置(粉色框内)　E、F:对比制作 2/3 厚瓣(A~D),制作 1/2 厚瓣(E、F)时解剖结构不及 2/3 厚瓣清楚,穿刺部位同上

九、EX-PRESS 手术术后外观上引流器有长有短,原因是什么?

与 EX-PRESS 微型引流器植入的位置不同以及隧道长短有关:

位置不同:如果在透明角膜区域或透明角膜与灰蓝色小梁网带交界处插入,在前房看到的就长;如果选择部位偏后,如灰蓝色小梁网带区域偏后或白色巩膜区域,则在前房看到的就短;

隧道长短:穿刺所做的隧道长,前房内看到的就偏短,反之亦然(图 6-2-4)。所以,最佳位置选择参考本节问题八。

十、EX-PRESS 手术放置 MMC 与小梁切除术有什么不同?

EX-PRESS 手术与小梁切除术原理相同。术后瘢痕化仍然是导致手术失败的主要原因。MMC 的使用原则、浓度、时间、部位同小梁切除术。但根据图 6-2-5A、B、C、D 所见,放置 MMC 的部位估计太局限或范围太大,且偏前(靠近角膜缘)。著者建议 MMC 放置偏后为佳(往穹窿部方向)。

放置 MMC 有几点注意事项:结膜游离端不触及 MMC,巩膜瓣上方不放置 MMC,且 MMC 棉片尽量远离角膜缘(图 6-2-5E、F)。

十一、EX-PRESS 手术必须做侧切口(前房穿刺)吗?

不是必须,但同小梁切除手术一样,在侧切口作前房穿刺可以起到缓解眼内压、形成前房、维持稳定的前房等作用,有利于植入引流器。同时巩膜瓣缝合后,通过侧切口注入 BSS,可以判断滤过量。

十二、前房需要注入黏弹剂吗?

如果注入 BSS 能维持稳定的前房深度,就不需要注入黏弹剂。注入黏弹剂是为了稳定前房,维持一定的深度,有利于植入引流器,对初学者有益。但不利于巩膜瓣缝合后滤过量的判断。著者建议可以从侧切口注入 BSS,维持前房深度,从主切口(引流器植入口)注入很少量黏弹剂,局部推开虹膜、形成稍深的前房利于引流器穿刺即可,同时也不影响巩膜瓣缝合后的滤过量判断。

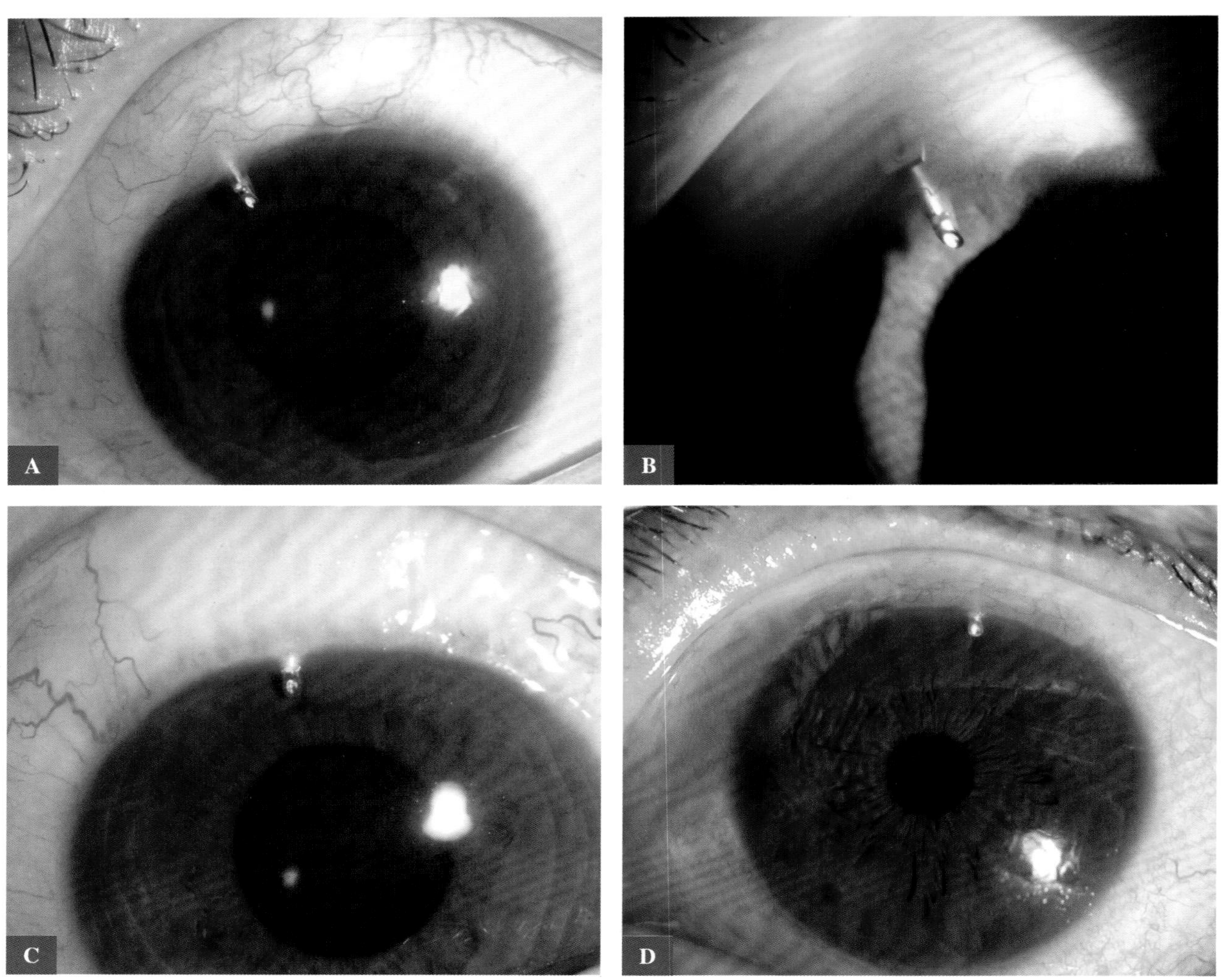

图 6-2-4　EX-PRESS 微型引流器植入术后外观

A、B:示意如果植入位置偏前或隧道偏短,则在前房看到的就长　C、D:示意如果植入位置偏后或隧道偏长,则在前房看到的就短

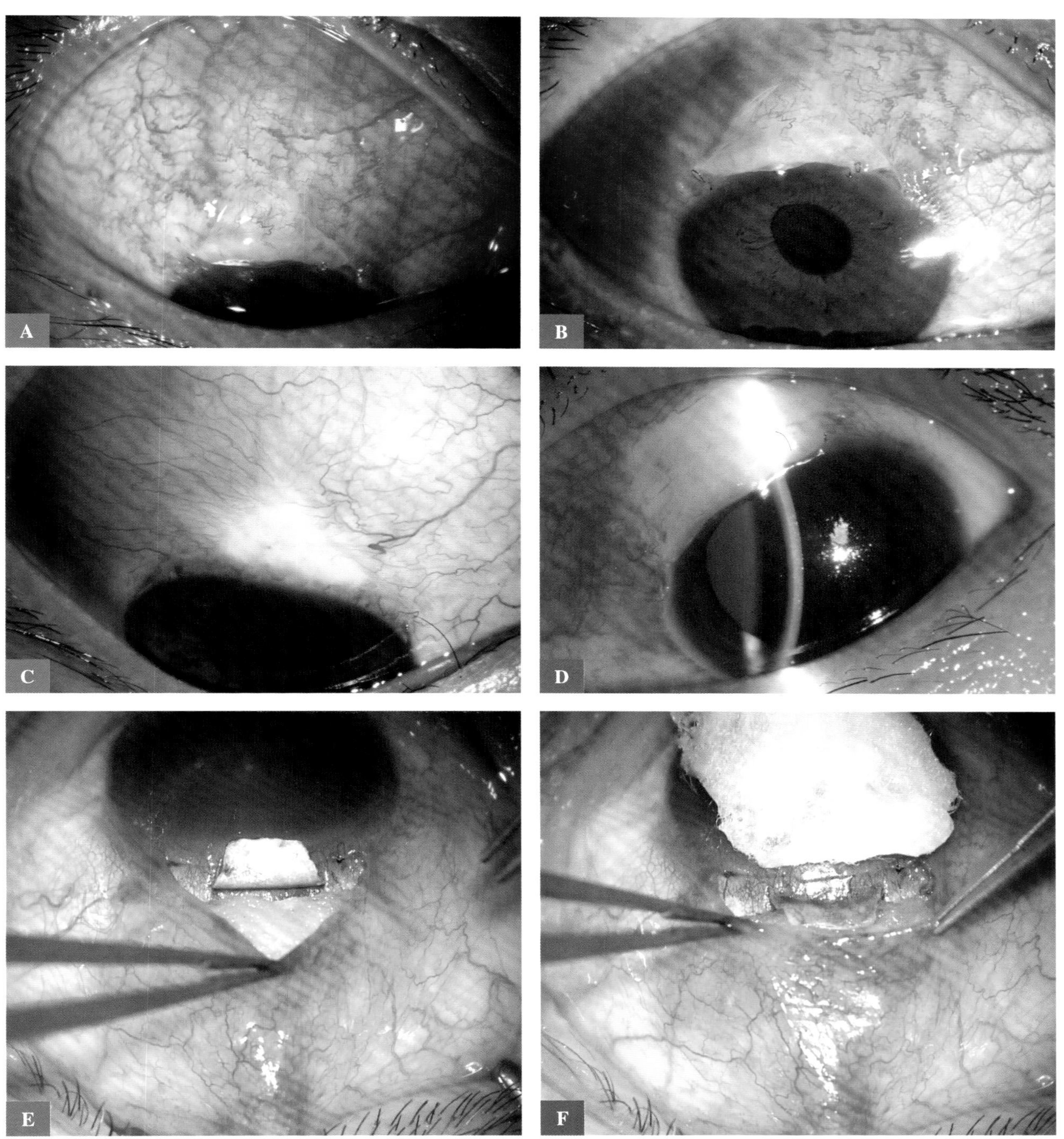

图 6-2-5　EX-PRESS 微型引流器植入术中 MMC 的应用

A~C：放置 MMC 的部位估计太局限，且偏前（靠近角膜缘）　D：放置 MMC 的部位范围太大，且偏前（靠近角膜缘）　E、F：建议放置 MMC 时结膜游离端不触及 MMC，巩膜瓣上方不放置 MMC，且 MMC 棉片尽量远离角膜缘

十三、EX-PRESS 手术需要做可拆除缝线吗?

同小梁切除手术一样根据患者个体情况决定。一般年轻人等术后瘢痕化高风险患者,建议置可拆除缝线。如果结膜较薄的患者,可以不置可拆除缝线,但术后必要时可以应用激光松解巩膜瓣缝线,防止滤过道过早愈合。

十四、EX-PRESS 手术后可以做 MRI 检查吗?

美国 FDA 已经批准,EX-PRESS 手术后可以做 MRI 检查。研究表明,EX-PRESS 手术后做 MRI 检查时,没有发现引流器发生旋转和移位,也无温度变化[14]。

十五、EX-PRESS 手术是否可以代替小梁切除术?

EX-PRESS 手术与小梁切除术相比,具有操作简单、疗效相当、术后并发症少的优点[1,5,13,15-17]。研究表明,它在小梁切除术高风险病例中具有相对安全的优势,但在小梁切除术容易失败的病例中却并没有突出的优势,如各种难治性青光眼,尤其新生血管性青光眼,即使联合抗代谢药物的小梁切除术其手术远期成功率仍极低,EX-PRESS 手术同样不能获得理想的效果。术后瘢痕化仍然是影响手术成功率的关键问题。这种引流器植入术须满足前房角有足够空间的条件,以避免伤及角膜内皮、虹膜或晶状体,因此 EX-PRESS 手术不适用于闭角型青光眼,这是欧美国家较少考虑的问题。EX-PRESS 手术在中国尚不能取代小梁切除术[13],其优缺点有待中国研究者总结的中长期临床观察和循证医学证据来评估。

十六、目前临床实践及文献对 EX-PRESS 手术的评价

归纳如下[9,15,16]:

1. 降眼压、手术成功率方面　EX-PRESS 手术与小梁切除术两种手术方式无明显差异。
2. 术后降眼压药数目、视力恢复方面　两组无统计学差异。
3. 术后早期炎症反应更轻。
4. 安全性方面　较小梁切除术发生低眼压和脉络膜脱离的风险低。明显减少了术中、术后并发症[5,15,17],且视力恢复良好。但 EX-PRESS 手术同样可以发生小梁切除术的各种并发症[5,15,17,18]。
5. 与传统小梁切除术相比具有一定的优势　更简便的手术操作,学习曲线短;术后更少的并发症;浅前房易恢复;能长期有效降低眼压;但仍有许多的临床问题需要进一步探讨[1,13]

十七、著者对 EX-PRESS 手术的临床体会

EX-PRESS 手术操作简单,易于掌握;安全性高于小梁手术;临床疗效与小梁切除手术相当;但存在效价比问题;滤过量最终取决于巩膜瓣的松紧;前房填充黏弹剂有利于手术操作(初学者);滤过道瘢痕化的预防与处理措施依旧、且十分重要!

第三节　术中术后常见问题、并发症及其处理的问题解答

一、EX-PRESS 微型引流器植入前房触及角膜或虹膜

主要是穿刺入前房的位置不当造成。穿刺入前房时应当平行虹膜面的方向进入。穿刺点定位在透明角膜与灰蓝色小梁网交界处,或灰蓝色小梁网带区域内,参考本章第二节问题八解答。如果位置偏后(即白色巩膜区域)进入,建议先斜行向上、到达灰蓝色小梁网带区域内或更前的位置时,再平行虹膜面进入前房。如果确实插入引流器后发现太靠上(触及角膜)或太靠下(触及虹膜),建议在旁边重新做穿刺口。见图 6-3-1。

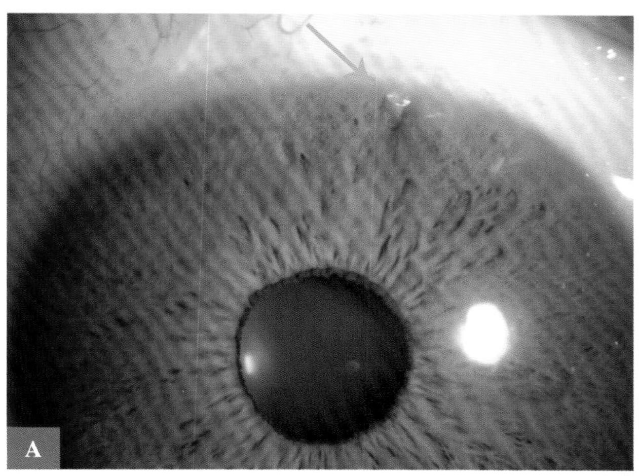

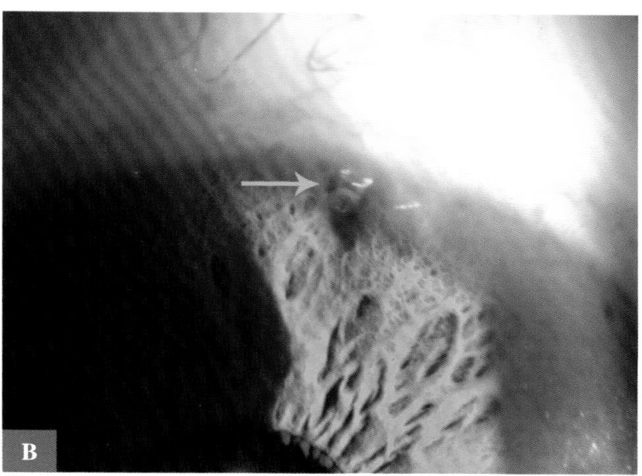

图 6-3-1　EX-PRESS 微型引流器触及虹膜
A、B：EX-PRESS 微型引流器触及虹膜（绿箭头），但该病例仍有正常前房深度，眼压 14mmHg

二、EX-PRESS 微型引流器穿刺进前房时遇到阻力、无法进入前房

主要原因有：①引流器植入过程中，引流器头部尚未完全进入前房就过早按下了把柄，使倒钩卡在角膜基质层或隧道中；②穿刺时形成了假道。建议做穿刺口时，看准位置就一次性穿刺进入，以免形成假道；植入引流器时，一定要让倒钩呈水平方向先进入，待引流器完全进入前房时才旋转 90°（参考图 6-1-1M、图 6-1-2J 和 6-1-3P，前房内见到引流器头部完全进入前房时），使倒钩呈垂直向下方向，这时才按下把柄弹出引流器。

三、穿刺和植入 EX-PRESS 微型引流器入前房时，前房变浅或反复变浅

主要是未形成稳定的前房深度所致。先从侧切口注入 BSS 形成稳定的前房深度，如果 BSS 不奏效，可以改注入黏弹剂。有时候后房压力太高也可以使前房变浅，这时候要寻找原因：患者太紧张抑或眼后段有出血或渗出？处理同小梁切除术。

四、穿刺和植入 EX-PRESS 微型引流器入前房时前房积血

EX-PRESS 手术一般很少引起前房积血。发生前房积血可能的原因：①眼压骤降；②穿刺口偏后。如在灰蓝小梁网带区域之后（即白色巩膜区域）穿刺，如果直接平行虹膜面进入，极有可能触及虹膜根部或睫状体带引起出血。因此，如果选择位置偏后，建议先斜行向上（隧道潜行），到达灰蓝小梁网带区域时再平行虹膜面进入。

五、EX-PRESS 手术术后会发生浅前房吗？处理有何不同吗？

EX-PRESS 手术与小梁切除术手术原理相同，术后同样需要以形成一定滤过功能的滤过泡而降低眼压。术后同样会发生小梁切除手术常见的并发症[1,8,9,13,19]，如浅前房、低眼压、脉络膜脱离等。但发生率相对小梁切除术低，出现浅前房也相对容易处理。如果是由于滤过过强引起的浅前房，采用局部小纱枕或辅助应用散瞳药，较小梁切除术后引起的浅前房恢复更快。其他处理同小梁切除术（图 6-3-2）。

六、EX-PRESS 手术术后有大滤泡吗？

是的。EX-PRESS 手术术后同样有大滤泡（伴或不伴浅前房）（图 6-3-3）。

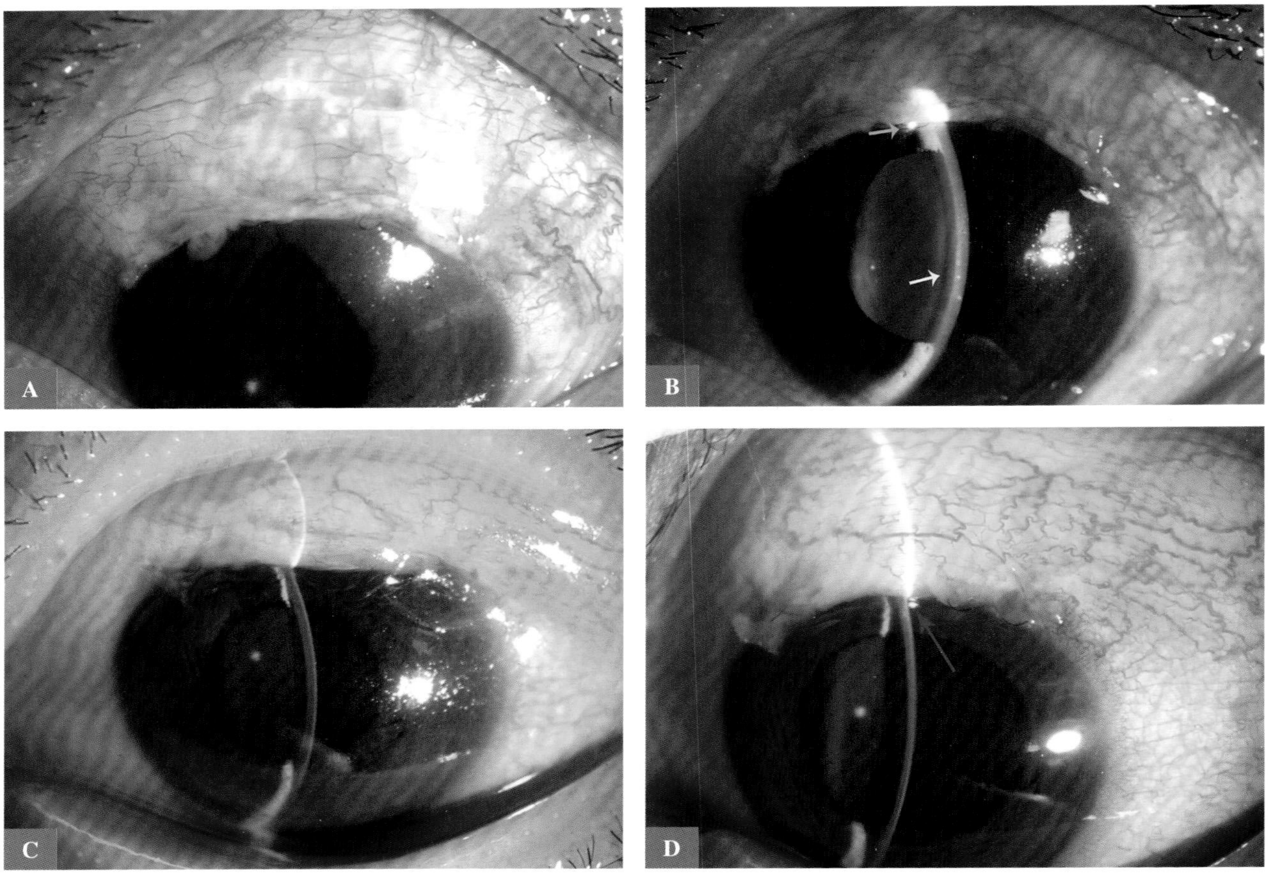

图 6-3-2　EX-PRESS 手术术后出现浅前房

A、B：EX-PRESS 手术术后第 1 天出现前房浅（B，白箭头），引流器埋在虹膜里（B，绿箭头）　C、D：EX-PRESS 手术术后第 1 天出现前房浅（C），局部压纱枕两小时后，前房恢复，原来看不到的引流器显露出来（D，蓝箭头）

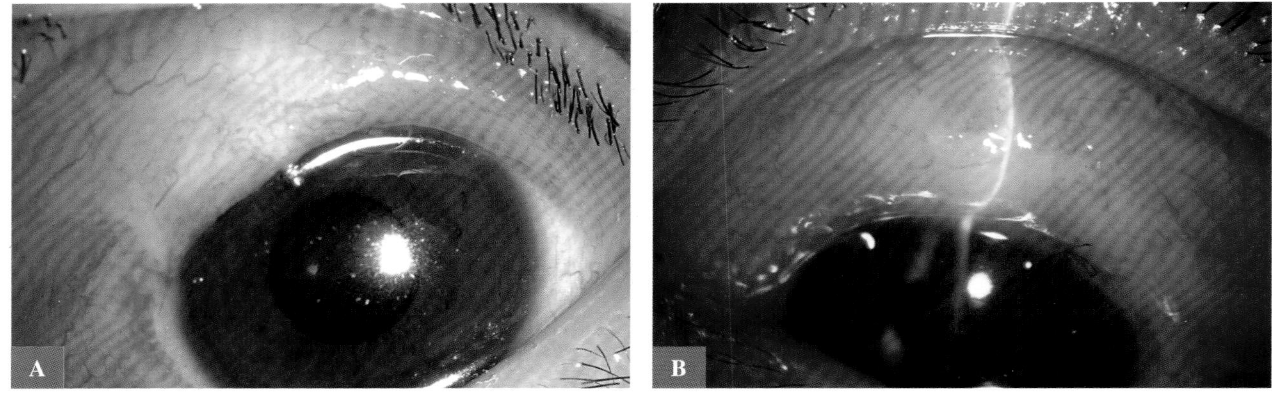

图 6-3-3　EX-PRESS 手术术后形成的大滤泡

A：EX-PRESS 手术术后形成的大滤泡，伴浅前房　B：EX-PRESS 手术术后形成的大滤泡，不伴浅前房

七、EX-PRESS 手术术后有渗漏吗?

EX-PRESS 手术术后也可以发生小梁切除术术后同样的滤过泡相关并发症,如伤口渗漏、薄壁滤过泡(伴或不伴渗漏)、感染等,处理同小梁切除术(图 6-3-4)。

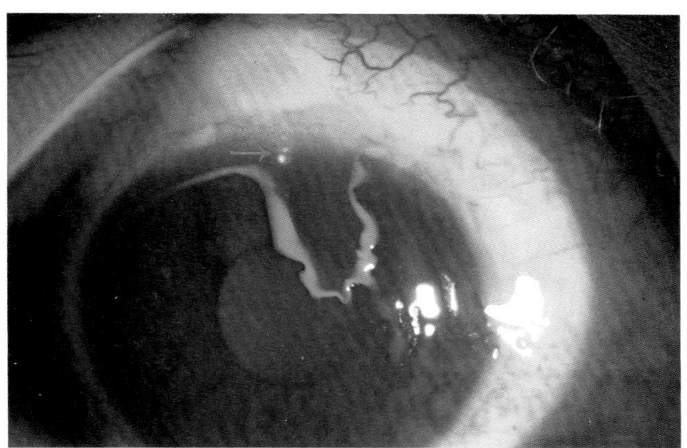

图 6-3-4　EX-PRESS 手术术后伤口发生渗漏
红色箭头示意引流器,荧光素溪流显示伤口有渗漏

八、EX-PRESS 手术后也会发生滤过区瘢痕化或包裹性囊状泡吗?处理有何不同?

EX-PRESS 手术后同样面临滤过区瘢痕化问题,处理同小梁切除术(图 6-3-5)。

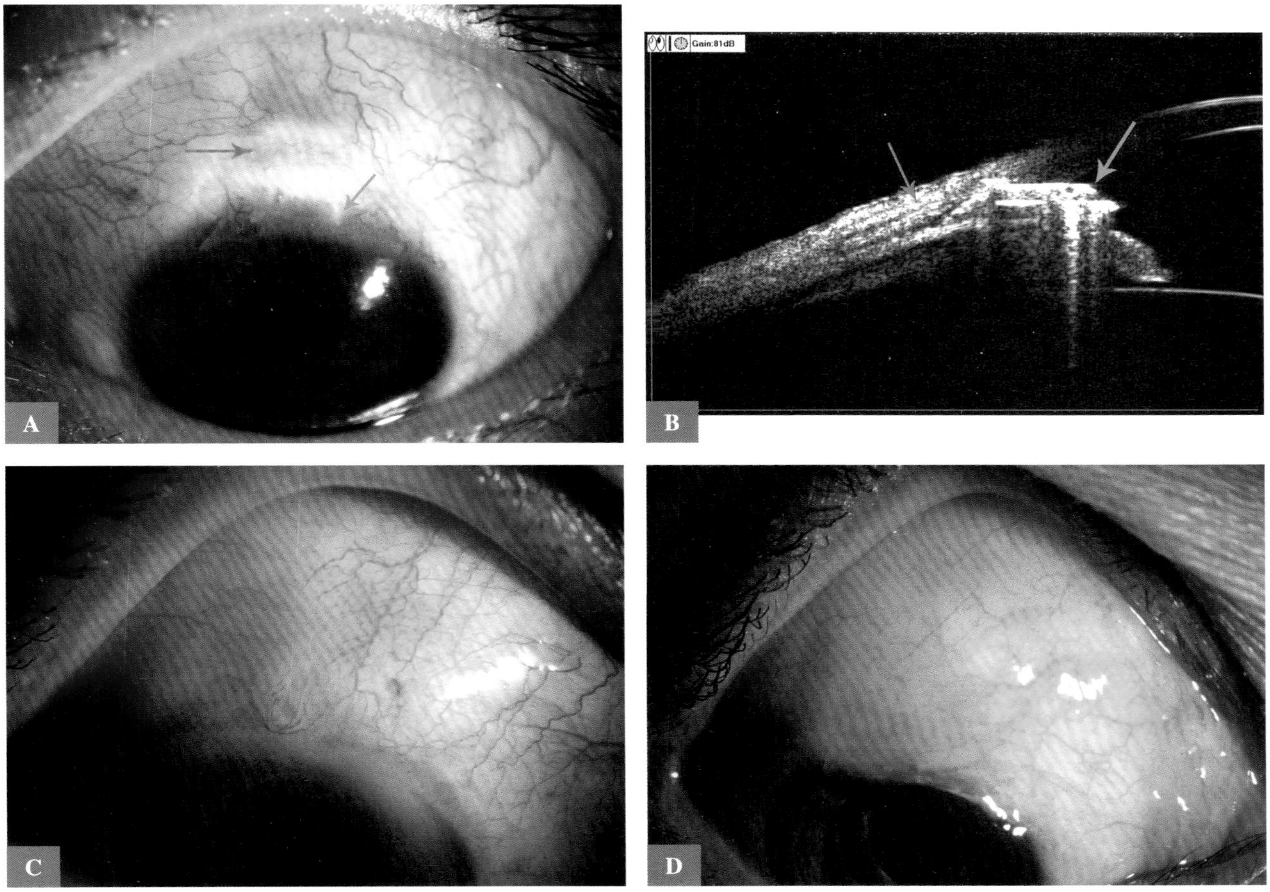

A

B

C

D

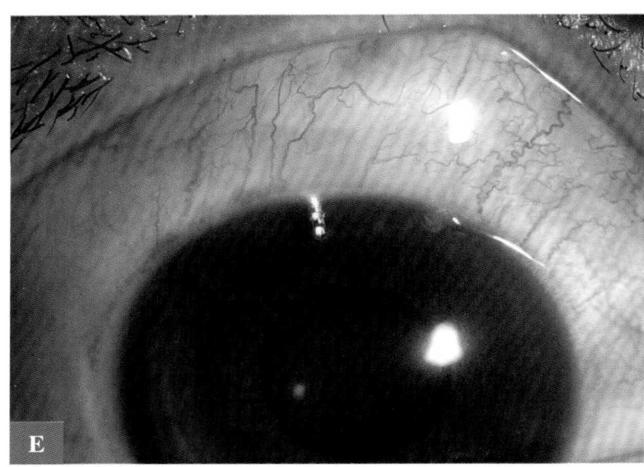

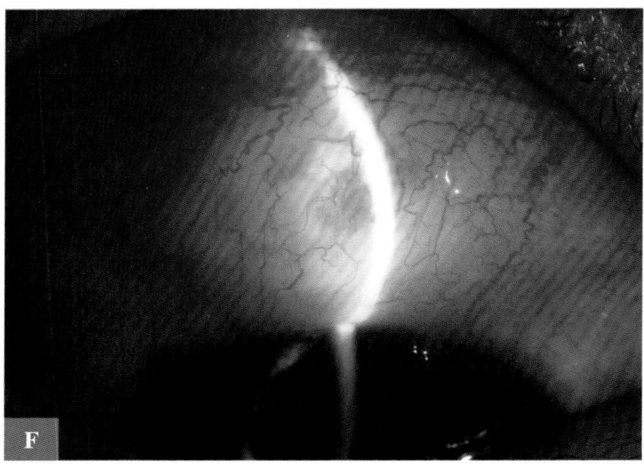

图 6-3-5　EX-PRESS 手术术后发生滤过泡瘢痕化倾向和包裹性囊状泡

A、B:示意行 EX-PRESS 手术后滤过泡瘢痕化(绿箭头示意引流器,红箭头示意滤过区扁平、UBM 下组织密度高)　C、D:示意 EX-PRESS 手术后不同的瘢痕化滤过泡　E、F:示意术后形成的包裹性囊状泡

九、EX-PRESS 手术后引流管会发生堵塞吗？如何处理？

EX-PRESS 手术后同样可以发生堵塞,最常见是虹膜堵塞,其他也可见于玻璃体、硅油、炎症纤维渗出膜堵塞。根据不同的原因进行处理。虹膜堵塞可考虑激光松解(图 6-3-6),玻璃体堵塞可考虑玻璃体切除;硅油堵塞可考虑硅油冲洗;加强抗炎可减少炎症纤维渗出膜阻塞。

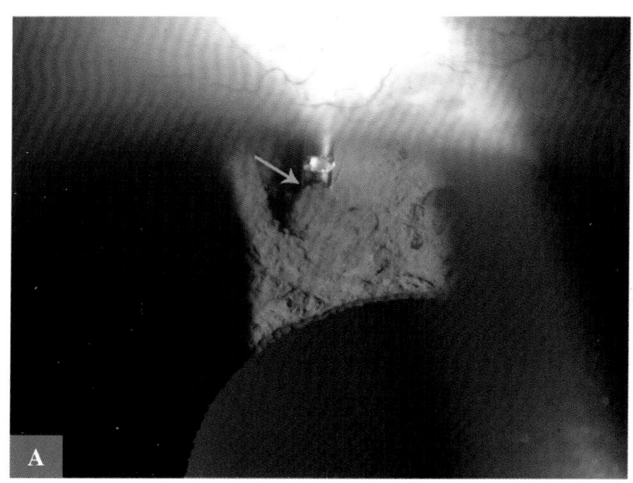

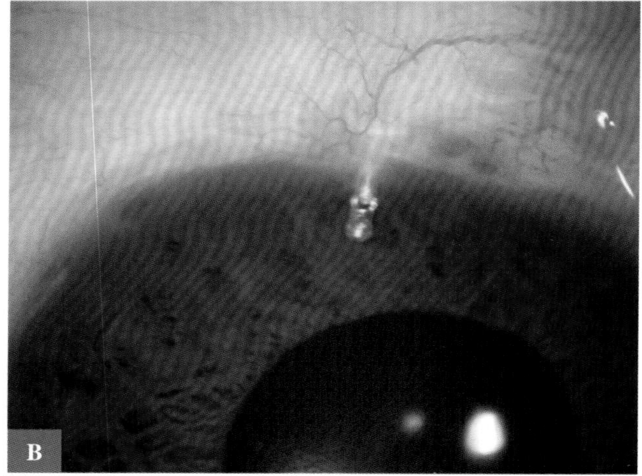

图 6-3-6　EX-PRESS 手术术后发生虹膜堵塞引流器

A:示意虹膜堵塞引流器开口(绿箭头)　B:行激光治疗后堵塞引流器开口的虹膜被松解开

十、EX-PRESS 手术后发现引流器牵拉虹膜,如何处理？

常发生在术后后期,可能的原因与引流器位置偏下触及虹膜引起。可试用 2% 毛果芸香碱滴眼液,但若发生时间太久,一般无效。如果患者无痛、无不适,可以暂时不处理,否则手术干预,包括经透明角膜切口将牵拉的虹膜松解;取出引流器;若引起白内障,则行白内障摘除术等(图 6-3-7)。

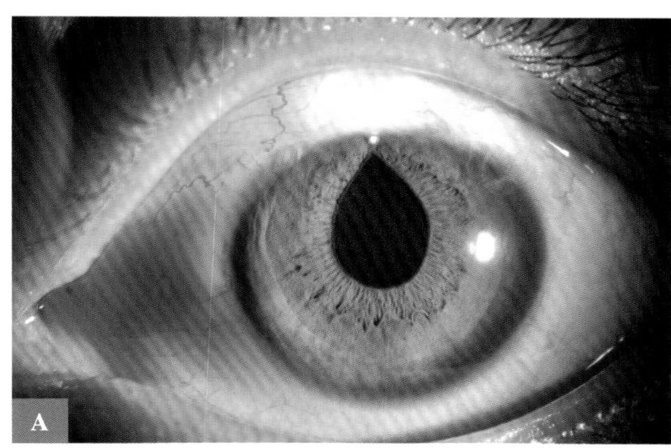

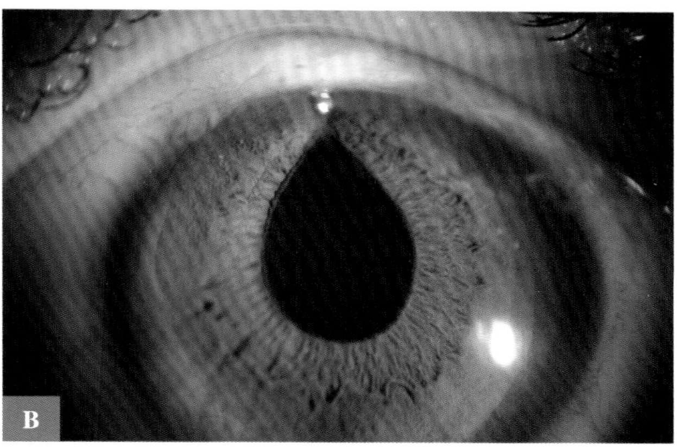

图 6-3-7　EX-PRESS 手术术后后期发生虹膜牵拉
A、B:示意虹膜被牵拉成梨形,患者尚无不适

十一、EX-PRESS 手术后发现引流器掉入前房或卡在房角处,需要处理吗? 如何处理?

需要处理。如果引流器在前房随着眼球运动到处游动,有可能伤及角膜内皮和晶状体;如果卡在房角,也有可能因长期刺激房角引起眼压增高。可经透明角膜做切口取出。

十二、EX-PRESS 手术后发现引流器掉入结膜下,需要处理吗? 如何处理?

需要处理。引流器在结膜下可引起结膜的糜烂。最早期的 EX-PRESS 手术就是直接在结膜下穿刺插入前房,因观察到可导致持续性低眼压以及后期结膜糜烂,此方法已被弃用。目前都是采用巩膜瓣下插入前房的做法。引流器掉入结膜下,需及时切开结膜取出。

十三、EX-PRESS 手术后失败,如何治疗? 还能做进一步手术治疗吗?

EX-PRESS 手术后失败后,可加用降眼压药物治疗。如最大剂量药物不能控制眼压,可以考虑进一步手术干预。手术方式可以根据患者具体情况,选择再次 EX-PRESS 手术、小梁切除术、房水引流阀植入手术或其他术式(图 6-3-8)。

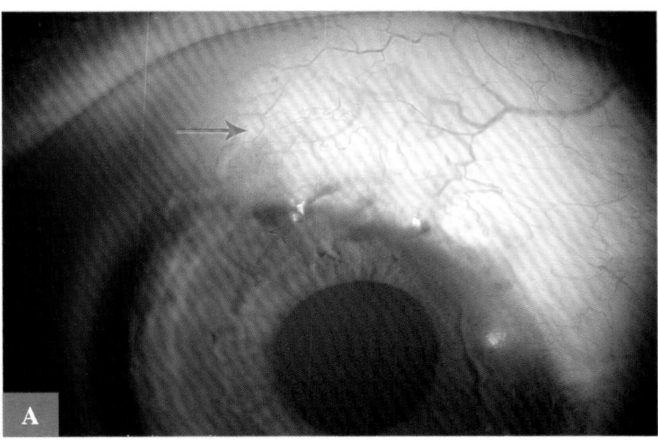

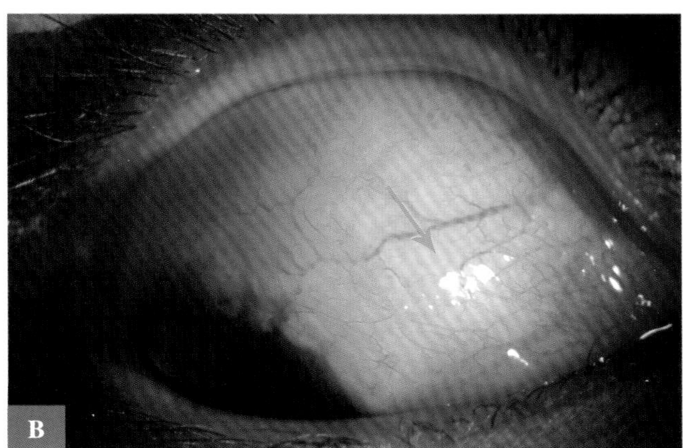

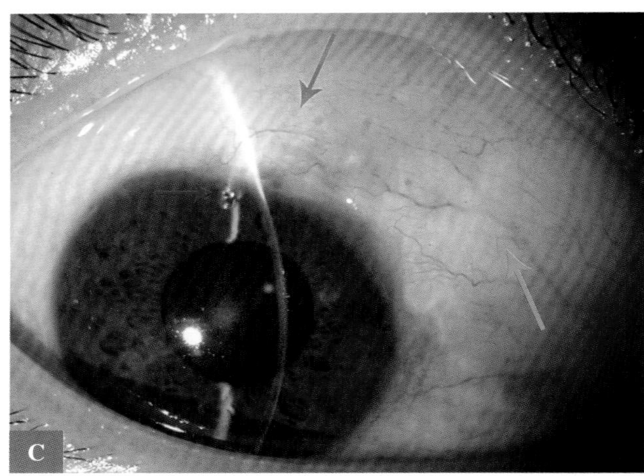
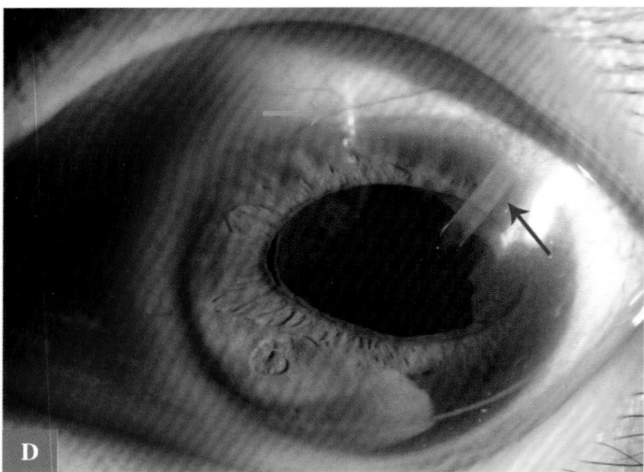

图 6-3-8　EX-PRESS 手术失败后的再治疗

A、B:第一次手术(EX-PRESS 手术)失败后(红箭头,蓝箭头示意引流器),在鼻上方行小梁切除术获得成功(B,绿箭头)　C:第一次 EX-PRESS 手术失败(红箭头,蓝箭头示意引流器),在鼻上方行小梁切除术获得成功(绿箭头)　D:第一次 EX-PRESS 手术失败后(绿箭头示意引流器),在颞上方行房水引流阀植入手术获得成功(蓝箭头示意引流管)

参 考 文 献

1. 张秀兰,葛坚 . Ex-Press 青光眼引流器植入手术的适应证有多广 . 中华眼科杂志,2013,49(11):963-964.
2. Huerva V,Carmen SM,Jesus MM. EX-PRESS shunt surgery for glaucoma with post-traumatic aniridia. Semin Ophthalmol,2015,30(3):218-220.
3. Kato N,Takahashi G,Kumegawa K,et al. Indications and postoperative treatment for Ex-PRESS((R)) insertion in Japanese patients with glaucoma:comparison with standard trabeculectomy. Clin Ophthalmol,2015,9:1491-1498.
4. Kovačević S,Čanović S,Didović Pavičić A,et al. Ex-PRESS miniature glaucoma shunt in treatment of refractory glaucoma. Coll Antropol,2015,39(1):51-53.
5. de Jong L,Lafuma A,Aguade AS,et al. Five-year extension of a clinical trial comparing the EX-PRESS glaucoma filtration device and trabeculectomy in primary open-angle glaucoma. Clin Ophthalmol,2011,5(527):527-533.
6. Ates H,Palamar M,Yagci A,et al. Evaluation of Ex-PRESS mini glaucoma shunt implantation in refractory postpenetrating keratoplasty glaucoma. J Glaucoma,2010,19(8):556-560.
7. Samsudin A,Eames I,Brocchini S,et al. Evaluation of dimensional and flow properties of EX-PRESS glaucoma drainage devices. J Glaucoma,2016,25(1):e39-e45.
8. Konopinska J,Deniziak M,Saeed E,et al. Prospective randomized study comparing combined phaco-EX-PRESS and phacotrabeculectomy in open angle glaucoma treatment:12-Month follow-up. J Ophthalmol,2015:720109.
9. Shaarawy T,Goldberg I,Fechtner R. EX-PRESS glaucoma filtration device:Review of clinical experience and comparison with trabeculectomy. Surv Ophthalmol,2015,60(4):327-345.
10. Zhang X,Zhou M. Neovascular glaucoma:challenges we have to face. Chin Med J(Engl),2014(008),127:1407-1409.
11. 张秀兰 . 新生血管性青光眼是否难治 . 中华眼科杂志,2012,48(6):488-491.
12. Takihara Y,Inatani M,Fukushima M,et al. Trabeculectomy with mitomycin C for neovascular glaucoma:prognostic factors for surgical failure. Am J Ophthalmol,2009,147(5):912-918.
13. 张秀兰 . 在中国 Ex-PRESS 青光眼微型引流器植入术是否可以取代小梁切除术？中华实验眼科杂志,2015,33(3):193-195.
14. Seibold LK,Rorrer AR,Kahook MY. MRI of the EX-PRESS stainless steel glaucoma drainage device. Br J Ophthalmol,2011,95(2):251-254.
15. Moisseiev E,Zunz E,Tzur R,et al. Standard trabeculectomy and Ex-PRESS miniature glaucoma shunt:a comparative study and literature review. J Glaucoma,2015,24(6):410-416.

16. Wang W, Zhang X. Meta-analysis of randomized controlled trials comparing EX-PRESS implantation with trabeculectomy for open-angle glaucoma. PLoS One, 2014, 9(6): e100578.

17. Netland PA, Sarkisian SJ, Moster MR, et al. Randomized, prospective, comparative trial of EX-PRESS glaucoma filtration device versus trabeculectomy (XVT study). Am J Ophthalmol, 2014, 157(2): 433-440.

18. Yarovoy D, Radhakrishnan S, Pickering TD, et al. Blebitis after EX-PRESS glaucoma filtration device implantation-a case series. J Glaucoma, 2015.

19. Tai TY, Moster MR, Pro MJ, et al. Needle bleb revision with bevacizumab and mitomycin C compared with mitomycin C alone for failing filtration blebs. J Glaucoma, 2015, 24(4): 311-315.

7

第七章 房水引流阀植入手术

第一节 手术操作

【适应证】主要适用于各种类型的难治性青光眼，如新生血管性青光眼、外伤性青光眼、葡萄膜炎继发性青光眼、先天性或青少年性青光眼、角膜移植术后继发性青光眼、无晶状体眼或人工晶状体眼性青光眼、既往滤过性手术失败的青光眼、虹膜角膜内皮综合征（iridocorneal endothelial syndrome，ICE 综合征）继发性青光眼、继发于视网膜或玻璃体手术的青光眼等[1-7]。

【手术原理】青光眼引流装置分为有阀和无阀房水引流植入物。无阀植入物，代表性的有 Molteno、Baerveldt；有阀植入物，代表性的有 Ahmed。引流阀体部，也常俗称引流盘。Ahmed 青光眼引流阀有两种型号，一种是早期 Ahmed 青光眼引流阀（S2/3 型），材质为 PMMA（聚甲基丙烯酸甲酯），阀体质地硬，操作较困难，且术后并发症较多，目前已较少采用；另一种是新型 Ahmed 青光眼引流阀（FP7/8 型）（图 7-1-1），材质为硅胶，阀体质地柔软，操作容易。FP7 型、FP8 型号分别适用于成人和小儿。研究表明，新型 Ahmed 青光眼引流阀植入术后的眼压控制较好，安全性更佳，并能有效减少新生血管和瘢痕形成[8-11]，是目前主要采用的型号。近年来房水引流阀植入手术应用率逐渐上升，已经成为治疗青光眼尤其难治性青光眼的首选术式[2-4,12]。

FP7/8 型 Ahmed 青光眼引流阀是通过一种弹力膜（也通俗称为“阀门”）的方式，将眼压控制在 8~10mmHg 范围内。原理是 Ahmed 青光眼引流阀所设计的膜的生物力学承受量为 8~10mmHg，当眼压过高，膜绷紧后，超过膜的生物力学承受量时，膜会张开，将过多的房水引流出去。房水引流后，眼压达到 8~10mmHg，此时压力不足以撑开膜，房水停止向外引流，所以眼压能始终控制在 8~10mmHg 的范围内。

【手术步骤】本章书主要叙述新型 Ahmed 青光眼引流阀植入手术的手术操作，在儿童的应用（FP8 型）操作同成人（FP7 型）。由于房水引流阀植入手术的操作主要在眼球壁完成，进入前房少，因而相对小梁切除术，手术安全性较高，术中引起的严重并发症少。但手术步骤相对多、缝合操作多，时间相对延长，如果小梁切除术耗时 15~20 分钟的话，房水引流阀植入手术大约需要 40~45 分钟。

手术开始之前或植入引流盘之前，需要对引流阀进行初始化（参考本章第二节问题四解答）。方法是：准备一支装有 5ml 平衡盐溶液（BSS）或生理盐水、带 26G 钝针头的注射器，将针头插入引流管口，推注

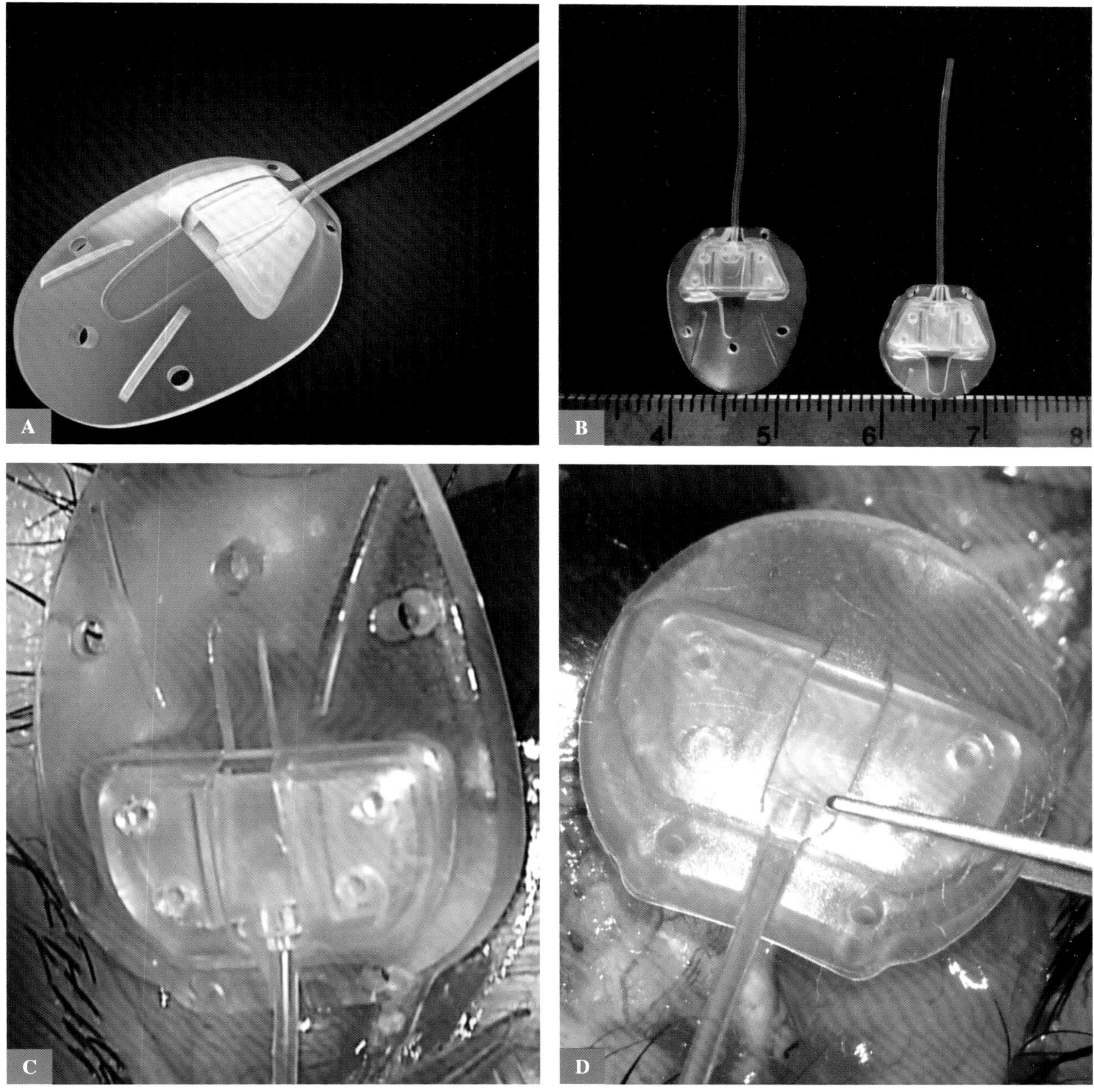

图 7-1-1　Ahmed 青光眼引流阀

A:Ahmed 青光眼引流阀(FP7 型),材质为硅胶　B:Ahmed 青光眼引流阀 FP7 型(左)和 FP8 型(右)　C:手术台上所见 FP7 型　D:手术台上所见 FP8 型

BSS 或生理盐水,使液体顺畅流过引流管及引流盘。

一、FP7/8 型 Ahmed 青光眼引流阀操作简要步骤

图 7-1-2 示意的是 Ahmed 青光眼引流阀植入的简要步骤,事实上,该手术的每一个步骤和许多的细节还需要术者细细体会。著者认为,该手术在许多方面,如麻醉的选择、固定眼球的方法、结膜切口部位的选择、结膜操作的范围、引流管结扎调试滤过量、抗代谢药物的应用、进入前房的方法、引流管覆盖物的选择、眼压的调试等,都有很大提升或改良的空间,许多的操作步骤值得探讨。手术技巧对提高手术速度、提高手术成功率以及减少并发症等方面都有很大帮助。

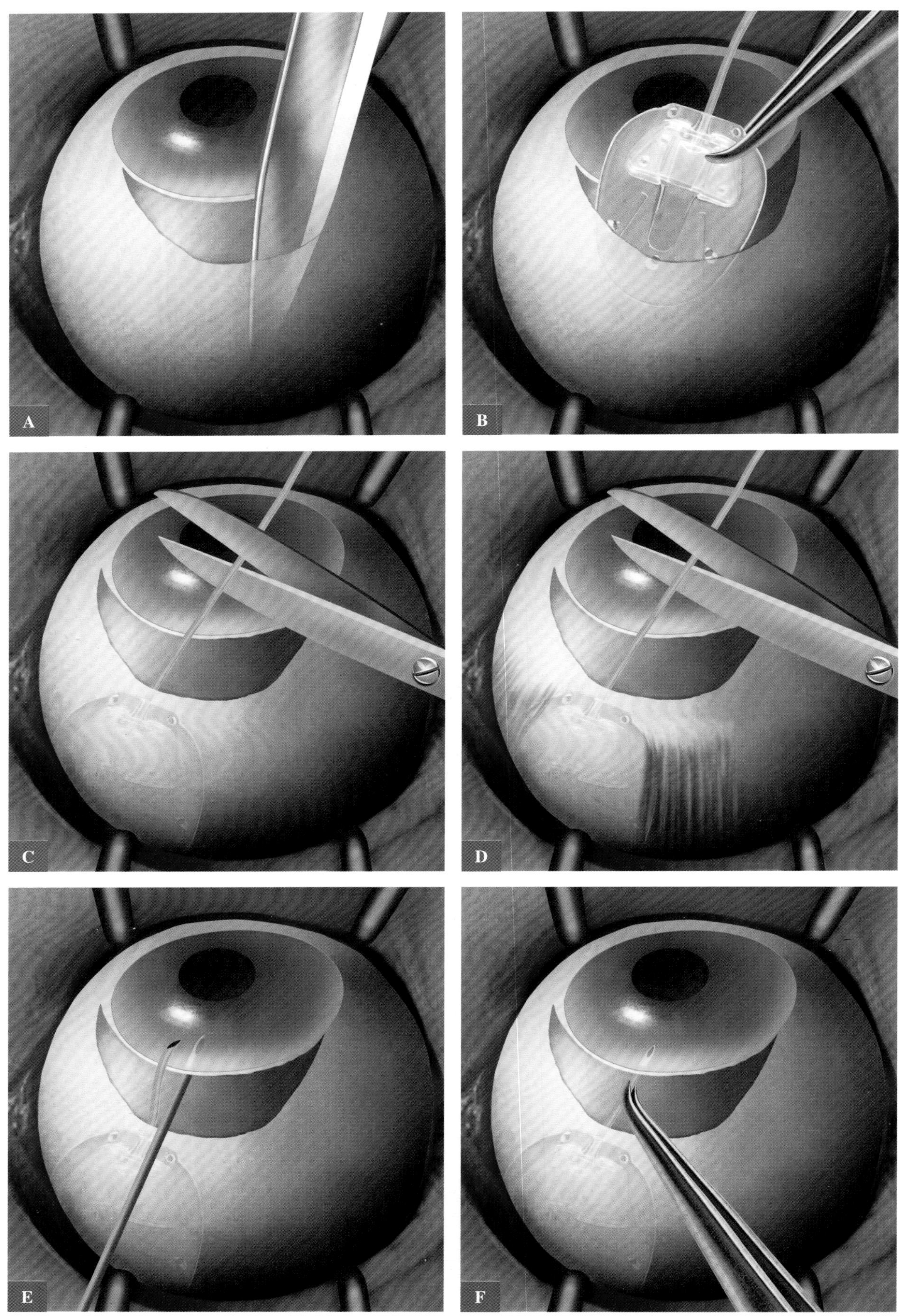
A
B
C
D
E
F

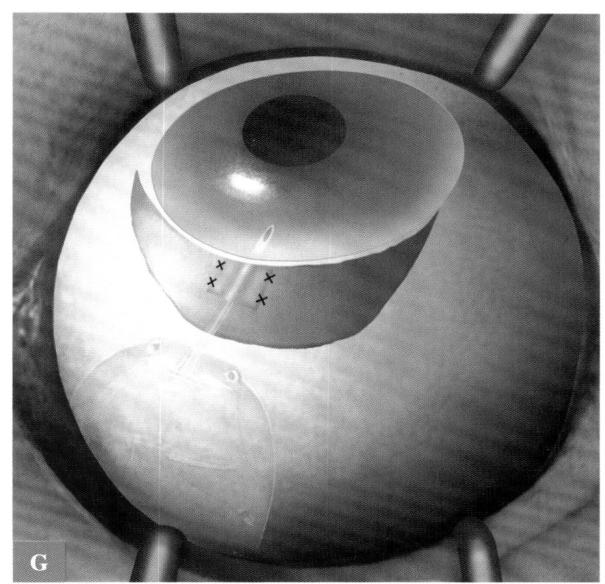

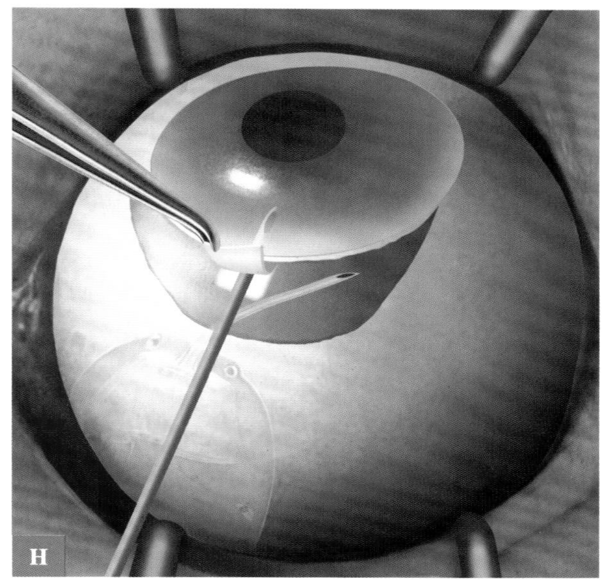

图 7-1-2　FP7/8 型 Ahmed 青光眼引流阀操作简要步骤

A：经结膜和 Tenon 囊做以穹窿为基底的切口。在某一象限（如颞上或颞下象限）两直肌之间，钝性分离 Tenon 囊与表层巩膜，以形成一兜袋　B~D：将 FP7（或 FP8）型引流盘植入兜袋中，并缝合在两直肌之间、距角膜缘至少 8~10mm 的表层巩膜上。修剪引流管，使管口成 30°斜面向上，伸入前房的长度约 2~3mm　E：用 23G 针头在角膜缘处，以平行于虹膜面的角度，进行前房穿刺。注意：必须确保引流管植入后，引流管不会接触虹膜或角膜内皮　F：将引流管插入前房约 2~3mm　G：暴露的引流管用小片异体巩膜膜瓣覆盖，并缝合巩膜瓣　H：覆盖引流管的另一方法是，在角膜缘处制作 1/3~1/2 厚自体巩膜瓣，在巩膜瓣下用 23G 针头进行穿刺，然后将引流管经穿刺处插入前房，缝合巩膜瓣

关于麻醉方法，详见第一章第三节。房水引流阀植入手术建议采用球周 / 球后注射麻醉或全身麻醉。

二、不同改良方法的手术步骤

下面展示六个手术操作，在多个方面都呈现有不同的改良。如无特殊说明，采用的均是 FP7/8 型 Ahmed 青光眼引流阀。供读者参考：

（一）手术 1

该例的特点：左眼，颞上方；跨度两次透明角膜缝线悬吊固定眼球；沿角膜缘切开做结膜切口；引流管结扎调试滤过量；丝裂霉素 C 棉片直接敷贴；自体巩膜瓣下穿刺插管；自体巩膜瓣覆盖引流管（图 7-1-3）。

（二）手术 2

该例的特点：右眼，颞上方；透明角膜缝线悬吊固定眼球；沿角膜缘切开做结膜切口；引流管结扎调试滤过量；丝裂霉素 C 棉片直接敷贴；自体巩膜瓣下穿刺插管；自体巩膜瓣覆盖引流管（图 7-1-4）。

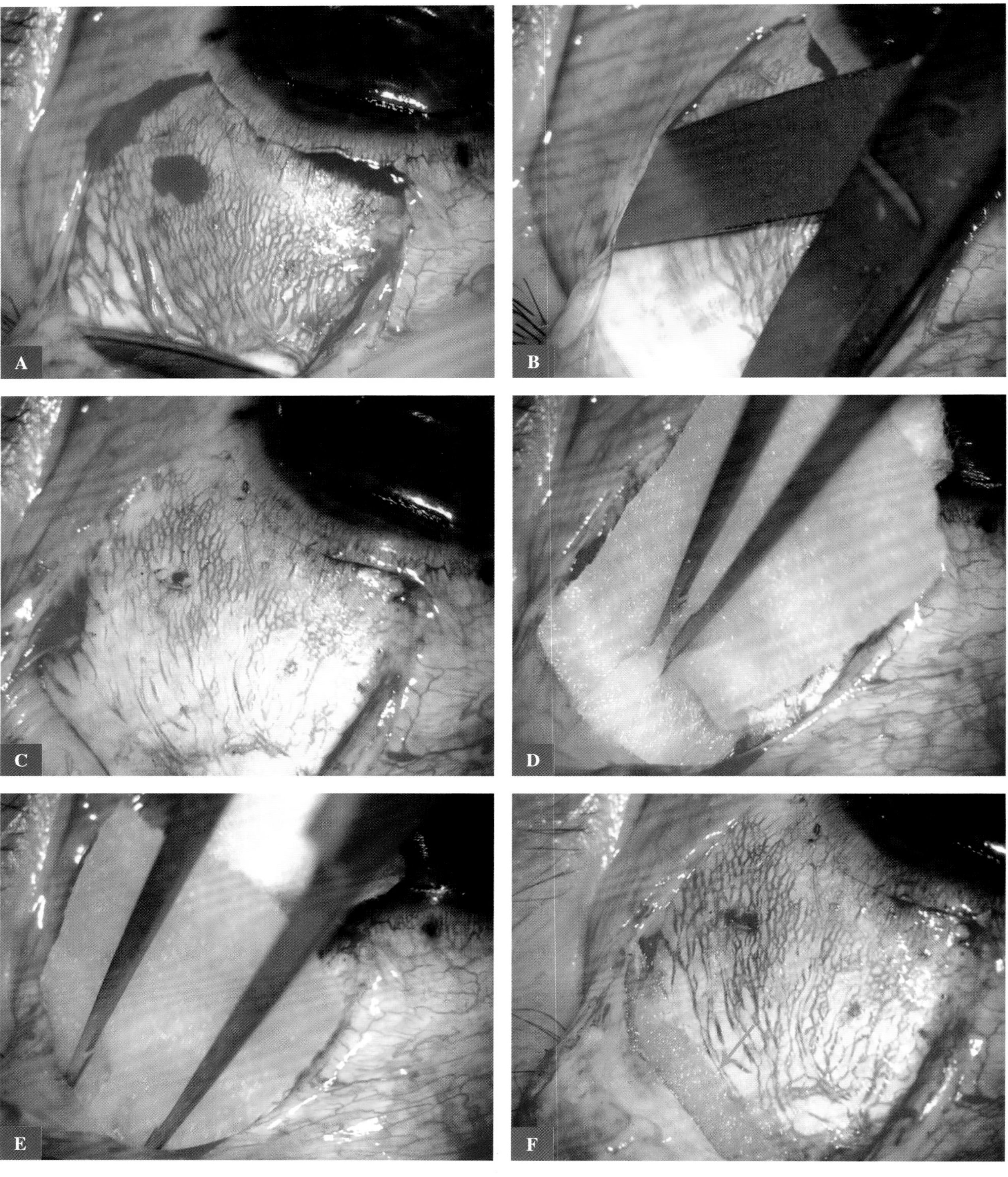
A
B
C
D
E
F

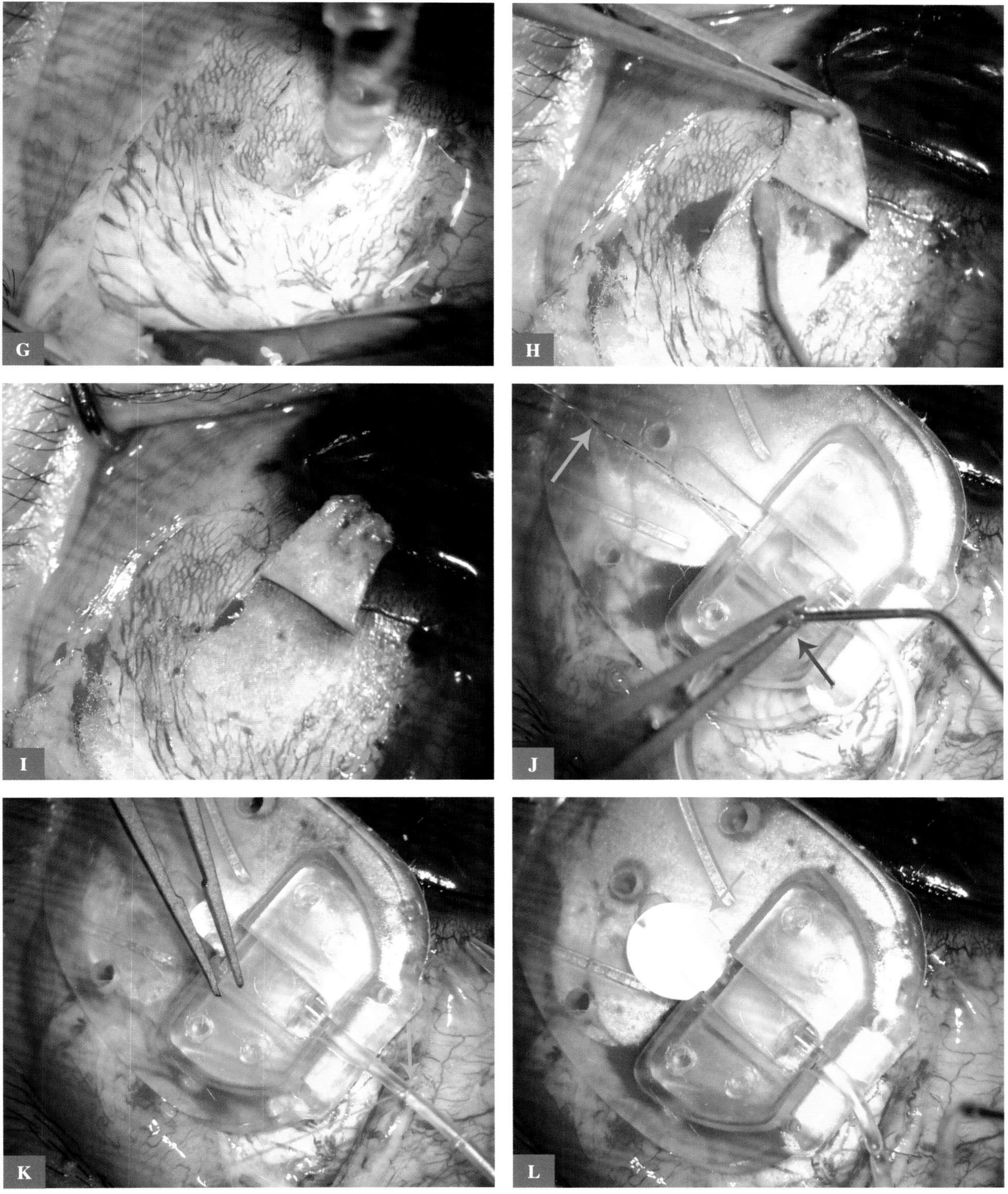
G
H
I
J
K
L

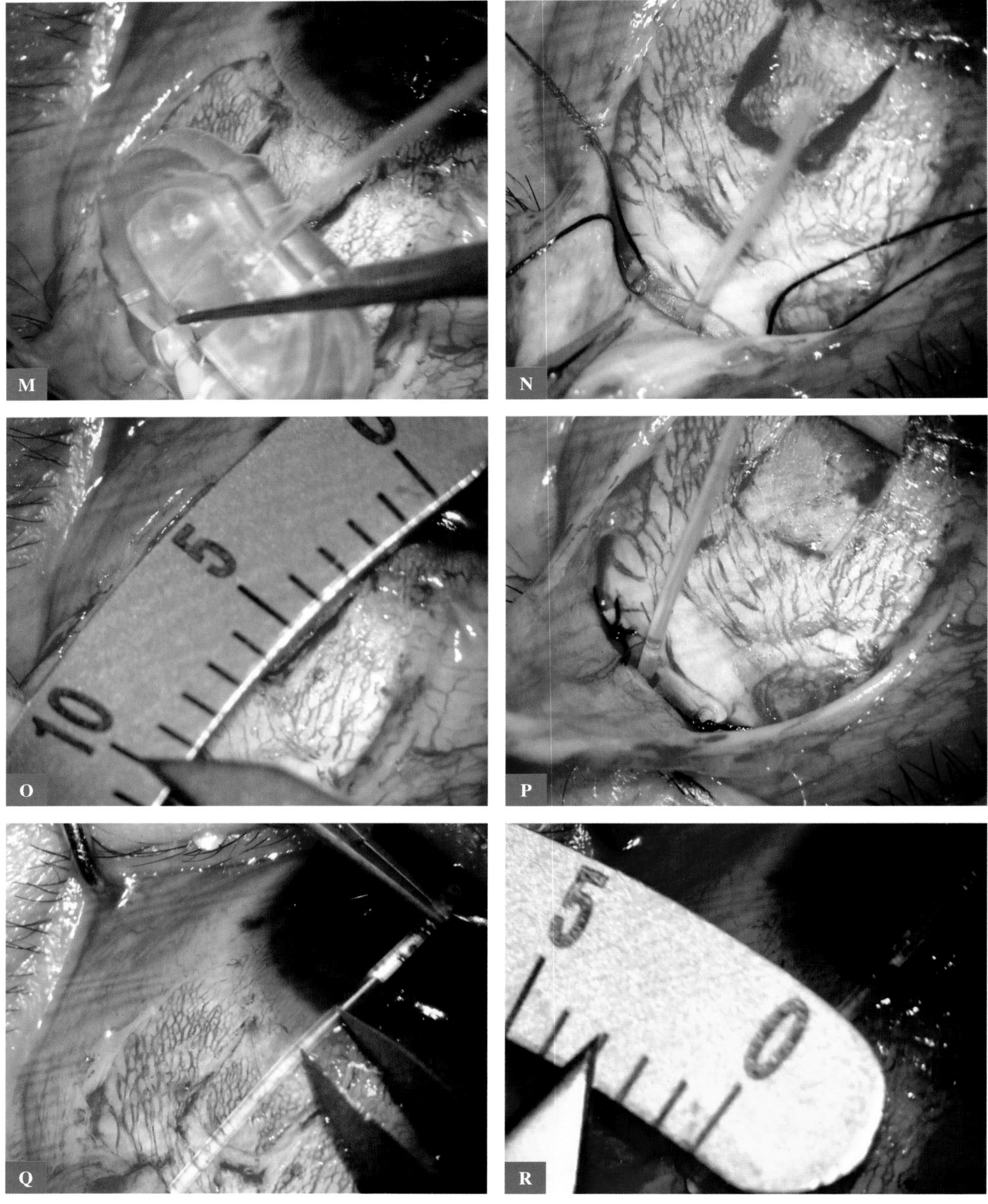
M
N
5
10
O
P
Q
5
0
R

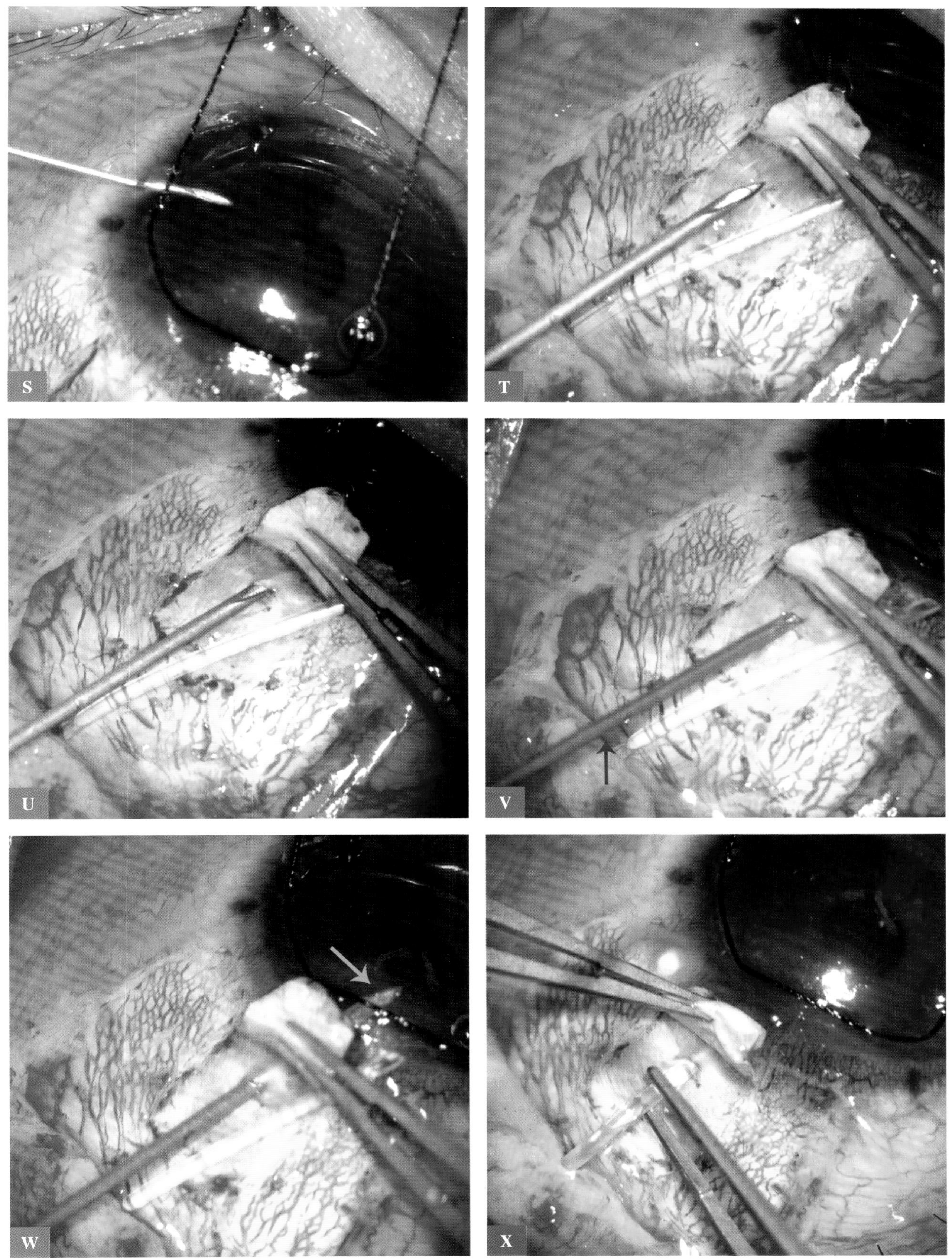
S
T
U
V
W
X

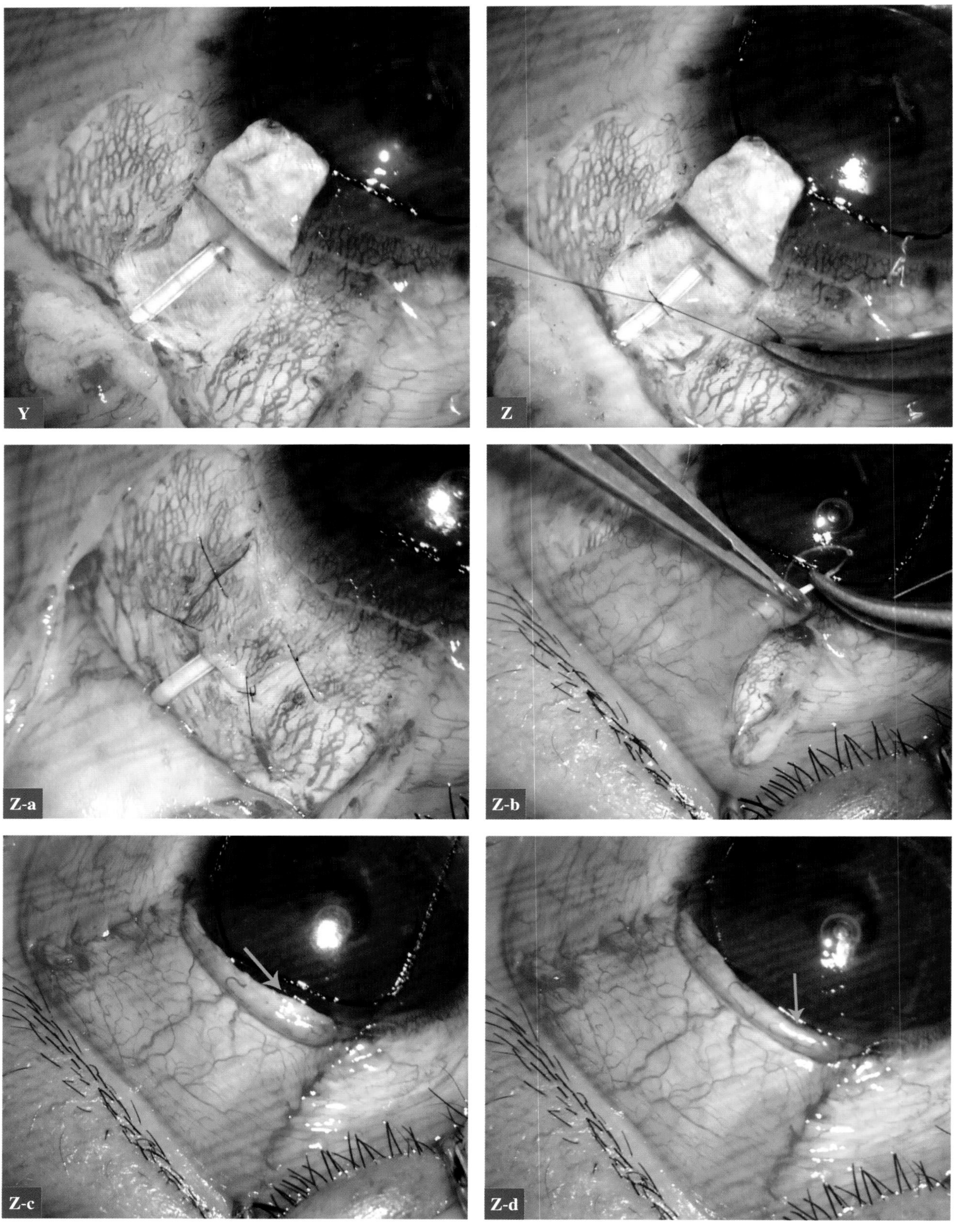
Y
Z
Z-a
Z-b
Z-c
Z-d

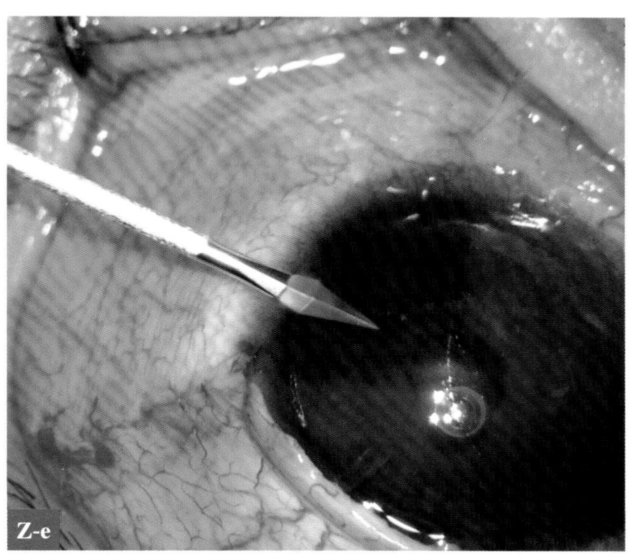

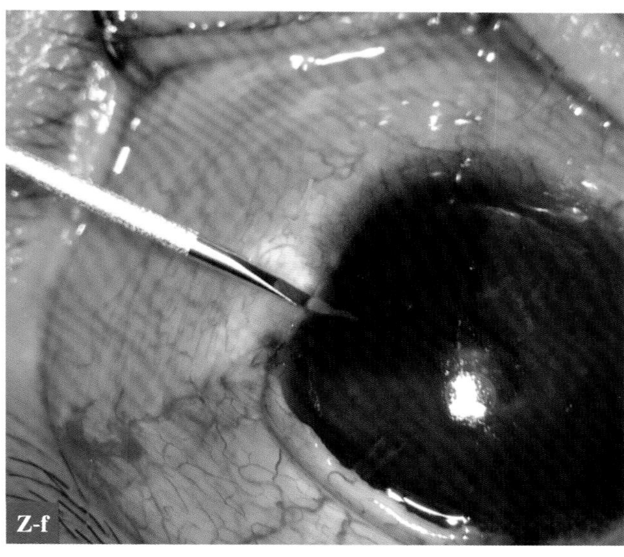

图 7-1-3　房水引流阀植入手术 1

A：确定四个象限，手术区域为颞上方（左眼），透明角膜缝线悬吊固定眼球（跨度两次透明角膜），制作两直肌之间的结膜瓣　B：钝性分离赤道后球周组织　C：烧灼止血　D~G：放置蘸有一定浓度的丝裂霉素 C（MMC）棉片（该病例浓度 0.33mg/ml，时间 5 分钟）于拟放置引流盘的区域（赤道后两直肌之间，远离角膜缘 8~10mm，F 绿箭头示意），放置时棉片平铺、防止棉片卷曲。完整取出 MMC 棉片后，用 100~150ml BSS 冲洗，注意要冲洗赤道后球周区域，可用虹膜回复器辅助暴露该区域　H、I：制作以角膜缘为基底巩膜瓣，1/3 厚，4mm × 6mm 长方形　J~L：引流阀初始化，注入 BSS，水流呈喷射状（J 绿箭头），用 8-0 可吸收线结扎引流管，力度和松紧适中（K 绿箭头），再次注入 BSS，出水呈现水滴状（L 绿箭头）（著者推荐方法）　M~P：将引流盘置入赤道后间隙，引流盘前端离角膜缘至少 10mm，用 6-0 丝线将引流盘固定在两直肌间、距离角膜缘 10mm 的表层巩膜上　Q、R：修剪插入前房引流管的长度为 3mm　S：做前房穿刺侧切口，并注入一定量的 BSS 或黏弹剂，维持和稳定前房　T~W：显示连续动作做引流管穿刺口：在自体巩膜瓣下进行，取用 23G 针头，在角膜缘处穿刺入前房（建议灰蓝色小梁网带区域或偏后，T 绿箭头示意），先顺延眼球弧度斜行向上向前潜行（U），针尖到达角膜缘时，手持针柄的手略向上提起（著者推荐，V 蓝箭头示意），此时再平行虹膜面穿刺进前房（W，绿箭头示意进入前房的针尖）　X~Z：插入引流管，并用 10-0 尼龙线缝合引流管在巩膜面上　Z-a：10-0 尼龙线将自体巩膜瓣水密缝合 4 针　Z-b~Z-d：8-0 可吸收线缝线连续缝合放射状结膜切口，两端固定于角膜缘上，结膜前端游离端覆盖透明角膜 1~2mm，缝合后将结膜下 Tenon 囊组织（Z-c 绿箭头示意）修剪（Z-d 绿箭头示意修剪后所见，注意没有剪去游离端结膜！）　Z-e、Z-f：用巩膜穿刺刀扩大侧切口，放出多余黏弹剂（绿箭头），调试眼压适中。术毕

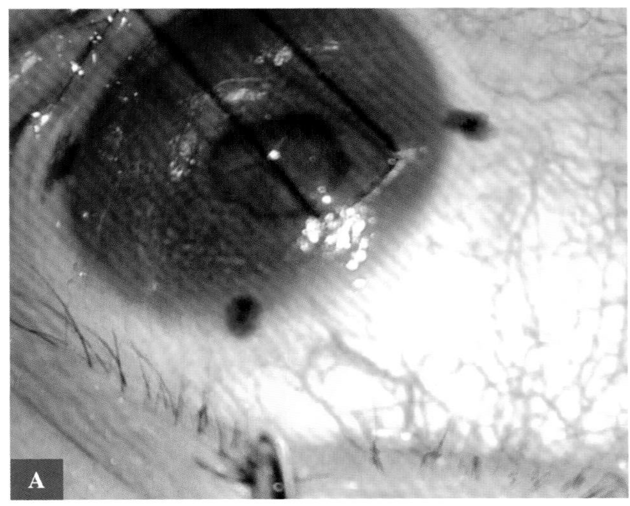

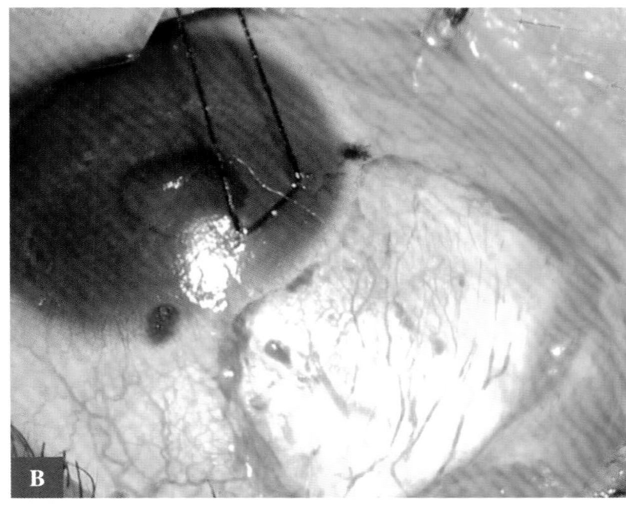

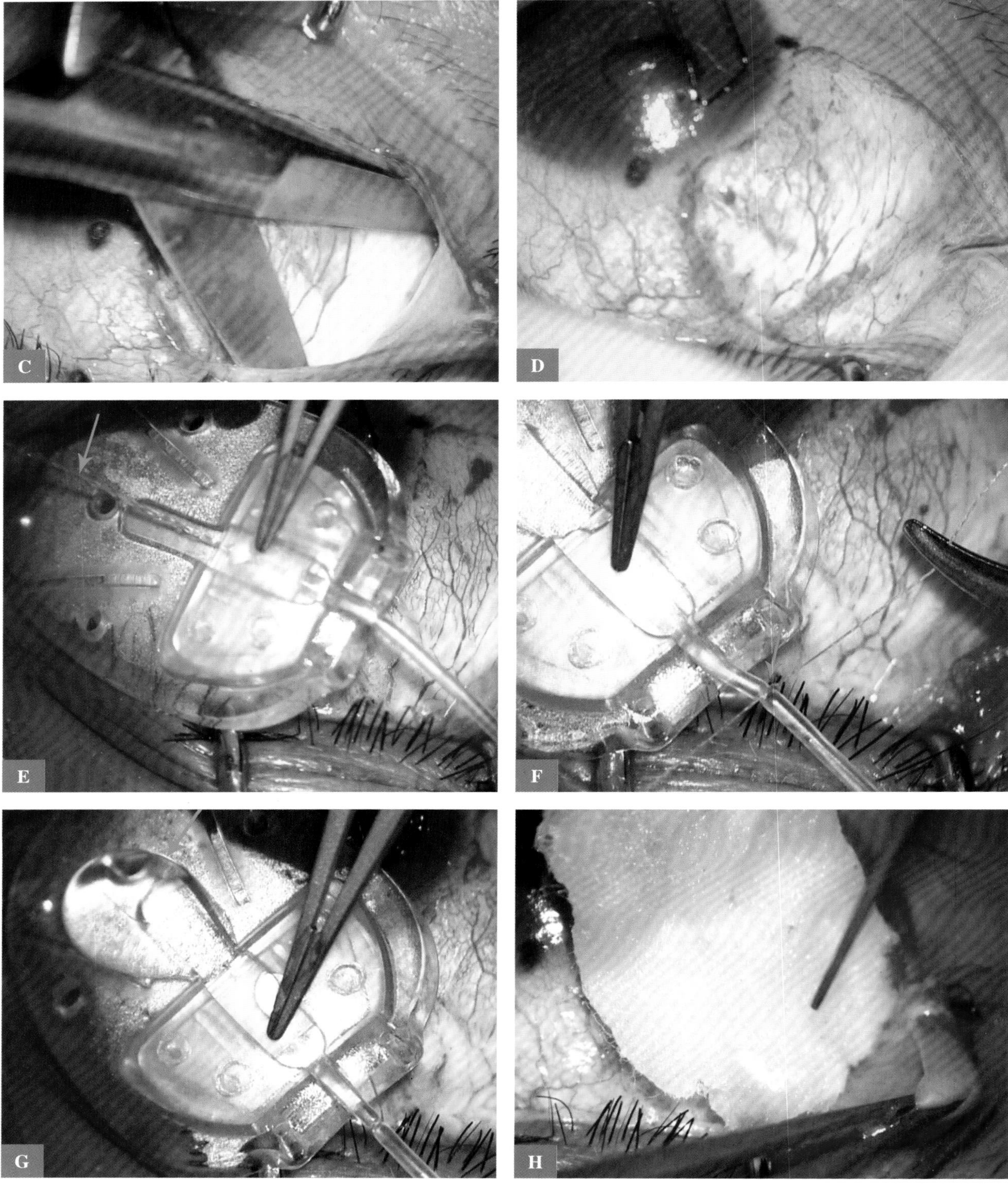
C
D
E
F
G
H

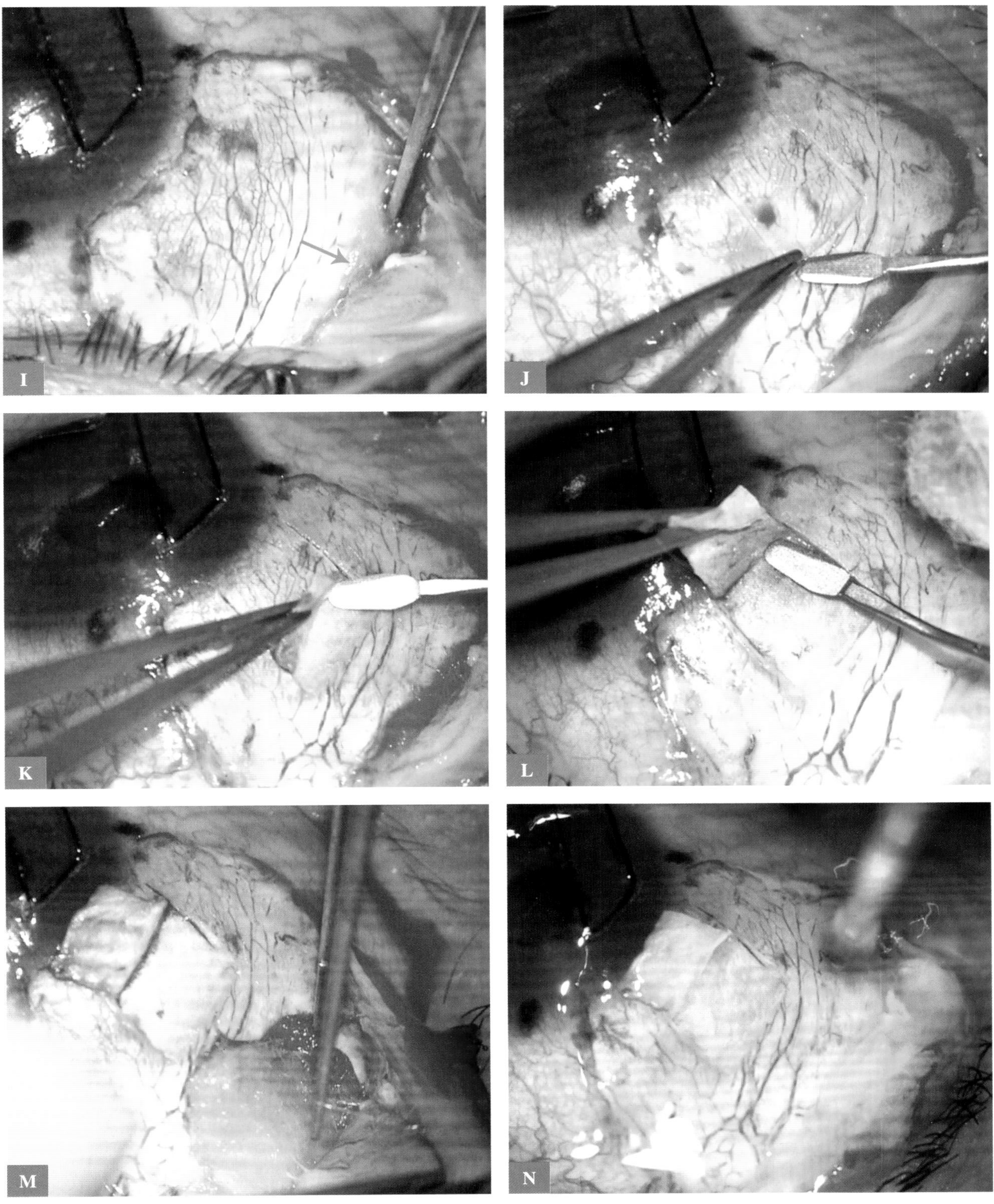
I
J
K
L
M
N

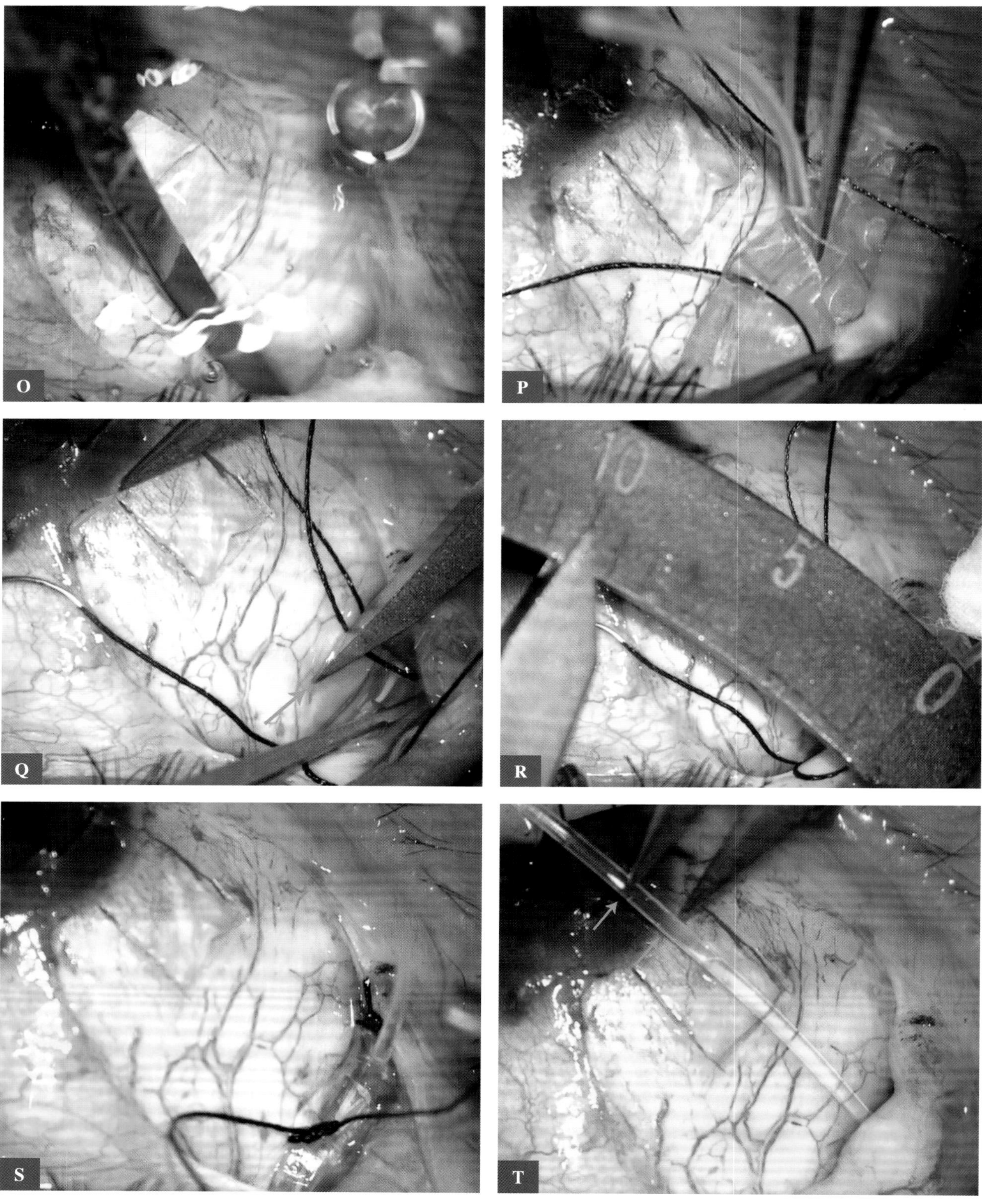
O
P
Q
10
5
0
R
S
T

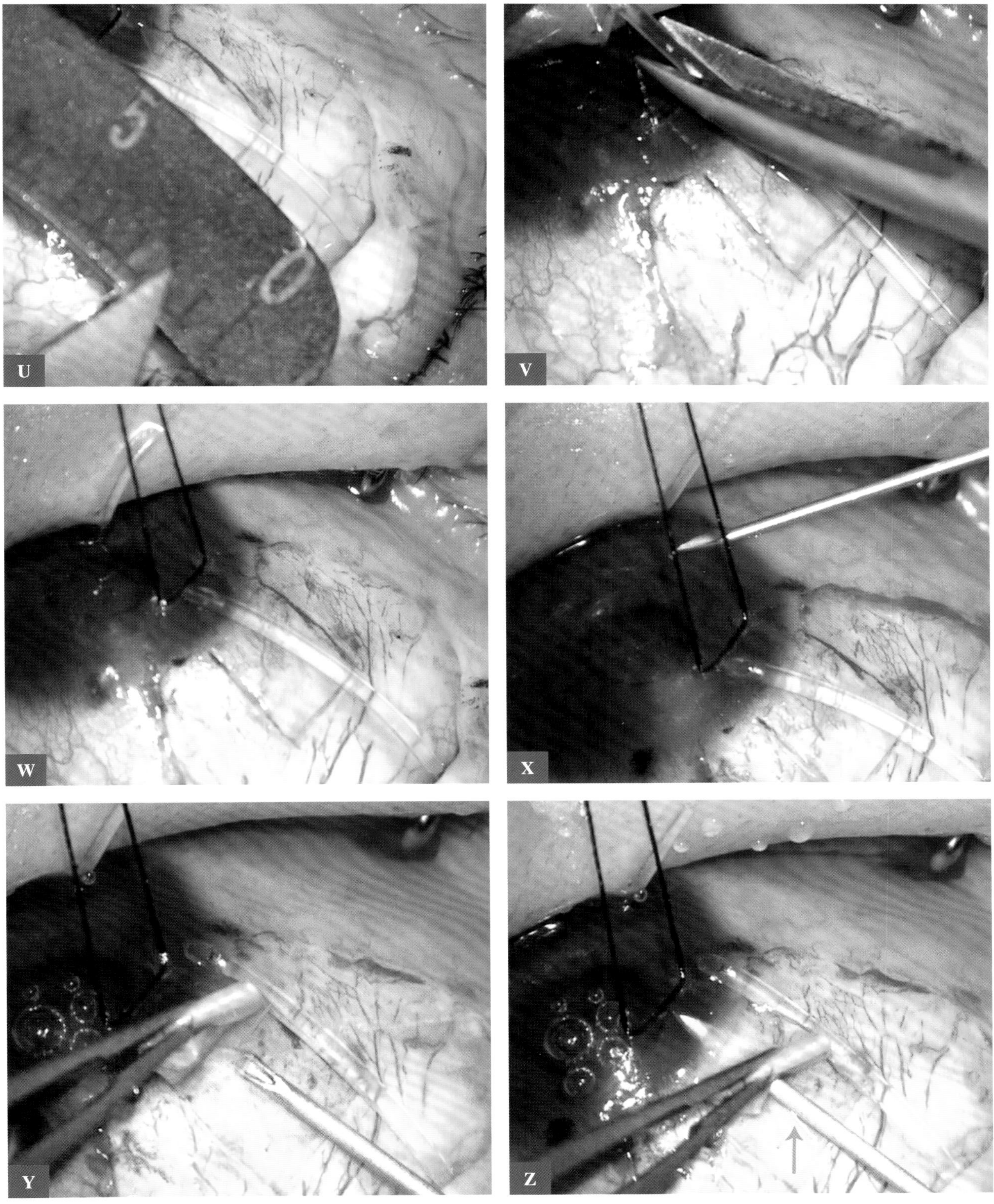
U
V
W
X
Y
Z

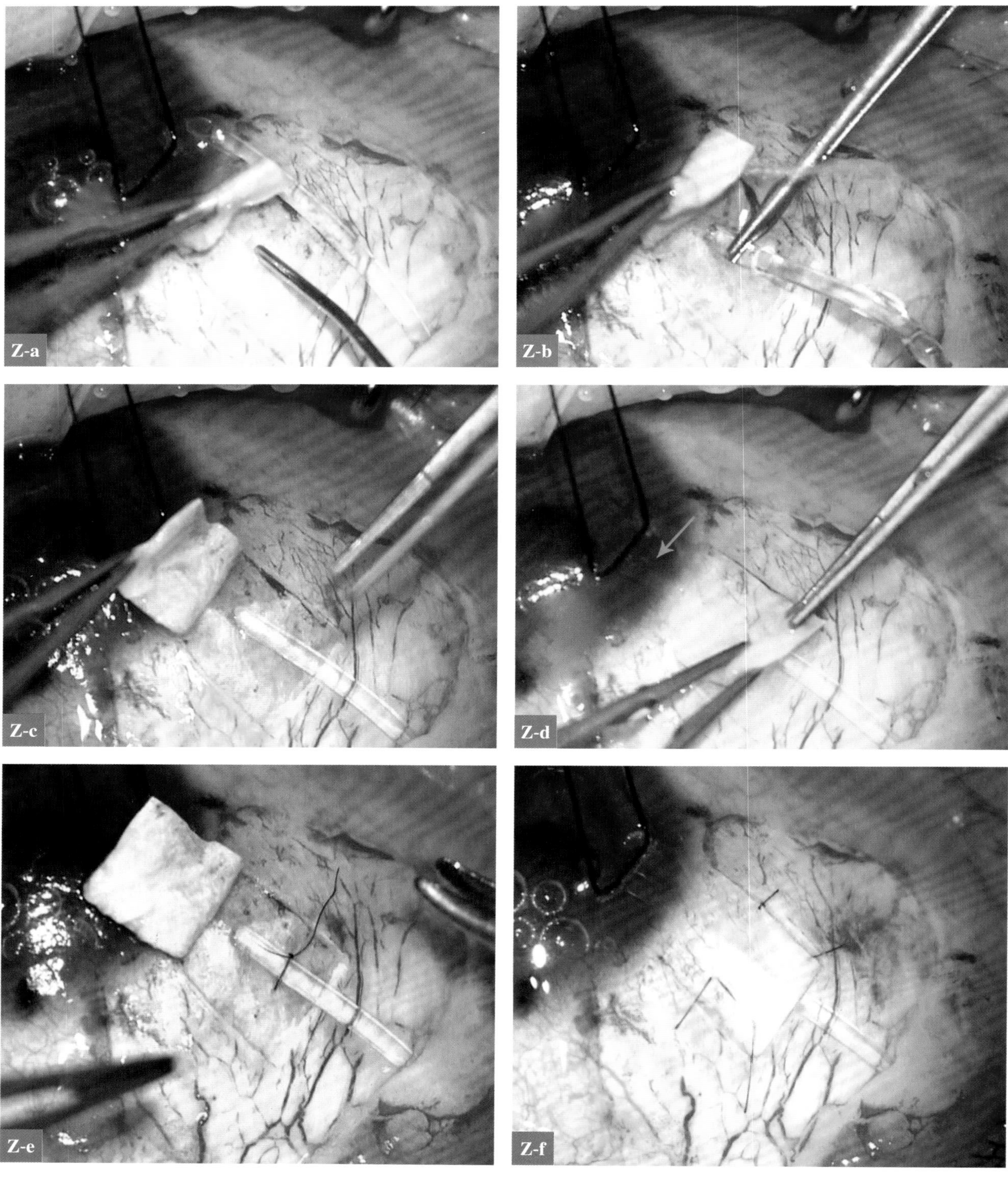
Z-a
Z-b
Z-c
Z-d
Z-e
Z-f

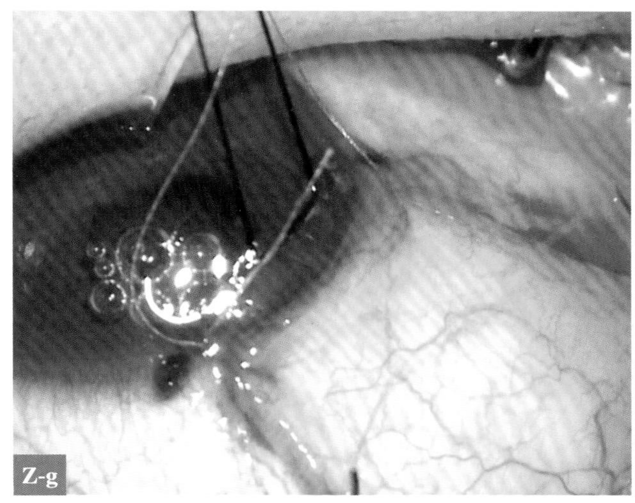

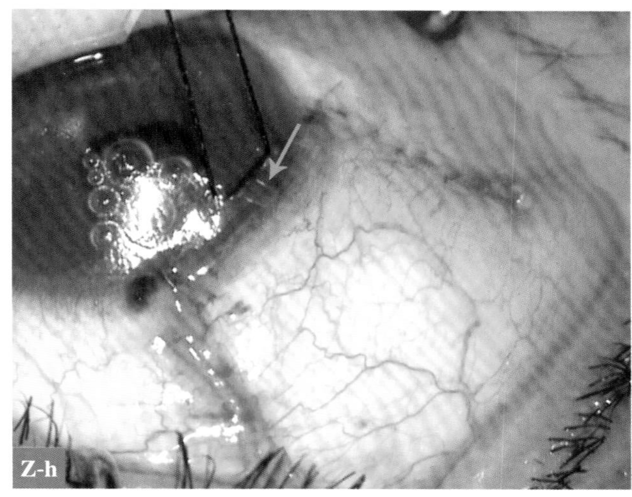

图 7-1-4　房水引流阀植入手术 2

A：确定四个象限，手术区域为颞上方（右眼），透明角膜缝线悬吊固定眼球　B~D：制作两直肌之间的结膜瓣，钝性分离赤道后球周组织，并适当烧灼止血。注意赤道后球壁血管少　E~G：引流阀初始化，注入 BSS，水流呈喷射状（绿箭头），用 8-0 可吸收线结扎引流管，力度和松紧要适中。著者体会到，当再次注入呈现水滴状（绿箭头）时的结扎力度和松紧度最合适　H、I：放置蘸有一定浓度的 MMC 棉片（该病例是 0.33mg/ml，3 分钟）于拟放置引流盘的区域（赤道后、两直肌之间），注意棉片要整齐、大小适中，放置时要注意防止棉片卷曲　J~L：制作以角膜缘为基底巩膜瓣，1/3 厚，4mm × 6mm 长方形　M、N：取出 MMC 棉片，注意一定要完全和完整取出，并用 150~200ml BSS 冲洗，注意要冲洗赤道后球周区域，可用虹膜回复器辅助暴露该区域（O），P~S：将引流盘置入赤道后间隙，引流盘前端离角膜缘至少 10mm（Q 绿箭头之间），用 6-0 丝线将引流盘固定在两直肌间、距离角膜缘 10mm 的表层巩膜上（S）　T~W：插入前房引流管的长度建议为 2mm（T 绿箭头之间）　X：做前房穿刺侧切口，注入一定量的 BSS 或黏弹剂（著者建议注入的 BSS 和黏弹剂各半）　Y、Z：在自体巩膜瓣下制作引流管穿刺口，取引流管口径大小配套的针头（用 23G 针头），在角膜缘处穿刺入前房：稍远离角膜缘后 1~2mm 处进行，先顺延眼球弧度斜行向上向前潜行，针尖到达角膜缘时，持针柄的手略向上提起（Z 绿箭头示意），此时再平行虹膜面穿刺进前房　Z-a~Z-d：穿刺口注入少量黏弹剂，将穿刺口周的组织推开，插入引流管，可见引流管在前房位置适中（Z-d 绿箭头）　Z-e、Z-f：10-0 尼龙线将自体巩膜瓣水密缝合 4 针，引流管也加固缝合在巩膜面上 1~2 针　Z-g 、Z-h：8-0 可吸收线连续缝合放射状结膜切口，两端固定于角膜缘上，结膜前端游离端需覆盖透明角膜 1~2mm。术毕，通过放出过量黏弹剂或 BSS，调试眼压至适中，检查前房引流管位置适中

（三）手术 3

该例的特点：儿童青光眼；右眼，颞上方；上、外直肌悬吊固定眼球；沿角膜缘切开做结膜切口；引流管结扎调试滤过量；丝裂霉素 C 棉片包盘敷贴；角膜缘直接穿刺插管；异体巩膜覆盖引流管（图 7-1-5）。

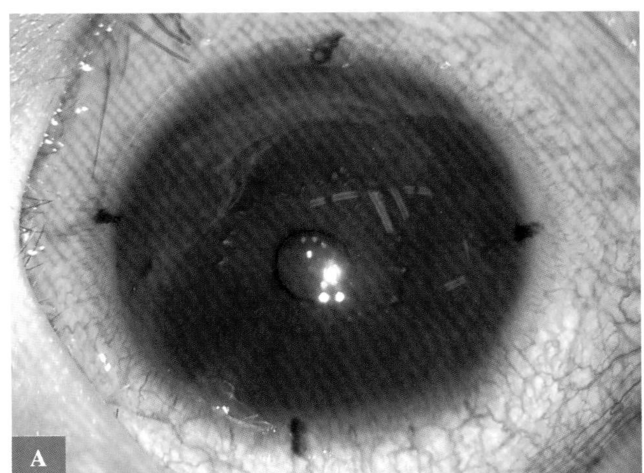

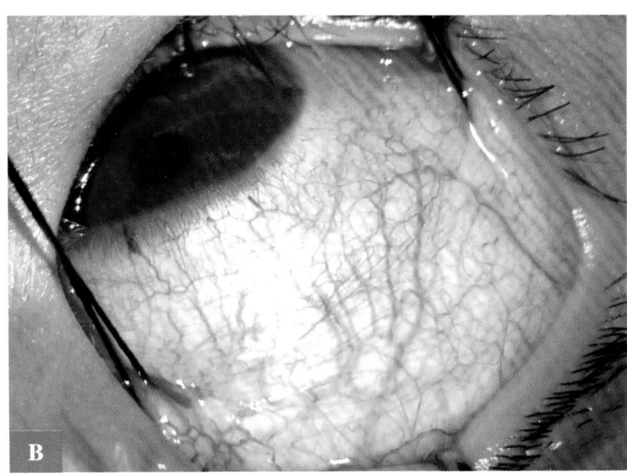

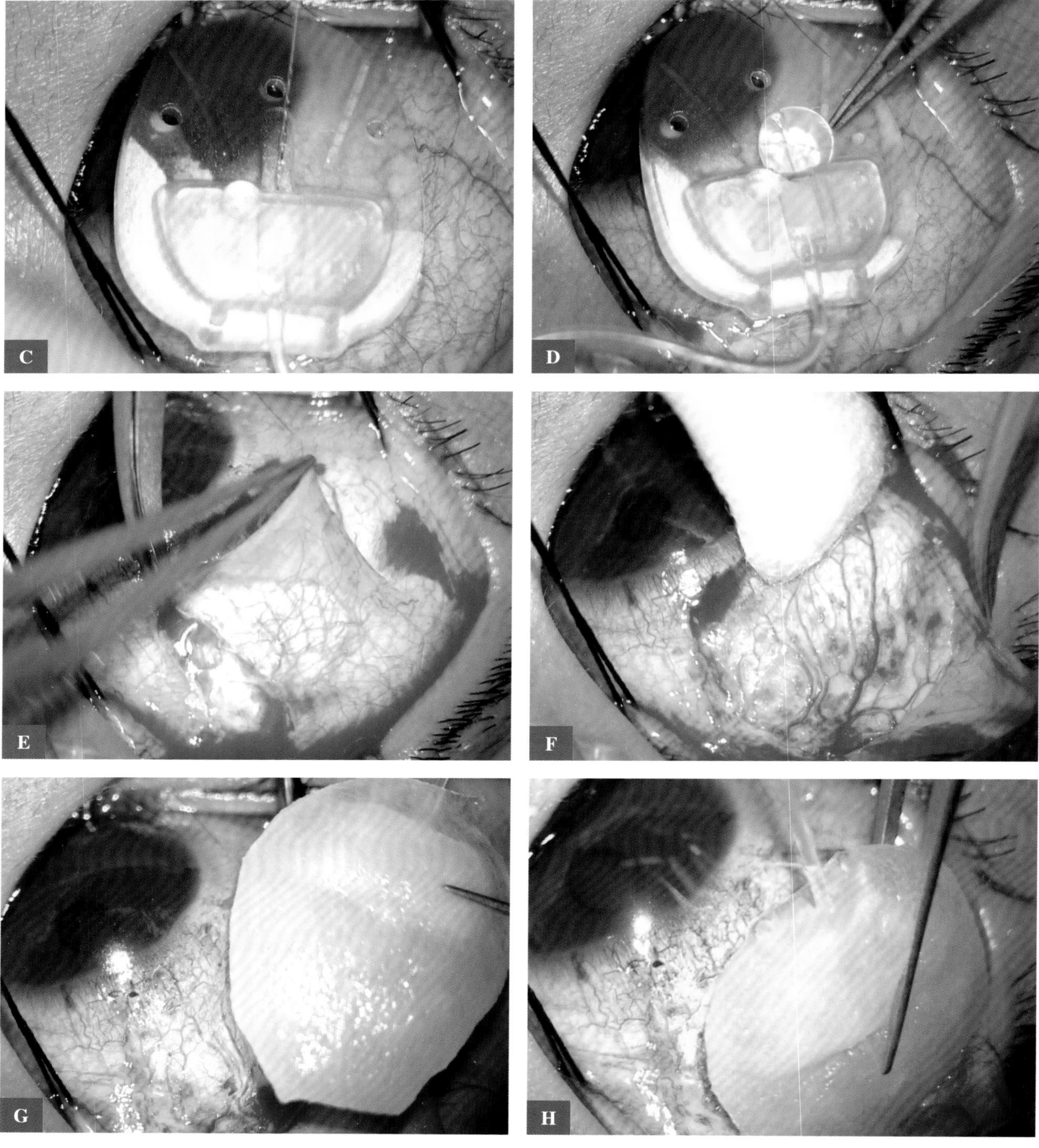
C
D
E
F
G
H

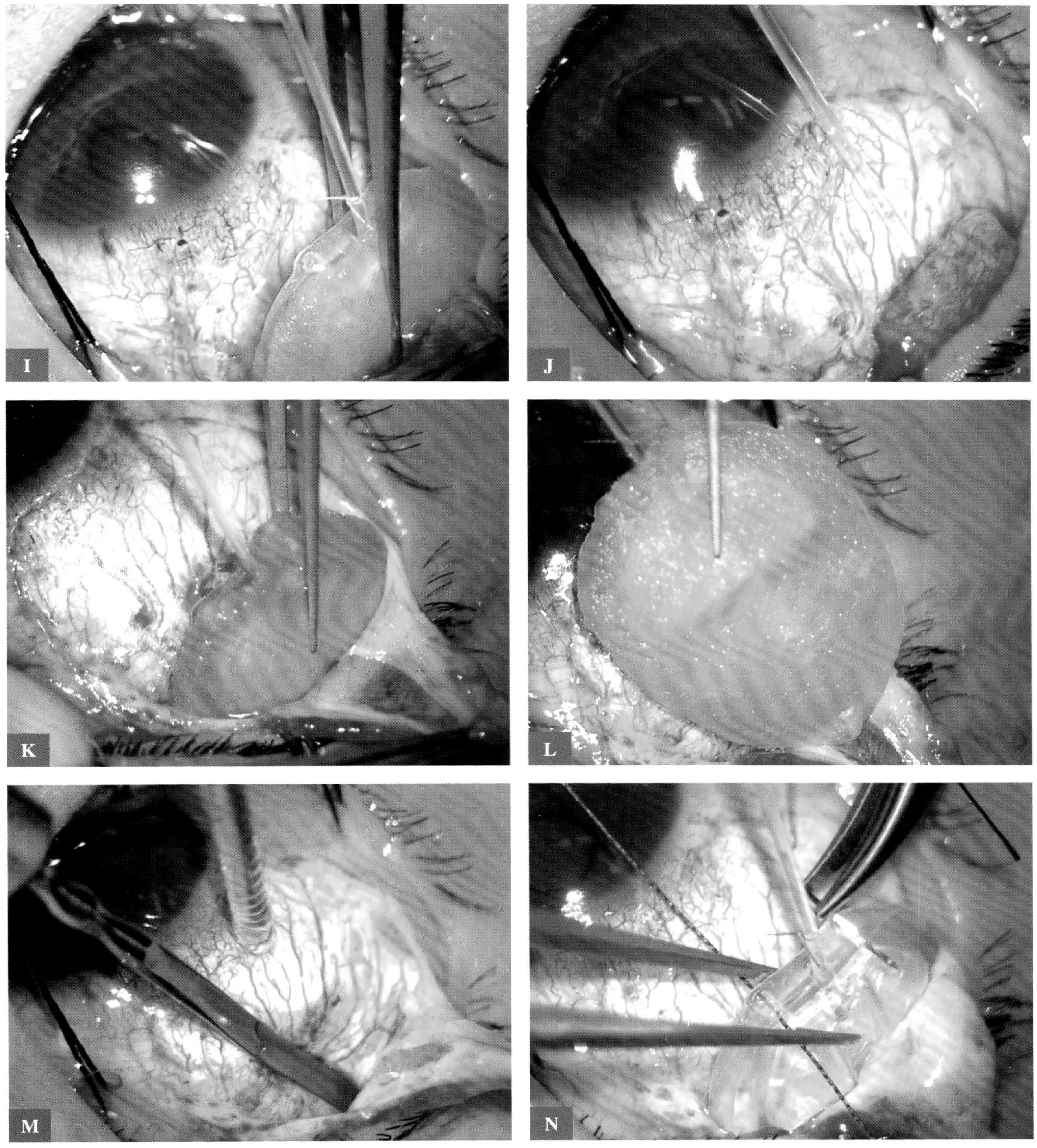
I
J
K
L
M
N

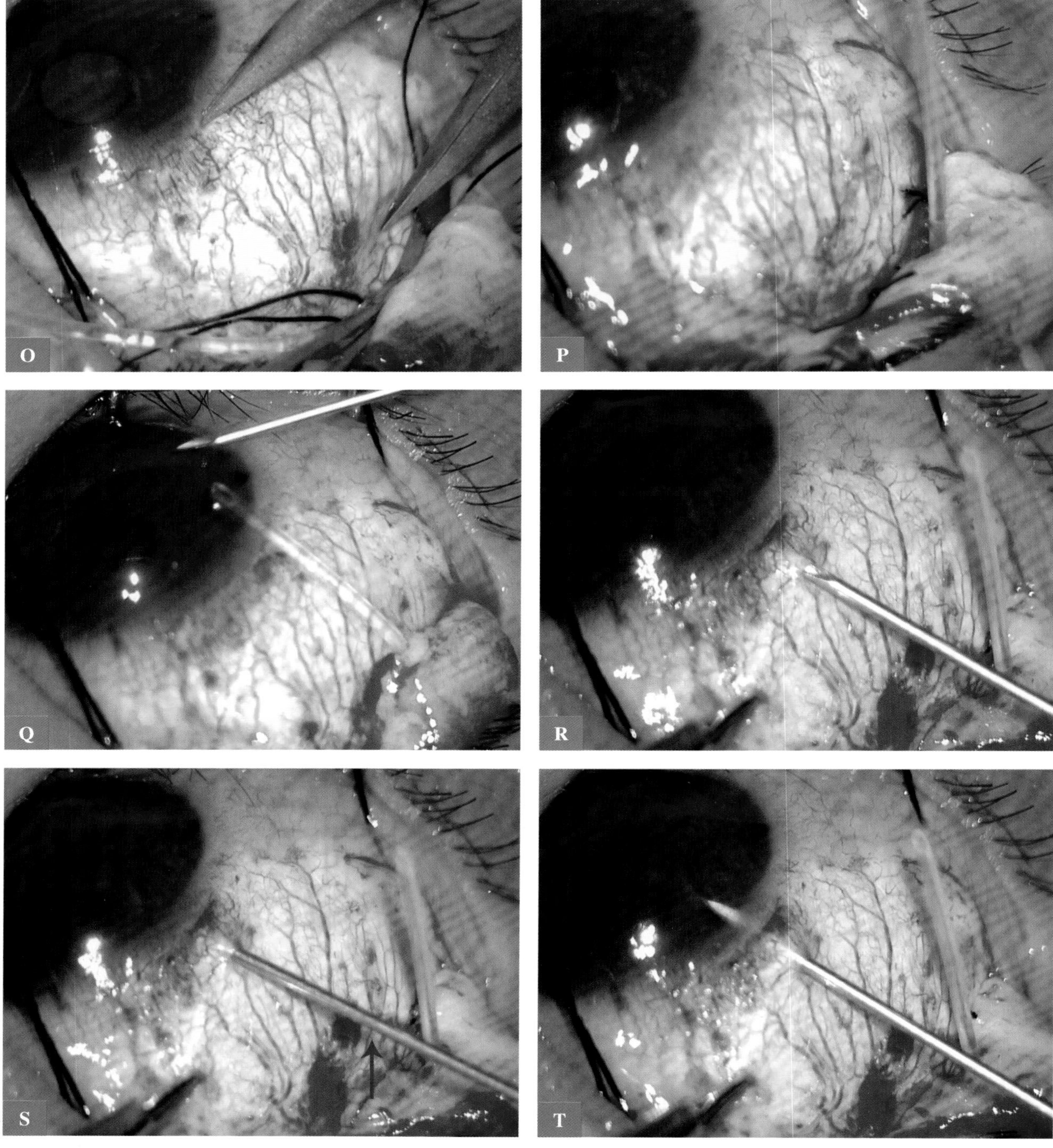
O
P
Q
R
S
T

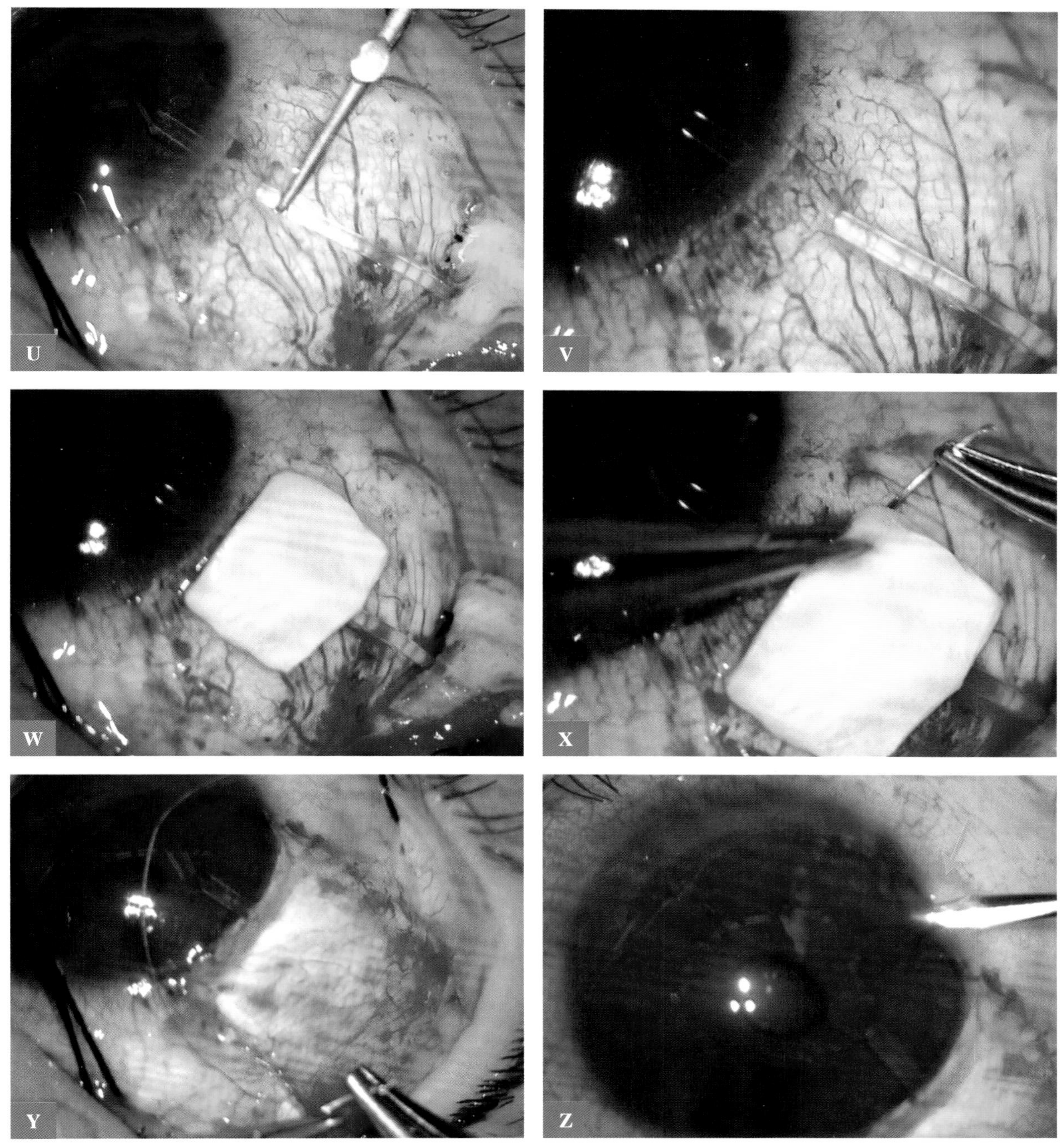

图 7-1-5　房水引流阀植入手术 3

A：该例为儿童青光眼大眼球患者（7 岁男孩），全麻下手术。勾画出四个象限，手术区域为颞上方（右眼）　B：悬吊上、外直肌　C、D：引流阀初始化，注入 BSS 呈喷射状（C），用 8-0 可吸收线结扎引流管，力度和松紧适中，再次注入 BSS 呈现水滴状（D）为佳　E、F：制作两直肌之间的结膜瓣，并钝性分离赤道后球周组织　G~J：放置蘸有一定浓度的 MMC 棉片（该例 0.4mg/ml，5 分钟）包裹引流盘（因眼球扩张明显，选择 FP7 型 Ahmed 引流阀），再置于拟放置引流盘的区域（此方法为著者所提出[15]）　K~M：取出整个 MMC 棉片包裹盘，150~200ml BSS 冲洗，用虹膜回复器辅助暴露赤道后球周区域作冲洗　N~P：将引流盘置入赤道后间隙，用 6-0 黑丝线将引流盘固定在浅层巩膜面上，引流盘前端离角膜缘至少 10mm（O）　Q：修剪引流管，使插入前房引流管的长度为 2mm，前房穿刺并注入一定量的黏弹剂（建议注入的 BSS 和黏弹剂各半）稳定前房深度　R~T：制作引流管穿刺口，取引流管口径大小配套的针头（23G 针头），在角膜缘处直接穿刺入前房，建议稍远离角膜缘后 1~2mm 处进行，先顺延眼球弧度斜行向上向前潜行，针尖到达角膜缘时，手持针柄的手向上提起（S，蓝箭头），此时再平行虹膜面穿刺进前房，这样操作将使引流管插入前房位置适中、不偏不倚　U、V：插入引流管入前房，见位置、长短适中　W、X：取异体巩膜，大约 3mm × 4mm 大小，10-0 尼龙线缝合固定 4~6 针　Y：8-0 可吸收线缝合结膜，两端固定于角膜缘上，结膜前端游离端覆盖透明角膜 1~2mm　Z：调试眼压，放出过量黏弹剂或 BSS（绿箭头）。术毕外观，结膜操作范围在颞上方象限内

(四) 手术 4

该例特点：儿童青光眼；右眼，颞下方；跨度两次透明角膜缝线悬吊固定眼球；沿角膜缘切开做结膜切口；丝裂霉素 C 棉片直接敷贴；角膜缘直接穿刺插管；异体巩膜覆盖引流管（图 7-1-6）。

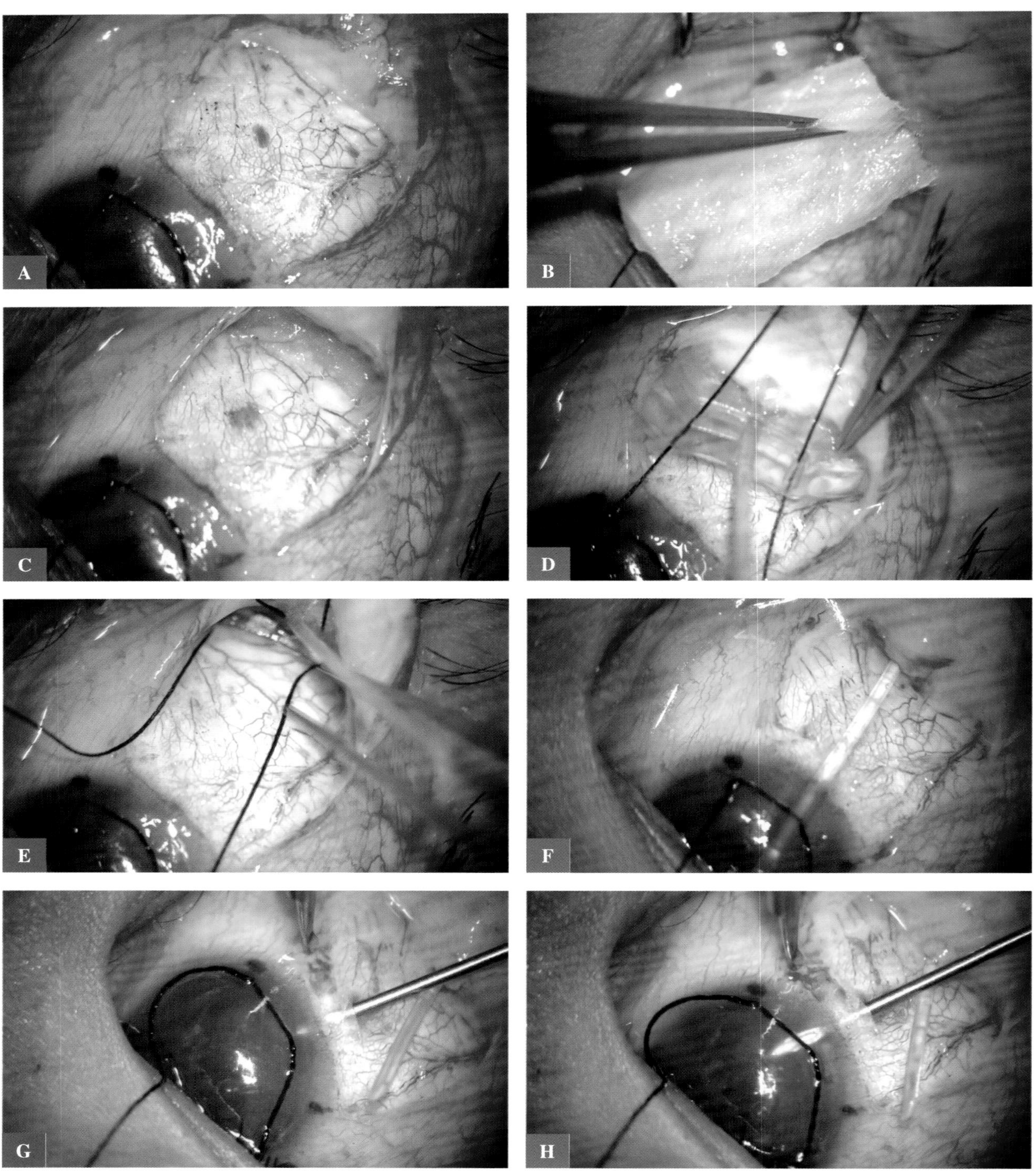

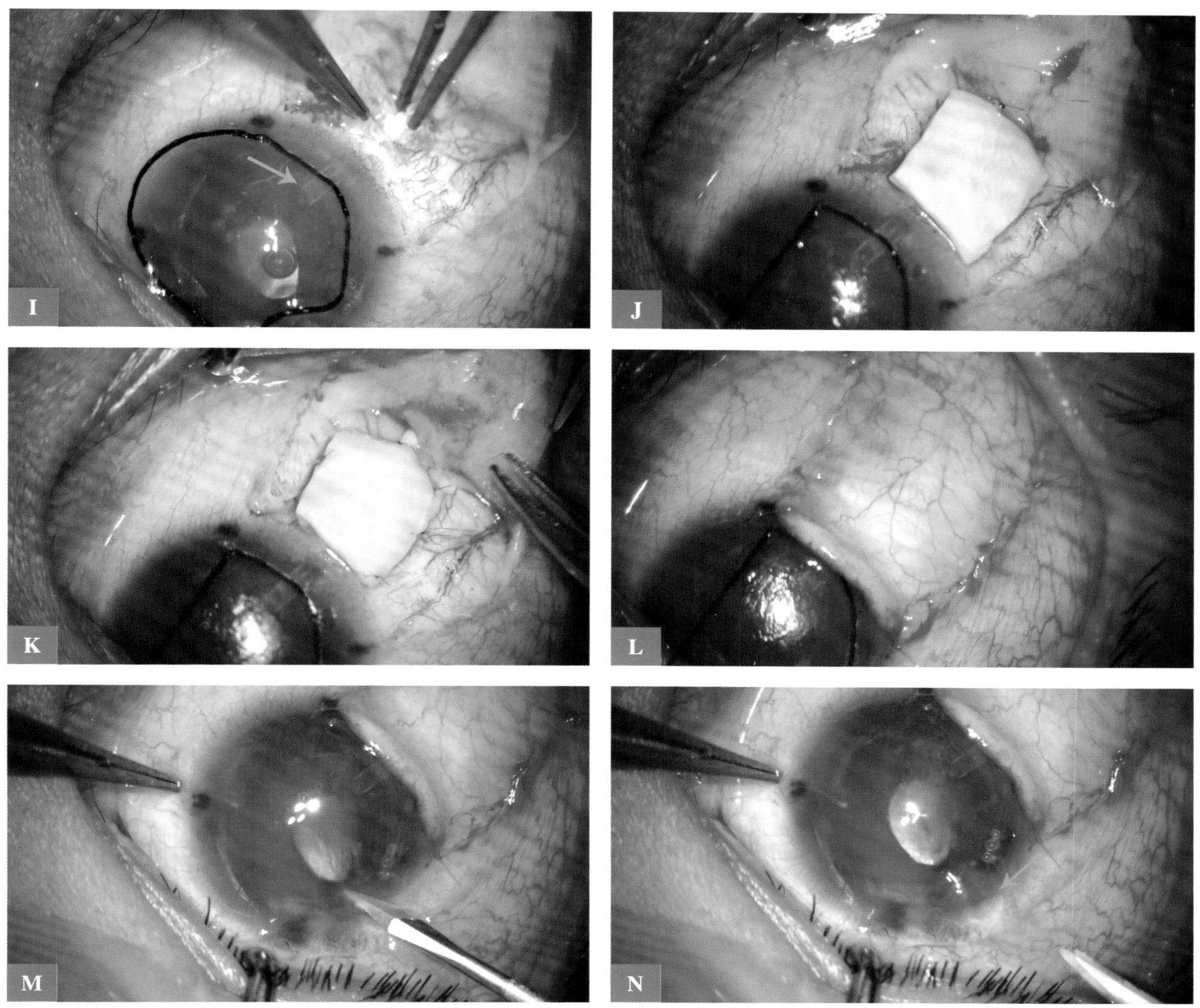

图 7-1-6　房水引流阀植入手术 4

A：该例患者为继发性儿童青光眼患者。四岁男孩，因先天性白内障已行白内障摘除联合人工晶状体植入术，曾在颞上方行小梁切除术，鼻侧睫状体光凝术。因眼压不能控制，拟行颞下方房水引流阀植入手术。透明角膜缝线悬吊固定眼球后，制作外直肌和下直肌之间的结膜瓣，钝性分离赤道后球周组织　B、C：放置蘸有一定浓度的 MMC 棉片（该病例是 0.5mg/ml，5 分钟），置于拟放置引流盘的区域（赤道后、两直肌之间），注意棉片要整齐、大小适中，放置时要注意防止棉片卷曲　D~F：选择 FP7 Ahmed 引流阀（同前述方法初始化、8-0 可吸收线结扎引流管）。将引流盘置入赤道后间隙，引流盘前端离角膜缘至少 10mm，用 6-0 黑丝线将引流盘固定在两直肌间、距离角膜缘 10mm 的表层巩膜上　G、H：同前述方法完成修剪引流管、前房穿刺、注入一定量的黏弹剂（建议注入的 BSS 和黏弹剂各半）、稳定前房深度等操作，然后制作引流管穿刺口（同前述方法）　I：插入引流管入前房，见位置、长短适中　J、K：取异体巩膜，大约 3mm×4mm 大小，10-0 尼龙线缝合固定 4~6 针　L：8-0 可吸收线缝合结膜，两端固定于角膜缘上，结膜前端游离端覆盖透明角膜 1~2mm　M、N：调试眼压，放出过量黏弹剂或 BSS（N，绿箭头）。术毕外观，结膜操作范围在颞下方象限内

（五）手术 5

该例的特点：右眼，颞上方；跨度两次透明角膜缝线悬吊固定眼球；沿角膜缘切开做结膜切口；引流管结扎调试滤过量；丝裂霉素 C 棉片包盘敷贴；远离角膜缘 4mm 隧道穿刺直接插管（图 7-1-7）。

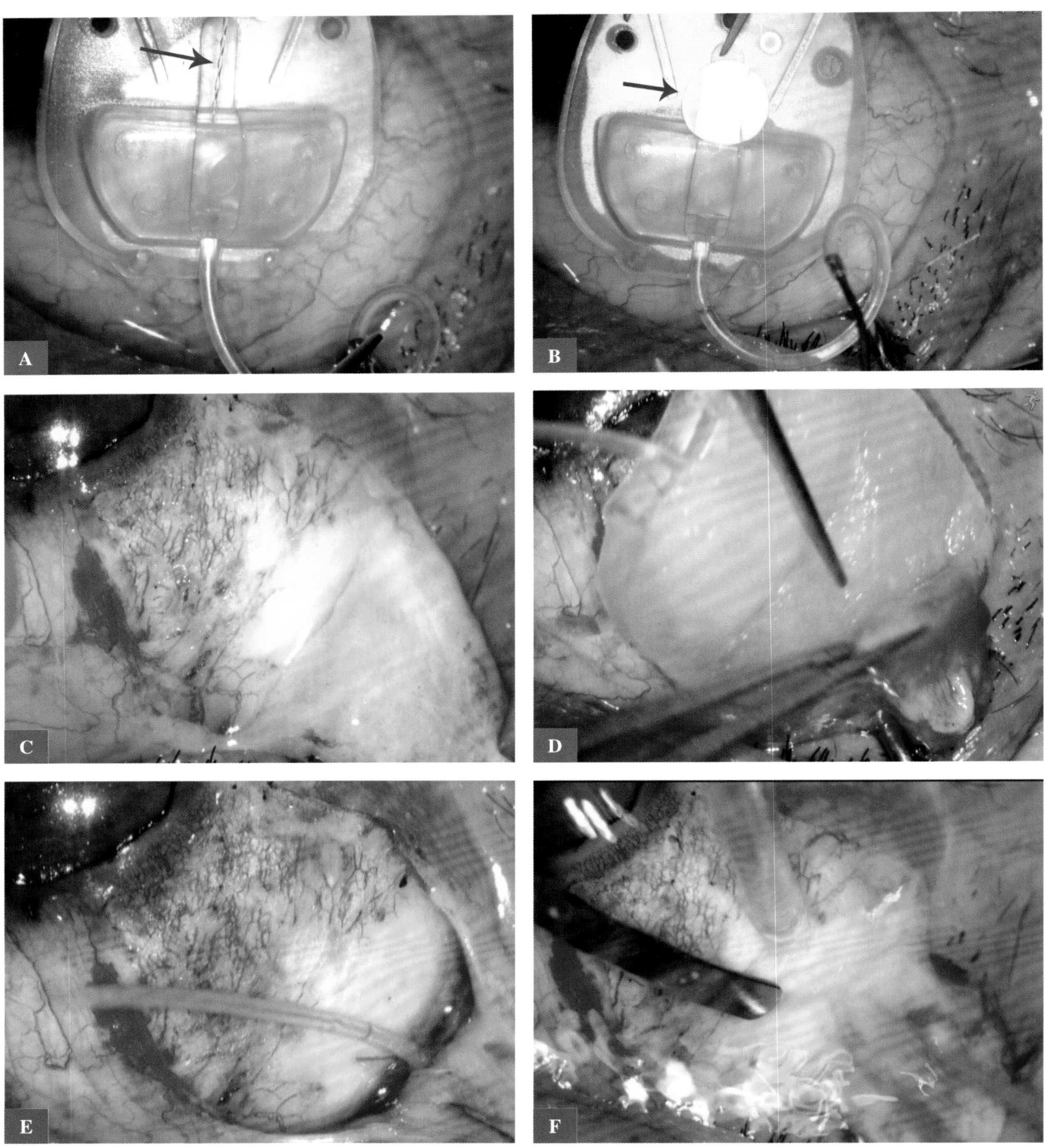

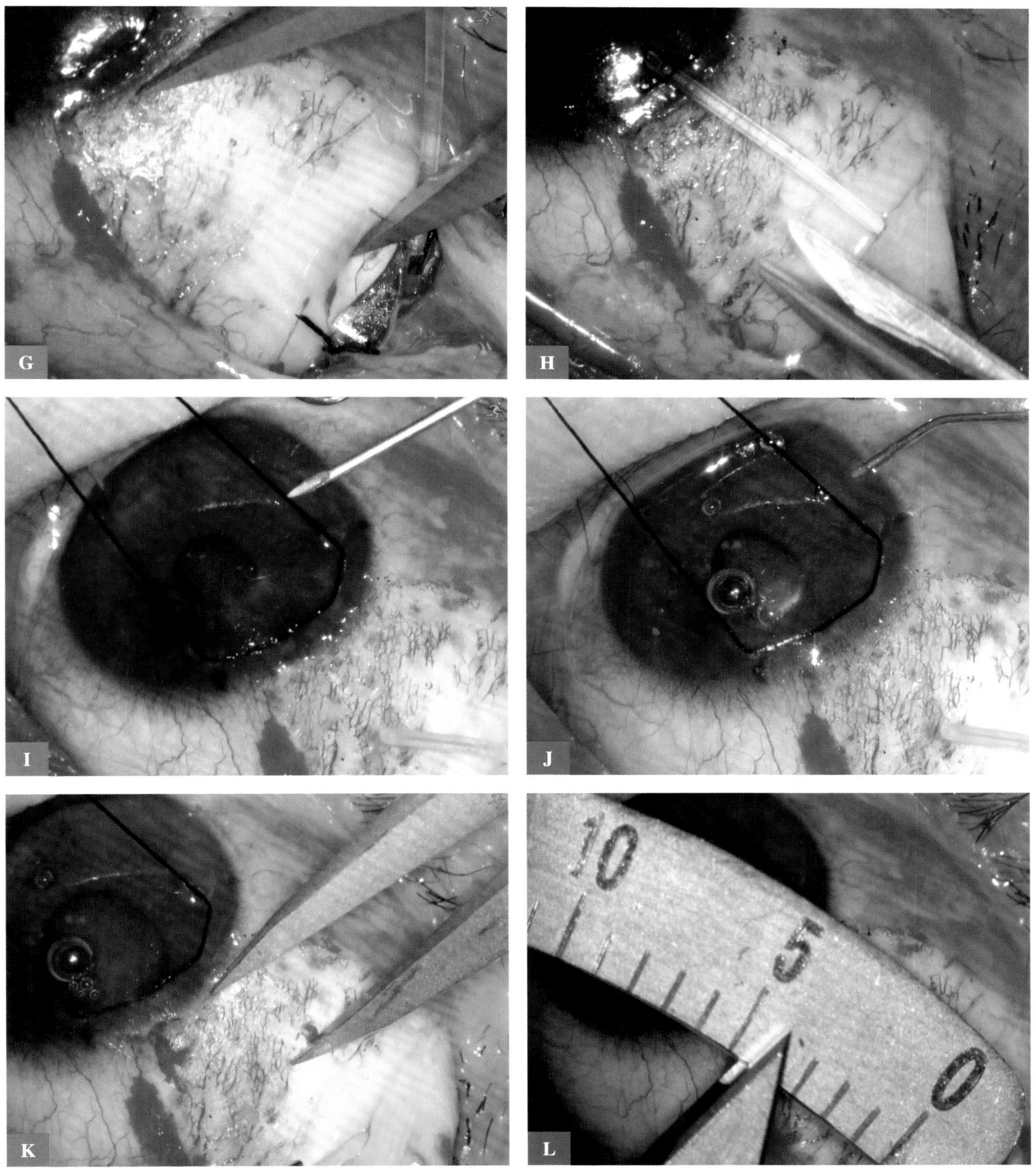
G
H
I
J
K
L
10
5
0

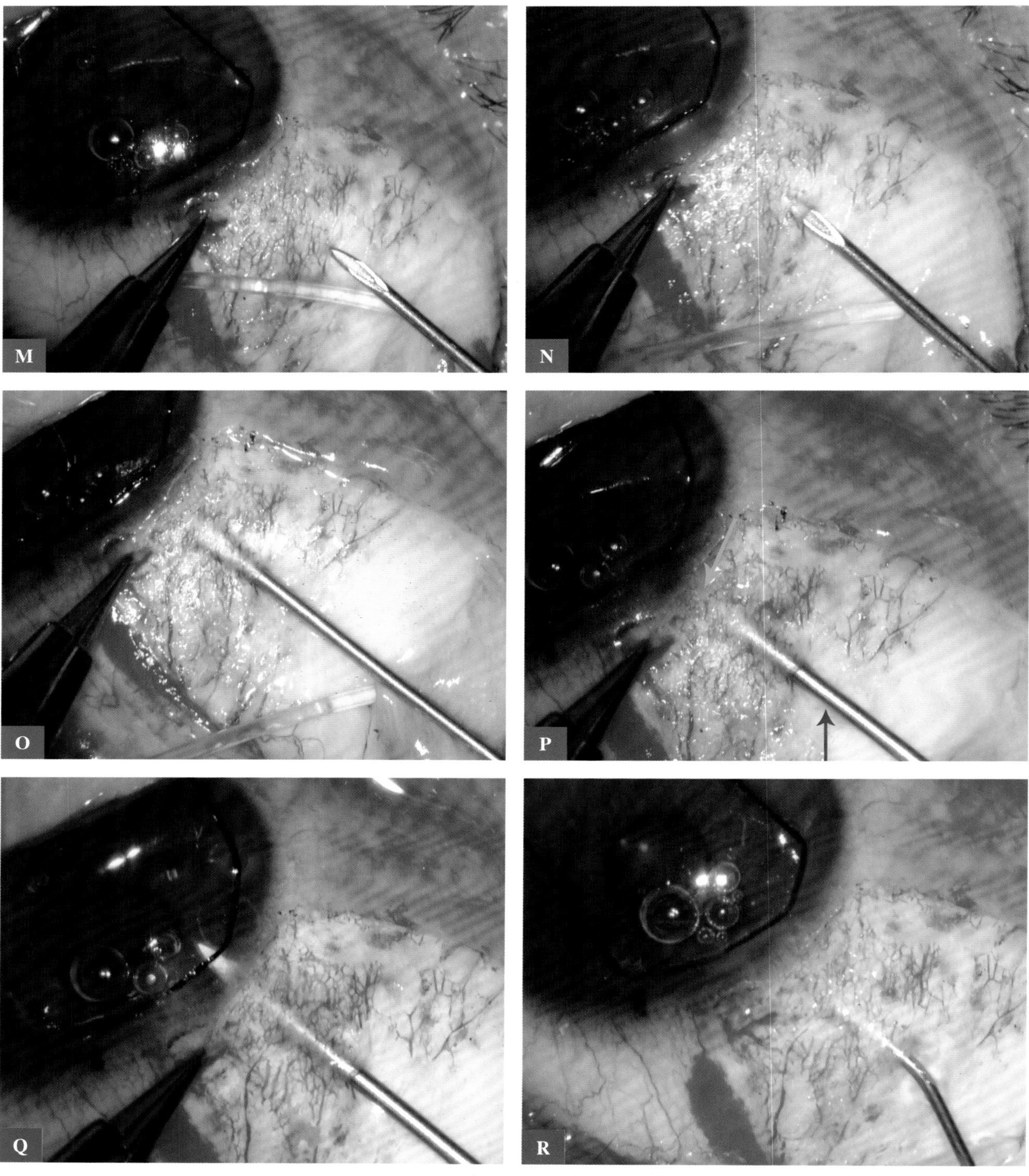
M
N
O
P
Q
R

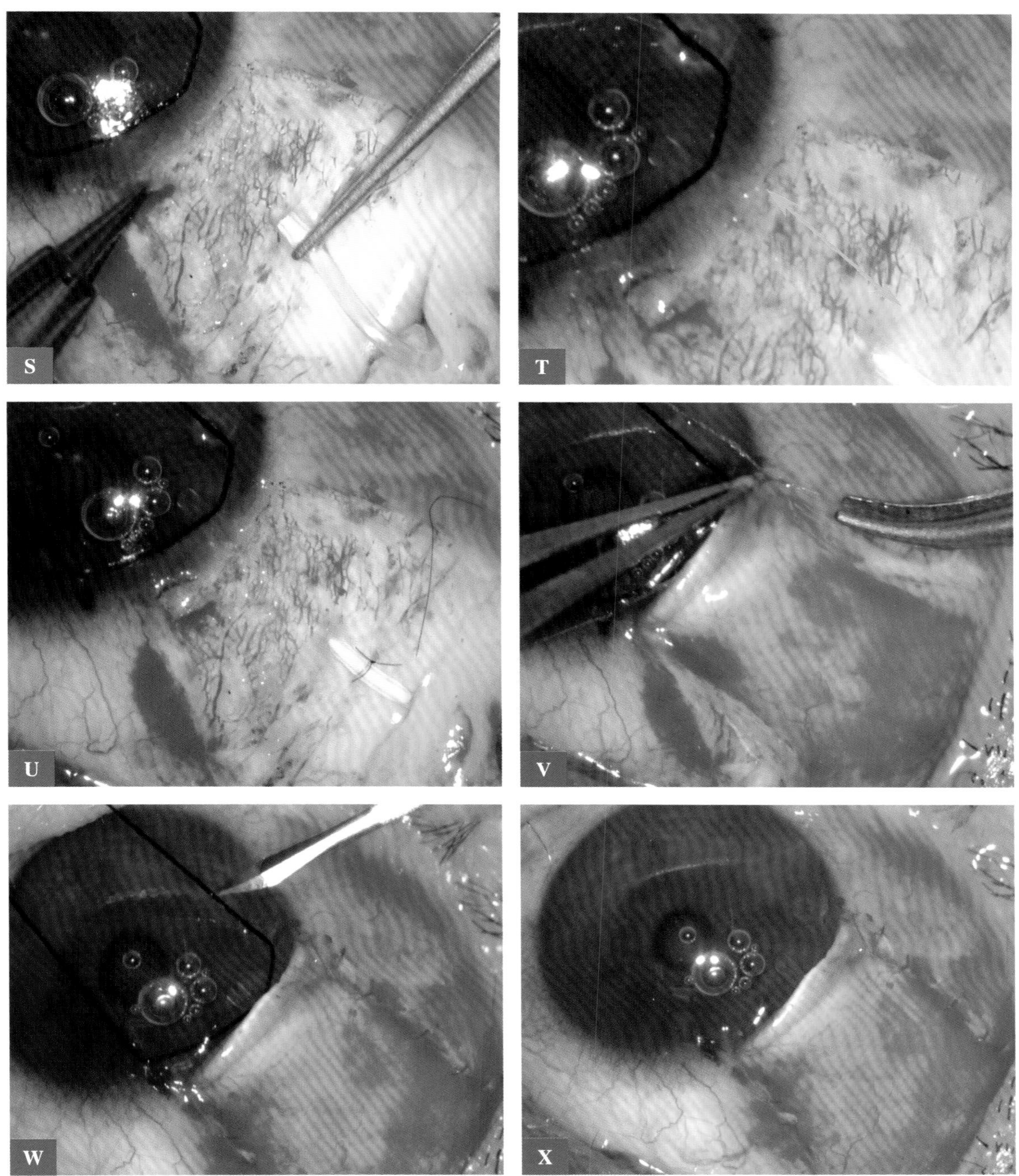

图 7-1-7　房水引流阀植入手术 5

A、B：Ahmed FP7 型引流阀初始化，注入 BSS，水流呈喷射状（A），用 8-0 可吸收线结扎引流管，力度和松紧适中，再次注入 BSS，出水呈现水滴状（B）　C：在颞上方，制作两直肌之间的结膜瓣，并钝性分离赤道后球周组织　D~F：蘸有一定浓度的 MMC 棉片（该例 0.33mg/ml，5 分钟）包裹引流盘，放置在拟放置引流盘的区域（赤道后两直肌之间），并用大量 BSS 冲洗该区域和引流盘　G：将引流盘置入赤道后间隙，用 6-0 黑丝线将引流盘固定在浅层巩膜面上，引流盘前端离角膜缘至少 10mm 8：修剪引流管，使插入前房引流管的长度为 2mm　I、J：前房穿刺并注入一定量的黏弹剂（建议注入的 BSS 和黏弹剂各半）稳定前房深度　K~Q：制作引流管穿刺口，取引流管口径大小配套的针头（23G 针头），采取远离角膜缘巩膜隧道穿刺直接插管的方法：首先在远离角膜缘 4mm 处的地方开始潜行（N、O），潜行的巩膜深度最好 1/3 厚，便于时时观察针尖所在位置，当针尖到达角膜缘时，需要将持手柄的手提起（P，蓝箭头示意手持针柄的手已经向上轻提起；绿箭头示意针柄提起后针尖处有一向下凹痕）、以便针尖能平行虹膜面方向前进。最后针尖平行虹膜面方向穿刺入前房（Q）。由于隧道长 4mm，平行虹膜面的操作确实不容易　R：向 4mm 长的隧道内注入少量黏弹剂　S、T：插入引流管入前房，见位置、长短适中，可见长隧道（T，绿箭头）　U：10-0 尼龙线缝合引流管 1 针于浅层巩膜上　V：8-0 可吸收线缝合结膜，两端固定于角膜缘上，结膜前端游离端覆盖透明角膜 1~2mm　W：调试眼压，放出过量黏弹剂或 BSS　X：术毕外观，结膜操作范围在颞上方象限内

(六) 手术 6

该例的特点：右眼，颞上方；透明角膜缝线悬吊固定眼球；距离角膜缘 8mm 处切开做结膜切口；引流管结扎调试滤过量；丝裂霉素 C 棉片包盘敷贴；自体巩膜瓣下穿刺插管；自体巩膜瓣覆盖引流管（图 7-1-8）。

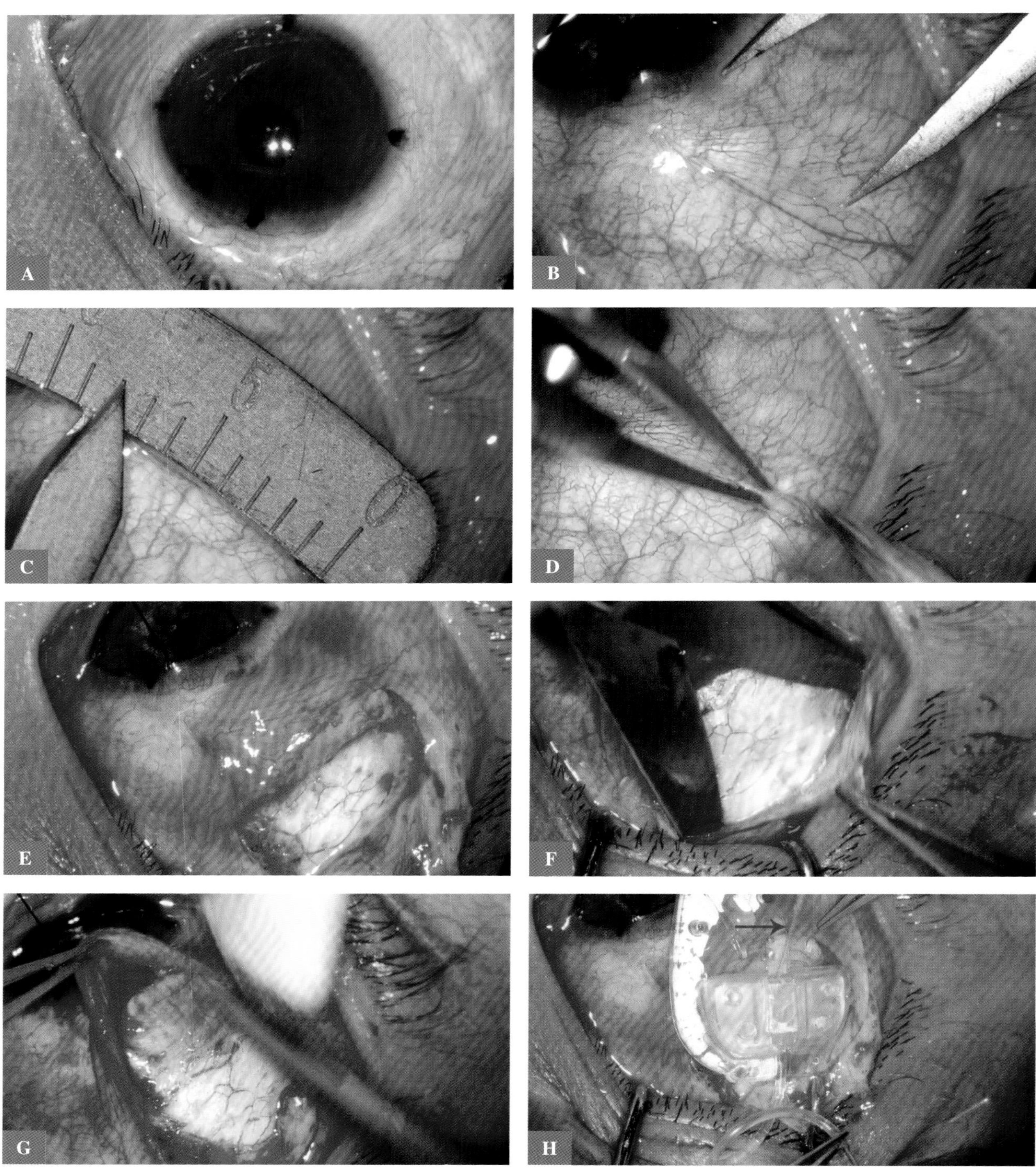

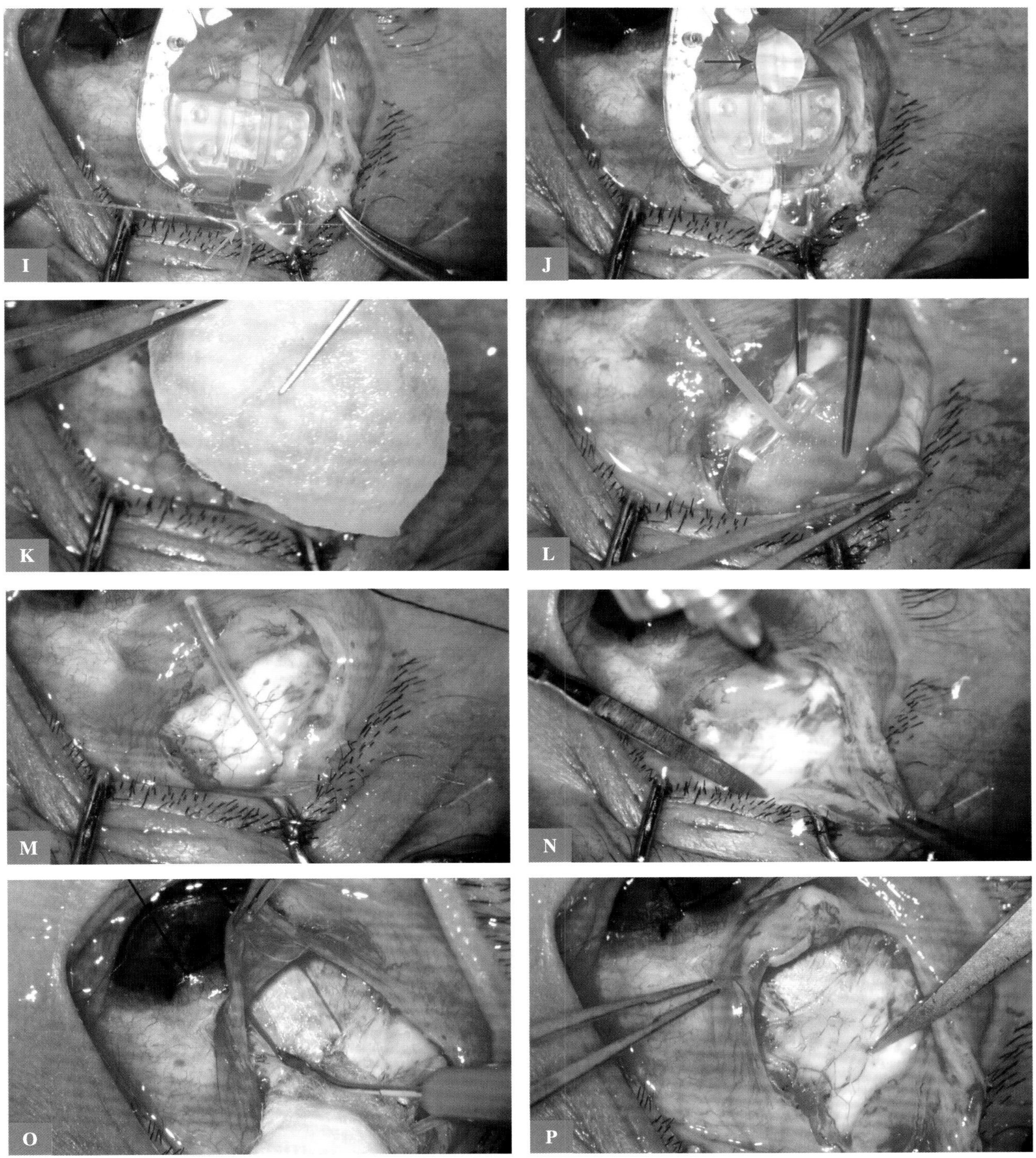
I
J
K
L
M
N
O
P

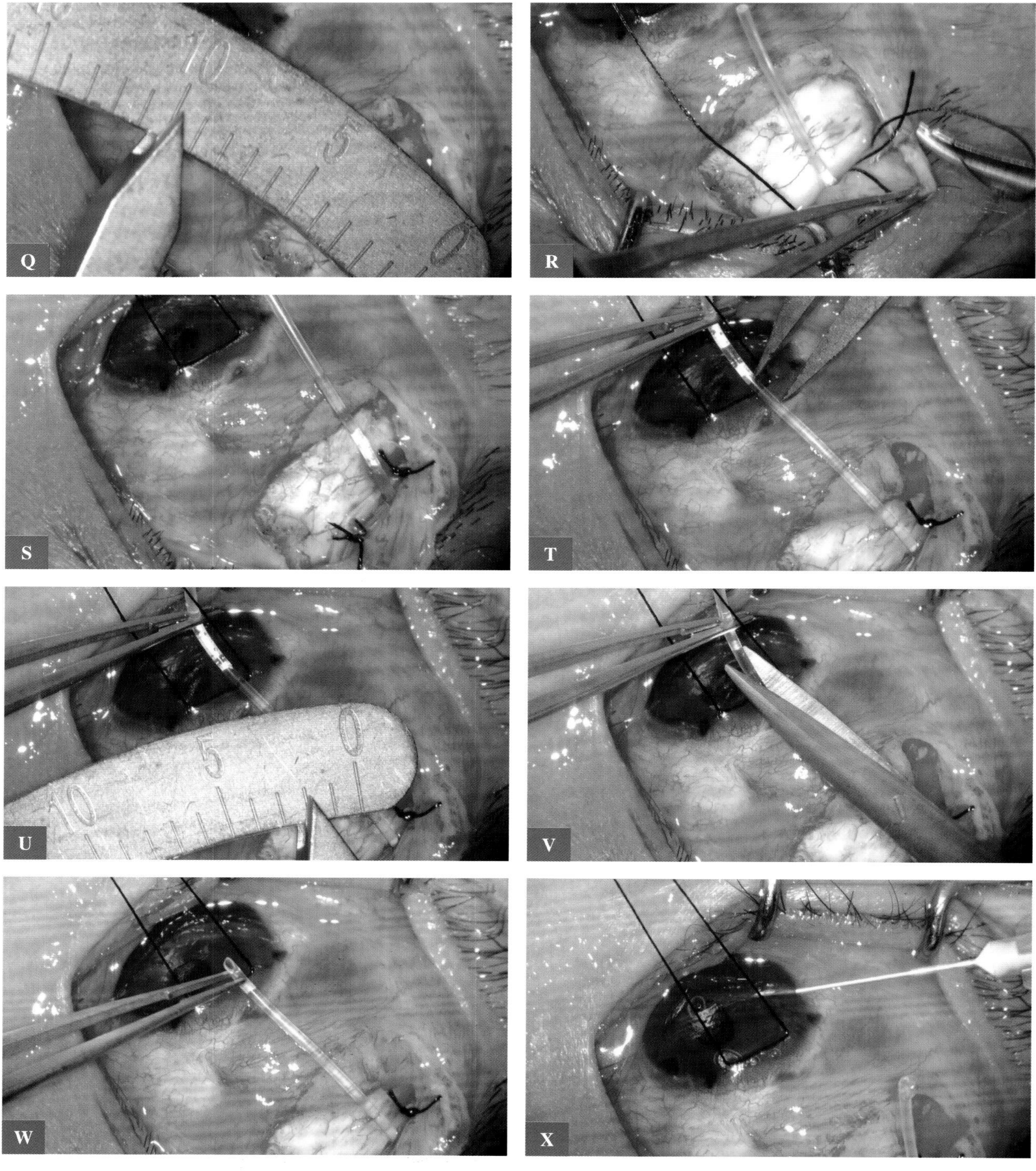
Q
R
S
T
U
V
W
X

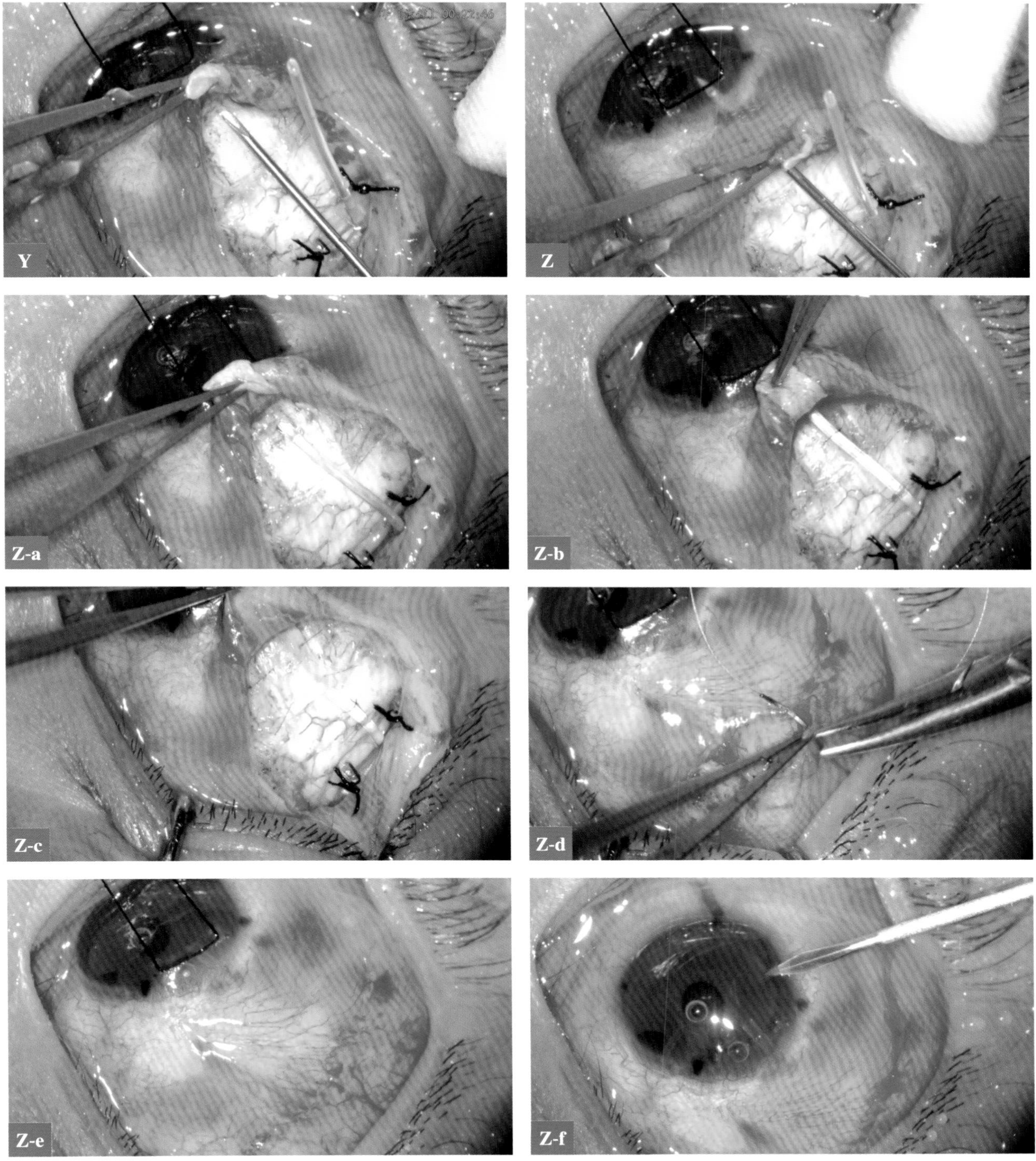
Y
Z
Z-a
Z-b
Z-c
Z-d
Z-e
Z-f

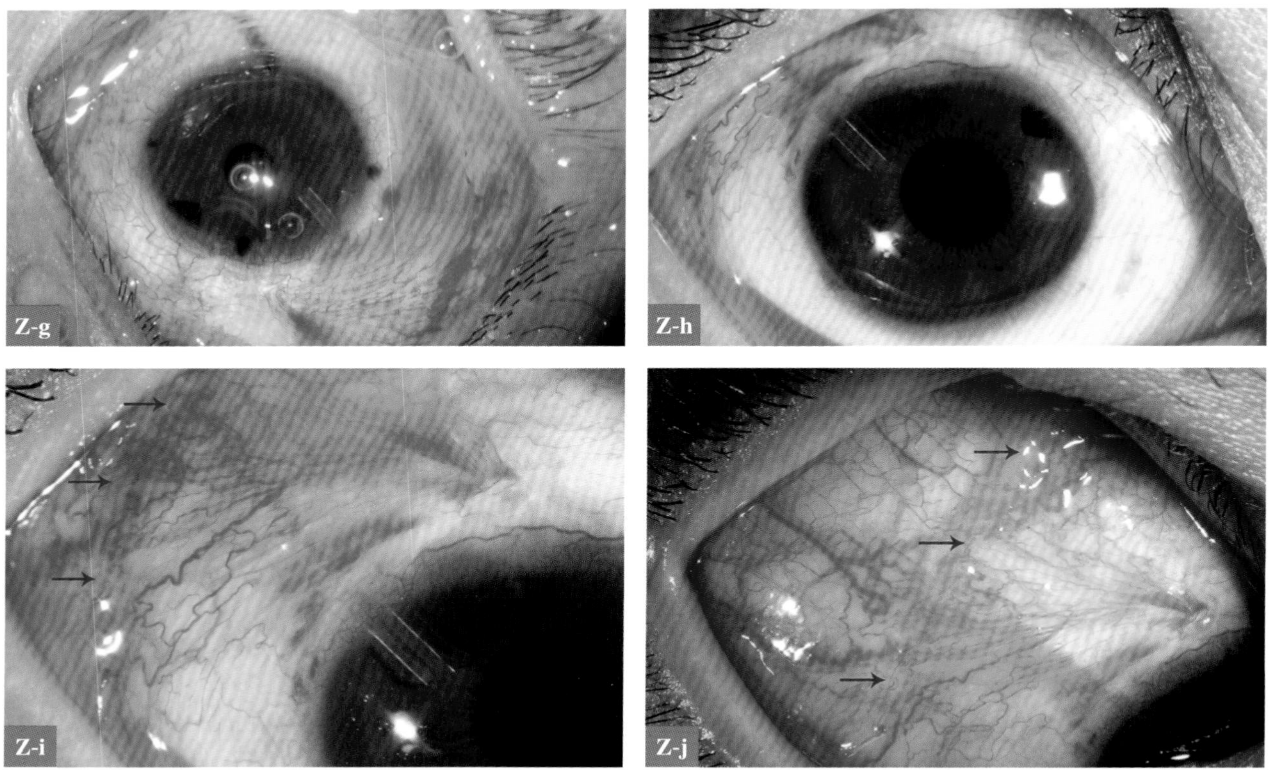

图 7-1-8 房水引流阀植入手术 6

A:确定四个象限,患眼(右眼)鼻上方、正上方均曾行小梁切除术,正上方见结膜瘢痕组织形成。手术区域为颞上方 B~G:透明角膜缝线悬吊固定眼球。选择距离角膜缘 8mm 处剪开球结膜,范围在上、外直肌之间区域。用眼科剪钝性分离球筋膜至赤道后球周组织(F),向角膜缘方向钝性分离球结膜下组织(G) H~J:引流阀初始化,注入 BSS,水流呈喷射状(H,蓝箭头),用 8-0 可吸收线结扎引流管(I,绿箭头),力度和松紧适中,当再次注入 BSS,出水呈现水滴状为佳(J,蓝箭头) K~N:放置蘸有一定浓度的 MMC 棉片(该例 0.33mg/ml),包裹引流盘,再置于拟放置引流盘的区域。5 分钟后取出整个 MMC 棉片包裹盘,用 150~200ml BSS 冲洗,用虹膜回复器辅助暴露赤道后球周区域作冲洗 O:制作以角膜缘为基底巩膜瓣,1/3 厚,4mm × 6mm 长方形 P~S:将引流盘置入赤道后间隙,引流盘前端离角膜缘至少 10mm(P、Q),用 6-0 丝线将引流盘固定在两直肌间、距离角膜缘 10mm 的表层巩膜上 T~W:插入前房引流管的长度修剪为 2mm X:做前房穿刺侧切口,注入一定量的 BSS 或黏弹剂维持和稳定 Y~Z-a:在自体巩膜瓣下制作引流管穿刺口,取引流管口径大小配套的针头(用 23G 针头),在角膜缘处平行虹膜面穿刺入前房。插入引流管,可见引流管在前房位置适中 Z-b、Z-c:10-0 尼龙线将引流管缝合在巩膜面上 1 针,自体巩膜瓣缝合 4 针 Z-d、Z-e:8-0 可吸收线连续缝合结膜切口 Z-f:通过前房穿刺侧切口放出过量黏弹剂或 BSS,调试眼压至适中 Z-g:术毕外观 Z-h~Z-j:术后两周外观,可见引流管在前房的位置、长度均适中;角膜缘平滑无缝线,因而患者无缝线刺激症;距离角膜缘后 8mm 可见 8-0 可吸收线在位(Z-i、Z-j,蓝箭头示意),结膜对合良好

第二节 与手术技术相关的问题解答

一、手术部位的选择

一般首先颞上方,其次颞下方,最后选择鼻上方。鼻下方操作空间有限,较少采用[13]。鼻上方不作为首选,原因有二:①眼球鼻上方由于上斜肌的走行,青光眼引流阀植入后可能会影响肌肉功能从而造成斜视发生;②鼻上方角膜缘到视神经的距离较短,手术要求引流盘(引流阀体部)距离角膜缘最短距离为 8~10mm,Ahmed 青光眼引流盘最长径是 12mm,加起来 20~22mm,已经非常接近视神经了。另外,应尽量避开前次手术结膜瘢痕处(图 7-2-1,并参考本章第三节问题一解答)。

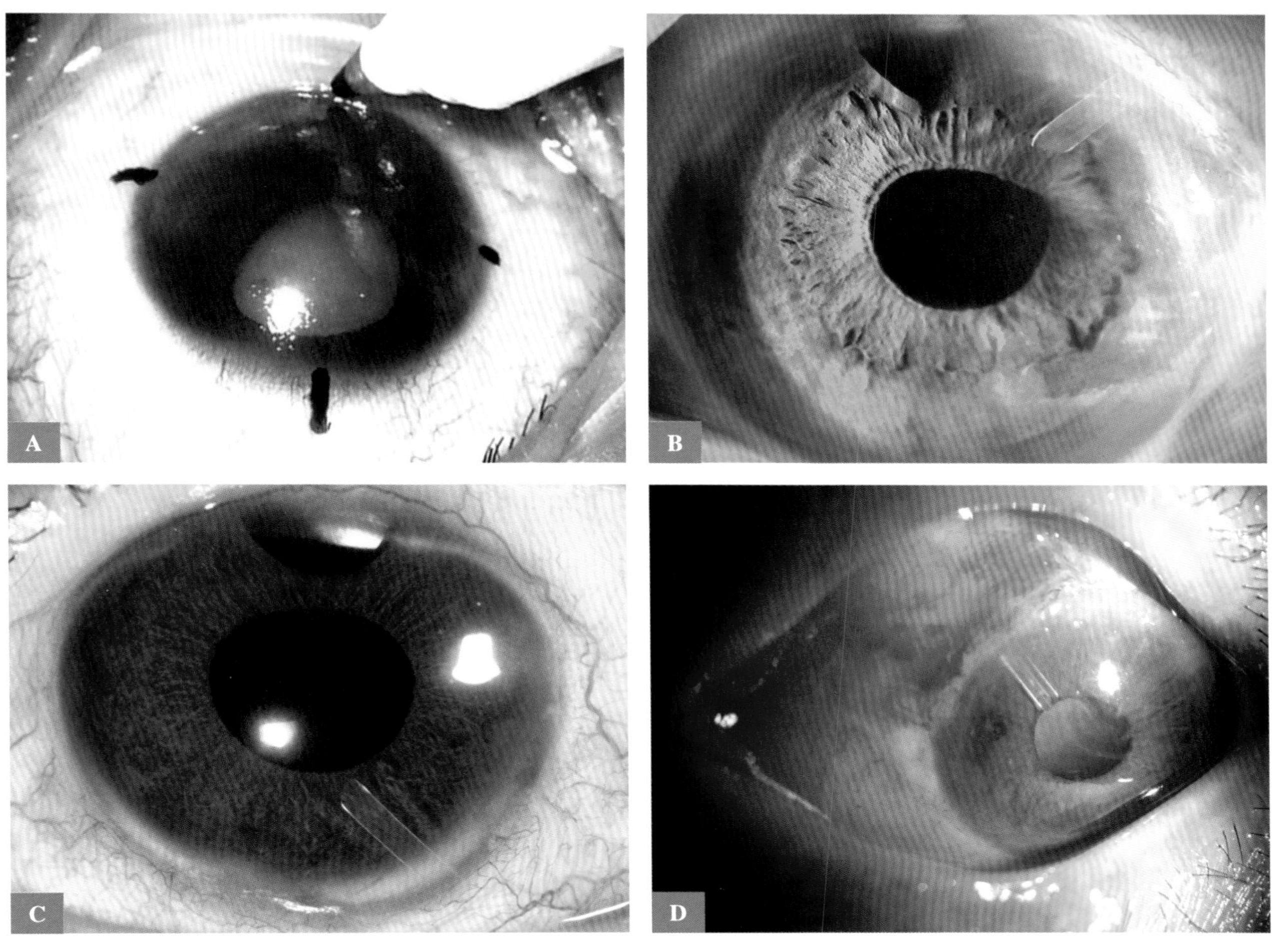

图 7-2-1 手术部位的选择

A:术中可先标记四个象限 B:示意颞上方手术 C:示意颞下方手术 D:示意 ICE 综合征继发性青光眼,周边虹膜粘连范围广泛且靠前,只有鼻上方位置相对好些,遂选择鼻上方房水引流阀植入手术

二、房水引流阀植入手术的结膜瓣制备与缝合,如何最大限度地减少结膜的损伤(或利用最少的结膜)?

关于结膜瓣的制作,通常是采取沿角膜缘切开结膜,制作两直肌之间的结膜瓣。一般人会认为房水引流阀植入手术需要的结膜范围很大,事实上,这跟手术者的操作有关。有人先剪开结膜,再悬吊某一象限的两直肌,结果结膜的损伤超过了 1/4 象限;但如果先悬吊两直肌或者采取透明角膜缝线悬吊固定眼球,那么手术所需的结膜可以≤1/4(图 7-2-2)。为使术毕缝合后的结膜回复回原状,制作结膜瓣时可以不做结膜下浸润麻醉。

为减少结膜的损伤,亦可选择距离角膜缘 7-8mm 处剪开球结膜。一方面向角膜缘方向钝性分离球结膜下组织,另一方面钝性分离球筋膜至赤道后球周组织,以利于引流盘植入。事实上,著者认为此种制作结膜瓣的方法更好,术后患者无角膜缘缝线刺激征。

三、哪种固定眼球的方法好?

根据手术者的习惯选择。目前有三种方法:①先剪开结膜,再用斜视钩辅助下悬吊两直肌。此种方法结膜损伤范围大,对直肌的牵动也较多较大,因而出血的几率也增加(图 7-2-3A);②先悬吊两直肌,再在两直肌之间的范围内剪开结膜。此种方法是著者推崇的方法,该方法可以清晰地直视下剪开所需范围大小的结膜,术后结膜回复也整齐、漂亮(图 7-2-3B、C);③采用透明角膜缝线悬吊固定,方法非常简单、快捷、无

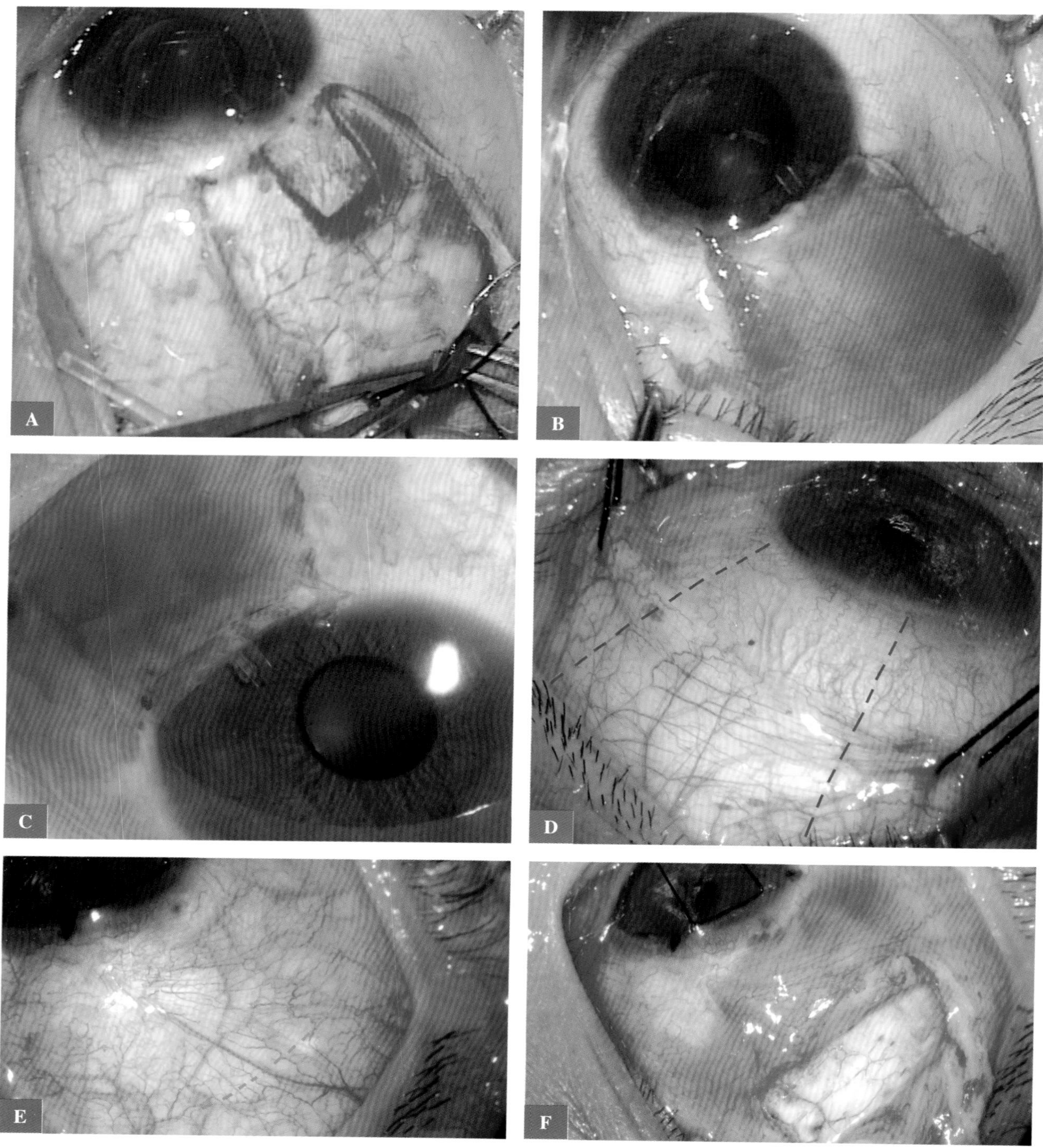

图 7-2-2　结膜瓣的制备

A~F：示意无论是采用透明角膜缝线悬吊（A）或直肌悬吊固定眼球（D），手术所需的结膜都可以控制在 <1/4 象限范围。D 图中蓝色虚线示意沿角膜缘切开结膜所取手术范围；E 图中绿色虚线示意距离角膜缘 7~8mm 切开结膜所取手术范围，F 为结膜切开后所见

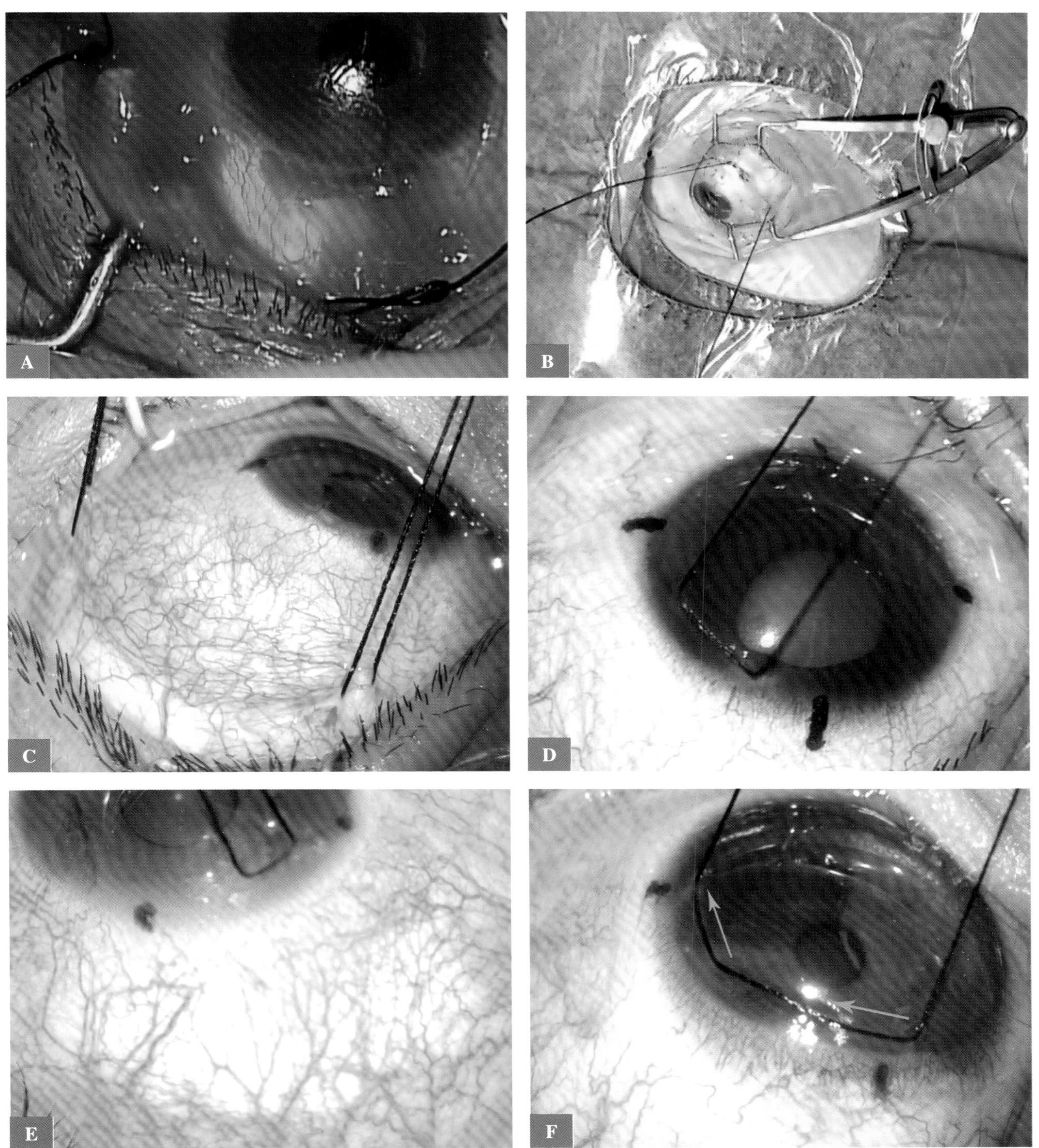

图 7-2-3　固定眼球的方法

A：先剪开结膜，再用斜视钩辅助下悬吊两直肌，出血多、结膜损伤大，不建议采用　B、C：先悬吊两直肌，再在两直肌之间的范围内剪开结膜　D~F：采用透明角膜缝线悬吊固定，F 图示意跨度两次透明角膜缝线悬吊

痛，暴露术野更清晰，对直肌几乎无创伤，值得大力推荐(图 7-2-3D~F，E 示意跨度两次透明角膜缝线，牵拉固定更稳固些)。

选择房水引流阀植入手术的患者，一般都是难治性青光眼，大多数已做过多次手术，其结膜条件、结膜可利用度都是十分有限的，因此，如何最大限度减少对结膜的损伤、最大限度地利用最少的结膜做好房水引流阀植入手术，是值得努力探索的。选择好的固定眼球方法、整齐地勾画出手术所需的结膜范围，都有助于利用最少的结膜资源。

四、引流阀为何要初始化？如何正确初始化？

初始化是将引流阀阀门及引流管中的空气排出、并打开阀门腔室内弹力膜的过程，这样才能保证房水正常流过引流管及引流阀体部（引流盘）。当引流管插入前房后，液流通路没有任何空气阻碍。

如果未达到成功的初始化，阀门植入术后可能仍旧出现高眼压现象，引流阀未起到成功引流、降低眼压的效果。

引流阀的阀盘前缘阀门腔室内衬有一层弹性膜，具有一定的张力。初始化过程中若水流经过弹性膜，呈喷射状喷出，解除空气产生的压力，引流阀中的空气彻底排出，才可称为成功的初始化。

初始化的正确方法：

初始化前，用镊子夹住引流管前端，选择带有 26G 钝针头的注射器或胰岛素专用针头，向引流管中推注平衡盐液或无菌水（图 7-2-4）。因引流阀的弹性膜会因内部存在的空气而闭锁，所以必须用足够的力气推注液体流过阀体（考虑到每个引流阀的张力不尽相同，术者可根据自己的手感进行推注）。

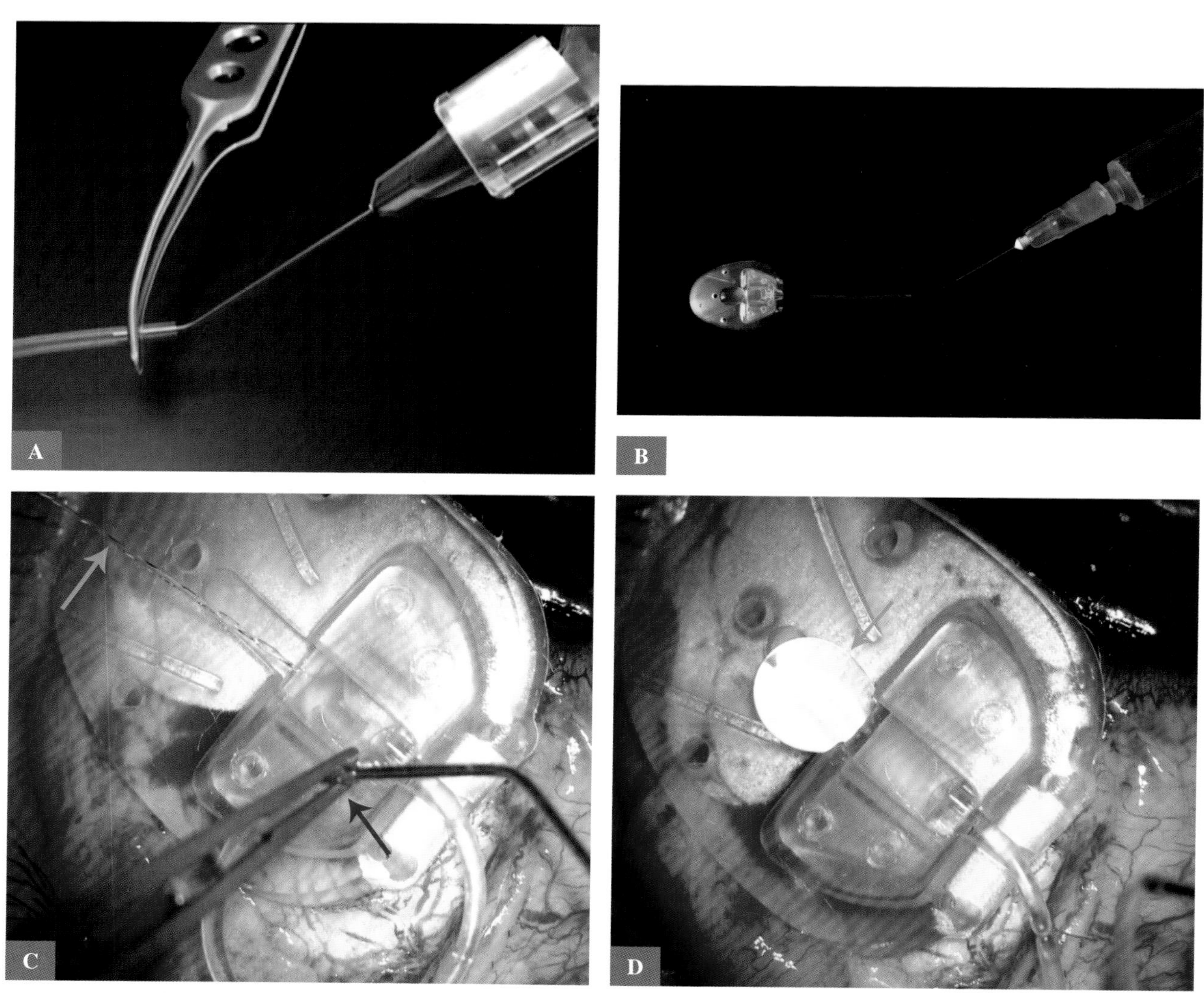

图 7-2-4　引流阀初始化

A、B：示意引流阀初始化的操作　C：示意水流呈喷射状喷出（绿箭头）　D：示意水流呈滴状流出（绿箭头）

五、为何主张引流管要结扎、调试滤过量？使用什么类型的缝线结扎为佳？

术后早期通常由于滤过量太大，可能会出现浅前房、低眼压的现象，引流管缝线结扎是防止术后早期浅前房的有效方法。

有学者将引流管结扎直接固定在巩膜面上，据著者观察，效果不甚理想。较好的方法是引流盘初始化后（图 7-2-5A，绿箭头示意注入 BSS 后水流呈喷射状），用 8-0 的可吸收缝线结扎引流管（图 7-2-5B），松紧度由术者在结扎的手感来控制，然后再次推注，可见较少的液体从管口溢出即可，著者发现溢出的水流呈现水滴状（图 7-2-5C）流出效果最好，术后发生浅前房机会明显降低，且眼压多在 8~10mmHg 左右。

但要掌握好结扎松紧度，需要通过临床实践不断总结摸索。所用缝线建议用 8-0 的可吸收缝线，因为到后期，随着可吸收缝线的松脱，有利于房水的顺畅排出。

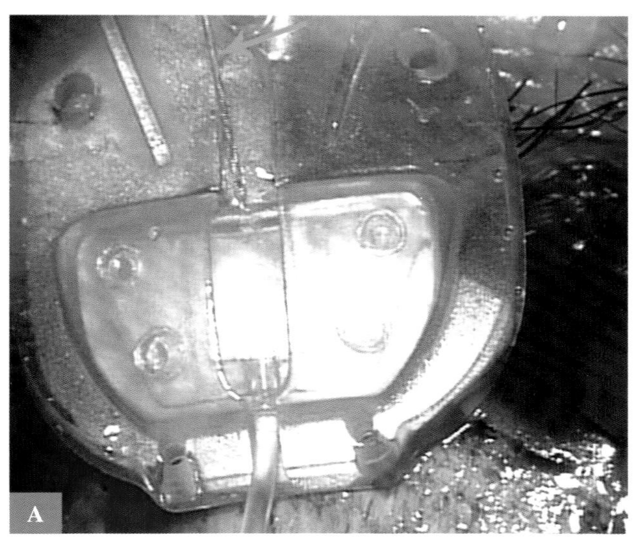

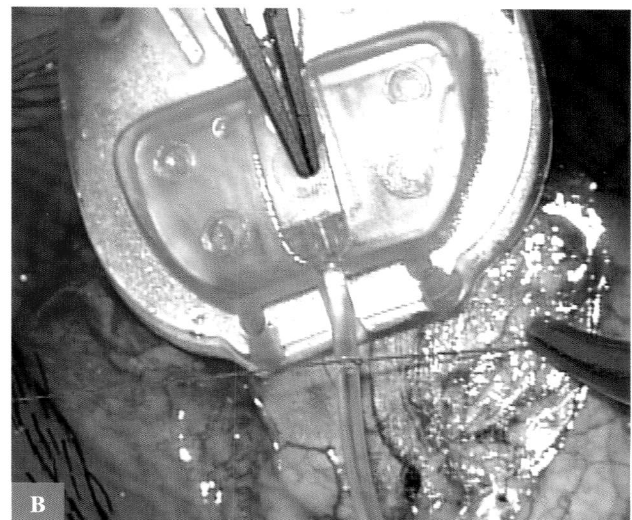

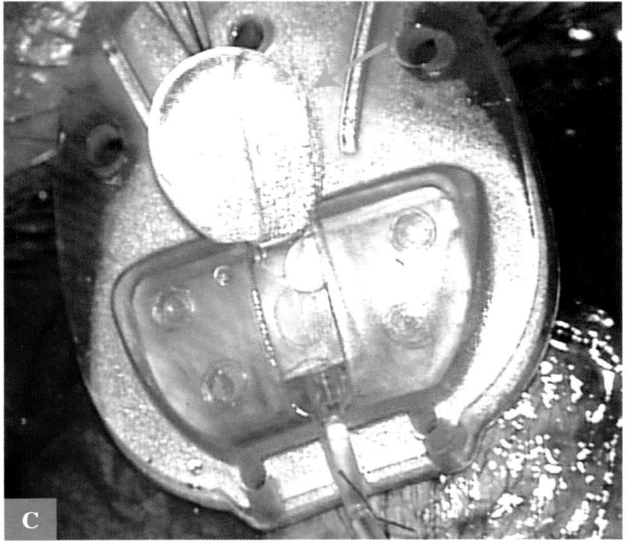

图 7-2-5 调试滤过量

A：引流盘初始化时，注入 BSS 后水流呈喷射状（绿箭头） B：用 8-0 的可吸收缝线结扎引流管 C：再次推注，见较少的液体从管口溢出即可，溢出的水流呈现水滴状为佳（绿箭头）

六、引流盘周为什么需要放置 MMC？放置的浓度、时间有何特殊？

房水引流阀植入手术术后失败的一个重要原因是盘周包裹和纤维化。应用 MMC 能有效减少局部区域的瘢痕化反应。尽管国外有文献报道，用与不用效果无显著差异[14]，但临床经验提示，MMC 应用的浓度和时间直接影响到术后的成功率。

应用的方法、时间和浓度与小梁切除术相同。浓度一般采用 0.25~0.4mg/ml（国外学者对儿童青光眼有用到 0.5mg/ml），时间 1~5 分钟不等。具体的放置时间和浓度选择，需要根据每一个患者术后瘢痕化风险的评估来决定。

著者的经验：放置的浓度和时间比假设同一患者行小梁切除术所考虑的浓度和时间要大时，效果较好。比如，该患者假设选择做小梁切除术，根据其条件（年龄、体质、眼部情况、结膜条件等综合评价）选用 0.33mg/ml 3 分钟，那么在行房水引流阀植入术则可考虑 0.33mg/ml 5 分钟；如果同一患者小梁切除术选择 0.25mg/ml 5 分钟，那么在行房水引流阀植入术则可考虑 0.33mg/ml 5 分钟。依据是基于个人的粗浅考虑：赤道后因有眶周组织保护，术后由于过高 MMC 产生的薄壁、组织溶解或穿孔的机会应该大大减少，且至今未见此种并发症报道。

关于放置的方法：一般情况下，是将蘸有 MMC 的棉片直接置入赤道后结膜兜袋中，但实际操作中发现，棉片很容易卷曲（图 7-2-6A），不能保证盘周的部位都能涉及。著者个人方法是建议先将棉片铺薄、包裹引流盘后再植入（图 7-2-6B~E），这样就能很好地保证到棉片不会卷曲、放置的范围得到保证，经多年临床实践观察效果很好，值得推崇[15]。图 7-2-6F 是取出 MMC 包裹盘时的外观。

当然，如果能如图 7-2-6G~J 以及图 7-2-6K~N 那样放置棉片，也是能达到很好的效果，图 7-2-6J 和 N 显示取出棉片的外观。

值得强调的是，无论哪种方法放置 MMC 棉片，一定要完整、全部取出。可以事先用缝线缝合两端，取出时容易辨认。

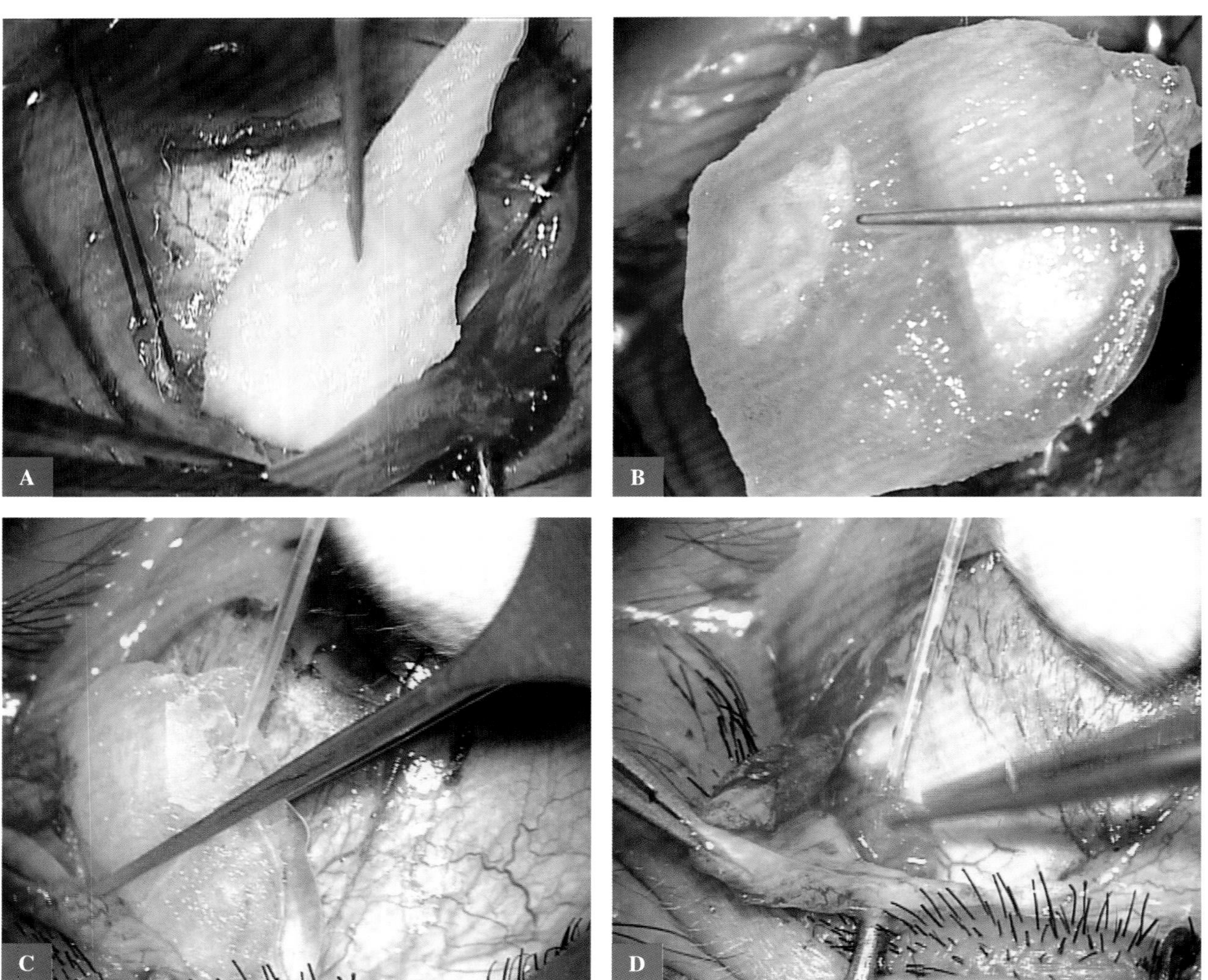

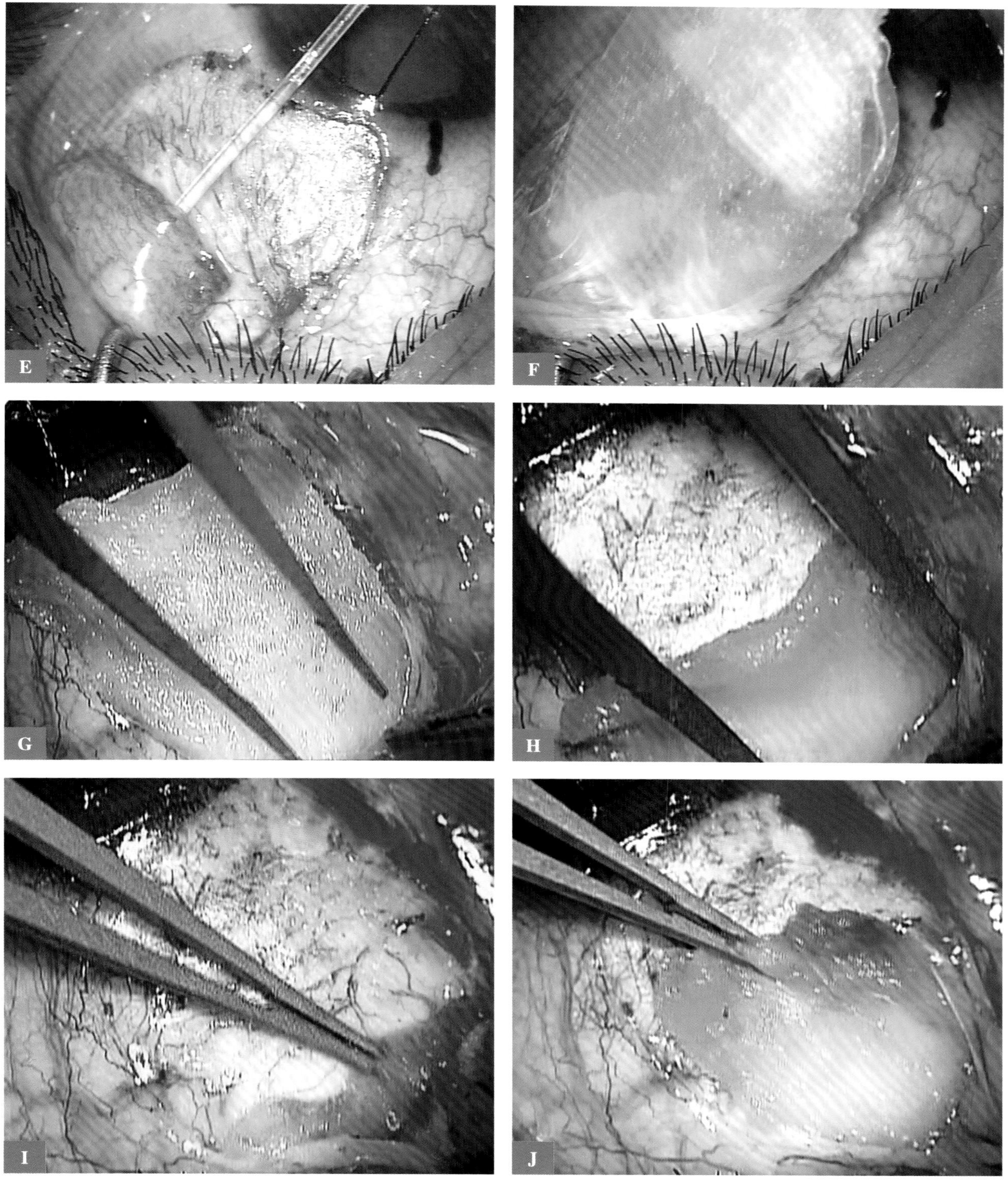
E
F
G
H
I
J

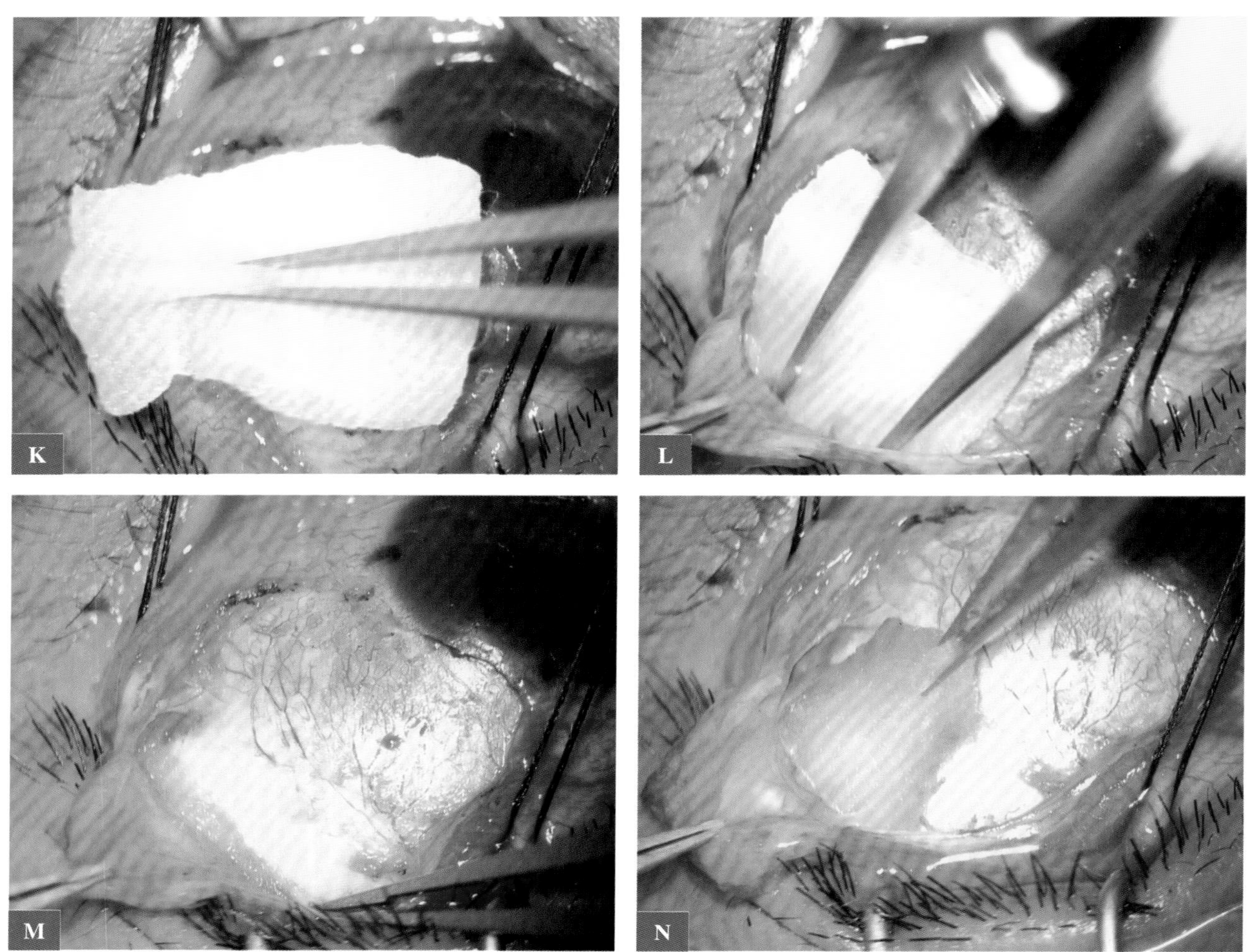

图 7-2-6　MMC 的放置方法

A：一般情况下，是将蘸有 MMC 的棉片直接置入赤道后结膜兜袋中，但此种操作如果不注意细节，棉片容易卷曲、放置范围小或不确定　B~F：著者推崇的方法：先将棉片铺薄、包裹引流盘后再植入，图 F 示意取出 MMC 包裹盘时的外观　G~J：如果用棉片放置，著者建议：棉片平铺，用显微镊子辅助下平铺推进，也能达到很好的效果，图 J 显示取出棉片的外观　K~N：示意在另一个患眼上使用 MMC 的放置

七、房水引流阀植入的具体确切位置？引流盘为何要放置在角膜缘后至少 8~10mm？

房水引流阀植入的具体确切位置应当在某一象限的两条直肌之间、在巩膜和 Tenon 囊之间。引流盘前缘距离角膜缘至少 8~10mm，这个位置正好可以让引流盘匍匐在赤道后的空间里，安全、稳固。如果太靠前，引流盘正好在眼球赤道上，随着眼球运动容易滑脱；如果太后，距离视神经太近，容易伤及视神经。另外，引流盘应当在两直肌之间的空间里，如果靠近直肌或者触及直肌，会影响眼球运动并引起一定的痛觉，甚至有复视。

在制作结膜兜袋时可用眼科剪钝性分离至眼球赤道部后。可见赤道后巩膜面光滑、无血管，这也部分解释了为何房水引流阀植入手术用于难治性青光眼具有较高成功率的缘故，此部位的术后炎症和瘢痕化反应应该比眼前节明显减轻（图 7-2-7）。

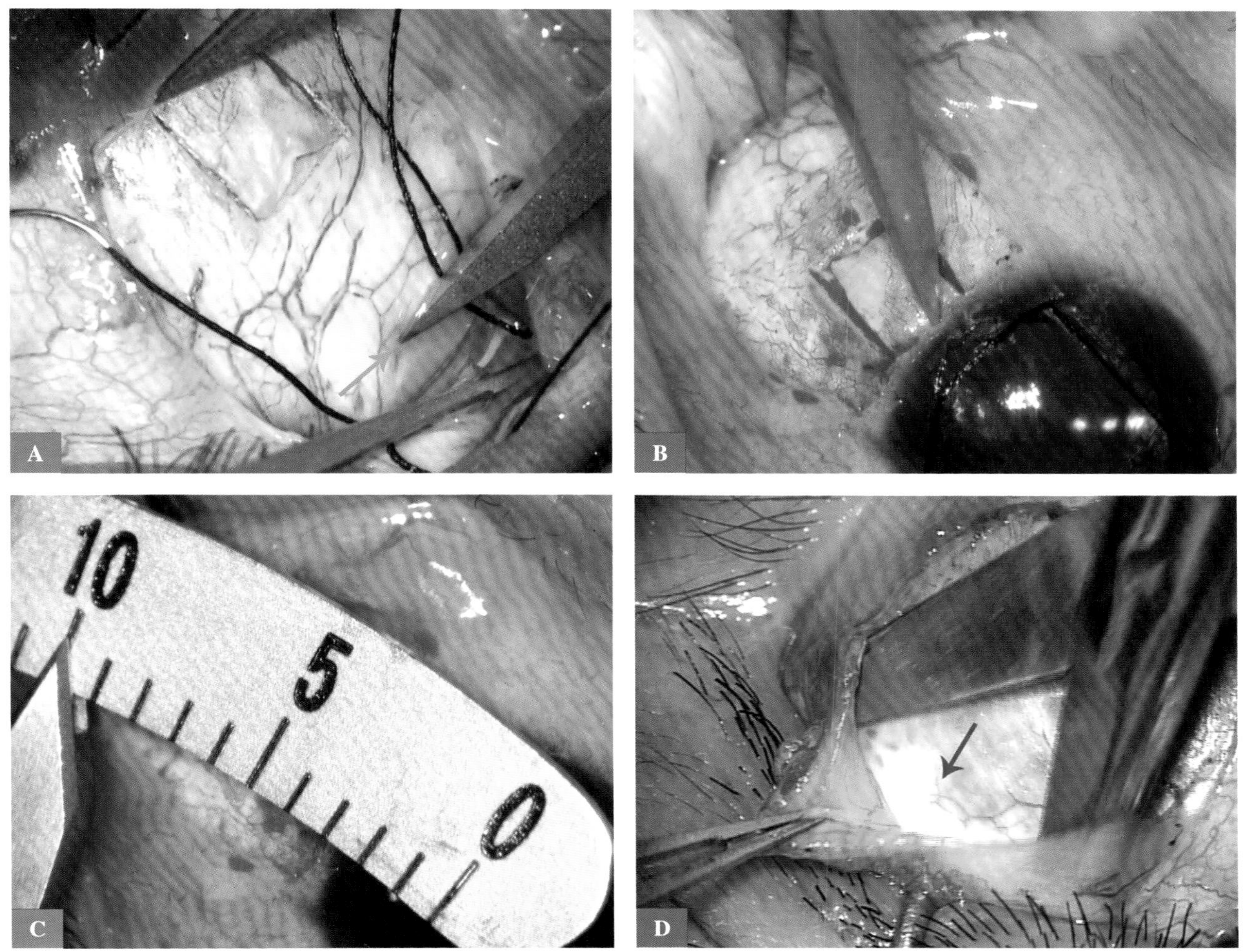

图 7-2-7　引流阀植入的具体位置

A~C：引流盘前缘应当距离角膜缘至少 8~10mm（两绿箭头之间）　D：示意制作结膜兜袋时可用眼科剪钝性分离至眼球赤道部后，可见赤道后巩膜面光滑、无血管（蓝箭头）

八、引流管插入前房有哪些关键注意事项？引流管插入前房有几种方法？

进入前房的引流管长度应当控制在 2~3mm。为顺利进入前房，引流管前端应当修剪成斜面并保持斜面向上。斜面朝上不仅可以避免碰触到角膜内皮，同时避免由于房水流动引起虹膜的吸附。

穿刺针进入前房的方向，应当是以平行于虹膜的路径进行前房穿刺：用 23G（确保穿刺针头斜面与引流管一致）针头以平行于虹膜面的路径进行前房穿刺，针尖平行于虹膜面，避免碰触角膜内皮及虹膜。穿刺前可以先从侧切口注入少量 BSS 或黏弹剂维持一定的前房。

著者的建议：针尖首先顺延眼球斜面向上、到达角膜缘处时，持针柄的手向上提，以便针尖以平行虹膜面方向穿刺进入前房。这样，形成一个相对长的、有一点弧度的隧道，引流管插入后不但稳固且没有形成突兀的角度（见图 7-1-3T~Y，图 7-1-4Y~Z-e）。

插管前在穿刺口可注入少许黏弹剂加深前房，且起润滑作用。力争一次穿刺成功，不要随便扩大穿刺口，以减少术后引流管周围的房水渗漏和引流管移动。

引流管插入前房的方法有三种：①角膜缘直接穿刺 + 异体巩膜覆盖法：在角膜缘直接穿刺进入前房，上方覆盖异体巩膜（参考图 7-1-5R~X；图 7-1-6G~K）；②巩膜瓣下穿刺 + 自体巩膜覆盖法：巩膜瓣下角膜缘处穿刺入前房，平行虹膜方向插入引流管，上方自体巩膜瓣覆盖（参考图 7-1-3T~Z-a、图 7-1-4Y~Z-f）。

此法是最常用的方法。巩膜瓣的剖切不一定要完全剖切出一个长方形瓣，也可以只剖切长方形的两条边，插管后，只需在两条边交界的一角处缝合一针，简化手术操作；③远离角膜缘巩膜隧道穿刺直接插管法：距离角膜缘后 4mm，浅层巩膜瓣下潜行（建议 1/3 厚巩膜瓣下潜行，便于始终能观察到针尖的走向和位置），到达角膜缘后，再平行虹膜方向直接穿刺入前房，插入引流管，无需覆盖物。这种穿刺法简单、快捷，省去后续的巩膜瓣或异体巩膜瓣的缝合，但难度最大，因为眼球的眼前段呈现弧形，首先要在远离角膜缘 4mm 处的地方开始潜行，操作的确不容易（参考图 7-1-7K~U）。

图 7-2-8 作一归纳总结。

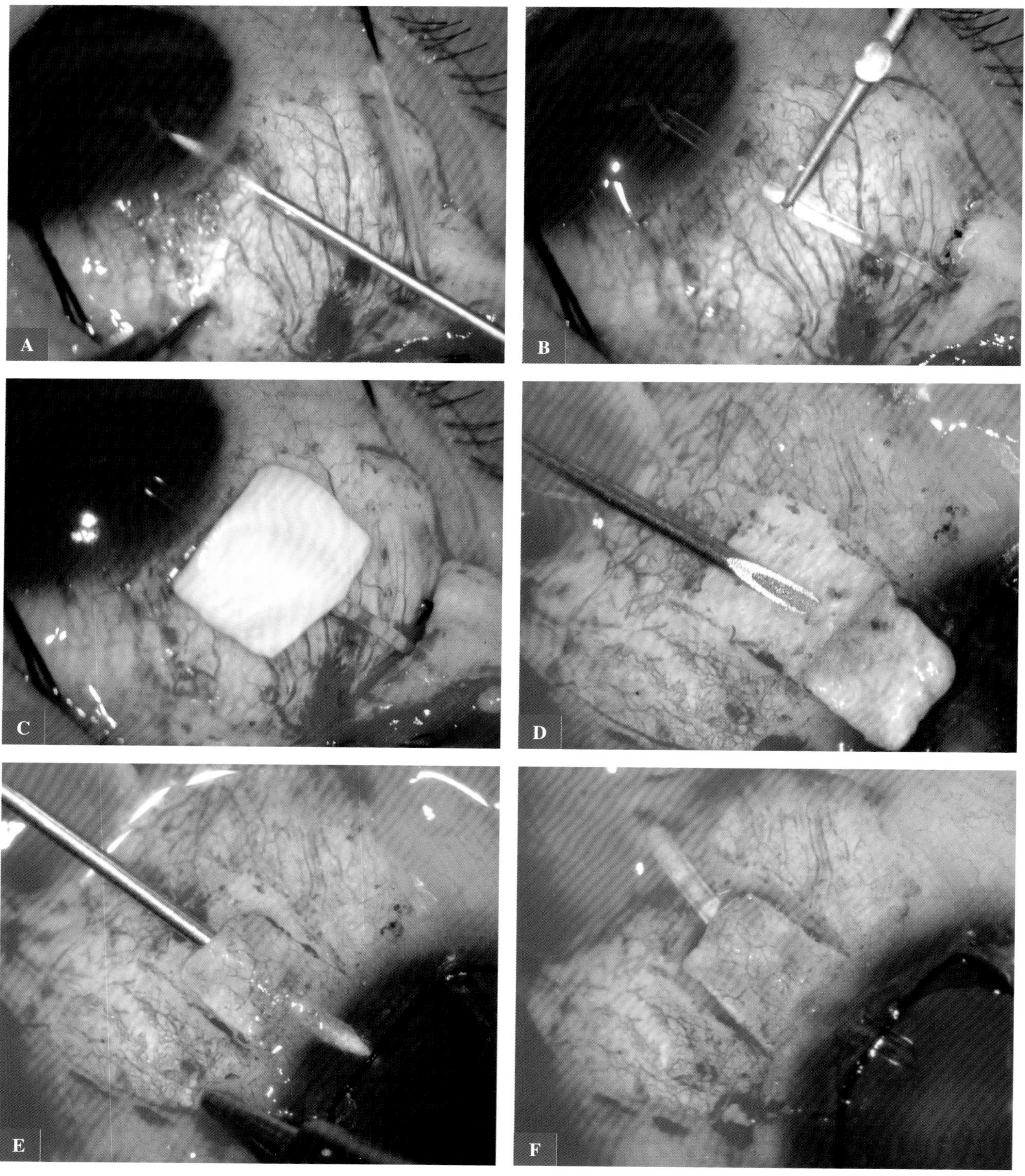

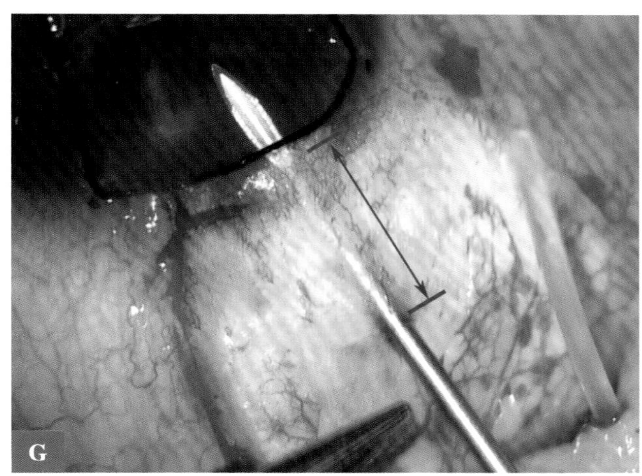
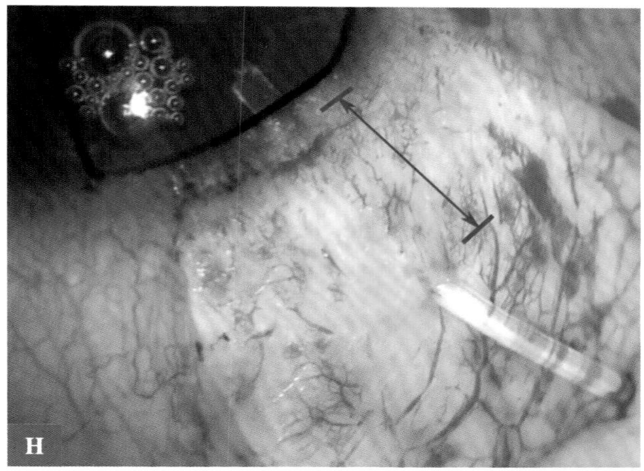

图 7-2-8　引流管插入前房的方法

A~C：方法一，角膜缘直接穿刺 + 异体巩膜覆盖法　D~F：方法二，巩膜瓣下角膜缘穿刺 + 自体巩膜覆盖法　G、H：方法三，远离角膜缘 4mm 巩膜隧道穿刺直接插管法，无需覆盖物

九、引流管插入眼内的位置除了前房还可以插入后房吗？

一般情况下选择引流管插入前房，当以下几种特殊情况，如角膜已经失代偿或具有较高的失代偿风险、极度浅前房或前房消失或需要同时进行玻璃体视网膜手术等，可以考虑将引流管插入后房或玻璃体腔[16,17]（图 7-2-9）。但需要充分考虑到手术所带来的其他问题，如出血、引流管被玻璃体堵塞等。当然，当出现上述几种情况时，还可以考虑选择其他手术方式。

进行玻璃体切除术时，可借助注入 0.1ml 氟羟泼尼松龙染色玻璃体。

有一种新型的房水引流植入物，在引流盘前有一荚膜，利于经睫状体扁平部（距离角膜缘 3~4mm 处）直接植入前部玻璃体腔，但国内目前尚未见到。

十、引流管覆盖物有几种选择，各有何优势？

引流管覆盖物有异体巩膜、自体巩膜以及其他，包括生物型硬脑膜补片（如国产脑膜建）、心包膜、阔筋膜、结膜、羊膜、脱细胞真皮等（图 7-2-10）。

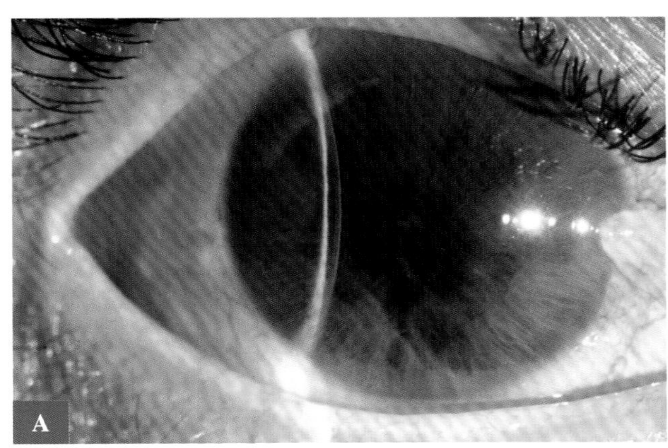
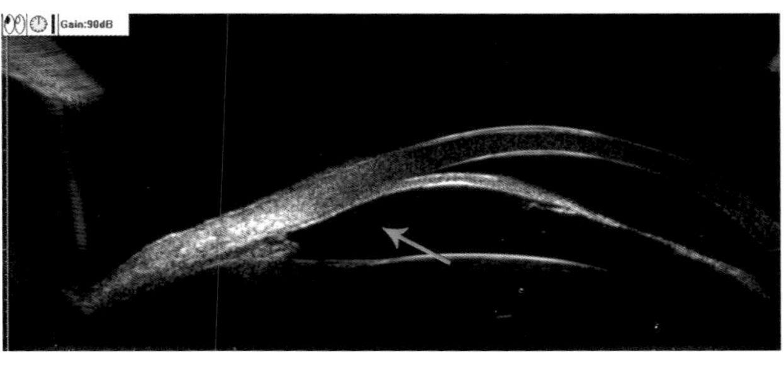

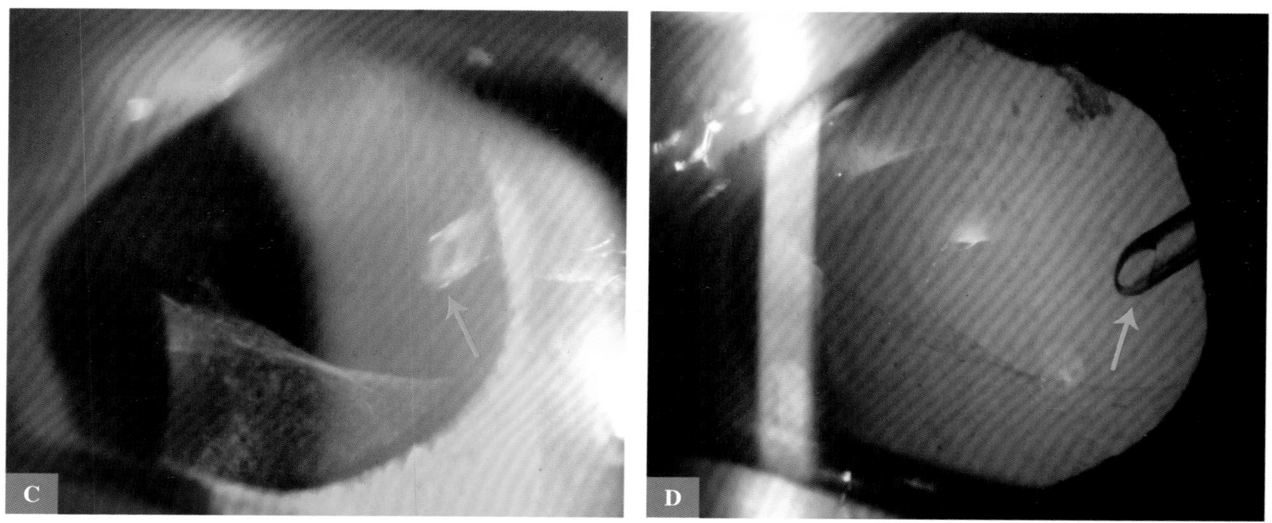

图 7-2-9　引流管插入后房案例

A：示意陈旧性葡萄膜炎继发性青光眼，前房极浅、周边虹膜膨隆，无法将引流管植入前房　B：UBM 示意后房空间大（红箭头），可以考虑将将引流管植入后房　C、D：眼外伤继发性青光眼，无晶状体眼，玻璃体切除术后联合房水引流阀植入手术，引流管植入后房（绿箭头），已随访十年眼压能控制在正常范围

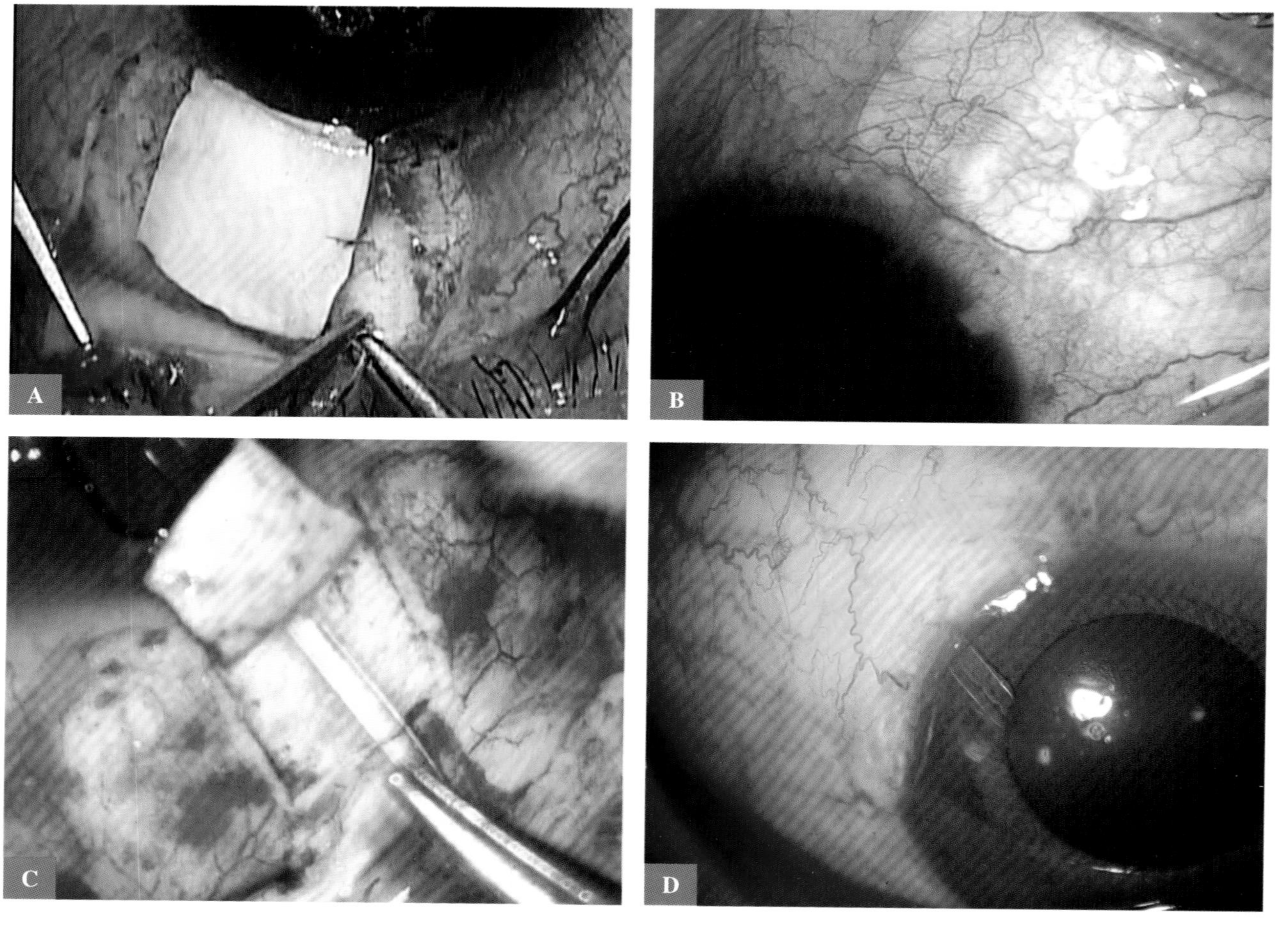

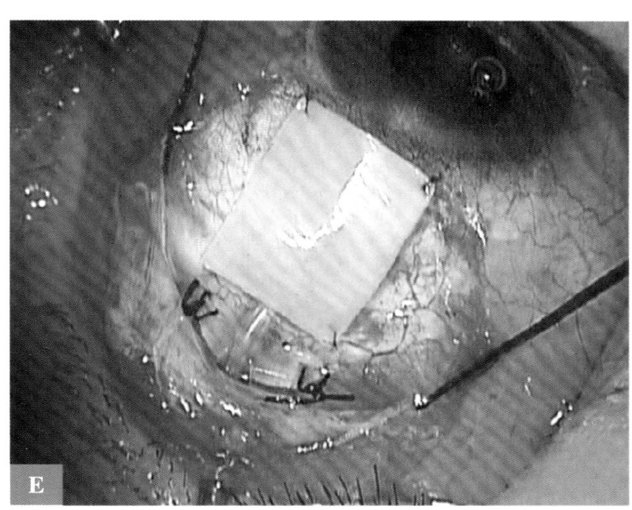

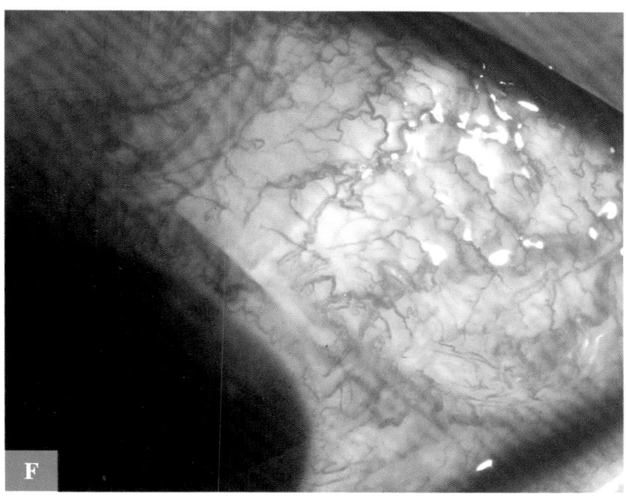

图 7-2-10　引流管覆盖物

A、B：异体巩膜　C、D：自体巩膜覆盖（制作巩膜瓣）　E、F：生物型硬脑膜补片（国产脑膜建）

临床观察和研究表明，自体巩膜瓣引起溶解、排斥的发生率最低，操作简单，"就地取材"。应首选自体巩膜瓣覆盖；异体巩膜适用于巩膜偏薄的患者，如"大眼球"、高度近视眼患者等，有发生排斥反应的可能性；国产脑膜建已被证实不适合用于覆盖引流管[6]。其他生物型硬脑膜补片、心包膜、阔筋膜、结膜、羊膜、脱细胞真皮等都见有个案文献报道。

十一、如何防止结膜的后退？

如果采取沿角膜缘切开结膜制作结膜瓣，结膜的缝合至关重要，细致的缝合有利于防止伤口渗漏、结膜后退：①结膜两游离断端的缝合最关键，建议用 8-0 可吸收线牢固缝合在角膜缘上。有学者也用 10-0 可吸收线或尼龙线连续或褥式缝合结膜前端游离端 1~2 针，但著者认为只要结膜游离端绷得足够紧（贴伏在透明角膜上），就可以不需要额外做这个缝合了。参考第四章第二节第九点；②前端游离结膜需覆盖透明角膜 1~2mm。参考第四章第二节第九点；③放射状结膜切口的缝合可用 8-0 可吸收线连续缝合，但靠近角膜缘的开始 1~2 针建议穿过浅层巩膜（图 7-2-11）。

如果采取距离角结膜缘 7~8mm 处剪开结膜制作结膜瓣，一般无结膜结膜后退等潜在并发症。

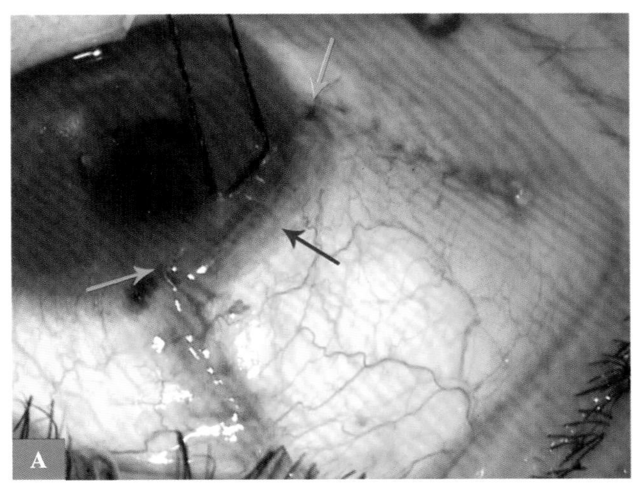

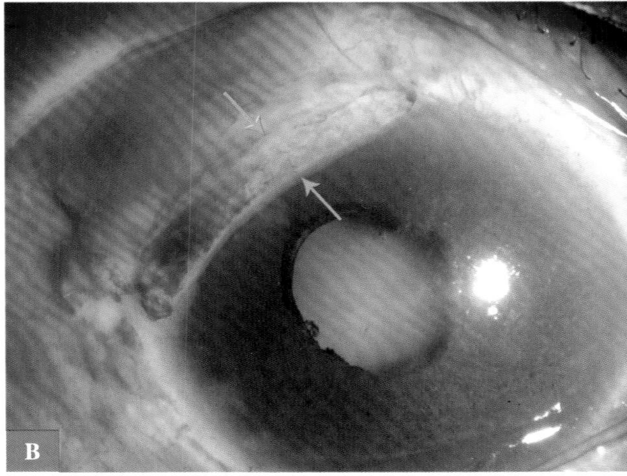

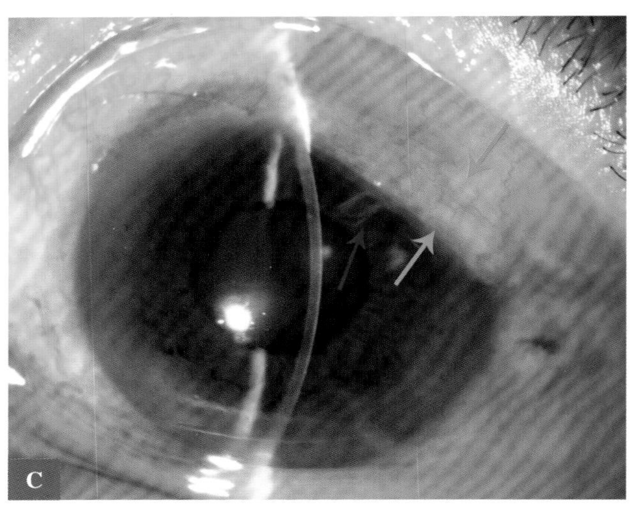

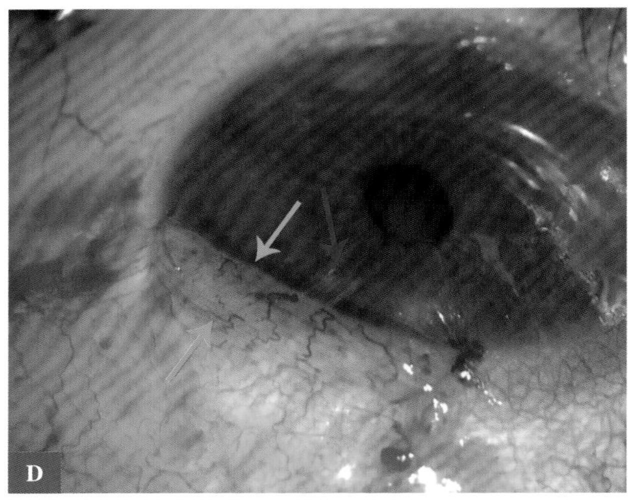

图 7-2-11　防止结膜后退的缝合方法

A：用 8-0 可吸收线将结膜两游离断端牢固缝合在角膜缘上，前端游离结膜需覆盖透明角膜 1~2mm（蓝箭头）。开始两针穿过浅层巩膜（绿箭头示意，著者认为十分重要）　B~D：示意前端游离结膜需覆盖透明角膜 1~2mm（绿箭头之间），可以有效防止结膜后退和渗漏（蓝箭头示意引流管）

十二、前房穿刺插入引流管前，前房内注入多少黏弹剂合适？

插入引流管前不一定需要做前房穿刺，也不一定需要注入黏弹剂。只要前房稳定或前房足够深就不必做这些操作。

前房内注入黏弹剂，一是可以维持眼内压；二是稳定的前房有利于插入引流管。黏弹剂注入太多，术后眼压过高，患者头痛、眼痛；黏弹剂注入太少，眼压偏低或前房偏浅，不利于操作。著者认为注入黏弹剂与 BSS 各半或者注入的总量中，1/3 黏弹剂、2/3 BSS 比较好。结束手术前将眼压调至中等状态为佳（见下文问题十三）。

十三、如何调试眼压？

房水引流阀植入手术后不少患者诉头痛、眼胀痛，其一主要原因为前房存留太多黏弹剂。所以手术结束时，一定要调试眼压。方法：手指触摸角膜，估计眼压高低（以有一定前房、但指测眼压正常或偏低为好）。太低，前房内注入 BSS 或者黏弹剂；如果眼压太高，用巩膜穿刺刀，在侧切口放出过量的黏弹剂或 BSS，再手指触摸角膜，调整至正常或偏低（图 7-2-12）。

著者认为：预防是最好的治疗手段。在手术中行前房穿刺插入引流管之前，从侧切口注入黏弹剂时不要太多，著者建议见上文问题十二（即注入的总量中黏弹剂与 BSS 各半，或者 1/3 黏弹剂、2/3BSS），这样，在术毕时可以省去放出黏弹剂的步骤。

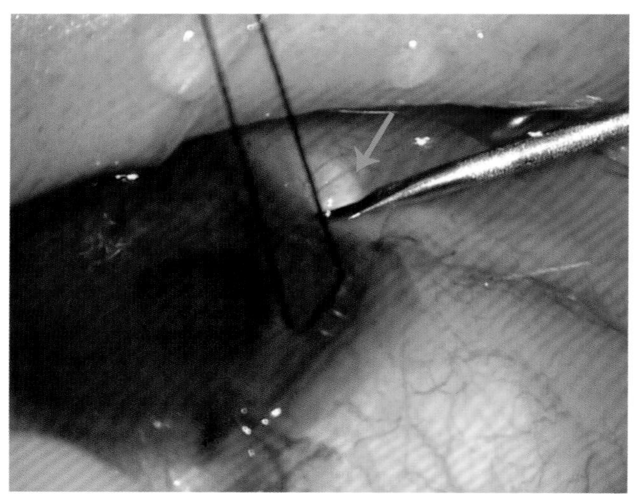

图 7-2-12　调试眼压

用巩膜穿刺刀，在侧切口放出一定量的黏弹剂（绿色箭头示意放出的黏弹剂），再手指触摸角膜，调整至正常或偏低为宜

第三节　术中常见问题、并发症及其处理问题解答

一、术中发现患者结膜菲薄、或者有撕裂、或者有粘连瘢痕、或者可利用的健康结膜不多等，怎么办？

具有一定的健康结膜组织，是完成房水引流阀植入手术的基本条件。术前认真、细致地评估结膜情况十分有必要：①如果是年龄较大的患者，要考虑到结膜菲薄的情况，如果结膜菲薄，建议改行其他手术术式。建议术前事先签好两份手术同意书，一份是房水引流阀植入手术，另一份是经巩膜睫状体光凝。若是无晶状体或人工晶状体青光眼，睫状体内光凝也是可以考虑的术式；②术中不慎撕裂结膜，如果范围不大，可以用10-0可吸收或10-0尼龙线缝合，如果范围太大、结膜无法缝合，可以从鼻下方转移一块游离结膜瓣进行修补；③拟行房水引流阀植入手术的多数患者大多有多次手术史，结膜粘连、瘢痕的情况会经常碰到，如有玻璃体视网膜手术史患者，其眼部鼻上方、颞上方、颞下方一般都有手术切口，这些地方的结膜往往都有不同程度的粘连，给植入手术带来困难，因此，术前、术中评估健康结膜的范围十分重要（图7-3-1）。制作结膜瓣前可先在局部注射利多卡因，看局部结膜游离及瘢痕情况。小范围的粘连，可小心分离出来，如果瘢痕范围大，则需要改其他象限手术或更改手术方式。

23G、25G、27G玻璃体视网膜手术切口，对结膜的损伤小，无疑对后续青光眼手术十分有利。

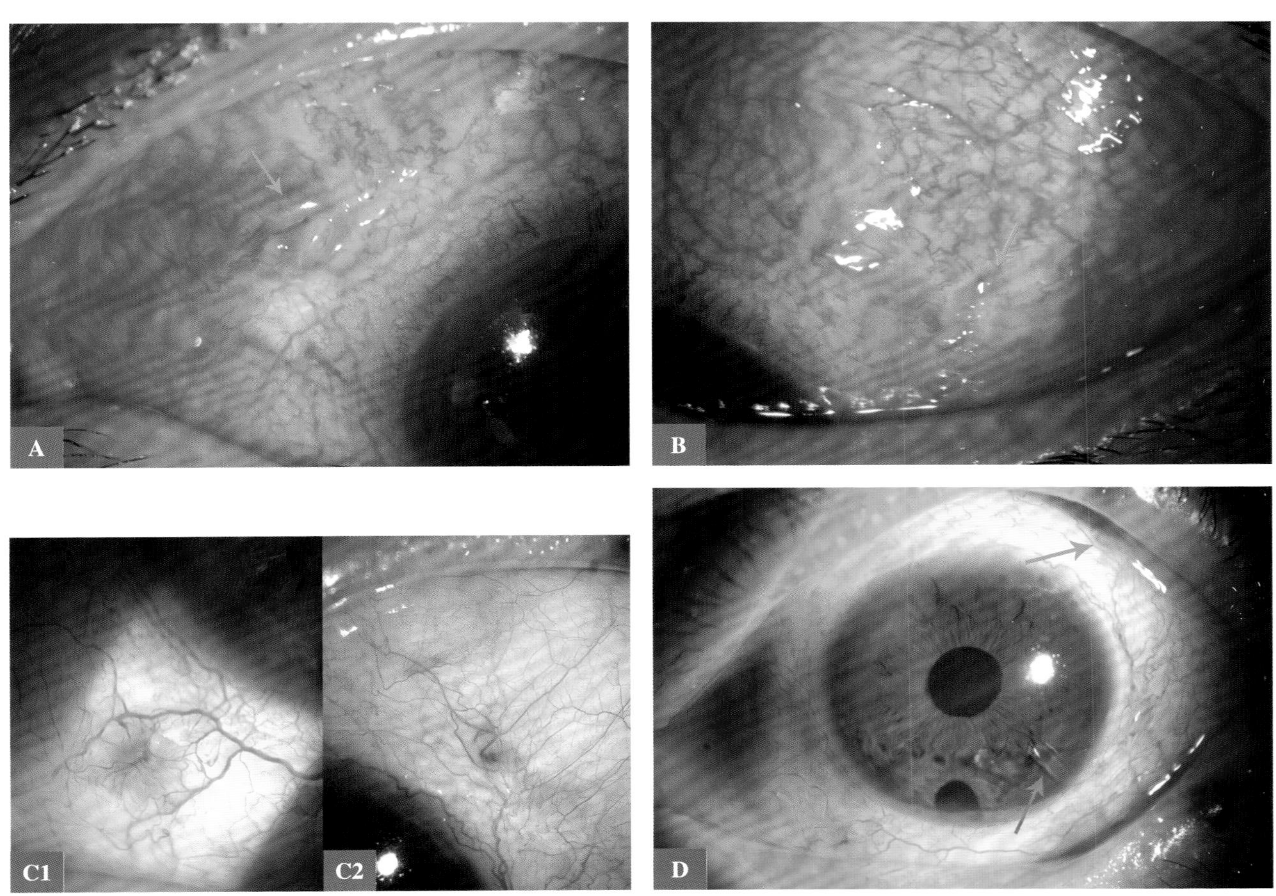

图7-3-1　评估可选择的手术部位

A、B：示意有玻璃体视网膜手术史患者，其眼部鼻上方（A）、颞上方（B）都有手术切口，结膜有不同程度的粘连。应避开这些部位而选择颞下方进行房水引流阀植入　C、D：另一患者，术前检查发现患眼鼻下（C1）和颞上（C2）部位结膜下见人工晶状体襻悬吊缝线（对应于D图中绿箭头所指），因此房水引流阀植入手术部位选择应该是颞下方（D，红箭头）

二、手术拟采用自体巩膜瓣覆盖，但剖切巩膜瓣时太薄或撕裂，如何处理？或者术中发现患眼巩膜薄、手术区域巩膜有前次手术痕迹、巩膜有溶解变薄，怎么处理？

制作自体巩膜瓣，一般建议以 1/3 厚为宜，以保证巩膜床稍厚利于引流管插入后的稳固性和安全性。如果制作巩膜瓣过程中，不小心撕破，可以先尝试修补（10-0 尼龙线），如果无效，回复巩膜瓣，改用异体巩膜覆盖。

如果术中发现局部巩膜太薄、有瘢痕等，建议改用异体巩膜瓣覆盖。

三、剖切自体巩膜瓣时，因剖切太厚以致下方巩膜床太薄，危害是什么？如何处理？

如果制作巩膜瓣太厚，则留下太薄的巩膜床，不利于插管，且由于插管口太薄，容易导致穿刺口渗漏，后期巩膜床溶解、渗漏、眼内组织膨出（图 7-3-2A、B）。

术中挽救办法之一：从厚的巩膜瓣剖切一部分组织，再在其上做穿刺口（图 7-3-2C）。办法之二：如果巩膜床菲薄，建议将巩膜瓣复位、缝合，改行角膜缘直接穿刺 + 异体巩膜覆盖法（图 7-3-2D）。

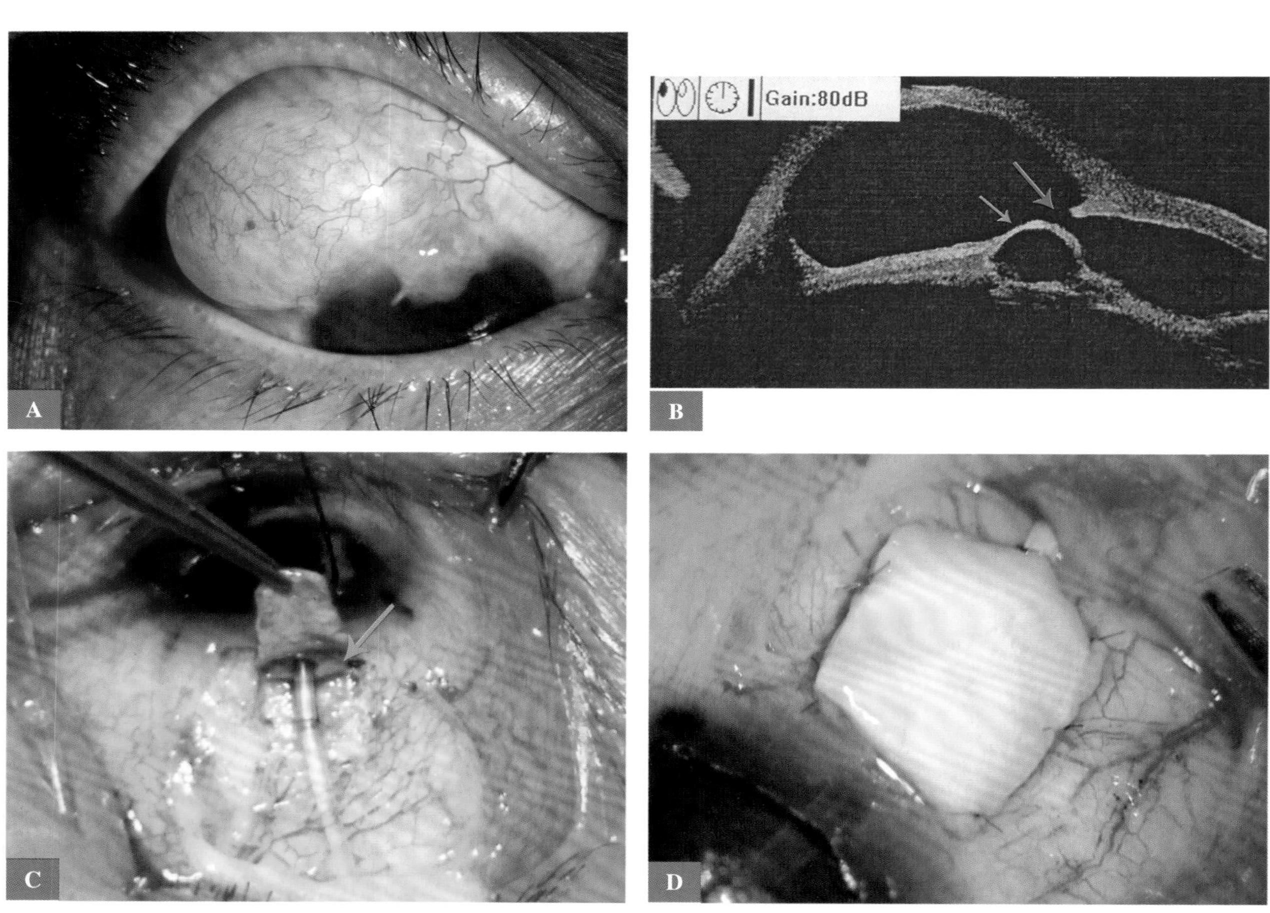

图 7-3-2　巩膜床太薄的处理

A、B：一患者房水引流阀植入术后一年，结膜下形成一个局部隆起的大泡，引流管回弹入其中，UBM 显示引流管插入前房区域的组织缺损（红箭头），虹膜组织膨出（绿箭头）。行局部修补并覆盖异体巩膜，重建前房获得成功　C：术中剖切巩膜瓣，发现下方巩膜床太薄，从厚的巩膜瓣剖切一部分组织（绿箭头），再在其上做穿刺口　D：发现巩膜床太薄，将巩膜瓣复位、缝合，改行角膜缘直接穿刺，用异体巩膜覆盖引流管

四、术中穿刺插管入前房，发现位置偏上（估计会触及角膜内皮）或偏下（估计会触及虹膜或晶状体），怎么办？

更换位置，在旁边再重新穿刺（图 7-3-3）。正确穿刺、插管方法参考第二节问题八解答。

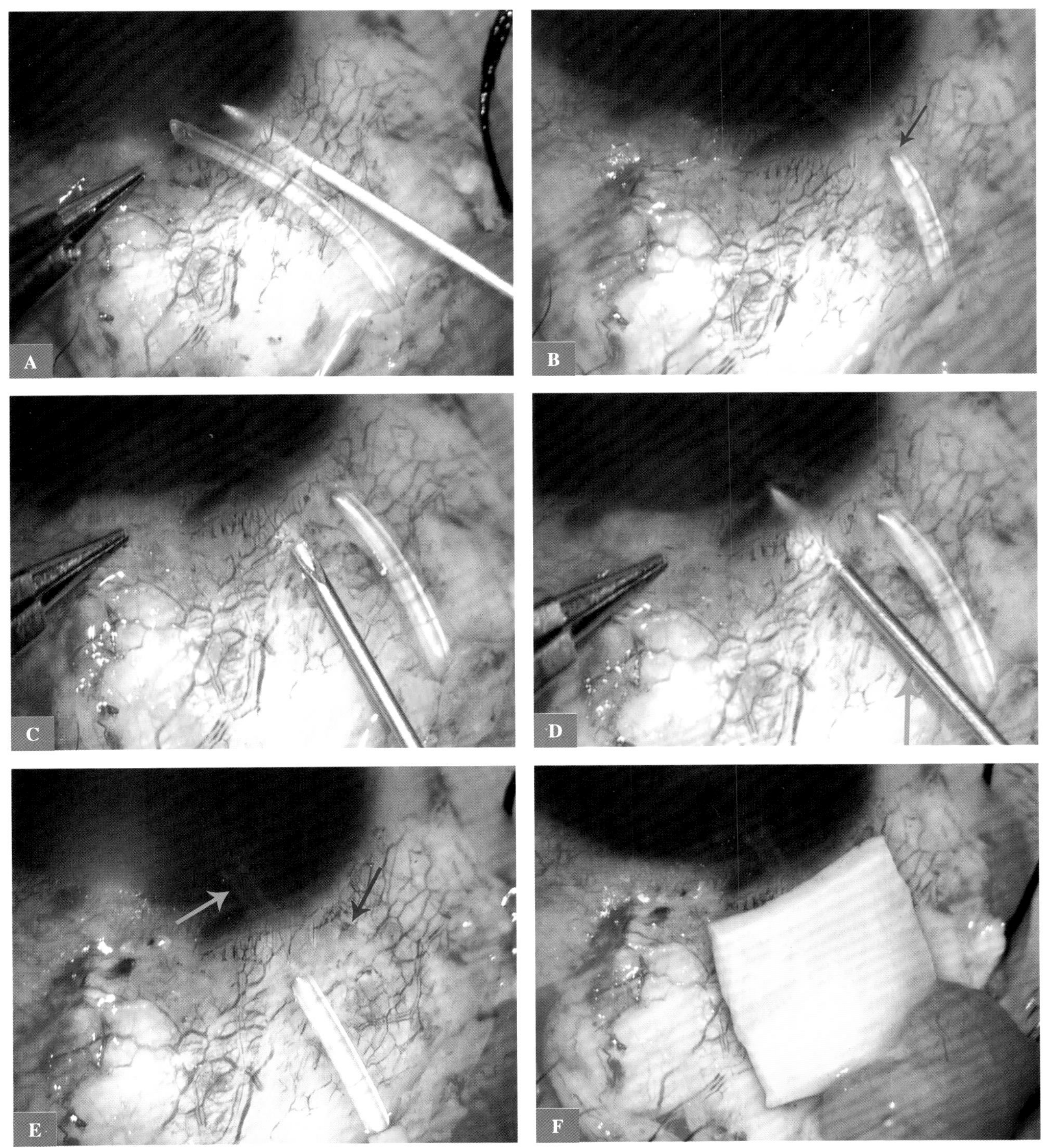

图 7-3-3　更换位置重新穿刺插管入前房

A、B：在角膜缘直接穿刺插管，发现引流管插入后前端触及虹膜，穿刺口处有一折角（B，蓝箭头）　C~E：在旁边重新穿刺插管。从稍远离角膜缘处开始，先顺延眼球弧形，斜行向上潜行（C），针尖达到角膜缘后，执针柄的手略向上提起（D，绿箭头），再平行虹膜面穿刺入前房，见引流管在前房位置居中（E，绿箭头），穿刺口引流管没有折角（对比 C、D 图中第一个穿刺口处有折角的引流管）。蓝箭头示意第一个穿刺口　F：覆盖异体巩膜并缝合

五、前房穿刺、插入引流管时，引起虹膜根部离断或前房积血，如何处理？引流管插入虹膜后方怎么办

当穿刺入前房时，如果穿刺点正好在虹膜根部，将会导致虹膜撕脱，接着血液汹涌涌入前房，严重时瞬间将前房充盈、遮挡瞳孔。这时候，首先应立即通过前房穿刺侧切口注入 BSS 提升眼压，必要时注入黏弹剂。不要急于前房冲洗，有时候越冲洗出血越严重。当眼压提升时，稍等几分钟，出血一般可以自行停止。当出血停止或减少时，可以进行前房冲洗，冲洗液可以加入少量肾上腺素。不要追求完全冲洗干净，能暴露出瞳孔即可。如果穿刺口太靠后导致虹膜撕脱和出血或到达虹膜后方，建议重新做穿刺口；如果穿刺时没有引起出血和虹膜撕脱，但插入引流管时发现进入虹膜后方，同样建议重新做穿刺口。

预防：①积极积累经验，掌握正确穿刺、插管方法（参考第二节问题八解答）：先顺延眼球斜面进针、接近角膜缘时再平行虹膜面穿刺进前房；②成功穿刺后，在隧道口处注入一定量的黏弹剂，将离断或粘连或阻塞的虹膜推开，再植入引流管；③建议术前、术后都要用一定的止血药预防。

任何时候出现并发症，保持镇定的心态很重要。

见图 7-3-4。

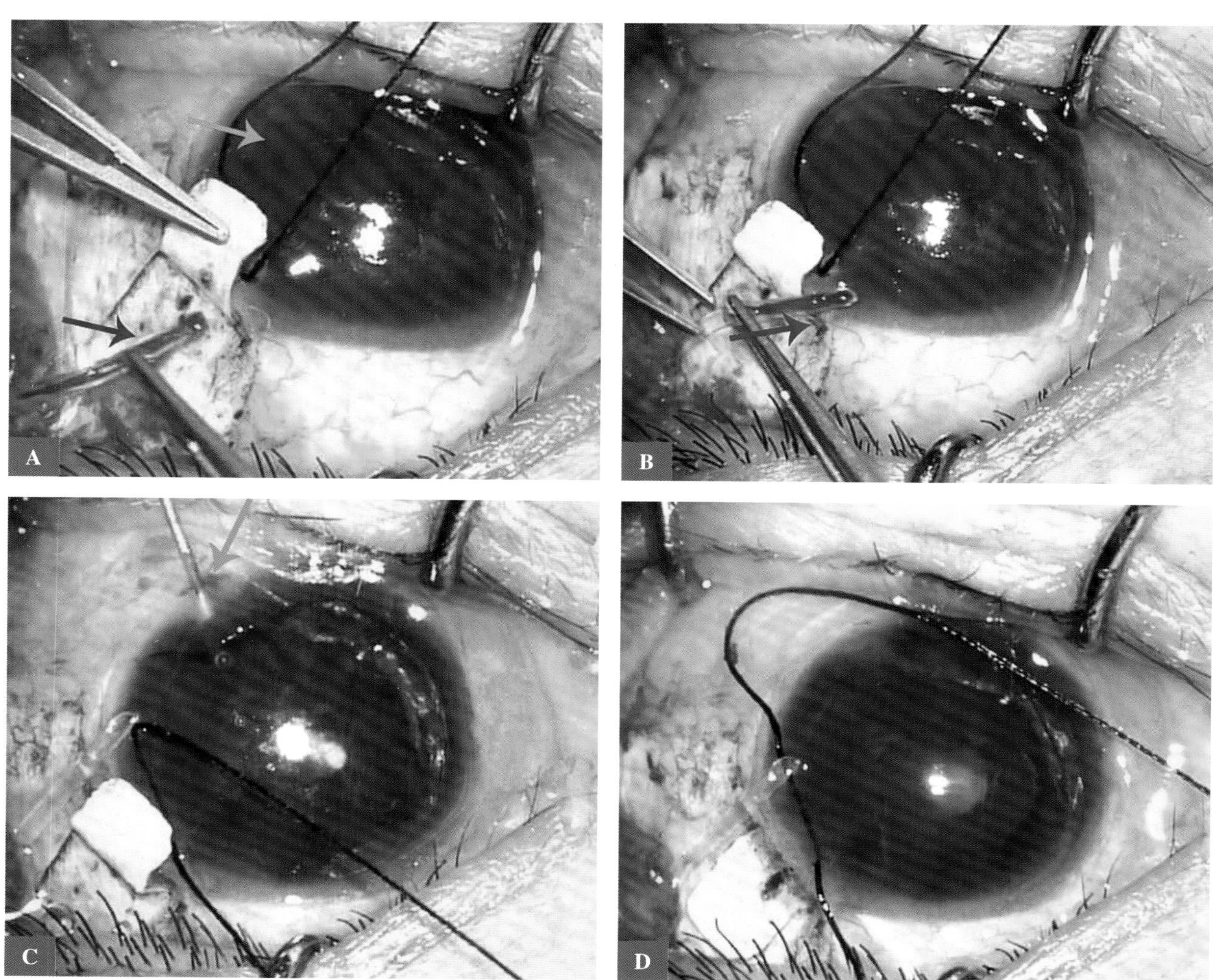

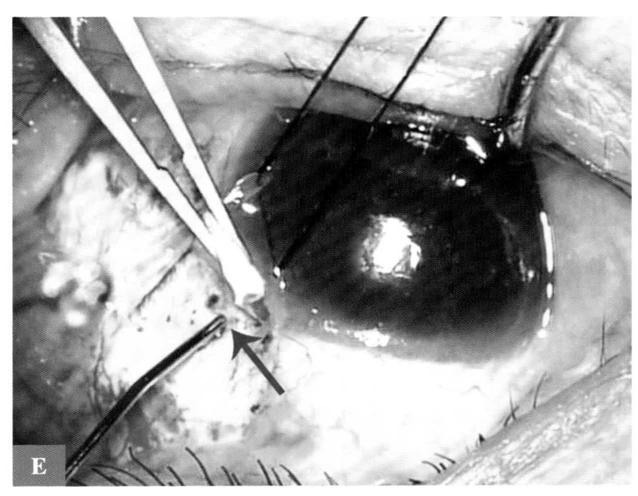

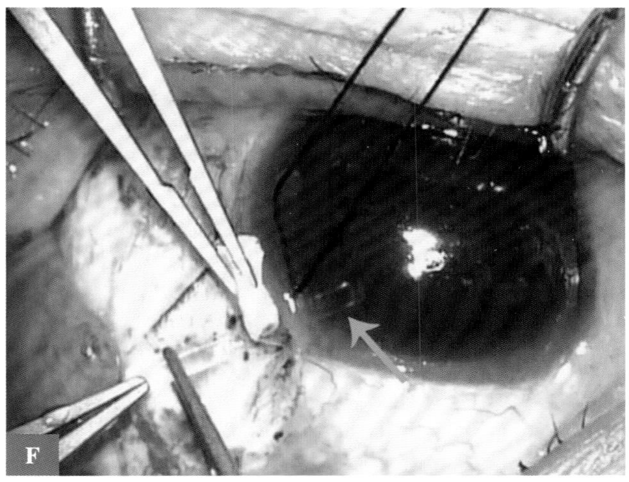

图 7-3-4　穿刺入前房引起前房积血的处理

A:穿刺入前房,前房大量出血(绿箭头),并进入引流管(蓝箭头)　B:按箭头方向挤压引流管使血液流出(蓝箭头)　C、D:行前房冲洗,见大量血液冲出(C,绿色箭头),建议不要强行冲洗完全干净,看到瞳孔即可(D)　E:从穿刺口注入少量黏弹剂(蓝箭头),将穿刺口周的虹膜推开,重新插入引流管(绿箭头)　F:见插入的引流管位置适中

第四节　术后常见问题、并发症及其处理问题解答

一、术后第一天,常有患者头痛、眼痛,原因有哪些?

最常见原因是前房内黏弹剂存留太多引起高眼压所致的胀痛。可通过术中建立的前房穿刺侧切口放液:用 1ml 注射器针头,轻压切口后唇,缓慢放出一些黏弹剂或房水(图 7-4-1);也可辅助甘露醇等处理。建议手术结束时,一定要调试眼压至正常或偏低(参考第二节问题十三解答)。

其他原因有:前房积血或眼后段出血(B 超可帮助确诊)、引流管排出不畅(结扎过紧或引流管口被积血块阻塞)引起的眼压增高。如果因引流管结扎过紧者,可局部和全身加用降低眼压药物,随着时间流逝,结扎引流管的可吸收缝线会逐渐松解、引流管得以通畅。但在这个过程中,需要积极护理,防止引流盘周过早瘢痕化,加强按摩、抗炎都是很重要的。术中 MMC 的使用在这种情况下所起的作用十分明显,即是说,只有术中 MMC 的浓度和时间足够,才有可能在术后等待结扎管缝线松解的过程中抵挡瘢痕化的进程,否则,待到缝线松解(有时候达一个多月),盘周也早已被纤维增殖组织所包围。术中结扎缝线不宜过紧是预防的关键,其技巧参考第二节问题五解答。

二、引流管阻塞引起眼压高的原因有哪些?如何处理?

常见原因有:①积血块的阻塞,处理见本节问题三解答;②虹膜阻塞,见本节问题四解答;③炎症渗出阻塞,加强抗炎;④硅油滴,前房冲洗。最主要是预防,把握适应证,硅油眼,尤其前房有硅油,尽量不选择行房水引流阀植入手术或手术位置选择在颞下方;⑤引流管结扎过紧,房水无滤过,见本节问题一解答;⑥如果引流管植入后房或玻璃体腔,要注意玻璃体阻塞的可能性。

三、术后发现前房积血、甚至阻塞引流管,如何处理?

术中没有发生前房积血,但术后第一天发现前房有积血。如果仅仅是前房积血,可按照常规处理原则进行,包括包眼、制动、半坐卧位、给予止血药和局部或全身激素等(图 7-4-2A)。

如果前房积血累及到引流管或出血发生在引流管周(图 7-4-2B、C),两种情况:一是眼压不高,则可按上述方法处理,如果出血已经凝集呈积血块,则可加口服活血化瘀药物治疗;二是伴随了眼压增高,积血块

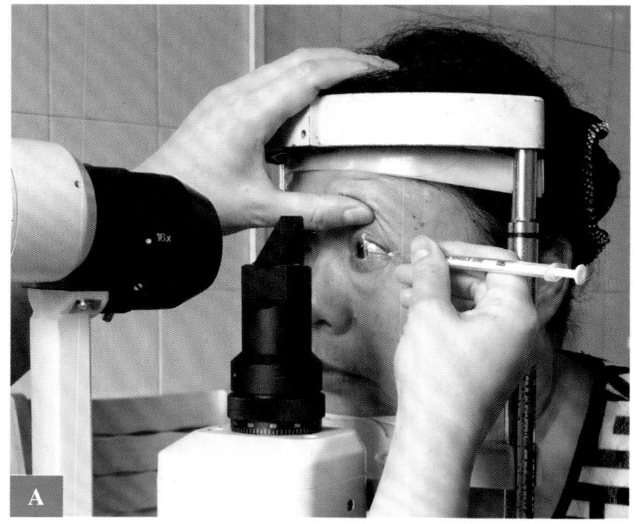

图 7-4-1　前房放液

A:用 1ml 注射器针头,轻压切口后唇,缓慢放出一些黏弹剂或房水　B、C:术后第一天角膜水肿(B),前房穿刺放液后角膜清亮(C)

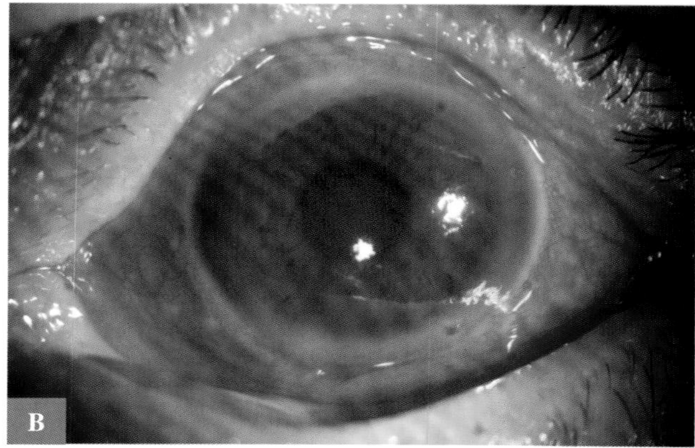

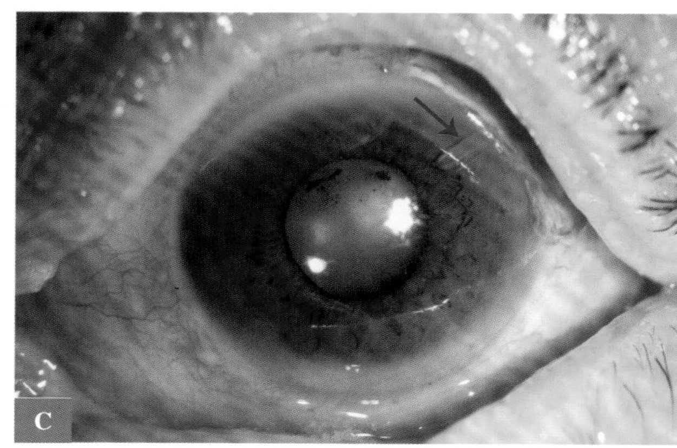

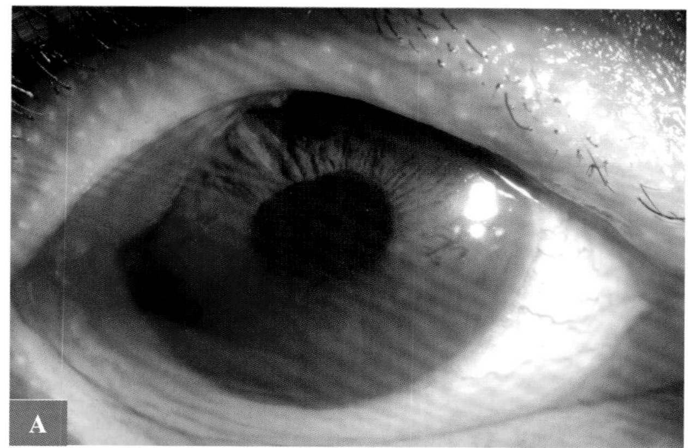

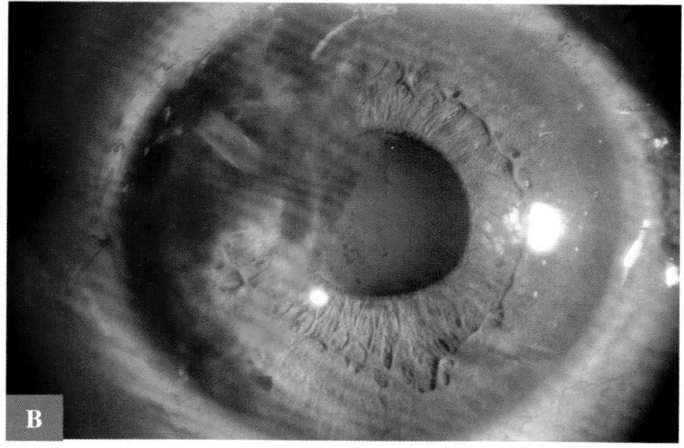

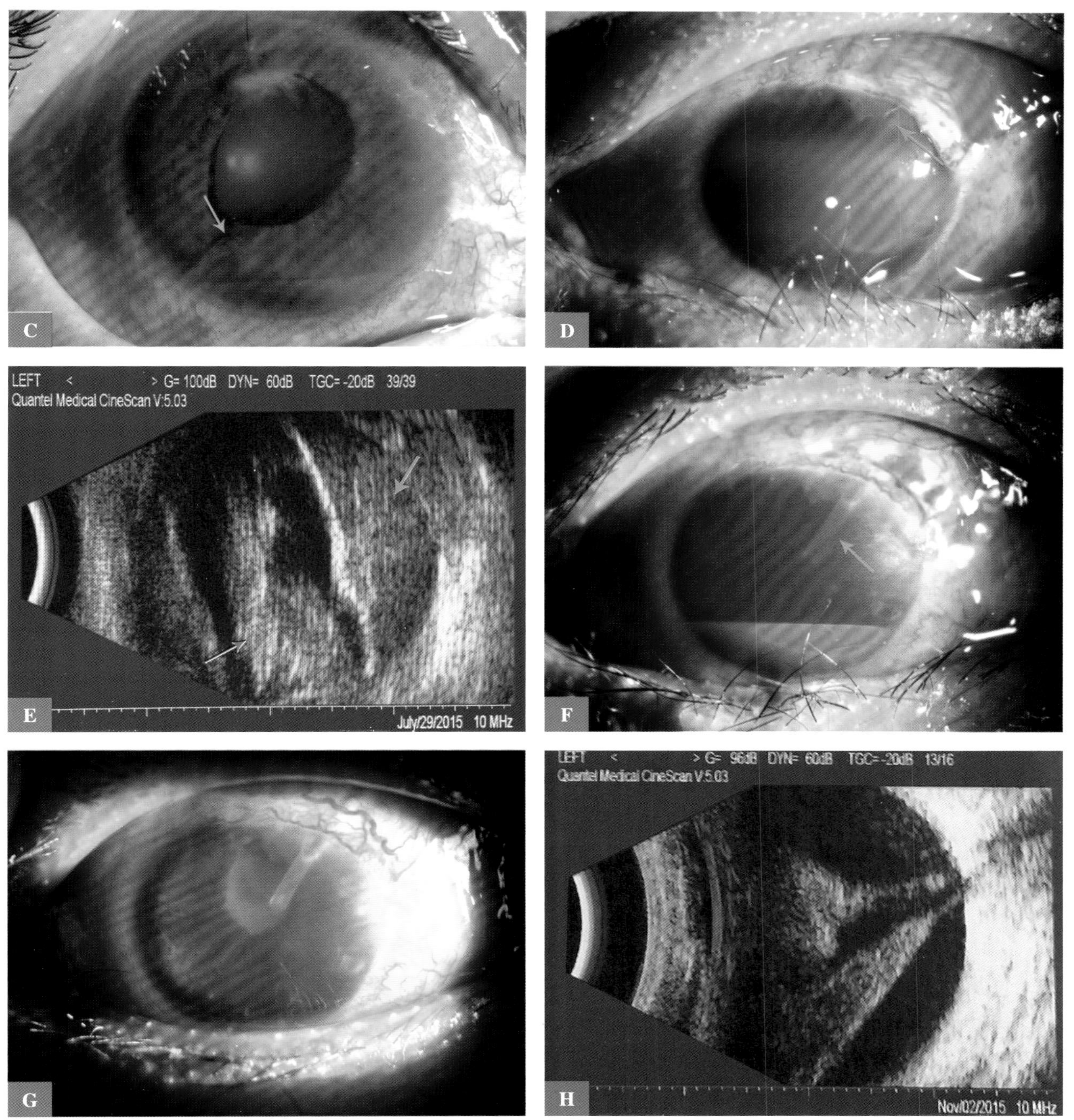

图 7-4-2　术后发生前房积血的处理

A：术后前房积血，可按照常规处理原则进行，包括包眼、制动、半坐卧位、给予止血药和局部或全身激素等　B、C：前房积血累及引流管或出血发生在引流管周或出血已经凝集成积血块，处理包括：保守治疗，加口服活血化瘀药物，按摩，必要时激光击射引流管口积血块。如果眼压增高，局部用减少房水生成的降眼压药物　D~H：显示一例特殊的病例，手术后三天患者出院回家，出院时前房深度正常，眼压 9mmHg。由于晕车呕吐，结果导致眼内出血，伴头痛、眼胀痛，检查发现前房大量积血（D，绿箭头示意引流管），B 超显示玻璃体腔出血及出血性脉络膜脱离（E，绿箭头示意脉络膜出血和脱离，红箭头示意玻璃体腔出血），眼压 23mmHg。这是非常严重的并发症。给予止血、抗炎治疗，术后一个月时积血逐渐吸收，但见前房的引流管也加长了（F，绿箭头）。可见术后恢复过程中都要非常小心，各种并发症或意外都可能发生。术后三个月，前房积血完全吸收（G），玻璃体腔积血减少（H），眼压尚未增高，视力指数 / 眼前

阻塞了引流管导致引流不畅，除上述方法外，可以给予按摩（引流管相对的位置，如引流管在颞下方，则在鼻上方向颞下方方向按压眼球，每天 2~3 次，每次 1~2 下）。局部用减少房水生成的降眼压药物；必要时激光击射引流管口积血块（图 7-4-2C）。

前房积血不必急于手术治疗。事实上，给点耐心，保守治疗 2~3 天，一般病情会逐渐好转。如果保守治疗多天不见好转，积血量大且浓稠，估计继续保守治疗难以奏效，可以考虑前房冲洗。

严重眼内出血的转归案例，见图 7-4-2D~G 描述。

四、引流管被虹膜阻塞，如何处理？

如果引起眼压增高，激光治疗不失是一个好办法。如果无效，可以手术干预，前房注入黏弹剂，用晶状体调位钩复位虹膜。

五、房水引流阀植入术后浅前房、低眼压的原因及处理

房水引流阀植入术后发生浅前房、低眼压是术后常见的并发症（图 7-4-3）。常见原因如下：

1. 滤过过强。建议通过术中结扎引流管、调试滤过量来预防，并不断积累经验，把控结扎力度。术毕，前房内注入一定的黏弹剂。

2. MMC 浓度过高、时间过长。由于 MMC 的毒性作用，导致睫状体分泌功能受到损害。建议规范、合理使用抗代谢药（参考第二节问题六解答）。

3. 插管进入前房处渗漏。如果是由于覆盖引流管的瓣（自体或异体巩膜瓣）缝合不够紧，可以重新加固缝合。如果不是很严重，不要急于上台手术干预。如果渗漏是来自穿刺口，有几种情况：①穿刺针头不配套，针口太大，或太小导致反复扩大切口。但这种情况随着时间延长，渗漏伤口一般可以愈合的，所以耐心等候，不要急于手术修补。另外建议使用配套针头穿刺入前房；②做自体巩膜瓣时太厚，留下 1/3 或更薄的下方巩膜床组织，当穿刺进入前房时，穿刺口容易渗漏，在早期可发生浅前房，且不容易恢复；有的早期没有发生浅前房，但随着时间流逝，该处发生组织溶解（参考图 7-3-2A、B）。建议做自体巩膜瓣时，1/3 或 1/2 厚瓣即可，让下方巩膜床有一定厚度；③穿刺入前房的部位选择不当，太靠前（即靠近透明角膜处，而此时巩膜瓣下是透明角膜区域，该处组织菲薄），结果穿刺口容易发生渗漏。建议穿刺口在灰蓝色小梁网区域内或稍偏后（参考第四章相关章节及图 4-1-1 了解解剖结构），先斜行进针，再平行虹膜方向穿刺进前房。尽量避免直接在透明角膜区域内进针，否则容易导致渗漏和发生溶解。

4. 睫状体上腔渗漏。有时候在穿刺入前房时，或者一定时间后，下方巩膜床可能由于太薄、局部发生溶解，睫状体上腔被打开等，都是造成后期经久不愈的浅前房、低眼压的原因。

5. 炎症。精细、规范操作是减少术后炎症反应的主要手段。术后局部、全身加强抗炎。

6. 一些原发病，如糖尿病视网膜病变、视网膜静脉炎、葡萄膜炎等，血管渗透性较强，手术后眼内从长期高眼压到低眼压，血管渗透性可能会增强也是造成浅前房、低眼压、脉络膜脱离的原因。

房水引流阀植入手术术后发生浅前房、低眼压，同小梁切除手术一样，著者建议尽量保守治疗为先，不要轻易过早手术干预，详见本节问题六解答及第四章相关章节。

六、房水引流阀植入术后早期发生浅前房、低眼压，为何前房形成往往无效？为何不主张太早手术干预处理浅前房？

同小梁切除手术一样，房水引流阀植入手术术后早期发生浅前房都是非常常见的并发症，随之而来往往伴随低眼压、脉络膜脱离，患者视力下降等。作为主刀医生，亲眼目睹引流管由于浅前房被埋于虹膜、或紧贴虹膜或晶状体，甚至触及角膜内皮，心理的纠结是可以理解的。由于过于着急，往往第一时间想到要尽快采取手术干预，有的急于前房内注射黏弹剂，有的还加上脉络膜上腔放液术，有的急于打开结膜，重新缝合巩膜瓣、或加固缝合插管口，或者重新结扎引流管，甚至把引流管拔掉……但凡有过此经历的医生，都会有同样的感受，那就是效果甚微！“前房形成当时很顺利，第二天前房还是没有了”；“明明手术台上重新结扎了引流管，就是不见前房形成”；拔了管的则更麻烦，到后期，反而眼压急剧上升……。

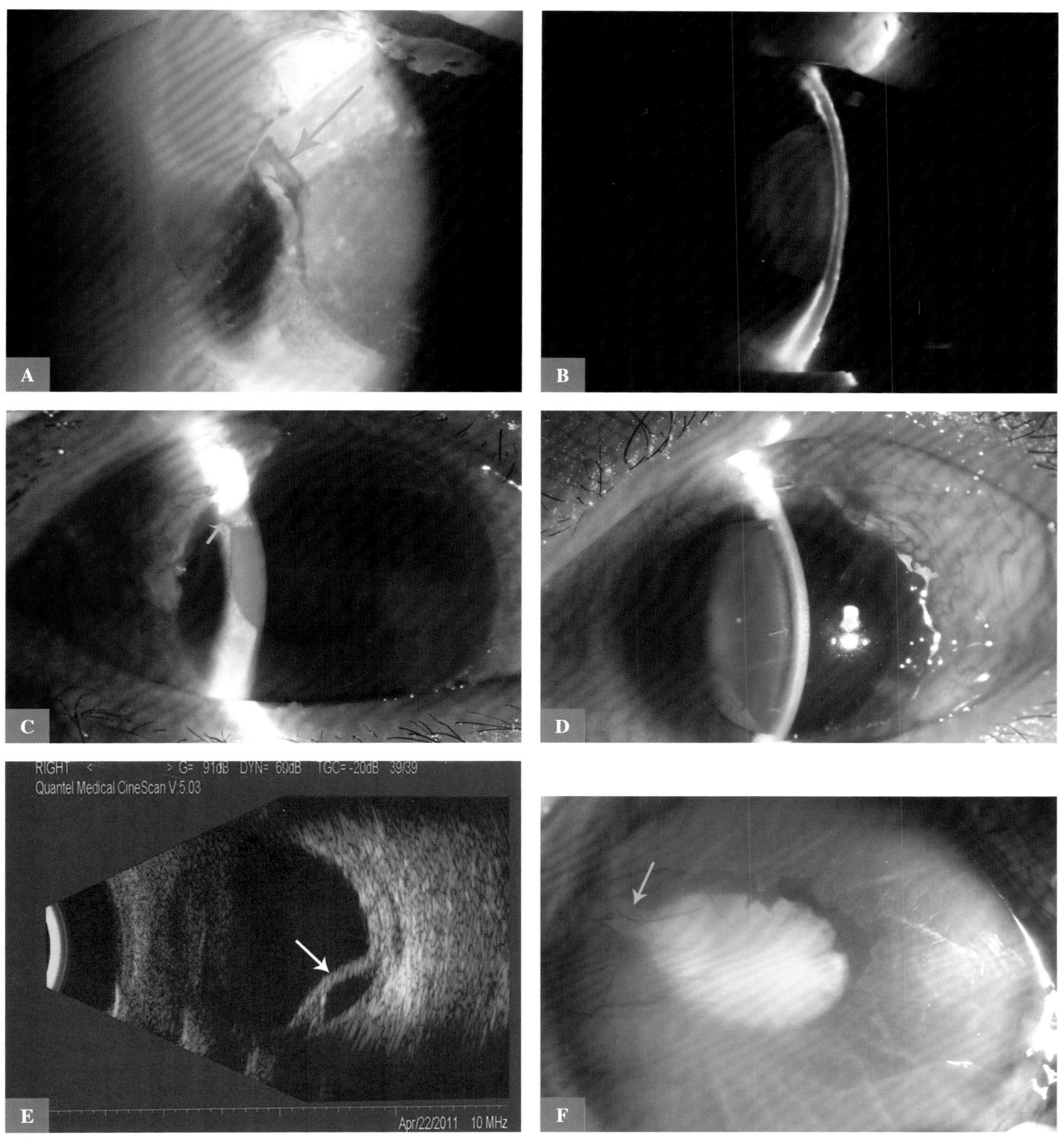

图 7-4-3　房水引流阀植入术后浅前房、低眼压

A、B:病例一,术后发生无前房,引流管埋于虹膜中(A,绿箭头)　C:病例二,术后发生浅前房,引流管埋于虹膜中(C,绿箭头)　D、E:病例三,术后发生浅前房,前房仅存裂隙(D,红箭头),常伴随发生脉络膜脱离(E)　F:如果未得到及时处理或治疗失败,终将发生角膜失代偿、并发性白内障、眼球萎缩等(绿箭头示意引流管位置)

本节问题五解答分析了引起浅前房的各种原因，其中，炎症、低分泌和滤过过强在术后早期占了最重要的部分。而事实上也是如此，加强抗炎、纠正低分泌，就是最重要、最有效的措施！过早手术干预无法解决、反而加重浅前房。因为每一次手术操作，都会带来更多的创伤、炎症，更加加重低分泌状态。据临床观察，这种眼内低分泌状态，大约都需要 10 天左右甚至 20 多天的时间得到纠正。每手术干预一次，这个时间就更延长一些，结果“恶性循环”病情越来越重！即使是由于滤过过强（如担心引流过畅、或管口渗漏）引起，其实，随着时间推移（盘周组织的增殖、伤口的闭合），大多数滤过过强的问题自然而然会得到解决。

基于此，著者建议：Be patient! 散瞳，局部、全身加强抗炎，例如：白天醋酸泼尼松龙滴眼液（百力特）一天四次、阿托品滴眼液一天三次点眼，晚上妥布霉素地塞米松眼膏（典必殊）、阿托品眼膏涂眼，静脉滴注地塞米松或甲泼尼龙 3~5 天。著者感受到，患者休息好尤其睡眠好对病情恢复十分重要，患者不理解、不配合、晚上睡眠辗转反侧，只会加重病情。所以向患者作必要的细致解释和说明是上策。低眼压往往伴随脉络膜脱离，B 超可以帮助确诊，除非隆起非常大、角膜内皮有失代偿风险，才有必要行脉络膜上腔放液联合前房形成（手术操作详见第四章第三节问题四解答）。但著者还是强调：能不手术不手术，最考验人的是耐心，抗炎是王道，睡眠好是绝招！图 7-4-4 提供了两个典型案例。

案例一（图 7-4-4A~G），分析该例病情：①初诊应该是继发性急性闭角型青光眼（左眼有外伤史，初诊手术应该行晶状体摘除术而不是小梁切除术。小梁切除术后出现恶性青光眼不可避免；②房水引流阀植入术后出现浅前房、低眼压，太激进进行手术干预（一周上手术台 3 次），手术干预导致进一步的炎症和低分泌状态，是术后前房难以恢复的原因之一。

为什么转诊上级医院治疗病情能迅速好转？一是用药足；二是患者房水引流阀植入手术后至今已有十多天，事实上，低分泌纠正时间也恰好差不多了。总之，急不来！

案例二（图 7-4-4H~J）：做前房形成术后前房再次完全消失，三周后才见前房恢复。这一病例同样说明，术后浅或无前房、低眼压，急于做前房形成术多数是无效的，保守治疗是王道！

当然，临床工作中，也偶有遇到患者浅前房一直无法回复的，这种情况比较少见。需要根据不同的病因给予相应处理。

七、房水引流阀植入术后发生浅前房、高眼压的原因和处理？

实际上属于发生恶性青光眼了。原因和处理基本同小梁切除术后发生恶性青光眼。参考第四章第三节问题六 ~ 十五解答。同样应强调保守治疗为先，无效后可考虑相应的手术治疗。图 7-4-5 示意经扁平部前段玻璃体切除联合前房形成术治疗房水引流阀植入术后无前房、高眼压。

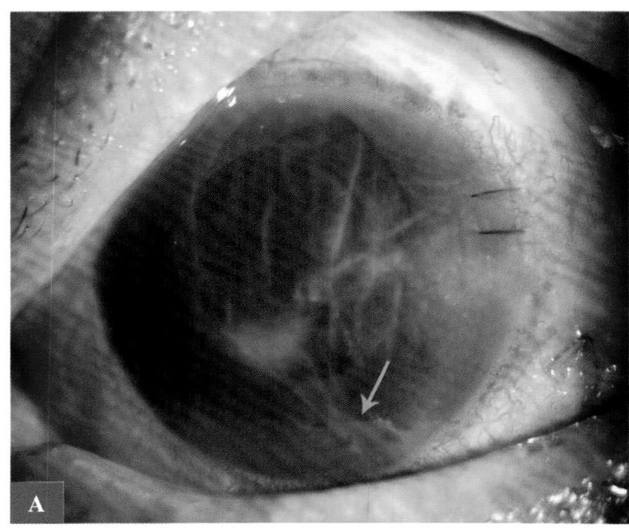

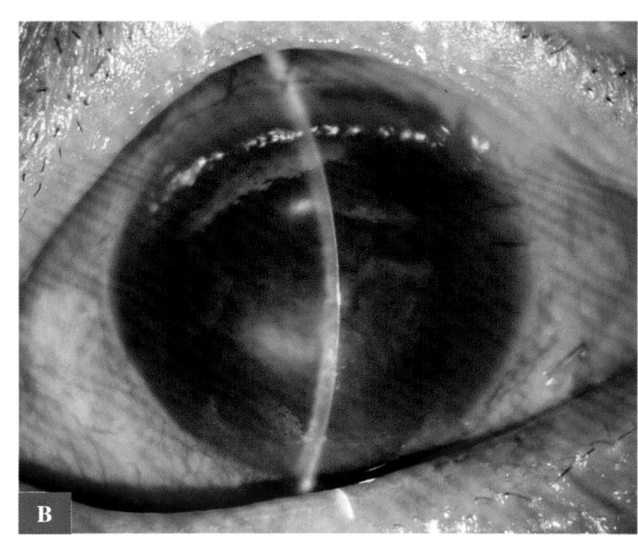

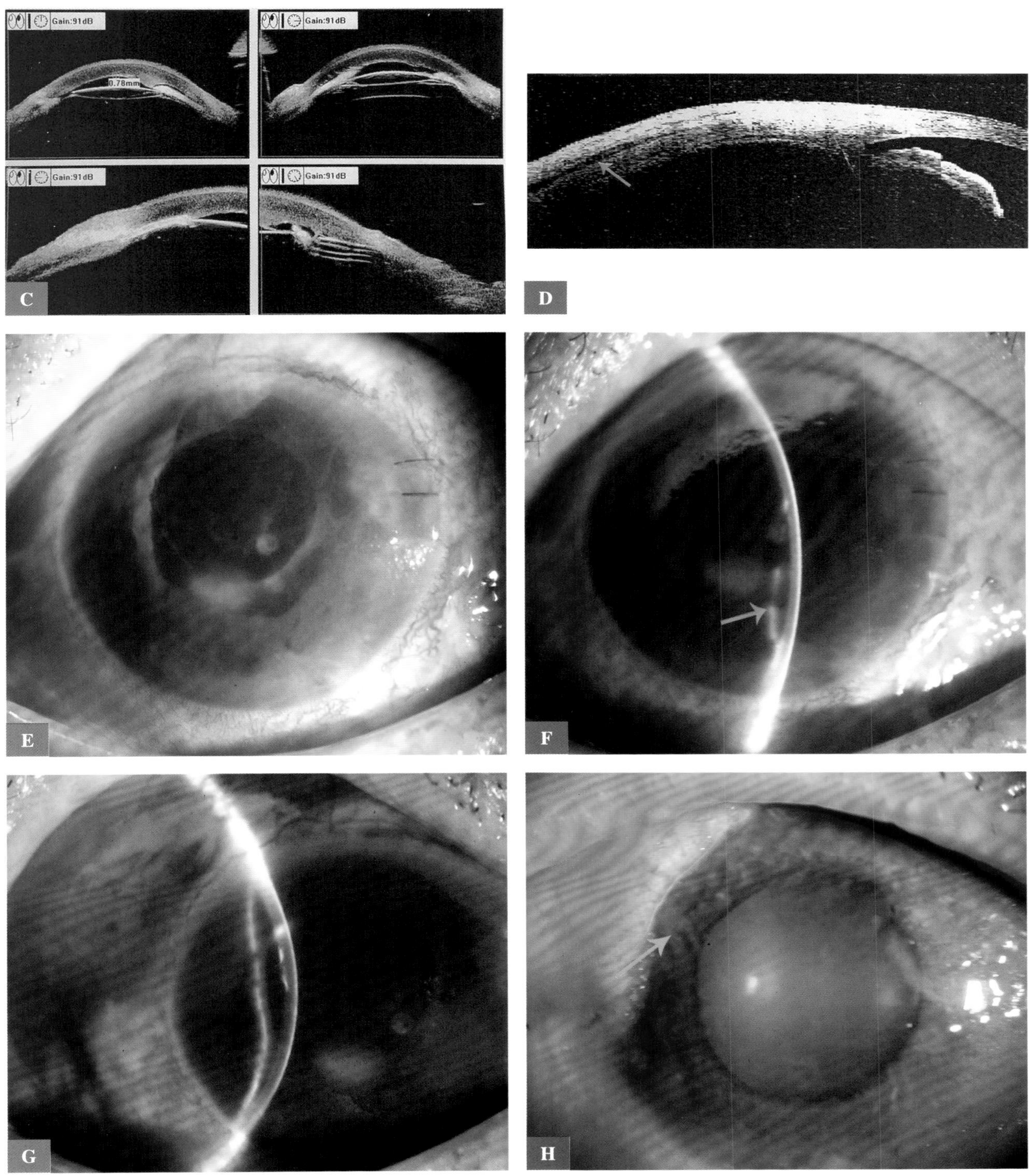
Gain:91dB
0.78mm
Gain:91dB
Gain:91dB
Gain:91dB
C
D
E
F
G
H

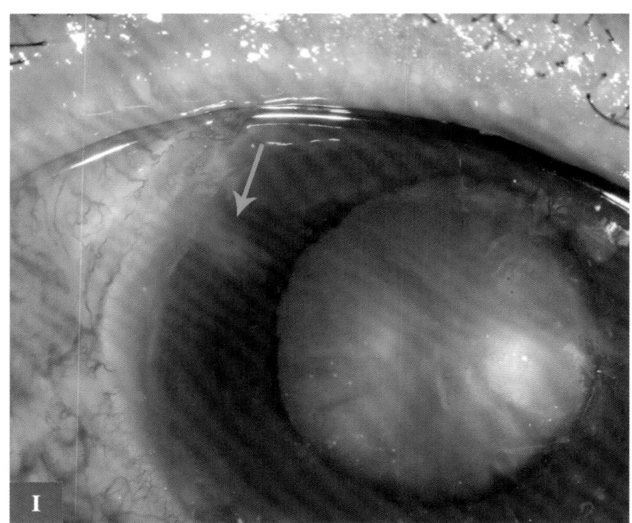

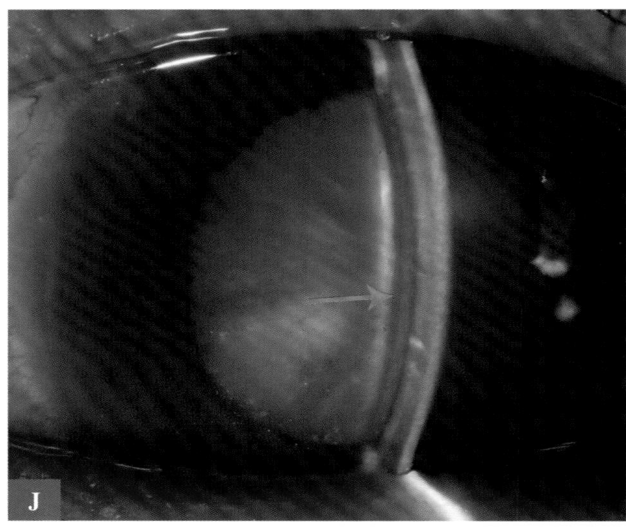

图 7-4-4　术后浅前房处理典型案例

A~G：案例一，患者 45 岁，因"左眼急闭"在当地行"小梁切除手术"，术后发生浅前房、高眼压（恶性青光眼），遂行"Phaco+IOL"，术后眼压居高不降，行房水引流阀植入手术（颞下方），术后再次发生浅前房、低眼压，一周内行两次前房形成术、一次结膜瓣下结扎引流管，术后仍低眼压，前房完全消失（Ⅲ级浅前房）、引流管埋于虹膜（A，绿箭头），转诊上级医院希望行"手术治疗"。到上级医院后，做相关检查，UBM、AS-OCT 均示前房极浅，中央偏下方裂隙状前房（C），B 超没有见到明显脱离，但 UBM 显示睫状体浅脱离（D，红箭头）。上级医院处理方案如下：①解释病情，消除顾虑，说明目前再次手术治疗不是必要，让患者有信心和耐心配合治疗；②局部加强抗炎、全身激素静脉滴注，散瞳，减轻角膜水肿（氯化钠眼水眼膏），辅助镇静睡眠（因患者心情十分不好、睡眠差）等。第二天后前房开始中央偏上一点见到裂隙，下午见到下方裂隙加深，随后第二第三天中周部、周边部出现裂隙，眼部炎症明显减退、角膜趋向透明（E、F，红箭头示意下方前房出现）。十天后复查时前房几乎完全恢复（G）　H~J：案例二，患者男性，42 岁，视网膜中央静脉阻塞（CRVO）继发性青光眼，行房水引流阀植入手术顺利，但术后第一天前房完全消失，引流管埋于虹膜（H，绿箭头），伴低眼压。给予抗炎、散瞳、脱水等治疗一周无任何起色，遂局麻下给予前房形成术，术中顺利，术后第一天前房又完全消失，给予保守治疗三周后前房开始恢复（I、J）

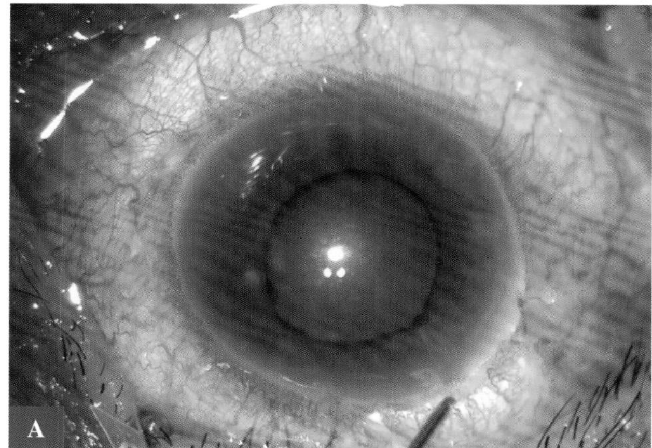

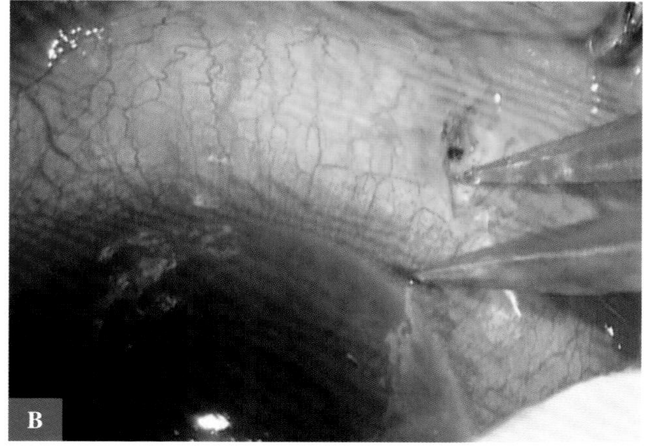

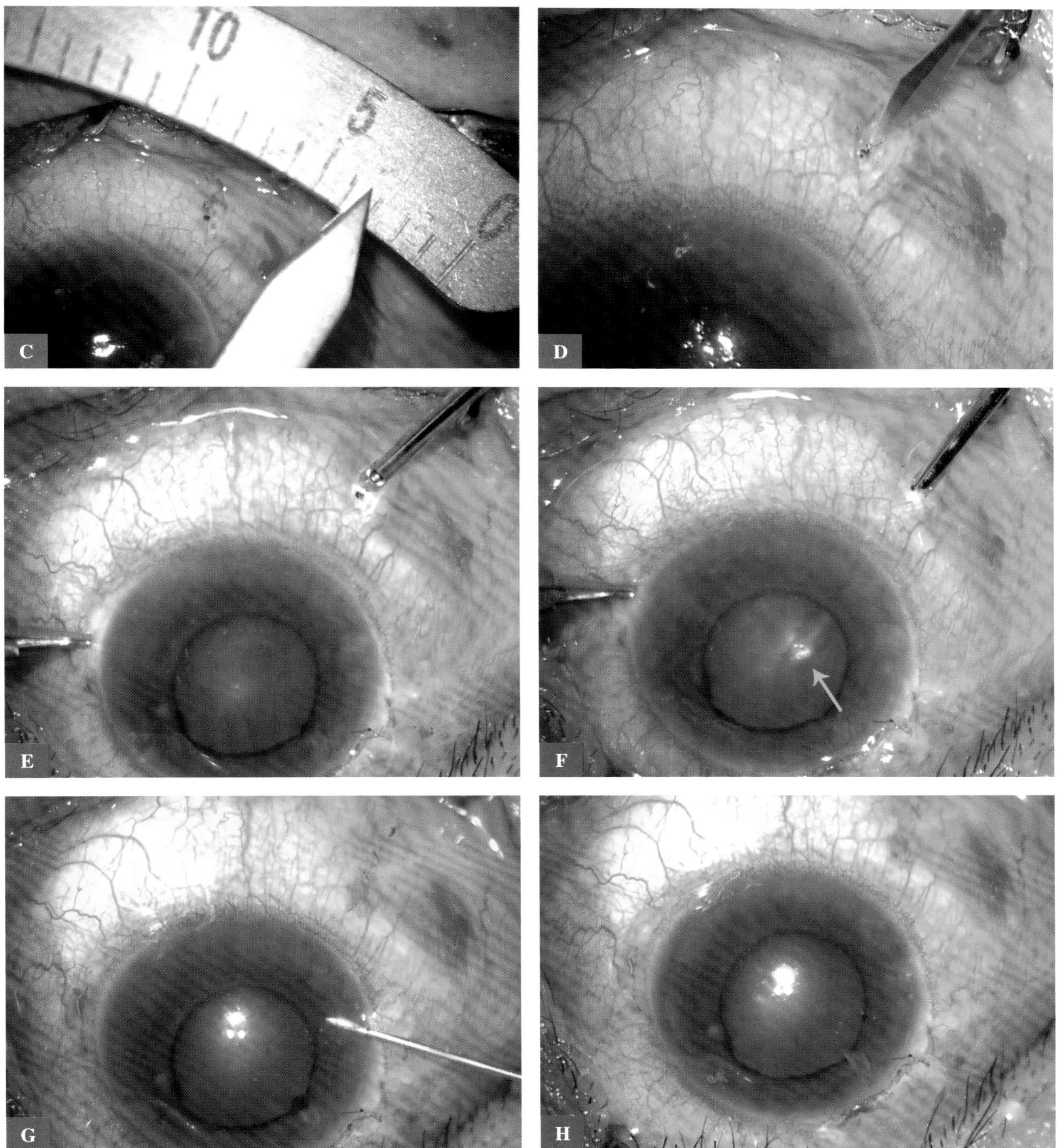

图 7-4-5　经睫状体扁平部行前段玻璃体切除联合前房形成术治疗房水引流阀植入术后恶性青光眼

A:患者房水引流阀植入术后发生无前房、高眼压,保守治疗一周无好转,眼压从 44mmHg 降至 33mmHg,但前房一直没有恢复。遂拟行手术干预　B、C:在颞下方睫状体扁平部(距离角膜缘 3.5mm 处),剪开结膜、烧灼止血　D:用巩膜穿刺刀穿刺入玻璃体腔　E、F:用 20G 前段玻璃体切除器进入晶状体后玻璃体腔进行切割(绿箭头),无灌注下操作,一边切一边指测眼压,指测眼压下降即停止　G:前房注入黏弹剂形成前房　H:术毕外观

八、术后没有见到常见的并发症发生，但眼压高，原因有哪些？

术后早期出现眼压高，原因包括：①前房存留黏弹剂；②引流管不畅（缝线结扎过紧）。处理参考本节问题一解答。

术后后期出现眼压高，最常见原因是引流盘周纤维瘢痕化或纤维包裹形成，处理参考本节问题十一解答。其他原因包括引流管阻塞（炎症渗出膜、硅油滴、玻璃体、新生血管膜等）。

九、术后如何尽早干预减少术后瘢痕化发生（引流盘周纤维包裹）？

加强按摩是一有效的方法，参考本节问题十一解答。近年来有研究发现，术后早期尽早使用减少房水生成药物（如噻吗洛尔、局部用碳酸酐酶抑制剂派立明滴眼液等），使眼压持续（始终）保持在 10mmHg 以下，有利于术后远期成功率提高[18,19]；减少房水生成药物可在术后三个月后根据具体情况逐渐停用。

十、房水引流阀植入术后是否需要按摩？如何按摩？什么情况下可以按摩？

房水引流阀植入手术远期失败最常见的原因是引流盘周纤维瘢痕化或纤维包裹形成。为防止术后引流盘周纤维包裹，建议及早按摩。术后创口愈合的调控，原则与小梁切除术同（参考第四章第四节），由于瘢痕增殖活跃期是术后一个月内，因此，在此期间积极有效地按摩，促使房水能通畅地到达引流盘周，有利于减少盘周纤维瘢痕化的进程和强度，对减少盘周瘢痕化有积极的作用。按摩的原理和方法与小梁切除术同。著者在第四章第四节中提到，“只要前房正常，任何时候都是可以按摩的”，在这里同样是适合的。

尽管术后早期 10mmHg 左右的眼压是比较理想的，但对于难治性青光眼行房水引流阀植入手术者，术后的瘢痕化反应可能来得更早、更强烈，因此，眼压 >10mmHg，建议可以及早按摩，一天 2~3 次，每次 1~2 下。

按摩方法：让患者眼睛向着手术区方向看，用手指或棉签，向手术区（引流管）方向推压。如引流管在颞上方，则在鼻下方、以向颞上方方向推压眼球，使房水通过引流管流入盘周，保持引流盘通畅；如果手术区（引流管）在鼻上方，则在颞下方、以向鼻上方方向推压眼球。

另外，如果是年轻患者和教育程度比较高的患者，尽量教会他们自己操作（图 7-4-6）。

十一、由于引流盘周纤维包裹致术后眼压增高，如何处理？

对大多数患者的眼睛来说，试图完全暴露出已植入的引流盘的位置是很困难的。因为，由于规范的手术操作要求引流盘前缘需至少远离角膜缘 8~10mm，所以一般情况下是很难窥视到引流盘全貌的（图 7-4-7A）。如果睑裂够大，尚能窥视到部分引流盘（图 7-4-7B~D）。也就是说，判断引流盘周是否纤维包裹化，通常是根据临床表现来推测的。图 7-4-7E 是一个特例，能看到巨大的包裹实属罕见，且注意到，该病例引流盘距离角膜缘很短（大约 5mm）。

这个事实告诉读者，试图通过分离包裹泡来解决术后盘周纤维化的可能性是不适合所有病例的，大多数情况下，在手术台上，因操作空间有限，真正的分离、切除往往无法如期完成，甚至导致了术后引流盘的暴露（图 7-4-7F）。

建议：除非确实看到了如图 7-4-7E 所见的包裹形成，否则不建议轻易上手术台行“包裹泡分离术”。对于眼压增高，如在术后早期，建议加强按摩和抗炎治疗，同时尽早加用局部降低眼压药物（房水生成减少药物）[18,19]。

十二、术后见引流管周虹膜有牵拉，原因及处理？

常见原因是伴随新生血管长入，虹膜受到牵拉，最常见于新生血管性青光眼（NVG），如 Coats 病继发 NVG 术后，可通过玻璃体腔注射 anti-VEGF 药物治疗解除新生血管的牵拉作用。图 7-5-7E-J 示意注射 anti-VEGF 药物后牵拉缓解（参考本章第五节问题七解答）。其他原因见于 ICE 综合征继发性青光眼，一般较难处理。

虹膜牵拉为何出现在引流管周，原因未明，可能与房水流向有关（图 7-4-8）。

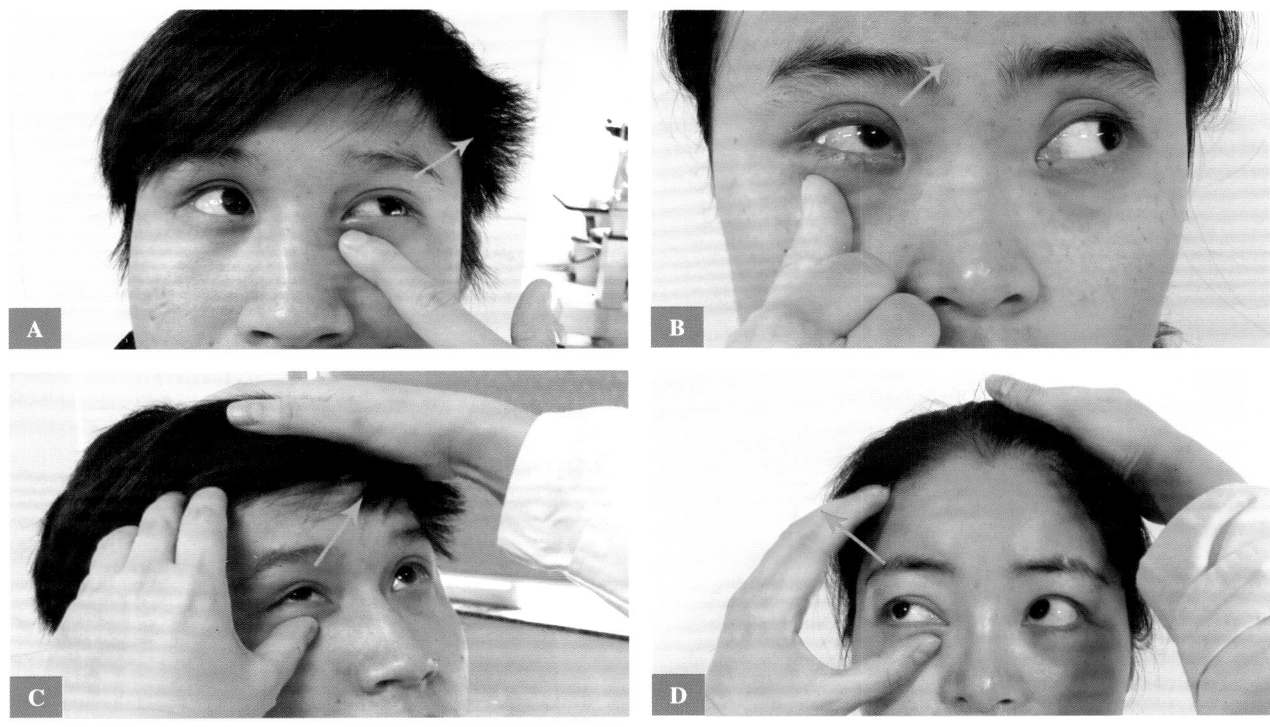

图 7-4-6　术后按摩

A、B：示意患者自己操作：患者眼睛向着手术区方向看，用手指（食指或拇指，依患者习惯），向手术区（引流管）方向推压。如引流管在颞上方，则在鼻下方、以向颞上方方向推压眼球（A）；如引流管在鼻上方，则在颞下方、以向鼻上方方向推压眼球（B）
C、D：示意医生为患者操作：如果手术区（引流管）在鼻上方，则在颞下方、以向鼻上方方向推压眼球（C）；如果手术区（引流管）在颞上方，则在鼻下方、以向颞上方方向推压眼球（D）

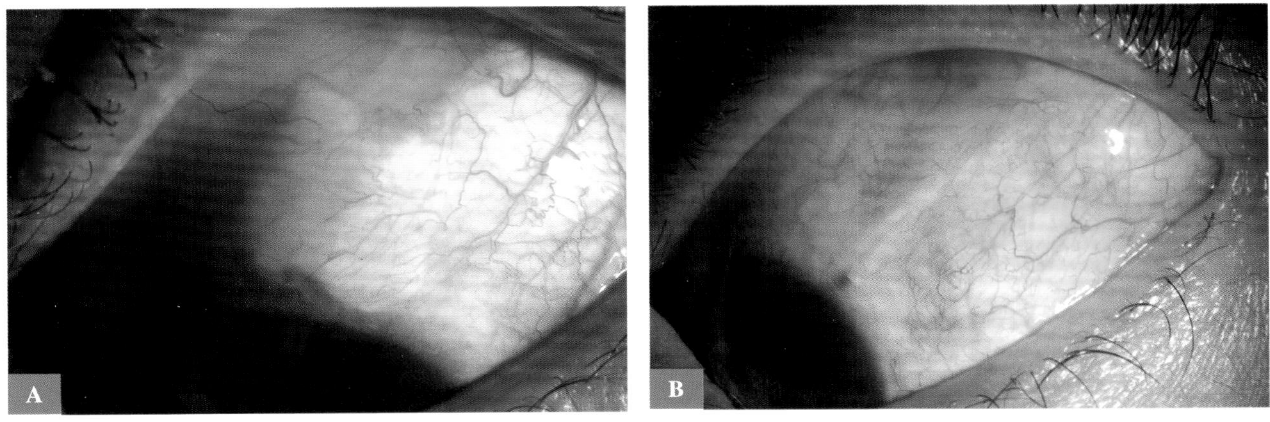

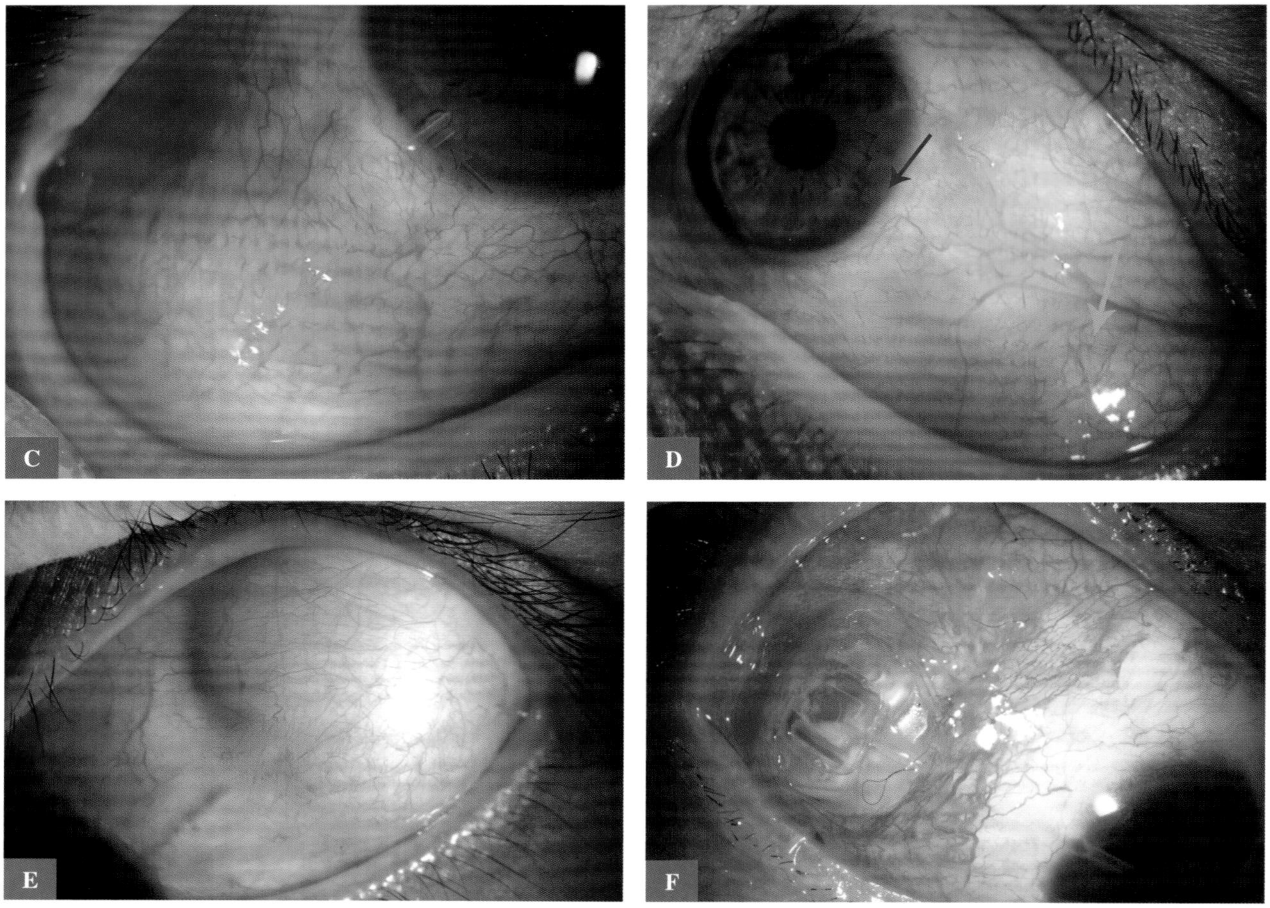

图 7-4-7 引流盘周纤维包裹的处理

A:一般情况下,很难窥视到引流盘 B~D:极度牵拉眼睑时,通常只能看到部分引流盘(B 为左眼颞上方、C 为右眼颞下方、D 为左眼颞下方) E:左眼颞上方巨大盘周包裹形成,但注意引流盘距离角膜缘很短(大约 5mm),由于可以窥视到引流盘全貌,可以考虑滤过泡分离术 F:行滤过泡分离后有些导致了术后引流盘的暴露

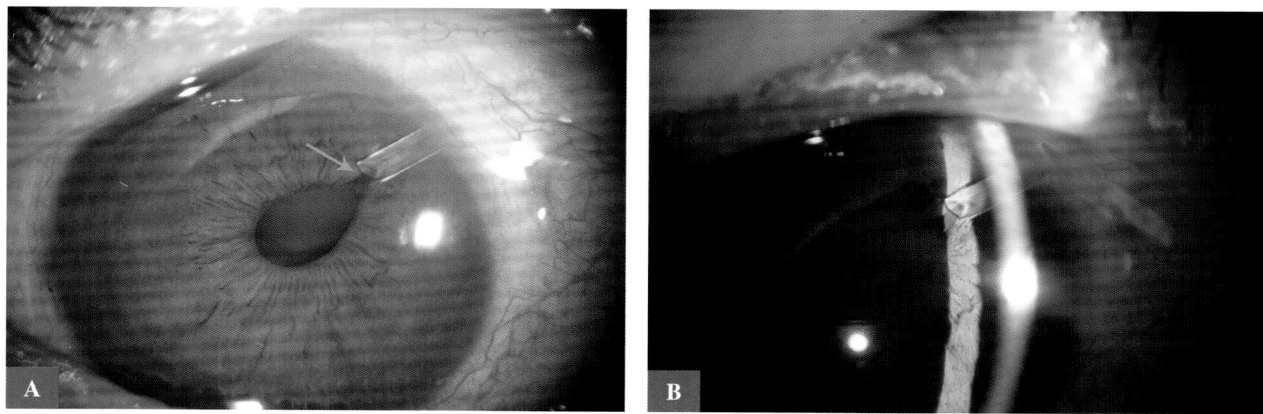

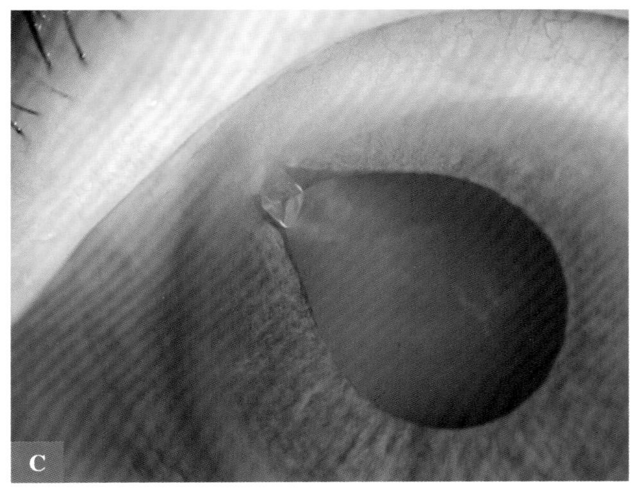

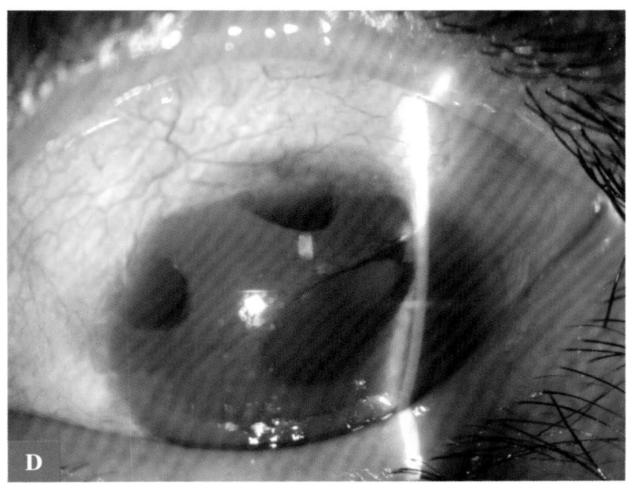

图 7-4-8　引流管周虹膜牵拉

A~D：房水引流阀植入术后发生不同程度虹膜牵拉

十三、术后发现引流管位置不好，如触及角膜、虹膜、晶状体或偏长，如何处理？

如果引流管尖触及角膜内皮并引起角膜局部混浊(7-4-9A)，可以暂时予以观察，但如果病情进行性发展、有角膜内皮失代偿可能性，建议手术干预。从原创口切开理论上是一选择，但恐于术后的引流管相关并发症发生；从透明角膜做切口，在黏弹剂辅助下，用晶状体囊膜剪剪断部分引流管，用显微镊子将引流管断端夹出，是否值得尝试？

引流管触及晶状体(图 7-4-9B)，暂行观察为盼。如果晶状体混浊进行性发展，后期行白内障摘除术。

引流管触及虹膜(图 7-4-9C)，如果患者未诉眼痛或不适，暂不予处理。

引流管在眼内段太长(图 7-4-9D)有两种情况：一是术者确实把引流管植入太长，二是术者在术中植入时是 2~3mm，但后期由于引流盘的移动，特别是外伤，有时会发现前房内引流管变长了。如果引流管在眼内段太长，如不影响视力，暂不予处理。如果引流管在瞳孔中央且确实影响视力，建议采取上述的方法处理。

预防的原则在于把握前房穿刺、插入引流管的方法正确，术中如发现引流管位置欠佳，应及时修正或另做穿刺隧道，同时引流盘应牢固固定在距离角膜缘至少 8~10mm 的浅层巩膜面上防止后期的引流管移动。参考本章第二节问题七和八解答。

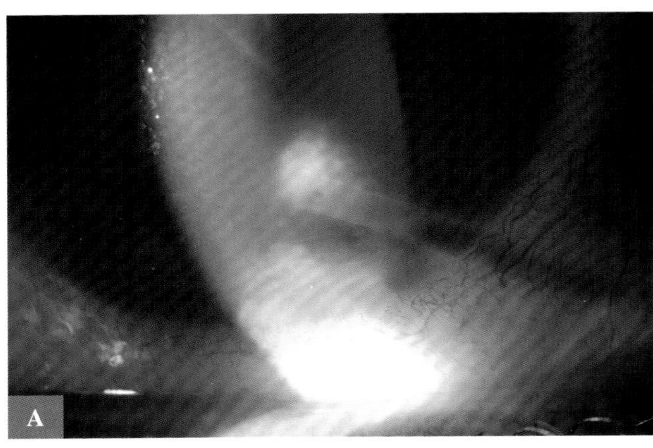

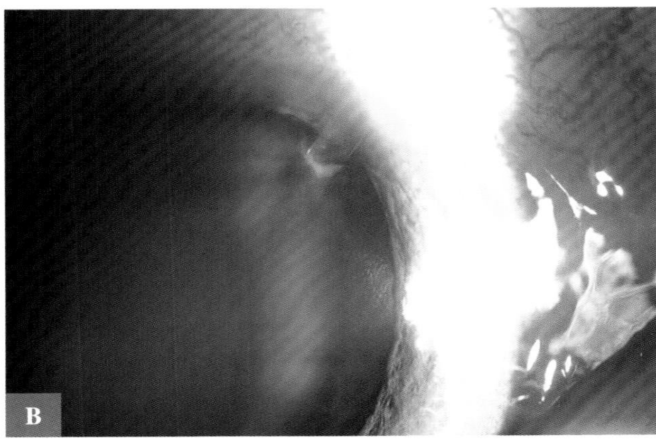

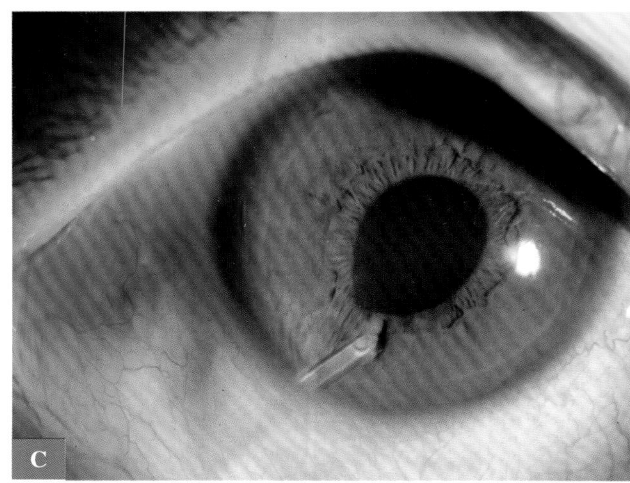

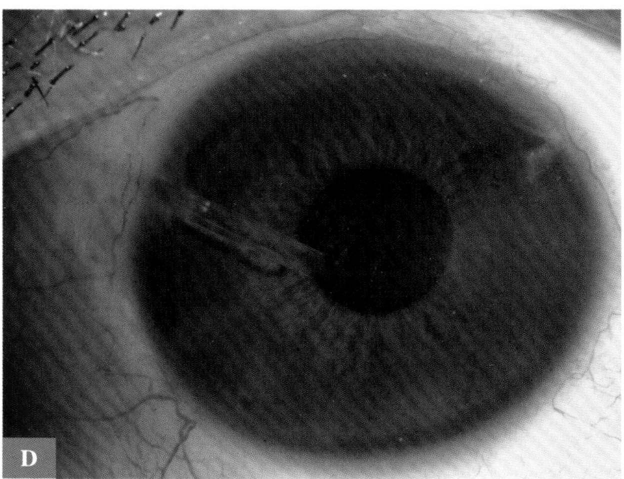

图 7-4-9 引流管在前房的位置不佳

A:引流管触及角膜内皮 B:引流管触及晶状体 C:引流管触及虹膜 D:引流管在前房太长

十四、出现结膜后退怎么办？如何预防？

出现结膜后退要分析原因。是由于结膜缝合的问题呢，还是由于结膜下覆盖物的问题。如果仅是轻度结膜后退（图 7-4-10A），可以首先给予促进结膜生长的药物，如表皮生长因子、成纤维细胞生长因子相关的滴眼液、眼膏，同时加强抗炎，有时候结膜伤口可以长好、愈合；如果结膜后退严重是由于结膜缝合问题，则建议尽快手术修补，可以结膜重新缝合或者转移结膜瓣、或者从鼻下方游离结膜瓣缝合（图 7-4-10B）。

如果结膜后退的原因是下方引流管覆盖物发生了排斥或溶解，同样首先保守治疗，除上面提到的促进结膜生长的药物外，给予激素、免疫抑制剂（他克莫司）偶有见到成功修复的例子（图 7-4-10C 治疗后）。但如果发现结膜后退是因为与覆盖物不相容（图 7-4-10D），如著者发现脑膜建与结膜不相容[6]（几乎所有病例都发生同样的问题，且手术取出时发现脑膜建与结膜完全不粘连），就要当机立断手术取出覆盖物。必须注意的是，单纯结膜的修补，不能阻挡日后引流管的再暴露，建议重新用异体巩膜覆盖，再结膜修补。图 7-4-10E 示意结膜后退、下方脑膜建覆盖物与结膜不相容；图 7-4-10F 示意取出脑膜建、重新放置异体巩膜、再做结膜修补后外观；图 7-4-10G 示意随访一年半时的外观。

减少结膜后退的发生，关键在于预防，参考本章第二节问题十一解答。

十五、覆盖物发生排斥反应怎么处理？

覆盖物发生排斥反应偶有发生。图 7-4-11A 是异体巩膜覆盖物发生了排斥反应，但通过保守治疗，局部给予激素、免疫抑制剂，获得控制（图 7-4-11B）。

如果保守治疗不成功，需要把覆盖物取出，并清除局部炎症介质，重新覆盖异体巩膜或其他覆盖物。

同样是覆盖异体巩膜，为何有些人发生了排斥反应？原因尚不清楚。

十六、引流管发生暴露怎么办？

房水引流阀植入手术中，最常发生暴露的是引流管暴露，且最多的部位是鼻下方，下方（鼻下方、颞下方）发生感染的机会最大[13]。

引流管发生暴露范围可大可小。

引流管暴露范围小，可先尝试保守治疗（给予促进结膜生长的药物，如表皮生长因子、成纤维细胞生长因子相关的滴眼液眼膏，同时低浓度激素抗炎），有时可以修复。

如果引流管暴露的范围比较大，需要手术干预。建议重新覆盖异体巩膜、再修补结膜，如果结膜不够，可以转移结膜瓣或游离结膜瓣修补。单纯结膜覆盖仍会发生引流管暴露。

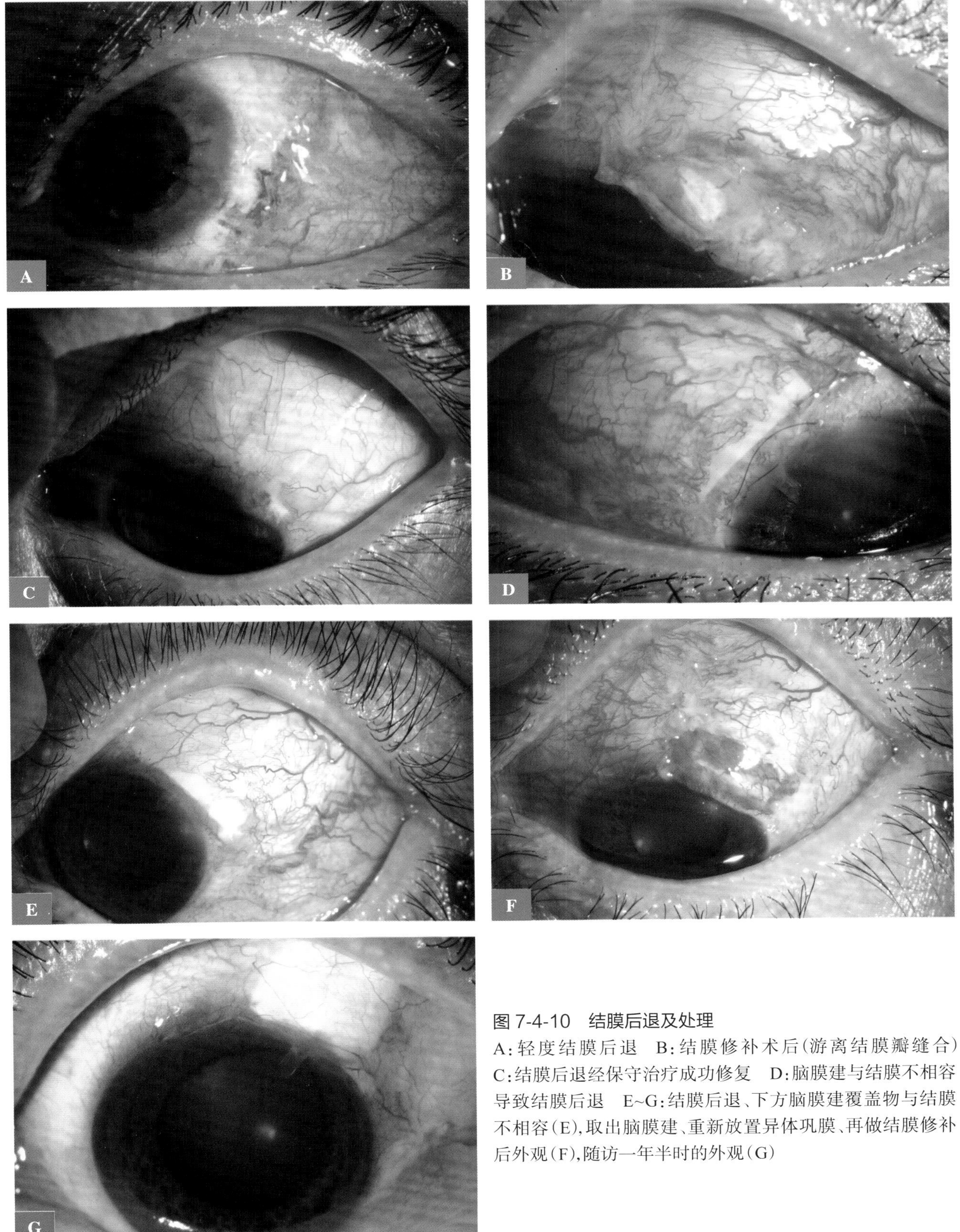

图 7-4-10　结膜后退及处理

A:轻度结膜后退　B:结膜修补术后(游离结膜瓣缝合)　C:结膜后退经保守治疗成功修复　D:脑膜建与结膜不相容导致结膜后退　E~G:结膜后退、下方脑膜建覆盖物与结膜不相容(E),取出脑膜建、重新放置异体巩膜、再做结膜修补后外观(F),随访一年半时的外观(G)

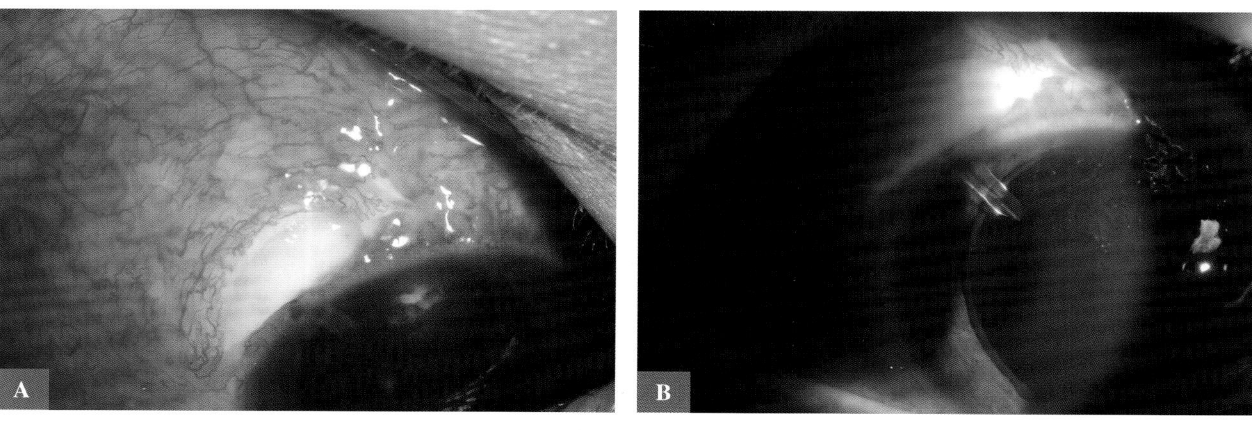

图 7-4-11 覆盖物发生排斥反应及处理

A:异体巩膜覆盖物发生了排斥反应 B:保守治疗排斥反应得到控制

引流管发生暴露的处理是重在预防。掌握好穿刺、插入前房的方法,使靠近角膜缘的引流管能很好地被覆盖。自体巩膜瓣和异体巩膜瓣大小应至少 3mm×4mm,4mm×6mm 更佳(长方形,最大限度覆盖更长的引流管),如果没有覆盖物,则必须远离角膜缘至少 4mm 处巩膜隧道穿刺插管,即至少 4mm 长的引流管有巩膜瓣覆盖。参考第二节问题八解答。有人将自体巩膜瓣做得很小,也有的靠近角膜缘做一个小的自体巩膜瓣、靠后覆盖异体巩膜瓣……各种方法都有,但不管怎样,细心覆盖靠近角膜缘的引流管是十分关键的操作,另外,结膜规范、细致的缝合也起着重要作用,参考第二节问题十一解答。

见图 7-4-12。

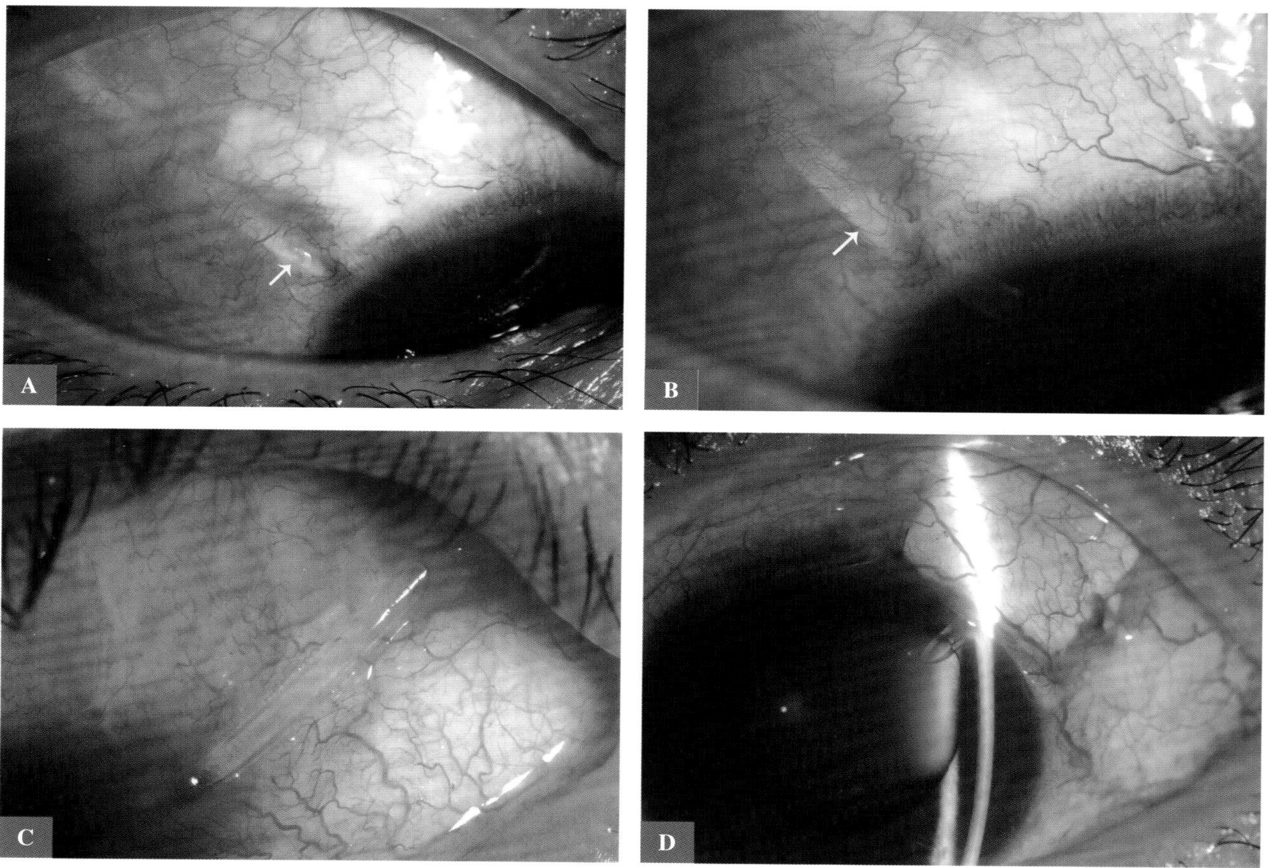

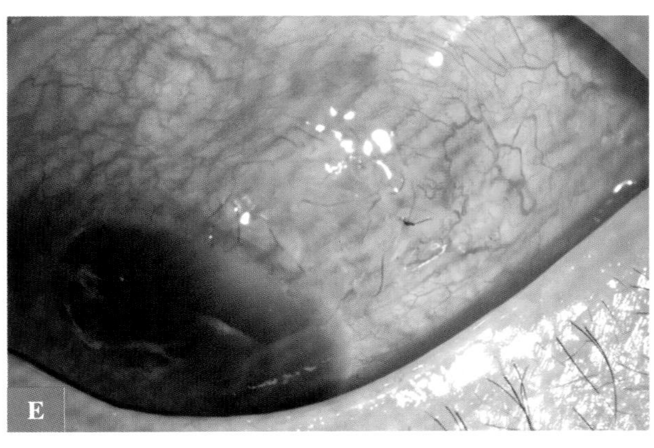
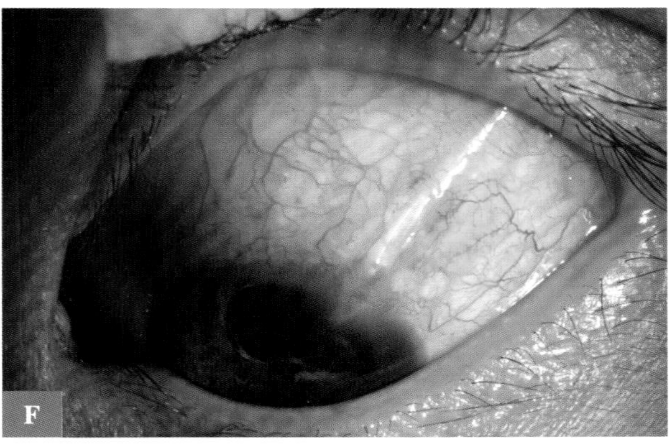

图 7-4-12　引流管暴露及处理

A、B:引流管暴露范围小(A,白箭头),保守治疗后,有时可以修复(B,白箭头)　C、D:引流管暴露的范围较大,需手术干预,经异体巩膜覆盖联合转移结膜瓣修补获得成功,术后十个月时外观(D)　E、F:示意单纯转移结膜瓣修补后(D),很快又发生引流管暴露(E),提示引流管暴露不能单纯用结膜瓣覆盖

十七、由于引流管的暴露导致眼内感染怎么办?

由于引流管暴露导致的眼内感染,应当当机立断,立即给予局部、全身抗生素及抗炎药物,同时尽快安排手术取出引流管(将引流管剪去,小心清创、缝合穿刺口,防止日后上皮植入),缝合结膜(图 7-4-13)。处理参考第四章第三节问题二十七解答。

有人担心拔管后眼压增高怎么办?可给予降眼压药物,后期根据病情再次行抗青光眼手术治疗或行睫状体光凝术。但临床上确实观察到有些患者拔管后,眼压并没有增高或者用药下能控制在正常范围。

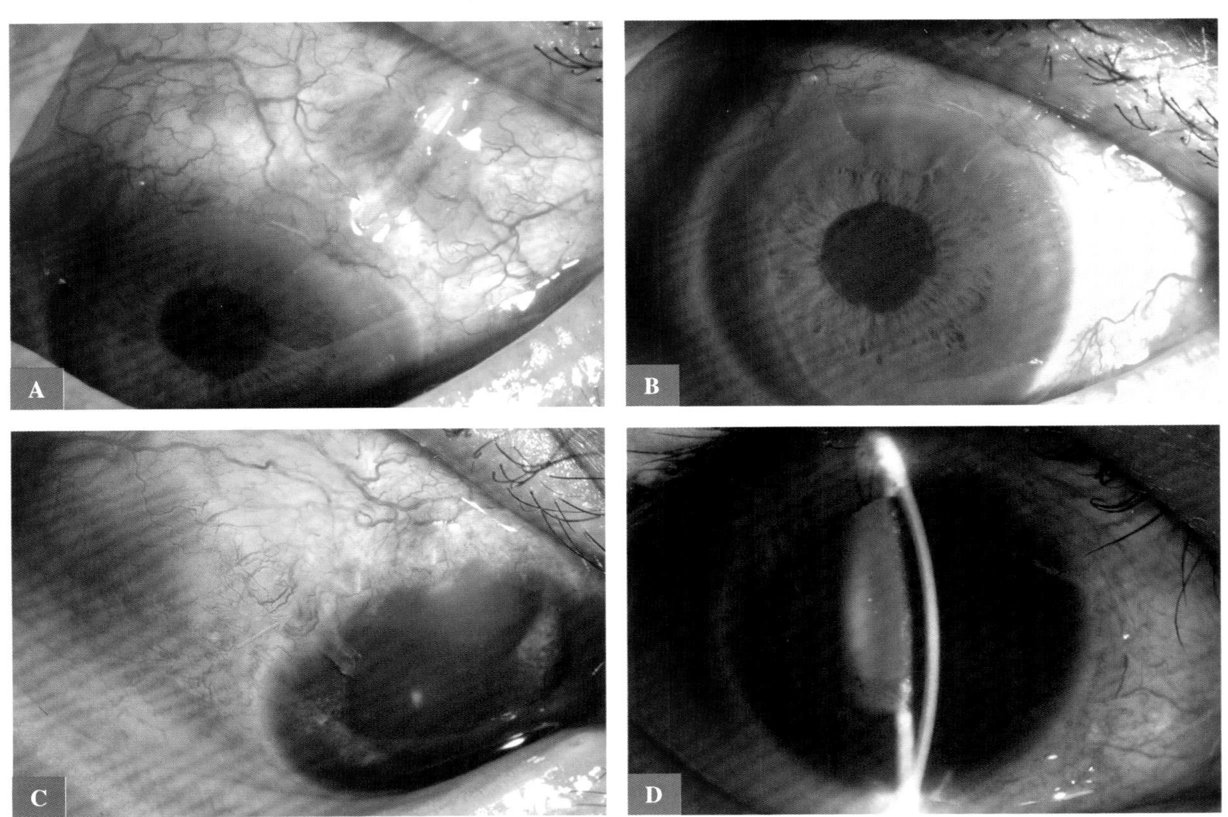

图 7-4-13　引流管暴露导致眼内感染

A:示意由于一个小的引流管暴露(A,绿箭头)导致眼内感染(B)　C、D:另外一患者,一个小的引流管暴露(C,绿箭头)导致眼内感染(D)

十八、引流盘脱出或移位如何处理？“拔管”是整个引流阀取出来吗？

引流盘移位，常见原因是术中固定引流盘时距离角膜缘太近，或缝线松脱等，导致引流盘随着眼球运动逐渐靠前。如果仍有功能、且患者无不适，可以不必处理。但如果引流盘已经脱出，则需要取出引流盘(图7-4-14)。

由于引流管暴露导致眼内感染，需要及时“拔管”。所谓“拔管”是指把引流盘之前的引流管剪断，将前房内的引流管拔出。引流盘不必取出，况且，由于引流盘周已经和周围组织有粘连了，要分离取出的话，反而创伤更大。

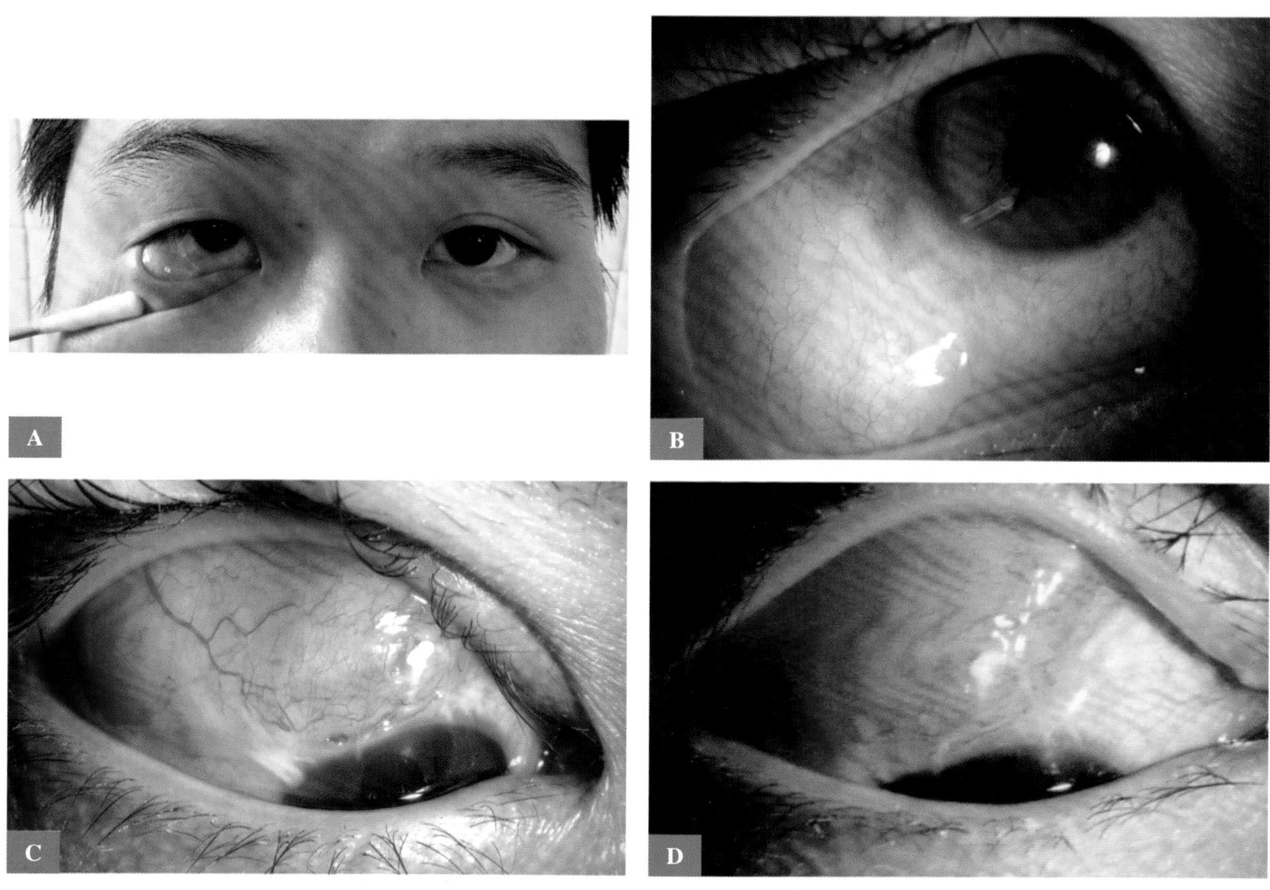

图 7-4-14　引流盘移位和脱出

A、B：颞下方引流盘移位，距离角膜缘仅 3~4mm，但仍有功能，患者眼压 14mmHg，目前患者能适应，可以暂时不处理　C、D：引流盘脱出，需要及时取出

十九、患者行房水引流阀植入手术后出现复视，原因及处理

主要原因是由于引流盘位置固定不当，可能触及了直肌（牵拉、顶压、夹持等），或者手术中不慎剪断了直肌（罕见）。如果复视不能矫正或耐受，建议取出引流盘或重新调整位置固定。预防是关键，掌握规范的植入引流盘的手术操作，参考本章第二节问题七解答。

二十、患者已行房水引流阀植入手术，当眼压不能控制时，还能行小梁切除术或EXPRESS手术或房水引流阀植入手术吗？

只要有足够的健康结膜，都是可以的。

这些情况在儿童青光眼会经常遇到。有时候首选颞上方房水引流阀植入手术，最终失败了，在鼻上方行小梁切除术，获得成功；有的在鼻上方或颞下方再次行房水引流阀植入手术获得成功；更有甚者，房水引流阀植入手术失败后，行 EX-PRESS 获得成功。但凡行第二次手术，都需要充分评估手术的风险和成功的几率，MMC 的使用情况等，术后要加倍积极地处理相关问题或并发症，最大限度地使手术获得远期良好效果。见图 7-4-15。

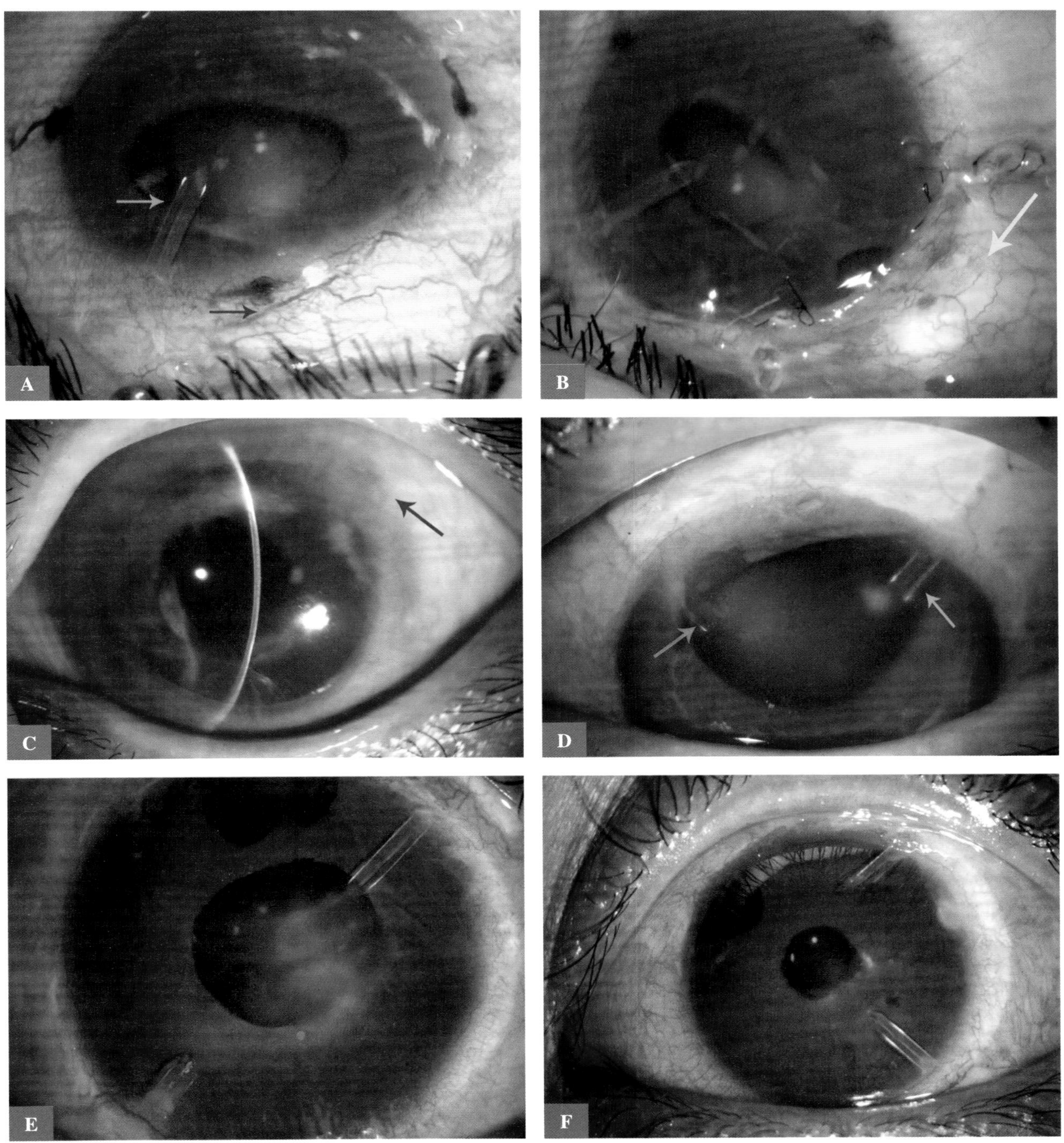

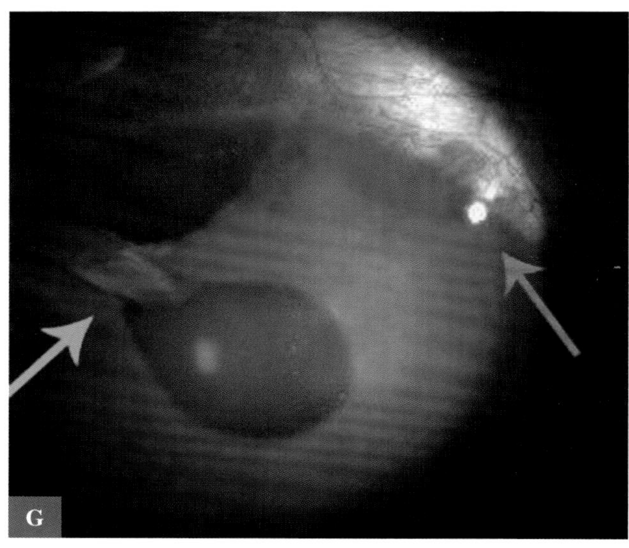

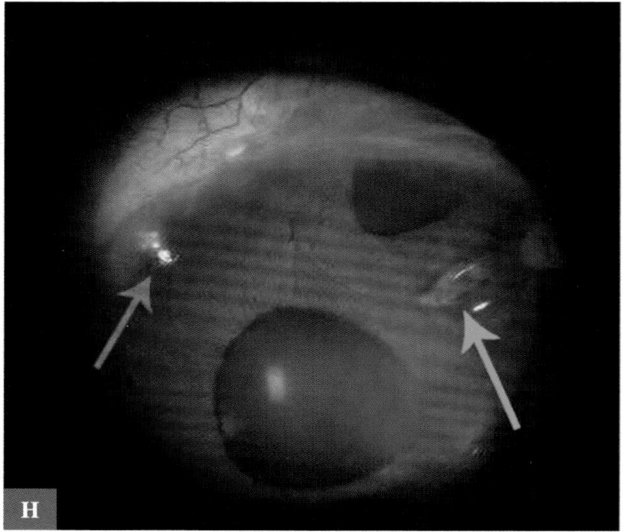

图 7-4-15　房水引流阀植入手术失败后再次手术

A、B:第一次上方小梁切除术(A,蓝箭头),第二次颞上方房水引流阀植入手术(A,绿箭头),第三次在鼻上方行小梁切除术(B,黄箭头),至今随访一年半眼压控制　C:第一次颞上方房水引流阀植入手术(蓝箭头),第二次行经巩膜睫状体光凝,辅助局部降眼压药物能控制眼压在 20mmHg 以下　D:ICE 综合征继发性青光眼,第一次颞上方房水引流阀植入手术(绿箭头),第二次鼻上方房水引流阀植入手术(红箭头),目前随访一年半眼压尚能控制　E:右眼先天性青光眼,第一次在上方行小梁切开联合小梁切除术,第二次在鼻上方行房水引流阀植入手术,第三次行内镜直视下睫状体光凝术,第四次在颞下方行房水引流阀植入手术,目前眼压 20~22mmHg,视力 0.06　F:左眼先天性青光眼,第一次鼻上方行小梁切开联合小梁切除术,第二次在颞上方行房水引流阀植入手术,第三次在颞下方行房水引流阀植入手术,目前眼压 18~20mmHg,视力最佳矫正 0.4　G:青少年型开角型青光眼,第一次行上方小梁切除术,第二次颞上方房水引流阀植入手术,第三次鼻上方 EX-PRESS 手术,眼压获得控制　H:第一次偏颞上方小梁切除术,第二次颞上方房水引流阀植入手术,10 年后眼压不能控制,第三次鼻上方 EX-PRESS 手术,眼压控制在 12-15mmHg(两种局部降眼压药物)(E~H 图片由段宣初教授提供)

二十一、房水引流阀植入手术后眼压得以控制,可以行白内障手术摘除吗?

只要有白内障手术指征,可以行白内障手术。一般术后三个月为宜(图 7-4-16)。

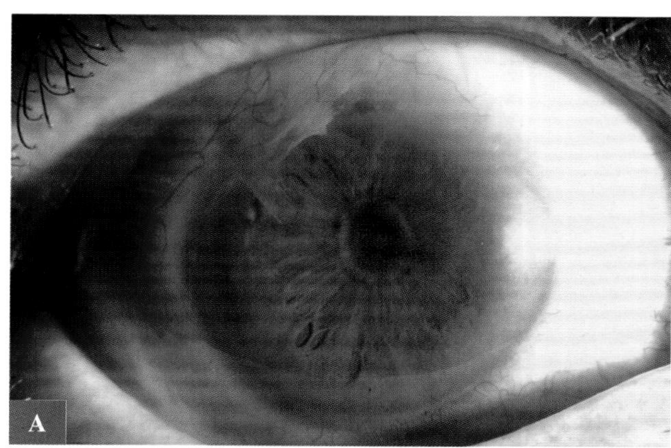

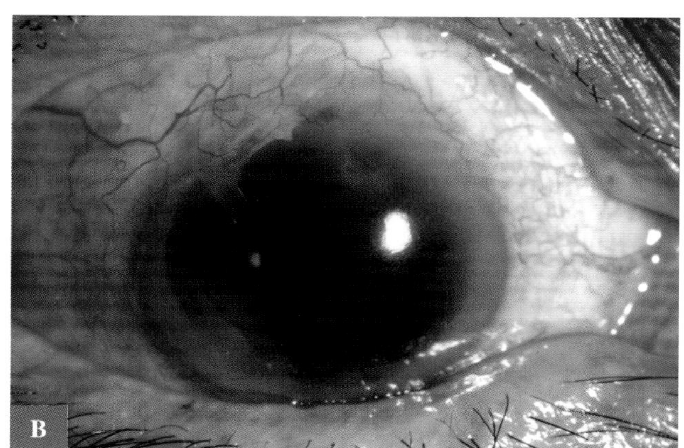

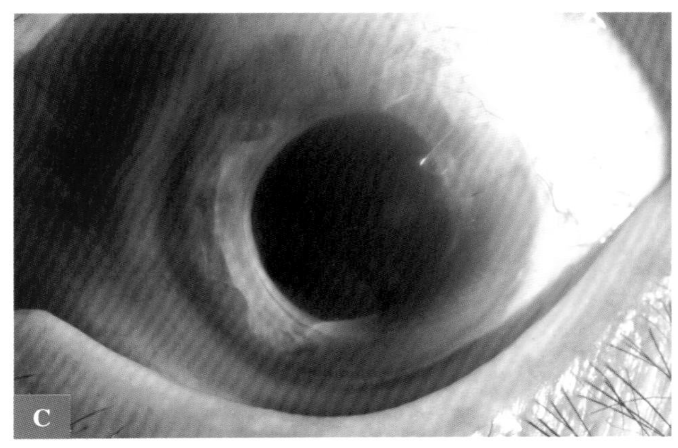

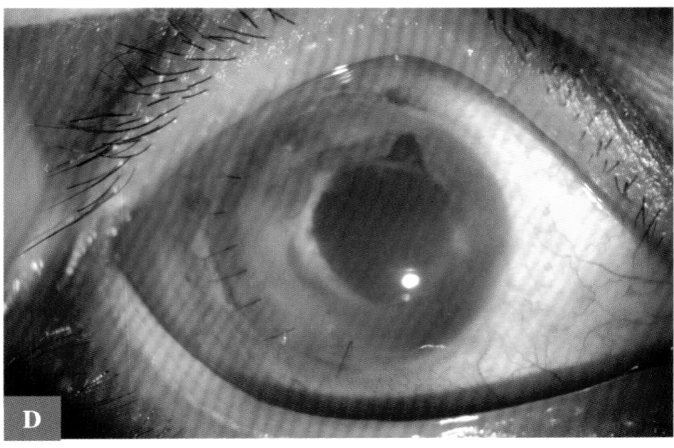

图 7-4-16　房水引流阀植入术后行白内障摘除术

A~C：病例一，陈旧性葡萄膜炎继发青光眼患者，曾行小梁切除术后失败，再行房水引流阀植入手术后眼压得以控制。为进一步提高视力，要求行白内障手术。图 A、B 为患者右眼术前（A）术后（B）所见，图 C 为同一患者左眼术后情况，都成功植入了人工晶状体，视力获得提高，同时葡萄膜炎没有复发　D：病例二，ICE 综合征继发性青光眼，行房水引流阀植入手术后眼压得以控制，患者坚决要求行白内障手术，术中发现晶状体不全脱位且核硬，行晶状体囊外摘除术（ECCE），为减轻术后炎症反应，暂未植入人工晶状体

第五节　一些特殊病例处理的问题解答

一、ICE 综合征继发性青光眼

ICE 综合征继发性青光眼，属于难治性青光眼，即使小梁切除术联合 MMC，手术成功率也不高[20]，且不断发展的病程使得周边粘连的虹膜角膜组织堵塞小梁网内口导致滤过失败。因此，小梁切除术一般不作为此类疾病的首选手术方式。房水引流阀植入手术目前已成为难治性青光眼的首选手术方式[1-4]。见图 7-5-1A、B。

一般情况下，能适合房水引流阀植入手术的基本条件是周边前房有一定的空间植入引流管。因此，周边前房浅、房角窄的患者，包括原发或继发性闭角型青光眼一般不适宜选择该手术。

然而，也有例外，图 7-5-1C~F 的典型案例说明，在手术技术过硬的基础上，一些特殊疑难病例，也是可以采用房水引流阀植入手术治疗的。

二、硅油眼继发性青光眼

硅油眼继发性青光眼，属于难治性青光眼，处理十分棘手，这里需要考虑几种情况：有晶状体和无晶状体，前房有油和无油：

1. 前房有较多硅油或乳化硅油滴，建议先行硅油冲洗术。部分患者冲洗后，眼压下降；但有些患者眼压仍然高，先给予抗炎、降眼压处理，如果最大剂量降眼压药物仍不能控制，可以考虑进一步抗青光眼手术治疗。前房内有硅油，房水引流阀植入手术应慎重，因为日后硅油或硅油滴可以阻塞引流管或硅油滴经引流管进入结膜下。如果必须行房水引流阀植入手术，建议植入部位选择颞下方（硅油滴悬浮在上方）。

2. 如果前房内无硅油、或只有少许、或冲洗后减少，可以选择房水引流阀植入手术。但需注意手术中进出前房时要十分小心，高眼压突然下降，硅油容易从后面溢进前房。

3. 硅油眼的人工晶状体眼或无晶状体眼，只要角膜内皮细胞计数在手术耐受范围，硅油冲洗后，激光睫状体内光凝是一选择。经巩膜睫状体光凝也可以是首选的术式。

见图 7-5-2。

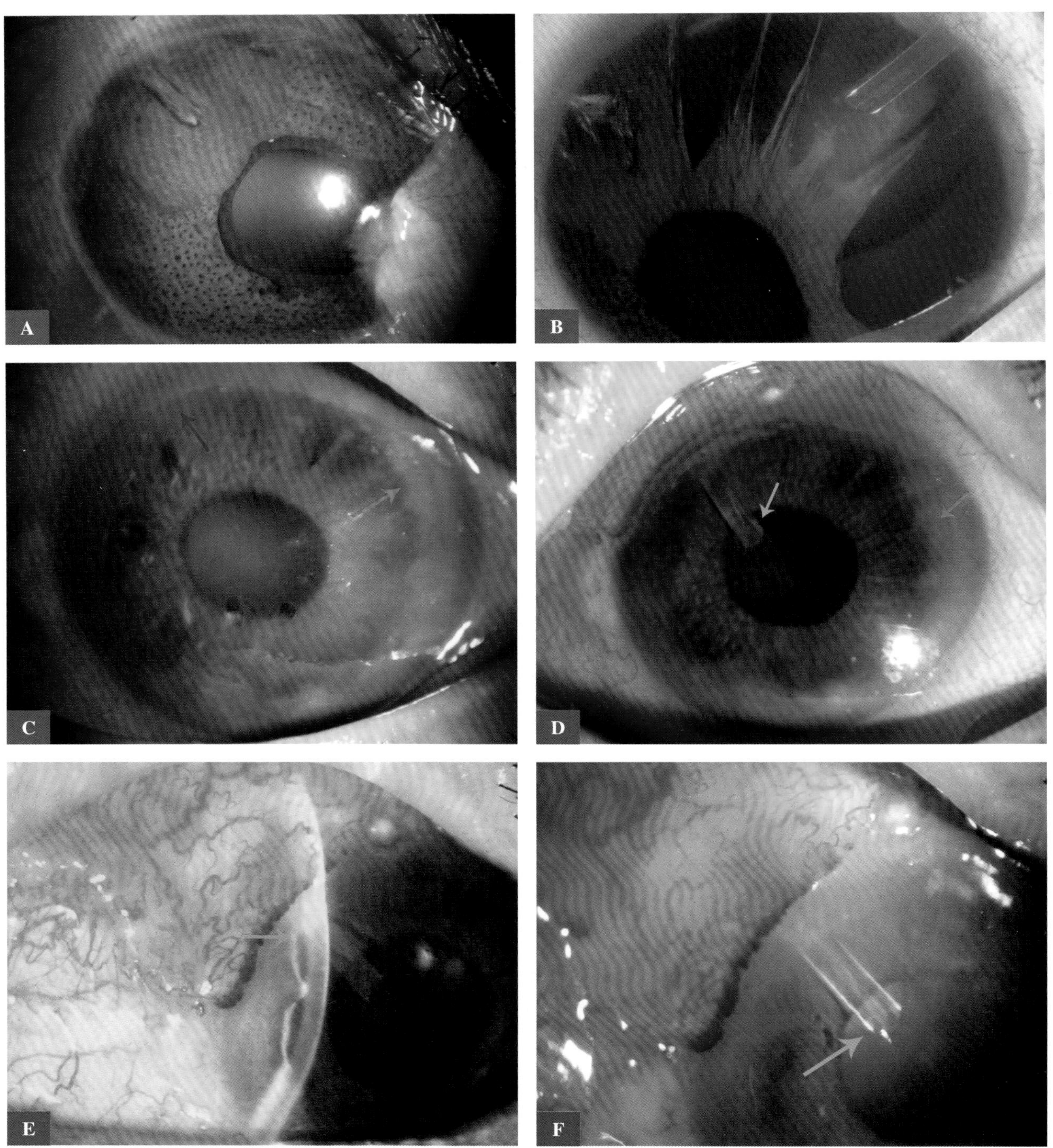

图 7-5-1　房水引流阀植入手术治疗 ICE 综合征继发性青光眼

A、B:ICE 综合征继发性青光眼,行房水引流阀植入手术均获得良好眼压控制　C~F:男性,64 岁,独眼,左眼角膜内皮细胞计数少,周边前房浅,且周边虹膜前粘连位置很高(C,红箭头)。如果行小梁切除术,很难做周边虹膜切除口;如果术中试图分离粘连的周边虹膜可能性不大,因为一是困难,二是容易出血,三是术后还会继续进行性粘连;如果行房水引流阀植入手术,最大困难是插入引流管的空间有限;如果选择经巩膜激光睫状体光凝术,似乎是最佳的选择,但患者目前还有视力、独眼……总之,无论选择何种手术方式,都十分棘手。综合评价,决定先尝试行房水引流阀植入手术,如果无效再考虑经巩膜睫状体光凝。通过仔细观察,在鼻上方处周边虹膜前粘连稍微低位些、前房尚有一点空间(C,蓝箭头),手术选择在此部位做。术中,在插入引流管前,穿刺时先斜行向上、越过粘连区,再平行虹膜进针;插入引流管时,先注入黏弹剂将粘连的虹膜推开。尽管周边前房非常狭窄,本例植入引流管位置还是非常适中(D、E,绿箭头),同时,为防止异常的增殖的虹膜角膜组织堵塞引流管,前房内预留的引流管要比一般病例长些(F,绿箭头)

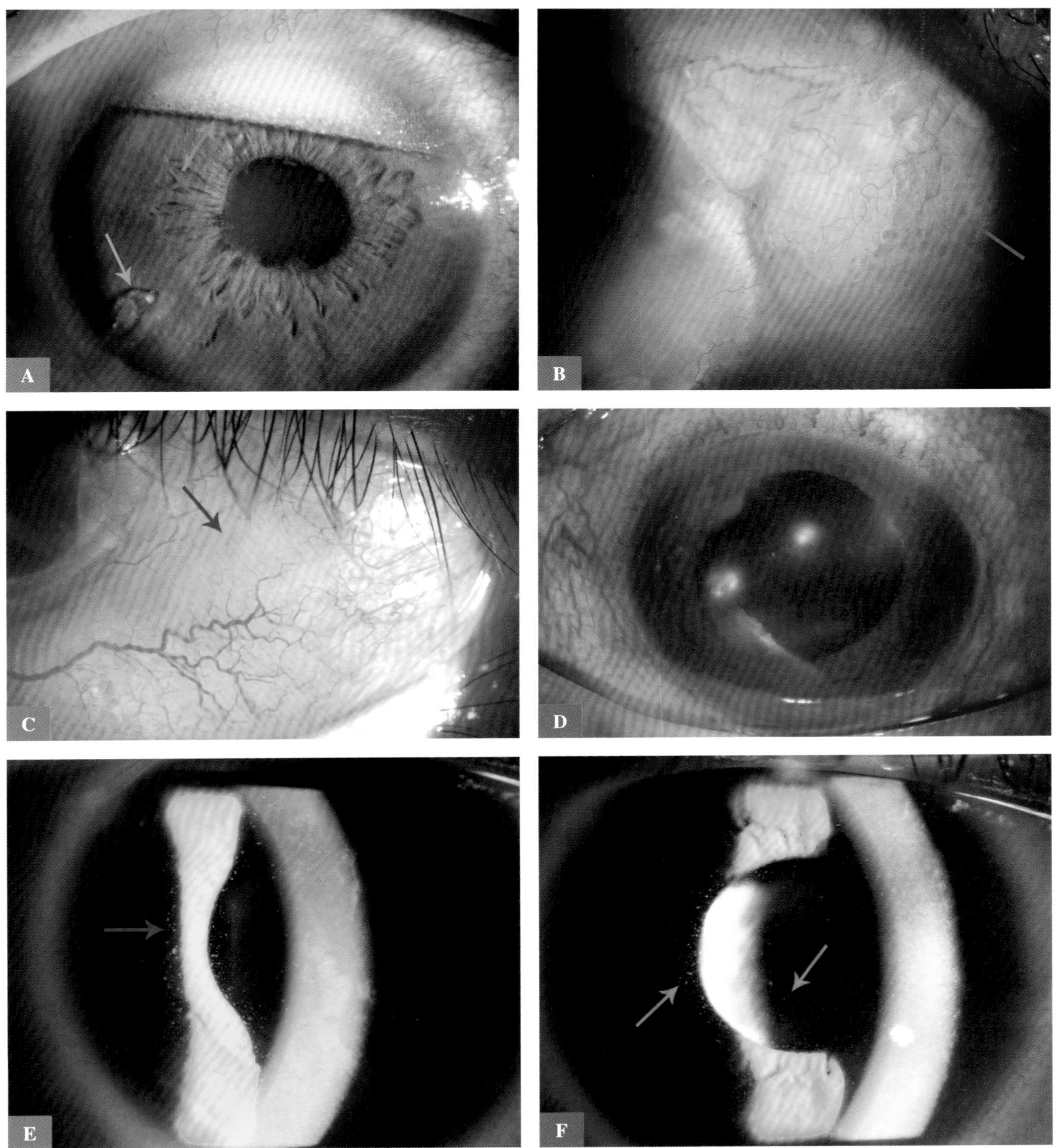

图 7-5-2　硅油眼继发性青光眼

A：前房有较多硅油或乳化硅油滴（红箭头），硅油或硅油滴可以阻塞引流管（绿箭头）　B、C：硅油滴经引流管进入结膜下（蓝箭头）　D：硅油冲洗术后眼压仍高　E、F：硅油冲洗后残留硅油颗粒，漂浮在前房，但眼压已控制（蓝箭头、红箭头）

三、新生血管性青光眼[4]

新生血管性青光眼(neovascular glaucoma,NVG)是一组临床上非常棘手的病征。其显著的临床表现为虹膜和房角新生血管(膜)(neovascularization,NV)长入,房角粘连,阻碍房水排出,眼压恶性增高。同时伴有持续眼部充血,角膜水肿,瞳孔散大、色素膜外翻,剧烈眼痛、头痛,患者痛苦不堪。而且就诊时多数已经失明。这一难治性顽疾的治疗,长期以来困扰着临床工作者。

(一) NVG 治疗的现状

1. NVG 的发生往往意味着"疾病终末期"的到来。面对眼压不能控制、眼球剧痛、视功能差的病例,医生常常束手无策。既往大多采用睫状体冷凝、球后注射无水酒精或异丙嗪、甚至眼球摘除等方法暂时缓解患者的痛苦。

2. 由于新生血管对小梁网功能的永久破坏,药物降眼压的作用微乎其微。睫状体破坏性手术也不能一劳永逸。

3. 常规的抗青光眼滤过性手术成功率不高。即使联合抗代谢药物(丝裂霉素 C/ 氟尿嘧啶,MMC/5-FU)的小梁切除术,滤过泡仍极易瘢痕化而导致手术失败,文献报道手术成功率也仅为 11%-33%[21],因此小梁切除术一般不作为 NVG 的首选手术方式。

由上可见,传统的治疗方法难以控制 NVG 的病情发展。近十年来眼科诊疗技术的飞速发展,为 NVG 的有效治疗带来了希望。房水引流阀植入手术已经成为了难治性青光眼(包括 NVG)的首选术式[3,12],并显示出良好的效果;而抗血管内皮生长因子(anti-VEGF)药物治疗促使 NVG 这一顽症的治疗得到了巨大突破。

目前已经认识到,全视网膜光凝(PRP)是治疗视网膜缺血的主要、有效、长效和首选的方法;而 anti-VEGF 药物治疗不但适用于屈光介质不清、无法行 PRP 治疗的患者,更重要的以 anti-VEGF 为核心的 NVG 治疗策略提高了治疗 NVG 的手术成功率。房水引流阀植入手术为治疗 NVG 原发病带来了一段眼压正常的时间窗,而 PRP 或 anti-VEGF 治疗促使虹膜新生血管消退为青光眼手术创造了条件。

(二) NVG 治疗面临的新问题和注意事项

1. NVG 病因复杂、多样,累计有 40 多种。NVG 的根本治疗在于原发病治疗。手术降低眼压,为治疗 NVG 原发病带来了一段眼压正常的时间窗,但在日后的治疗,还需根据病情,继续 PRP 或 anti-VEGF 治疗。

2. 临床上观察到,由于眼压得以控制,虹膜新生血管再次出现的时间明显延长,即眼压控制有效地延长了原发病 PRP 或 anti-VEGF 治疗的间隔。

3. 如果原发病没有得到控制或继续恶化,伴随着虹膜新生血管的出现,眼压会再次升高,再次对小梁网功能产生损害。所以需要告诫患者,长期随访并积极治疗原发病的重要性。

4. anti-VEGF 治疗对于青光眼手术患者最大的好处在于减少术中、术后的出血风险。研究表明,手术成功率明显提高[7,22](图 7-5-3)。

5. 现在已经认识到 NVG 的确切发病机制是:视网膜缺血缺氧引起血管增殖因子如 VEGF、炎症因子 IL-6 等产生,玻璃体腔 VEGF 含量增高,向前房扩散,虹膜、房角新生血管和新生血管膜生成,纤维膜阻塞房角,新生血管膜牵拉房角致虹膜、小梁相粘连,房角关闭最终导致眼压升高。根据上述病理改变,可将 NVG 分为三个时期:Ⅰ期(青光眼前期):虹膜或前房角红变,但不危及滤过,眼压正常;Ⅱ期(开角青光眼期):房角无关闭,但新生血管膜伸进小梁网,房水外流受阻,眼压升高;Ⅲ期(闭角青光眼期):新生血管膜收缩,房角粘连、关闭,眼压急剧升高。所以,采用 anti-VEGF 药物治疗对处于开角期 NVG,不但能有效减退虹膜和小梁网上的新生血管,还可以降低眼压,甚至可以免除手术;对晚期 NVG,不能降低眼压,需要抗青光眼手术干预,anti-VEGF 药物对减少术中、术后出血、改善手术预后,并能有效缓解疼痛起很大作用。

6. 目前尚无定论的问题有:①当 PRP 或 anti-VEGF 药物治疗后,眼压下降,是否还需要抗青光眼手术干预?有学者认为 PRP 或 anti-VEGF 药物治疗后眼压下降了就不必抗青光眼手术了。而另有学者认为,PRP 或 anti-VEGF 药物治疗后眼压下降为抗青光眼手术提供了一个机会。这个机会大约是三周,这三周就为青光眼手术提供了一个时间窗,建议尽快完成手术[23]。著者从多年的临床工作中体会到:这种积极的处理手术是有意义的，当新生血管再次重现时，不会再次出现眼压急剧增高、角膜水肿的情况，而此时还可以从容地进行新生血管的治疗（PRP 或 anti-VEGF 药物重复注射）；② anti-VEGF 治疗后，如果眼压不降，什么时候是最佳手术时机？有文献报道是在 anti-VEGF 药物治疗后 1~2 周后进行，但无具体依据。著者认为，应选择虹膜新生血管消退、前房炎症减轻后进行手术。我们有一项研究，对比注射后 1 周内和 2 周 ~1 个月内手术的患者进行一年期的疗效观察，发现这两个时间点行房水引流阀植入手术的手术成功率没有统计学差异（尚未发表的数据）。期望能找到能定量评价手术时机的手段或指标指导临床；③如何选择睫状体分泌功能减弱性手术还是房水引流阀植入等手术治疗？大多数学者认同，有视力者，应当手术治疗（非睫状体分泌功能减弱性手术）；仅有有限的视力，建议行 PRP/ 视网膜冷凝、睫状体功能分泌减弱性手术；如果无视力者，主要选择睫状体分泌功能减弱性手术，球后酒精注射，眼球摘除等[22]。著者认为无视力者不要轻易放弃，不要轻易行睫状体冷凝或光凝，房水引流阀植入手术可能带来更长远的益处（如提高生活质量等），尤其对于年轻人，日后漫长的人生路，难以耐受反复、多次的光凝或反复大泡性角膜病变带来的痛苦。

7. 无光感、伴角膜大泡性病变的 NVG 如何选择手术方式？参考本节问题四解答。

8. 如何选择合适的治疗方案？目前国内外学者正积极探讨 NVG 的治疗策略：从 NVG 分期角度，Ⅰ期（青光眼前期）：治疗原发病是关键！首先考虑 PRP，如不能完成，建议行 anti-VEGF 药物治疗，促使虹膜新生血管消退，再行 PRP。同时抓紧时机进行其他辅助治疗，如经扁平部玻璃体切除和眼内光凝、白内障摘除等；Ⅱ期（房角未关闭、眼压增高）：药物辅助降低眼压，球内注射 anti-VEGF 药物，大多数眼压得到控制。因此，当使用 anti-VEGF 药物后，患者眼压下降，意味着房角功能尚未遭受不可逆损害。如果新生血管复发可重复注射，眼压如果正常，则不需手术治疗，否则行抗青光眼手术，可选择联合 MMC 小梁切除术或房水引流阀植入手术。这一期患者无论手术与否，眼压控制后应力争完成 PRP。Ⅲ期（房角关闭、眼压持续增高）：药物降眼压或 anti-VEGF 药物治疗往往都无法控制眼压。抗青光眼手术治疗应首选房水引流阀植入手术。术前 anti-VEGF 药物治疗虽不能降低眼压，但能够促使虹膜新生血管消退，迅速减轻疼痛，减少术中术后并发症、改善手术预后[7,22]。如选择经巩膜睫状体光凝，建议联合前房冲洗术，眼局部炎症反应将明显减轻，患眼疼痛感明显减轻。

9. Olmos[23]推荐了治疗 NVG 的流程。著者分析这一流程有三个关键点，一个是屈光介质清晰与否。如果清晰，首选 PRP；如果不清晰，首选 anti-VEGF 药物治疗，有机会后再打 PRP；第二个关键点是房角关闭与否。如果关闭（主要指在宽角基础上发生关闭），应当采取抗青光眼手术，首选房水引流阀植入手术，如果房角尚未关闭，可采取药物治疗及其他辅助治疗；第三个关键点是视力有否。如果有视力，积极处理，手术治疗；如果无视力，可采用睫状体分泌功能减弱性手术。目前 NVG 治疗仍需个性化处理，根据病因、疾病进展分期、视功能存留以及其他因素综合评价。

10. NVG 术中 MMC 的应用。由于异常增高的盘周纤维化反应，房水引流阀植入手术治疗难治性青光眼预后最差的仍然是 NVG。成功率为 22%~78%，并随时间推移逐年下降[25]。MMC 应用以及术后盘周创口愈合的调控，都是十分重要的问题。MMC 浓度和时间要加大和延长。术后早期及早开始按摩，加强抗炎治疗（激素类局部用药建议用足一个月）都是十分必要的。

11. 必需认识到，国内 NVG 患者就诊时在临床特征、预后等方面与国外患者存在诸多不同，如病情重、多无视力；合并闭角型青光眼；就医困难，错失治疗良机；经济能力不足；长期随访观察无法实现等，因此更需探索出适合国情的治疗新策略。对于闭角型青光眼的 NVG，经巩膜睫状体光凝可能是较佳的选择。

12. 随着虹膜新生血管的再次出现，眼内结构会发生改变，引流管的牵拉、再次阻塞、移位等并发症等都有可能发生。

总之，多种治疗手段的出现与改进，为 NVG 的有效治疗提供了条件和契机。然而，到目前为止，尚无针对 NVG 的多中心、前瞻性、随机对照临床研究报道，也无一种理想的治疗方式能防止 NVG 患者的视力下降或丧失。因此，积极治疗原发病、预防 NVG 的发生仍然是主要任务，尽可能保留或挽救患者视功能始终是最终目标。目前 NVG 治疗仍需采取个性化处理方案，应依据病因、疾病进展分期、视功能存留及其他因素进行全面和综合分析后，制订出合理而科学的个体化治疗方案。

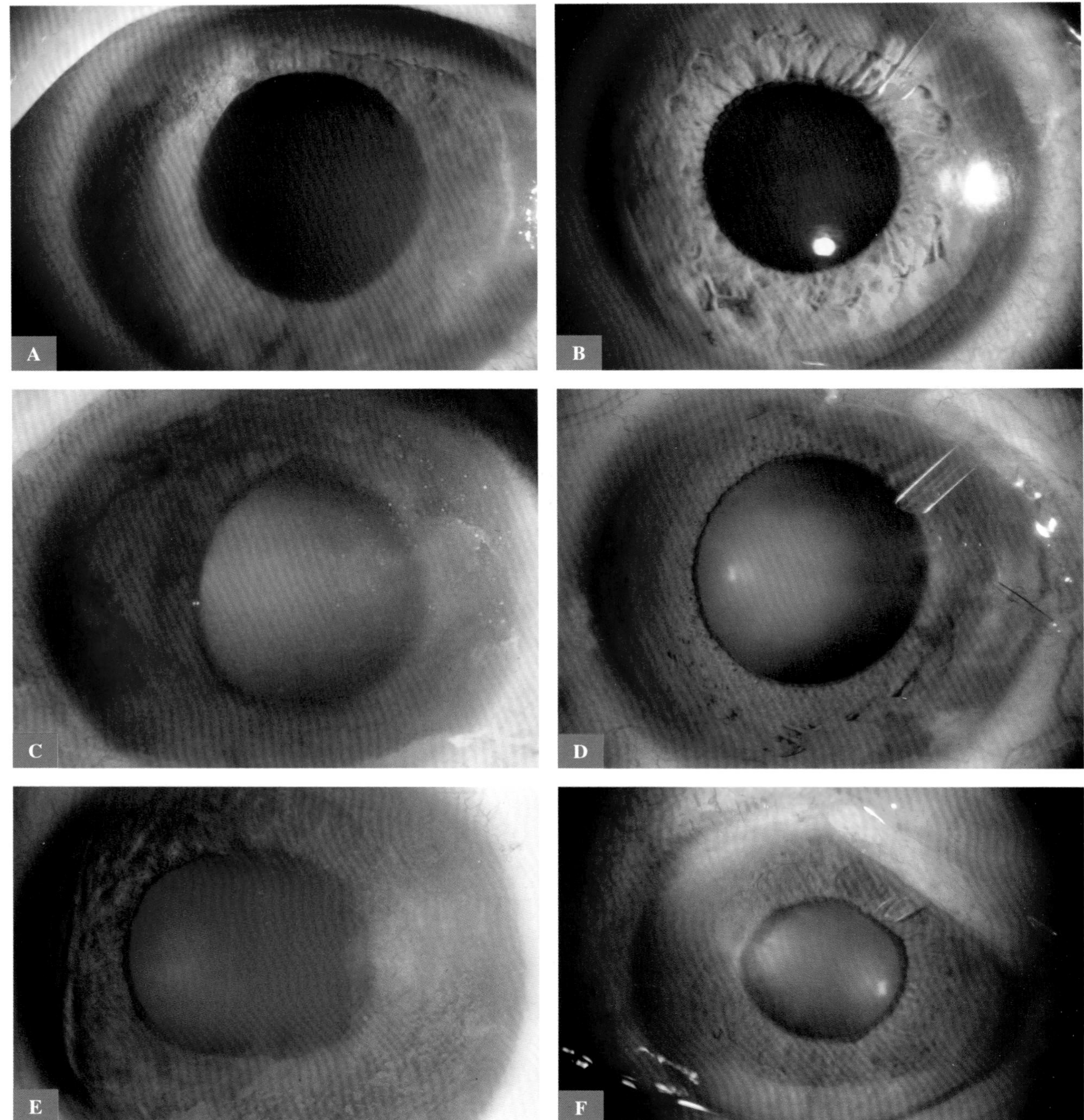

图 7-5-3 房水引流阀植入手术联合 anti-VEGF 药物注射治疗 NVG

A 与 B、C 与 D,E 与 F:分别为三个患者的患眼,anti-VEGF 药物注射前和注射后行房水引流阀植入手术后的前后对比。anti-VEGF 药物治疗为实施青光眼手术创造了条件,虹膜新生血管的消退或减少大大降低了术中术后出血和其他并发症,从而提高了手术的成功率

四、大泡性角膜病变是房水引流阀植入手术的禁忌吗?

长期高眼压导致角膜内皮失代偿、大泡性角膜病变,加上居高不下的眼压,患者往往疼痛感剧烈,临床上处理十分棘手。

对于无光感患者,大多数学者会选择经巩膜睫状体光凝术。然而,对一部分患者,光凝治疗后收效甚微,或降眼压作用短暂,眼压反复增高,而且激光治疗后局部炎症反应重,前房积血、剧烈疼痛感亦十分常见。

著者体会到，尽管激光光凝治疗操作简单，可重复多次，但对于一个年轻患者来说，漫长的人生路，有多少次可以反复激光治疗呢。事实上，不少这类患者行房水引流阀手术植入手术获得成功，眼压下降，角膜大泡消退，生活质量明显提高（图 7-5-4）。

选择房水引流阀植入手术，好处是显而易见的。但要慎重面对大泡性角膜病变术后无法恢复的风险。关于这一点，术前充分与患者沟通、知情很重要。

如果眼压控制，但角膜大泡性病变仍然存在，保守治疗无效者，可以考虑角膜移植手术或其他处理方法。

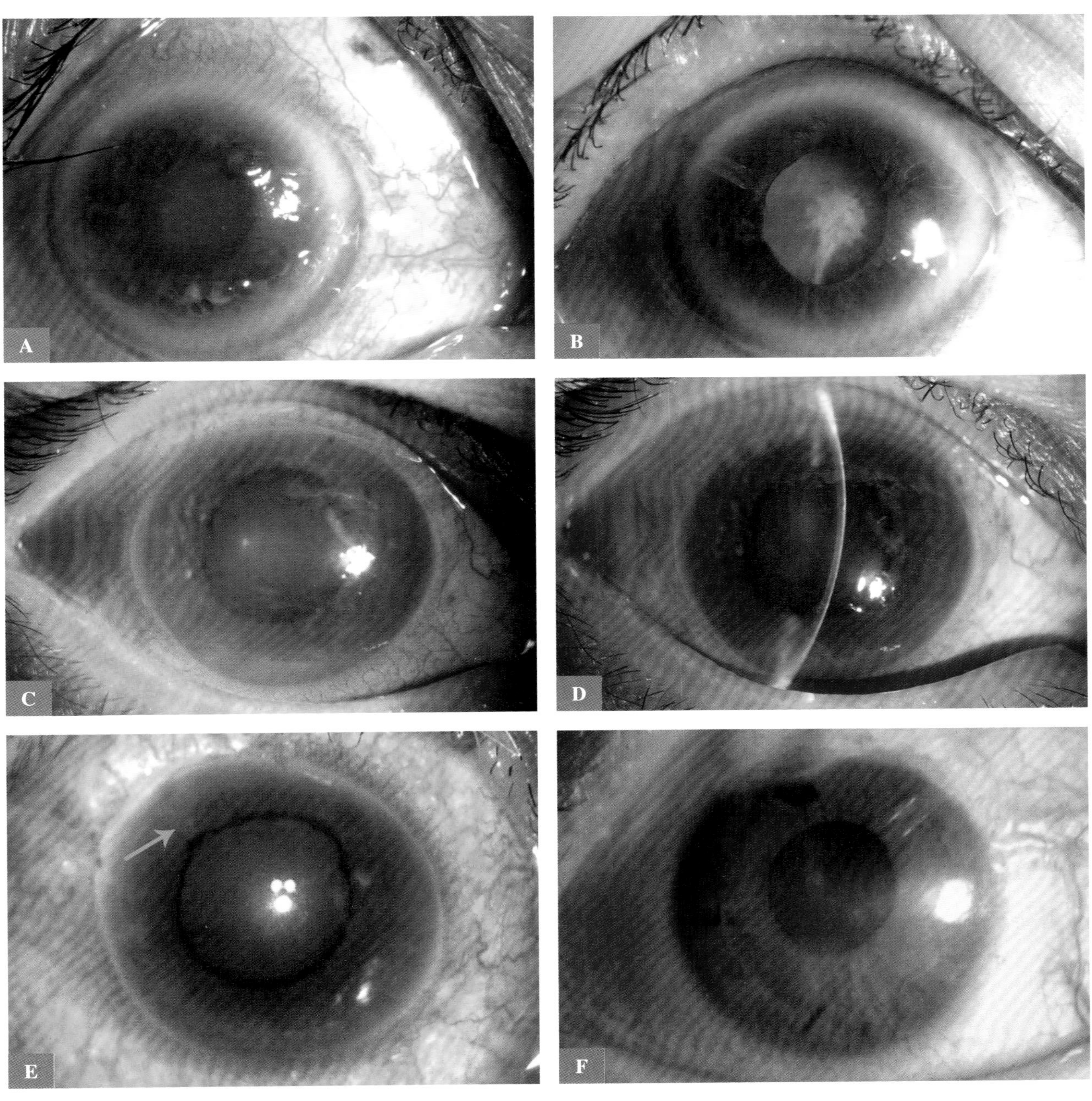

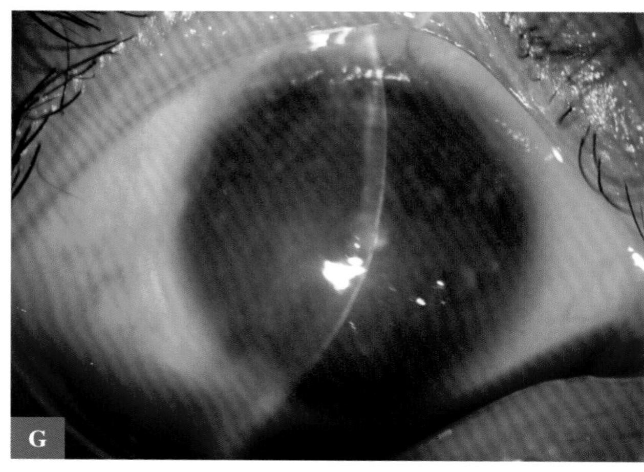

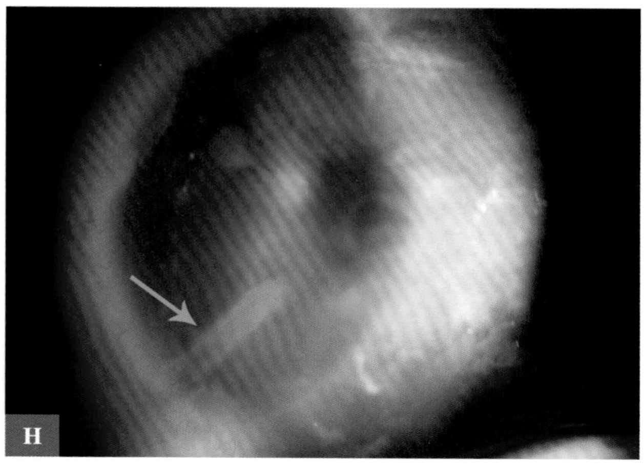

图 7-5-4 房水引流阀植入手术治疗伴角膜大泡性病变的 NVG

A、B:病例一,67 岁,右眼诊断为 NVG 。无光感、角膜大泡性病变(A)十分严重、角膜内皮细胞无法计数。行房水引流阀植入手术获得成功。2 个月后,右眼复查角膜内皮计数为 1440/mm^2。至今已经随访 4 年(B),眼压控制,角膜上皮修复、未见虹膜新生血管复发 C~E:病例二,角膜大泡病变(C、D),行房水引流阀植入手术后,眼压控制,角膜大泡完全消退(E) F:病例三,年轻患者,小梁切除术后失败,角膜大泡性病变严重,行房水引流阀植入手术后,眼压控制,原来的角膜大泡完全消退,目前已随访 5 年余 G、H:术前患者角膜大泡性病变十分严重(G),房水引流阀植入术后,虽然眼压控制在 15mmHg 以下,但大泡性角膜病变一直没有恢复,图为术后两个月的照片(H,绿箭头示意引流管)

五、角膜移植术后继发性青光眼

角膜移植术后继发性青光眼也是临床上十分棘手的一组病症。角膜移植手术方式颇多,穿透性角膜移植、板层角膜移植、全角膜移植、内皮移植等等。继发青光眼的原因:①任何操作或手术引起小梁网局部组织水肿、炎症或眼前节结构改变(变窄或变小);②术前患眼就存在青光眼,闭角型或开角型;③黏弹剂存留;④移植片排斥反应导致的炎症反应等。

因此,需要针对不同的病因进行处理:

对于黏弹剂存留引起的高眼压:多为一过性,给予甘露醇及局部降低眼压治疗,多可恢复;由于炎症引起:需要积极抗炎。由于角膜移植手术部位十分接近小梁网,或多或少都会引起小梁网局部的组织水肿,因此,对于术后早期高眼压,建议不要急于手术处理,局部加全身的激素治疗都是十分必要的。在监测视神经功能的情况下,2 周 ~1 个月的抗炎治疗是值得尝试的。

若保守治疗无效、且高眼压对移植片或对残存视功能有造成破坏的危险,应采取手术干预。如果有健康的结膜或可利用的结膜,可选择小梁切除术或房水引流阀植入手术;如果没有可利用的结膜或者周边房角窄或粘连,可选择经巩膜睫状体光凝或者房水引流阀植入手术,但后者需把引流管植入玻璃体腔中[16,17];如果为无晶状体眼或人工晶状体眼,还可以选择内镜下睫状体光凝,但考虑到对角膜内皮细胞的影响,不建议首选。

角膜移植术后继发性青光眼行抗青光眼手术治疗后,其角膜移植片发生失代偿的几率增加,文献报道发生率高达 36%,而非免疫因素引起的发生率为 28%[26],且选择房水引流阀植入手术的发生率要高于选择小梁切除术,原因尚不清楚。

由于排斥反应引起的继发性青光眼,治疗更棘手,应在角膜科积极抗排斥反应的同时,根据具体情况选择相应的治疗措施。

角膜移植术后继发性青光眼,如未得到治疗或治疗无效,伴随长期高眼压,移植片可能会发生灰白、混浊伴水肿

见图 7-5-5。

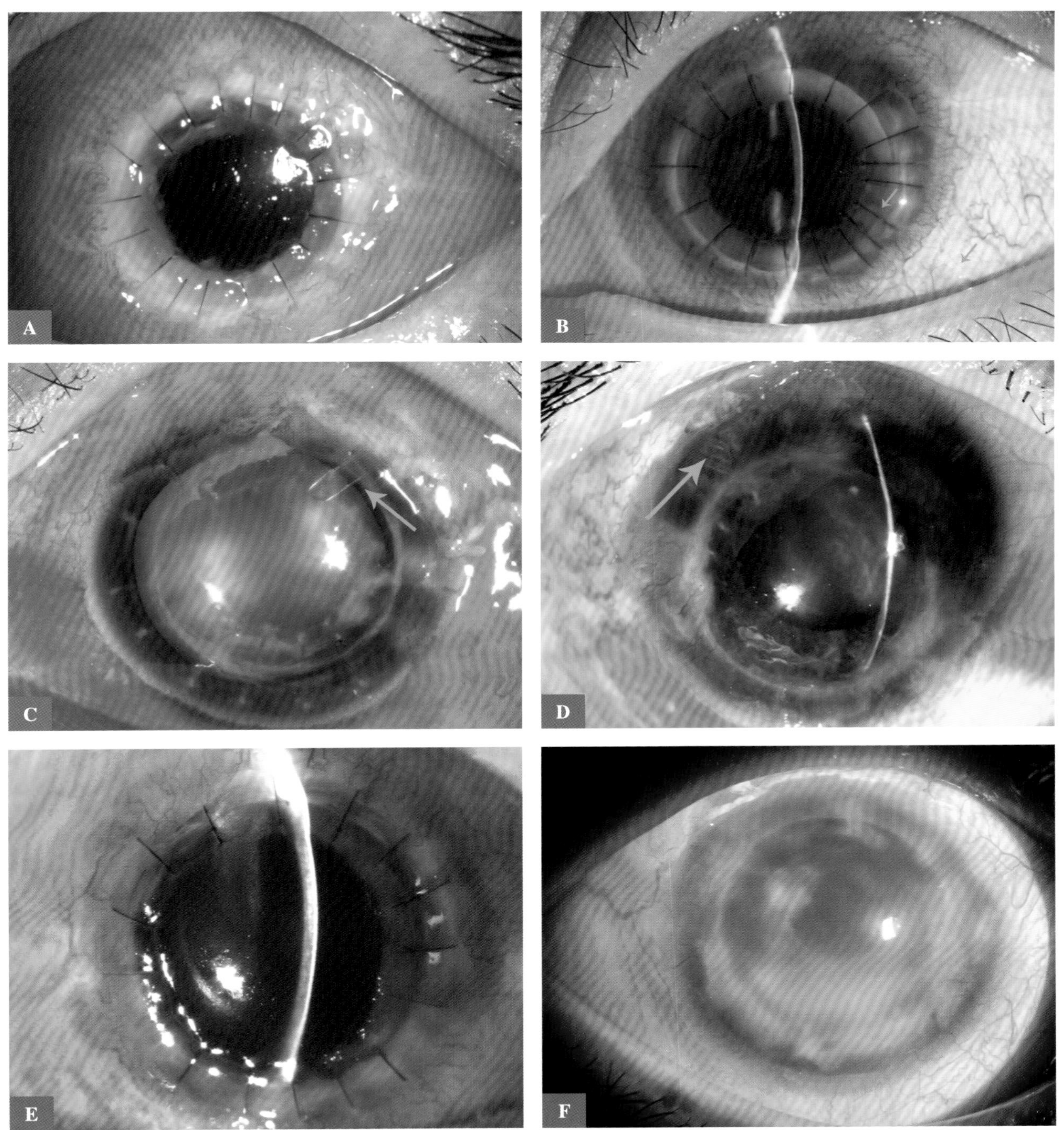

图 7-5-5　角膜移植术后继发性青光眼的治疗

A：角膜移植术后早期发生继发性青光眼，经局部抗炎、局部降眼压药物处理，眼压逐渐得到控制　B~D：分别为另外三个患者，房水引流阀植入手术后（绿箭头示意引流管）眼压均得到控制。术后一直坚持用局部免疫抑制剂滴眼液，目前在随访期内均尚未见发生移植片排斥反应 E；经巩膜睫状体光凝后眼压获得控制　F：角膜移植术后继发性青光眼未得到治疗或治疗无效，移植片灰白、混浊

六、Coats 病继发性新生血管性青光眼

Coats 病继发性 NVG 的治疗原则，仍然是治疗原发病（眼底病变）为主，青光眼治疗为辅。手术方法有视网膜下放液联合视网膜冷凝术、视网膜下放液联合玻璃体切除联合视网膜光凝术等。临床上，当发生 NVG 时，患者常由于眼压居高不下，伴有剧烈头痛、眼痛，十分痛苦。由于绝大多数患者都为青少年，因此极大地影响着他们的身心健康。房水引流阀植入手术是降低这类患者眼压的手术选择之一（图 7-5-6）。

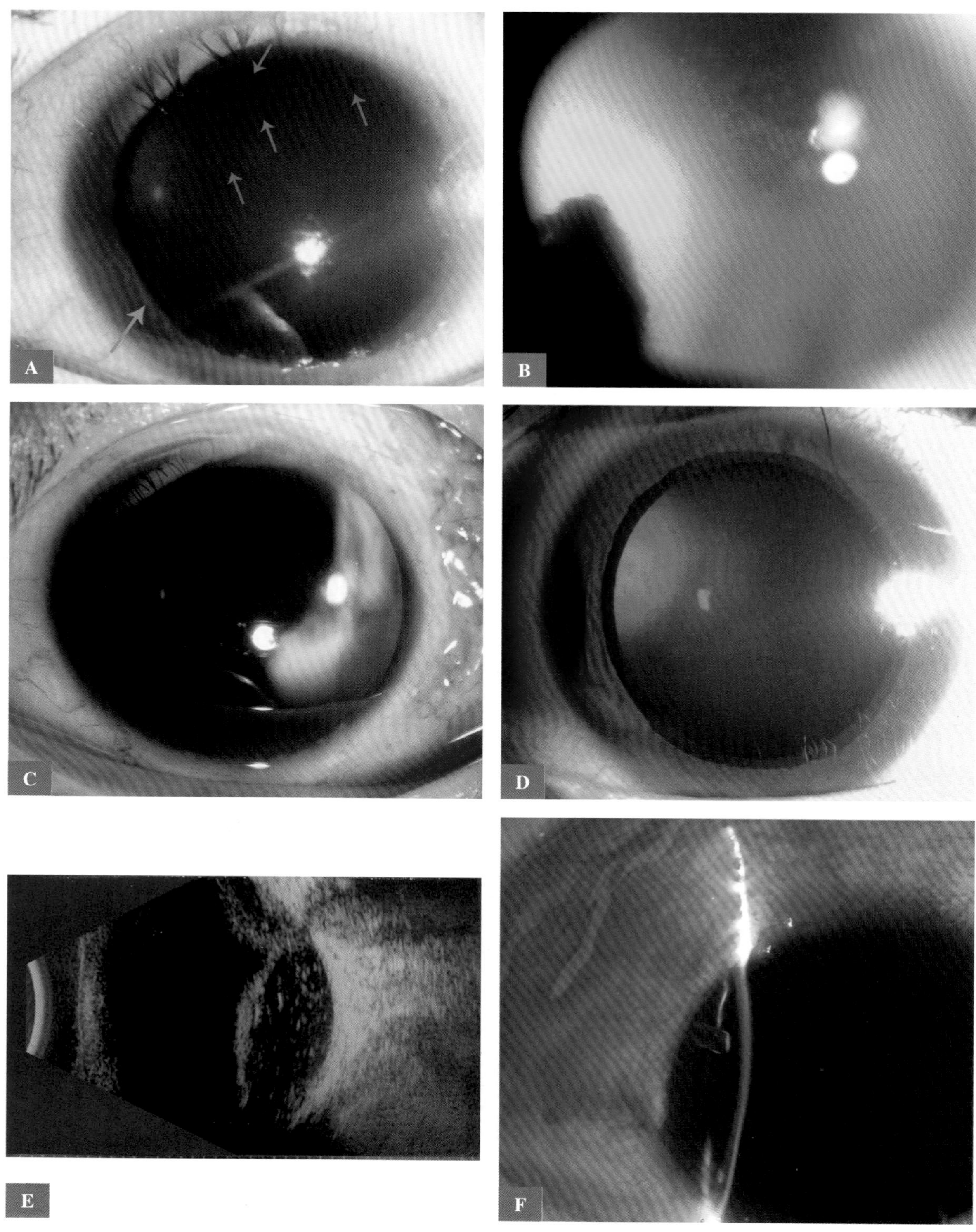

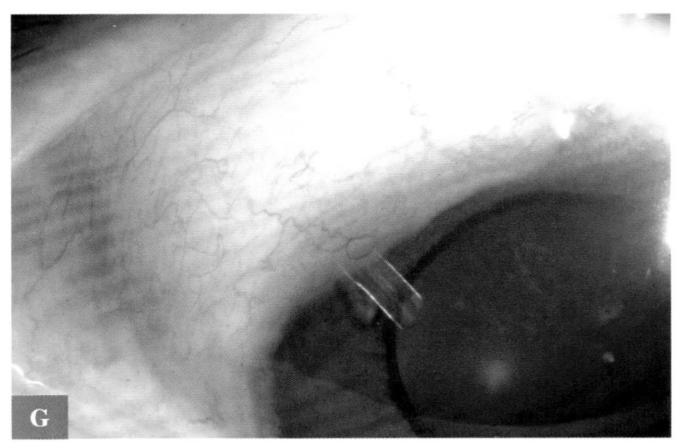

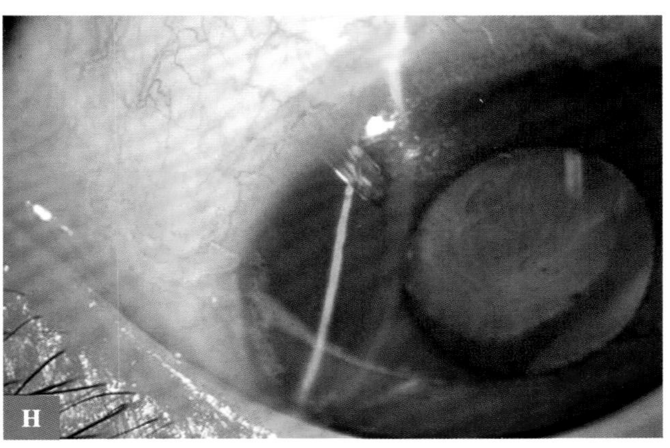

图 7-5-6　房水引流阀植入术治疗 Coats 病继发性 NVG

A~C：病例一，男孩，17 岁，左眼 Coats 病继发 NVG，角膜水肿有水泡（红箭头示意），虹膜新生血管（绿箭头），眼压 55mmHg。玻璃体腔内见大量高隆的黄白色病灶（B）。行视网膜下放液联合视网膜冷凝术，术后两周所见，眼压下降 25mmHg，角膜水肿消失，玻璃体腔黄白色病灶缩小（C）　D~H：病例二，男孩，12 岁，右眼 Coats 病继发性 NVG。注射 anti-VEGF 药物前，可见虹膜面大量新生血管（D），玻璃体腔有黄色病灶（D），B 超示意玻璃体腔有隆起渗出病灶（E），房水引流阀植入术后一周（F），两个月时外观（G），术后六个月（H），眼压仍能有效控制，前房稳定，但晶状体逐渐混浊

七、Coats 病继发性新生血管性青光眼行房水引流阀植入术后引流管周虹膜牵拉的原因与处理

临床上，房水引流阀植入手术后发生虹膜牵拉最常见于 NVG，其次是 ICE 综合征继发性青光眼（参考本章第四节问题十二解答）。而 NVG 中最常出现虹膜牵拉的是 Coats 病继发 NVG。

临床上观察到，Coats 病的眼底病变总在不断变化、游走中，且大概在房水引流阀植入手术后两个月左右，几乎都可以见到引流管周的虹膜有牵拉的现象，原因未明，发生的机制可能与引流管周虹膜新生血管的长入有关。关于 Coats 病继发 NVG 的处理还有许多问题需要进一步探讨（图 7-5-7）。

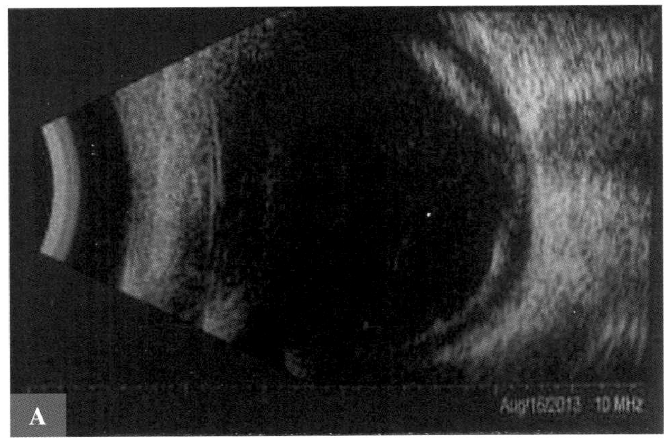

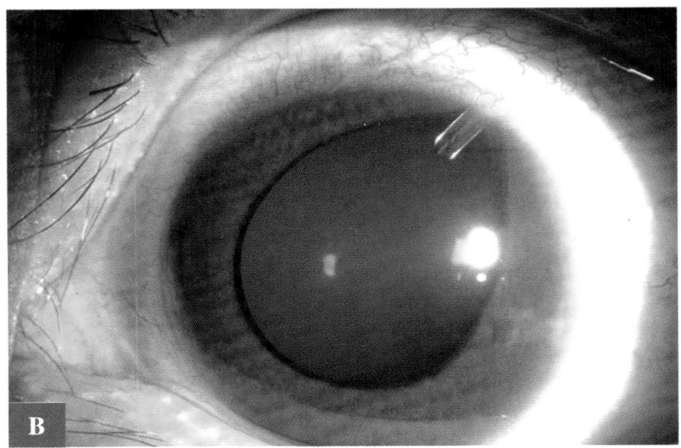

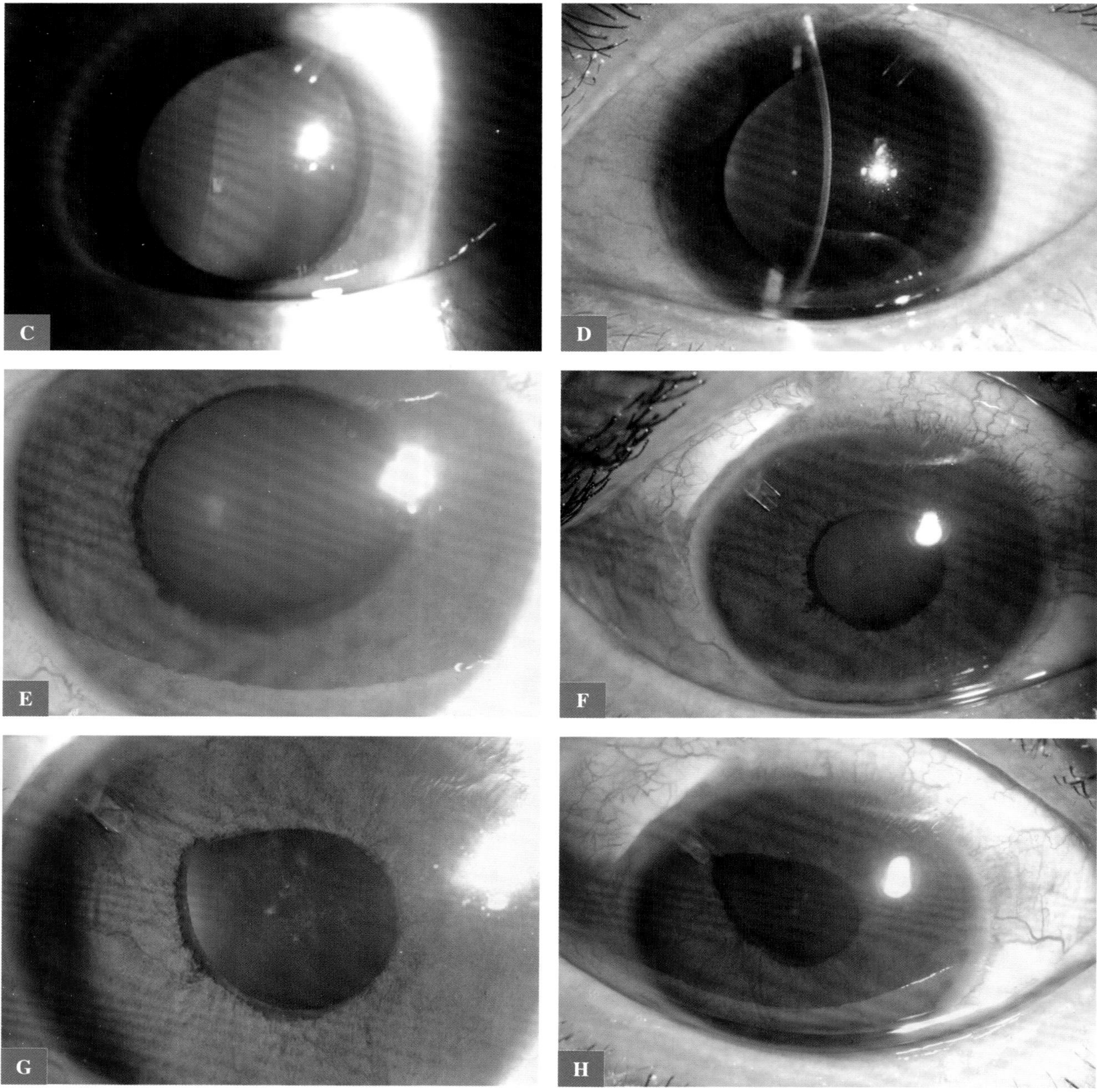
C
D
E
F
G
H

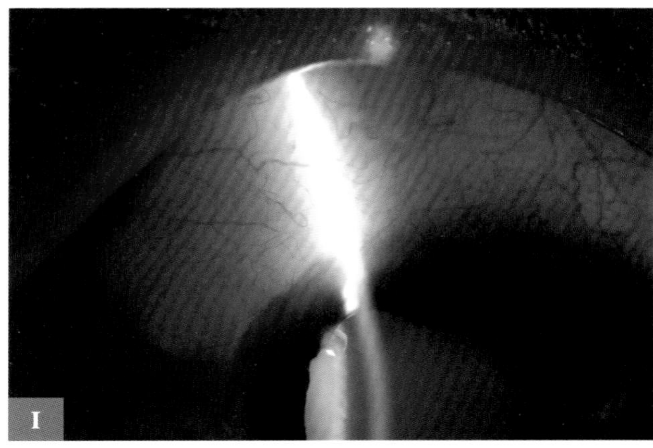

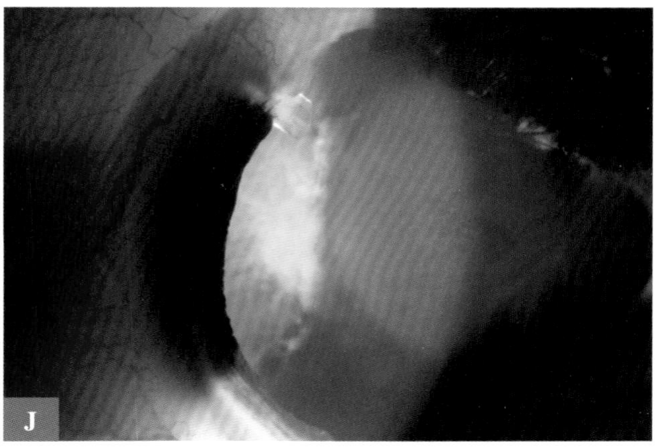

图 7-5-7 房水引流阀植入术治疗 Coats 病继发性新生血管性青光眼发生虹膜牵拉

A~D:病例一,男孩,14 岁,治疗前 B 超示意眼底 Coats 病病变(A),玻璃体腔注射 anti-VEGF 药物后行房水引流阀植入手术,术后 2 个月,眼压 15mmHg,但见到引流管周虹膜有牵拉,虹膜面有新生血管长入(B)。术后 6 个月,眼压 14mmHg,所见与 2 个月时所见基本同,引流管周仍有牵拉,但前房没有变浅,虹膜面血管也没有显著增加(C、D)。因病情稳定(眼压没有增高、前房没有变浅、牵拉没有加重),暂行观察处理 E~J:病例二,男性,23 岁,右眼 Coats 病继发性新生血管性青光眼,虹膜面见新生血管、角膜水肿(E),玻璃体腔 anti-VEGF 药物注射后,行房水引流阀植入手术获得成功(F),术后三个月,虹膜新生血管再次出现,牵拉虹膜(G),术后五个月病情加剧(H),因眼压升高、前房有变浅趋势,再次行玻璃体腔 anti-VEGF 药物注射,第二天可见虹膜牵拉解除,但晶状体变灰白(I),一年后的外观(J)。目前随访已经 3 年半,眼压一直在正常范围

参考文献

1. Barton K, Heuer DK. Modern aqueous shunt implantation: future challenges. Prog Brain Res, 2008, 173: 263-276.
2. Minckler DS, Vedula SS, Li TJ, et al. Aqueous shunts for glaucoma. Cochrane Database Syst Rev, 2006, 19(2): CD004918. Review.
3. 张秀兰. 房水引流物植入术能否作为青光眼治疗的首选术式. 中华眼科杂志, 2010, 46(6): 487-490.
4. 张秀兰. 新生血管性青光眼是否难治. 中华眼科杂志, 2012, 48(6): 488-491.
5. Zhou M, Chen S, Wang W, et al. Levels of erythropoietin and vascular endothelial growth factor in surgery-required advanced neovascular glaucoma eyes before and after intravitreal injection of bevacizumab. Invest Ophthalmol Vis Sci, 2013, 54(6): 3874-3879.
6. 周民稳, 王伟, 王世明, 等. 不同材料的引流管覆盖物在房水引流阀植入术中的应用研究. 中华眼科杂志, 2013, 49(2): 102-108.
7. Zhou M, Wang W, Huang W, et al. Adjunctive with versus without intravitreal bevacizumab injection before Ahmed glaucoma valve implantation in the treatment of neovascular glaucoma. Chin Med J (Engl), 2013, 126(8): 1412-1417.
8. 陈虹, 张舒心, 刘磊等. Ahmed 青光眼阀植入术的中远期疗效评价. 中华眼科杂志, 2005, 41(9): 796-802.
9. 王宁利, 高汝龙, 唐仕波, 等. 三种途径植入房水引流物治疗难治性青光眼的疗效观察. 中华眼科杂志, 2001, 37(6): 409-413.
10. Hinkle DM, Zurakowski D, Ayyala RS. A comparison of the polypropylene plate Ahmed glaucoma valve to the silicone plate Ahmed glaucoma flexible valve. Eur J Ophthalmol, 2007, 17(5): 696-701.
11. Khan AO, Al-Mobarak F. Comparison of polypropylene and silicone Ahmed valve survival 2 years following implantation in the first 2 years of life. Br J Ophthalmol, 2009, 93(6): 791-794.
12. Gedde SJ, Singh K, Schiffman JC, et al. The Tube Versus Trabeculectomy Study: interpretation of results and application to clinical practice. Curr Opin Ophthalmol, 2012, 23(2): 118-126.
13. Levinson JD, Giangiacomo AL, Beck AD, et al. Glaucoma drainage devices: risk of exposure and infection. Am J Ophthalmol. 2015, 160(3): 516-521.
14. Costa VP, Azuara-Blanco A, Netland PA, et al. Efficacy and safety of adjunctive mitomycin C during Ahmed Glaucoma Valve implantation: a prospective randomized clinical trial. Ophthalmology. 2004, 111(6): 1071-1076.
15. Zhou M, Wang W, Huang W, et al. Use of Mitomycin C to reduce the incidence of encapsulated cysts following ahmed

glaucoma valve implantation in refractory glaucoma patients:a new technique. BMC Ophthalmol,2014,14(1):107.
16. Sidoti PA,Mosny AY,Ritterband DC,et al. Pars plana tube insertion of glaucoma drainage implants and penetrating keratoplasty in patients with coexisting glaucoma and corneal disease. Ophthalmology,2001,108(6):1050-1058.
17. Arroyave CP,Scott IU,Fantes FE,et al. Corneal graft survival and intraocular pressure control after penetrating keratoplasty and glaucoma drainage device implantation. Ophthalmology,2001,108(11):1978-1985.
18. Pakravan M,Rad SS,Yazdani S,et al. Effect of early treatment with aqueous suppressants on Ahmed glaucoma valve implantation outcomes. Ophthalmology,2014,121(9):1693-1698.
19. Law SK,Kornmann HL,Giaconi JA,et al. Early aqueous suppressant therapy on hypertensive phase following glaucoma drainage device procedure:a randomized prospective trial. J Glaucoma,2016,25(3):248-257
20. Chandran P,Rao HL,Mandal AK,et al. Outcomes of Primary Trabeculectomy With Mitomycin-C in Glaucoma Secondary to Iridocorneal Endothelial Syndrome. J Glaucoma,2016,25(7):e652-656
21. Shen CC,Salim S,Du H,et al. Trabeculectomy versus Ahmed Glaucoma Valve implantation in neovascular glaucoma. Clin Ophthalmol,2011,5:281-286.
22. Yazdani S,Hendi K,Pakravan M,et al. Intravitreal bevacizumab for neovascular glaucoma:a randomized controlled trial. J Glaucoma,2009,18(8):632-637.
23. Wolf A,von Jagow B,Ulbig M,et al. Intracameral injection of bevacizumab for the treatment of neovascular glaucoma. Ophthalmologica,2011,226(2):51-56.
24. Schwartz KS,Lee RK,Gedde SJ. Glaucoma drainage implants:a critical comparison of types. Curr Opin Ophthalmol,2006,17(2):181-189.
25. Olmos LC,Lee RK. Medical and surgical treatment of neovascular glaucoma. Int Ophthalmol Clin,2011,51(3):27-36.
26. Lieberman RA,Maris PJ Jr,Monroe HM,et al. Corneal graft survival and intraocular pressure control in coexisting penetrating keratoplasty and pars plana Ahmed glaucoma valves. Cornea,2012,31(4):350-358.

8

第八章 睫状体分泌功能减弱性手术

睫状体分泌功能减弱性手术(也称为睫状体破坏性手术、睫状体消融性手术)包括:①经巩膜睫状体冷凝术。睫状体冷凝是通过人工制冷产生的低温效应直接破坏睫状体上皮和血管系统,从而达到减少房水生成、降低眼压的作用[1]。由于睫状体冷凝术对眼组织的破坏性较大,术后引起眼内炎症反应重、疼痛感剧烈,且发生眼压过低、眼球萎缩的几率较高,近十多年来已经不用或少用;②睫状体光凝术。睫状体光凝术分为经巩膜睫状体光凝术(外光凝)和内镜直视下睫状体光凝术以及行玻璃体视网膜手术中直视下睫状体光凝术(内光凝);③经巩膜睫状体高强度聚焦超声凝固术(high intensity focused ultrasound,HIFU;也称为超声睫状体成型术,ultrasound ciliary plasty,UCP),国内近期刚开始应用;④睫状体光动力疗法(PDT)[2]。睫状体光动力疗法也称为吲哚青绿增强的睫状体破坏术,既有光动力效应,又有光凝效应,但目前开展得还不多。本章主要介绍睫状体光凝术和新技术 HIFU。

第一节 经巩膜睫状体光凝术

【适应证】各种难治性青光眼;无视力或无视力恢复可能;无手术机会/无手术价值;疼痛感剧烈;全身情况差,无法耐受手术者[3,4]。

【手术原理】光凝破坏睫状突,减少房水的产生;可能也增加葡萄膜、巩膜通路房水排出。经巩膜睫状体光凝术在治疗难治性青光眼是近几年来很常见的一种治疗方法,文献报道一次性成功率从 59.0%、63.0% 到 74.2% 不等[3-6]。其优点是操作简单,可反复操作,对结膜、巩膜组织影响小,术后并发症相对较少,与经巩膜睫状体冷凝术相比,造成眼压过低、眼球萎缩的机会明显降低。但同样存在很多缺点,如降眼压作用无法确切估计,眼压可能会反复增高,因为毕竟它是一种“盲目”光凝[7-9]。而且激光光凝治疗后前房积血、局部炎症反应重和剧烈疼痛十分常见。术中若增加前房冲洗,可以有效地减轻术后眼内炎症反应,患者疼痛感大大降低[4]。

【手术步骤】

麻醉可采用球后注射、球周注射或全身麻醉(参考第一章第三节)。

具体实施有两种方法:一是在门诊治疗室直视下操作;二是在手术室显微镜下操作。建议采用后者,后者最大的益处是术毕可以立即行前房冲洗术，可以极大地减少术后炎症反应和疼痛感。

操作过程中需要戴上防护眼镜。

激光机采用 810nm 半导体二极管激光。

光凝参数：时间选择 1s，能量一般 1.5~2.5W；光凝的部位为距离角膜缘 1.5~2mm 处；首次光凝的范围一般选择 180°或 270°范围（避开 3 点、9 点，因该处是睫状后长动脉出入眼球的位置）。

其他具体问题，详见本章第四节问题解答。

一、经巩膜睫状体光凝联合前房冲洗术手术 1

见图 8-1-1。

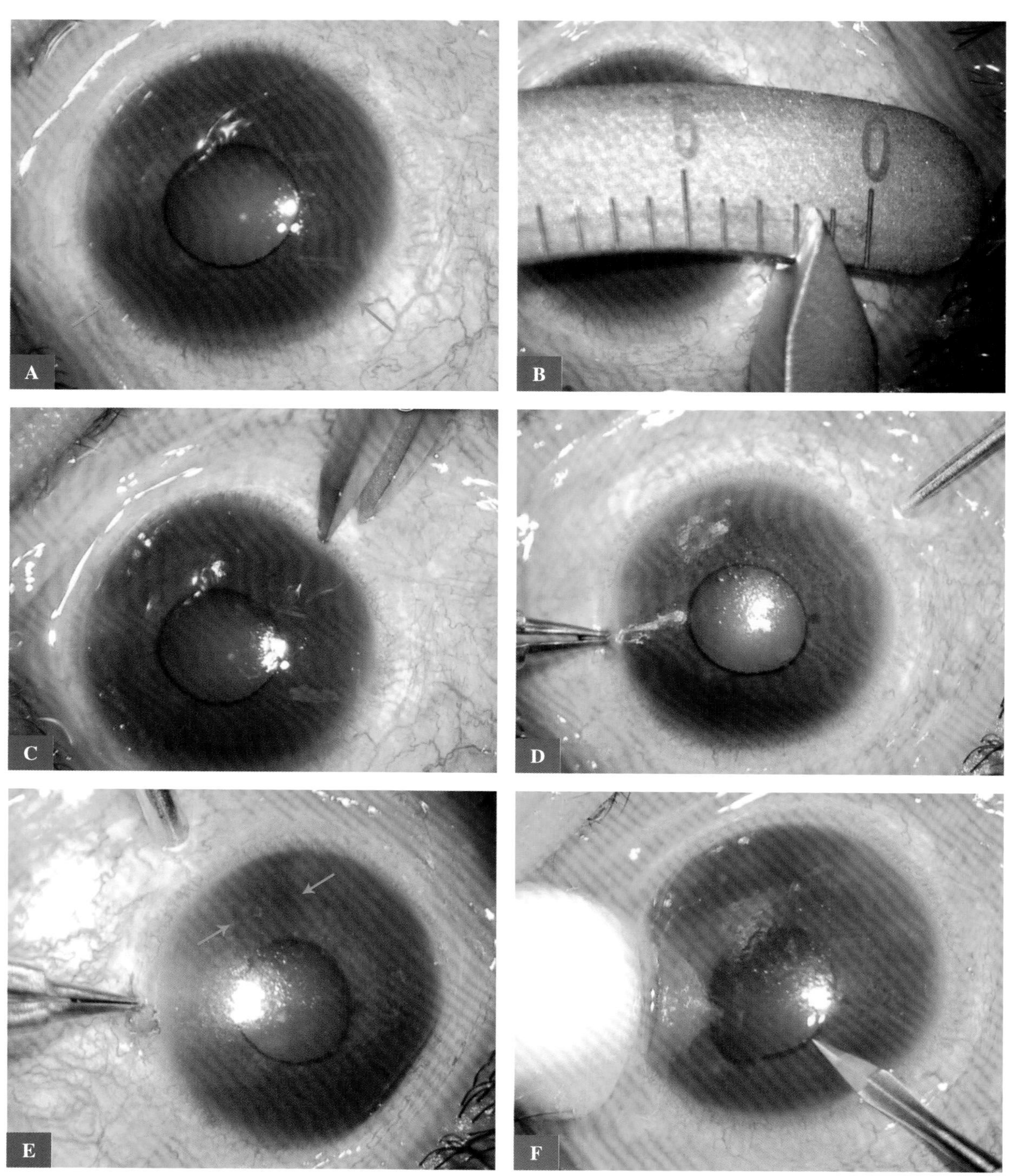

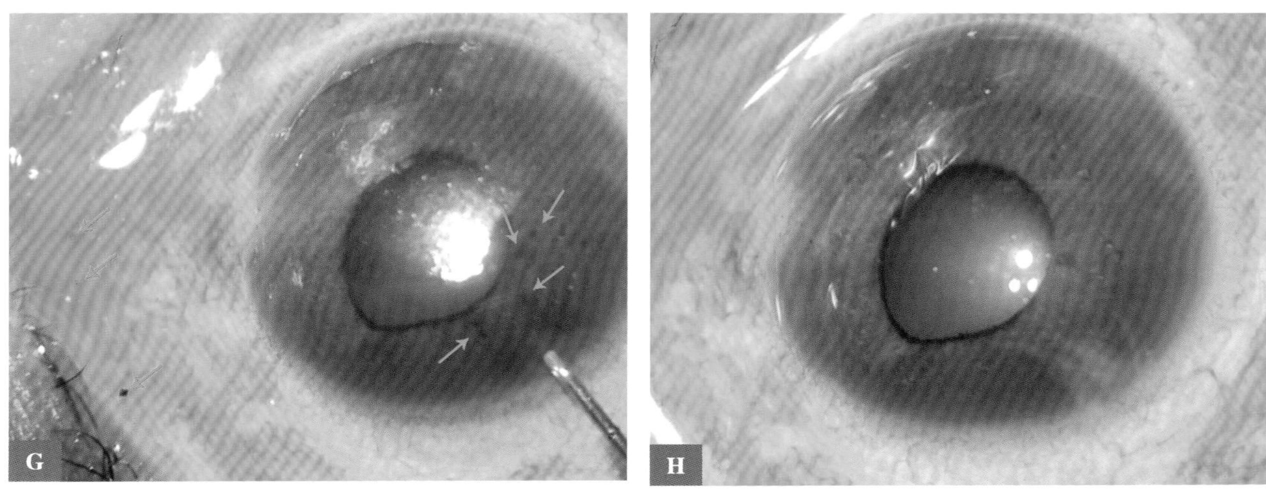

图 8-1-1 经巩膜睫状体光凝联合前房冲洗术手术 1

A、B、C:该患者手术区域定位为 2~10 点钟(保留正上方部位),两绿箭头之间。距离角膜缘 1.5mm 处选择激光光凝部位,范围 270°(避开 3 点和 9 点) D、E:该例激光光凝参数:时间 1s,能量 1.8W,有爆破声,并见到色素飞溅(E,绿箭头) F:前房穿刺,并作前房冲洗 G:冲洗出大量色素(绿箭头)、炎症因子和细胞 H:术毕外观

二、经巩膜睫状体光凝联合前房冲洗术手术 2

见图 8-1-2。

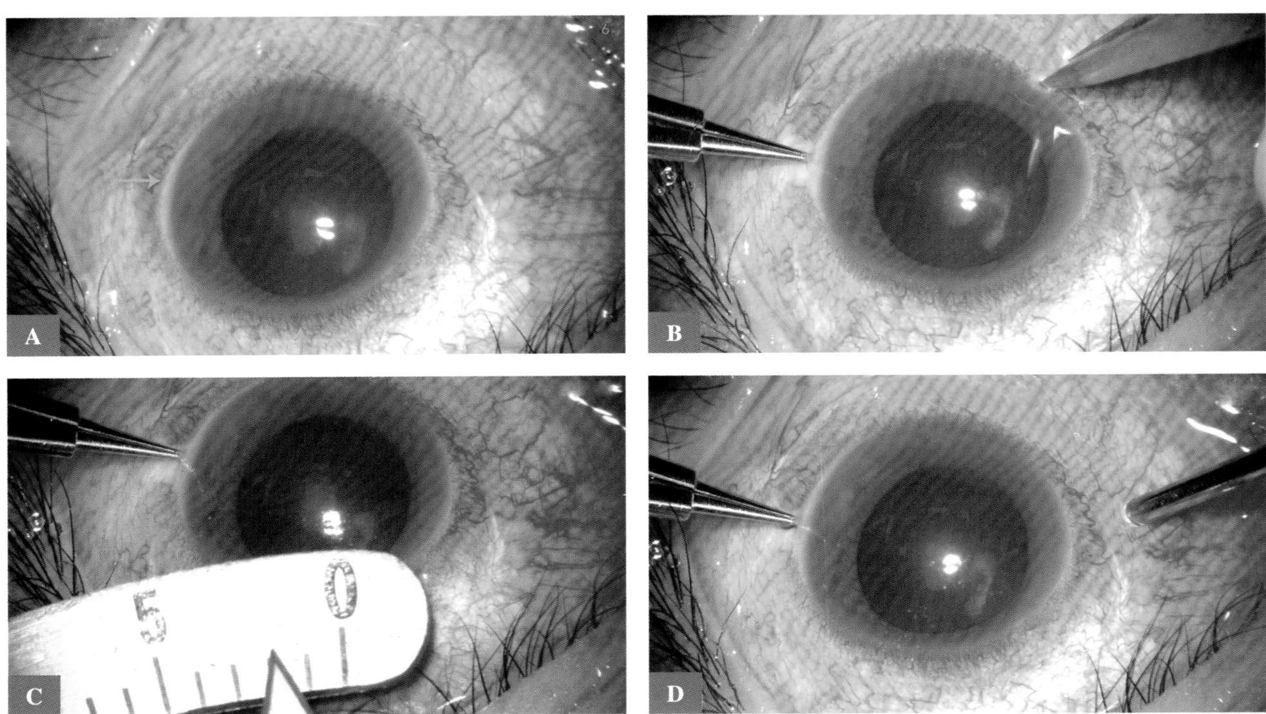

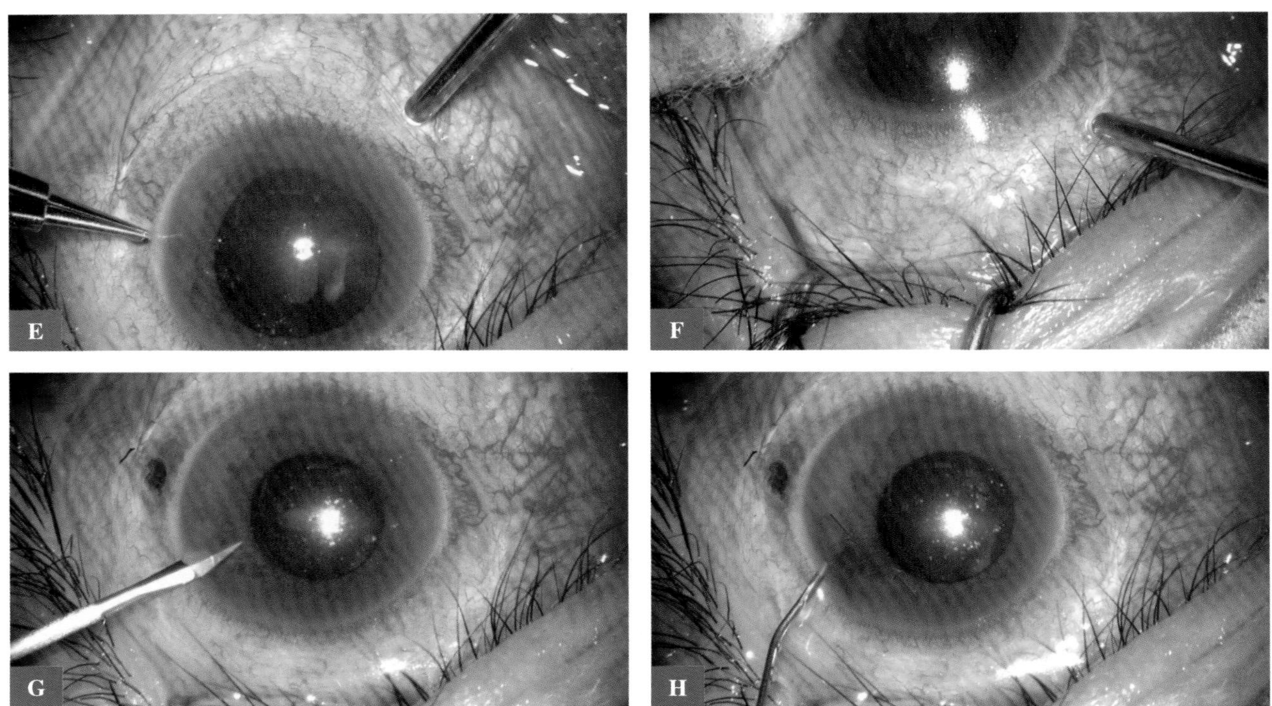

图 8-1-2　经巩膜睫状体光凝联合前房冲洗术手术 3

A：该例患者拟行 270°光凝，范围为 3~12 点钟（两绿箭头之间，保留颞上方）　B、C：由于该例患者为高度近视眼，取距离角膜缘 2mm 处选择激光光凝部位　D、E、F：参数：时间 1s，能量 2.2-2.5W，有爆破声（避开 3 点和 9 点钟点）　G：作前房穿刺　H：冲洗出大量色素（蓝箭头之间）

三、经巩膜睫状体光凝联合前房冲洗术联合前段玻璃体切除术

见图 8-1-3。

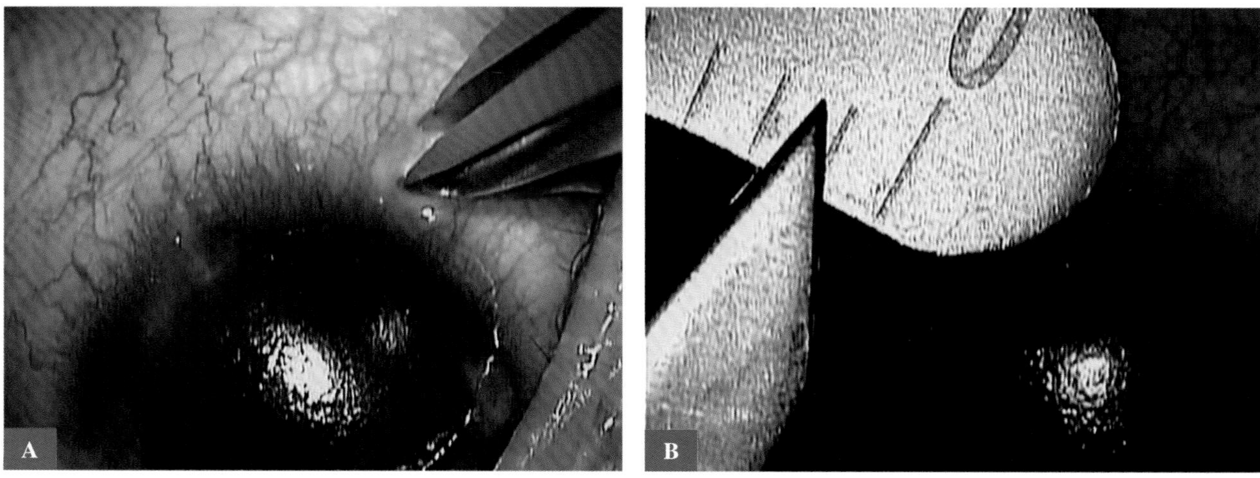

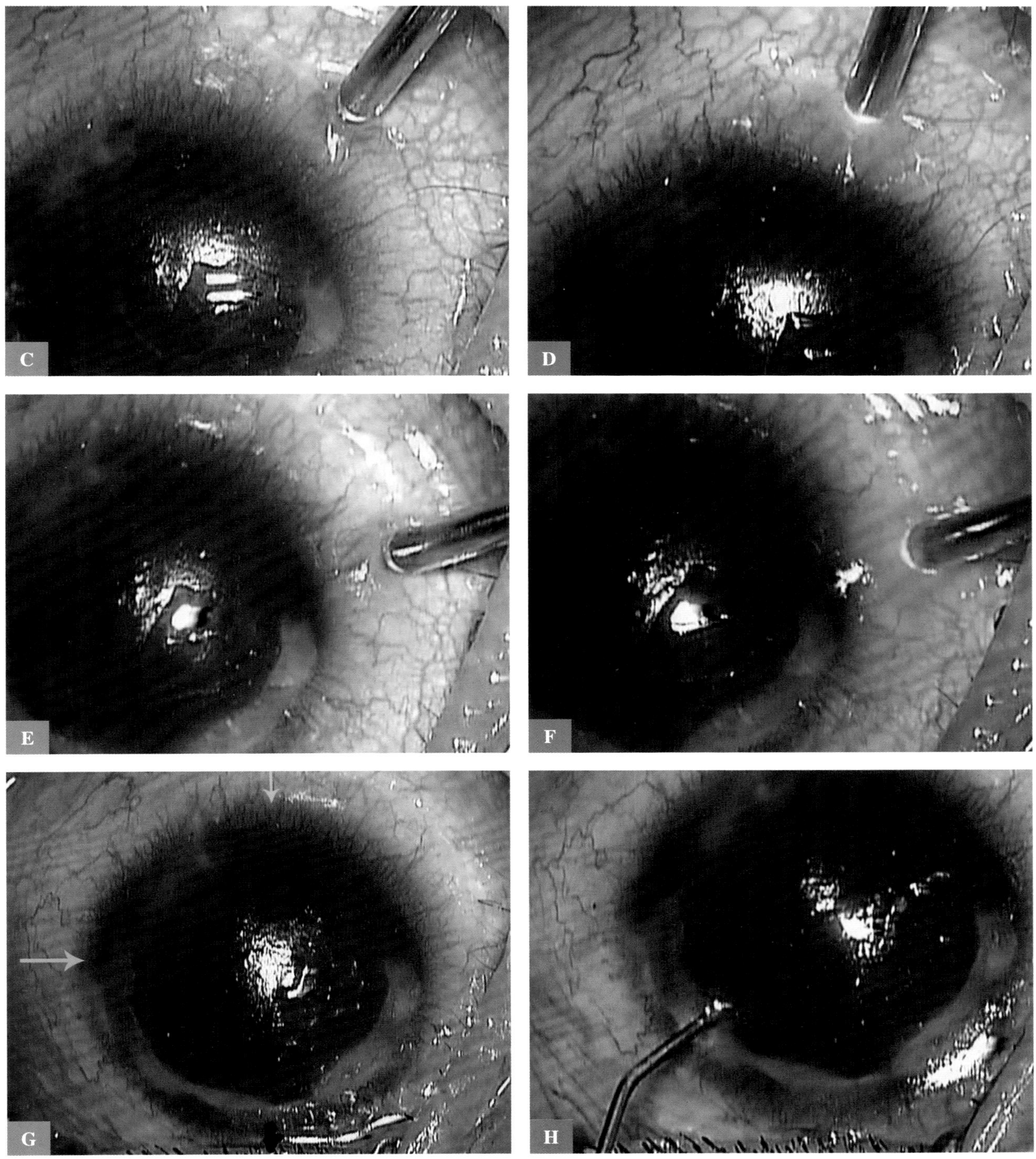
C
D
E
F
G
H

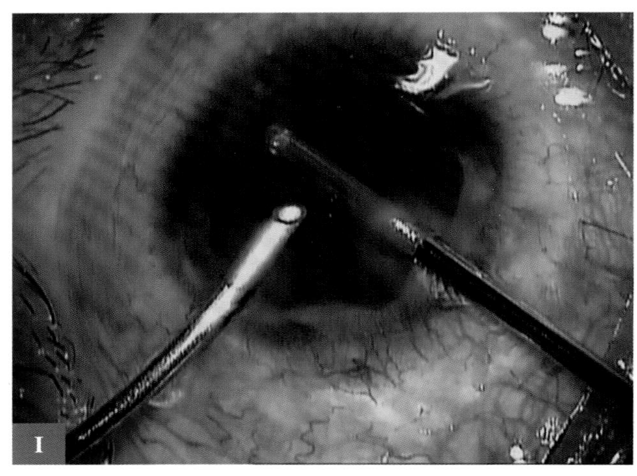

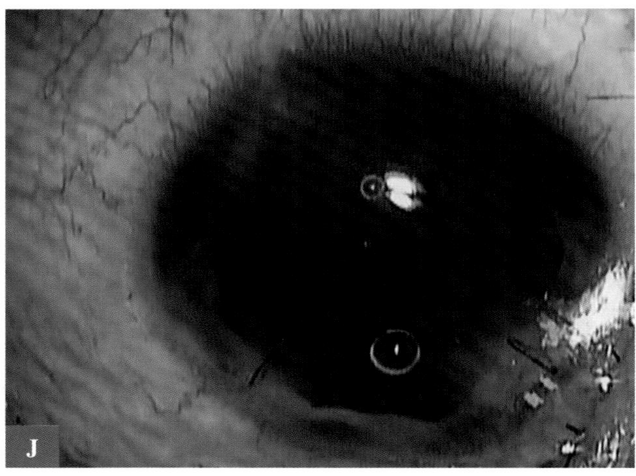

图 8-1-3 经巩膜睫状体光凝联合前房冲洗术联合前段玻璃体切除术

A、B：距离角膜缘 1.5mm 处选择激光光凝部位 C~F：该例激光光凝参数：时间 1s，能量 1.7~2.2W，有爆破声 G：该例光凝范围 270°（6~3 点钟点范围），保留颞下方 H：作前房冲洗，发现前房内有多量玻璃体存留 I：行前段玻璃体切除术，将前房内存留的玻璃体切除干净 J：用 10-0 尼龙线缝合创口，术毕外观

第二节 内镜直视下睫状体光凝术

【适应证】主要适合无晶状体 / 人工晶状体眼青光眼[10-15]，特别是无条件行房水引流阀植入手术的人工晶状体眼青光眼（如周边前房浅）。

【手术原理】原理同经巩膜激光睫状体光凝术，但内镜直视下行激光睫状体光凝术具有明显的优势[7-9]，可直视下选择破坏睫状体无色素上皮细胞，具有较好的疗效和较少的并发症[12,13]，避免了外路睫状体光凝术的盲目性；可以定量进行手术，达到控制眼压而不会引起眼球萎缩；可联合其它内眼手术；所需激光能量低；创伤少、并发症少、可重复进行；不受结膜因素的影响。但降眼压作用仍有不同的报道，国外手术成功率不一，为 48.3%~90.76%[13]，国内报道成功率 76.5%~93.8%[11]。术后并发症包括眼疼痛，葡萄膜炎症、暂时性眼压升高、视力下降、低眼压、脉络膜脱离、玻璃体积血、眼球萎缩（眼球痨）等。

【手术步骤】

采用球后注射、球周注射或全身麻醉。

在手术显微镜下操作。

眼科激光显微内镜手术系统，配有电视监测器的眼内镜仪探头，集导光纤维、摄影、图像显示和激光（810nm 二极管激光）于一体。即激光、导光及成像纤维均在内镜探头内。

光凝参数：选择单个击射，瞄准光 80~100。能量选择 0.35~1.0W（视击射睫状体的反应增减），曝光时间 0.5~1s。但大多数患者所用的能量为 0.4~0.6W，曝光时间 0.5s。每个睫状突 3~4 次击射，以泛白为宜。一般选择两个或三个象限（180°或 270°）范围进行[11]。

手术步骤：经透明角膜切口或经睫状体扁平部切口，在黏弹剂辅助下进入前房或后房，进入眼内各个象限作睫状体光凝。整个操作过程都在视频监视下进行。初设一个激光能量，如 0.4~0.5W，光凝时间为 0.5s。然后根据光凝反应调整参数。最佳反应是睫状体变白、塌陷皱缩，一般有爆破声。如果没有爆破声，可适当调整参数，或看到睫状体有变白、塌陷皱缩也是可以的。

一、经透明角膜切口内镜直视下睫状体光凝术

见图 8-2-1。

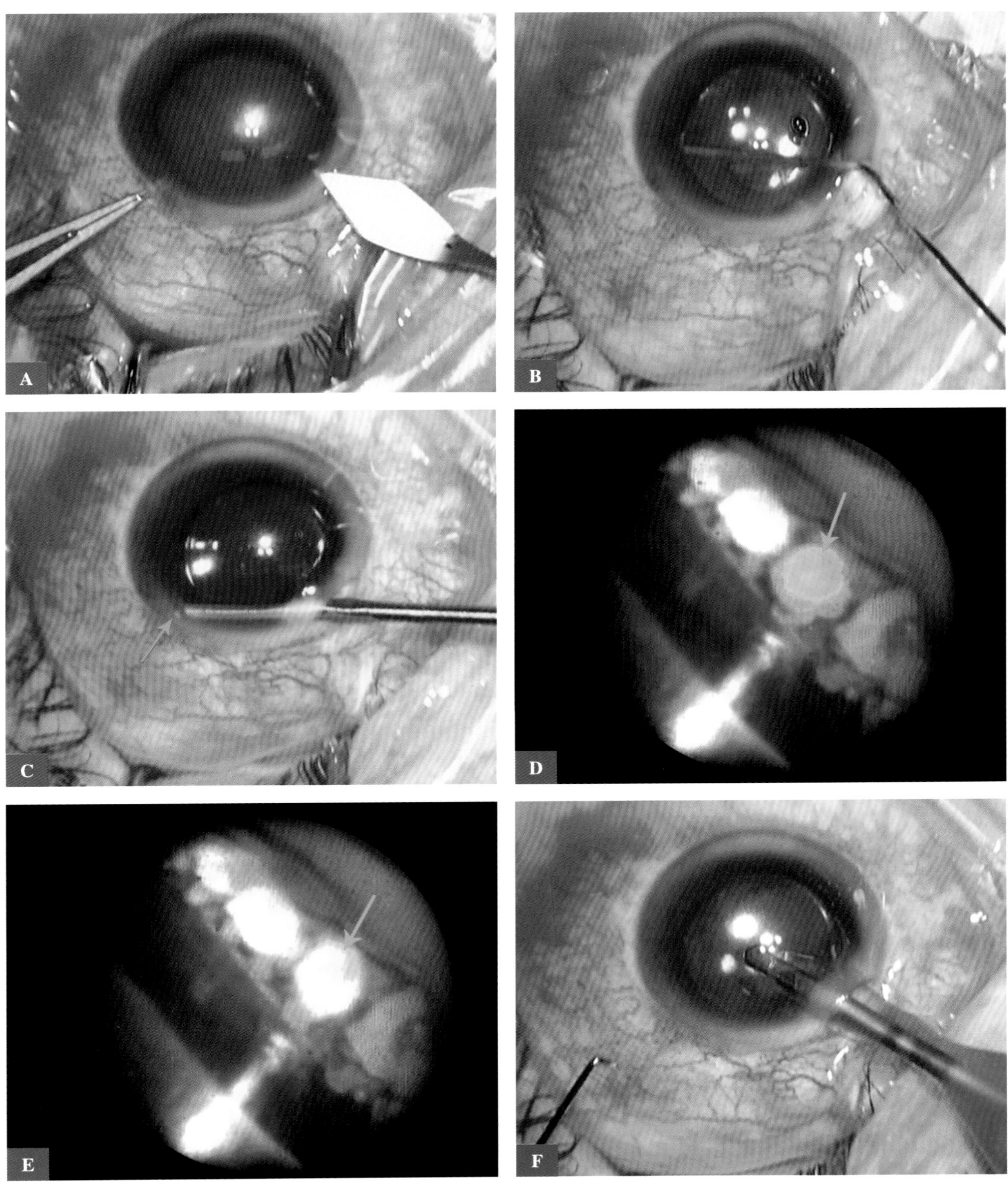

图 8-2-1　经角膜切口内镜直视下睫状体光凝术

A:经透明角膜做切口　B:前房内注入粘弹剂,粘弹剂注入睫状沟,充分暴露睫状突　C:内镜探头经透明角膜切口进入虹膜后睫状突位置(绿箭头示意红色瞄准光)　D:瞄准光直接对准睫状突(绿箭头)　E:直接光凝睫状突致泛白及皱缩(绿箭头示意)　F:充分抽吸黏弹剂,结束手术(该图片由唐炘教授提供手术录像剪辑)

二、经睫状体扁平部切口内镜直视下睫状体光凝术

见图 8-2-2。

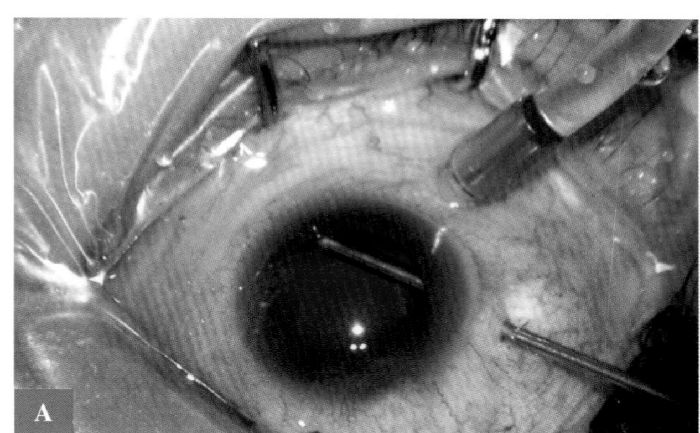

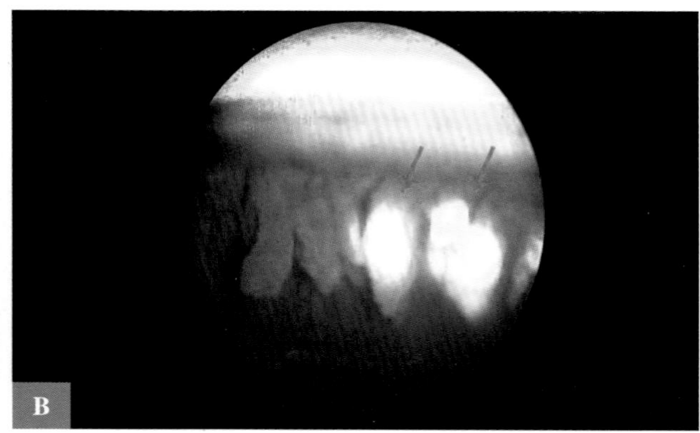

图 8-2-2　经睫状体扁平部切口内镜直视下睫状体光凝手术

A:经睫状体扁平部作切口,内镜探头经切口进入虹膜后睫状突位置,直视下直接光凝各象限睫状突　B:激光对准睫状突进行光凝致睫状突泛白及皱缩(红箭头)(图片由唐炘教授提供)

第三节　玻璃体视网膜手术中直视下睫状体光凝术

【适应证】联合白内障或玻璃体视网膜手术的各种难治性青光眼[8,14]。如外伤性青光眼;葡萄膜炎继发性青光眼;新生血管性青光眼;恶性青光眼;合并增殖性玻璃体视网膜病变(PVR)或视网膜玻璃体手术后继发青光眼;多次手术失败的原发性开角型青光眼和先天性青光眼等[15,16]。

【手术原理】原理同经巩膜激光睫状体光凝术和内镜直视下激光睫状体光凝术。

【手术步骤】

在玻璃体视网膜手术中进行直视下睫状突光凝,方法有二:一是利用眼科激光显微内镜手术系统(见第二节),二是直接压陷巩膜情况下,直接用氩激光或 532nm 激光对准一个个突起的睫状突进行光凝。采用后者时要注意:仅适合无晶状体或人工晶状体眼。

光凝的范围,可根据术前眼压选择,如术前最大剂量降眼压药物下眼压 22~30mmHg,光凝 180° 范围;在 31~40mmHg,光凝 270° 范围;眼压 >40mmHg,则光凝 360°[8,14]。无论是采用氩激光或 532nm 激光,设置激光能量可参照视网膜光凝的参数,一般为 200~500mW,光斑大小在 200μm,持续时间 0.1~0.2s,间隔时间 0.3~0.5s。可根据与睫状突的距离调节曝光量。每个睫状突可击射 3~5 个点,以出现爆破斑和消除突起为有效[7,14,17,18]。术毕,用玻璃体切除器清除睫状突表面的组织碎屑,减轻术后反应。

见图 8-3-1。

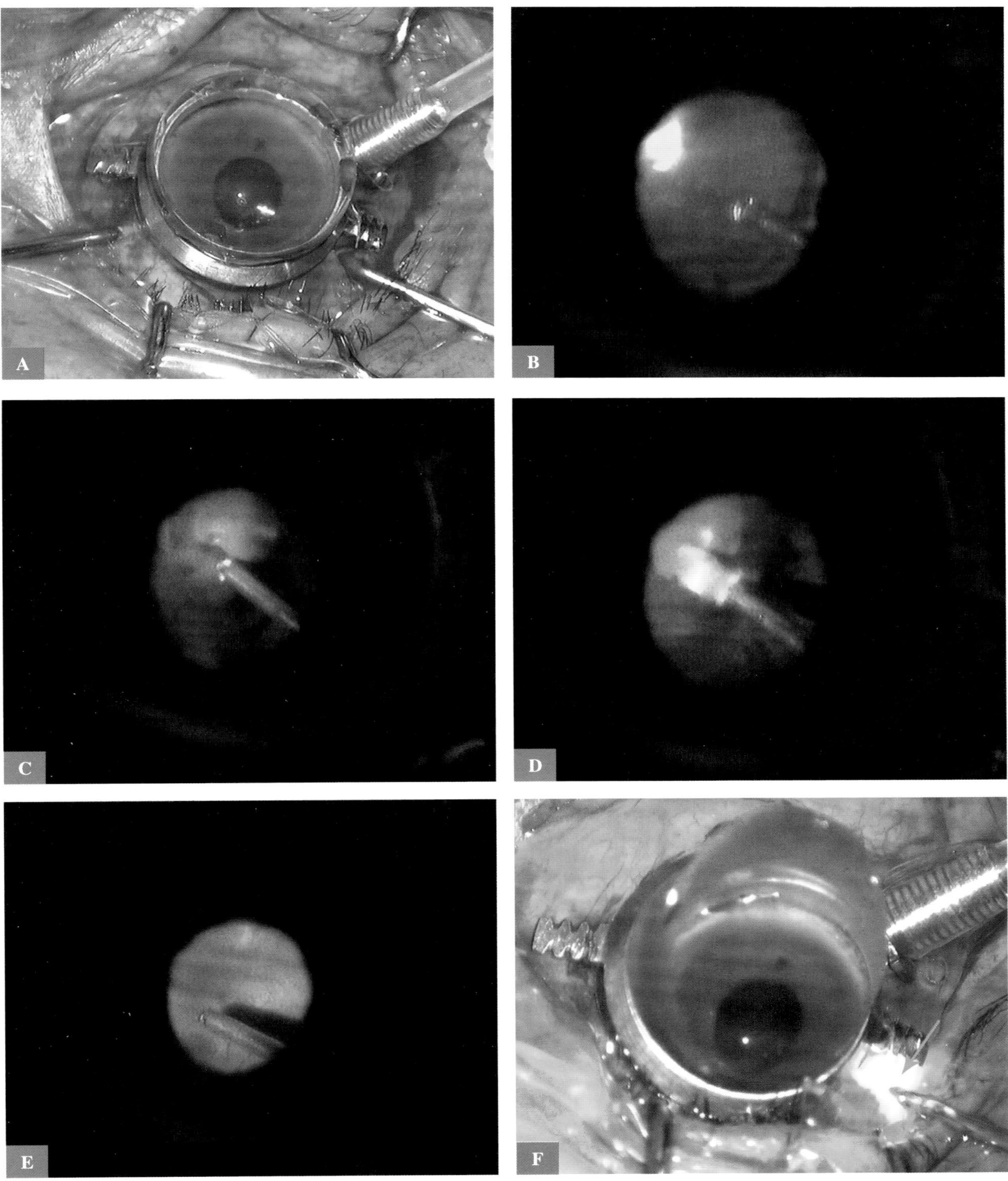
A
B
C
D
E
F

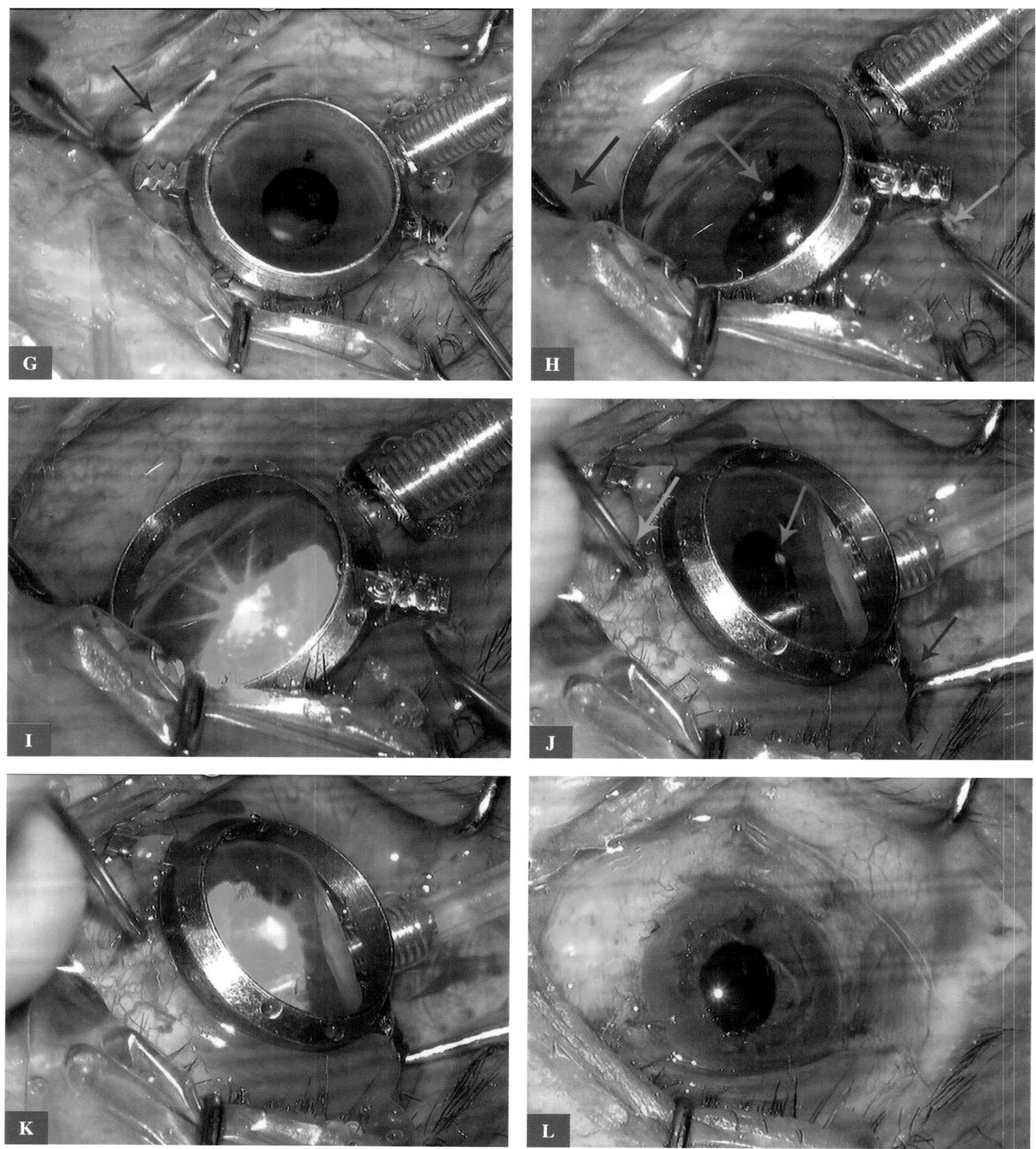

图 8-3-1　玻璃体视网膜手术中直接压陷巩膜直视下睫状体光凝术

A:示意玻璃体视网膜手术之术前准备　B~E:示意玻璃体切除器切除玻璃体混浊和积血块　F:拟进行睫状突内光凝,图中绿箭头显示进入眼内的激光探头,该手术使用的是 532nm 激光　G:术者压陷巩膜进行睫状突光凝。图中绿箭头显示激光探头手柄,蓝箭头显示用作直接顶压巩膜的斜视钩　H、I:斜视钩顶压巩膜暴露出睫状突,红光为瞄准光,正对准一个睫状突,激光击射时显示绿光　J、K:显示另一个睫状突的顶压和击射　L:术毕外观(该图片由刘文主任医师提供手术录像剪辑)

第四节　经巩膜睫状体高强度聚焦超声凝固术

【适应证】2011 年欧洲 CE 批准经巩膜睫状体高强度聚焦超声凝固术（HIFU）或超声睫状体成型术（UCP）治疗的适应证：①各种难治性青光眼；②无视力或无视力恢复可能；③无手术机会 / 无手术价值；④疼痛感剧烈；⑤全身情况差，无法耐受手术者。2015 年获欧洲 CE 批准将适应证拓展到：以高眼压为特征的各期青光眼患者，即只要眼压控制未达到靶眼压的非正常眼压性青光眼以及排除眼内感染、炎症、视网膜脱离、肿瘤、巩膜变薄等其他非青光眼疾病或影响眼表治疗探头居中放置或准确对焦睫状突的眼表或眼内解剖异常，如无晶体眼、正在使用的引流装置等都可以考虑 HIFU 治疗。

【手术原理】该医疗设备包括两个部分：一个控制台（EyeOP1）和一个无菌的一次性医疗设备（EyeOP-PACK）；后者由两部分组成，定位环和治疗探头。这种装置产生治疗作用的主要部分是环形的治疗探头，治疗探头上的 6 个换能器产生 6 个高强度聚焦超声束，能够诱导可控的睫状体损伤。术前通过形态学检查和统计学换算选择合适尺寸的治疗探头，使高强度聚焦超声的治疗位置仅针对靶组织——睫状突的上皮细胞[19]。治疗时，这种微型的治疗探头通过其内部特定形状（凹形）的压电换能器产生高强度的聚焦超声束，聚集在一起的声能进一步转化成热能，导致靶组织的热凝固，同时不损伤邻近的周围组织。与传统光凝相比，超声束转化的热能量是一定的，不依赖于组织内的色素含量，这明显不同于是二极管激光器的环形睫状体破坏技术，后者的疗效和剂量参数直接取决于靶部位的色素含多少。见图 8-4-1。

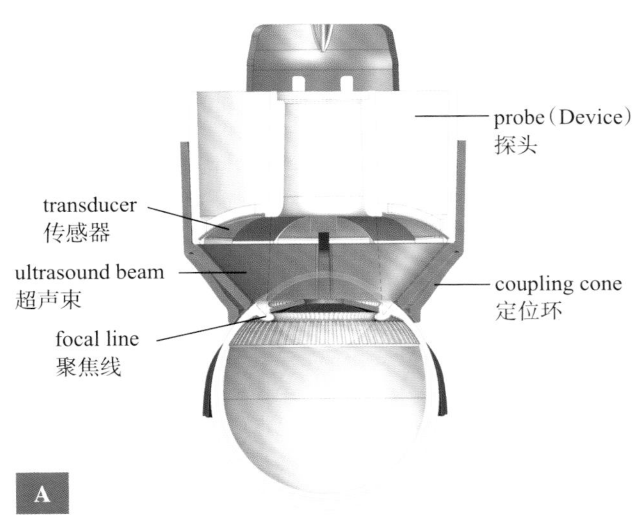

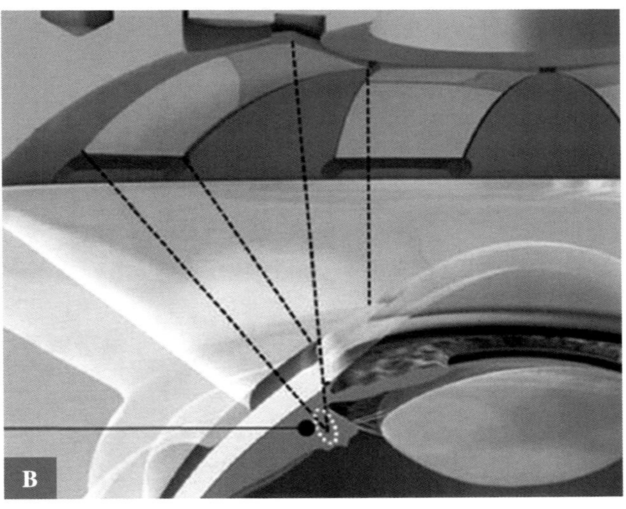

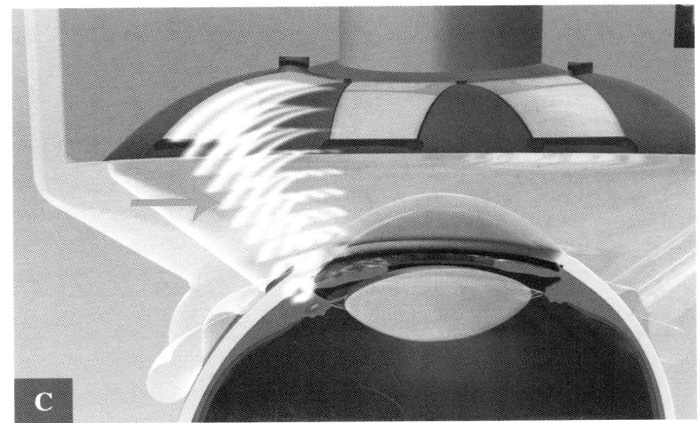

图 8-4-1　HIFU 工作原理

A：治疗探头中的结构　B：根据病人 UBM 检查结果，选择合适探头尺寸，确保高强度超声精确聚焦在睫状突上　C：6 个聚焦超声探头顺次工作（绿箭头示意超声波），避开 3 点，9 点位，均匀在 360 度上凝固部分睫状突（图片 courtesy of Dr. Dietrich Wolf）

【手术步骤】麻醉可采用球后注射、球周注射或全身麻醉，主要是为了能缓解患者疼痛的同时，保证患眼良好的制动性，即保证了治疗期间探头稳定的居中性。所有治疗相关的能量设置和参数在控制台主机中完成初始设置，使用者不能随意更改。麻醉后，常规外眼消毒，撑开眼睑（可使用开睑器）后放置定位环，使其居中，然后按下脚踏上的负压启动开关，使定位环通过负压吸引作用固定在巩膜上，然后插入治疗探头，并用生理盐水或BSS液填充定位环和治疗探头之间的腔隙，防止超声能量在空气中的快速衰减，最后踩下脚踏上的治疗踏板启动治疗程序直至完成治疗。

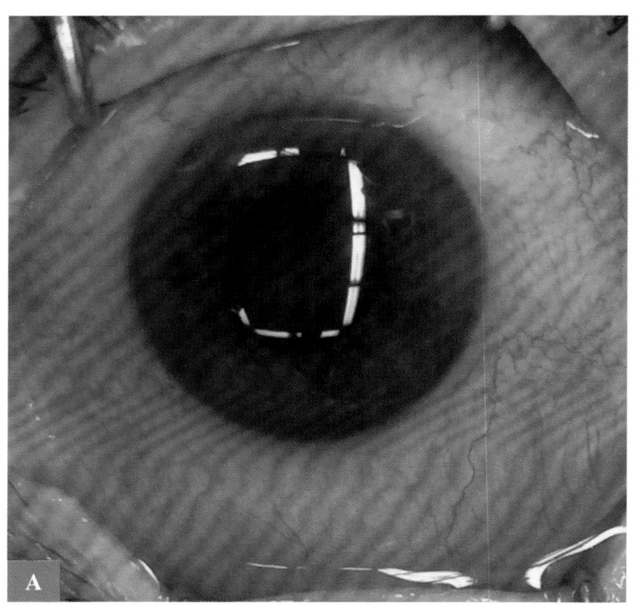
A

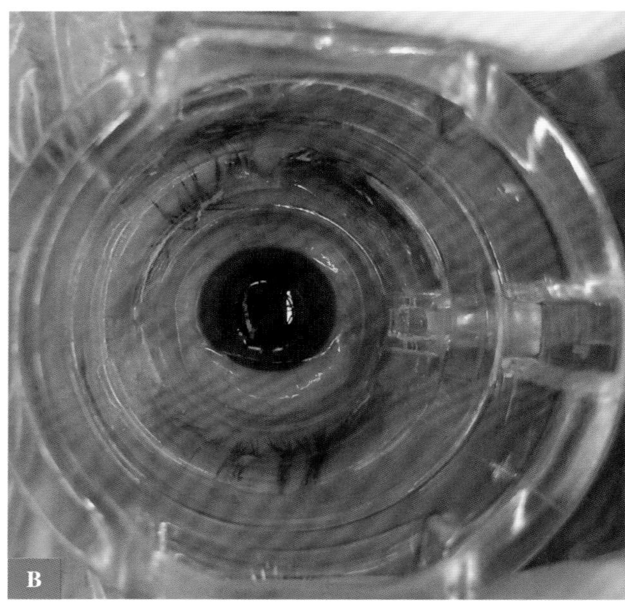
B

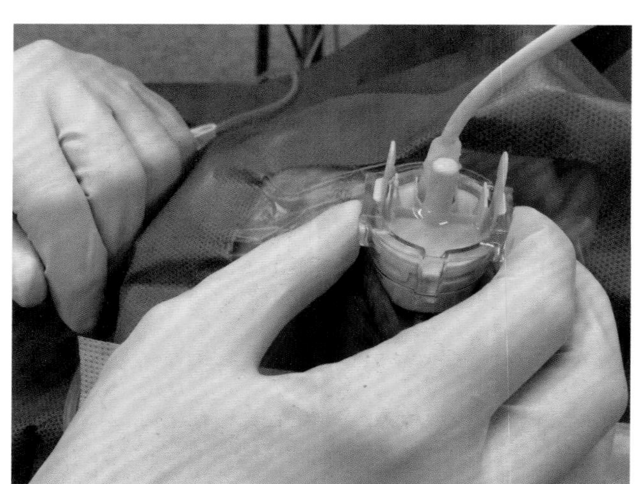
C

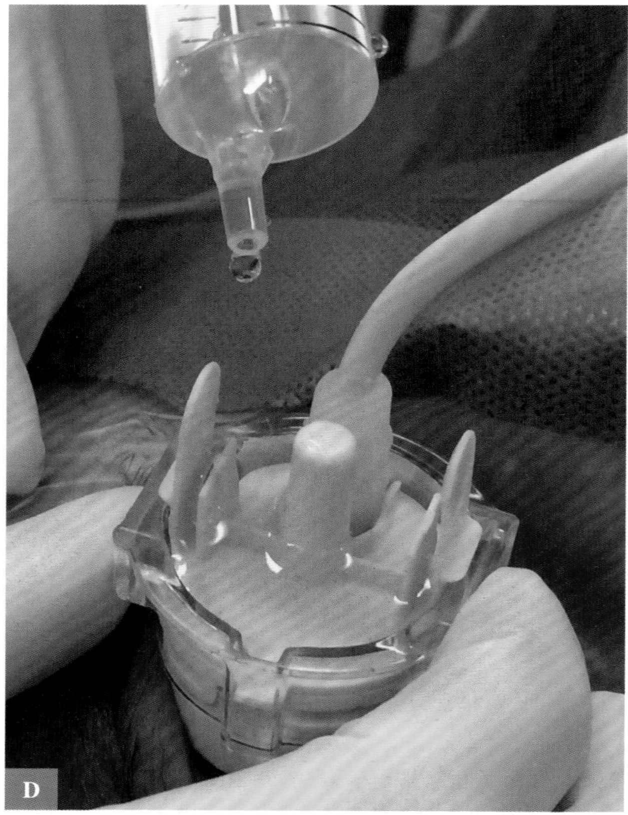
D

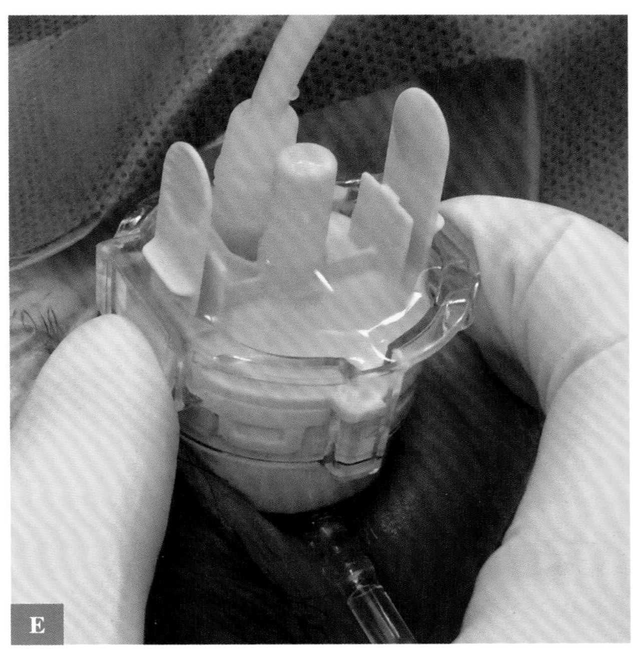
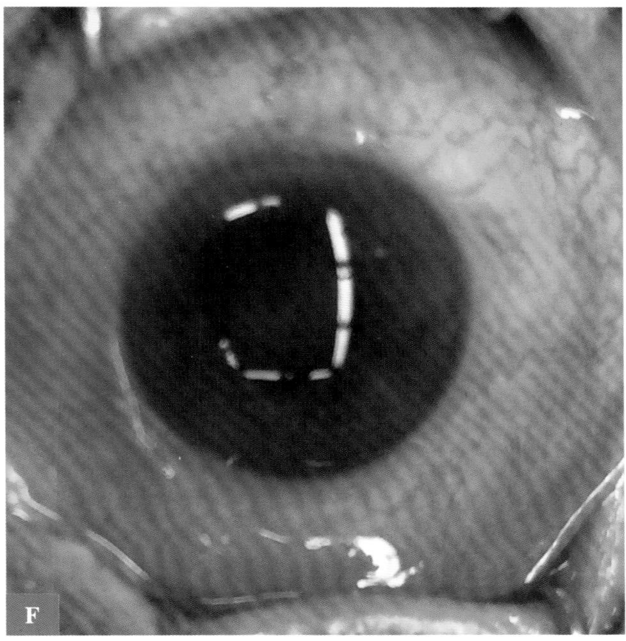

图 8-4-2　HIFU 操作过程

A:患眼治疗前眼部外观　B:将定位环固定在眼球正中　C:将治疗探头放入定位环中　D:缓慢加入生理盐水或 BSS,治疗过程中须液面覆盖探头,并确保无气泡产生　E:超声治疗 3 分钟　F:治疗后眼部外观(图片 courtesy of Dr.Dietrich Wolf)

第五节　与手术技术相关的、术中术后常见问题、并发症及其处理的问题解答

一、睫状体光凝术降低眼压的机制

睫状体光凝术降低眼压的机制包括:光凝破坏睫状突,减少房水的产生;可能也增加葡萄膜、巩膜通路房水排出。从图 8-5-1 看出,存在睫状突萎缩的可能性。

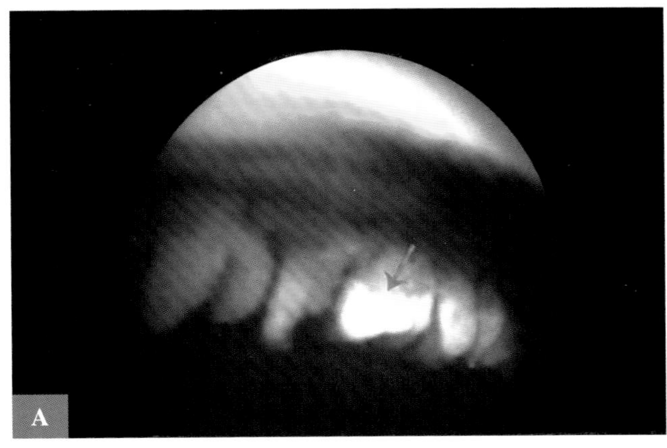
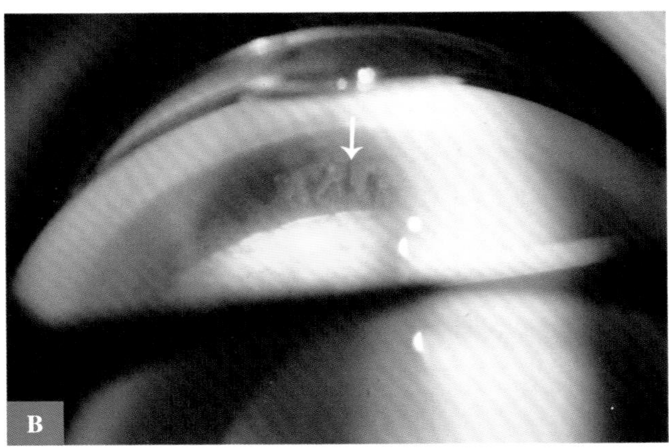

图 8-5-1　睫状体光凝后呈现萎缩表现

A:红箭头示意光凝致睫状突泛白、皱缩、塌陷　B:白箭头示意一段时间后房角镜下可见相应的睫状突萎缩

二、经巩膜睫状体光凝和内镜直视下光凝所使用的激光机有何不同?

810nm 半导体二极管激光是红外激光,穿透力强,既可以用于经巩膜睫状体光凝也可以内镜直视下光凝;532nm 激光只能用于内镜直视下光凝。另外氩激光也可用于内镜直视下光凝。

三、经巩膜睫状体光凝发生眼球萎缩的几率大吗?

文献报道发生眼球萎缩概率为 5%-12%[10,12,20]。但临床工作中发现,采用基于目前共识的能量等参数(如时间选择 1s,能量一般 1.5~2.5W;光凝的部位为距离角膜缘 1.5~2mm 处;首次光凝的范围一般选择 180°或 270°范围),发生眼球萎缩的几率其实很小。更有学者认为,只要激光的范围不超过 270°、激光点数不超过术前最高眼压值(例如,术前眼压是 55mmHg,激光点数不超过 55),几乎不会发生眼球萎缩。

四、睫状体光凝会引起视力下降吗?

除非引起眼球萎缩或眼压持续高居不下,目前没有直接证据和文献报道睫状体光凝会引起视力下降。

五、睫状体分泌功能减弱性手术是否强调一定是青光眼手术方式的最后选择?

不是。过去由于睫状体冷凝术造成术后眼球萎缩、视力降低或丧失的比例比较大,加之术后早期剧烈的疼痛反应,普遍认为睫状体分泌功能减弱性手术的地位是放在所有青光眼手术方式选择的最后。随着眼科诊疗技术的发展,激光睫状体光凝,无论是外光凝还是内光凝,引起眼球萎缩的机会大大减少,并且能有效降低眼压。在一些特殊病例,还可以作为首选的手术方式[4,20]。如一些难治性青光眼,又无条件行房水引流阀植入手术(周边房角窄或者粘连范围靠前),可首选经巩膜睫状体光凝术;人工晶状体眼青光眼,可首选内光凝,如果角膜内皮细胞计数低下,可以首选外光凝。有一男性患者 35 岁,视力为光感,双眼家族性渗出性视网膜病变,右眼已行玻璃体视网膜手术及巩膜环扎术,后发生继发性闭角型青光眼,周边房角狭窄且全部关闭。因有环扎条带以及周边房角狭窄的因素,无法选择房水引流阀植入手术,但如果行小梁切除术,术中、术后发生脉络膜上腔出血的机会大,加上该患者非常紧张、性格敏感多疑、睡眠质量差,最后综合考虑,首选经巩膜睫状体外光凝术,术后获得满意的降低眼压效果,目前随访已两年,无并发症发生。

六、无晶状体眼 / 人工晶状体眼青光眼可以首选睫状体光凝手术方式吗?

无晶状体眼 / 人工晶状体眼青光眼,可供选择的手术方式有:①房水引流阀植入手术;②内镜直视下激光睫状体光凝术;③EX-PRESS 手术;④小梁切除手术;⑤经巩膜睫状体光凝手术。第①、②点需要考虑角膜内皮细胞计数的问题,第③、④点需要考虑到术后瘢痕化的问题,第⑤点也是可以首选的术式。

七、高度近视、高度近视伴巩膜葡萄肿、先天性青光眼大眼球者,是否可以选择经巩膜睫状体光凝手术,会发生眼球穿破吗?

正如上文提到,尽管目前尚未有固定公式或标准,但如果采用目前共识的激光参数,发生眼球萎缩的几率其实很少。到目前为止,经巩膜睫状体光凝术尚没有引起眼球穿破的报道。另外,可以采用少量多次、先进行 180°尝试、再逐渐增加的方案。图 8-5-2 示意一例巩膜葡萄肿患者,经巩膜睫状体光凝术,随访一年,目前尚未见发生眼球萎缩。但无论如何,对于严重巩膜葡萄肿、曾有巩膜炎病史等患者,都是要慎重使用或不用经巩膜睫状体光凝术。

八、经巩膜睫状体光凝手术的麻醉问题

因光凝能引起剧烈或一定的疼痛,一般采用球后或球周注射。术中可视患者疼痛抑制程度酌情增加注射量,有个案增加到 5ml,极个别病例最终追加用到 10ml(如尿毒症肾透析患者发生新生血管性青光眼)。关于麻醉详见第一章第三节。但残存极少视功能(小视野、管状视野、光感、或光定位不准等),为避免一过性视力丧失的风险,建议球周注射,或者全身麻醉下进行。

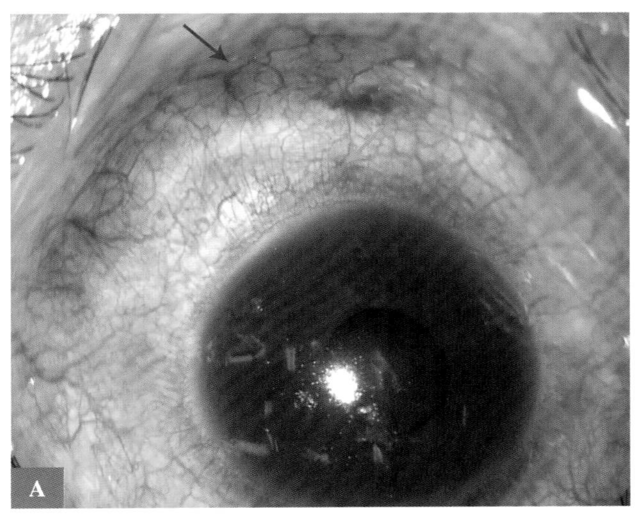

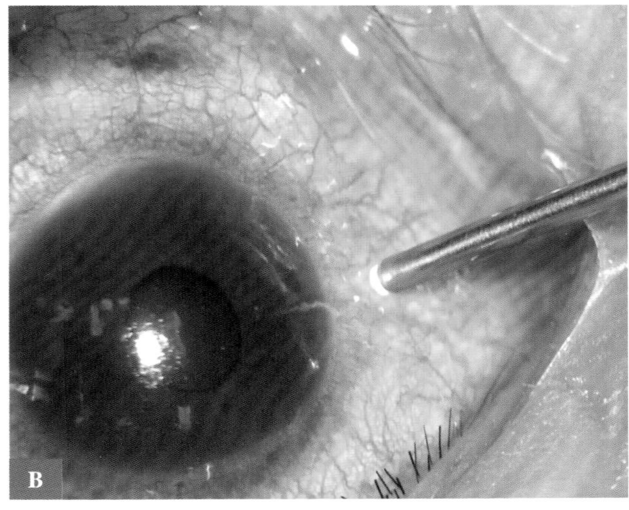

图 8-5-2　经巩膜睫状体光凝术治疗伴巩膜葡萄肿的继发性青光眼

A：示意左眼下方已经发生巩膜葡萄肿（蓝箭头）且已经行一次经巩膜睫状体光凝术（绿箭头示意原来的激光斑）　B：示意再次行激光光凝，避开前一次的光凝部位和巩膜葡萄肿位置，随访一年，未发生眼球萎缩

九、经巩膜睫状体光凝部位的选择

一般距离角膜缘 1~2mm 处。但不同患者有个体差异。对于前房深的高度近视患者和人工晶状体眼患者，需要偏后；前房浅、短眼轴的闭角型青光眼，需要靠前；中年、女性闭角型青光眼患者，偏前（睫状体往往肥大、前旋）；另外上方操作多较下方偏后。术前最好行 UBM 检查，帮助确定手术部位。

十、经巩膜睫状体光凝的范围

选择的范围有 180°、270°、360°。根据病情决定光凝的范围，但目前尚未有明确的标准指导光凝范围的选择。以下方案可供参考：

如果选择 180°，可选择鼻侧或颞侧，首选鼻侧。

如果选择 270°，可选择鼻侧、颞下，保留颞上方部位；或者 2~10 点钟方位，保留上方。当然还需要根据患者的眼部具体情况定（图 8-5-3）。

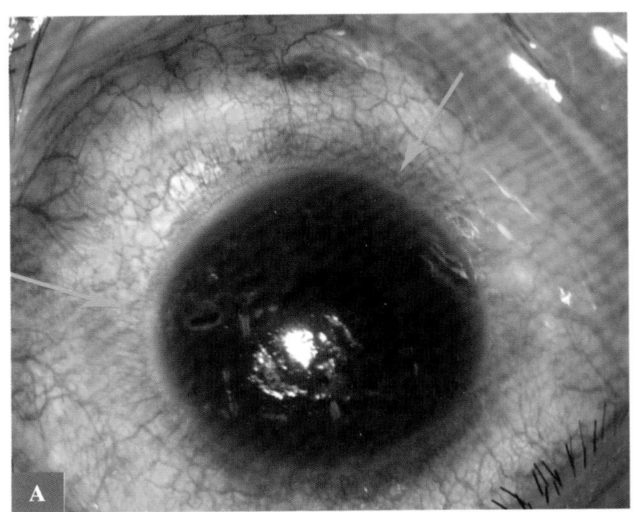

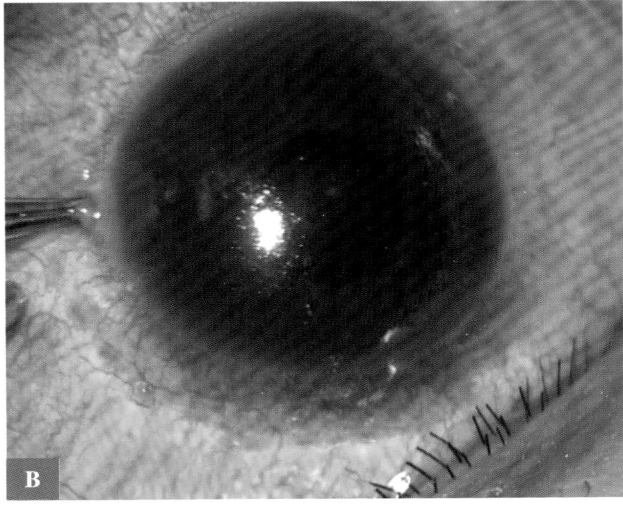

图 8-5-3　经巩膜睫状体光凝的范围

A：患者 3~8 点钟有巩膜葡萄肿，且该部位曾经做过光凝（绿箭头之间）　B：故选择 8~3 点再次做光凝

无论选择哪个部位，都需要避开3点和9点，因该处是睫状后长动脉出入眼球的位置。

著者建议尽可能保留一个象限，一是减少眼球萎缩的几率，二是留给后续手术之用。另外，尽可能保留颞上方，因为如果可以，将来还有机会行房水引流阀植入手术。因为有些患者，由于某些客观原因，如害怕手术等，一开始就坚决要求行经巩膜睫状体光凝治疗，但一段时间后，当眼压无法控制时，他/她们自己可能提出要手术了。

十一、经巩膜睫状体光凝的击射总点数

关于击射总点数，目前没有固定的公式或标准，因为每一个患者病情严重程度不同，对激光的反应不同。一般的共识是术前眼压越高、病情越重、激光治疗次数越高者，击射的点数越高。16-60个点的文献或经验报道都有。参考本节问题三解答。

十二、光凝可以做两排吗？即增加光凝击射点数？

可以的，但一般只用于顽固性青光眼，即眼压高极难控制者（图8-5-4）。

事实上，如果只选择270°范围光凝，击射点数一般在25~30左右就达到饱和了，如果增加击射点数，只能分两排了。

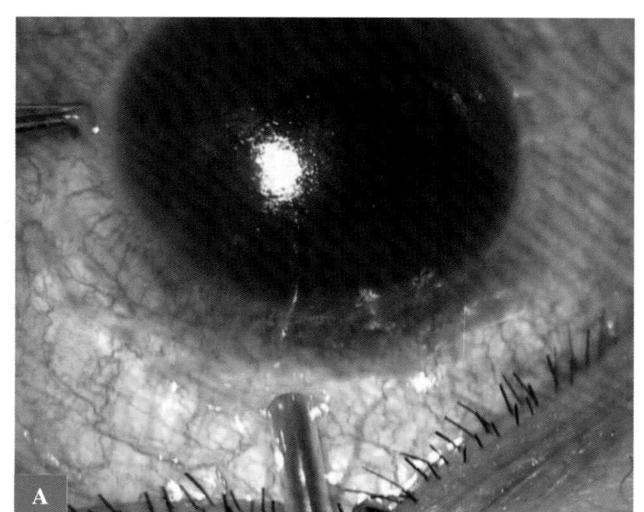

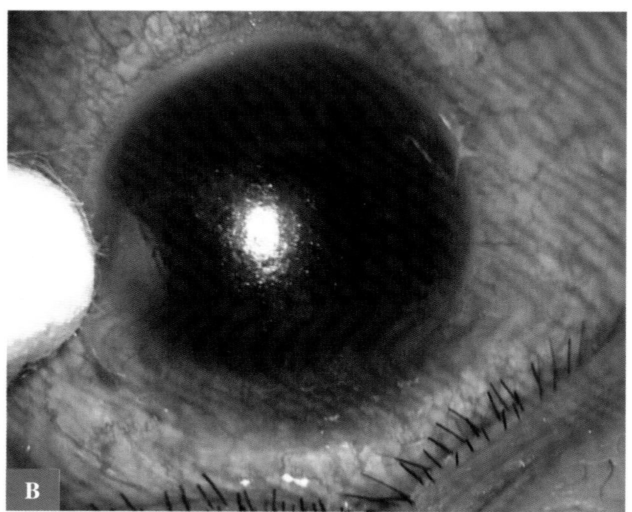

图8-5-4 行两排经巩膜激光睫状体光凝
A、B：示意行两排激光睫状体光凝

十三、经巩膜睫状体光凝的激光参数

目前的共识是：一般选择时间1~2秒，能量1.5~2.5W，个别到3W。视激光反应情况而变化。如果听到爆破声如“啪”或“啵”声音、或者见到从瞳孔后来源的小气泡、或有飞溅而出的睫状体色素（图8-5-5），表示选择的参数适中、击射的位置正确、激光有效烧灼了睫状体。

十四、经巩膜睫状体光凝时一定要出现“爆破音”才能算是有效光凝吗？

一般认为爆破音的发出，是由于组织气化爆破所致。因此有爆破音的光凝效果较好。但临床观察到，实际上也确实并不是每一次击射都能听到爆破音（即使加大能量和时间），也没有发现没有出现爆破音的光凝无效。有学者认为，激光对生物组织的长时间热作用也可以产生破坏作用。

但为什么似乎没有“爆破音”的光凝效果差些？有学者推测可能的原因为：激光能量不够或曝光时间

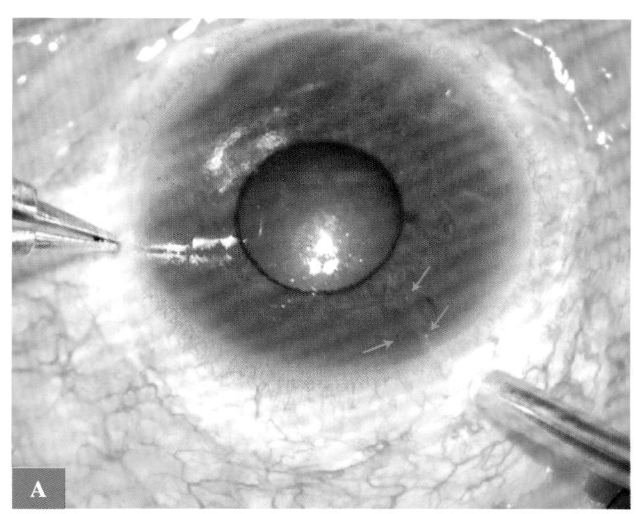

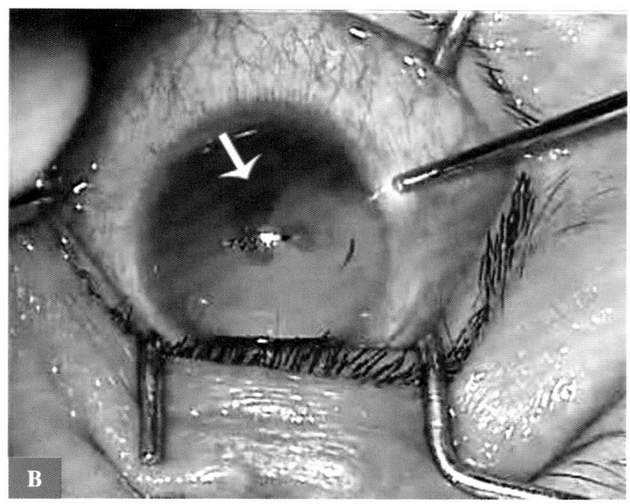

图 8-5-5　经巩膜睫状体光凝击射位置正确的一些标志

A:示意见到从瞳孔后来源的小气泡(绿箭头)　B:示意有飞溅而出的睫状体色素(白箭头)

过短,没有达到有效瞬间气化爆破,甚至过高能量(相对组织对能量的反应而言)而发生过度碳化而无爆破音发生。建议术中尽可能调整光凝的能量和曝光时间,尽可能找到有爆破音的击射参数。比如,将曝光时间锁定 1s,然后逐渐提高能量,直至听到爆破音时为佳。当然能量参数一般不超过 3W。

十五、经巩膜睫状体光凝为何术后炎症反应重且疼痛感剧烈,前房冲洗为何能减轻这些反应?

术中做前房冲洗时,可以看到可冲洗出大量的睫状体光凝后产生的色素、炎症因子、细胞和颗粒,这些都是引起炎症反应和术后疼痛的物质基础。光凝后可引起:①一过性眼压增高;②葡萄膜炎症;③疼痛反应;④前房或眼内出血;⑤眼内缺血表现;⑥其他并发症等等。这些都可表现为眼部充血、眼压高、头痛、眼痛等。术后早期除继续降低眼压外,还应积极局部或全身抗炎治疗。术中光凝后立即进行前房冲洗,能有效减轻术后早期的炎症反应,疼痛感极大地降低(图 8-5-6)。

十六、经巩膜睫状体光凝术术后早期大多眼压都比较低,原因?

除光凝有效外,可能与睫状体浅脱离有关。

十七、经巩膜睫状体光凝术术后早期患者眼压仍很高,原因?

可能的原因有:①光凝无效,没有准确定位睫状突,毕竟它是一种“盲目”光凝[7-9]。范围和击射点数不够;②剧烈的炎症反应,尤其见于没有行前房冲洗者。色素、炎症颗粒阻塞小梁网或者眼内炎症导致小梁网水肿,房水外排受阻。建议给予降低眼压的药物同时,加强局部和全身激素治疗,减轻炎症反应。

十八、经巩膜睫状体光凝术术后后期仍然眼压高怎么办?

经巩膜睫状体光凝术的缺点是“盲目”光凝[7-9],因而降眼压作用无法确切估计,眼压可能会反复增高,术后仍然可能要面临眼压高且眼压无法控制的局面,由于高眼压的损害,角膜发生大泡性病变(图 8-5-7),如此反复恶性循环,患者痛苦不堪,处理上也极为棘手。处理方法:①术前充分沟通;②术后积极抗炎、继续降低眼压;③再次行经巩膜睫状体光凝术,一般间隔至少一个月以上;④如果术前预留健康结膜位置,尝试房水引流阀植入手术或其他术式等;⑤反复角膜大泡性病变可考虑羊膜覆盖、层间烧灼联合羊膜植入、角膜内皮移植术、角膜移植术等。

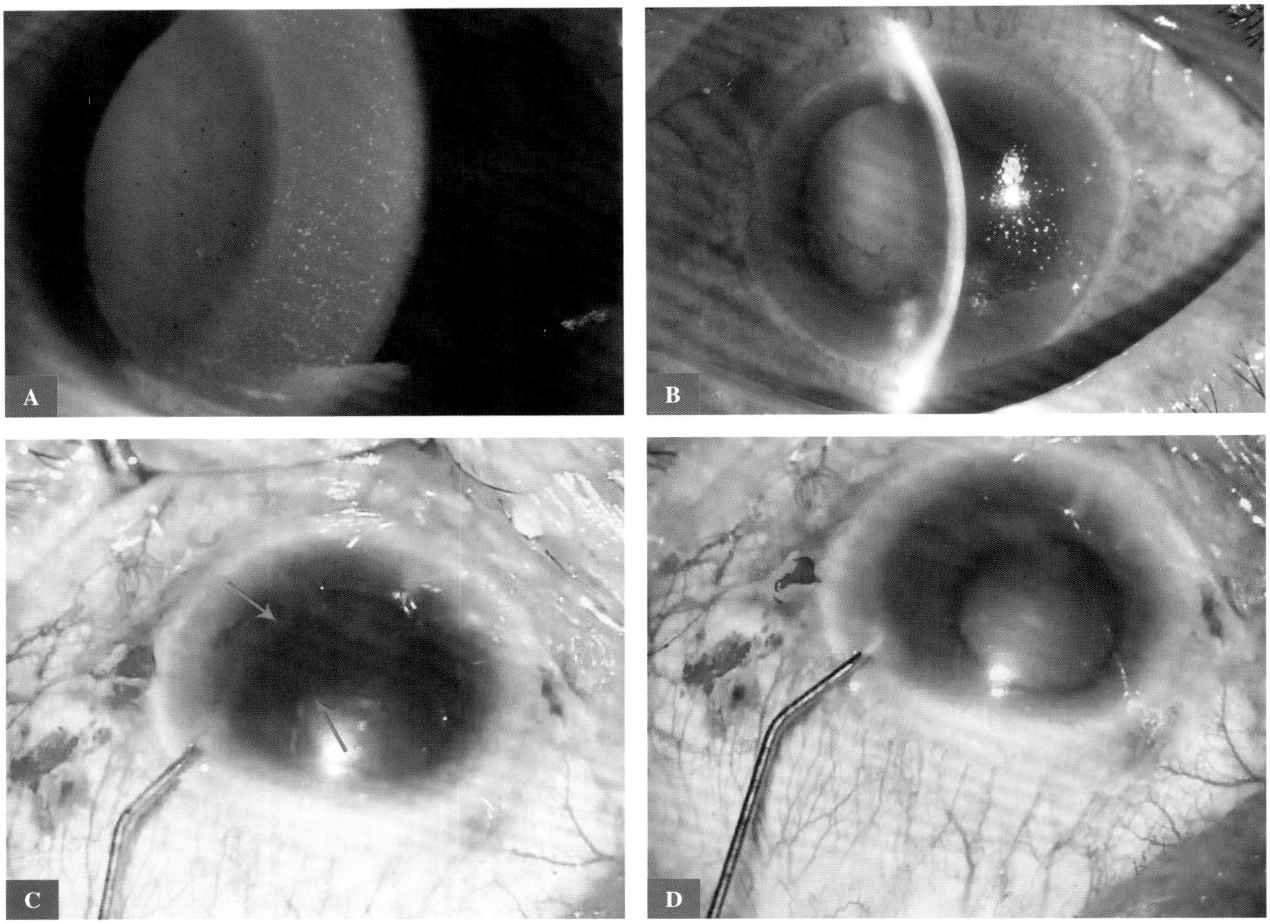

图 8-5-6 经巩膜睫状体光凝后有无前房冲洗的对比

A:示意没有经过前房冲洗的患者,第二天所见前房内和角膜内皮面布满大量色素颗粒 B:示意没有经过前房冲洗的患者前房炎症反应重 C:示意术中作前房冲洗,冲洗出大量色素(红箭头之间) D:示意术中前房冲洗后前房清亮。

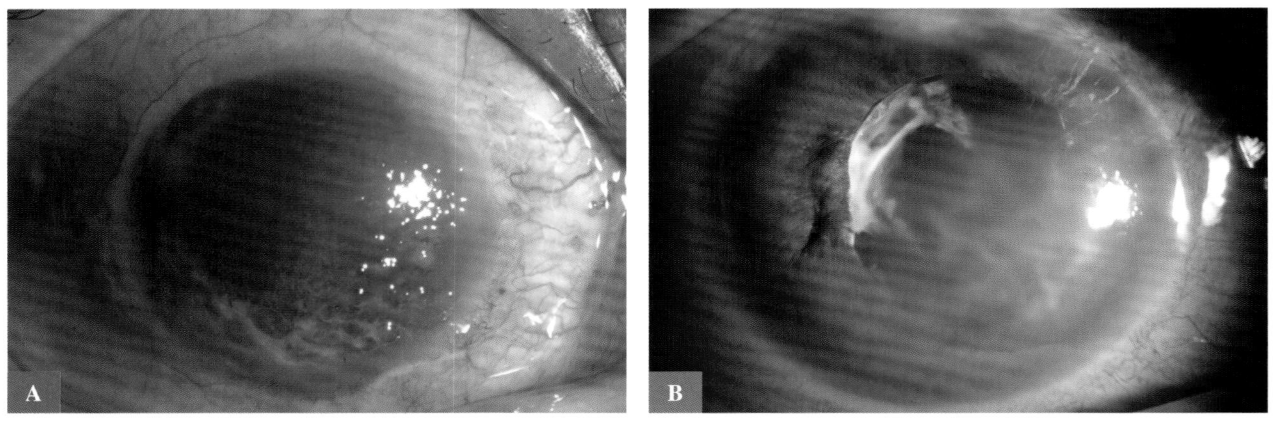

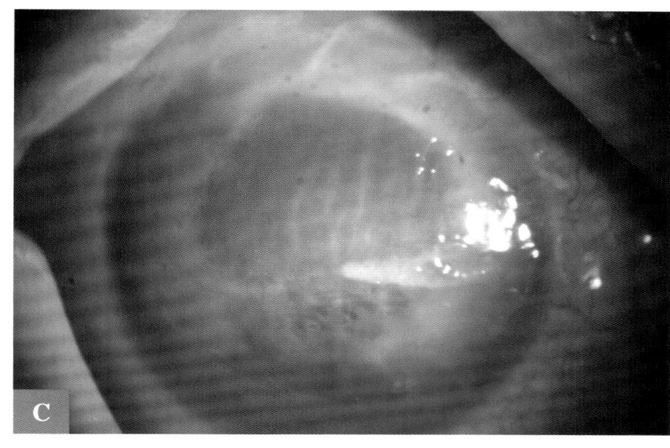

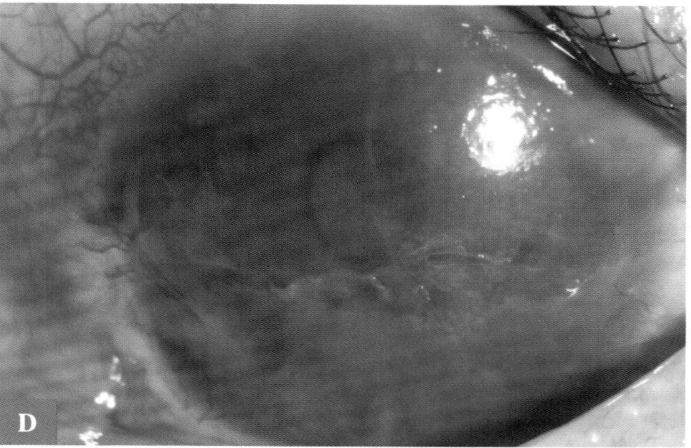

图 8-5-7　经巩膜睫状体光凝术无效角膜反复发生大泡性角膜病变

A~D:示意经巩膜睫状体光凝术后,仍然眼压高且无法控制,角膜发生大泡性病变

十九、经巩膜睫状体光凝术中或术后眼内出血

由于选择经巩膜睫状体光凝术的患者大多数为难治性青光眼,病情复杂,原因多样,眼内尤其眼底病变不完全清楚,如新生血管性青光眼,睫状体光凝极易引起前房或眼内出血(图 8-5-8)。如果术前能注射 Anti-VEGF 药物,术中术后发生出血机会大大降低[21]。另外,在作前房冲洗时,眼压骤降,也容易引起出血,建议前房穿刺时操作轻柔、缓慢放出少量房水,冲洗过程始终保持稳定的眼内压。

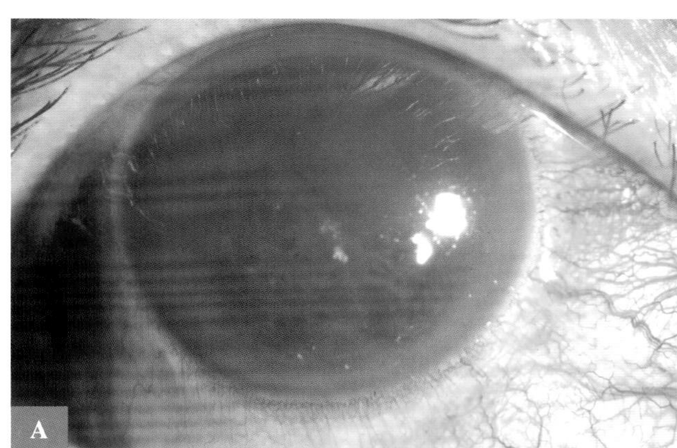

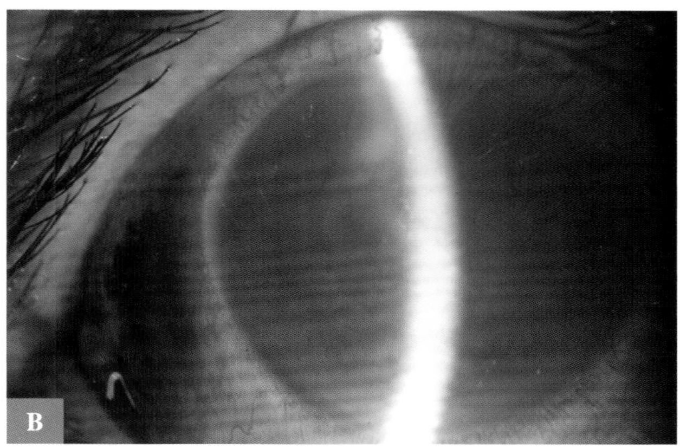

图 8-5-8　经巩膜睫状体光凝引起眼内出血

A、B:示意经巩膜睫状体光凝后见前房内出血,与色素、颗粒混合在一起,患者疼痛感剧烈

二十、经巩膜睫状体光凝术中晶状体脱位浮出

一些难治性青光眼,术前未能发现潜在的晶状体不全或全脱位,或者光凝过程中消融了原本就脆弱的晶状体悬韧带,都是有可能导致晶状体脱位的(图 8-5-9)。术前建议行 UBM 检查。

二十一、内镜直视下睫状体光凝操作的困难有哪些?

内镜直视下睫状体光凝是眼手脚操作的结合,眼睛看着监视屏,一手持内镜激光探头,脚踏控制激光击射,操作需要一定的适应过程。因此,最大的困难是术中睫状突视野的准确暴露。另外,如遇悬吊固定襻的人工晶状体眼,需要避开人工晶状体襻固定处。

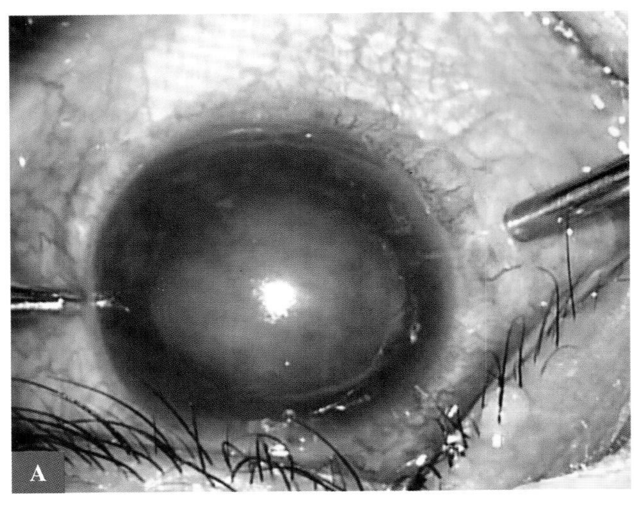

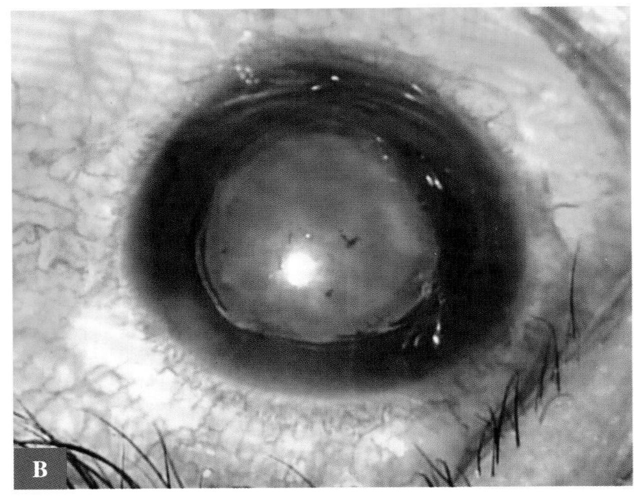

图 8-5-9　经巩膜睫状体光凝术中发生晶状体脱位

A:示意光凝前并没有发现晶状体脱位　B:行前房冲洗时,整个晶状体浮上前房

二十二、选择经透明角膜切口和经扁平部切口做内镜直视下睫状体光凝有何不同?

一般选择经透明角膜切口,眼内创伤小,操作简单。但如果眼压太高(尤其后房压力高)、或前房条件差(如角膜内皮细胞计数少、前房浅、虹膜后粘连严重等)或联合眼内其他手术时,应考虑经扁平部切口。

二十三、内光凝(包括内镜直视下或玻璃体视网膜手术中行睫状体光凝)的并发症有哪些?

存在所有眼内手术的共同风险。包括玻璃体积血,视网膜脱离、视力下降或丧失、低眼压等。

二十四、经巩膜睫状体光凝与内镜直视下睫状体光凝的优劣势在哪里?

理论上讲,内镜直视下睫状体光凝因能直视下准确光凝睫状突,应该有更好的控制术后眼压的作用,但它是侵入性内眼手术,且适应证窄,主要针对无晶状体或人工晶状体性青光眼,对角膜内皮细胞计数要求高。在适应证上,对比房水引流阀植入手术没有优势。经巩膜睫状体光凝理论上是“盲目”光凝,光凝的量与术前眼压尚无直接的关系,术后控制眼压存在不确定性,但在解剖位置准确的前提下,经巩膜睫状体光凝比内镜下操作简单、快捷、适应证广,在能量及击射点数把控较好的情况下,眼球萎缩的发生率也低[22]。

二十五、内镜直视下睫状体光凝的参数如何设定?

如第二节中所述,采用 810nm 二极管激光,参数一般设定为:选择单个击射,瞄准光 80~100。能量选择 0.35~1.0W(视击射睫状体的反应增减),曝光时间 0.5~1 秒。实际操作时可以先初设一个激光能量,如 0.4~0.5W,光凝时间为 0.5 秒,然后根据光凝反应调整参数。最佳和适中的反应是睫状体变白、塌陷、皱缩,一般有爆破声。如果没有爆破声,可适当调整参数,或看到睫状体有变白、塌陷皱缩也是可以的。

二十六、玻璃体视网膜手术中行睫状体光凝的激光参数如何设定?

如第三节中所述,玻璃体视网膜手术中行睫状体光凝可以采用氩激光或 532nm 激光,但无论哪种激光,设置激光能量可参照视网膜光凝的参数,一般为 200~500mW,光斑大小在 200um,持续时间 0.1~0.2 秒,间隔时间 0.3~0.5 秒。可通过与睫状突的距离调节曝光量。每个睫状突可打 3~5 个点,以出现爆破斑(泛白及皱缩)和消除突起为有效[7,11,14,23]。

二十七、内镜直视下睫状体光凝的范围如何设定？

对于内镜直视下光凝范围的选择，有学者认为：可根据术前眼压选择，如术前最大剂量降眼压药物下眼压 22~30mmHg，光凝 180°范围；在 31~40mmHg，光凝 270°范围；眼压 >40mmHg，则光凝 360°[8,14]。但这一结论仅供参考，因为各种青光眼情况复杂，且目前尚未发现光凝量与眼压下降量的线性关系。应慎重选择光凝量，光凝过度有可能引起眼球萎缩，宁可保守些，用药物治疗留下的残余性青光眼。

二十八、睫状体光凝术后重复治疗的时间

所有睫状体光凝术都能在不同程度上降低眼压，但缺点是眼压可能还会反复甚至无法控制，需要重复治疗，尤其经巩膜睫状体光凝术。临床观察到，最大降眼压幅度一般在术后 4~6 周[18]，因此重复治疗不应早于此时间。

二十九、睫状体光凝失败后还能行其他手术方式吗？

当然可以，但需根据患者青光眼的类型、病情严重程度、眼部条件和自身情况综合评价选择进一步的手术干预。例如第一次为经巩膜睫状体光凝，第二次手术可以再次选择行经巩膜睫状体光凝或房水引流阀植入手术；第一次睫状体内光凝，第二次手术可以选择房水引流阀植入手术，如第七章第四节图 7-4-15E。

三十、经巩膜睫状体高强度聚焦超声凝固术（HIFU）降低眼压的机制

HIFU 技术可以直接破坏睫状体上皮细胞减少房水生成，动物研究显示它还能同时增加葡萄膜、巩膜通路的房水排出[24]，但后者在人体的作用还有待进一步的研究。HIFU 技术的特点之一是能产生高强度的超声，它使治疗位置的声能能在短时间内迅速转化成热能造成靶组织的损伤，即所谓的热凝固、热消融作用；HIFU 技术的另一特点能够将声能聚焦在狭小的靶组织区域内，最大限度地保护邻近组织不受热损伤，因而 HIFU 技术能够在短时间内有针对性地破坏睫状体上皮，而不损伤周围组织。

三十一、HIFU 和经巩膜睫状体光凝术有何不同？

HIFU 的能量设置和相关参数由生产厂家完成，因而在治疗过程中实际产生的声能和其转化的热能在所有的患者是均一的，从而对患眼睫状体上皮的破坏程度也是一致的。经巩膜睫状体光凝术同样依赖热能对睫状体上皮细胞的破坏来降低眼内压，但其热能转化依赖于患者色素含量的多少，因而每个患者的实际破坏程度并不一致。另一方面，从治疗本身引起的炎症反应和并发症来看，超声治疗不会像激光光凝那样引起细胞碎片、颗粒和色素等的播散，因此超声治疗引起的炎症反应很轻，患者的疼痛程度也轻；但激光光凝引起的炎症反应较重，除非联合前房冲洗术，患者疼痛的几率更高。另外，HIFU 到目前为止没有发现眼球萎缩等严重并发症。

三十二、HIFU 会引起视力下降吗？

目前一项针对进展期青光眼患者应用 HIFU 的临床研究显示（尚未发表的数据），73.4% 的患者视力没有变化，另外出现视力下降的 26.6% 的患者中，有 23.3% 由非 HIFU 相关因素引起，剩下的 3.3% 由青光眼进展引起，此结果曾在 2014 年的欧洲视觉与眼科研究会议上报告。

三十三、HIFU 的适应证有哪些？只适用于绝对期青光眼患者吗？

HIFU 已取得国外的注册认证并将适应证拓展到以高眼压为特征的各期青光眼患者。HIFU 显著的优势在于：①安全性，至今在欧洲已有 2500 多名患者在 HIFU 治疗后未出现明显的前房反应，患者除了治疗时可能出现的一过性不适，没有明显痛觉，也未见发生眼球萎缩等严重并发症，即使重复治疗，炎症反应和并发症的发生几率也没有显著提高；②有效性，治疗探头已经进行了更新换代，早期的第一代探头从安

全性考虑，实际产生的超声能量较低，达到热凝固破坏的靶组织较少；目前使用的第二代治疗探头产生的超声能量适中，在保证安全性的同时，使临床试验中患者的反应率从之前的 68% 提高到 80% 以上，且绝大多数患者能够达到降压 20% 以上的治疗效果（尚未发表的数据，曾在 2015 年的欧洲视觉与眼科研究会议上报告）。因此，HIFU 治疗适用于各期青光眼患者。但在目前阶段，仍主要用于进展期、晚期和绝对期患者。

三十四、无晶状体眼 / 人工晶状体眼青光眼可以首选 HIFU 吗？

由于晶状体摘除术后睫状体的位置发生了改变，目前治疗探头的聚焦位置不适用于无晶体眼 / 人工晶状体眼患者，因而目前对无晶状体眼 / 人工晶状体眼青光眼暂时不适用。期待针对这种类型青光眼的改良探头得以研发。

三十五、高度近视、高度近视伴巩膜葡萄肿、先天性青光眼大眼球者，是否可以选择 HIFU？会发生眼球穿破吗？

可以选择。除非以上患者有显著的巩膜变薄。因为 HIFU 理论上有可能造成部分患者在治疗探头接触位置的巩膜变薄，但根据目前高度近视或高度近视伴巩膜葡萄肿患者的治疗结果，未见眼球穿破的报道；另外根据对实验动物变薄巩膜的组织学研究发现，与治疗探头接触的巩膜组织虽然变薄，但其机械应力并未显著下降[25]。

三十六、HIFU 操作治疗需要在手术室进行吗？手术需要常规消毒铺巾吗？手术采取何种麻醉为宜？整个治疗过程多久？

由于整个治疗过程不需要开放眼球，发生眼内炎的可能性极低，因此整个治疗操作不一定要在手术室完成，可以在病房治疗室进行。按照外眼手术常规消毒，不需要铺巾。考虑到治疗过程中患者有疼痛的可能以及治疗中对眼球制动性有较高的要求，推荐使用球后麻醉、球周麻醉或全身麻醉。整个治疗过程只需要 3 分钟左右。

三十七、HIFU 操作的关键点

HIFU 治疗总体而言操作简单，耗时较短，没有明显的学习曲线。治疗中的关键点有两个：一是确保整个治疗过程中治疗探头的居中，保证高强度的治疗超声准确聚焦于全周的睫状突，因而很多医生即使在负压固定治疗探头的基础上仍全程用手辅助固定探头及其负压环的位置；二是注意治疗过程中负压环和治疗探头的腔隙中始终充满生理盐水或 BSS 液，因为超声能量在空气中衰减的很快，特别是高强度超声，因而如果治疗中出现腔隙中液体的渗漏应随时补充液体，保证负压环中的液平面始终高于探头。

三十八、HIFU 操作治疗过程中，患者有疼痛感吗？术后常见的并发症是什么？如何处理？

如果治疗前的麻醉效果确切，患者一般不会出现术中的疼痛感，但术后可能会出现一过性的不适或较轻的痛感。术后最常见的并发症是结膜充血、与治疗探头接触处的巩膜痕迹和轻微疼痛感，其他并发症还有球结膜水肿、轻度角膜水肿、轻度前房反应、一过性高眼压等，大多随时间消退，不会造成长期影响。见图 8-5-10。

三十九、HIFU 治疗后，如果眼压再次增高，如何处理？是否可以再次行 HIFU，间隔时间多久为宜？

目前基于欧洲 2500 多名患者的临床研究显示，治疗后的眼压反跳程度并不高，如果首次治疗有效的患者可以进行重复治疗，且安全性也和首次治疗相似。重复治疗的时间间隔在 3 个月为宜。

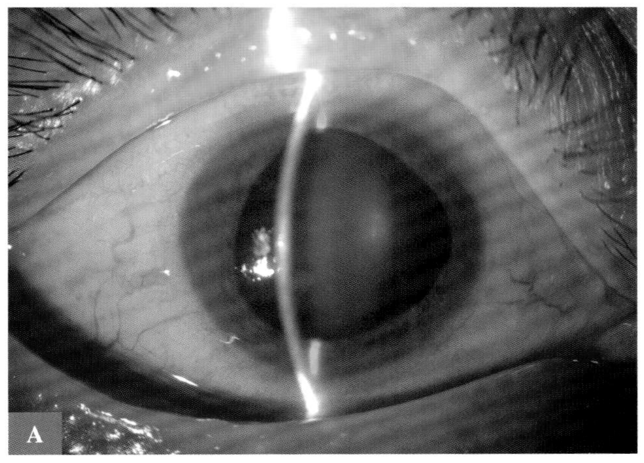

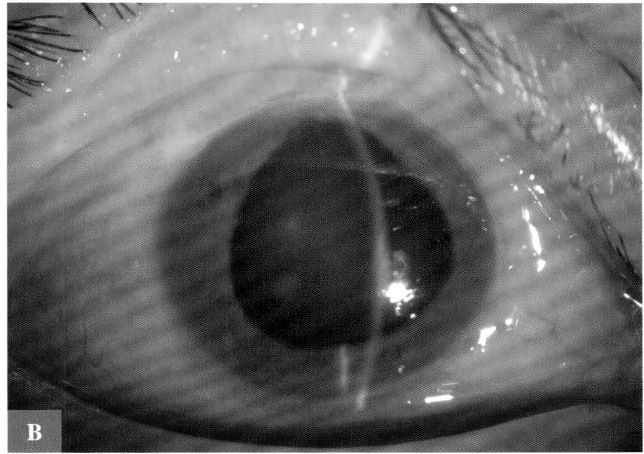

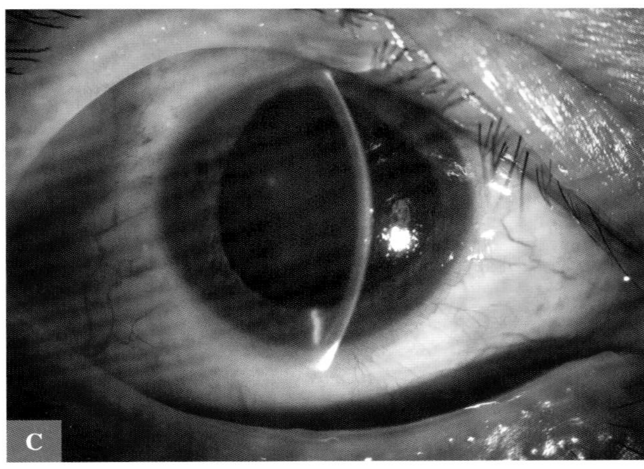

图 8-5-10 HIFU 治疗前后眼前段表现

A：患者治疗前眼前段外观，结膜充血、角膜水肿，用最大降眼压药物下眼压 66mmHg B：治疗结束当时的眼前段外观，可见结膜充血加重 C：治疗后第一天，结膜充血已明显减轻，角膜水肿明显减轻，眼压下降至 31mmHg

四十、HIFU 治疗成功率多少？如果 HIFU 治疗失败后还能行其他手术方式吗？如经巩膜睫状体光凝术、小梁切除手术、或房水引流阀植入手术？

根据目前的临床研究结果，应用第二代探头的 HIFU 治疗的反应率在 80% 以上，成功率在 60% 左右[26-28]。HIFU 治疗失败后还可以进行其他方式的青光眼手术，如传统的小梁切除术、房水引流阀植入手术等等。但目前尚没有 HIFU 治疗后应用经巩膜或内镜下睫状体光凝手术术后效果的研究报道，因为理论上讲，二者的治疗机制相同，都是通过对产生房水的睫状突的破坏而降低眼内压，因此 HIFU 治疗可能会影响后续睫状体光凝的技术参数设置和治疗效果。

参考文献

1. 周文炳 . 临床青光眼 . 北京：人民卫生出版社，2000：440-443.
2. Charisis SK，Detorakis ET，Vitanova VS，et al. Contact transcleral photodynamic cyclo-suppression in human eyes：a feasibility study. Can J Ophthalmol，2011，46（2）：196-198.
3. Wang D，Yu J，Tian L，et al. Effectiveness of transscleral cyclophotocoagulation as adjuvant therapy for refractory glaucoma in keratoprosthesis patients. Eur J Ophthalmol，2015，25（1）：8-13.
4. 张秀兰，王家伟 . 难治性青光眼的治疗策略 . 眼科，2015，24（3）：214-216.
5. Panarelli JF，Banitt MR，Sidoti PA. Transscleral diode laser cyclophotocoagulation after baerveldt glaucoma implant surgery. J Glaucoma，2014，23（6）：405-409.
6. Mavrakanas N，Dhalla K，Kapesa I，et al. Diode laser transscleral cyclophotocoagulation for the treatment of glaucoma in East Africa. Eye（Lond），2013，27（3）：453-454.
7. Uram M. Endoscopic surgery in Ophthalmology. Philadelphia：Lippincott Williams & wilkins，2003：21-72.

8. 刘文．临床眼底病．外科卷．北京：人民卫生出版社．2014：226.
9. Lin S. Endoscopic cyclophotocoagulation. Brit J Ophthalmol，2002，86（12）：1434-1438.
10. Ishida K. Update on results and complications of cyclophotocoagulation. Curr Opin Ophthalmol，2013，24（2）：102-110.
11. 余敏斌，黄圣松，葛坚，等．眼内窥镜下激光睫状体光凝术治疗难治性青光眼的疗效评价．中华眼科杂志，2006，42（1）：27-31.
12. Liu W，Chen Y，Lv Y，et al. Diode laser transscleral cyclophotocoagulation followed by phacotrabeculectomy on medically unresponsive acute primary angle closure eyes：the long-term result. BMC Ophthalmol，2014，14（1）：1.
13. Francis BA，Kawji AS，Vo NT，et al. Endoscopic cyclophotocoagulation（ECP）in the management of uncontrolled glaucoma with prior aqueous tube shunt. J Glaucoma，2011，20（8）：523-527.
14. Zarbin MA，Michels RG，de Bustros S，et al. Endolaser treatment of the ciliary body for severe glaucoma. Ophthalmology，1988，95（12）：1639-1648.
15. Yang Y，Zhong J，Dun Z，et al. Comparison of Efficacy Between Endoscopic Cyclophotocoagulation and Alternative Surgeries in Refractory Glaucoma：A Meta-analysis. Medicine（Baltimore），2015，94（39）：e1651.
16. Sheybani A，Saboori M，Kim JM，et al. Effect of endoscopic cyclophotocoagulation on refractive outcomes when combined with cataract surgery. Can J Ophthalmol，2015，50（3）：197-201.
17. 刘文．临床眼底病．外科卷．北京：人民卫生出版社．2014.
18. 叶天才，王宁利．临床青光眼图谱．北京：人民卫生出版社，2007.
19. Charrel T，Aptel F，Birer A，Chavrier F，Romano F. Development of a miniaturized HIFU device for glaucoma treatment with conformal coagulation of the ciliary bodies. Ultrasound Med Biol，2011；37：742-754.
20. Ghosh S，Manvikar S，Ray-Chaudhuri N，et al. Efficacy of transscleral diode laser cyclophotocoagulation in patients with good visual acuity. Eur J Ophthalmol，2014，24（3）：375-381.
21. Fong AW，Lee GA，O' Rourke P，et al. Management of neovascular glaucoma with transscleral cyclophotocoagulation with diode laser alone versus combination transscleral cyclophotocoagulation with diode laser and intravitreal bevacizumab. Clin Exp Ophthalmol，2011，39（4）：318-323.
22. Kraus CL，Tychsen L，Lueder GT，et al. Comparison of the effectiveness and safety of transscleral cyclophotocoagulation and endoscopic cyclophotocoagulation in pediatric glaucoma. J Pediatr Ophthalmol Strab，2014，51（2）：120-127.
23. Ness PJ，Khaimi MA，Feldman RM，et al. Intermediate term safety and efficacy of transscleral cyclophotocoagulation after tube shunt failure. J Glaucoma，2012，21（2）：83-88.
24. Aptel F，Béglé A，Razavi A，et al. Short- and long-term effects on the ciliary body and the aqueous outflow pathways of high-intensity focused ultrasound cyclocoagulation. Ultrasound Med Biol，2014；40（9）：2096-106.
25. Aptel F，Charrel T，Palazzi X，Chapelon JY，Denis P，Lafon C. Histologic effects of a new device for high-intensity focused ultrasound cyclocoagulation. Invest Ophthalmol Vis Sci，2010；51：5092-5098.
26. Aptel F，Denis P2，Rouland JF，et al. Multicenter clinical trial of high-intensity focused ultrasound treatment in glaucoma patients without previous filtering surgery. Acta Ophthalmol，2015 Nov 7. doi：10.1111/aos.12913.
27. Aptel F，Lafon C. Therapeutic applications of ultrasound in ophthalmology. Int J Hyperthermia，2012；28：405-418.
28. Charrel T，Lafon C，Romano F，Chapelon JY，Blumen-Ohana E，Nordmann JP，Denis P. Miniaturized high-intensity focused ultrasound device in patients with glaucoma：A clinical pilot study. Invest Ophthalmol Vis Sci，2011；52：8747-8753.

9

第九章 新型非滤过泡依赖的眼内引流手术

非滤过泡依赖性手术主要指不经过结膜下形成外引流（滤过泡）途径来达到降低眼压的手术方式。按照房水引流途径，新型非滤过泡依赖的眼内引流手术可以分为如下三种形式：①通过增加经小梁网途径引流的手术方式，包括 Schlemm 管成形术、小梁消融术（trabectome）、内路小梁切开术（excimer laser trabeculotomy ab interno，ELT）；erbium：YAG laser trabeculotomy；Fugo 等离子刀内路小梁切开术）、iStent 支架植入术、Eyepass 植入术、Hydrus 微支架植入术等；②通过增加经脉络膜、巩膜途径引流的手术方式，包括各种前房 - 脉络膜上腔分流装置植入术（如 SOLX gold shunt、polypropylene shunt、CyPass micro-shunt、iStent Supra 和 STARflo 等）；③通过两种或以上途径引流的手术方式，如二氧化碳（CO_2）激光辅助深层巩膜切除术（CLASS 手术）。上述手术许多尚处于临床研究阶段。本章介绍三种有代表性的、且目前在国内已经开展的术式：Schlemm 管成形术、小梁消融术和 CLASS 手术。

第一节　Schlemm 管成形术

【适应证】各类型开角型青光眼患者。

【手术原理】Schlemm 管成形术（canaloplasty）是以粘小管造瘘术（viscocanalostomy，VCO）为基础发展起来的一种新型的改良手术方式。VCO 首先是 Stegmann 等于 1999 年[1]报道，手术方法：制作以穹窿部为基底的结膜瓣，制作以角膜缘为基底的浅板层和深层巩膜瓣，切开 Schlemm 管并撕除其外壁，用黏弹剂扩张 Schlemm 管，从角巩膜结合处分离后弹力膜，剪除深层巩膜瓣，缝合浅层巩膜瓣和球结膜瓣。此手术是真正现代意义上的非穿透性小梁手术（non-perforating trabecular surgery，NPTS），因其在不穿透前房的情况下精确切除 Schlemm 管内外壁，仅留菲薄的一层小梁网及后弹力膜，明显减少了穿透性小梁手术的常见并发症。VCO 的降压机制可能是多方面的：房水经后弹力膜窗从前房渗出到巩膜下的"房水湖"（巩膜池），然后经 Schlemm 管新的开口进入正常生理排出管道；同时可能增加了葡萄膜巩膜途径的房水外流；扩张 Schlemm 管可使房水通过小梁网和 Schlemm 管的阻力降低，增加房水外流。但 VCO 只能部分扩张 Schlemm 管，降压效果有限，同时还有远期因 Schlemm 管开口瘢痕化而使引流失效的危险，因此，Lewis 等[2]在 VCO 的基础上使用氦氖激光引导的导光纤维进入 Schlemm 管，留置缝线降低小梁网、Schlemm 管和集合管房水外流阻力，通过自然房水流出通道增加房水外流，控制眼压，形成了 Schlemm 管成形术。

Schlemm 管成形术，需要一个 200μm 直径的柔软的微导管来完成。这一微导管有一内腔可以用于黏弹性物质的注射（通过一个精确的螺旋推注注射器完成黏弹性物质的推注）；另外，微导管内还有一根导光纤维，可以使微导管的头部发出红色或闪烁的光，来显示微导管在 Schlemm 管内的位置。微导管置入到打开外壁的 Schlemm 管内前行 360°，当头端从入口处穿出后，将 9-0 或 10-0 的聚丙烯缝线系在微导管头端上，然后反向将微导管退出，每经过 2 个钟点就注射入一些黏弹性物质，当微导管完整退出后，缝线就留在了 Schlemm 管内。将缝线系紧，这样就可以对 Schlemm 管内壁产生一定的张力，这一张力的持久存在使得 Schlemm 管得以扩张，从而达到降低眼压的目的。

研究表明 Schlemm 管成形术是一种安全有效的治疗开角型青光眼的新型抗青光眼手术方式[2-5]。

【手术步骤】

一、经导光纤维指引下 Schlemm 管成形术 1

见图 9-1-1。

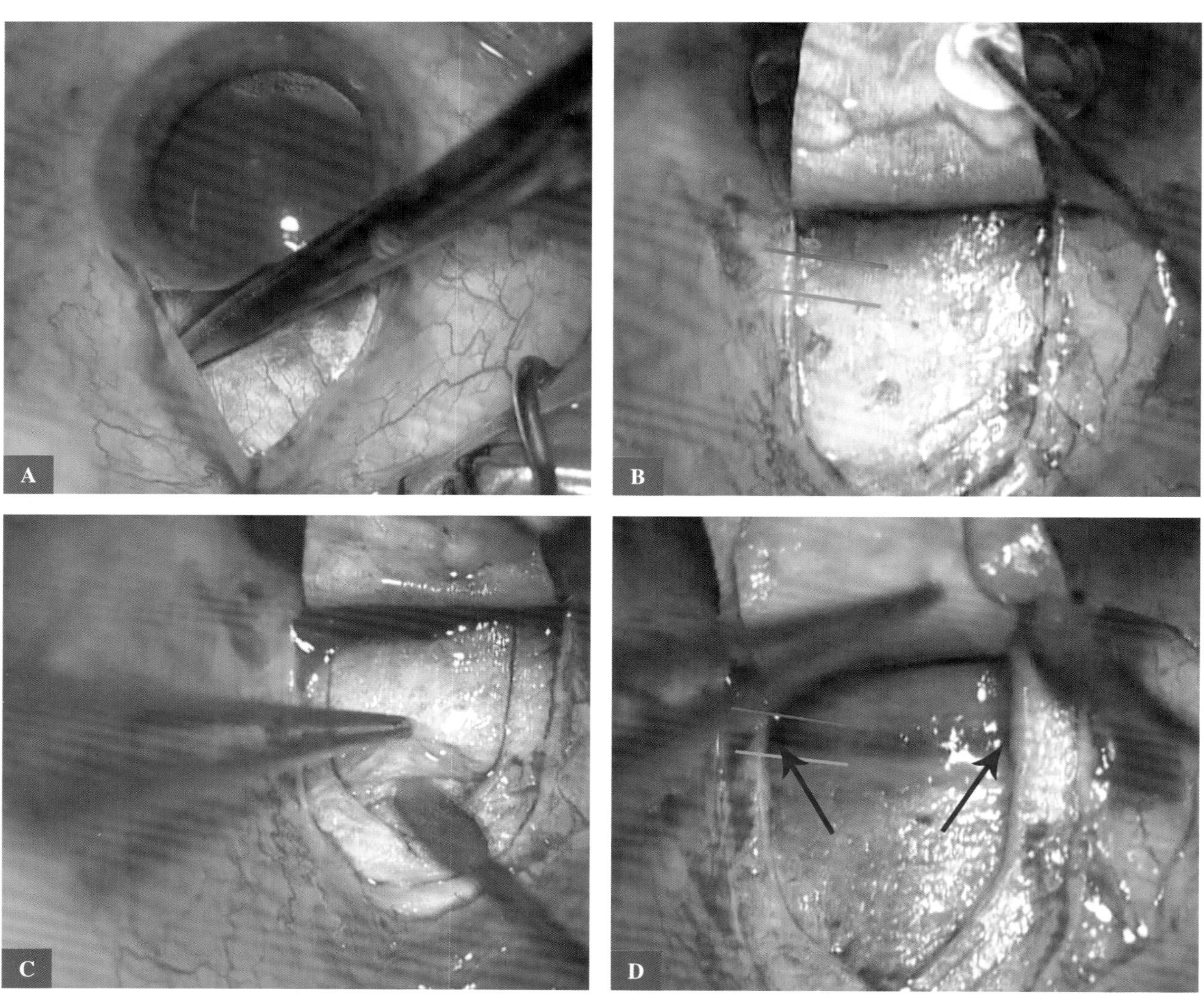

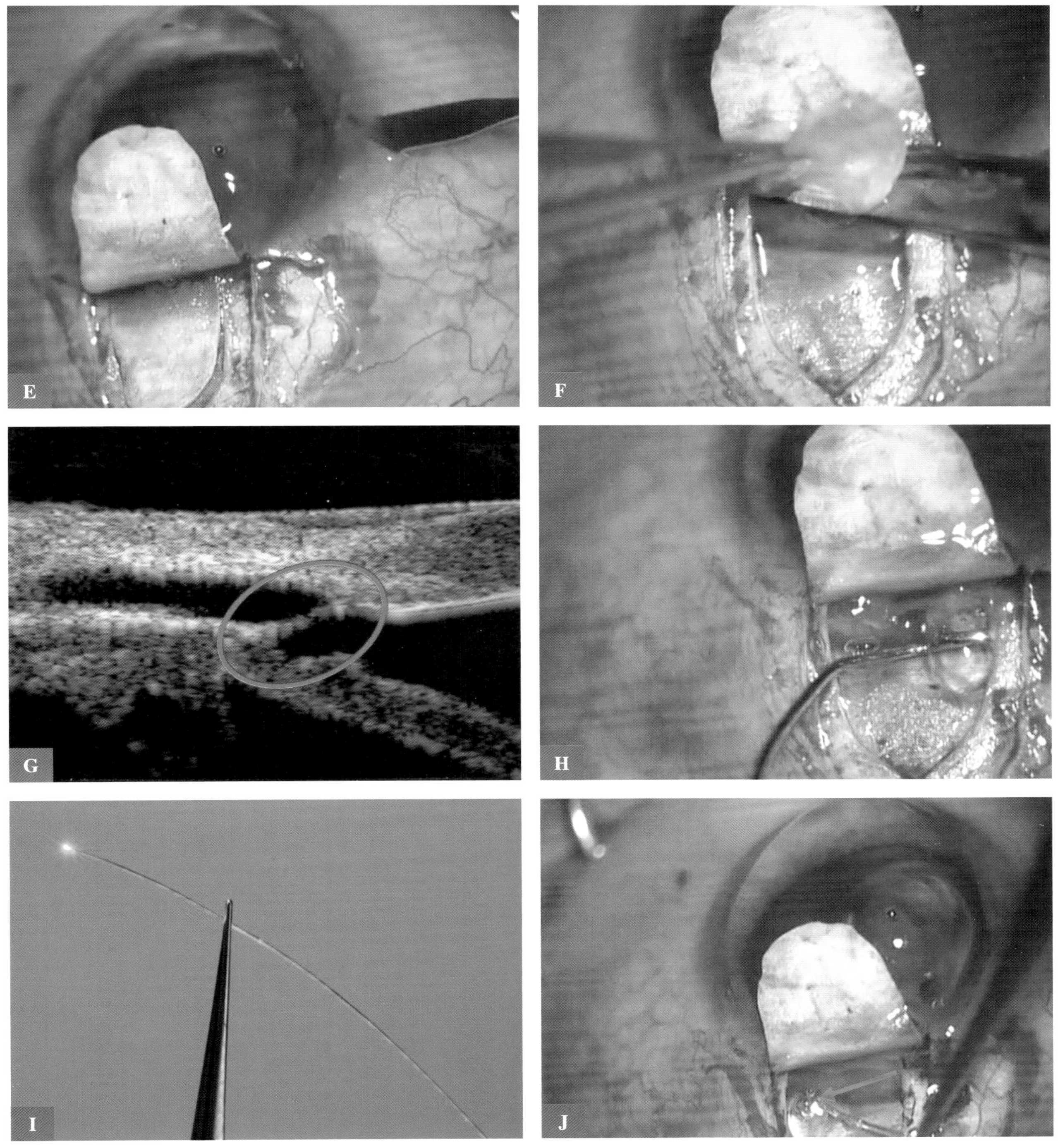
E
F
G
H
I
J

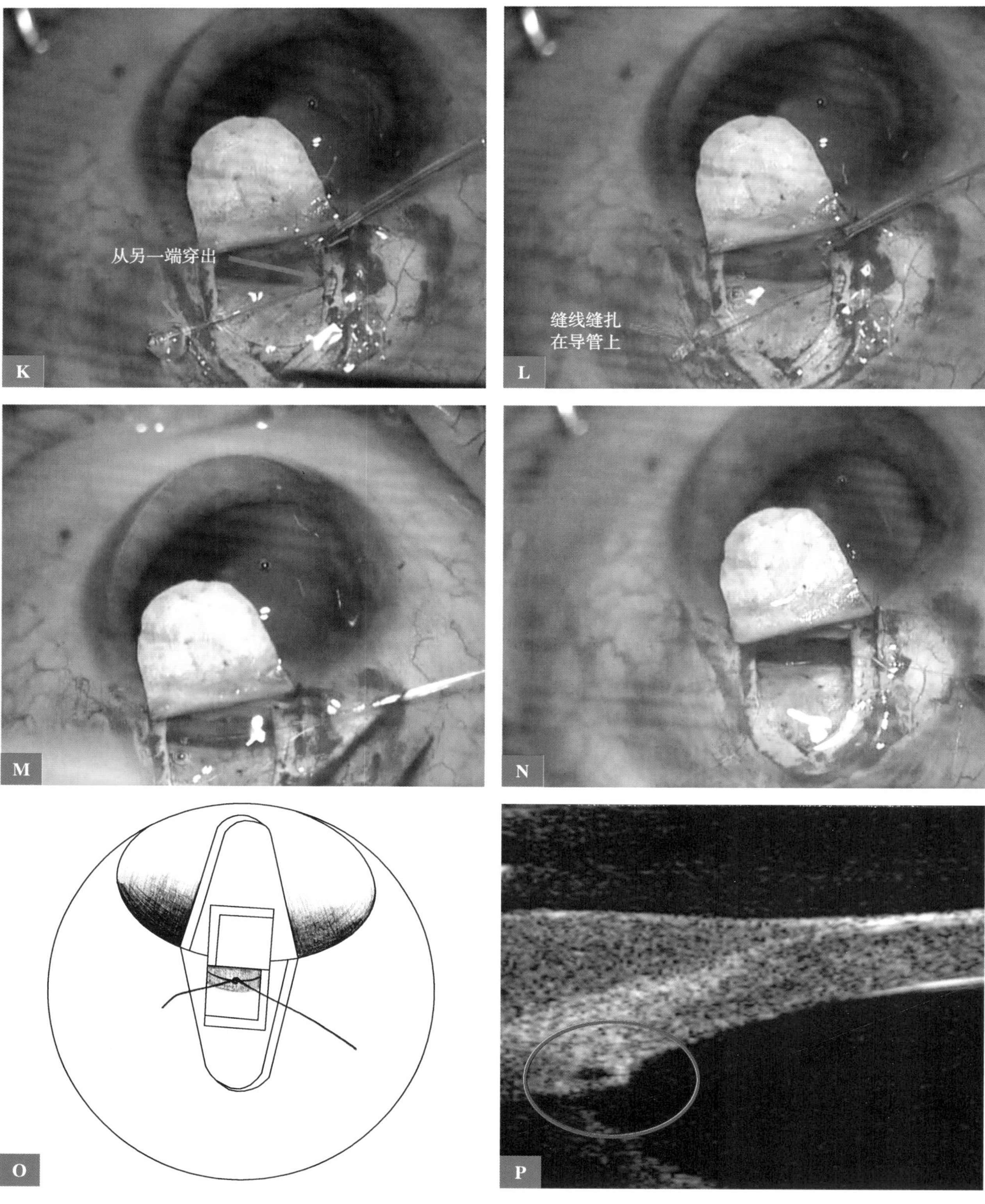
从另一端穿出
K
缝线缝扎
在导管上
L
M
N
O
P

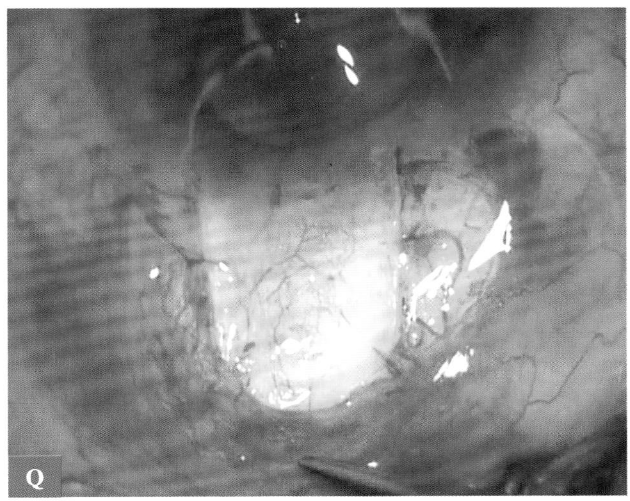

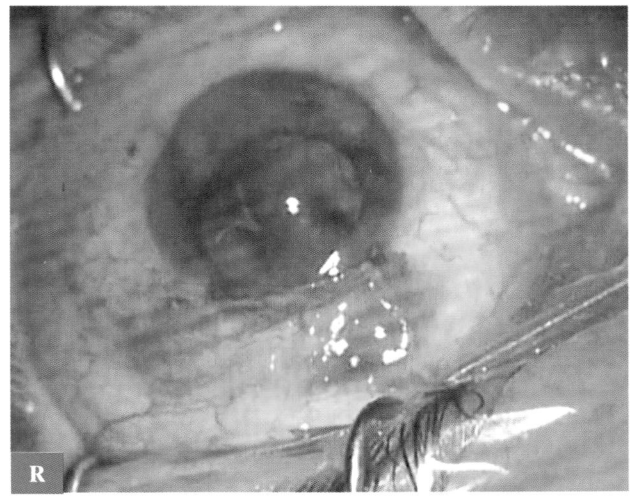

图 9-1-1　经导光纤维指引下 Schlemm 管成形术——国外学者手术示范

A：做以穹窿部为基底的结膜瓣　B：做第一层巩膜瓣，新月形、1/3 厚度、大小约 4mm × 5mm。在深层巩膜床上隐约能识别三个解剖标志：红直线往前为透明角膜区域，绿直线往后为白色巩膜区域，红直线和绿直线之间区域为灰蓝色小梁网带。绿直线方向相当于 Schlemm 管走向　C、D：在第一层巩膜瓣下，再制作 1/3~1/2 巩膜厚度的第二层巩膜瓣，大小约 3mm × 4mm，暴露出 Schlemm 管断端（蓝箭头）和角膜后弹力膜　E：做侧切口前房穿刺，注入一定的 BSS 或黏弹剂维持和稳定前房　F：剪除第二层巩膜瓣，形成巩膜池　G：UBM 下可显示被剪除的第二层巩膜瓣为一空隙，红色圈显示暴露的后弹力膜窗　H：Schlemm 管内注入黏弹剂扩张 Schlemm 管开口，但应避免注入过多，且进针深度不能超过 1.5mm，以免损伤 Schlemm 管内壁　I：示意带导光纤维的微导管　J：微导管插入 Schlemm 管　K、L：微导管从另一端出来，绿箭头示意微导管的探头有红色闪烁光。将双股 10-0 聚丙烯缝线的一端结扎于微导管头端，经 360° 一圈后将缝线导出　M、N、O：将双股 10-0 聚丙烯缝线留置在 Schlemm 管内，收紧并结扎缝线至适当张力　P：应用 80Hz UBM 明确 Schlemm 管腔扩张形态及缝线张力，必要时调整缝线，直至 Schlemm 管内壁及小梁网区域被牵拉程度达理想状态（红圈示意扩张良好的 Schlemm 管）　Q：缝合巩膜瓣　R：缝合结膜，手术结束（该图片由 Dr. Paolo Brusini 提供手术录像剪辑）

二、经导光纤维指引下 Schlemm 管成形术 2

见图 9-1-2。

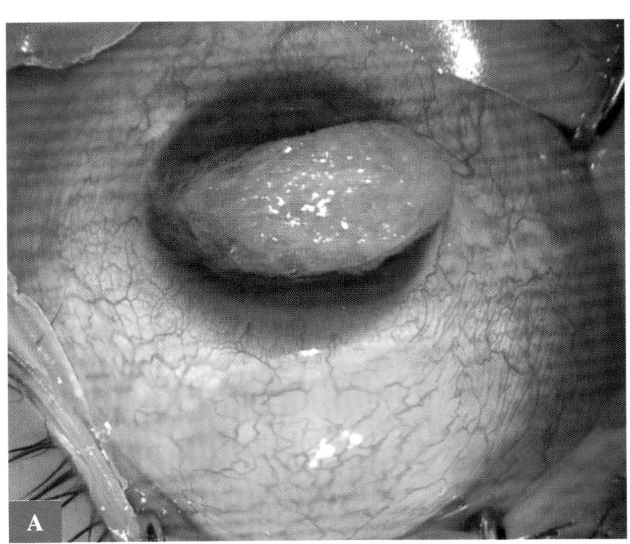

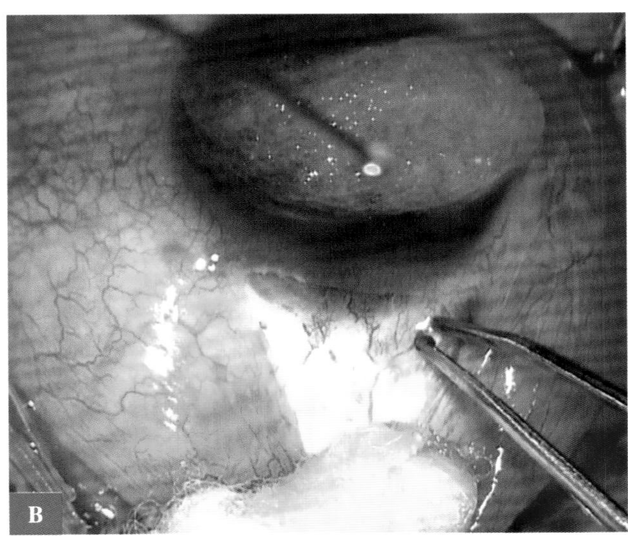

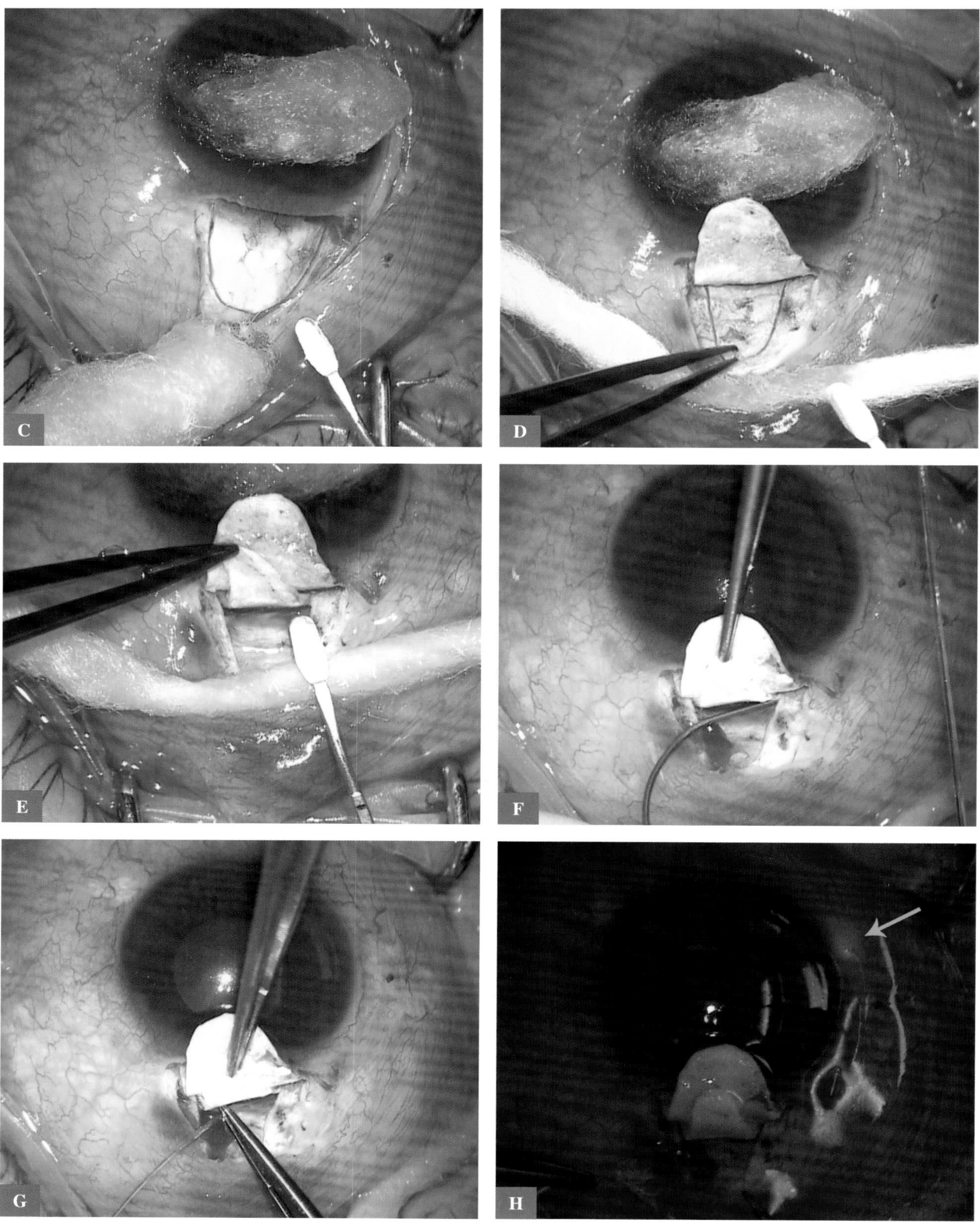
C
D
E
F
G
H

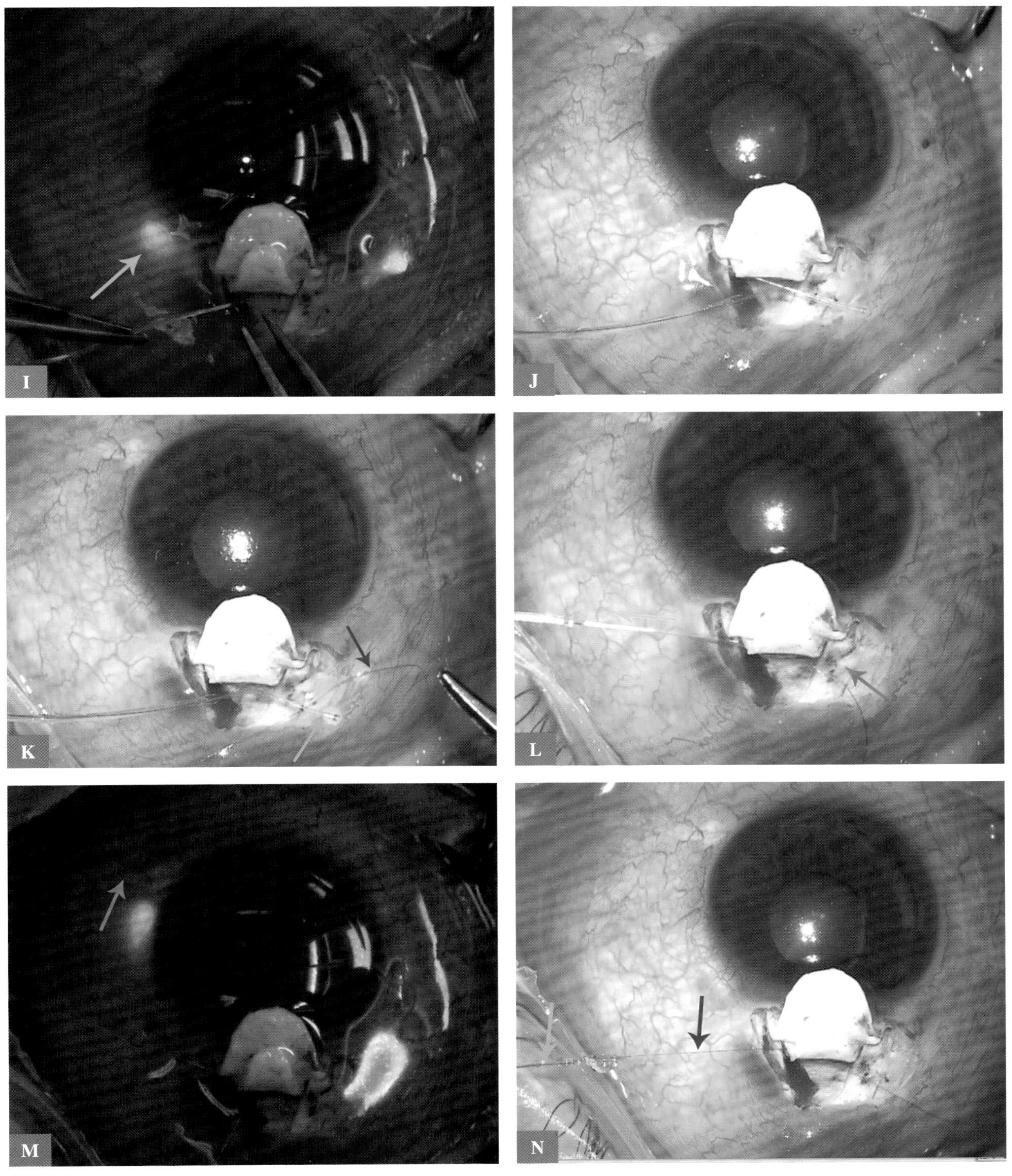
I
J
K
L
M
N

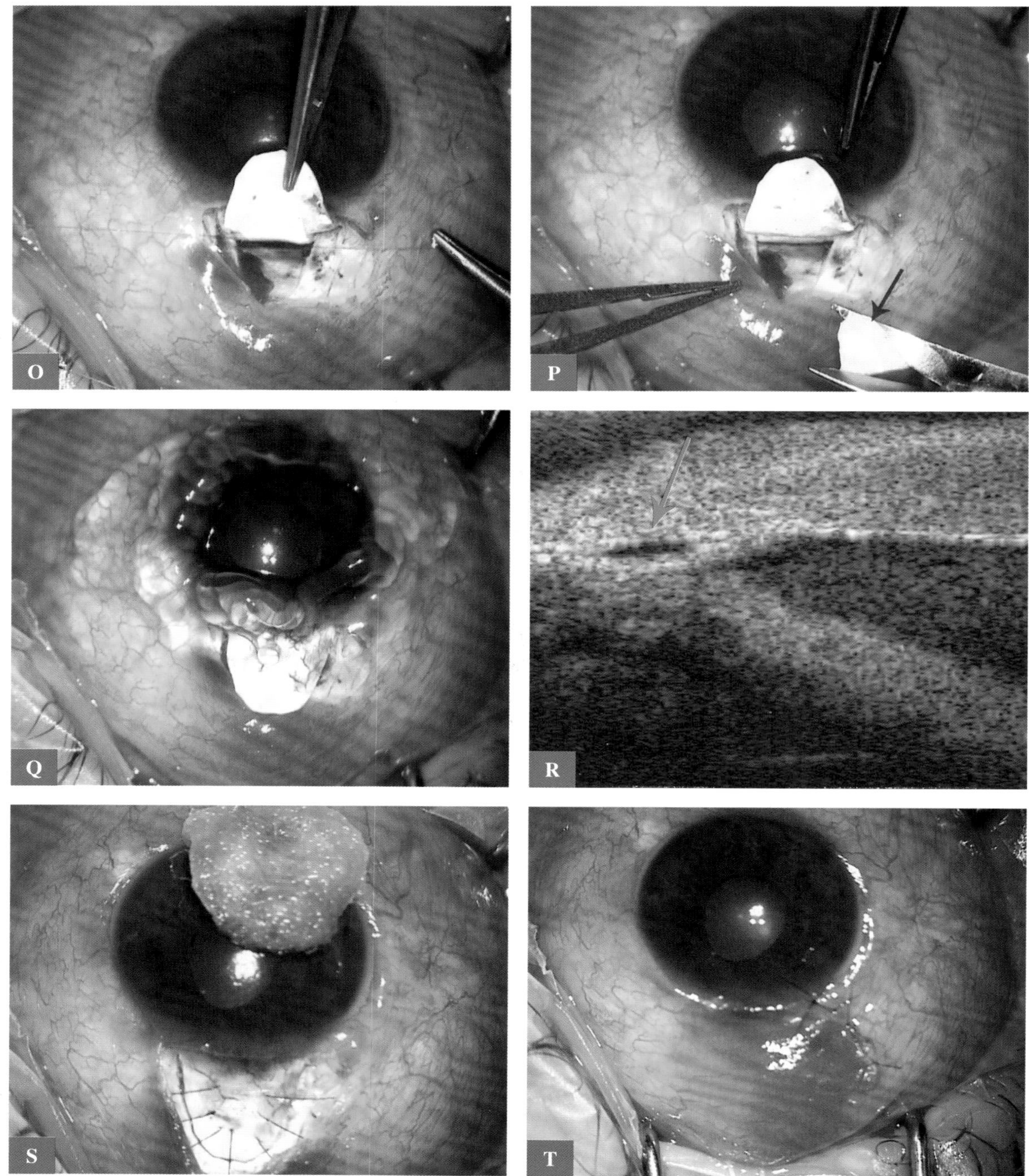

图 9-1-2 经导光纤维指引下 Schlemm 管成形术 2

A:2% 利多卡因结膜下浸润麻醉 B:制作以穹窿部为基底的结膜瓣,巩膜表面电凝止血 C:制作新月形、1/3 厚度、大小约 4mm × 5mm 的巩膜瓣 D:在第一层巩膜瓣下,再制作 1/3 巩膜厚度的第二层巩膜瓣,大小约 3mm × 4mm E:剖切第二层巩膜瓣,直至暴露 Schlemm 管断端,可见房水反流 F:30G 针头向 Schlemm 管断端注入黏弹剂扩张 Schlemm 管开口,进针深度约 1.5mm,避免损伤 Schlemm 内壁 G:连接微导管,待微导管管腔内填充黏弹剂后(装置配备此功能),将微导管的头端自一侧 Schlemm 管断口缓慢插入 H:根据导光位置判断微导管在 Schlemm 管内走行位置(绿箭头) I:微导管沿 Schlemm 管穿行 360° 一周(绿箭头) J:微导管从另一断端穿出 K:将双股 10-0 聚丙烯缝线(蓝箭头)的一端结扎于微导管头端(绿箭头) L:回撤微导管(绿箭头示意回撤方向),将 10-0 聚丙烯缝线带入 Schlemm 管(粉色箭头示意缝线进入 Schlemm 管方向) M:回退过程中均匀注入黏弹剂扩张 Schlemm 管(粉色箭头示意导光) N:逆行穿行 360° 一周后,微导管完全退出(绿箭头示意微导管,蓝箭头示意缝线),仅将双股 10-0 聚丙烯缝线留置在 Schlemm 管内,于微导管头端剪断缝线 O:收紧并结扎缝线至适当张力 P:剪除第二层巩膜瓣(蓝箭头),形成巩膜池 Q:在角膜缘放置黏弹剂 R:应用 80Hz UBM 检查可见 Schlemm 管扩张良好(绿箭头) S:10-0 尼龙线水密缝合巩膜瓣 T:对位缝合结膜,手术结束

第二节　小梁消融术

【适应证】各类型开角型青光眼患者[6];房角相对较窄的青光眼患者[7]和滤过性手术失败的患者[8]。

【手术原理】小梁消融术(trabectome)是一种微创的经内路小梁切除术,是 Minckler 等[9]于 2005 年首次报道用于治疗开角型青光眼患者的一种新型手术方法。该手术使用了一种新型手术器械——小梁切除器,即小梁消融显微双极手柄(trabectome handpiece)。降压机制主要是切开小梁网和 Schlemm 管内壁,促进房水流入 Schlemm 管和集合管。其宗旨是重建自然的房水外流通路。与传统的治疗先天性青光眼的外路小梁切开术不同。手术方法:通过透明角膜或角膜缘做一 1.6mm 切口,手柄进入前房,在房角镜引导下,穿过对侧小梁网进入 Schlemm 管,通过脚踏激活微电子烧灼器,然后切开并同时烧灼小梁网,当手柄退出前房时可看到 Schlemm 管反流的少量血液,缝合切口。该手术的优点是损伤小,不扰动结膜,方法相对简单,术后并发症少;容易与超声乳化白内障吸除术联合进行[10,11]甚至可以联合玻璃体切除术[12];将来仍可施行标准滤过性手术等[13]。

小梁消融术使用的房角镜为带手柄的房角镜,型号有 Goniolens “L” 和”R” 两种,分别为左、右手操作用。

【手术步骤】

一、小梁消融术操作关键部位示意

见图 9-2-1。

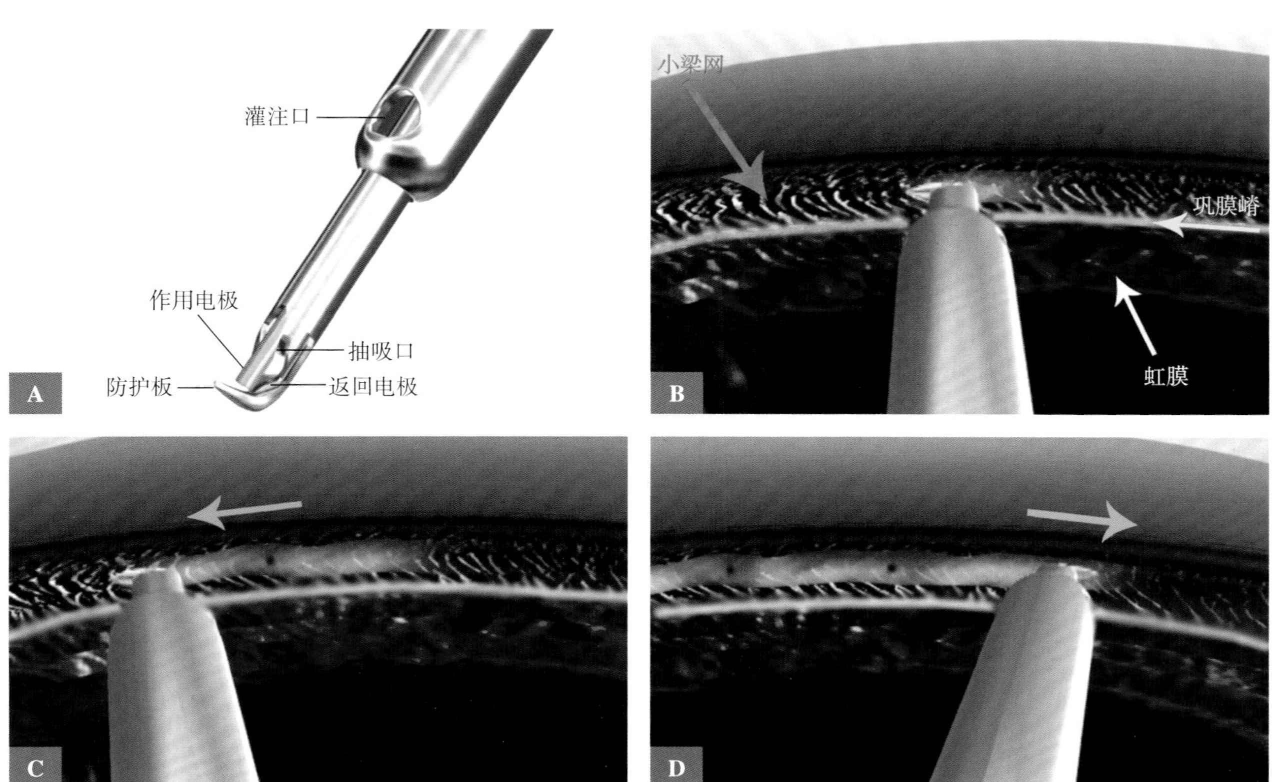

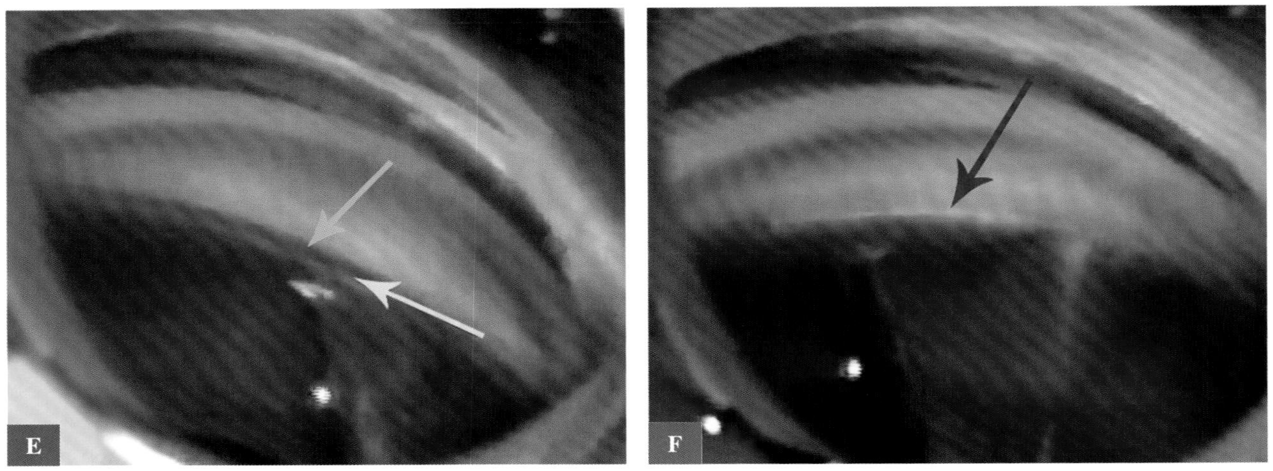

图 9-2-1　小梁消融术操作关键部位示意

A:示意小梁消融显微双极手柄　B:示意小梁网(红箭头)、巩膜嵴(黄箭头)、虹膜(白箭头)　C:手柄消融左侧小梁网和Schlemm 管内壁(绿箭头方向,大约 60° 范围)　D:再向右侧消融小梁网和 Schlemm 管内壁,大约 60° 范围　E:示意消融前房角镜所见小梁网(绿箭头)、巩膜嵴(黄箭头)外观　F:示意消融后的小梁网和 Schlemm 管内壁的部位呈现灰白色(蓝箭头)

二、小梁消融术手术步骤

见图 9-2-2。

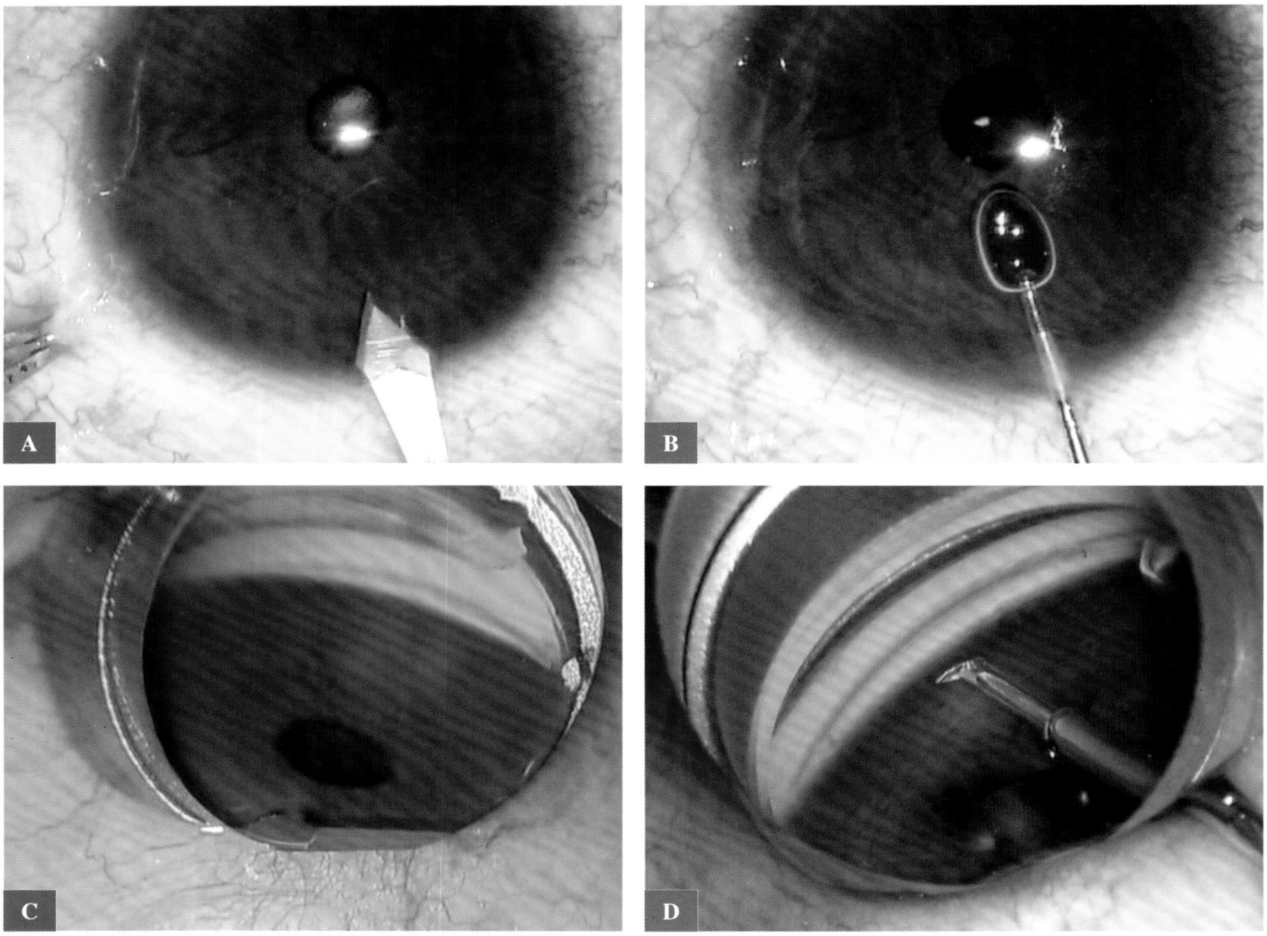

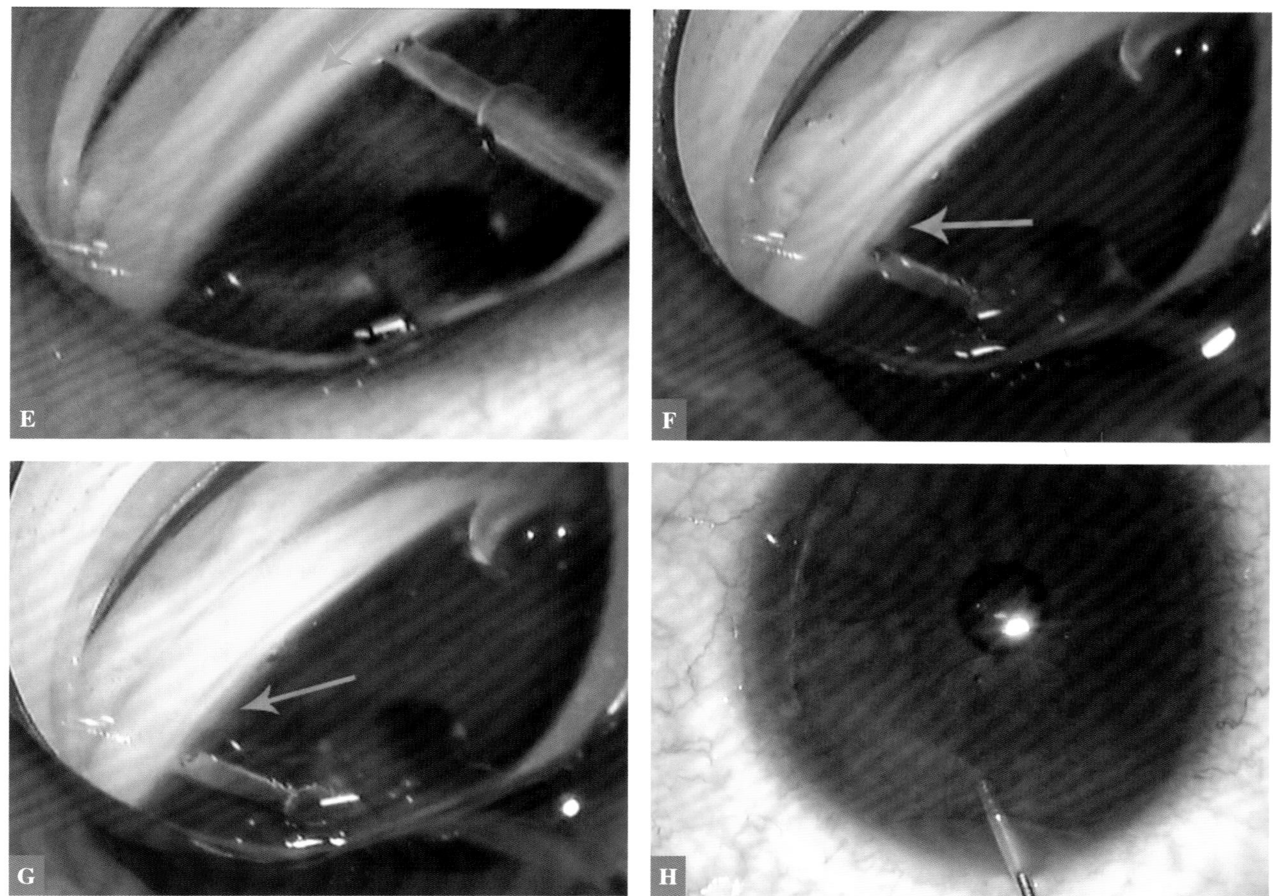

图 9-2-2　小梁消融术手术步骤

A:在颞侧或上方做透明角膜切口　B:前房内注入黏弹剂　C:房角镜下查看小梁网的位置　D:在房角镜直视下,将小梁消融显微双极手柄靠近小梁网的位置　E、F、G:高频消融小梁网和 Schlemm 管内壁,先向一侧消融(E,绿箭头方向,大约 60°范围),消融后的小梁网和 Schlemm 管内壁的部位呈现灰白色(F、G,红箭头)。再向另一侧消融大约 60° 范围(未显示)　H:前房冲洗置换黏弹剂及出血,水密切口,结束手术

第三节　二氧化碳激光辅助深层巩膜切除术

【适应证】各类型开角性青光眼。

【手术原理】二氧化碳(CO_2)激光辅助深层巩膜切除术(CLASS 手术),手术原理是借助 CO_2 激光消融切除深层巩膜形成“巩膜池”,消融角巩膜缘部的组织使房水通过 Schlemm 管内壁和菲薄的小梁网渗透到“巩膜池”,被深层巩膜及脉络膜吸收,达到降低眼压的作用[14-16]。理论上它不需形成结膜下滤过泡,因此属于非滤过泡依赖的降眼压手术方式,但有学者认为,它除了主要的经小梁网途径、巩膜、脉络膜途径引流房水外,经结膜下引流的可能性也是存在的[17]。

【手术步骤】

一、CLASS 手术激光消融关键部位示意

见图 9-3-1。

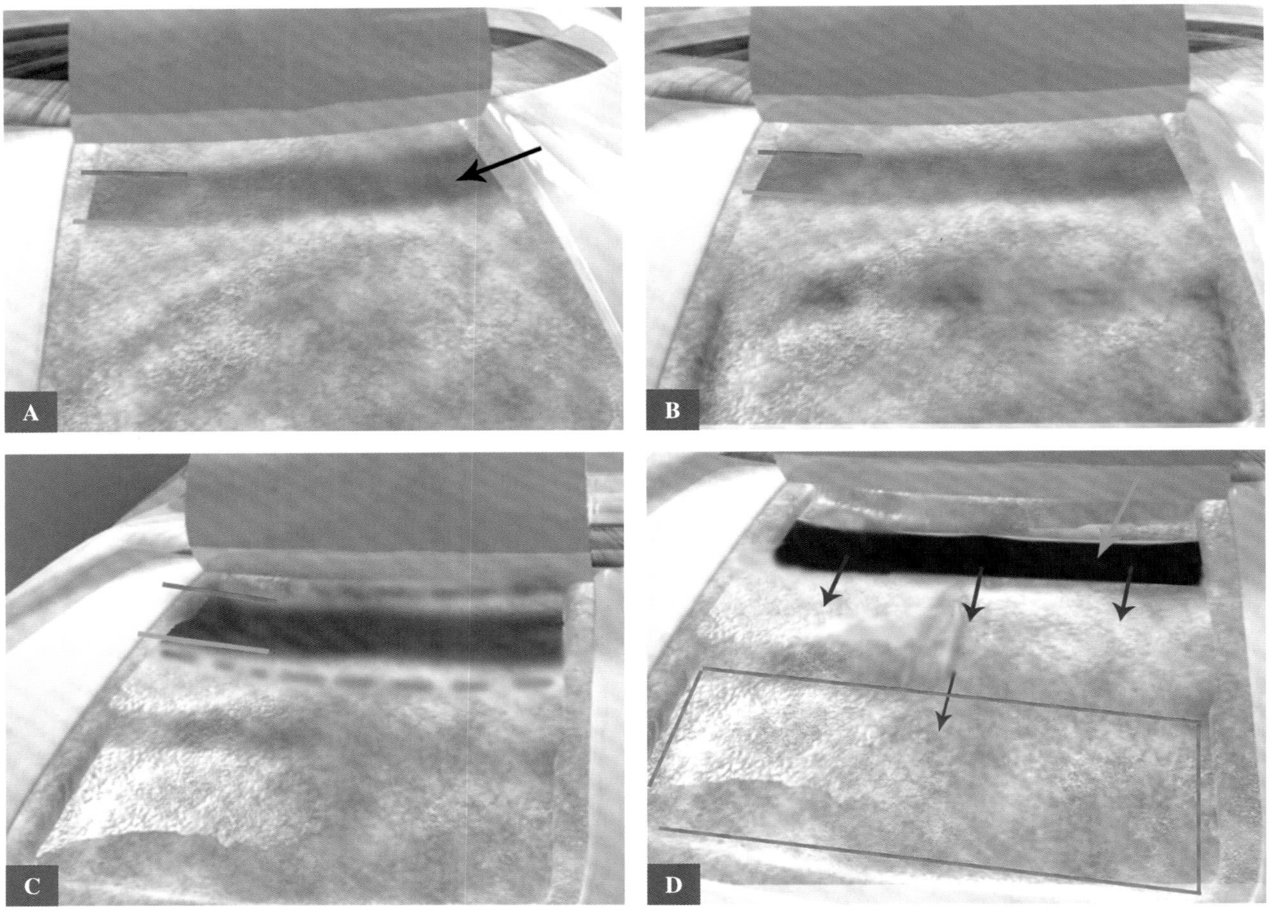

图 9-3-1　CLASS 手术激光消融的关键部位

A:制作 1/2 或 2/3 厚巩膜瓣,可以在深层巩膜床上识别的三个解剖标志:红直线往前为透明角膜区域,绿直线往后为白色巩膜区域,红直线和绿直线之间区域为灰蓝色小梁网带(黑箭头示意)。从解剖结构看,绿直线方向相当于 Schlemm 管走向　B:消融巩膜池部位(红色虚线框内)　C:消融角巩膜缘部的部位(红色虚线框内),包含了 Schlemm 管 - 小梁网 - 角膜组织所在区域　D:激光消融直至 Schlemm 管外壁打开(绿箭头),房水平稳流出(蓝箭头),并流向下方巩膜池(红色实线框)

二、CLASS 手术步骤

见图 9-3-2。

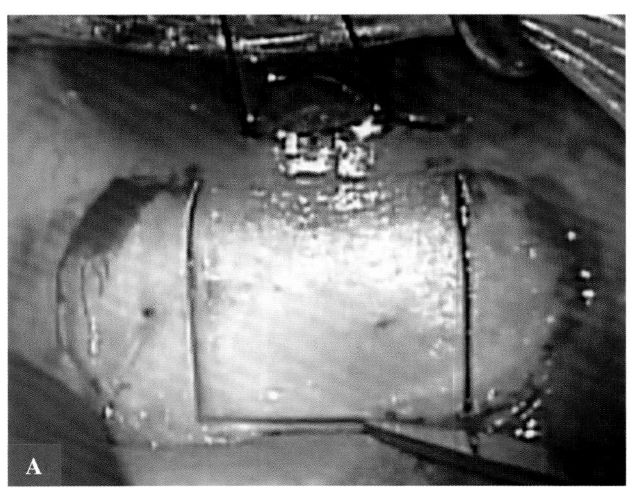

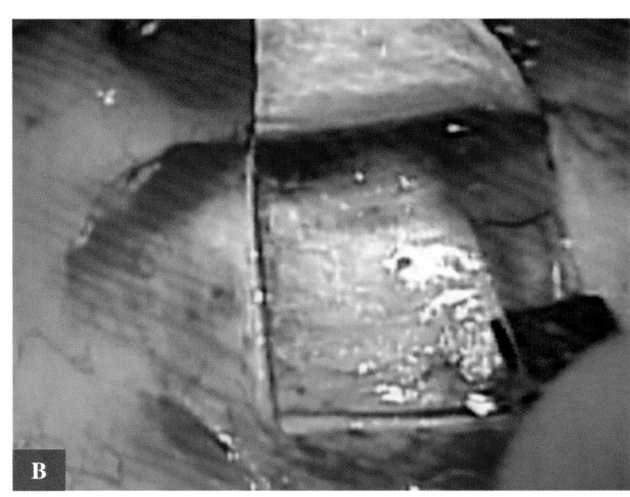

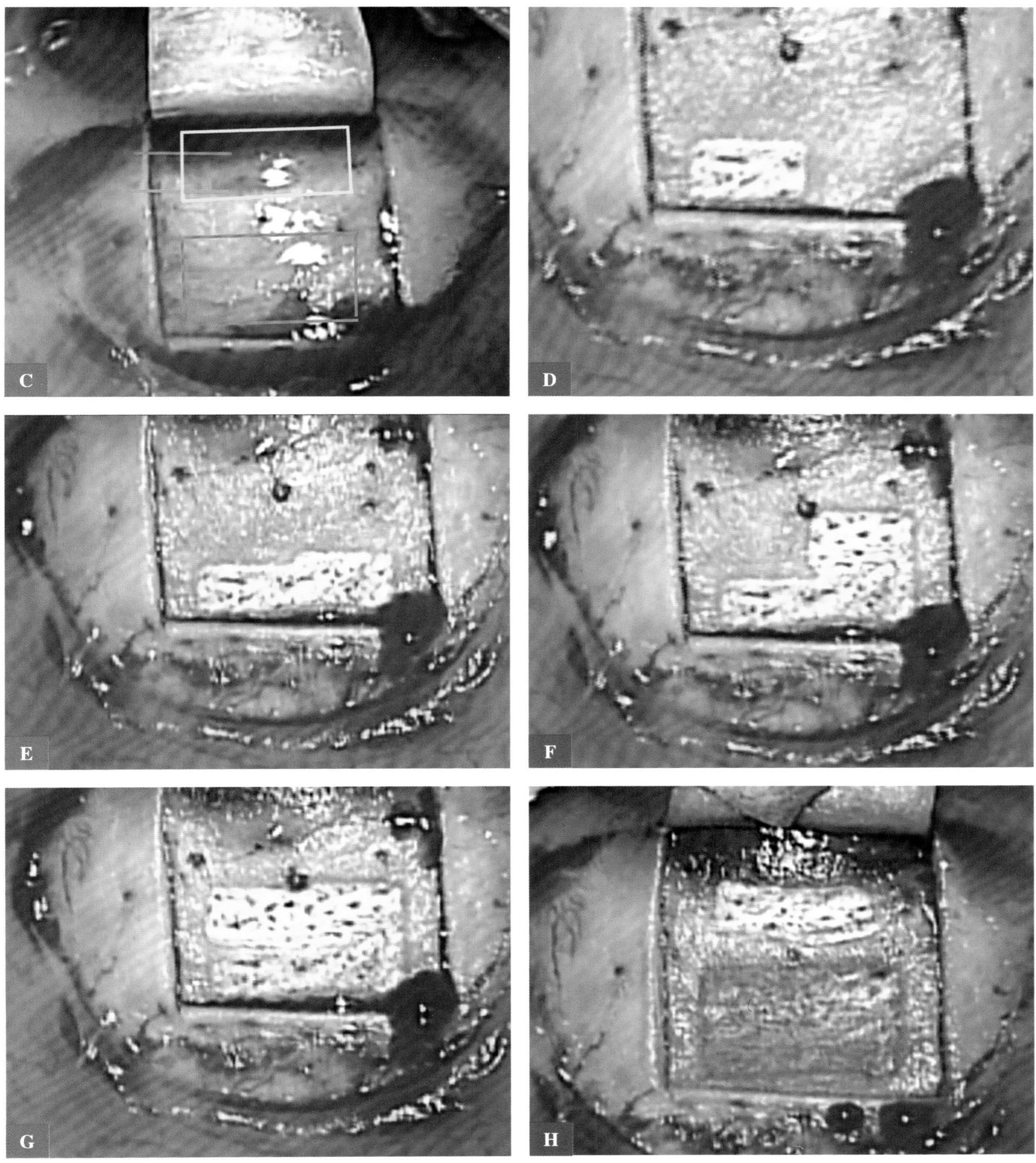
C
D
E
F
G
H

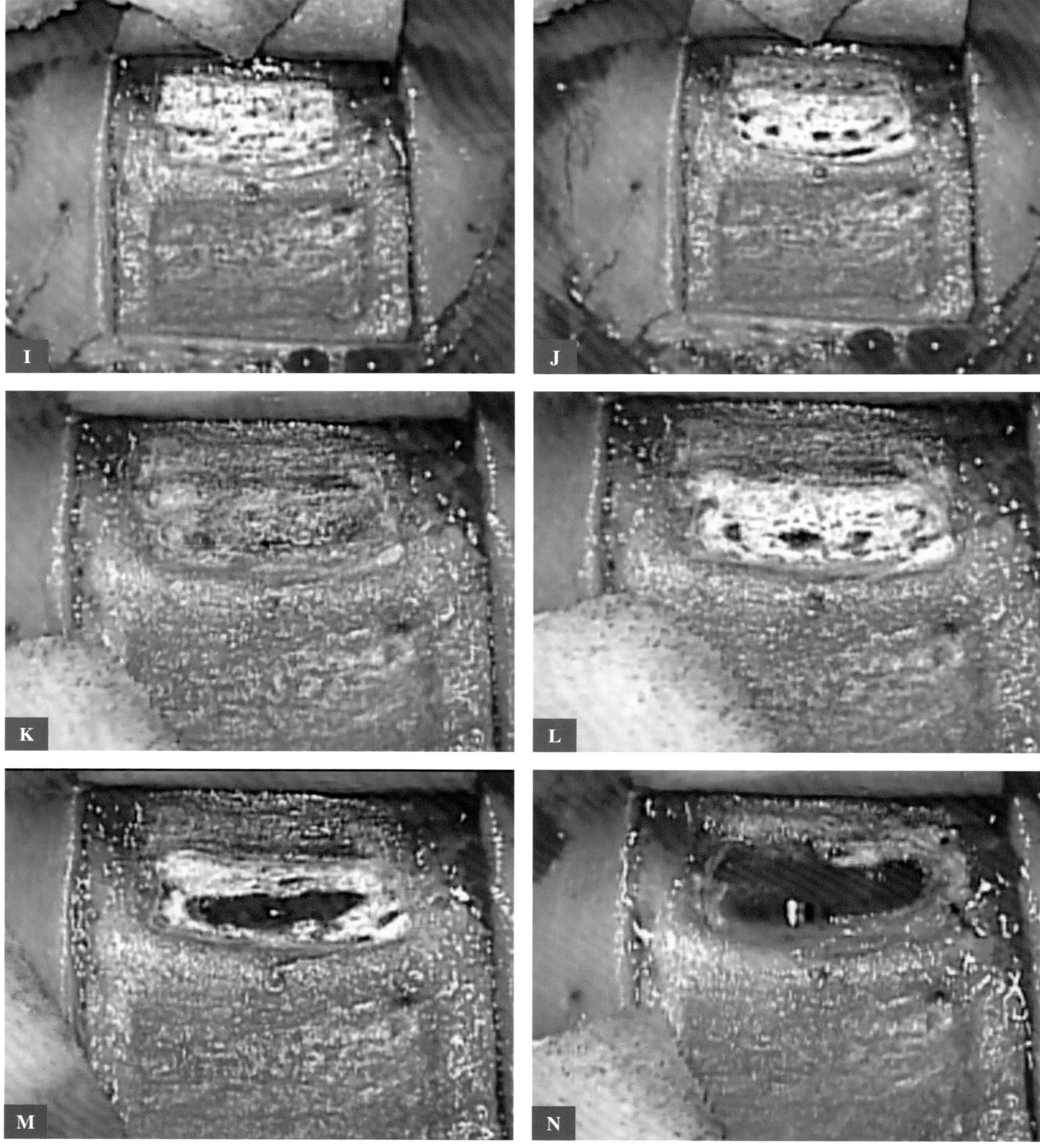
I
J
K
L
M
N

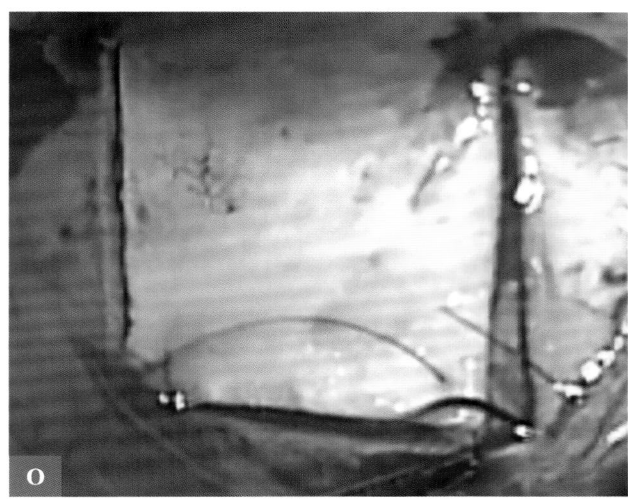

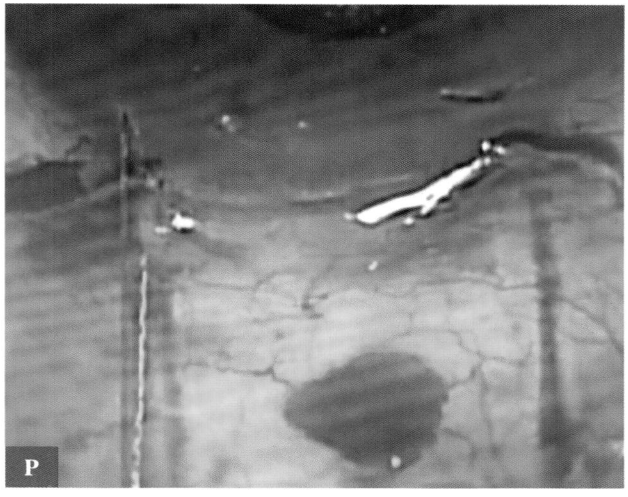

图 9-3-2　CLASS 手术步骤

A、B：制作大小约 5mm × 5mm，厚度约 1/3 或 1/2 的巩膜瓣　C：在深层巩膜床上识别三个解剖标志：红直线往前为透明角膜区域，绿直线往后为白色巩膜区域，红直线和绿直线之间区域为灰蓝色小梁网带。绿直线方向相当于 Schlemm 管走向。红色框为 CO_2 激光拟消融的“巩膜池”，黄色框为 CO_2 激光拟消融的角巩膜缘部的部位，包含了 Schlemm 管 - 小梁网 - 角膜组织所在区域　D~G：消融巩膜池部位。选择矩形消融（消融尺寸可调），能量选择 20~24W，消融深度接近脉络膜上层（平均 3 次激发）　H~N：消融角巩膜缘部位。选择弧形消融（消融尺寸可调），选择 20W 消融，直至打开 Schlemm 管外壁。Schlemm 管外壁消融后，可见房水平稳流出（M、N），流出的房水吸收 CO_2 激光，阻止深层消融，确保非穿透，完整保留 Schlemm 管内壁及小梁网　O：缝合巩膜。10-0 尼龙线可以疏松缝合 2 针　P：缝合结膜。结束手术（该图片由 Dr. Andre Mermoud 提供手术录像剪辑）

第四节　与手术技术相关的问题、术中术后并发症相关的问题解答

一、Schlemm 管成形术术中最关键的操作要点是什么？

是正确寻找和定位 Schlemm 管。先剖切第一层约 1/3 厚度巩膜瓣，再剖切第二层约 1/3 或 1/2 厚度巩膜瓣，一般能清楚辨认深层巩膜床上的解剖结构。过浅、过深、穿破、凹凸不平等，都会直接影响到 Schlemm 管的定位判断（图 9-4-1）。

二、Schlemm 管成形术术中最常见的并发症有哪些？

术中并发症主要有：无法进入 Schlemm 管、后弹力膜脱离（发生率为 1.6%~9.1%）和微导管进入 Schlemm 管后不能正确地在管腔内行进等[2,4,18]。Lewis 等人的研究表明手术中能成功将微导管 360° 导入的病例占总体的 84.7%，而未能进入 Schlemm 管的微导管可能进入前房或睫状体脉络膜上腔。

三、Schlemm 管成形术术后最常见的并发症有哪些？

微导管穿通小梁网进入前房的病例中，由于黏弹剂进入前房，可能会导致术后一过性的高眼压（1.6%~18.2%）；而微导管进入睫状体脉络膜上腔，可能会导致睫状体脱离而造成术后低眼压[2]。其他术后并发症，包括最常见的前房积血、角膜层间出血、白内障、低眼压、浅前房等[2,4,18]。

四、Schlemm 管成形术的优劣势有哪些？

Schlemm 管成形术属于非穿透小梁手术，未穿透前房，明显减小了穿透性小梁手术的常见并发症；它也属于非滤过泡依赖型的手术，术后不需应对瘢痕化问题。目前的研究表明 Schlemm 管成形术是一种安全有效的治疗开角型青光眼的新型抗青光眼手术方式[2-4]。

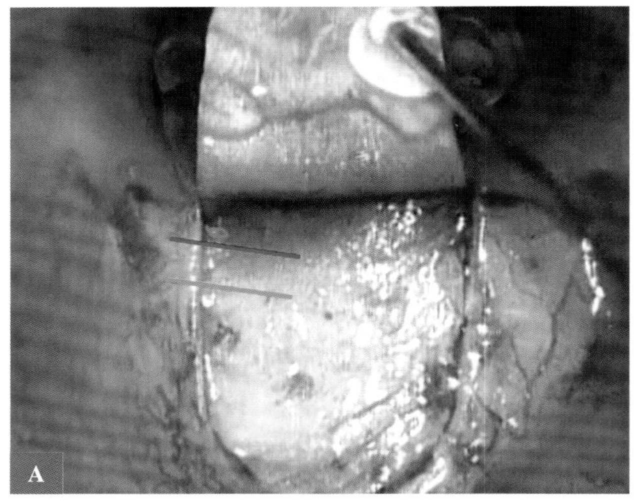

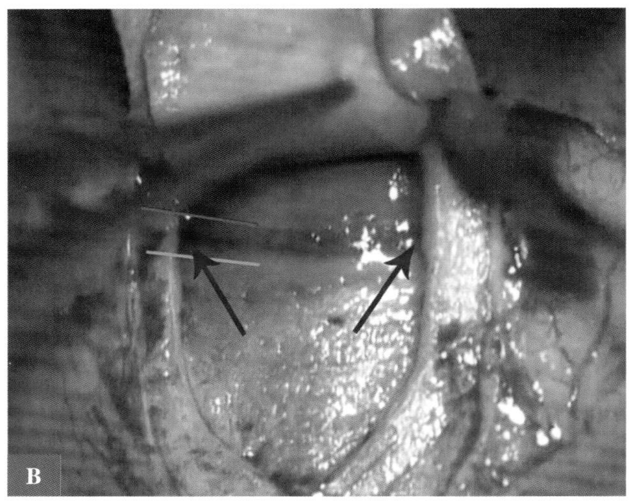

图 9-4-1 Schlemm 管定位

A：剖切第一层巩膜瓣时，由于厚度只有 1/3 厚度，在深层巩膜床上仅能隐约识别三个解剖标志：红直线往前为透明角膜区域，绿直线往后为白色巩膜区域，红直线和绿直线之间区域为灰蓝色小梁网带。绿直线方向相当于 Schlemm 管走向 B：剖切完第二层 1/3~1/2 巩膜厚度巩膜瓣时，Schlemm 管外壁已被撕除，留下 Schlemm 管内壁和透明角膜后弹力膜，暴露出 Schlemm 管断端（蓝箭头）（图片由 Dr. Paolo Brusini 提供）

Schlemm 管成形术不适合 Schlemm 管后房水引流系统功能欠佳的病例，如上巩膜静脉压高以及小梁网出现硬化导致部分 Schlemm 管闭塞的病例，因此可能仅适合于早期或部分进展期开角型青光眼。

五、小梁消融术术中操作的关键点有哪些？

小梁消融术的核心技术点为恰当消融小梁网和 Schlemm 管内壁组织，很多失败的病例是由于没有正确选择消融位置，造成了 Schlemm 管及周围组织的损伤，从而引起愈合反应，而使手术失败。另外，在操作初学阶段，常不能判断消融的是全层 Schlemm 管内壁还是只是划了个痕迹。

正确定位小梁网的位置需要对房角的结构清楚认识（图 9-4-2）。实际操作时，小梁消融显微双极手柄接触小梁网后，需先轻压小梁网，穿过小梁网和 Schlemm 管内壁、进入 Schlemm 管后方可开始消融。消融的组织是小梁网和 Schlemm 管内壁组织。

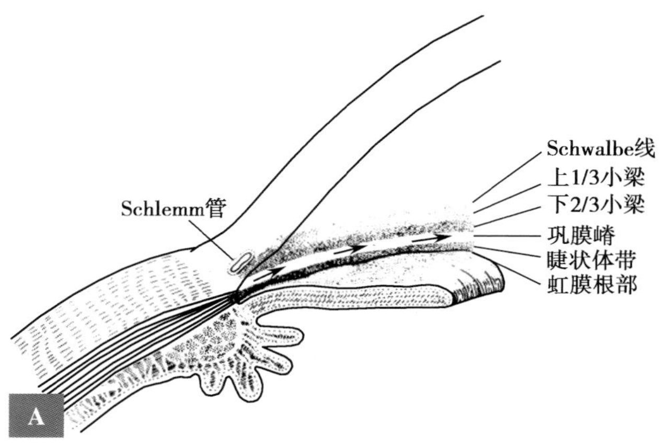

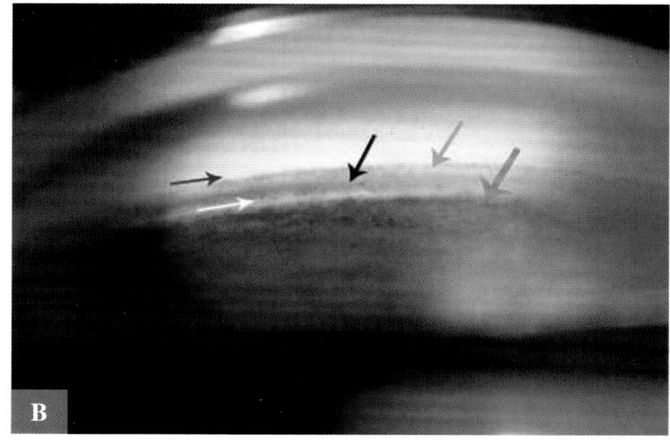

图 9-4-2 房角镜下的解剖结构

A：房角五个解剖结构：Schwalbe 线，上 1/3（无或淡色素区域）和下 2/3（深色素区域小梁网，其后面对应的是 Schlemm 管）小梁网，巩膜嵴（黑箭头示意），睫状体带，虹膜根部 B：房角镜下可见正常人或开角型青光眼全部房角结构：蓝箭头示意 Schwalbe 线，绿箭头示意色素较淡的上 1/3 小梁网，黑箭头示意较多色素的下 2/3 功能小梁网，白箭头示意巩膜嵴，红箭头示意窄睫状体带外观

六、小梁消融术手术部位的选择

虽然小梁消融术手术操作比较简单,但由于需要房角镜辅助下完成操作,手术的部位一定程度上影响着操作。选择颞侧做切口,较容易操作;也可选择上方,但需要顺应稍向下倾斜的房角镜位置。

青白联合手术时,可以选择在同一切口,如颞侧或上方;如果选择不同切口,则在颞侧行小梁消融术,在上方行白内障手术,反之亦然。参考第十章第五节图 10-5-4 和图 10-5-5。

七、小梁消融术消融小梁网和 Schlemm 管内壁的范围多大为宜?

一般消融 120°范围,左右侧各 60°即可。

八、小梁消融术术中常见并发症有哪些?

术中最常见并发症是消融小梁网和 Schlemm 管内壁时出现的一过性出血(血液反流)(图 9-4-3),发生率约 74.8%[13,19]。但随着手术的广泛开展,这一现象也被认为是手术成功标志之一。小梁消融显微双极手柄头部有注吸系统,很容易将血液冲洗干净。

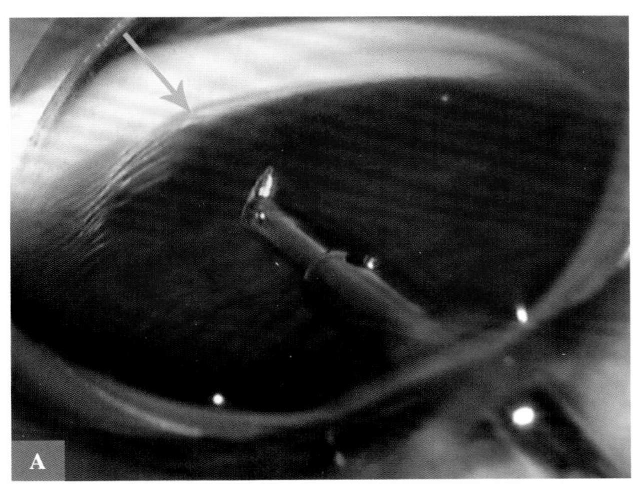

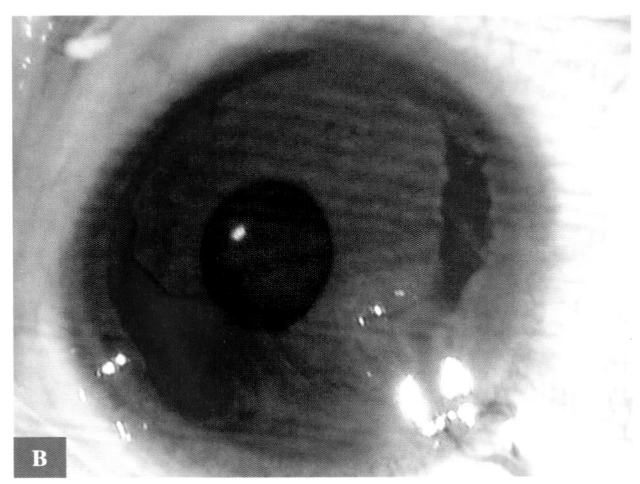

图 9-4-3　小梁消融术术中出血

A、B:示意小梁消融术中出血(A,绿箭头),进入前房(B)

九、小梁消融术手术的优劣势有哪些?

小梁消融术优势是损伤小,不扰动结膜、Tenon 囊及巩膜,如果切开部位准确,可瞬间去除小梁网及 Schlemm 管内壁,方法相对简单,术后并发症少,容易与超声乳化白内障吸除和玻璃体切除等手术联合进行,手术若失败仍可施行标准滤过性手术等。

虽然小梁消融术的适应证较广(参考本章第二节),但对于房角结构不清、色素缺乏、角膜水肿、全身使用抗凝剂、上巩膜静脉压增高等患者不适用[19,20]。

十、小梁消融术可以联合其他手术吗?

由于小梁消融术操作相对简单,容易与超声乳化白内障吸除术联合进行[10,11]。可以采用同一切口进行,也可采用两切口法。见本节问题六解答。另外,可以先行小梁消融术,然后再行超声乳化白内障吸除术,反之亦然。先行小梁消融术、后行超声乳化白内障吸除术的好处是房角结构观察较清晰;先行超声乳化白内障吸除术、后行小梁消融术的好处是较适宜中国人较狭窄的房角结构。参考第十章第五节图 10-5-4 和图 10-5-5。小梁消融术还可以联合玻璃体切除术[12]。

十一、CLASS 手术的特性

属于非穿透性手术、非结膜下滤过泡依赖手术。通过小梁网、深层巩膜和脉络膜引流房水降低眼压。但经结膜下引流的可能性也是存在的[17]。有学者认为，巩膜瓣疏松缝合或不缝合（针对年轻人），完成手术后可以见到弥散而扁平的滤过泡，但认为是非功能性的滤过泡。

从手术原理上看，CLASS 手术类似于深层巩膜切除术。一项病例对照研究回顾分析 58 例患者，27 例 CLASS 手术，31 例传统非穿透深层巩膜切除术（nonpenetrating deep sclerectomy，NPDS）。结果表明，两种手术都获得了良好的手术效果，但 CLASS 手术比 NPDS 更简单、操作更精确。CLASS 组：平均随访 20.7 月 ±6.8 月，完全成功率和条件成功率分别为 73% 和 96%；NPDS 组，平均随访 17.6 月 ±6.7 月，完全成功率和条件成功率分别为 71% 和 89%[21]。

十二、CLASS 手术的有效性体现在哪些方面？

目前 CLASS 手术已在全球约 20 个国家及地区开展了大约 2000 例。一项 7 个国家、9 个医学中心参与、对 111 个患者进行长达 5 年的临床研究表明，术前平均眼压为 25.8mmHg ± 5.4mmHg，术后为 14.4mmHg ± 3.1mmHg。术后完全成功率（不需使用额外降低眼压药物）为 65%，条件成功率（使用一种药物或以上控制眼压）为 95%（尚未发表的数据）。

十三、CLASS 手术安全性体现在哪些方面？

CLASS 手术属于非穿透性手术，明显规避了穿透性小梁切除手术的常见并发症；另外，CO_2 激光具有如下特性：①高效消融干性组织（消融巩膜）；②可完全被房水吸收（保护小梁网）。因此，在消融深层巩膜和 Schlemm 管外壁组织时，只要有房水渗出，就会完全吸收 CO_2 激光，阻止其继续消融内壁及小梁网；同时，已被房水浸润的内壁和小梁网不会被消融。因此 CLASS 手术很安全，不会穿透 Schlemm 管内壁和小梁网进入前房。

十四、CLASS 手术的优劣势

为非穿透性手术，术中术后并发症少；非滤过泡依赖性手术，无术后应对瘢痕化问题；手术简单、学习曲线短，容易掌握，临床实用性强。但目前该手术在国内开展的时间不长，亟待中长期临床研究的循证数据支持。

十五、CLASS 手术操作的关键点

CLASS 手术术中需要消融两个部位，一个是“巩膜池”，能量选择 20~24W，消融深度接近至脉络膜上层（平均 3 次激发）；第二个是角巩膜缘部位，包括了 Schlemm 管 - 小梁网 - 角膜组织所在区域。选择 20W 消融，直至打开 Schlemm 管外壁，这是最关键的操作，需要正确寻找并确认 Schlemm 管和小梁网的位置(图 9-3-1 和图 9-3-2C。另外，要确保角巩膜缘部组织的保留厚度菲薄但不穿透。由于 CLASS 手术是非穿透性手术，其降眼压机制在于房水通过 Schlemm 管内壁和菲薄的小梁网渗透到“巩膜池”，被深层巩膜及脉络膜吸收。因此，房水顺利流出取决于角巩膜缘部的保留厚度。研究表明，角巩膜缘部的保留厚度越薄滤过效果越好。尸眼解剖[22]及术中 OCT 显示 CLASS 术后角巩膜缘部的平均厚度仅为 14 微米，术后近期效果令人满意（图 9-4-4）。

十六、CLASS 手术术中使用 MMC 吗？

有学者推荐使用。一项前瞻性、单臂、非随机临床研究观察了 15 例原发性开角型青光眼患者，有 76.9% 的患者术中使用了 MMC。一年完全成功率是 45.5%，条件成功率是 90.9%[23]。但目前尚未见用与不用 MMC 的 CLASS 手术对比研究的报道。

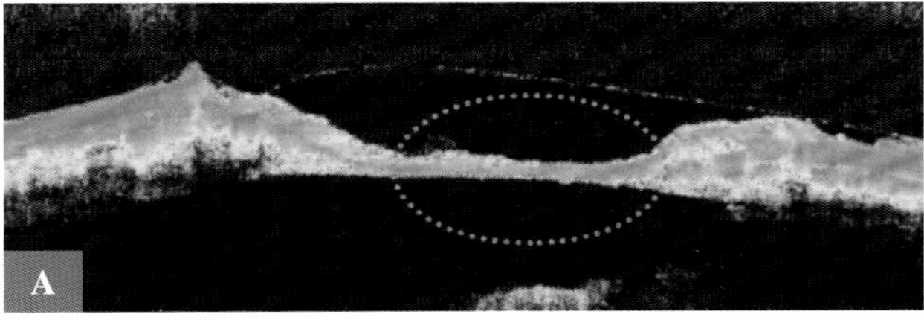

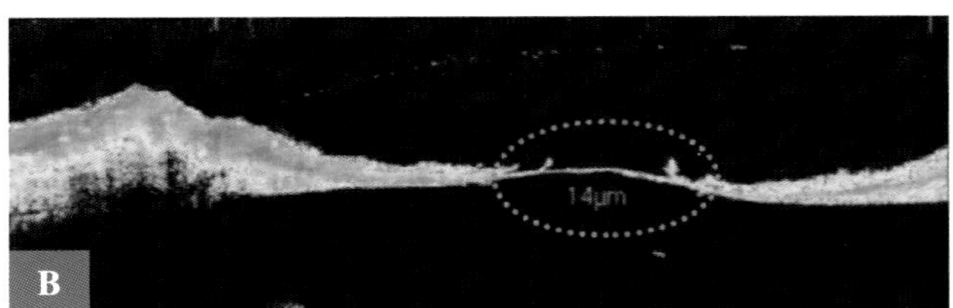

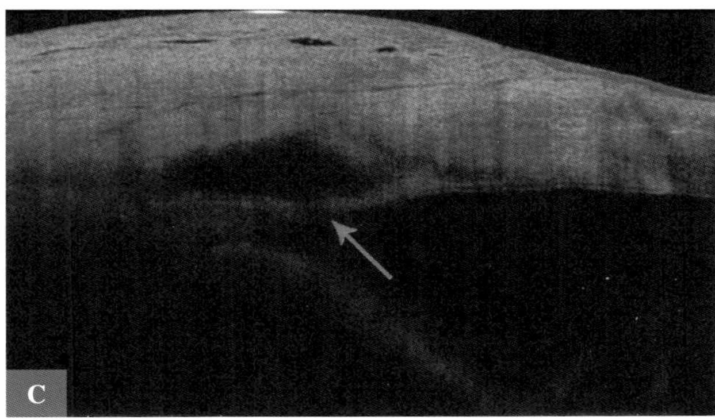

图 9-4-4 CLASS 术前后角巩膜缘部厚度

A、B：SD-OCT 显示 CLASS 术前后角巩膜缘部的变化，A 为术前平均厚度（A，红虚线圈），术后平均厚度仅为 14 微米（B，红虚线圈，术中检测结果） C：SS-OCT 检测 CLASS 术后局部手术区域所见，红箭头示意角巩膜缘部，该患眼术后 6 个月随访眼压 13mmHg，没有辅助任何降眼压药物（图片由 Dr. Edward Wylegala 提供）

参 考 文 献

1. Stegmann R，Pienaar A，Miller D. Viscocanalostomy for open-angle glaucoma in black African patients. J Cataract Refr Surg，1999，25（3）：316-322.
2. Lewis RA，von Wolff K，Tetz M，et al. Canaloplasty：Three-year results of circumferential viscodilation and tensioning of Schlemm canal using a microcatheter to treat open-angle glaucoma. J Cataract Refr Surg，2011，37（4）：682-690.
3. Bull H，von Wolff K，Körber N，et al. Three-year canaloplasty outcomes for the treatment of open-angle glaucoma：European study results. Graef Arch Clin Exp Ophthalmol，2011，249（10）：1537-1545.
4. Grieshaber MC，Pienaar A，Olivier J，et al. Canaloplasty for primary open-angle glaucoma：long-term outcome. Br J Ophthalmol，2010，94（11）：1478-1482.
5. 王怀洲，洪洁，王宁利等 . 小梁消融术治疗开角型青光眼的初步结果 . 眼科，2014，23（1）：13-18.
6. 王怀洲，曹奕雯，王宁利等 .Schlemm 管成形术治疗成年人开角型青光眼手术效果一年随访 . 眼科，2014，23（1）：22-25+36.
7. Bussel Ⅱ，Kaplowitz K，Schuman JS，Loewen NA. Trabectome Study Group. Outcomes of ab interno trabeculectomy with the trabectome by degree of angle opening. Br J Ophthalmol，2015，99（7）：914-919.
8. Bussel Ⅱ，Kaplowitz K，Schuman JS，Loewen NA. Trabectome Study Group. Outcomes of ab interno trabeculectomy with the trabectome after failed trabeculectomy. Br J Ophthalmol，2015，99（2）：258-262.
9. Minckler DS，Baerveldt G，Alfaro MR. Clinical results with the Trabectome for treatment of open-angle glaucoma. Ophthalmology，2005.112（6）：962-967.
10. Francis BA，Minckler D，Mosaed S. Combined Trabectome and cataract surgery. J Cataract Refr Surg，2008，34（7）：1096-1103.
11. Minckler DS，Francis BA，Hodapp EA，et al. Aqueous shunts in Glaucoma. Ophthalmic Technology Assessment，American Academy of Ophthalmology. Ophthalmology，2008，115（6）：1089-1098.
12. Toussaint B，Petersen MR，Sisk RA，et al. Long-Term Results of Combined Ab Interno Trabeculotomy（Trabectome）and Small-Gauge Pars Plana Vitrectomy. Retina，2016，36（6）：1076-1080.
13. 黄萍，王怀洲，吴慧娟等 . 小梁消融术疗效和安全性的临床观察 . 中华眼科杂志，2015，51（2）：115-119.
14. Ton Y，Geffen N，Kidron D，et al. CO_2 Laser-assisted Sclerectomy Surgery Part I：Concept and Experimental Models. J Glaucoma，2012，21（2）：135-140.
15. Ton Y，Geffen N，Kidron D，et al. Performing accurate CO_2 laser-assisted sclerectomy surgery. Expert Rev Ophthalmol，2014，10（1）：5-11.
16. Shaarawy T. Glaucoma surgery：Taking the sub-conjunctival route. Glaucoma Surg Update，2015，22（1）：53-58.

17. Wu H, Chen TC: Angle and non-penetrating glaucoma surgery//Feldman RM, Bell NP, editor: Complications of glaucoma surgery: Oxford University Press 2013: 21-23.
18. Fujita K, Kitagawa K, Ueta Y, et al. Short-term results of canaloplasty surgery for primary open-angle glaucoma in Japanese patients. Case Rep Ophthalmol, 2011, 2(1): 65-68.
19. 王晓蕾，张秀兰．开角型青光眼手术治疗最新进展．中华视光学杂志，2011，13(4): 317-320.
20. Vold SD. Ab Interno Trabeculotomy with the trabectome system: what does the data tell us? Int Ophthalmol Clin, 2011, 51(3): 65-81.
21. Greifner G, Roy S, Mermoud A. Results of CO_2 laser-assisted deep sclerectomy as compared with conventional deep sclerectomy. J Glaucoma 2014, 2016, 25(7): e630-e638.
22. Assia EI, Rotenstreich Y, Barequet IS, et al. Experimental studies on nonpenetrating filtration surgery using the CO_2 laser. Graef Arch Clin Exp Ophthalmol, 2007, 245(6): 847-854.
23. Skaat A, Goldenfeld M, Cotlear D, et al. CO_2 laser-assisted deep sclerectomy in glaucoma patients. J Glaucoma, 2014, 23(3): 179-184.

10

第十章 白内障手术在青光眼治疗中的应用

白内障手术在青光眼中的应用，包括两大方面：一是应用白内障手术技术解决合并有青光眼的白内障，主要针对青光眼病情相对稳定或得以控制的患者，目的是提高视力。主要适用于：①合并有白内障的原发性闭角型和开角型青光眼；②一些特殊类型的继发性青光眼，如青光眼 - 睫状体炎综合征、葡萄膜炎继发性青光眼、假性剥脱性青光眼、伴高度近视继发性青光眼等合并有白内障的处理。二是应用白内障手术技术解决青光眼或青光眼相关并发症，目的是通过白内障的手术来解决青光眼问题。主要适用于：①各种类型的晶状体源性继发性青光眼；②具有抗青光眼术后发生恶性青光眼倾向的患者（如短眼轴、浅前房，真性小眼球等）；③青光眼术后并发症包括恶性青光眼，低眼压、浅或无前房患者等。急性发作期的原发性急性闭角型青光眼是否摘除晶状体目前尚存争议[1-3]。本章主要讨论第二个方面。

由于青光眼的类型众多、发病机制复杂、严重程度和病程不同，以及白内障表现繁多，都使得白内障手术在青光眼中的应用更具有挑战性。

应用白内障手术技术处理不同类型青光眼的方法主要有：①单纯超声乳化白内障吸除术或超声乳化白内障吸除联合人工晶状体植入术（Phaco/Phaco+IOL）；②青光眼 - 白内障联合手术（简称青白联合手术）；③白内障囊外摘除术或白内障囊外摘除联合人工晶状体植入术（ECCE/ECCE+IOL）；④白内障囊内摘除术或白内障囊内摘除联合前段玻璃体切除术（ICCE/ICCE 联合前段玻璃体切除术）；⑤张力环辅助下或虹膜拉钩辅助下 Phaco/Phaco+IOL；⑥Phaco/Phaco+IOL 联合前段玻璃体切除术；⑦Phaco+IOL 联合后囊环形撕囊（PCCC）联合前段玻璃体切除术；⑧经睫状体扁平部行晶状体咬切联合前段玻璃体切除术等。

青白联合手术通常指 Phaco/Phaco+IOL 联合小梁切除术，多元化的手术方式随着新型微创手术的发展日新月异，包括 Phaco/Phaco+IOL 联合 EX-PRESS 青光眼微型引流器植入手术（简称 EX-PRESS 手术）或 iStent 支架植入术、或小梁消融术（trabecutome）等。

第一节　超声乳化白内障吸除术或超声乳化白内障吸除联合人工晶状体植入术（Phaco/Phaco+IOL）治疗青光眼

【适应证】①合并白内障并有白内障手术指征的原发性闭角型青光眼，其前房角粘连 <180°，药物治

疗 <3 种，视力 <0.5；②能够用 <3 种药物控制眼压的早期或进展期原发性开角型青光眼；③符合青白联合手术指征，采取先白后青方式者；④前房极浅的、抗青光眼术后恶性青光眼风险高、有或无白内障手术指征的原发性闭角型青光眼；⑤晶状体源性继发性青光眼；⑥球形晶状体继发性青光眼；⑦恶性青光眼；⑧药物或手术治疗后眼压控制的各种青光眼合并白内障的患眼等。

【手术原理】摘除晶状体，开放房角，促进房水外排、降低眼压；加深前房、开放空间，预防或减少闭角型青光眼的进展和并发症；解除晶状体虹膜隔阻滞、瞳孔阻滞和睫状环阻滞等治疗恶性青光眼。

【手术步骤】

一、Phaco+IOL 治疗原发性急性闭角型青光眼缓解期

见图 10-1-1。

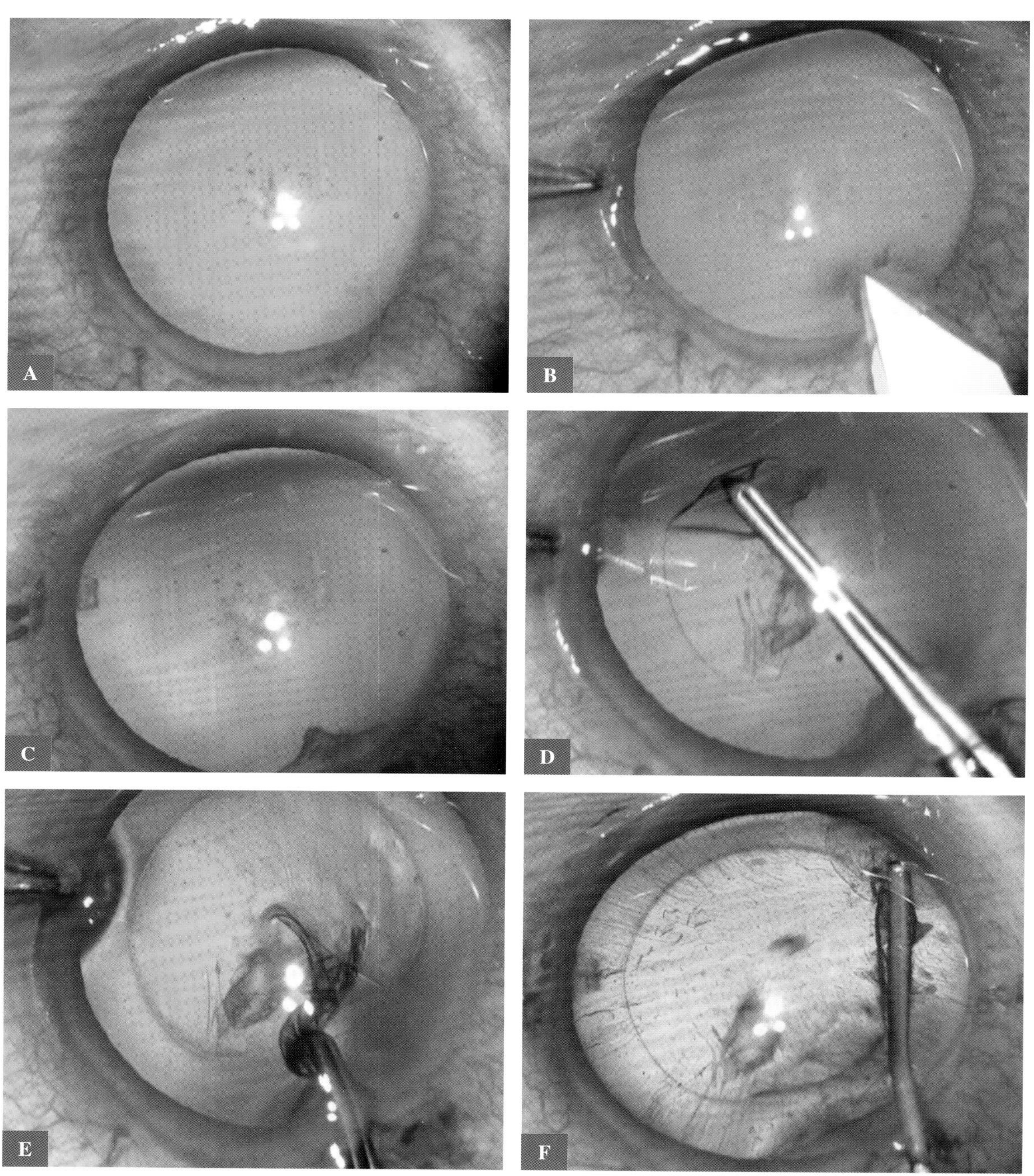

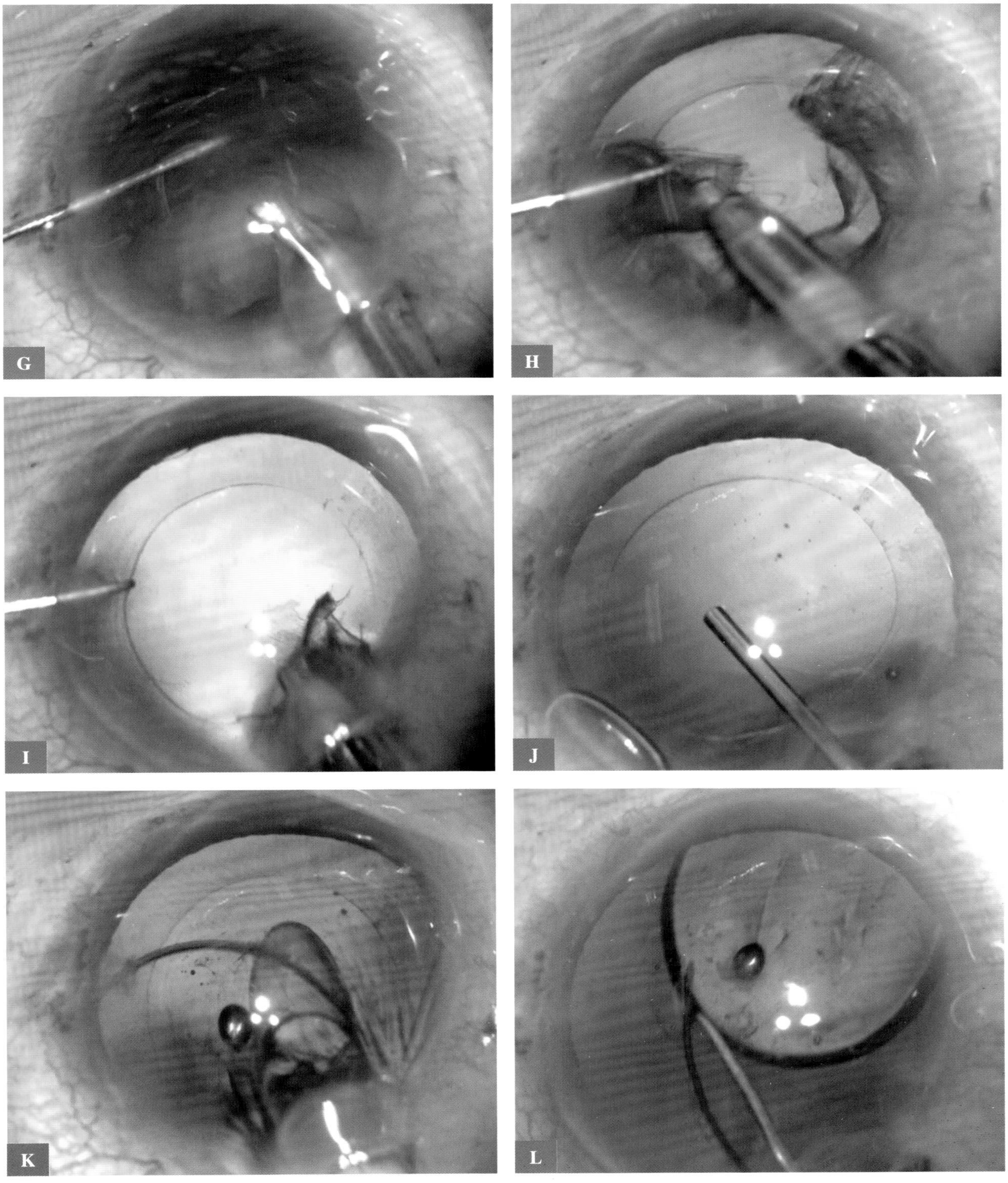
G
H
I
J
K
L

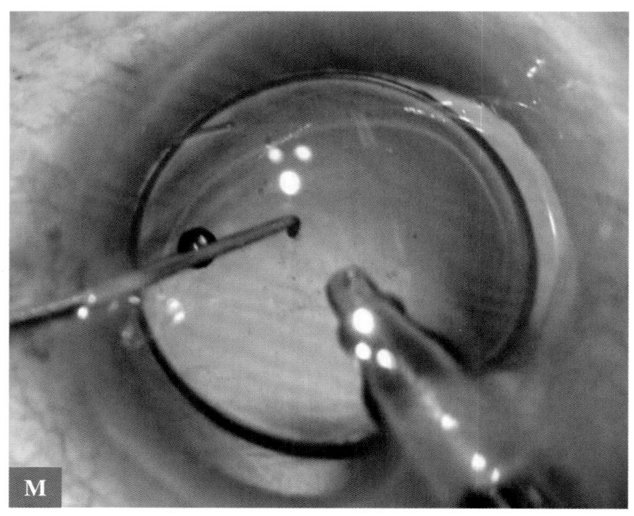

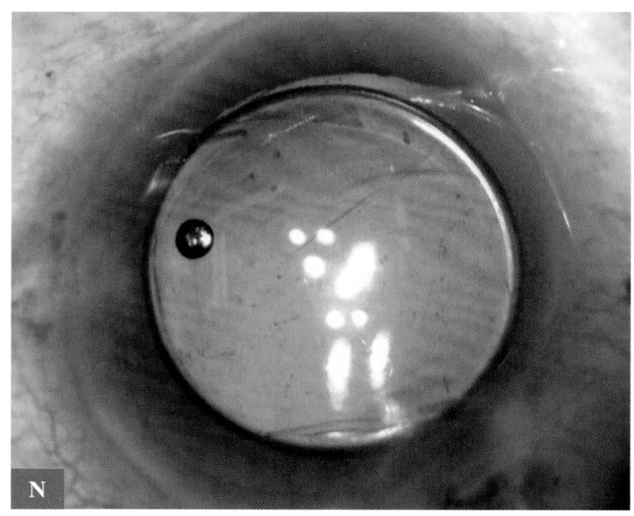

图 10-1-1　Phaco+IOL 治疗原发性急性闭角型青光眼缓解期（前房深度 1.41mm）

A：患者诊断原发性急性闭角型青光眼（右眼临床前期，左眼缓解期），双眼前房均浅（1.41mm），左眼发作后一周。术前评估左眼行小梁切除术发生恶性青光眼的风险较高，遂拟行左眼 Phaco+IOL 术　B、C：做手术主切口和侧切口　D、E：顺时针环形撕囊　F：水分离　G：超声乳化吸除白内障核块　H、I：抽吸晶状体残留皮质　J、K、L：前房及囊袋内注入黏弹剂，植入三片式人工晶状体　M：抽吸残留黏弹剂　N：术毕外观

二、Phaco+IOL 治疗原发性 + 继发性急性闭角型青光眼缓解期

见图 10-1-2。

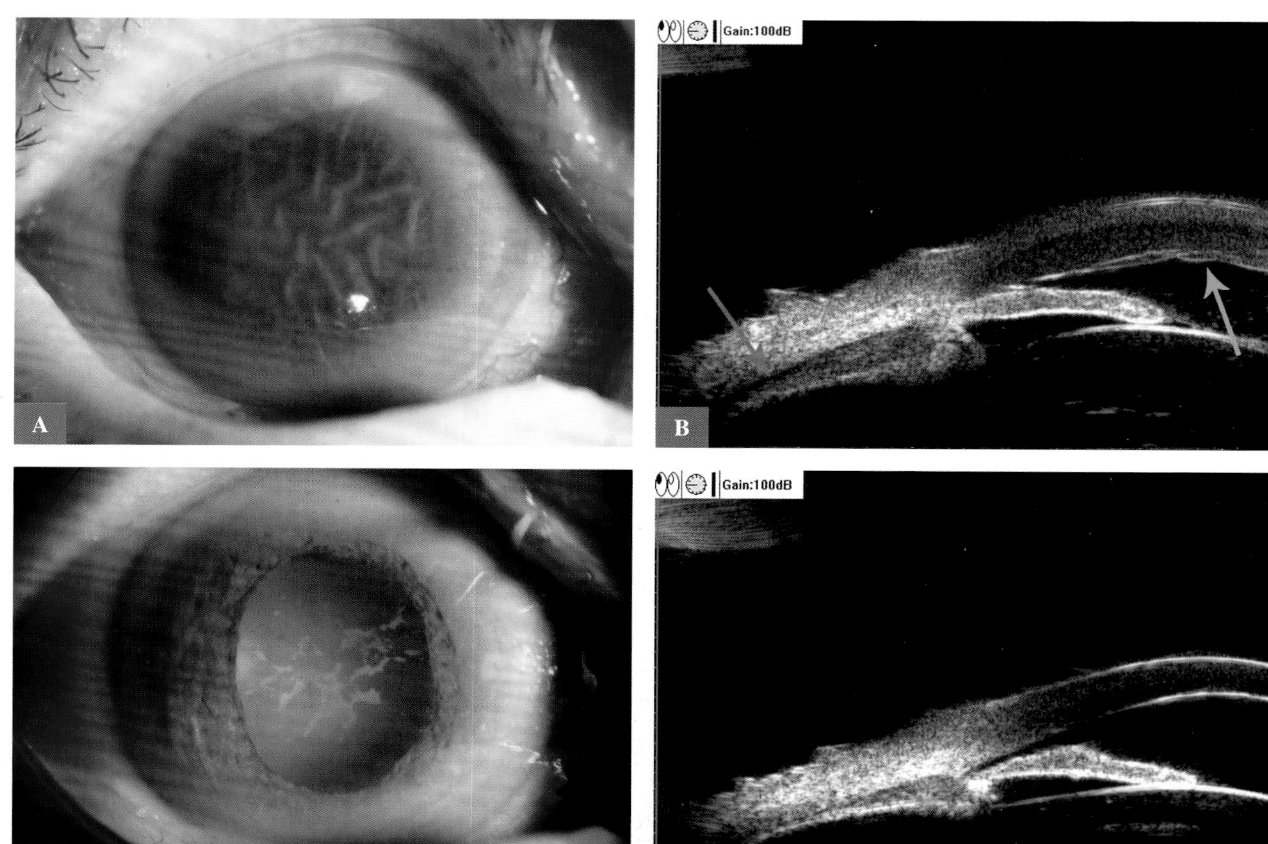

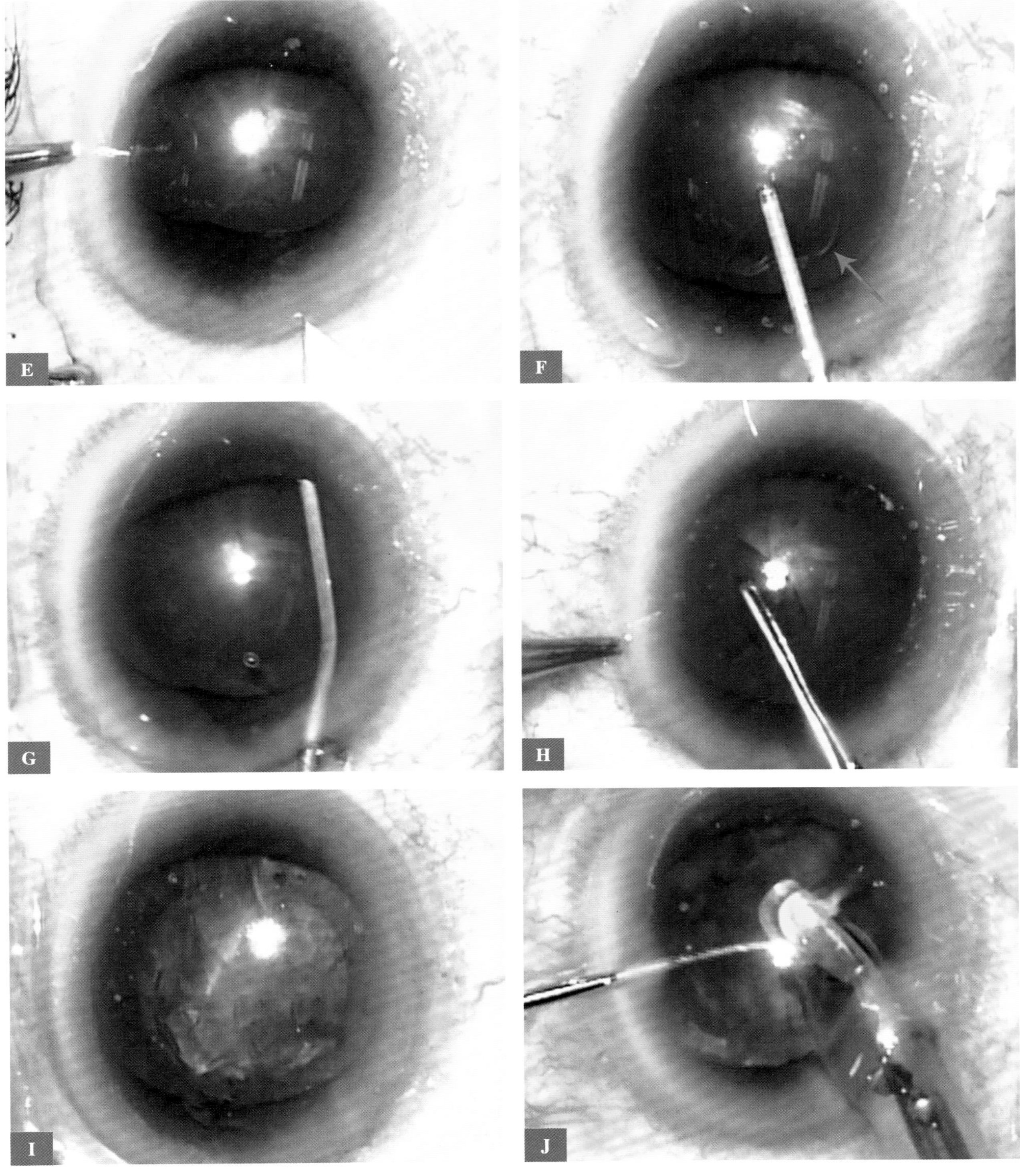
E
F
G
H
I
J

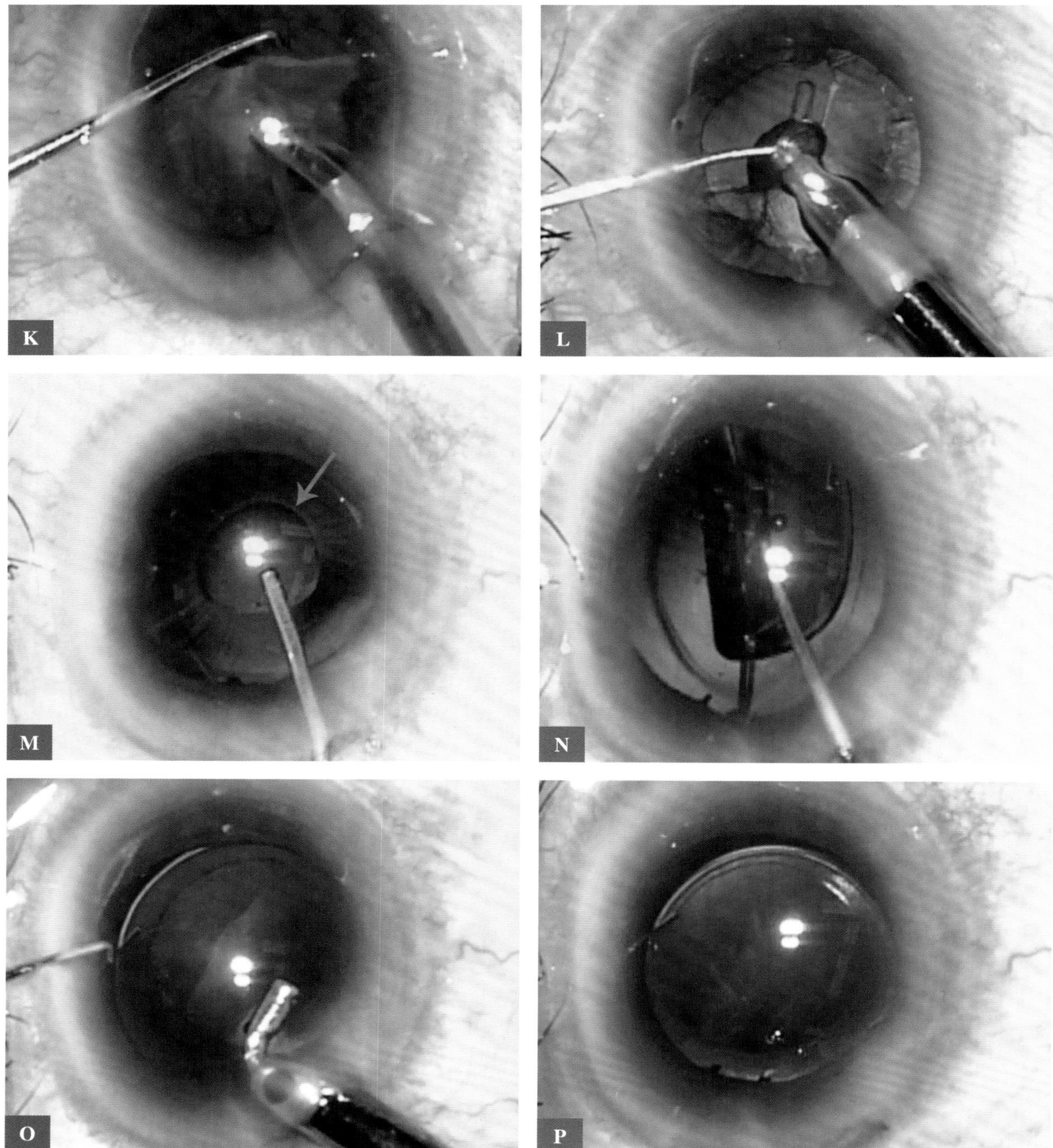

图 10-1-2 Phaco+IOL 治疗原发性 + 继发性急性闭角型青光眼缓解期(角膜高度水肿、虹膜后粘连、晶状体悬韧带松弛、前房深度 1.29mm)

A、B:患者女性,75 岁,以"右眼原发性急性闭角型青光眼急性发作期,左眼临床前期"收入院。右眼来诊时角膜高度水肿如龟背样(A),前房 1.29mm。左眼房角窄Ⅳ(开放),前房深度 1.73mm。由于右眼 UBM 提示有睫状体脱离(B,红箭头;绿箭头示意角膜水肿),遂先给予抗炎、缩瞳等保守治疗,左眼行激光周边虹膜切除术 C、D:保守治疗八天后,右眼角膜水肿消退(C),清晰可见晶状体前青光眼斑,复查 UBM 提示睫状体脱离恢复(D),前房深度 1.51mm。考虑到角膜水肿消退后前房深度仍浅于对侧眼(左眼 1.73mm)0.22mm,提示患眼可能存在晶状体悬韧带松弛。因此右眼最终诊断为原发性 + 继发性急性闭角型青光眼缓解期。拟行 Phaco+IOL E:在颞侧做手术主切口 F:因患者角膜水肿严重且刚恢复一周,先在前房注入 VISCOAT,后注入爱维(医用透明质酸钠凝胶)(红箭头)。前者有效保护角膜内皮,后者能维持较稳定前房 G:分离虹膜后粘连 H:逆时针环形撕囊 I:水分离 J、K:超声乳化吸除白内障核块。术中发现晶状体悬韧带松弛。采用灌注瓶高参数为 50cmH_2O 完成了操作 L:抽吸晶状体残留皮质 M:再次在前房注入 VISCOAT 和爱维黏弹剂(红箭头) N:植入三片式人工晶状体 O:抽吸残留黏弹剂 P:术毕外观

三、Phaco+IOL 治疗白内障膨胀期继发性急性闭角型青光眼

见图 10-1-3。

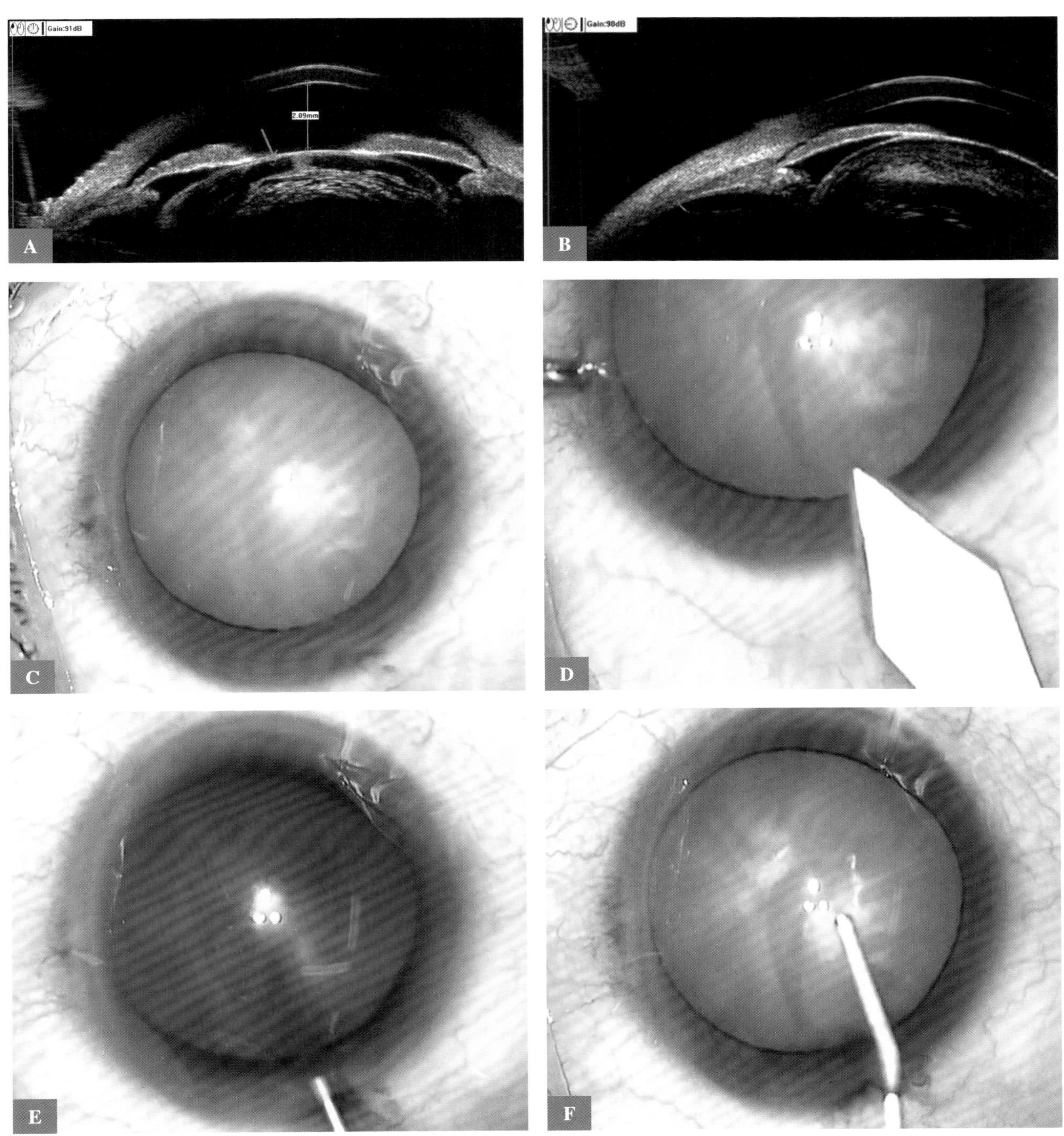

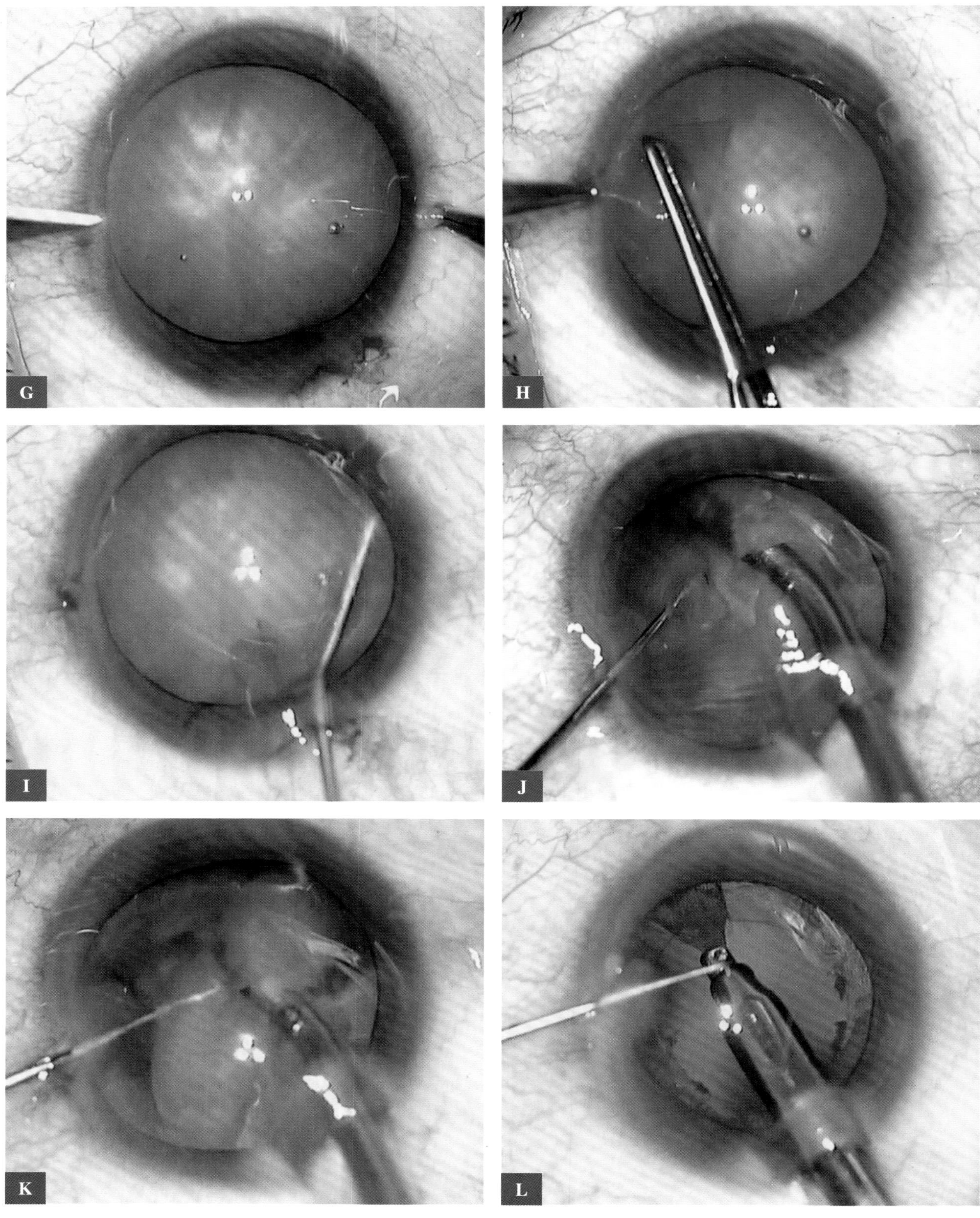
G
H
I
J
K
L

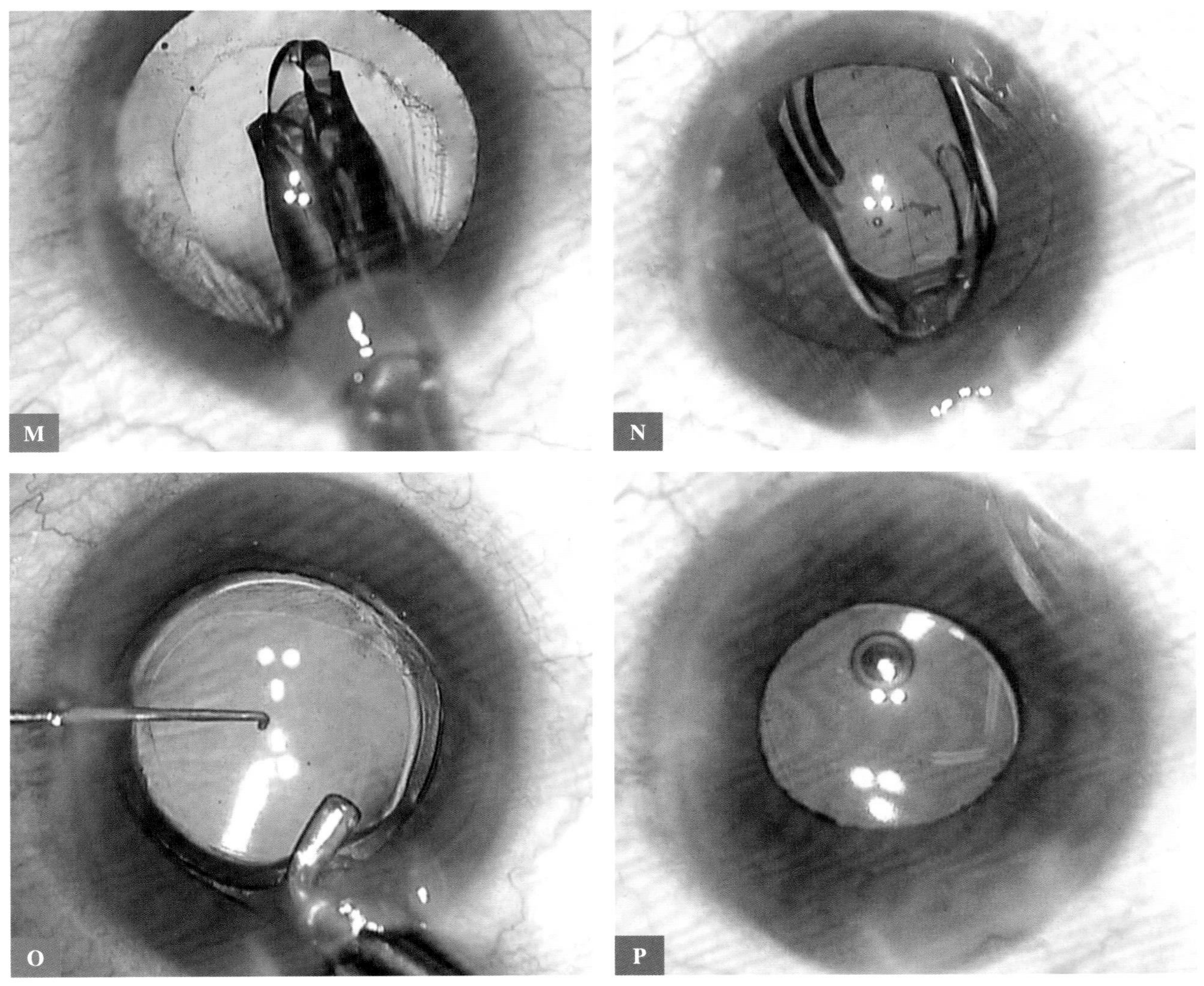

图 10-1-3　Phaco+IOL 治疗白内障膨胀期继发性急性闭角型青光眼

A~C:右眼诊断继发性急性闭角型青光眼。晶状体混浊,UBM 显示晶状体体积增大、液区形成,周边虹膜膨隆、周边前房浅。拟行 Phaco+IOL　D:在颞侧做手术主切口　E、F:前房内注入染色剂台盼蓝并冲洗,前房内注入黏弹剂形成前房　G:在上方做侧切口　H:逆时针环形撕囊　I:水分离　J、K:超声乳化劈核、吸除白内障核块　L:抽吸晶状体残留皮质　M、N:植入一片式人工晶状体　O:抽吸残留黏弹剂　P:术毕。

四、Phaco 治疗白内障过熟期继发性青光眼

见图 10-1-4。

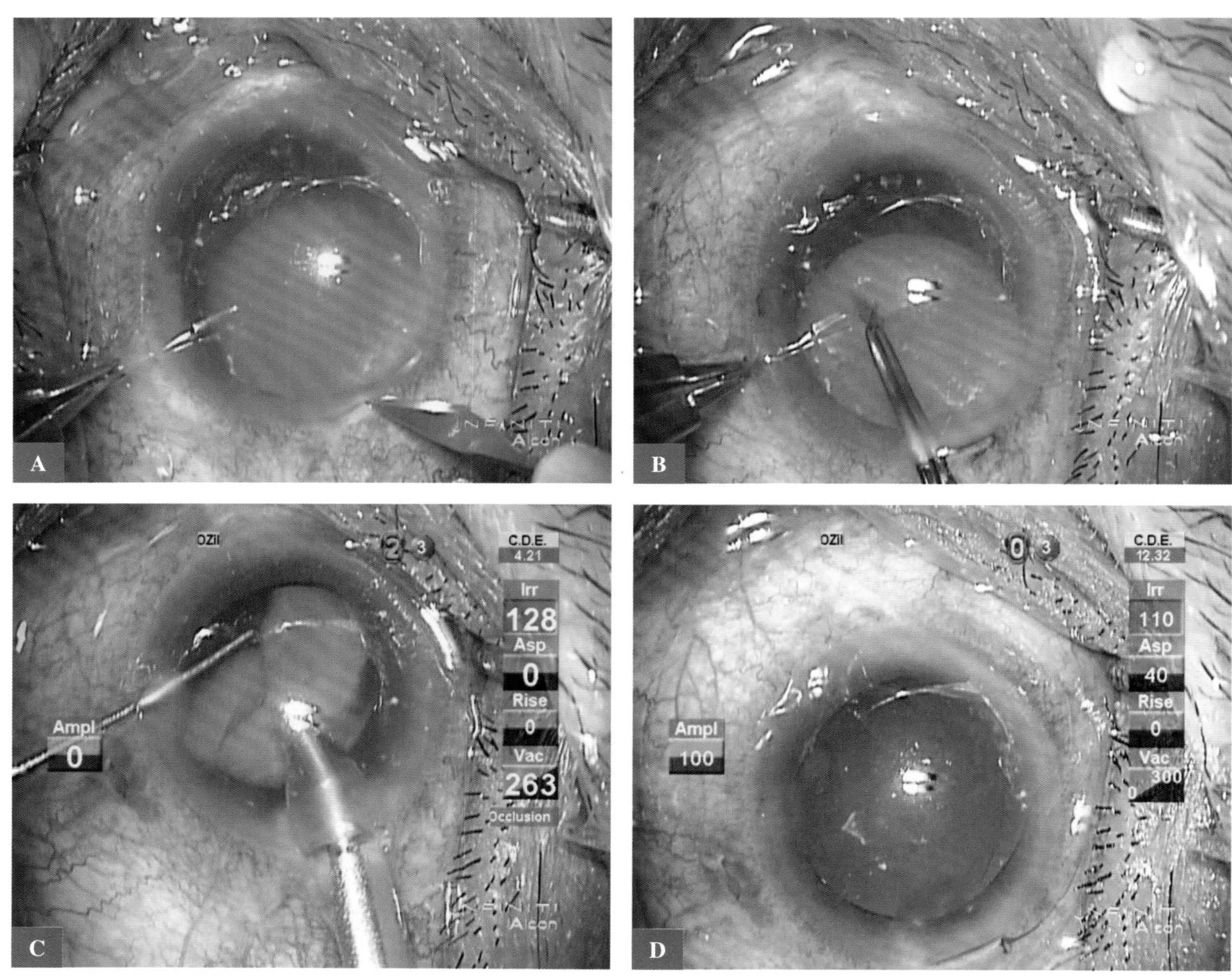

图 10-1-4　Phaco 治疗白内障过熟期继发性青光眼

A:白内障过熟期(可见晶状体核已下沉)继发性青光眼。采用颞侧手术位置做主切口　B:前房内注入台盼蓝染色晶状体囊膜后进行环形撕囊　C:超声乳化吸除晶状体核　D:核吸除后外观(尚未抽吸晶状体皮质)

五、Phaco+IOL 治疗球形晶状体继发性急性闭角型青光眼

见图 10-1-5。

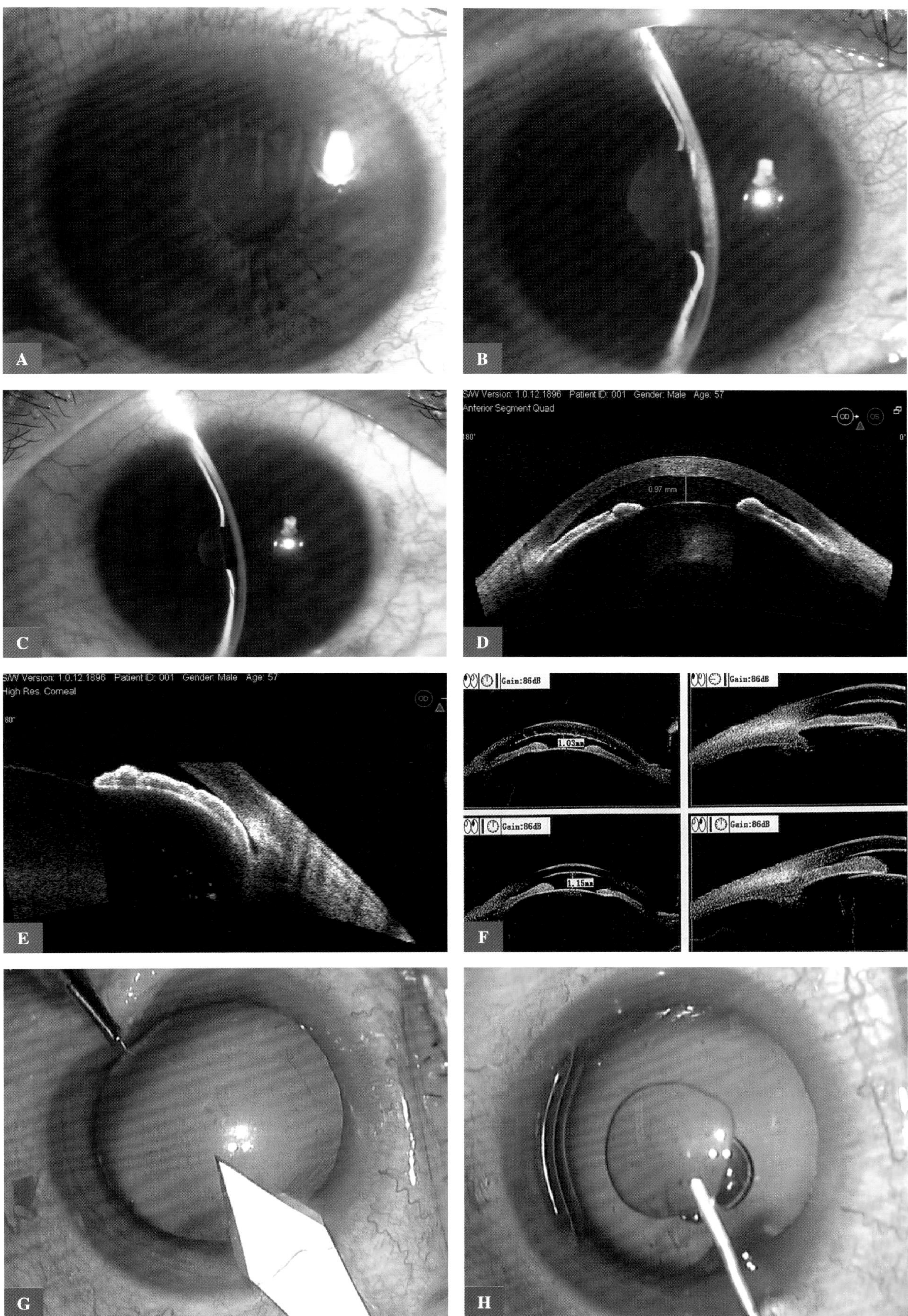
A
B
C
S/W Version: 1.0.12.1896 Patient ID: 001 Gender: Male Age: 57
Anterior Segment Quad
0.97 mm
D
S/W Version: 1.0.12.1896 Patient ID: 001 Gender: Male Age: 57
High Res. Corneal
E
Gain:86dB
1.03mm
Gain:86dB
Gain:86dB
1.15mm
Gain:86dB
F
G
H

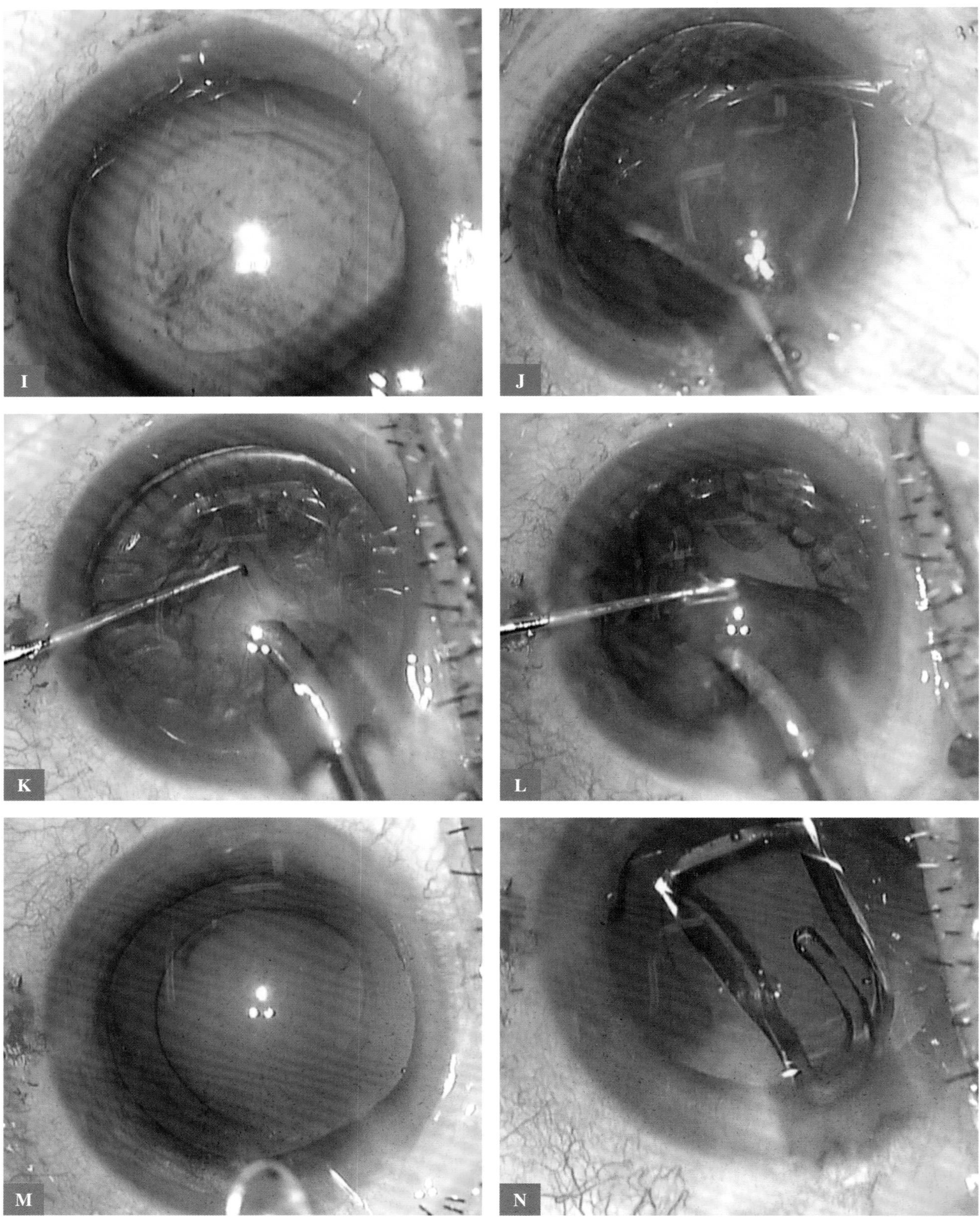
I
J
K
L
M
N

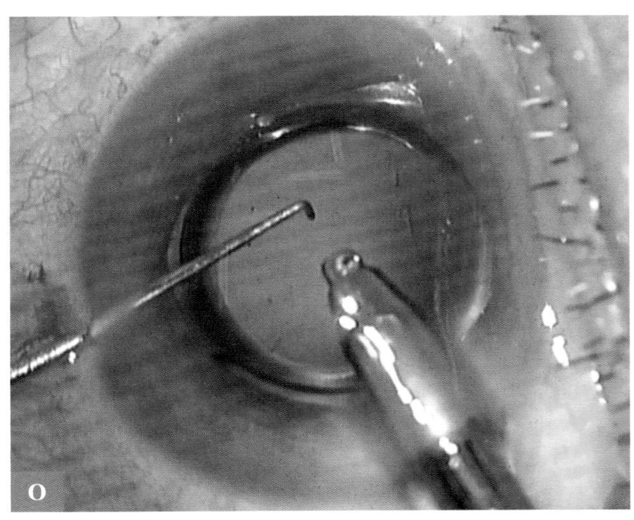

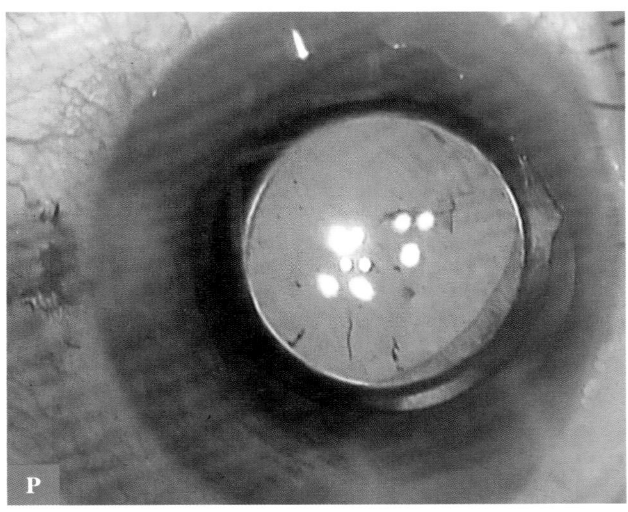

图 10-1-5　Phaco+IOL 治疗球形晶状体继发性急性闭角型青光眼

A、B：右眼球形晶状体继发急性闭角型青光眼，可见角膜水肿、前房极浅虹膜萎缩　C：对侧眼前房也是极浅　D、E：前段 OCT（AS-OCT）证实双眼球形晶状体，双眼前房深度均仅 0.97mm　F：UBM 同样证实双眼球形晶状体，右眼前房深度 1.03mm、左眼 1.15mm　G：右眼拟行 Phaco+IOL 术　H：由于角膜内皮计数仅有 1000 个 /mm^2，先在前房先注入 VISCOAT，后注入爱维（医用透明质酸钠凝胶）。前者有效保护角膜内皮，后者能维持较稳定前房　I：环形撕囊　J：水分离　K、L：超声乳化吸除白内障核块　M：抽吸晶状体残留皮质　N：植入一片式人工晶状体　O：抽吸残留黏弹剂　P：术毕外观

第二节　白内障囊外摘除术或白内障囊外摘除联合人工晶状体植入术（ECCE/ECCE+IOL）治疗青光眼

【适应证】合并成熟期、膨胀期、过熟期白内障的原发或继发性闭角型青光眼；核硬，角膜内皮计数少；晶状体不全脱位、晶状体悬韧带松弛、晶状体囊膜破裂等，且试图用 Phaco/Phaco+IOL 无法完成或有核掉入玻璃体腔潜在风险者。

【手术原理】摘除晶状体，开放空间，解除晶状体因素造成的继发性青光眼因素。经典的白内障囊外摘除术（ECCE），是在上方角膜缘做大切口（切口大小应接近晶状体直径），通过开罐式截开前囊娩出晶状体核，晶状体后囊保持完整，最后用双腔管抽吸晶状体皮质，视病情需要植入人工晶状体。改良的 ECCE 已经融合了现代白内障手术的各种新技术，包括做隧道切口、连续环形撕囊，灌注抽吸皮质等；术者可以在上方、也可在颞侧进行；也可以先在小切口下完成撕囊等操作，再扩大切口等。ECCE 手术对硬核、角膜内皮计数少的患者具有优势，但由于切口大，术中发生潜在严重并发症风险高，术后散光也明显比 Phaco/Phaco+IOL 大。

【手术步骤】

一、ECCE 治疗成熟期白内障继发性青光眼

见图 10-2-1。

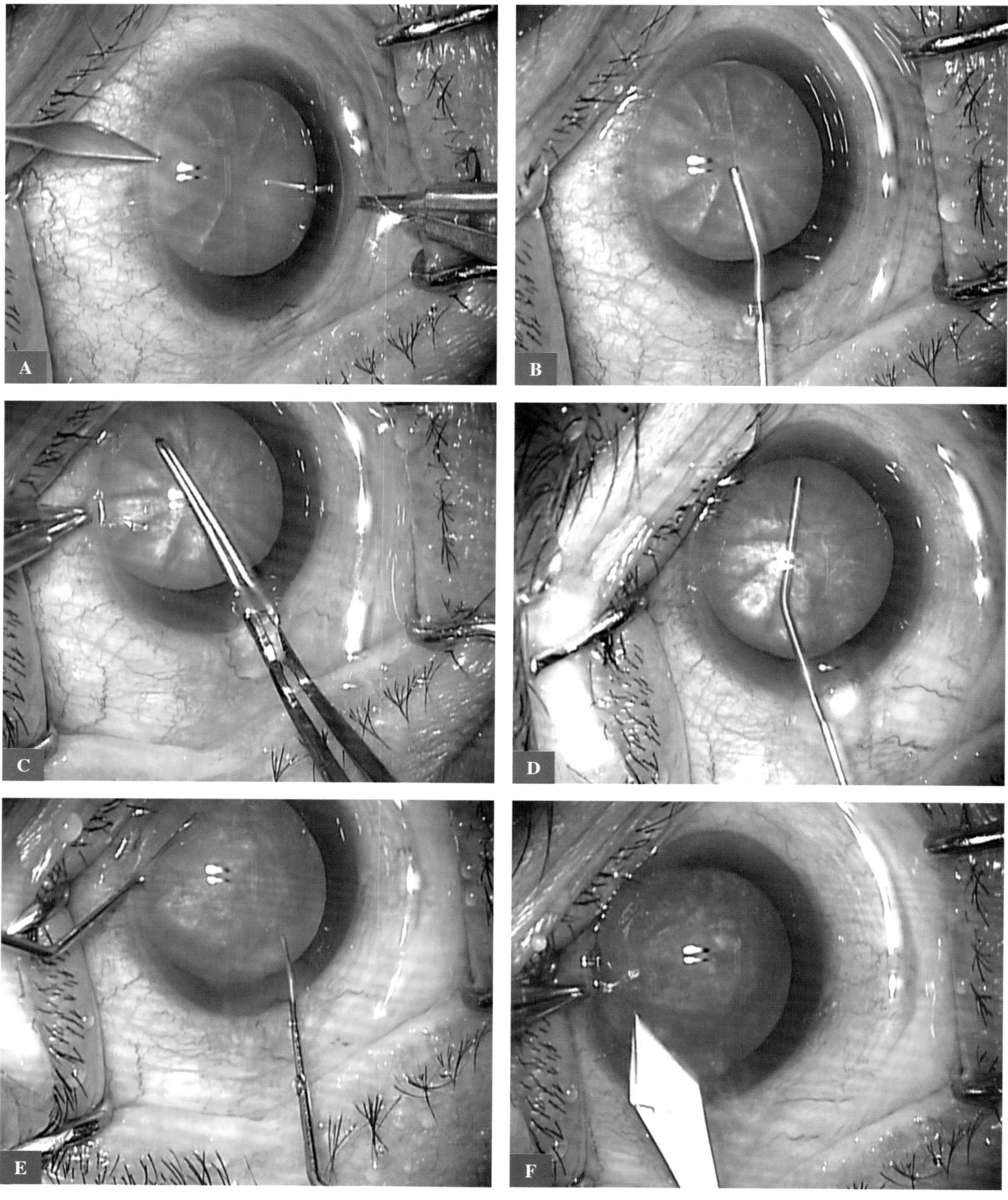
A
B
C
D
E
F

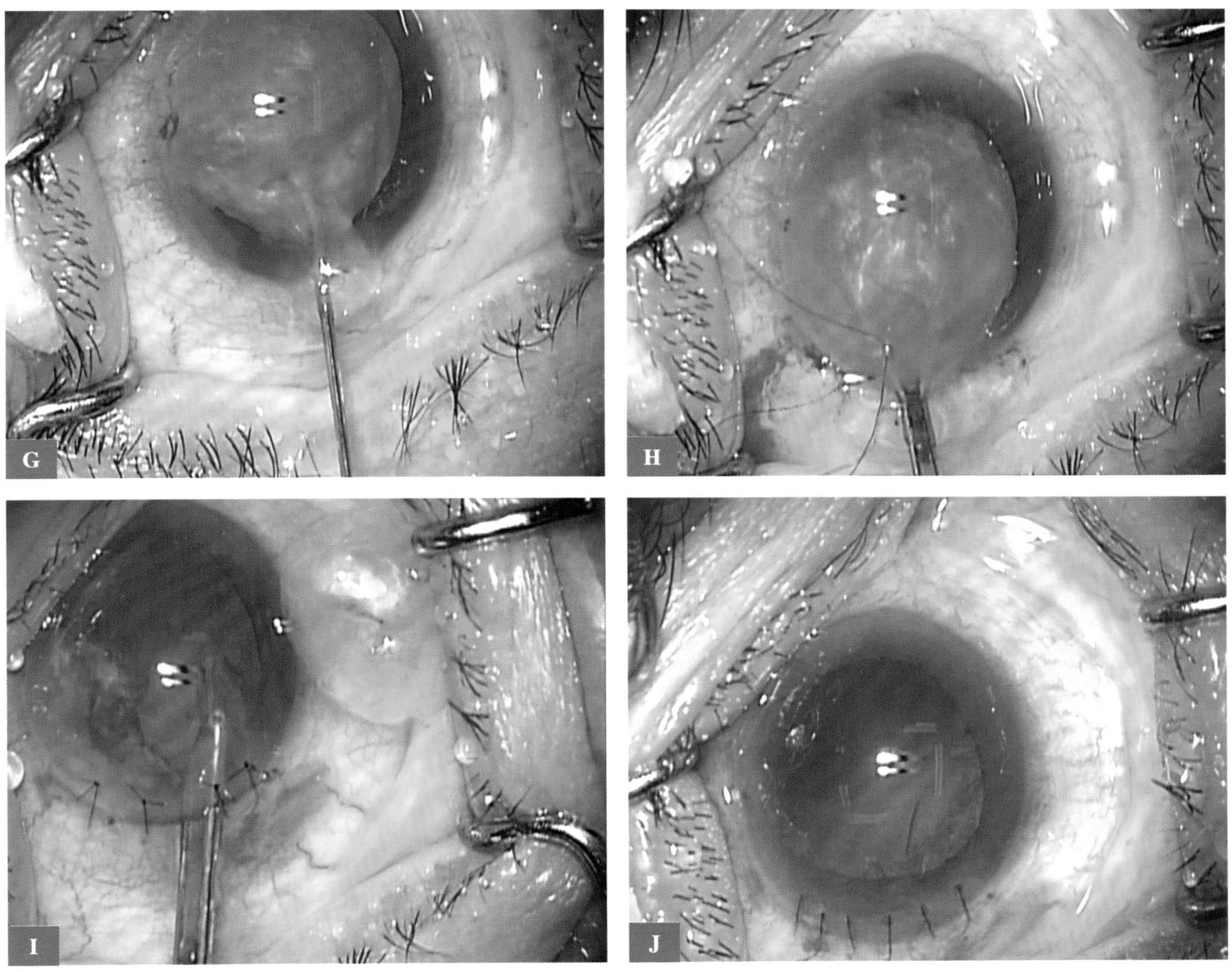

图 10-2-1　ECCE 治疗成熟期白内障继发性青光眼

A:采取颞侧手术位置。做 3mm 主切口和侧切口　B:前房内注入黏弹剂　C:环形撕囊　D:水分离　E:应用两个晶状体调位钩辅助旋转晶状体核至前房,发现晶状体核较大　F:根据晶状体核直径大小扩大主切口　G:晶状体核下注入少量黏弹剂　H:利用晶状体囊圈娩出晶状体核　I:10-0 尼龙线缝合创口后,双腔管抽吸晶状体残留皮质。晶状体后囊完整　J:10-0 尼龙线缝合创口,结束手术

二、ECCE 治疗过熟期白内障继发性青光眼

见图 10-2-2。

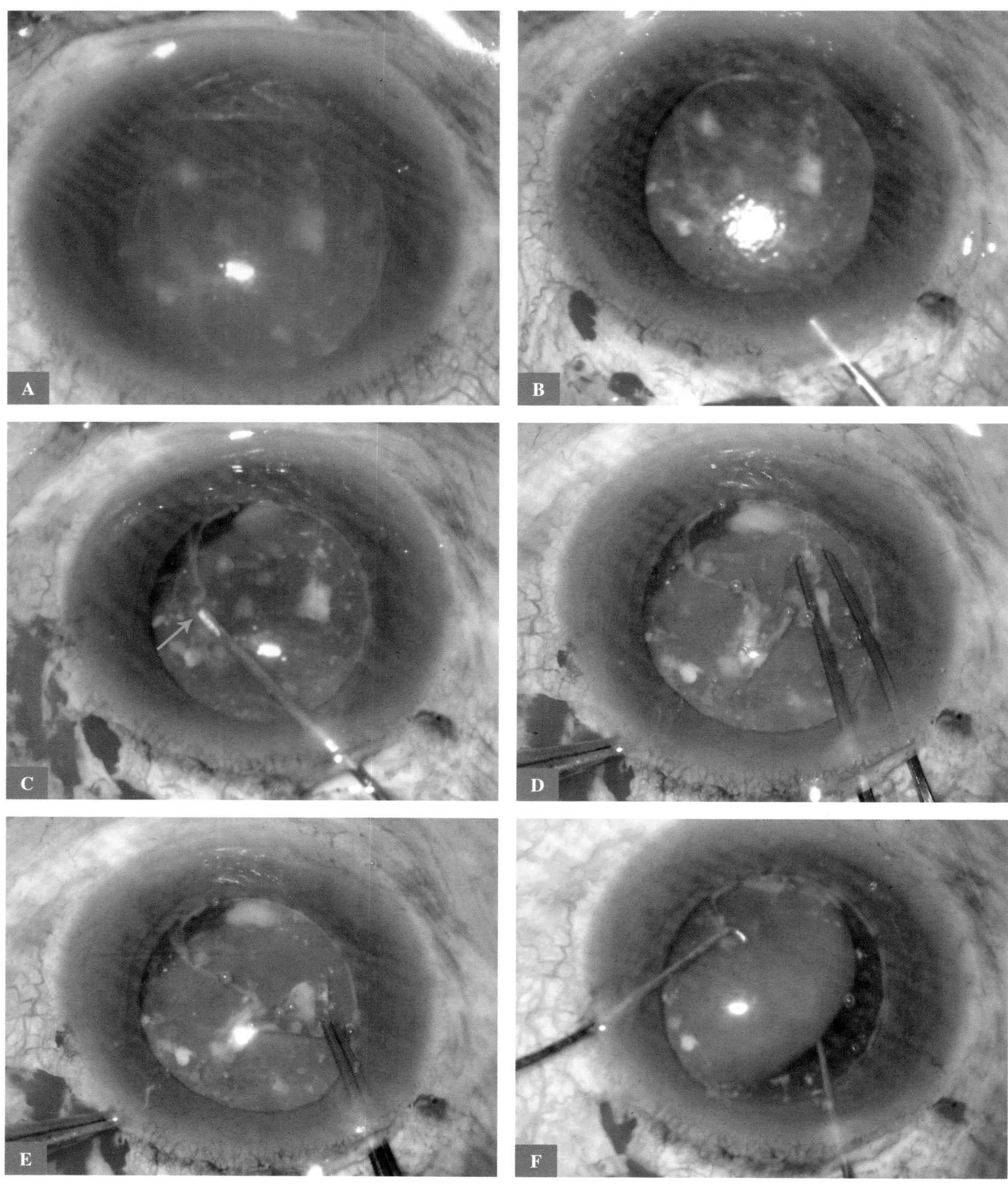

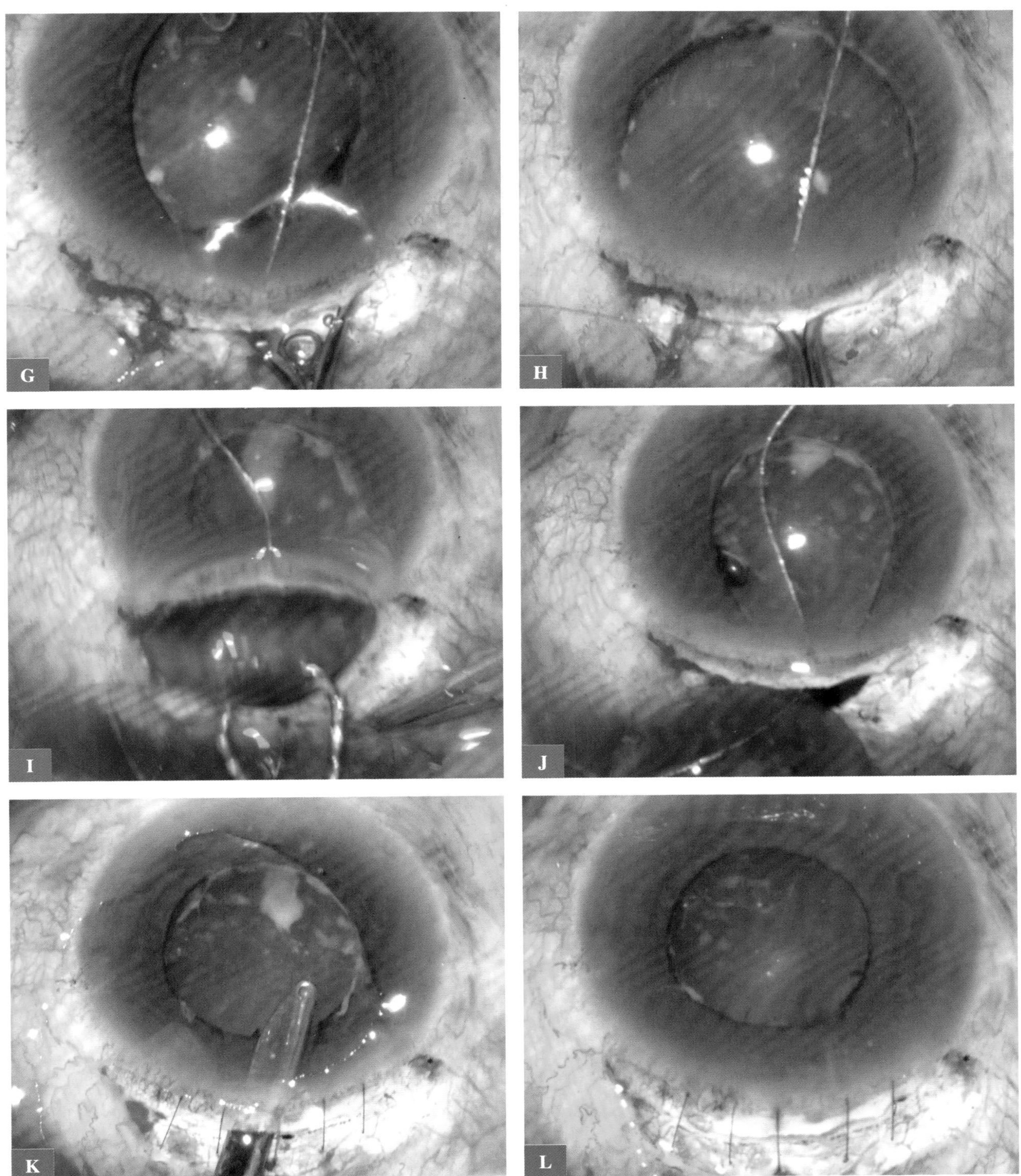

图 10-2-2　ECCE 治疗过熟期白内障继发性青光眼

A：过熟期白内障继发性青光眼外观　B：采取上方手术位置。做 3mm 主切口和侧切口。先做前房冲洗，可见晶状体囊膜明显皱缩，核硬，呈现橙褐色　C、D、E：先用破囊针头截囊，然后小心环形撕囊　F：应用两个晶状体调位钩辅助旋转晶状体核至前房　G~J：根据晶状体核直径大小扩大主切口，晶状体核下注入少量黏弹剂后，利用晶状体囊圈娩出晶状体核　K：10-0 尼龙线缝合创口后，双腔管抽吸晶状体残留皮质。晶状体后囊完整　L：10-0 尼龙线缝合创口，五针，结膜烧灼对合，结束手术

三、ECCE 术治疗晶状体溶解性继发性青光眼

见图 10-2-3。

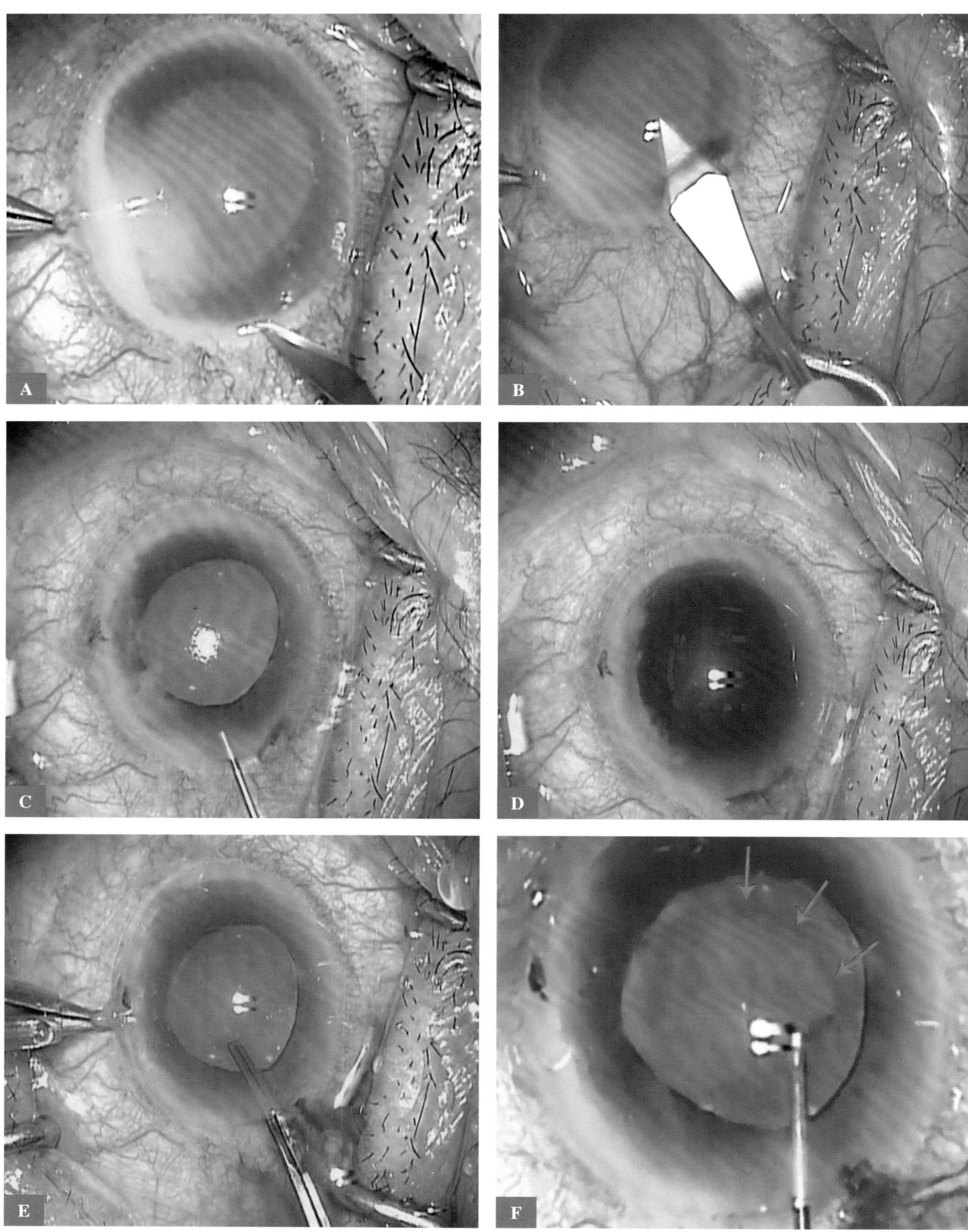

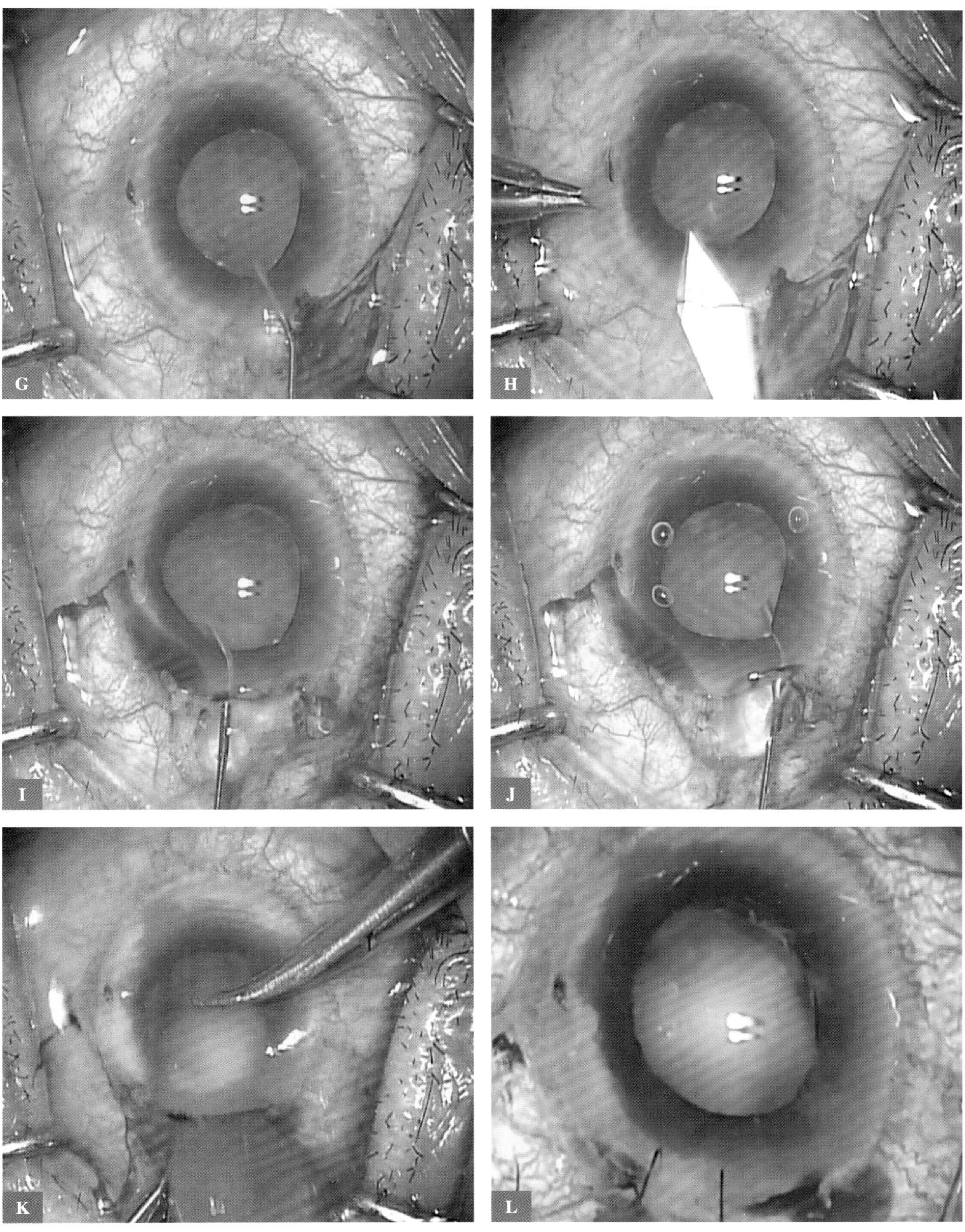
G
H
I
J
K
L

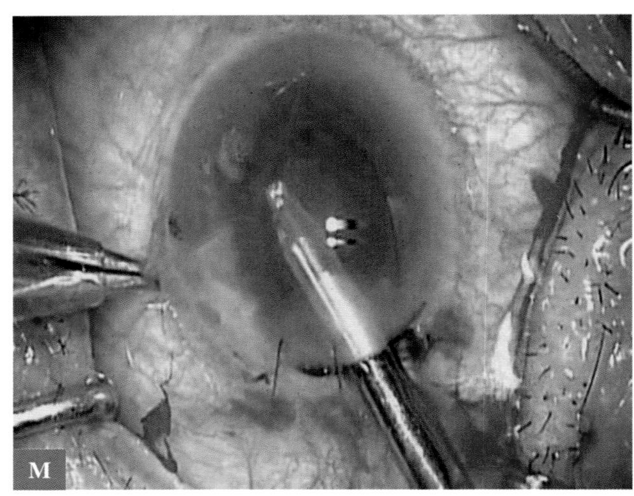

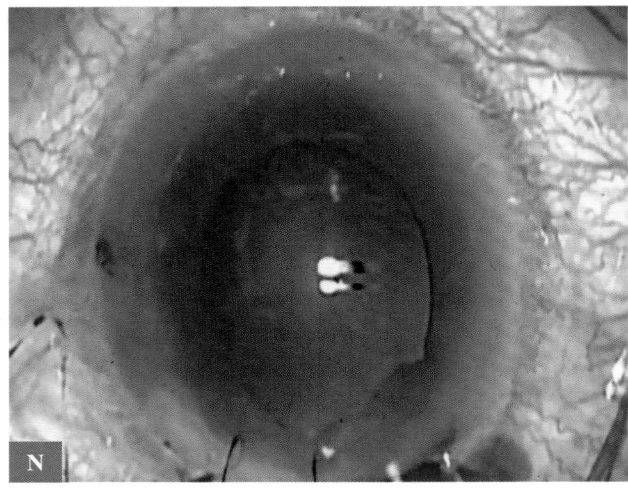

图 10-2-3　ECCE 术治疗晶状体溶解性继发性青光眼

A、B:白内障过熟期继发性青光眼,大量晶状体皮质已经溶解并溢出至前房。采取颞侧手术位置做主切口　C:先做前房冲洗,冲洗出大量溶解的晶状体皮质　D:前房内注入台盼蓝染色晶状体囊膜　E:先试用撕囊镊环形撕囊,但因囊膜皱缩无法进行　F:改用破囊针头开罐式截囊(红色箭头示意囊膜切开的边缘)　G:水分离,发现晶状体核较小,但囊膜松弛非常严重,拟行 ECCE　H:根据晶状体核大小稍扩大切口　I、J:核下注入黏弹剂,并旋转晶状体核到前房　K:左手持显微有齿镊轻压切口后唇,右手持显微持针钳轻压角膜推压娩出晶状体核　L:见晶状体皮质呈粉状灰白色,用 10-0 尼龙线间断缝合切口　M、N:灌注抽吸皮质干净,形成前房,术毕

四、ECCE 术治疗大黑核伴晶状体悬韧带松弛继发性青光眼

见图 10-2-4。

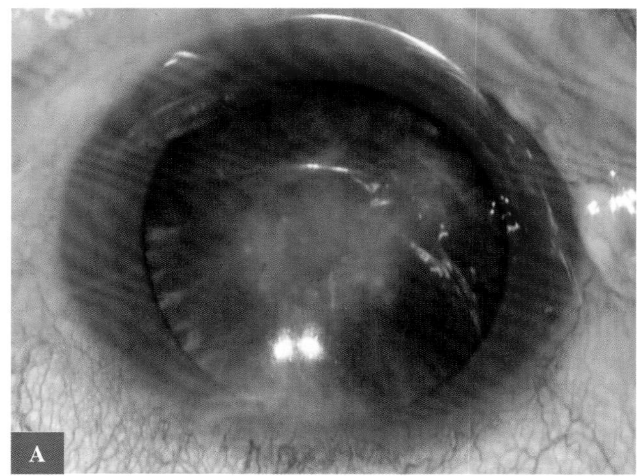

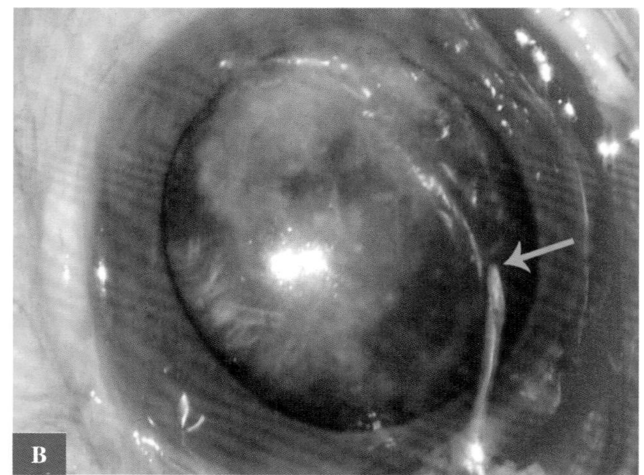

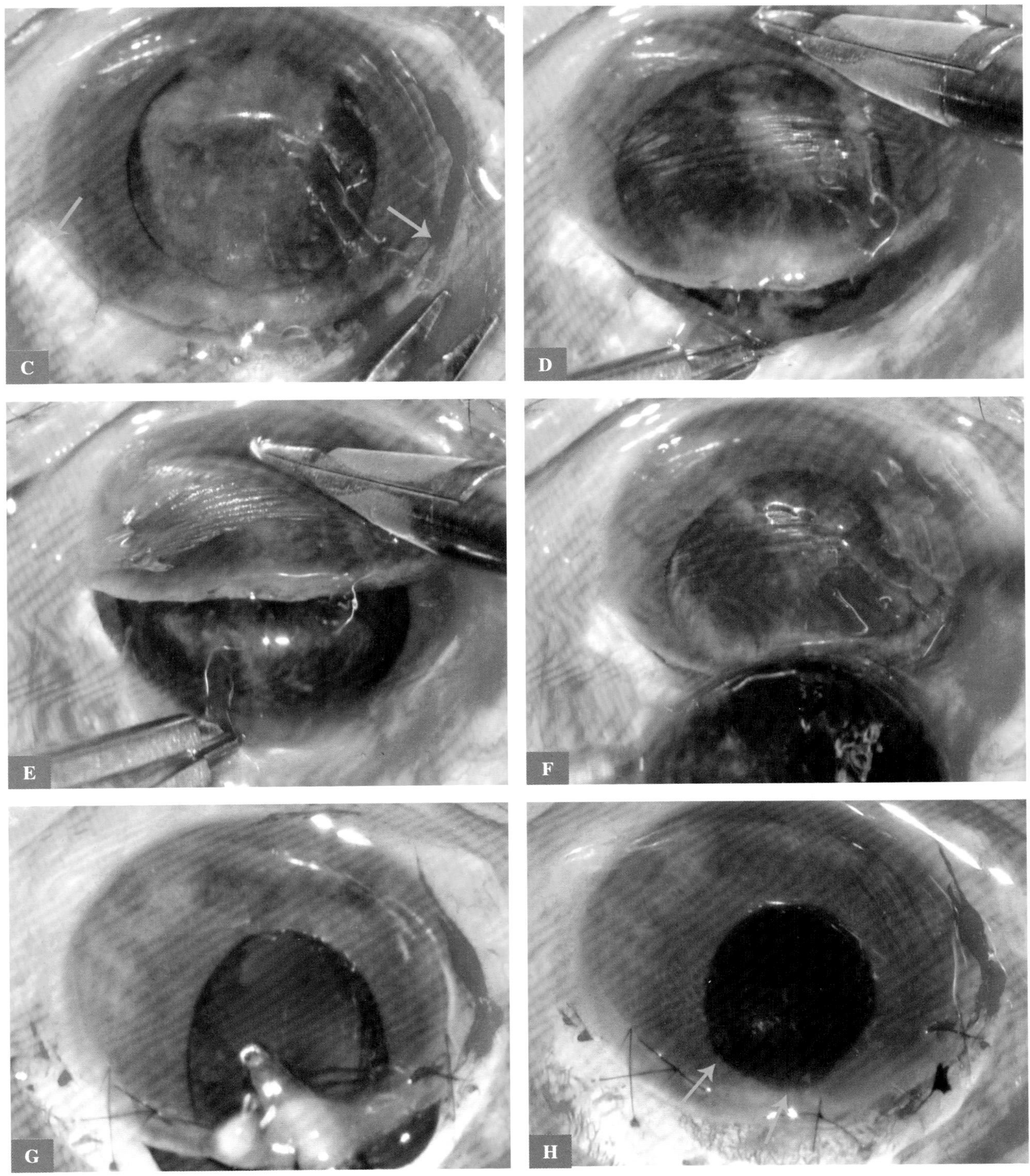
C
D
E
F
G
H

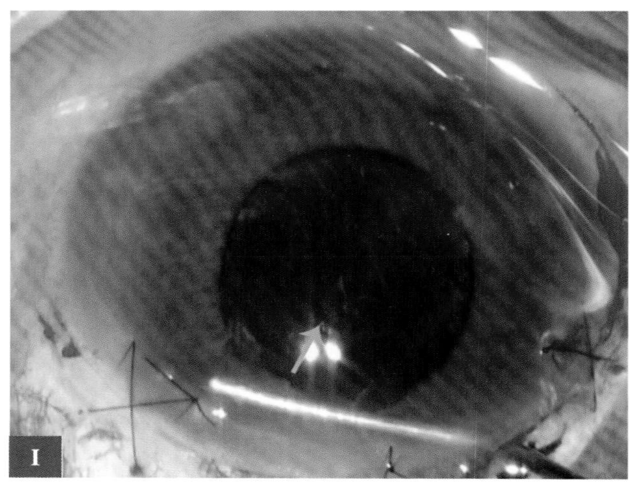

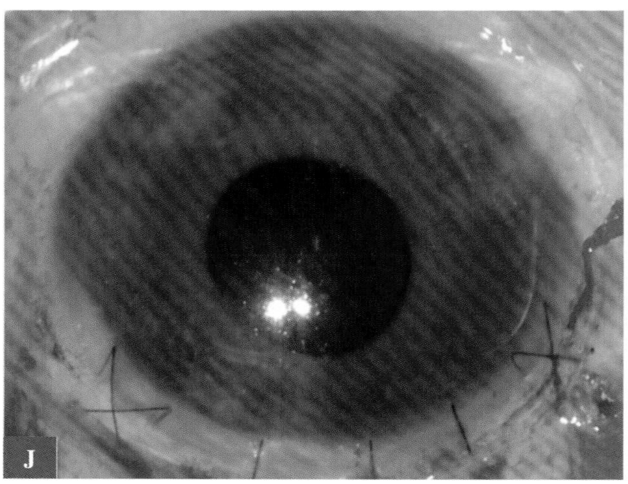

图 10-2-4　ECCE 治疗大黑核伴晶状体悬韧带松弛继发性青光眼

A：患者诊断继发性闭角型青光眼，晶状体大呈现黑褐色，向前房膨隆。UBM 报告该眼前房深度 1.24mm（对侧眼 1.98mm），提示该眼存在晶状体悬韧带松弛的可能性大。眼压 35mmHg　B：采取上方手术位置。先用破囊针头（见绿箭头）截囊，截囊过程中发现晶状体囊袋十分松弛　C：根据晶状体核直径大小做切口（两绿色箭头之间）　D~F：左手持显微有齿镊轻压切口后唇，右手持显微持针钳轻压角膜推压娩出晶状体核　G：创口缝合后，灌注抽吸少许残留晶状体皮质。晶状体后囊完整　H：发现上方切口处(绿箭头示意)有少许玻璃体溢出(囊袋边缘)，瞳孔不规则　I：用冲洗针头向心性拨虹膜面玻璃体(绿箭头方向示意)，并用囊膜剪剪除溢出的玻璃体　J：瞳孔呈现圆形，无额外玻璃体溢出，结束手术（该图片由朱斯平副主任医师提供手术录像剪辑）

第三节　白内障囊内摘除术或白内障囊内摘除联合前段玻璃体切除术（ICCE/ICCE 联合前段玻璃体切除术）治疗青光眼

【适应证】合并成熟期、膨胀期、过熟期白内障的原发或继发性闭角型青光眼；试图用 Phaco/Phaco+IOL 或 ECCE 无法实现者（晶状体全或不全脱位、悬韧带松弛、晶状体囊膜破裂等有核掉入玻璃体腔风险者）；核硬、角膜内皮计数少；术中玻璃体溢出进入前房，行前段玻璃体切除术。

【手术原理】摘除晶状体，开放空间，解除晶状体因素造成的继发性青光眼，防止晶状体核掉入玻璃体腔。经典的 ICCE 术，是将晶状体完整取出，大多情况下需要做前段玻璃体切除术。由于手术通常是在高眼压、大切口状态下进行，发生爆发性出血等并发症风险高，一般不首选 ICCE。在现代白内障手术各种新技术辅助下，术者在术中一般都会尽力或试图先行 Phaco 或 ECCE。当因各种原因（如大范围晶状体不全脱位、晶状体囊袋松弛严重、晶状体后囊破裂范围大等）导致有核掉入玻璃体腔风险者，才采用 ICCE。

【手术步骤】

ICCE 联合前段玻璃体切除术治疗继发性急性闭角型青光眼（晶状体大范围不全脱位）

见图 10-3-1。

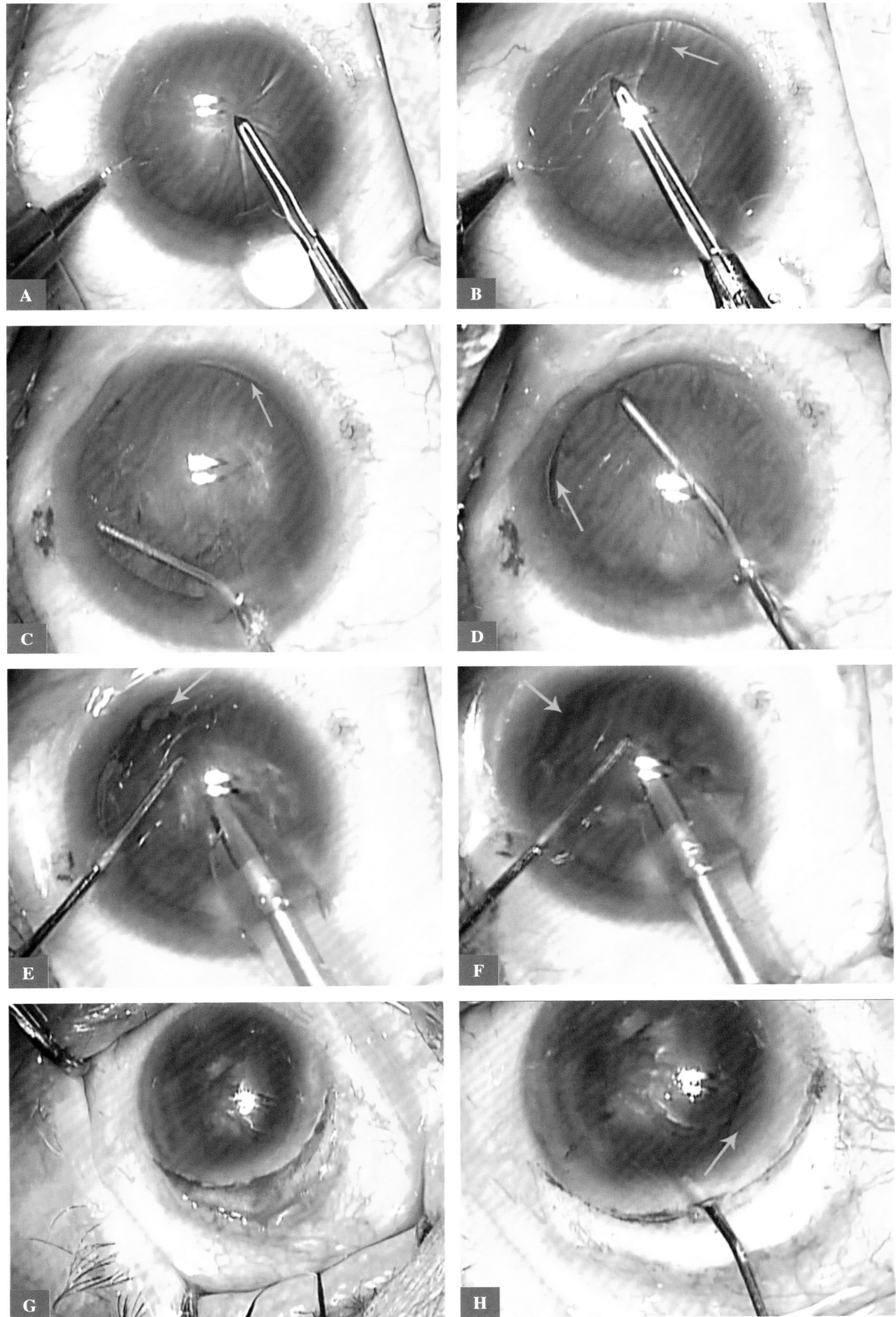
A
B
C
D
E
F
G
H

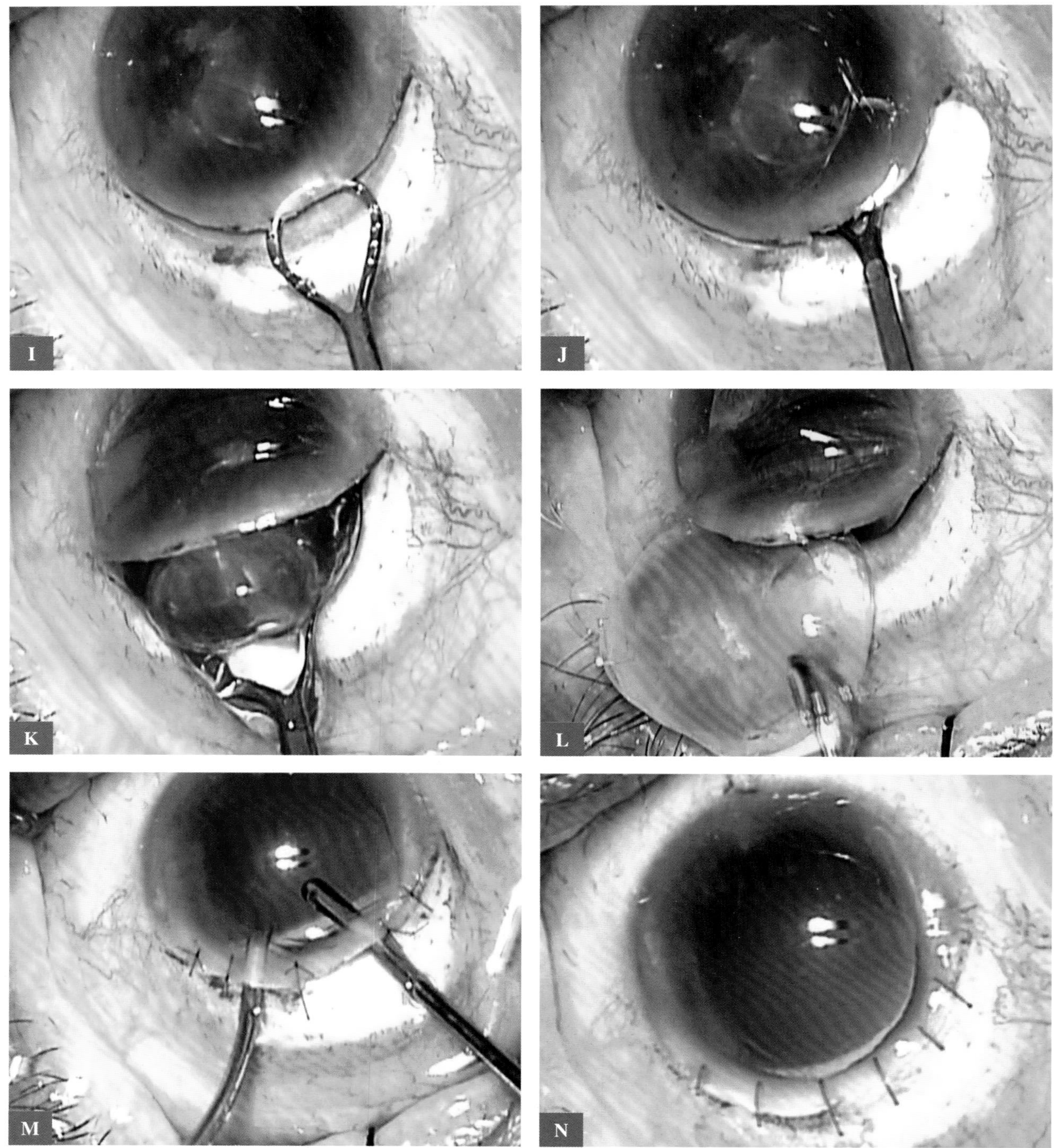

图 10-3-1 ICCE 联合前段玻璃体切除术治疗继发性急性闭角型青光眼(晶状体大范围不全脱位)

A:诊断左眼继发性急性闭角型青光眼,晶状体不全脱位。UBM 示意右眼前房深度 2.14mm,左眼 1.25mm。采取上方手术位置。撕囊前镊子触及前囊膜时发现晶状体囊袋有松弛现象(见许多皱褶) B:撕囊时亦发现囊膜有皱褶(绿箭头) C、D:水分离时证实下方晶状体有脱位(绿箭头) E、F:先尝试超声乳化劈核,发现晶状体核硬,且脱位严重,范围大,接近 240° 范围(2~10 点位),遂停止超声乳化 G:在上方剪开角膜缘结膜,并扩大角膜缘切口(9 点 ~2 点钟) H:晶状体后方注入黏弹剂,颞上方见晶状体脱位翘起(绿箭头) I~L:晶状体圈匙将晶状体完整娩出 M:前段玻璃体切除 N:缝合创口,术毕

第四节　张力环或虹膜拉钩辅助下完成 Phaco+IOL 治疗青光眼

【适应证】合并晶状体悬韧带松弛或不全脱位的各类型青光眼；小瞳孔（如虹膜广泛后粘连致瞳孔无法散大）；虹膜无弹性（如长期高眼压致虹膜萎缩、无弹性）等。

【手术原理】稳固晶状体悬韧带，防止晶状体囊袋松弛、离断、偏位；扩大瞳孔，辅助手术顺利完成。

【手术步骤】

一、张力环辅助下完成 Phaco+IOL 治疗晶状体不全脱位继发闭角型青光眼

（先植入张力环、再进行 Phaco+IOL）

见图 10-4-1。

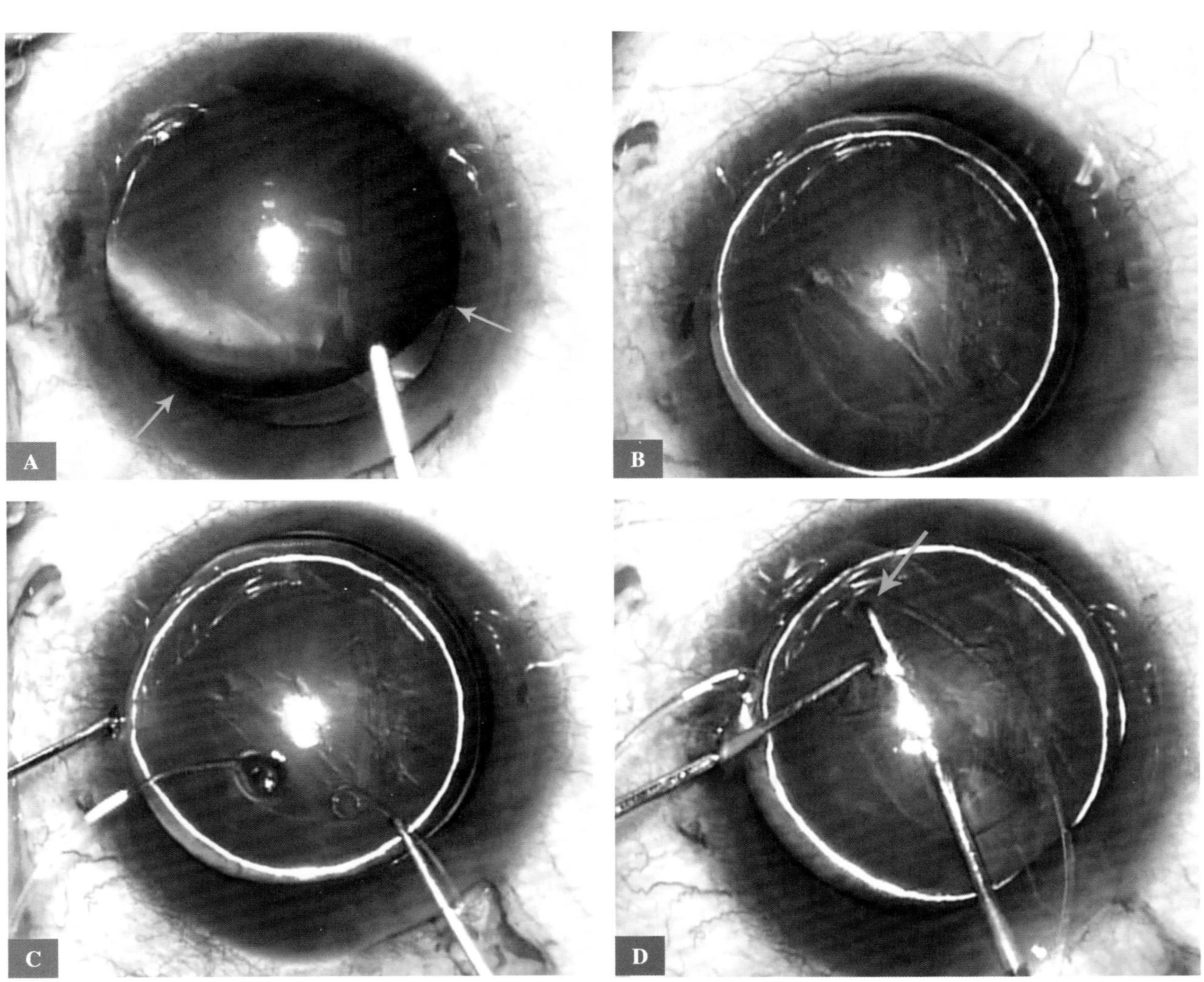

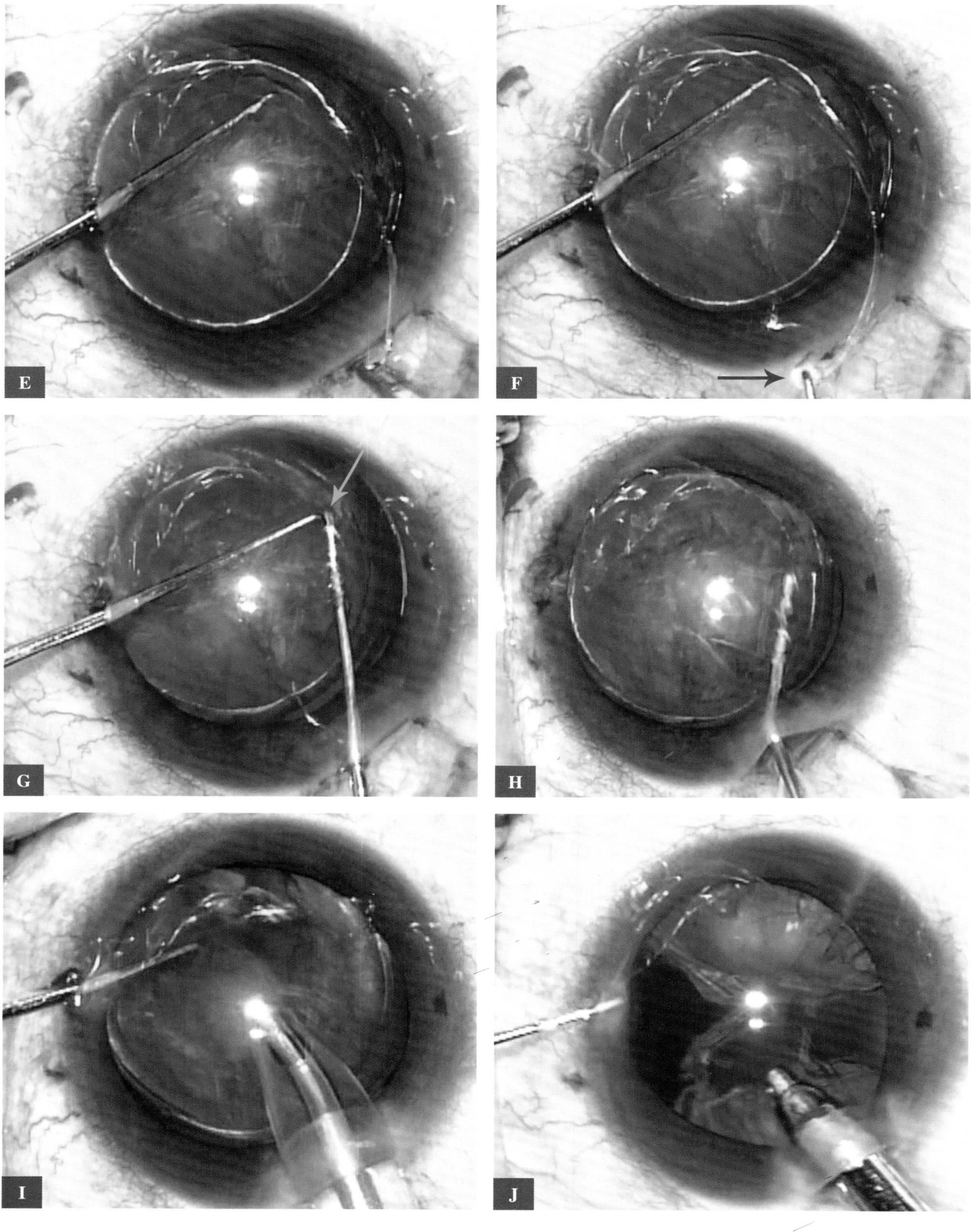
E
F
G
H
I
J

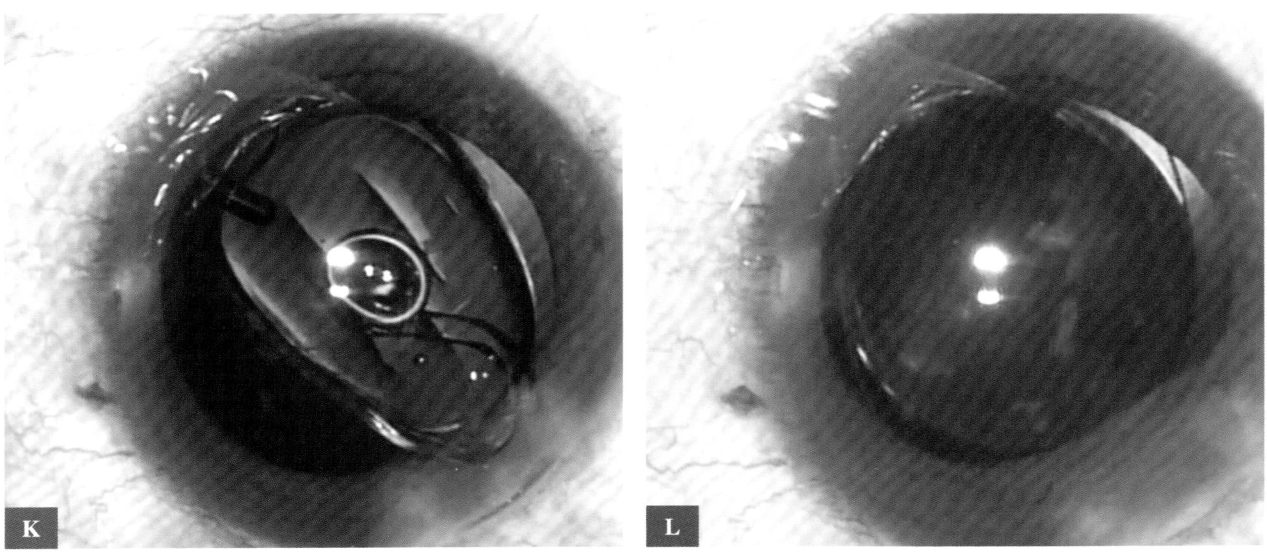

图 10-4-1　张力环辅助下完成 Phaco+IOL 治疗晶状体不全脱位继发性闭角型青光眼（先植入张力环、再进行 Phaco+IOL）
A：采用颞侧手术位置。晶状体不全脱位继发青光眼（绿箭头之间示意脱位范围，约 6 点 30~10 点钟之间）　B：环形撕囊后简单水分离，晶状体显见金环　C~G：逆时针植入张力环。首先右眼用晶状体调位钩将张力环前端置入囊袋内（D，绿箭头）；接着左手利用晶状体调位钩固定张力环，右手利用显微无齿镊逐步将张力环送入囊袋内（E），最后右手利用晶状体调位钩再次将张力环末端钩住（F，蓝箭头）将其送入囊袋内（G，绿箭头）　H：张力环植入后充分水分离　I：超声乳化吸除晶状体核　J：抽吸晶状体皮质　K：植入人工晶状体　L：术毕外观

二、张力环辅助下完成 Phaco+IOL 治疗晶状体不全脱位继发性闭角型青光眼（先进行 Phaco、植入张力环、再植入 IOL）

见图 10-4-2。

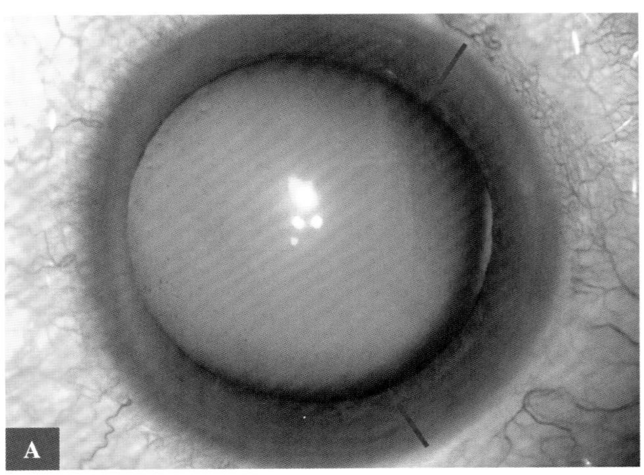

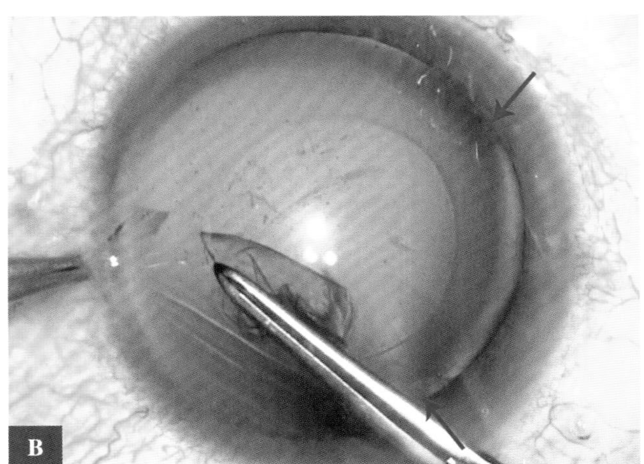

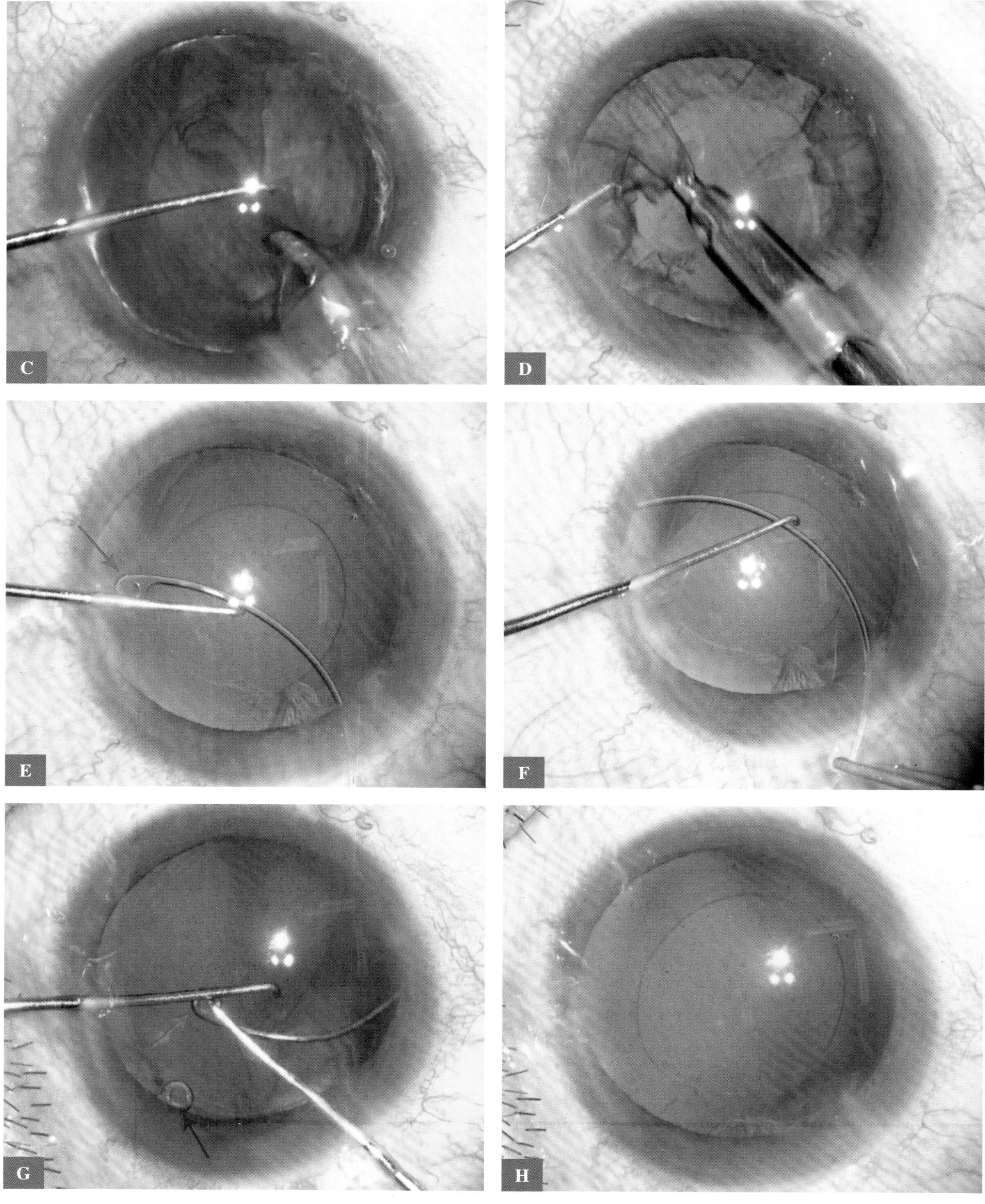

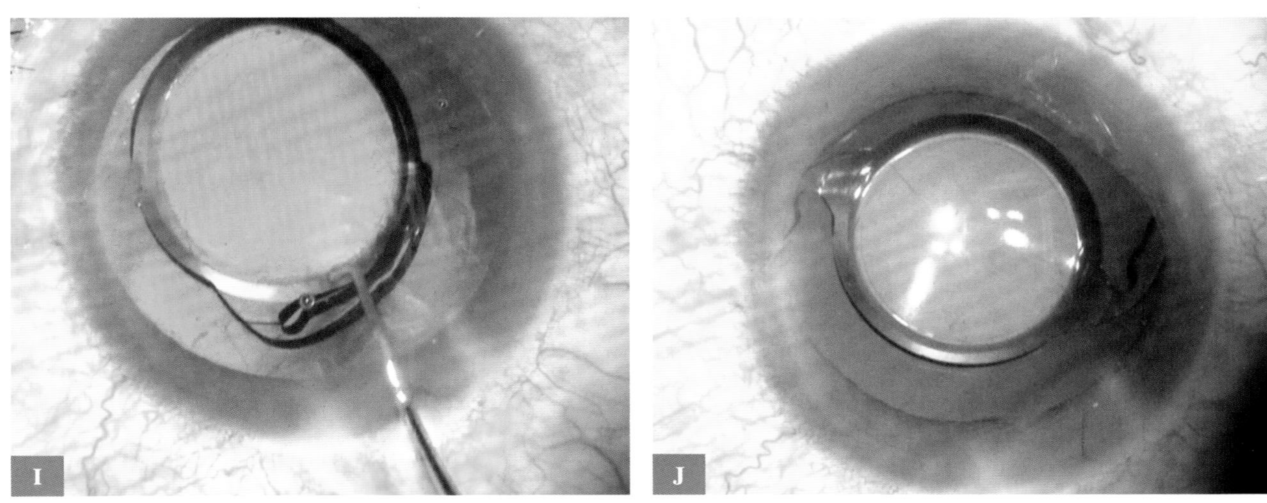

图 10-4-2　张力环辅助下完成 Phaco+IOL 治疗晶状体不全脱位继发闭角型青光眼（先进行 Phaco、植入张力环、再植入 IOL）

A：术前 UBM 报告晶状体不全脱位范围为 4 点 30~8 点 30 钟点（两蓝箭头之间）　B：采取颞侧手术位置。环形撕囊过程中也能发现晶状体有不全脱位（两蓝箭头之间）　C：超声乳化吸除晶状体核　D：抽吸晶状体皮质　E~H：逆时针植入张力环。首先将张力环前端置入囊袋内（E，红箭头），接着逐步将张力环送入囊袋内，最后将张力环末端钩住（G，红箭头；蓝箭头示意张力环前端）将其送入囊袋内（H）　I：植入一片式人工晶状体　J：术毕

三、虹膜拉钩和张力环辅助下完成 Phaco+IOL 治疗抗青光眼术后浅前房（伴晶状体悬韧带松弛、虹膜无弹性、瞳孔散不大、并发性白内障、高度近视）

见图 10-4-3。

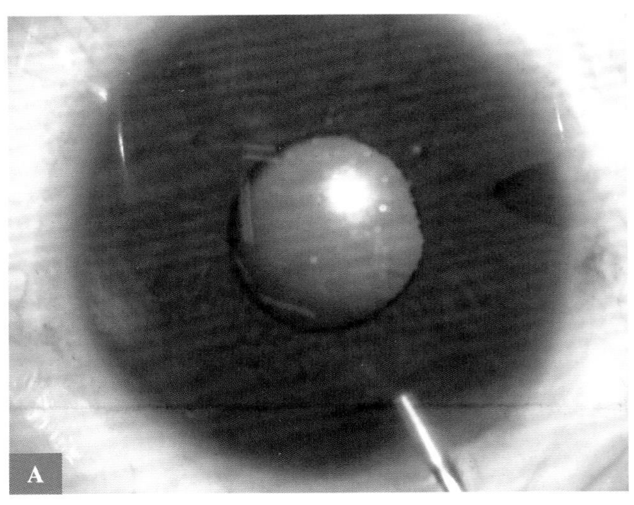

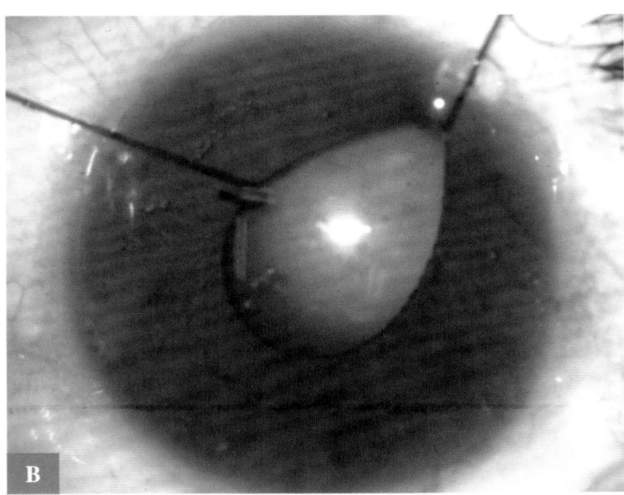

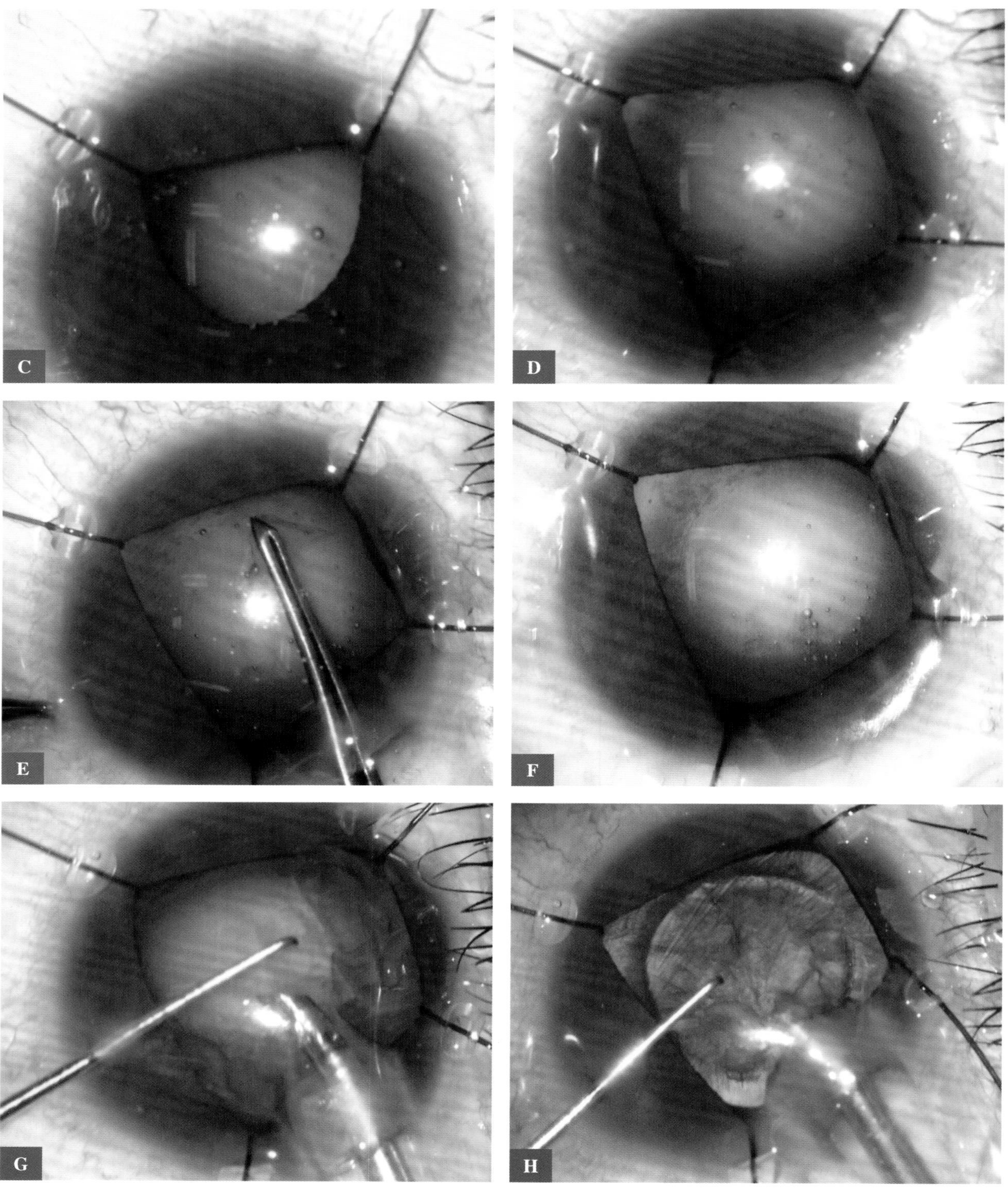
C
D
E
F
G
H

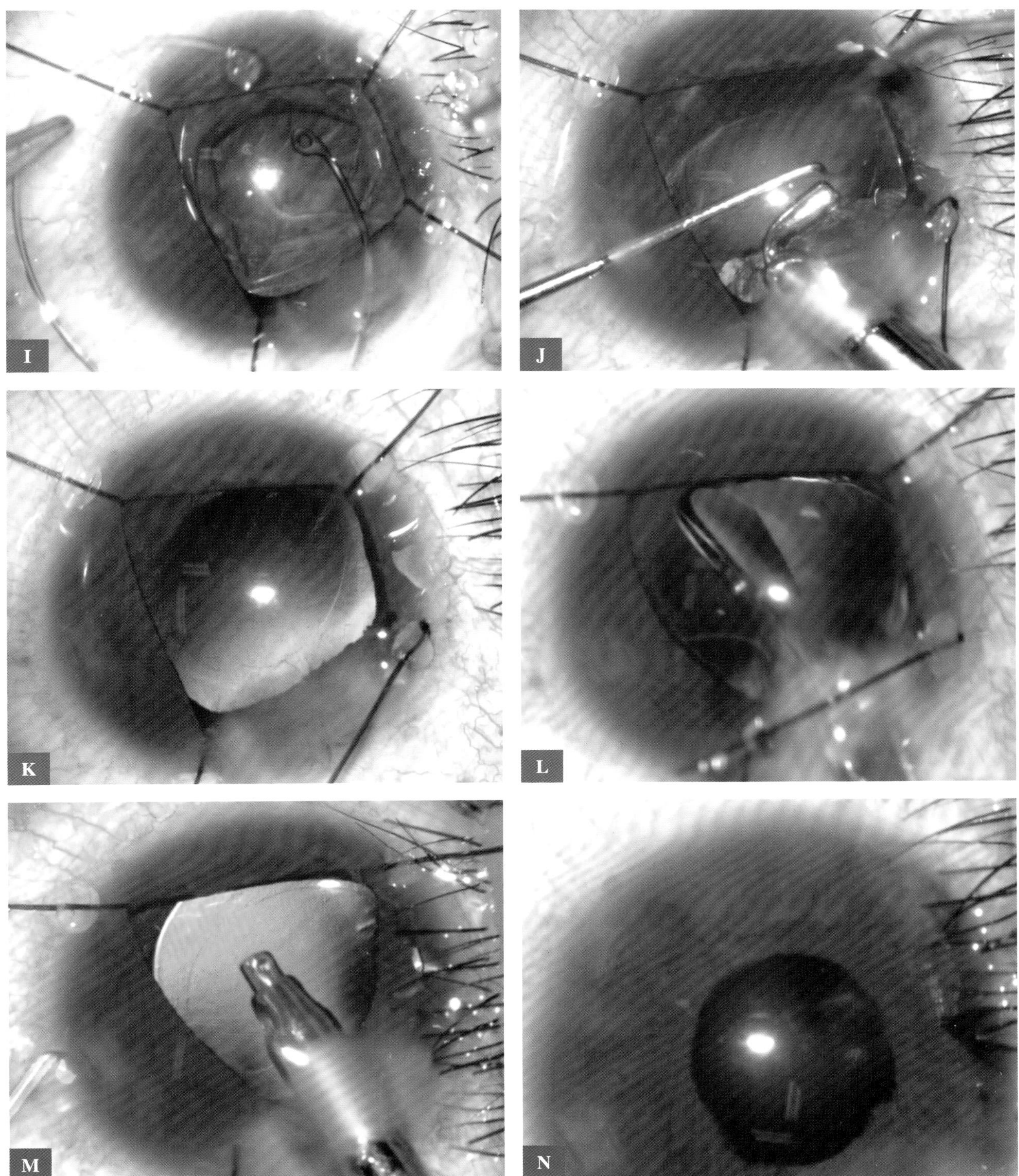

图 10-4-3　虹膜拉钩和张力环辅助下完成 Phaco+IOL 治疗抗青光眼术后浅前房（伴晶状体悬韧带松弛、虹膜无弹性、瞳孔散不大、高度近视）

A：患者女性，24 岁。有高度近视。右眼小梁切除术后半年前房浅来诊，UBM 报告双眼前房相差大（右眼 1.35mm，左眼 1.54mm）。考虑存在晶状体悬韧带松弛可能性。术前瞳孔散不大　B~D：术中发现虹膜没有弹性，遂利用弹力虹膜拉钩，扩大瞳孔　E、F：环形撕囊　G、H：水分离后进行超声乳化晶状体核，操作过程中确实发现晶状体囊袋明显松弛　I：晶状体囊袋内注入黏弹剂后，植入张力环　J、K：抽吸晶状体皮质至干净　L：植入三片式人工晶状体　M：抽吸黏弹剂干净　N：术毕外观

四、虹膜拉钩和张力环辅助下完成 Phaco+IOL 治疗伴有外伤性白内障的外伤性晶状体不全脱位继发性青光眼

见图 10-4-4。

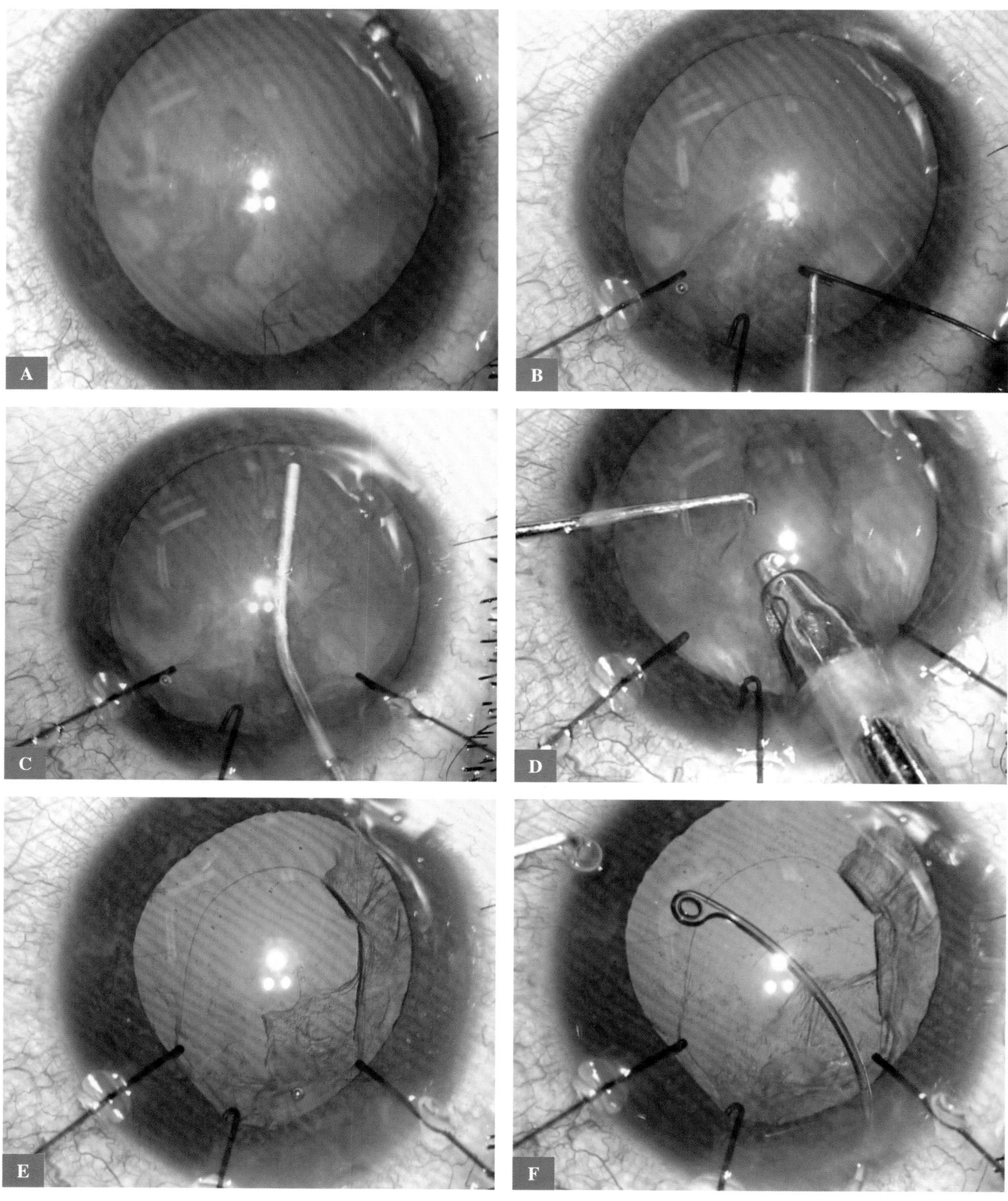

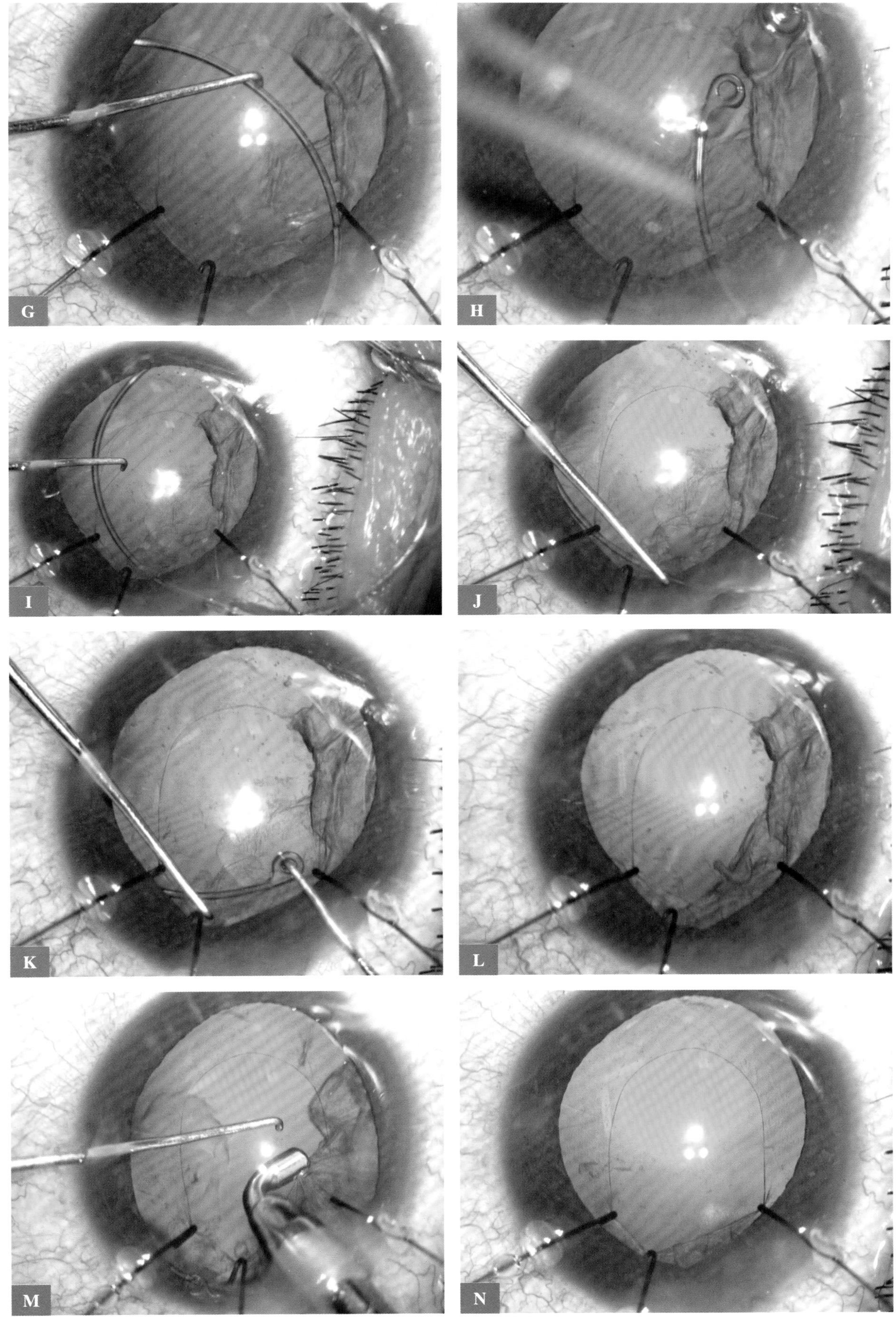
G
H
I
J
K
L
M
N

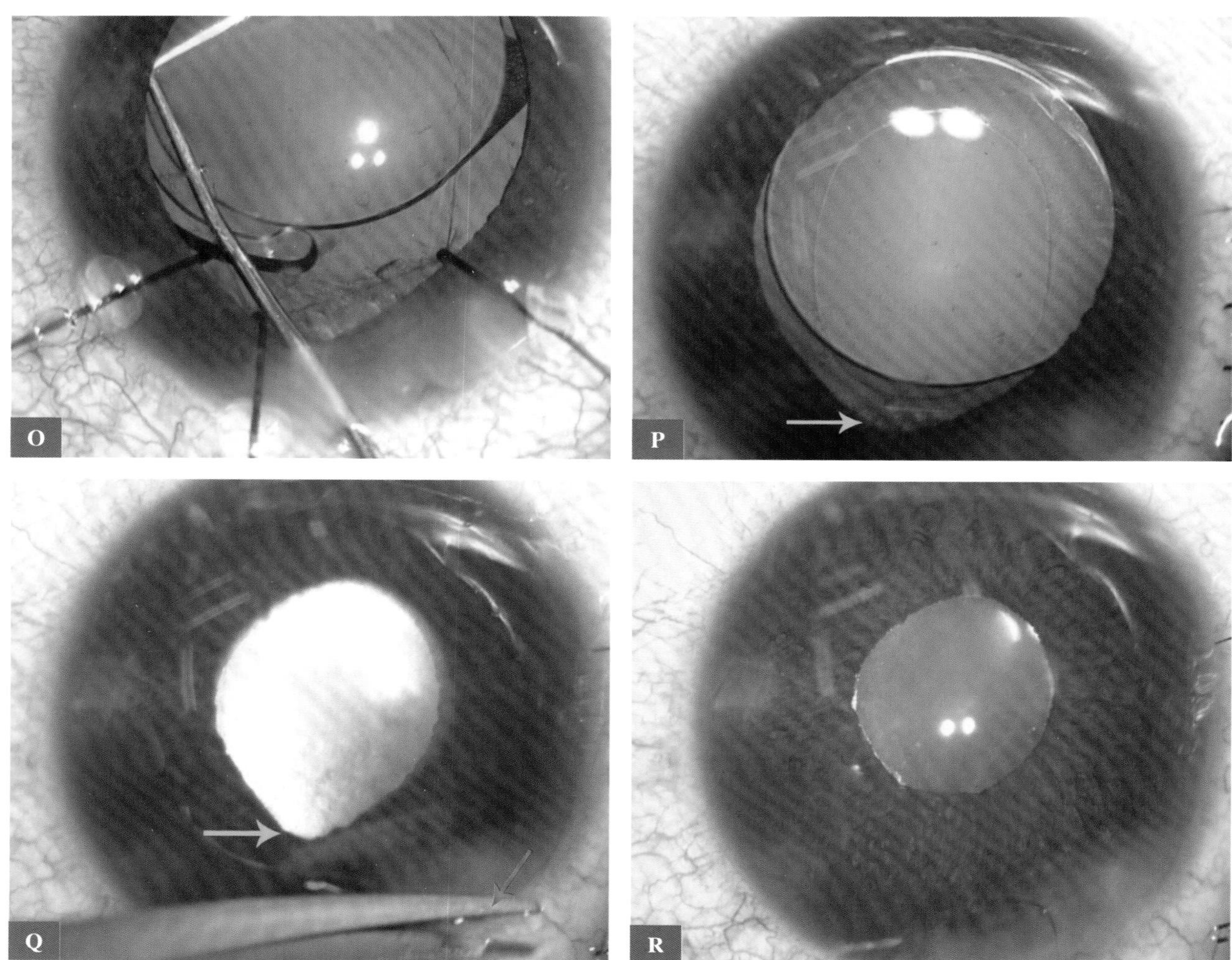

图 10-4-4 虹膜拉钩和张力环辅助下完成 Phaco+IOL 治疗伴有外伤性白内障的外伤性晶状体不全脱位继发性青光眼
A:外伤性晶状体不全脱位(7:30~9:30 钟点),继发性青光眼,并伴有外伤性白内障。采取颞侧手术位置,完成环形撕囊 B:植入三个弹力虹膜拉钩,将相应脱位晶状体部位的囊膜固定 C:水分离 D、E:因晶状体核软,直接灌注抽吸晶状体皮质 F、G:先逆时针植入张力环,但发现阻力较大 H~L:尝试顺时针植入张力环,顺利植入 M、N:将残留晶状体皮质抽吸干净 O:植入一片式人工晶状体 P:发现颞侧晶状体脱位处有少许玻璃体溢出(绿箭头) Q:给予毛果芸香碱缩瞳,瞳孔缩圆,玻璃体回退,仅 9 点处见少许玻璃体牵拉,用显微剪刀在创口处剪去牵拉的玻璃体(红箭头)致瞳孔正圆 R:术毕外观,人工晶状体正位,瞳孔圆,无玻璃体残留于前房

第五节 青光眼 - 白内障联合手术治疗青光眼

【适应证】①合并白内障并有白内障手术指征的各种类型青光眼;②>3 种抗青光眼药物方能控制眼压或不能控制眼压的进展期或晚期青光眼;③病情迁延、前房角粘连、小梁网功能遭到严重破坏的晶状体源性青光眼。

【手术原理】建立房水外流通道,降低眼压;摘除晶状体,开放房角,促进房水外排;加深前房、开放空间,预防或减少原有青光眼或恶性青光眼发生或进展。

青白联合手术的方式可以是二步法:先行抗青光眼手术,后行白内障手术,反之亦然;也可以是一步法:青光眼白内障同时进行[4]。而后者手术切口可以在同一部位(一切口法)进行,也可以在不同部位(两切口法)[5]。青光眼手术部分的结膜瓣制作,可以是以角膜缘为基底,也可以是以穹窿部为基底。

本节介绍 Phaco+IOL 联合小梁切除术、Phaco+IOL 联合 EX-PRESS 手术和 Phaco+IOL 联合小梁消融术。

【手术步骤】

一、Phaco+IOL 联合小梁切除术（两切口法）

（一）Phaco+IOL 联合小梁切除术（以穹窿部为基底结膜瓣）

见图 10-5-1。

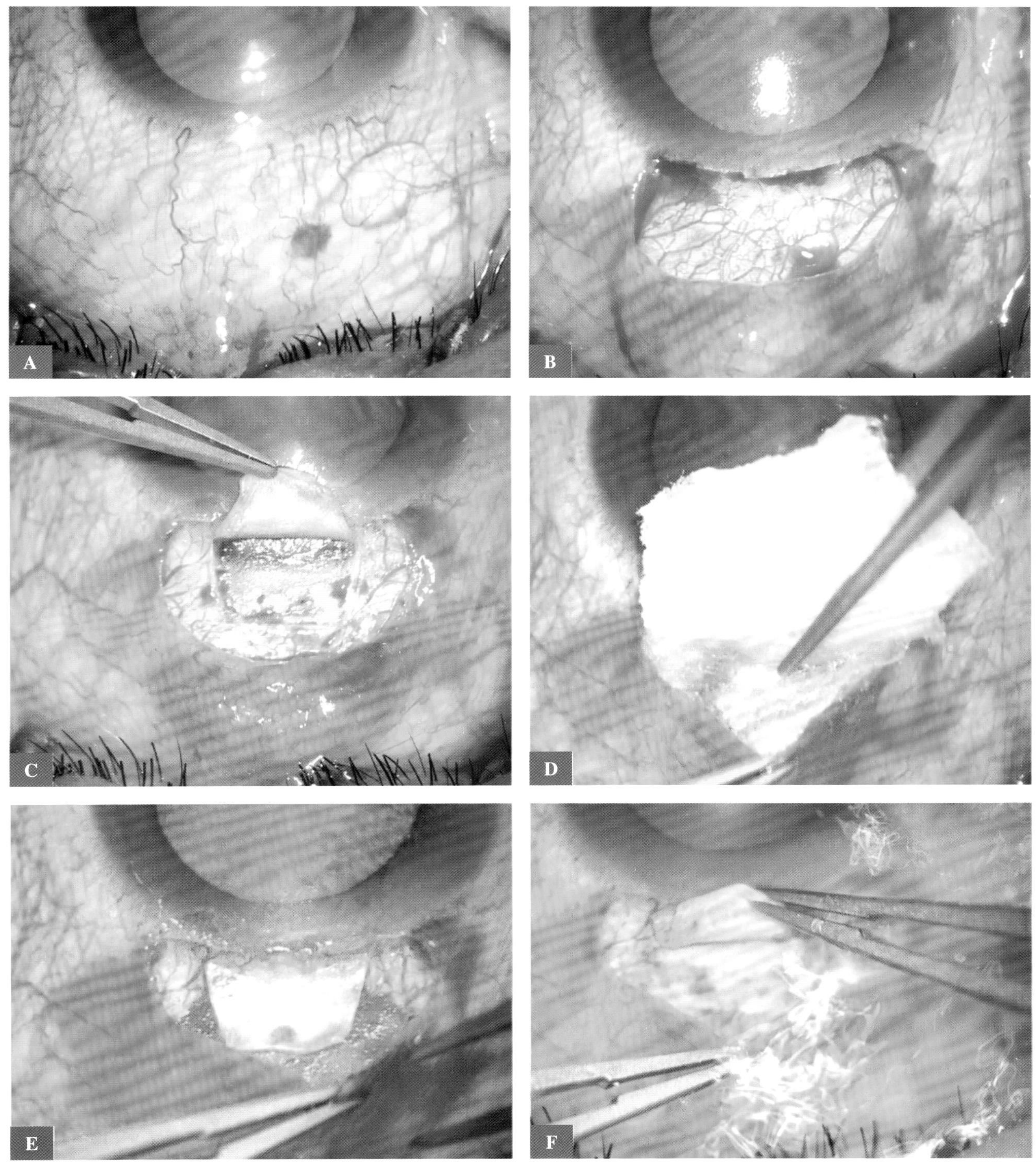

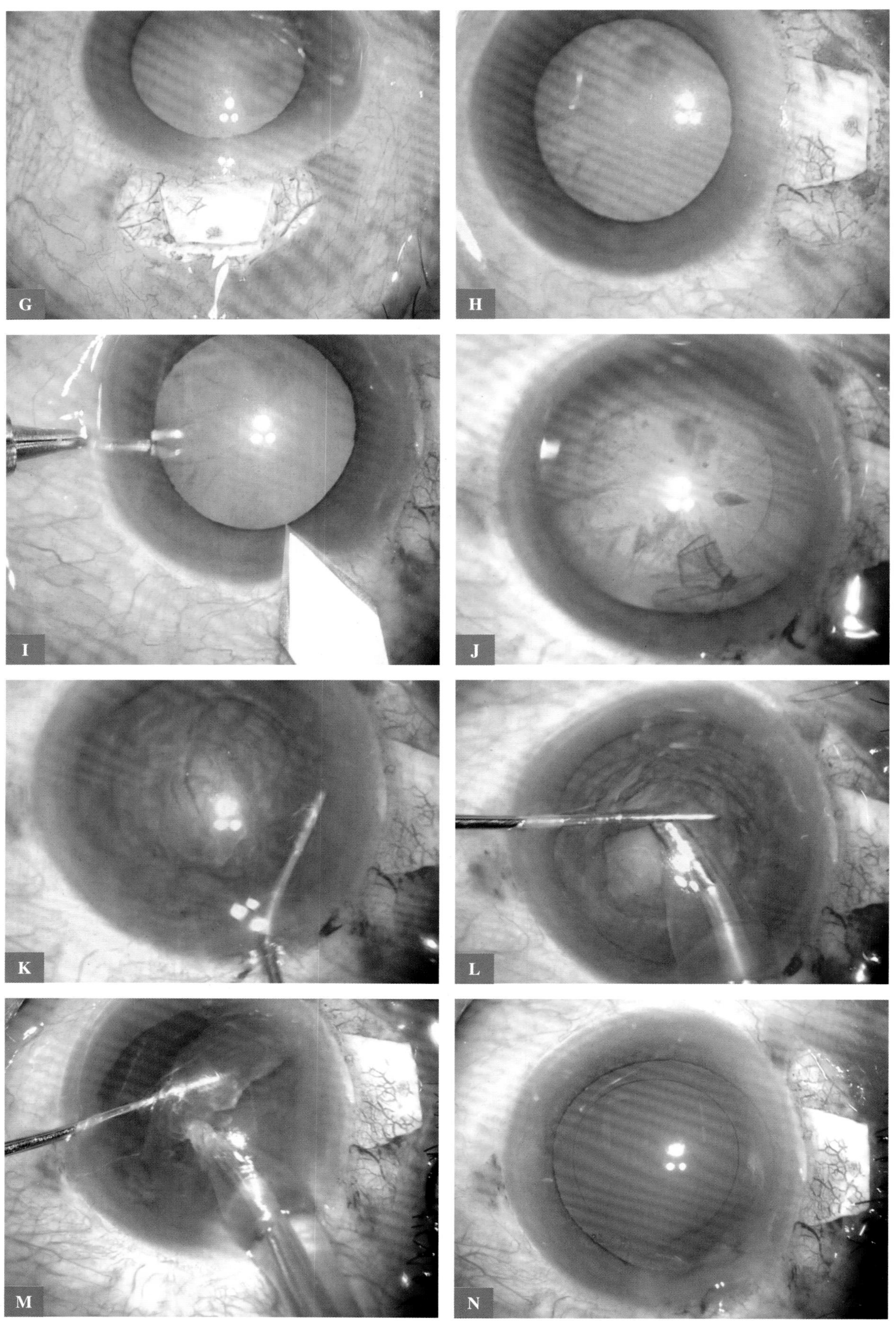
G
H
I
J
K
L
M
N

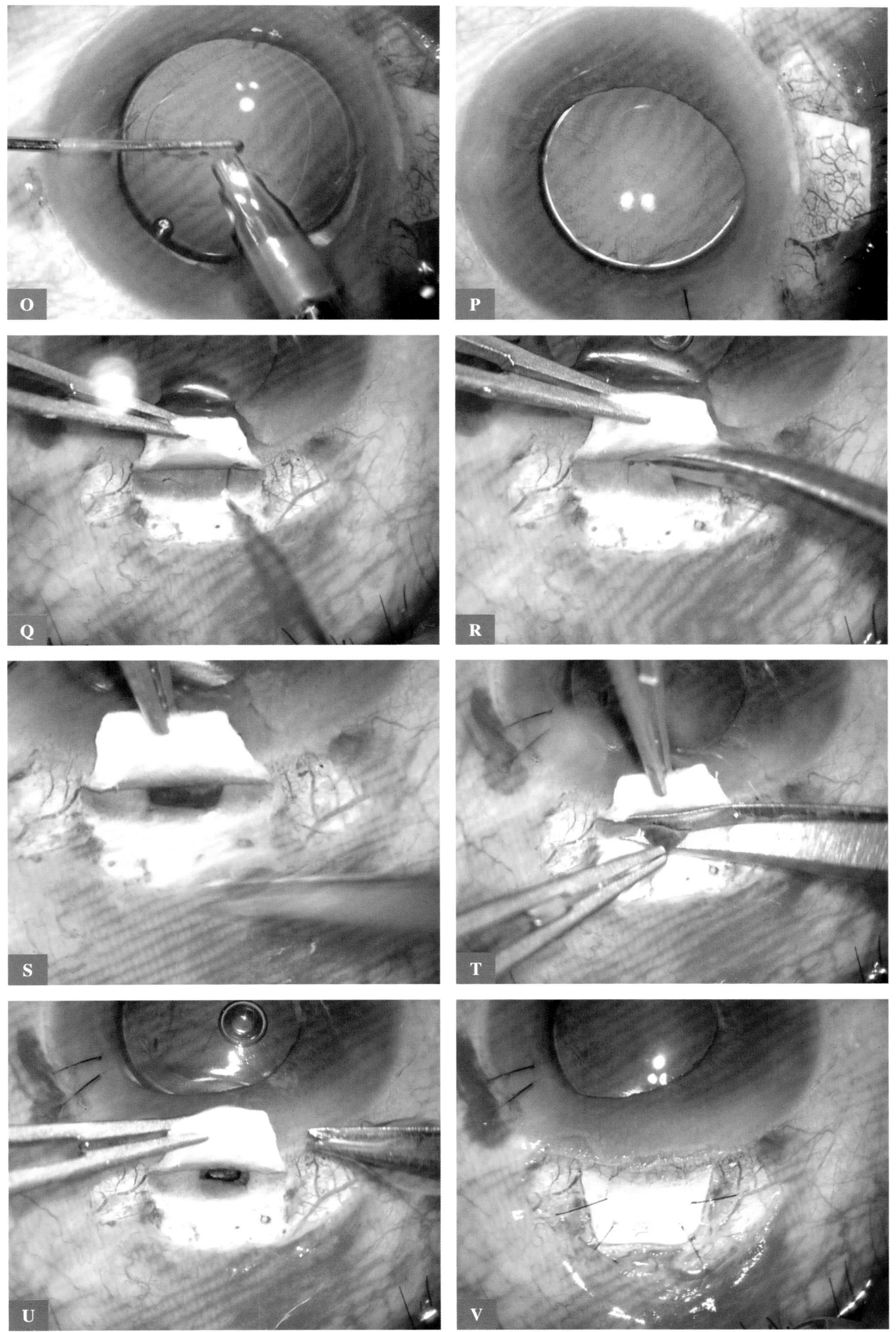
O
P
Q
R
S
T
U
V

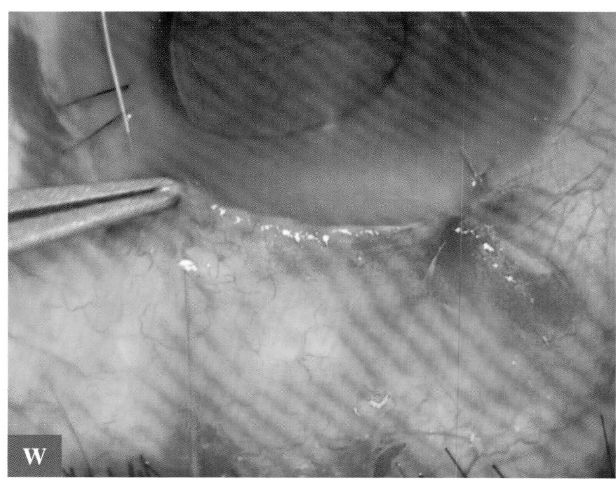

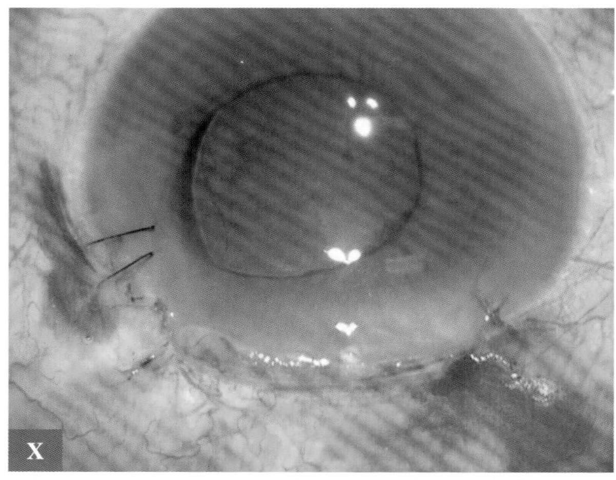

图 10-5-1　Phaco+IOL 联合小梁切除术(以穹窿部为基底结膜瓣)

A:作上直肌悬吊固定眼球　B、C:以穹窿部为基底在上方做结膜瓣,并制作 1/2~2/3 厚巩膜瓣　D~G:结膜和巩膜瓣下放置一定浓度和范围大小的 MMC(本例 0.25mg/ml 3 分钟),并用 200ml BSS 液冲洗　H、I:选择在颞侧做白内障手术主切口　J:环形撕囊　K:水分离　L~N:超声乳化吸除白内障核块,并抽吸晶状体残留皮质　O:植入人工晶状体,并抽吸残留黏弹剂　P:前房内注入少量毛果云香碱缩瞳,但瞳孔收缩欠圆(该例为晚期青光眼患者,虹膜弹性较差)　Q~S:回到上方位置做巩膜瓣下滤过口切除　T、U:做周边虹膜切除　V:缝合巩膜瓣　W:缝合结膜　X:手术结束时外观

(二) Phaco+IOL+ 小梁切除术(以角膜缘为基底结膜瓣)

见图 10-5-2。

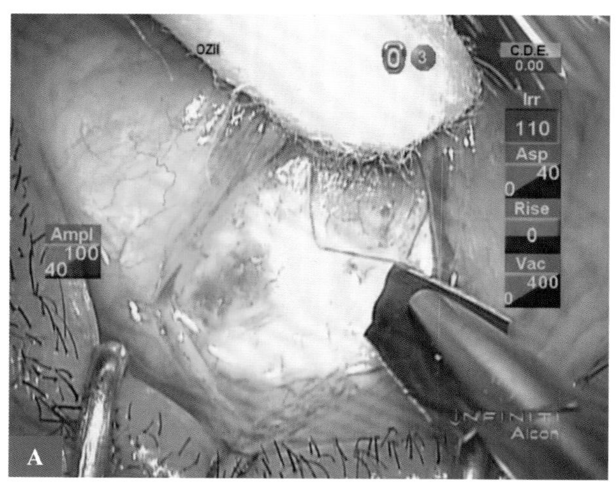

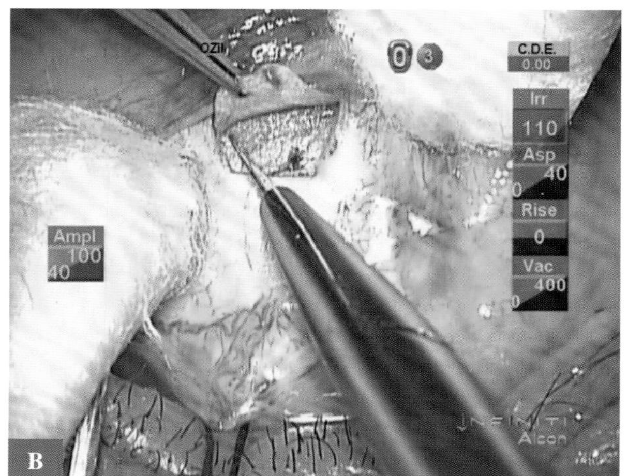

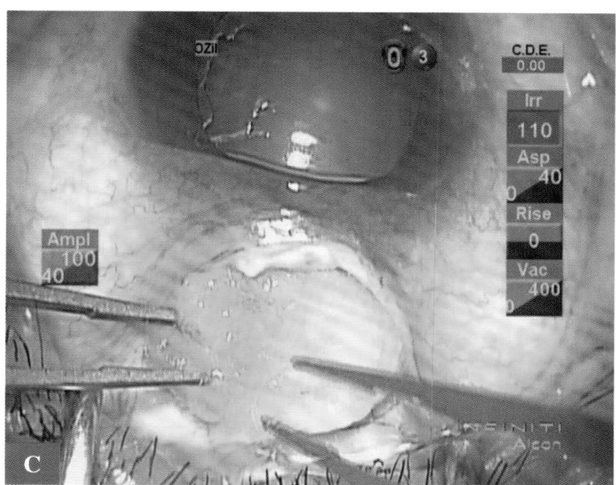

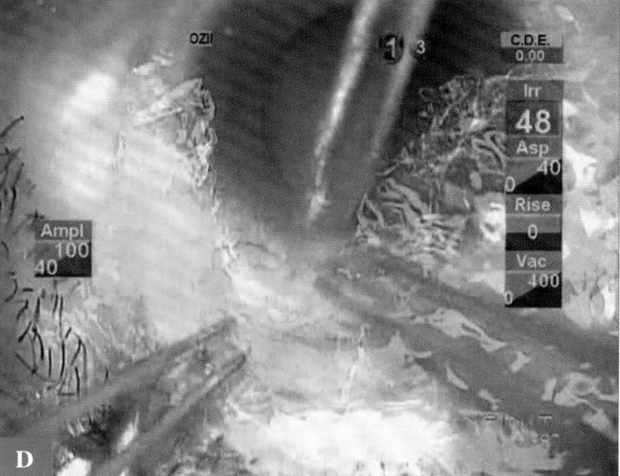

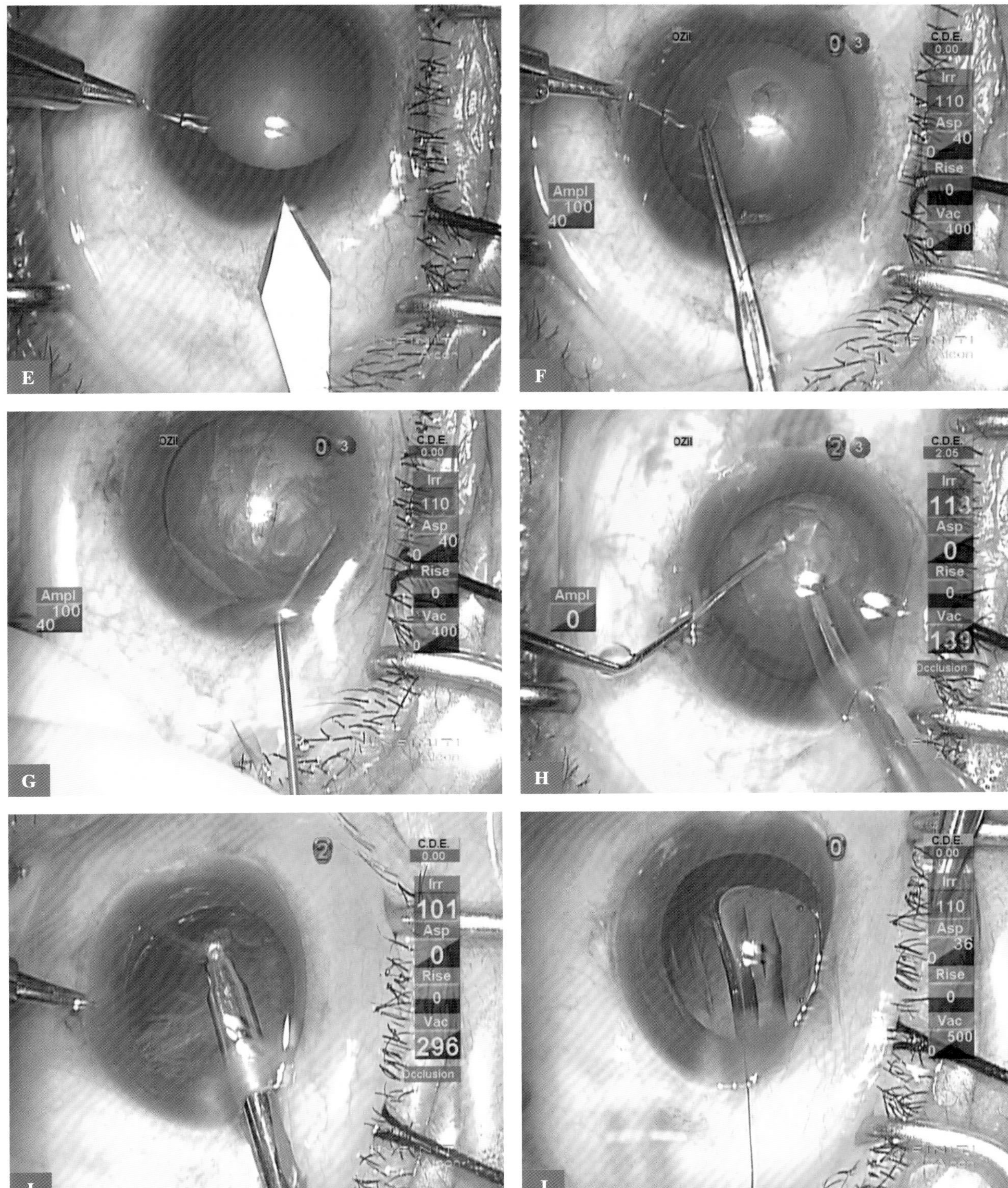
E
OZil
C.D.E.
0.00
Irr
110
Asp
40
Rise
0
Vac
400
Ampl
100
40
F
OZil
C.D.E.
0.00
Irr
110
Asp
40
Rise
0
Vac
400
Ampl
100
40
G
OZil
C.D.E.
2.05
Irr
Asp
0
Rise
0
Vac
139
Occlusion
Ampl
0
H
C.D.E.
0.00
Irr
101
Asp
0
Rise
0
Vac
296
Occlusion
I
C.D.E.
0.00
Irr
110
Asp
36
Rise
0
Vac
500
J

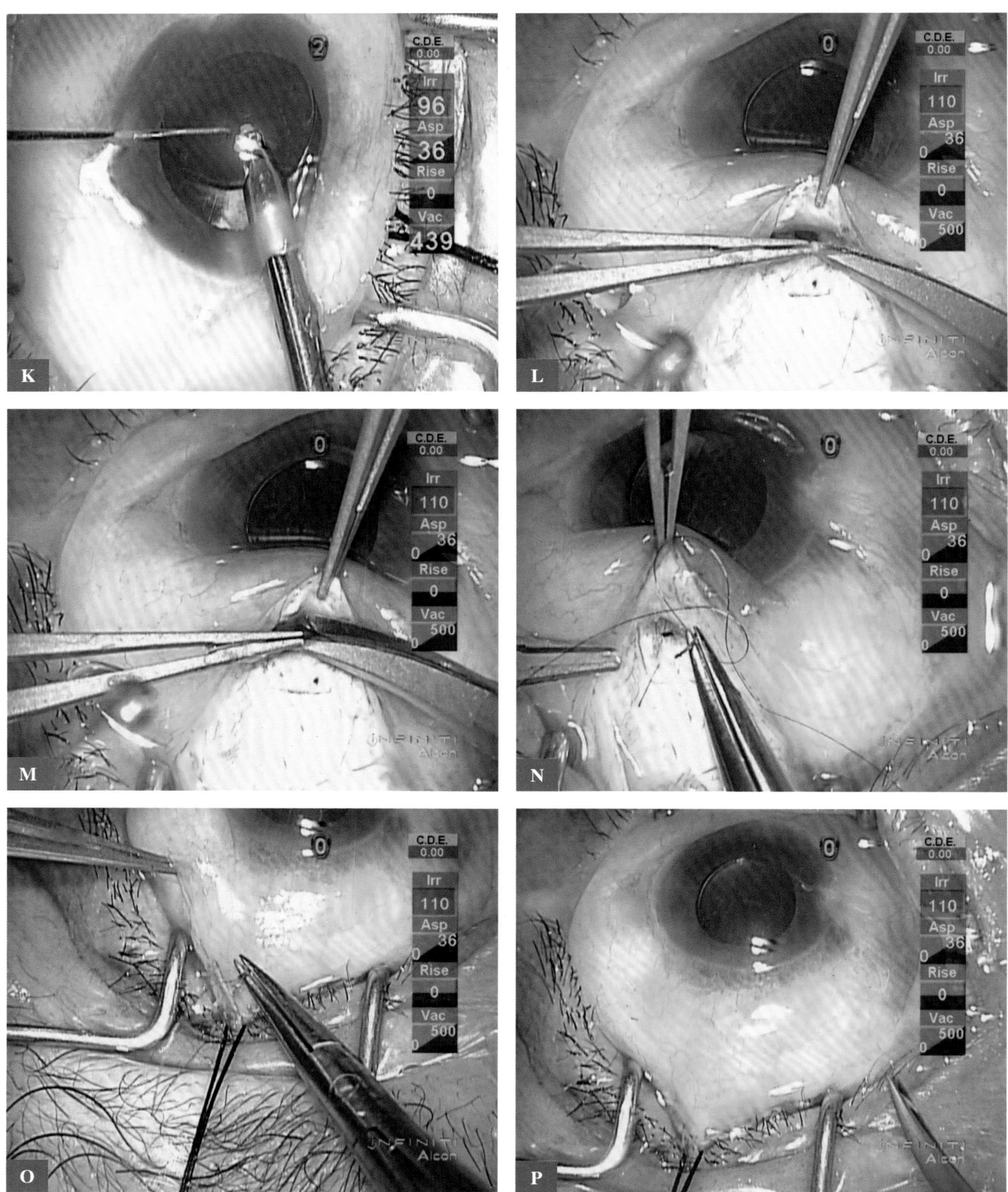

图 10-5-2 Phaco+IOL 联合小梁切除术(以角膜缘为基底结膜瓣)

A:在上方做以角膜缘为基底的结膜瓣 B:制作 2/3 厚巩膜瓣 C:结膜和巩膜瓣下放置一定浓度和范围大小的 MMC D:150ml BSS 液冲洗 E:在颞侧做白内障手术主切口和侧切口 F:环形撕囊 G:水分离 H:超声乳化吸除白内障核块 I:抽吸晶状体残留皮质 J:植入三片式人工晶状体 K:抽吸残留黏弹剂 L:回到上方做巩膜瓣下滤过口切除 M:做周边虹膜切除 N:缝合巩膜瓣 O:缝合结膜 P:手术结束时外观

二、Phaco+IOL 联合 EX-PRESS 手术（两切口法）

见图 10-5-3。

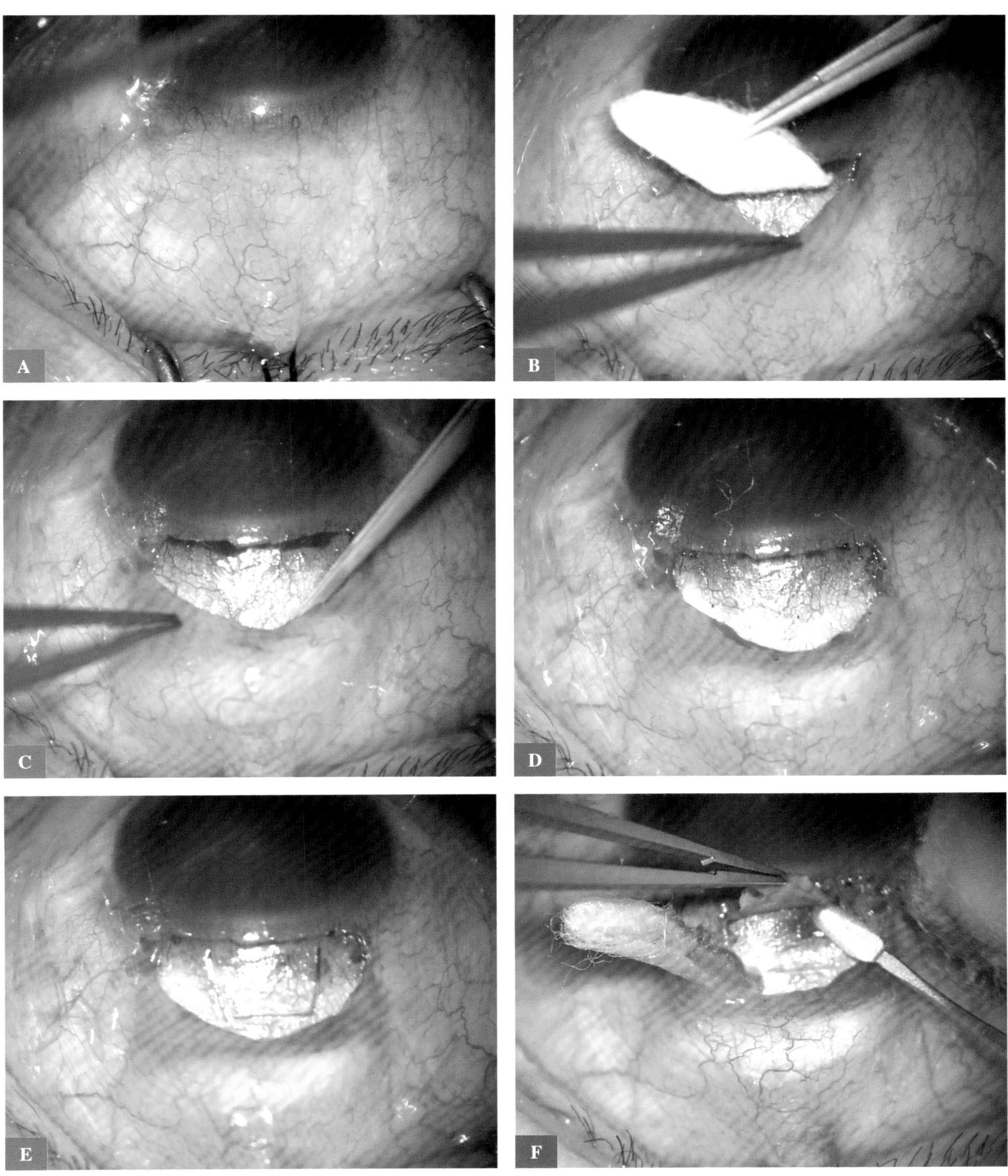

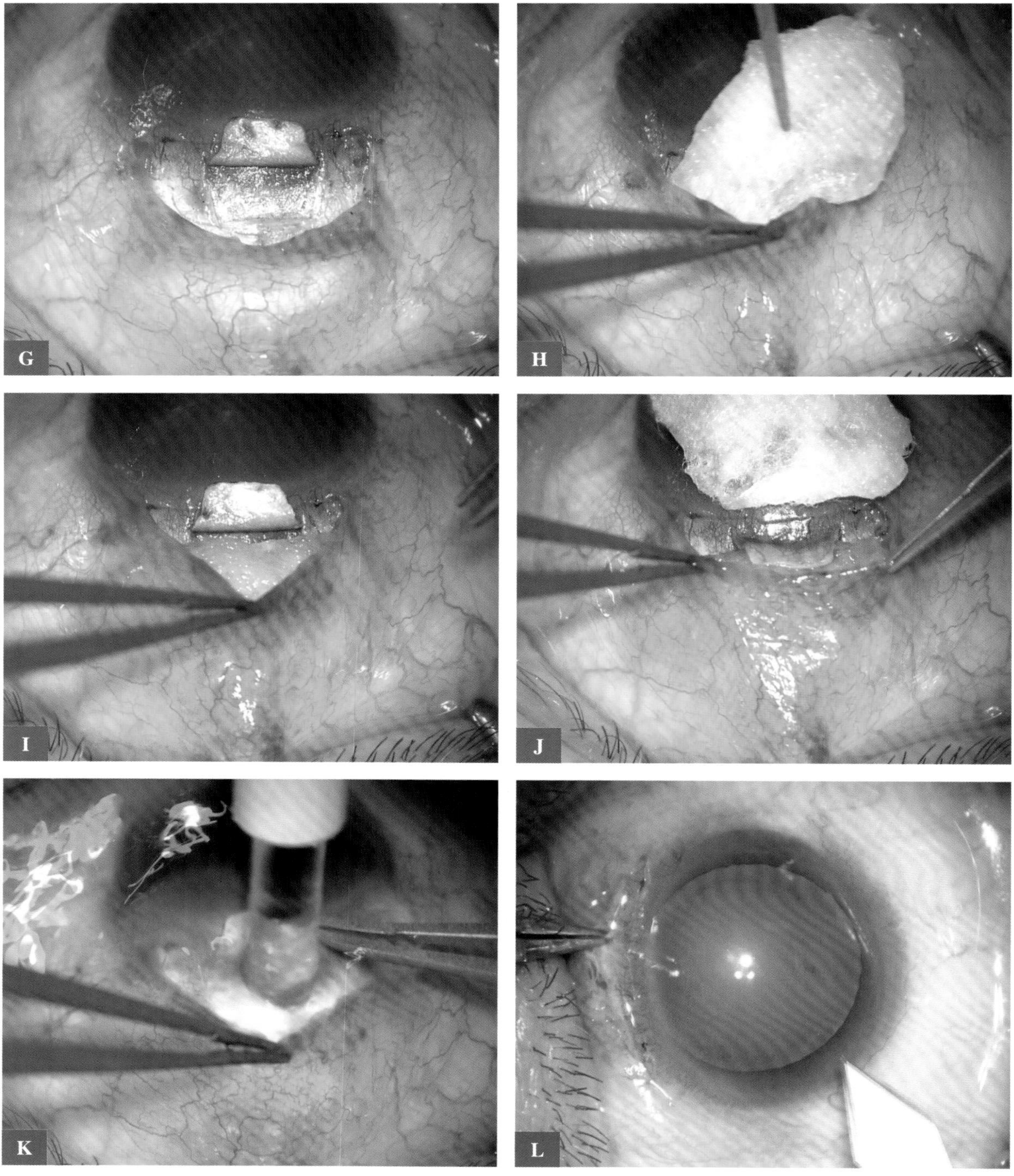
G
H
I
J
K
L

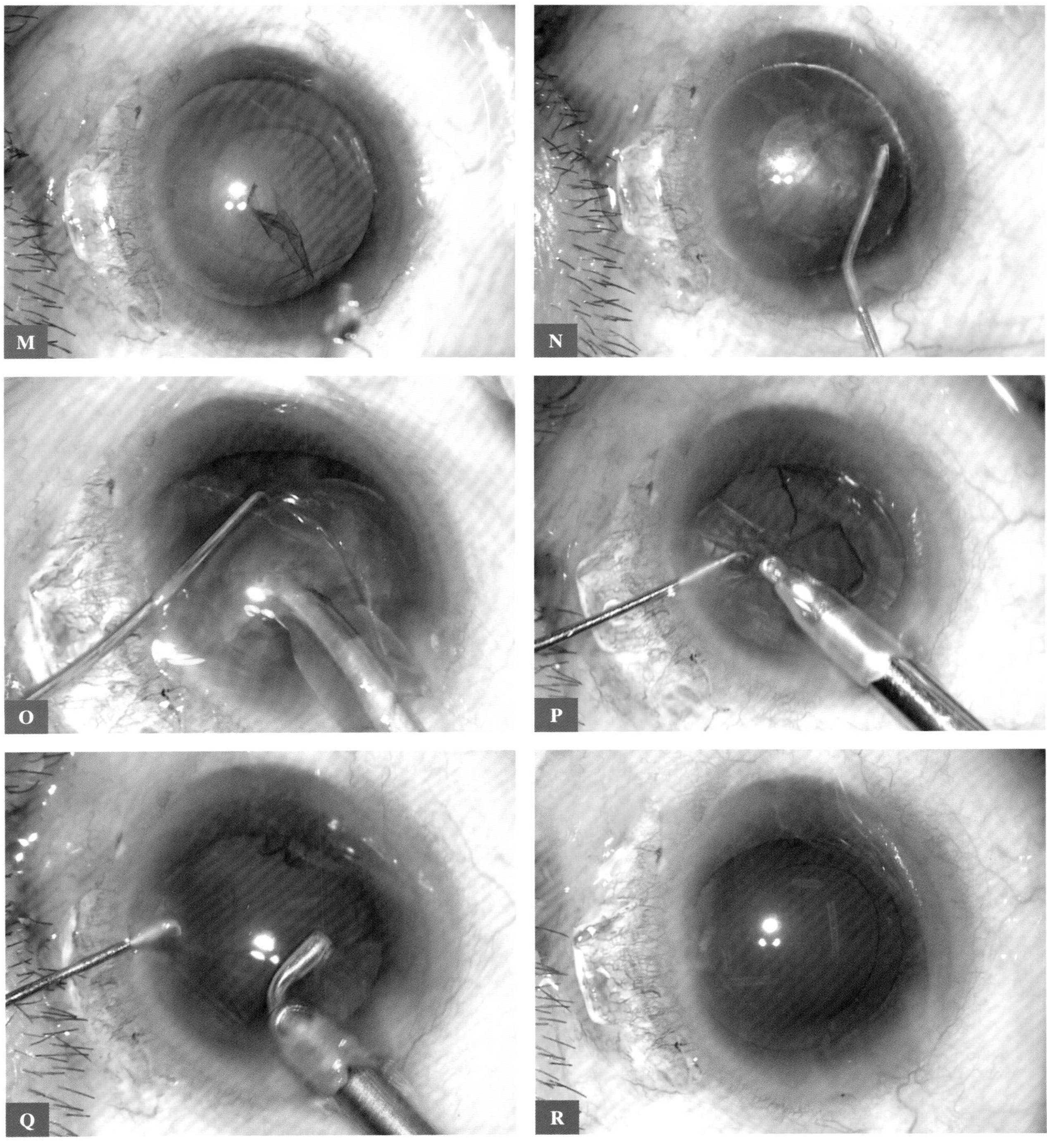
M
N
O
P
Q
R

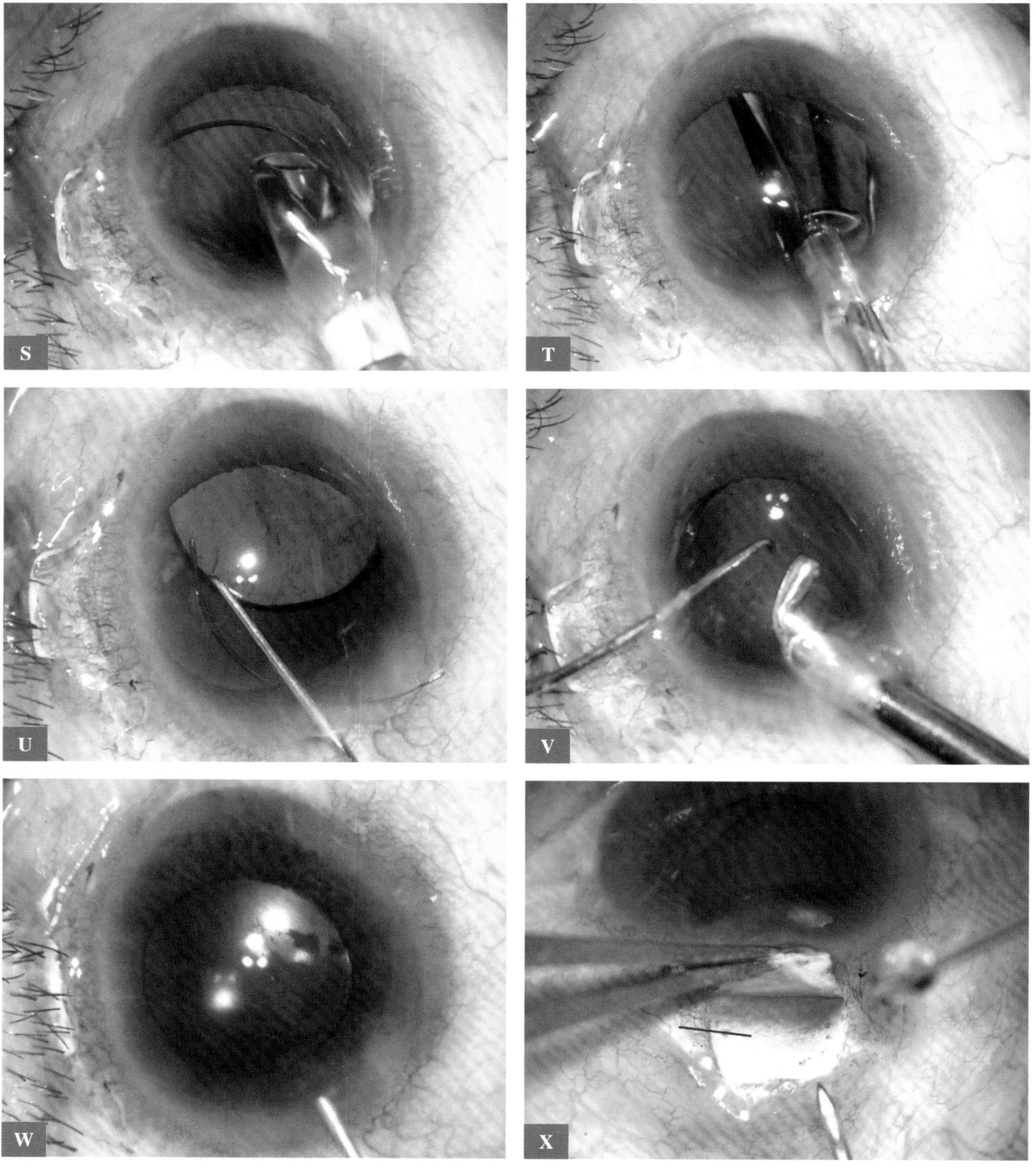
S
T
U
V
W
X

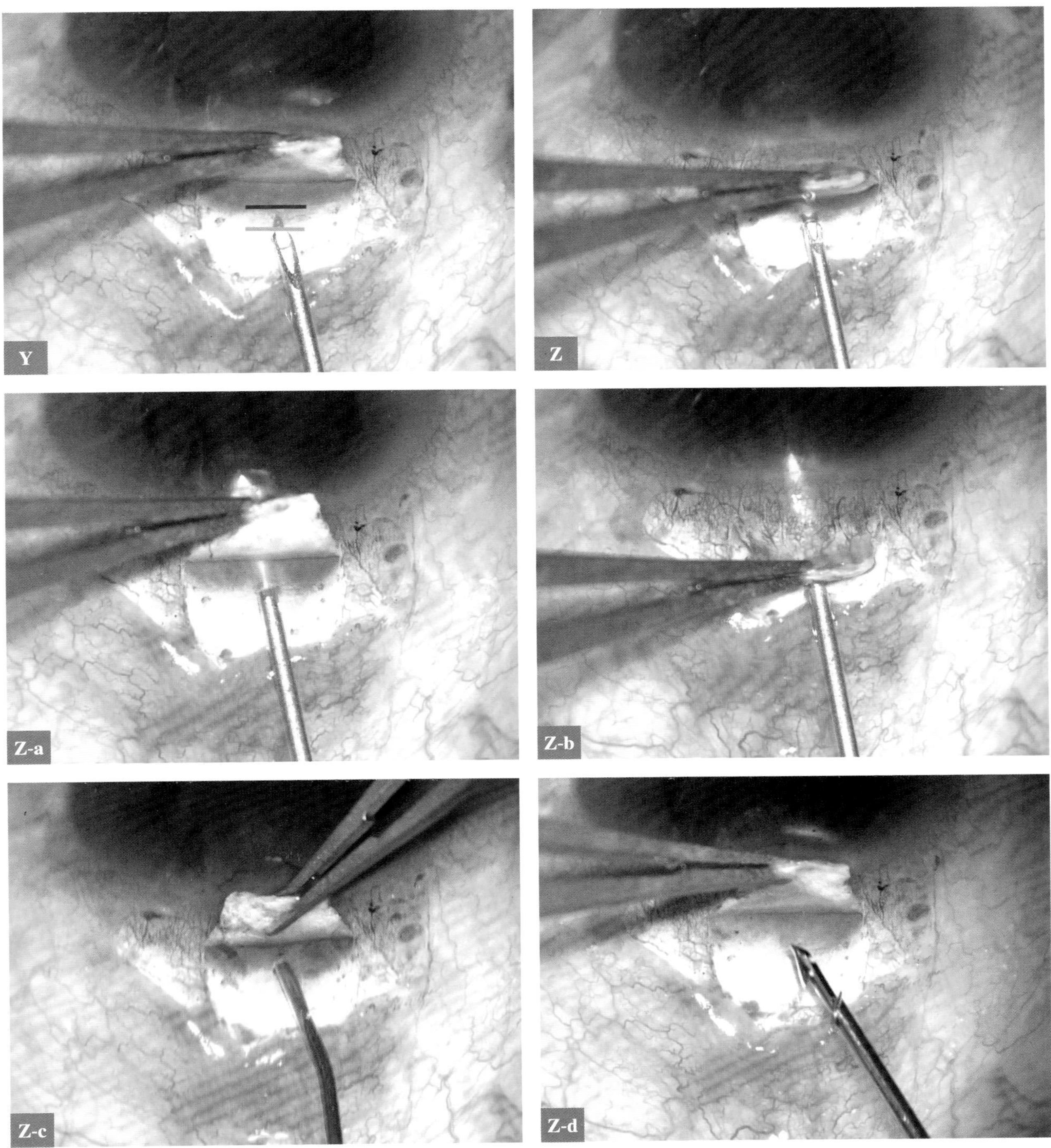
Y
Z
Z-a
Z-b
Z-c
Z-d

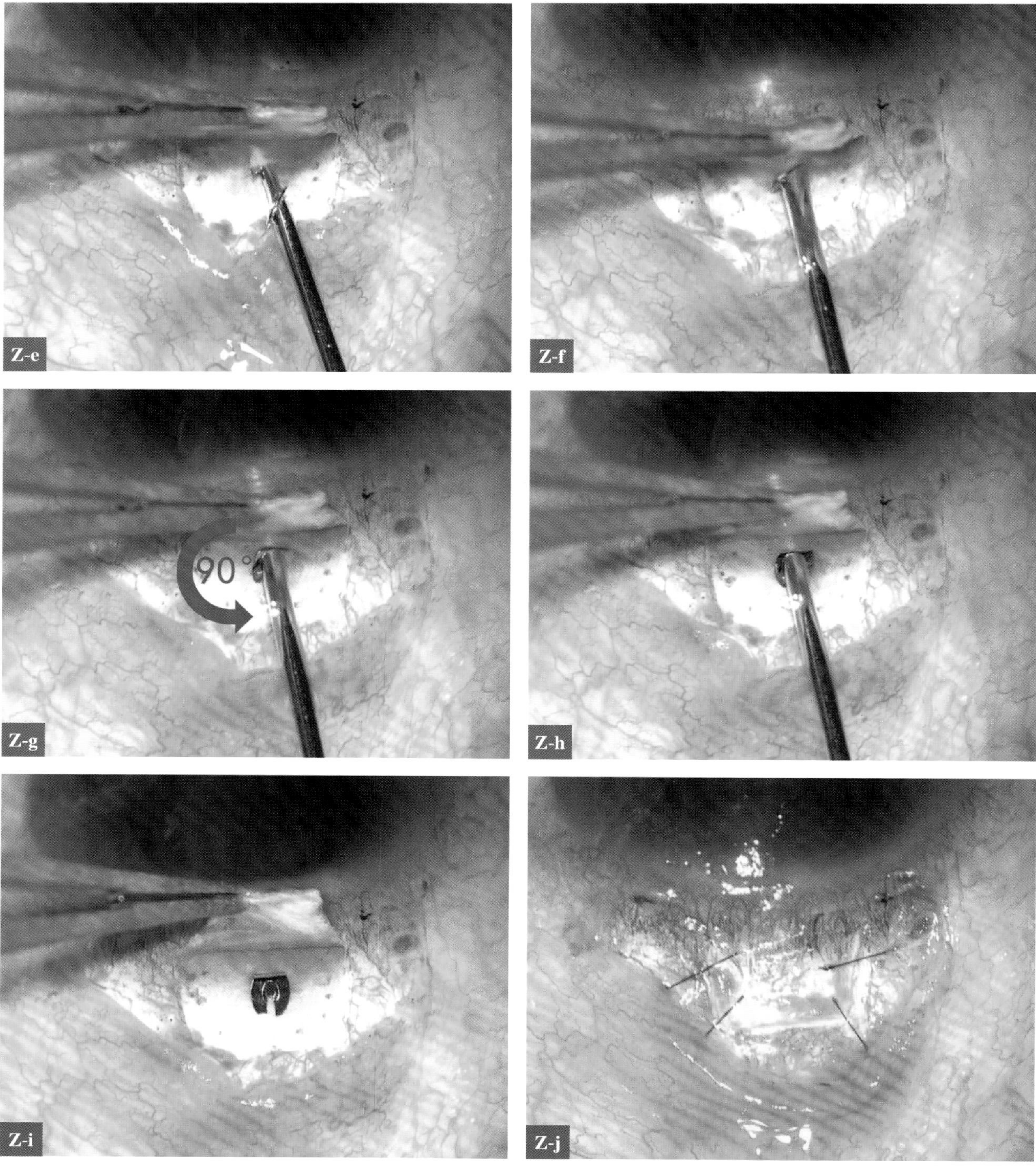
Z-e
Z-f
90°
Z-g
Z-h
Z-i
Z-j

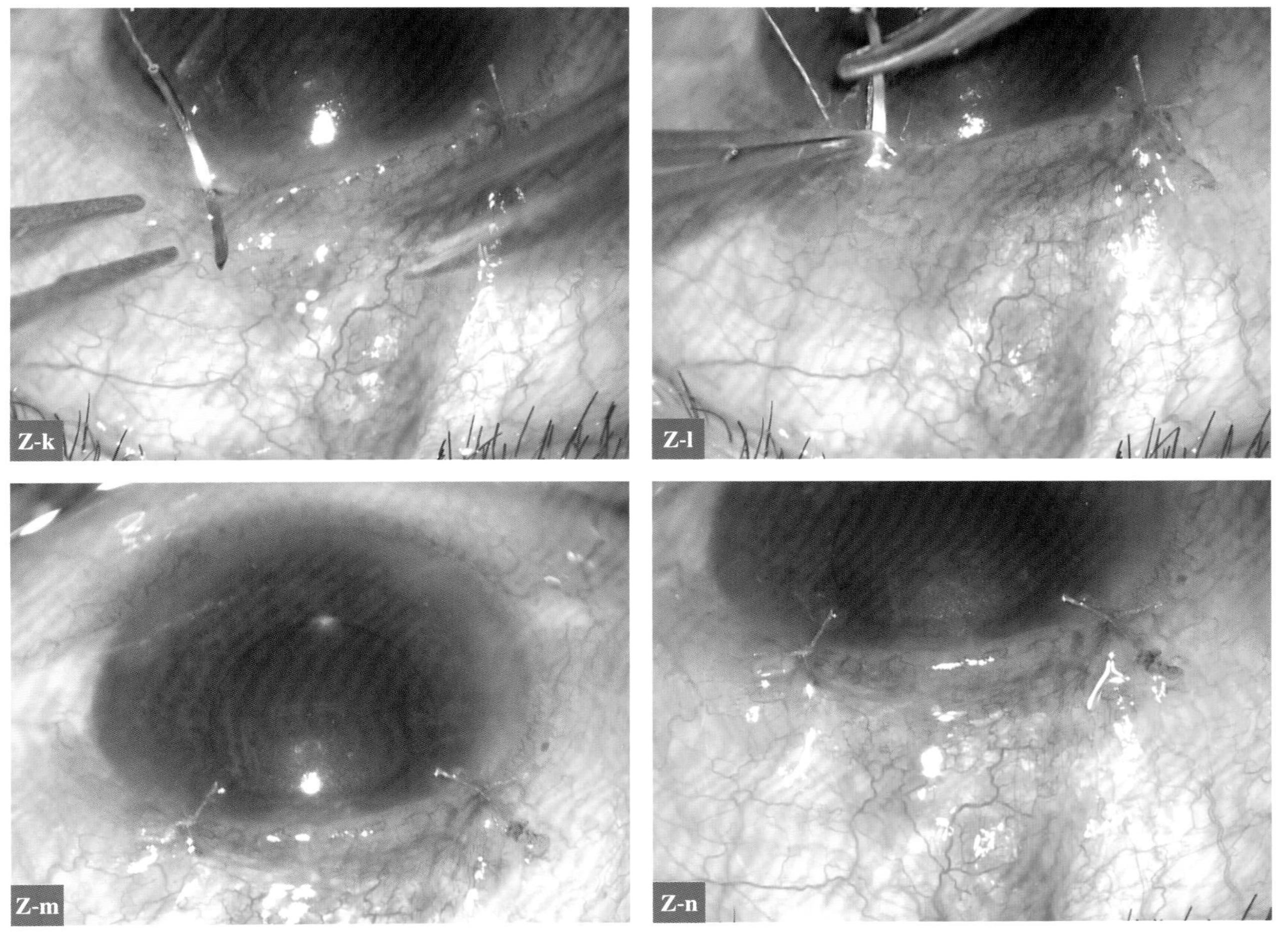

图 10-5-3 Phaco+IOL 联合 EX-PRESS 手术(以穹窿部为基底结膜瓣,两切口法)

A~G:在上方做以穹窿部为基底的结膜瓣,并制作 1/2 厚巩膜瓣,结膜下放置小棉团帮助止血(B、C) H~K:结膜和巩膜瓣下放置蘸有一定浓度和范围大小的 MMC 棉片,注意远离角膜缘(I),同时避免接触结膜游离边缘(J),200ml BSS 液冲洗 L~W:在颞侧做白内障超声乳化手术,该患者虹膜、囊袋均较松弛,浪涌明显,采用 40cmH_2O 灌注瓶高完成超声乳化操作,植入三片式人工晶状体 X~Z-b:回到上方切口,在灰蓝色小梁网带区域(绿直线与蓝直线之间,详细解剖结构解释见第四章和第六章相关章节)平行虹膜面穿刺入前房 Z-c:前房注入 BSS 或少量黏弹剂维持稳定前房 Z-d~Z-i:植入 EXPRESS 微型引流器,注意引流器倒钩先呈水平进入前房,再逆时针旋转 90 度(Z-g),手柄按压弹出引流器 Z-j:水密缝合巩膜瓣 Z-k~Z-l:缝合结膜瓣,游离端覆盖透明角膜 1~2mm Z-m~Z-n:形成前房,结束手术。术毕所见

三、Phaco+IOL 联合小梁消融术

（一）Phaco+IOL 联合小梁消融术（两切口法）

见图 10-5-4。

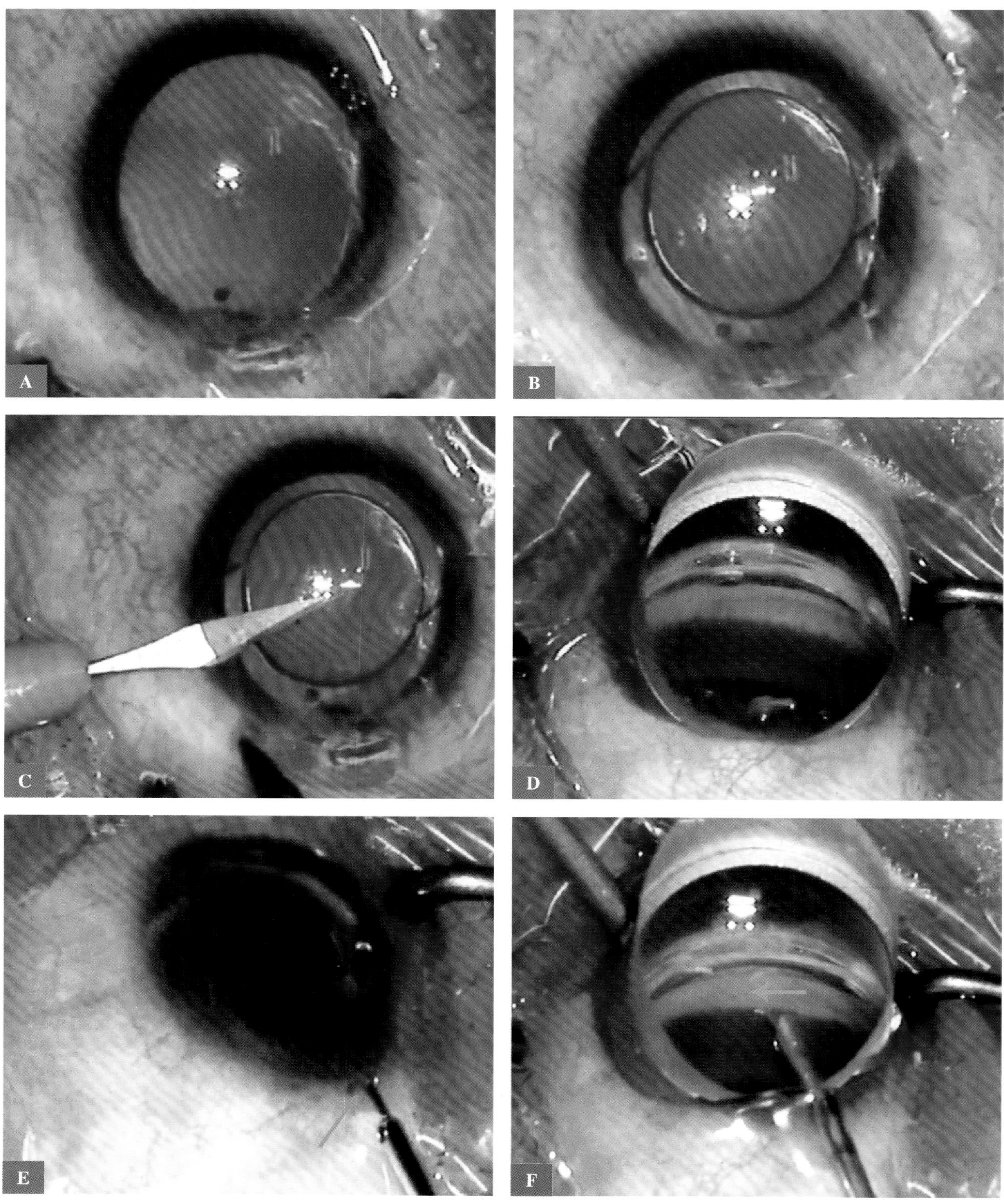

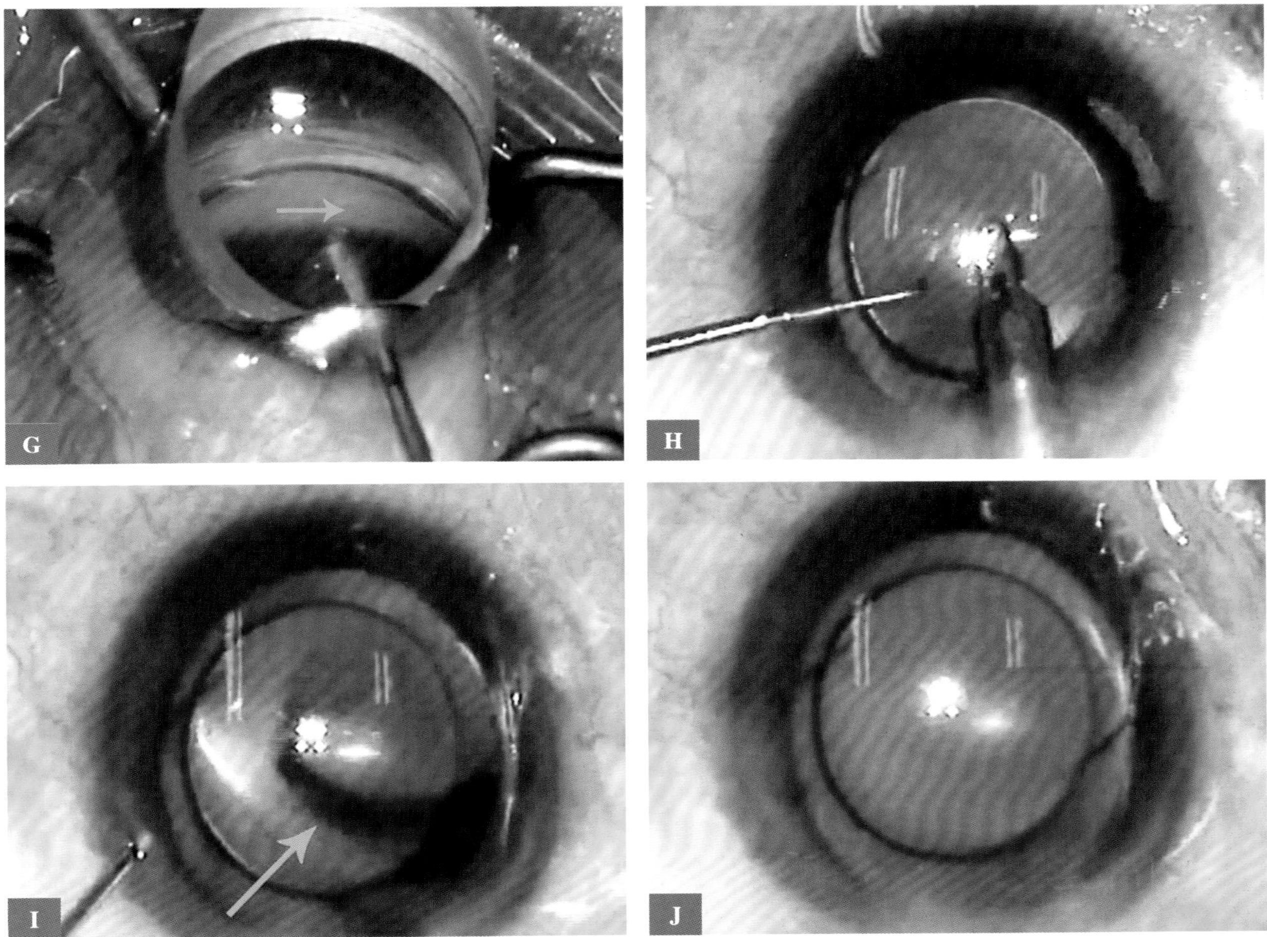

图 10-5-4　Phaco+IOL 联合小梁消融术(两切口法,先在上方完成 Phaco+IOL,再在颞侧行小梁消融术)

A、B:在上方先完成超声乳化白内障手术部分,植入人工晶状体　C~E:在颞侧扩大侧切口(C),旋转显微镜,采用颞侧位置行小梁消融术。先放置前置镜,确保可以直视房角结构(D),小梁消融显微双极手柄从切口进入前房(E,绿箭头示意)　F、G:分别进行左右各 60° 范围的小梁网和 Schlemm 管内壁切开(绿箭头示意切除方向)。能量参数为 0.8W(一般推荐 0.5~1.0W)　H:灌注抽吸干净残留黏弹剂　I:前房冲洗出大量小梁网色素(绿箭头)　J:术毕外观(该图片由吴慧娟副教授提供手术录像剪辑)

（二）Phaco+IOL 联合小梁消融术（一切口法）

见图 10-5-5。

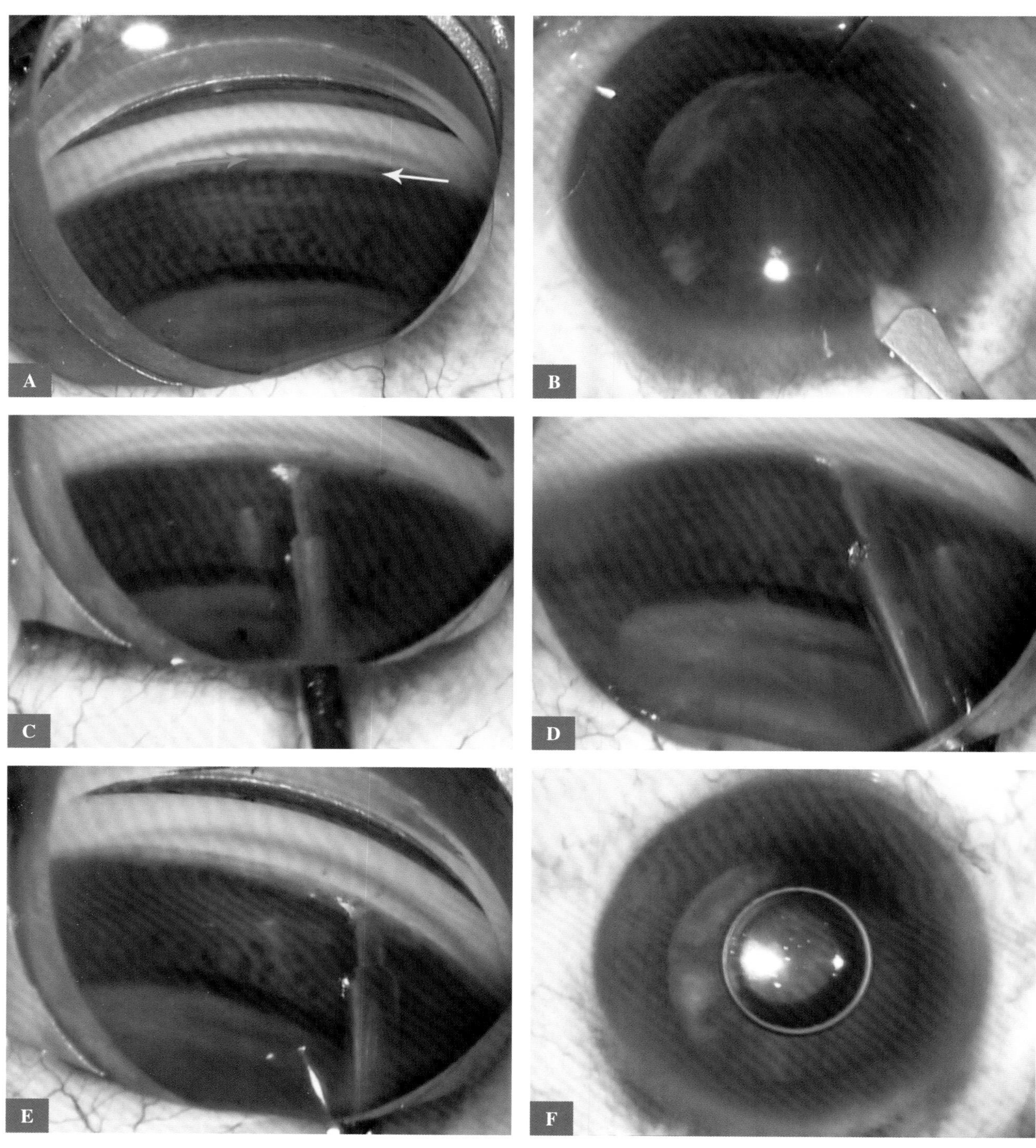

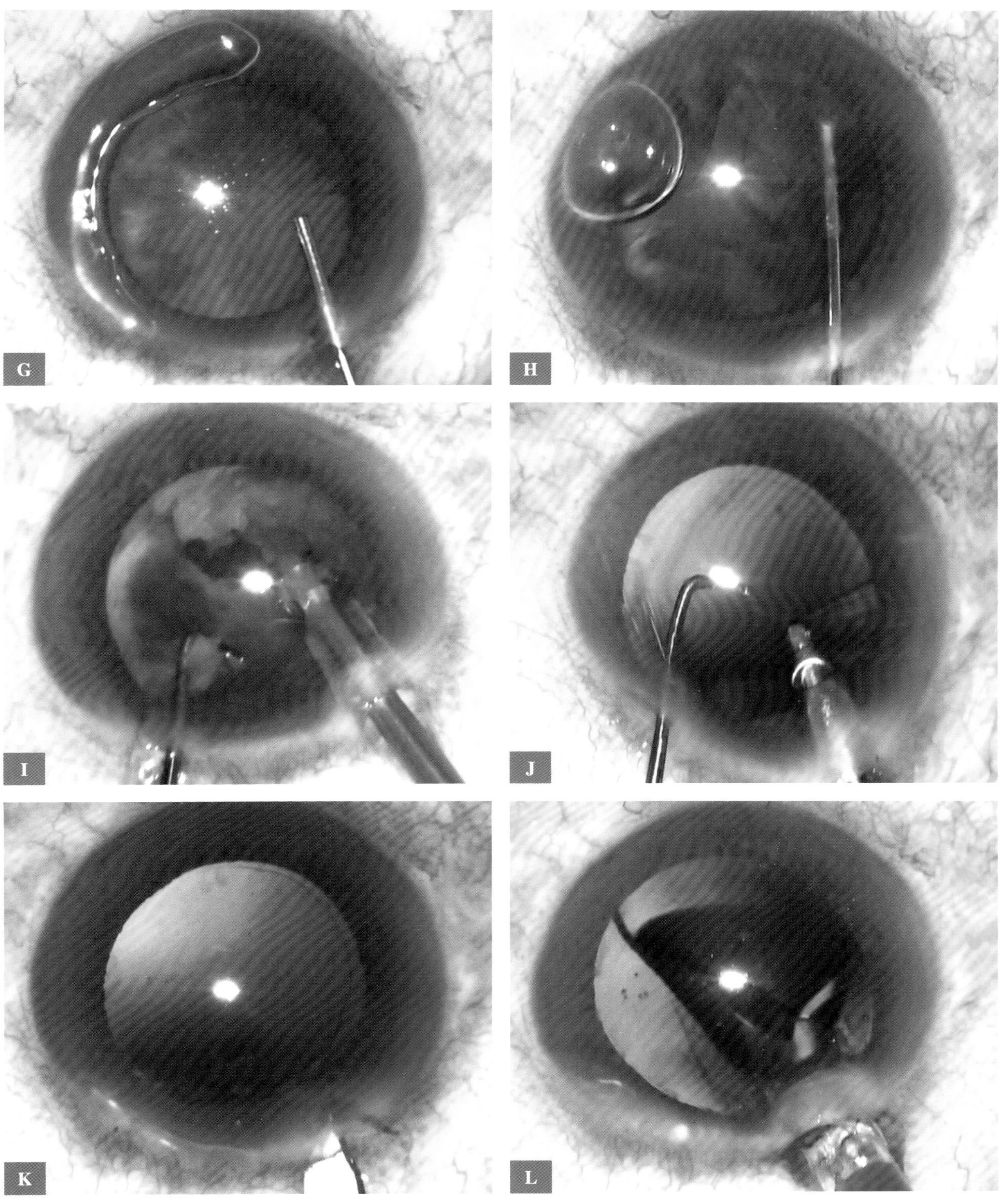
G
H
I
J
K
L

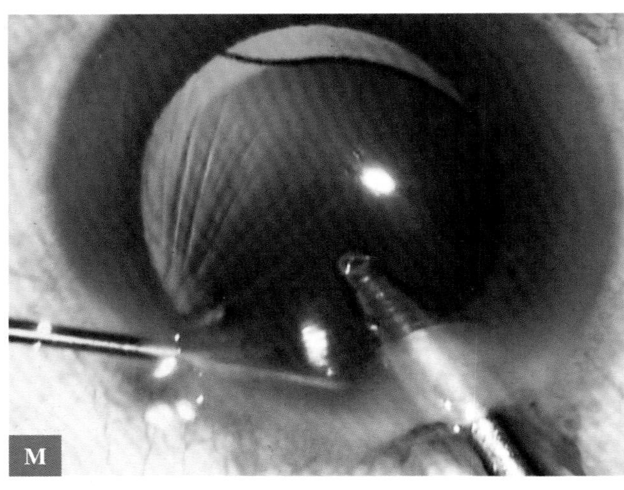

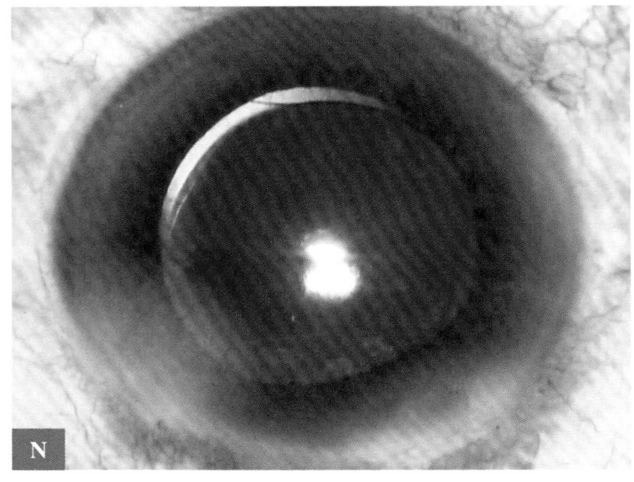

图 10-5-5　Phaco+IOL 联合小梁消融术(一切口法,在上方先完成小梁消融术,再完成 Phaco+IOL)

A:选择上方位置手术。先放置房角镜观察房角结构,辨认小梁网(绿箭头)、巩膜嵴(白箭头)等结构　B~F:拟先完成小梁消融术。做长约 1.7mm 透明角膜切口(B),并前房内注入黏弹剂稳定前房,小梁消融显微双极手柄进入前房(C),先向左侧消融大约 60° 范围的小梁网和 Schlemm 管内壁(D),再向右侧后退、向左侧方向再消融大约 30° 范围(E),总消融范围共约 90°。能量参数为 0.5~1.0W。撤离小梁消融显微双极手柄后发现前房积血(血液反流,F)　G~N:在同一部位完成超声乳化白内障手术部分。前房注入黏弹剂(G),完成环形撕囊,水分离(H),超声乳化核块(I),抽吸晶状体皮质(J),扩大切口(K),植入一片式人工晶状体(L),抽吸残留黏弹剂(M),术毕外观(N)

第六节　白内障手术技术治疗恶性青光眼

【适应证】各种原因导致的、经保守治疗无效的恶性青光眼。角膜条件差、或眼内炎症反应重、无视力者建议不同时植入人工晶状体。

【手术原理】摘除晶状体,开放空洞;沟通前后房;解除瞳孔、虹膜、晶状体、玻璃体阻滞;恢复前房、降低眼压。由于恶性青光眼的确切发病机制尚未完全明了,迄今为止,尚无一种完美的方法能处理所有恶性青光眼。目前恶性青光眼的治疗仍建议遵循先保守治疗到手术治疗的过程。手术方法包括:①玻璃体腔水囊穿刺抽吸联合前房形成术;②经睫状体扁平部行前段玻璃体切除术联合前房形成术;③晶状体摘除/晶状体摘除 +IOL 联合前段玻璃体切除术。这里晶状体摘除包括了 Phaco/Phaco+IOL、ECCE/ECCE+IOL、ICCE 等术式;④Phaco/Phaco+IOL 联合后囊环形撕囊(PCCC)以及联合前段玻璃体切除术;⑤经睫状体扁平部行晶状体咬切联合前段玻璃体切除术等。本节主要介绍与白内障手术技术相关的术式,其余术式参考第四章第三节问题八 ~ 十四解答,以及本章第七节。

前段玻璃体切除包括经前房和经睫状体扁平部切除术式,后者可以仅在玻璃体腔前段切除玻璃体、保留晶状体后囊膜完整,也可以在前后房沟通下切除玻璃体,这时晶状体后囊膜就不完整了。

在处理恶性青光眼的过程中,很强调一点是前后房的充分沟通。所谓前后房沟通,是指包括切除了晶状体后囊膜在内的前段玻璃体切除,可以直接切除晶状体后囊膜,也可以先在后囊撕开后(环形撕囊或刺开)进行。有学者通过原小梁切除术的周边虹膜切除口进行包括晶状体悬韧带和玻璃体的切除(参考第四章第三节问题十四解答)。但在临床工作中发现,是否所有患者都必须做前后房的充分沟通,值得商榷。有些患者仅做玻璃体腔内的前段玻璃体切除也达到了治疗效果。

【手术步骤】

一、Phaco/Phaco+IOL 联合前段玻璃体切除术治疗恶性青光眼

前段玻璃体切除术的操作可以经前房进行,也可以经睫状体扁平部进行。

如果有眼后段手术的基础，理想的操作应当是：先行睫状体扁平部前段玻璃体切除（简单切除，缓解眼内压力），然后行白内障摘除手术，最后再经睫状体扁平部行闭合式前段玻璃体切除，必要时充分沟通前后房。但事实上，很多情况下青光眼医师不具备眼后段手术技术或不具备眼后段的手术器械，都是努力先尝试从眼前段行白内障摘除部分，当眼内压力太高或无法进行下去时才不得已从扁平部行前段玻璃体切除（无灌注下简单切除），手术常显得很被动。因此，术前建议找眼后段专业医师共同商讨手术方式。

（一）经睫状体扁平部前段玻璃体切除、Phaco+IOL、经睫状体扁平部前段玻璃体切除术治疗恶性青光眼（前后房未沟通）

见图 10-6-1。

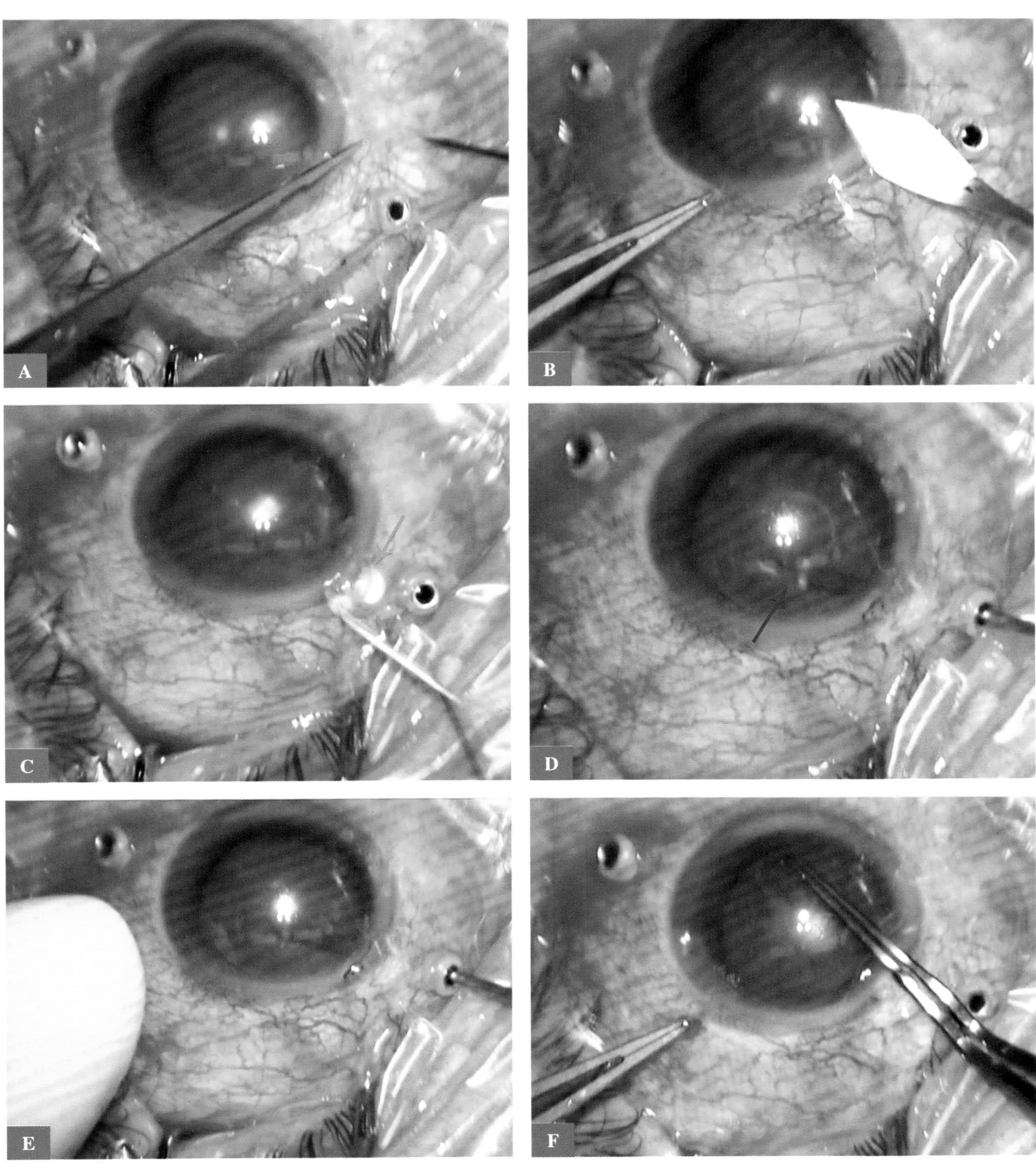

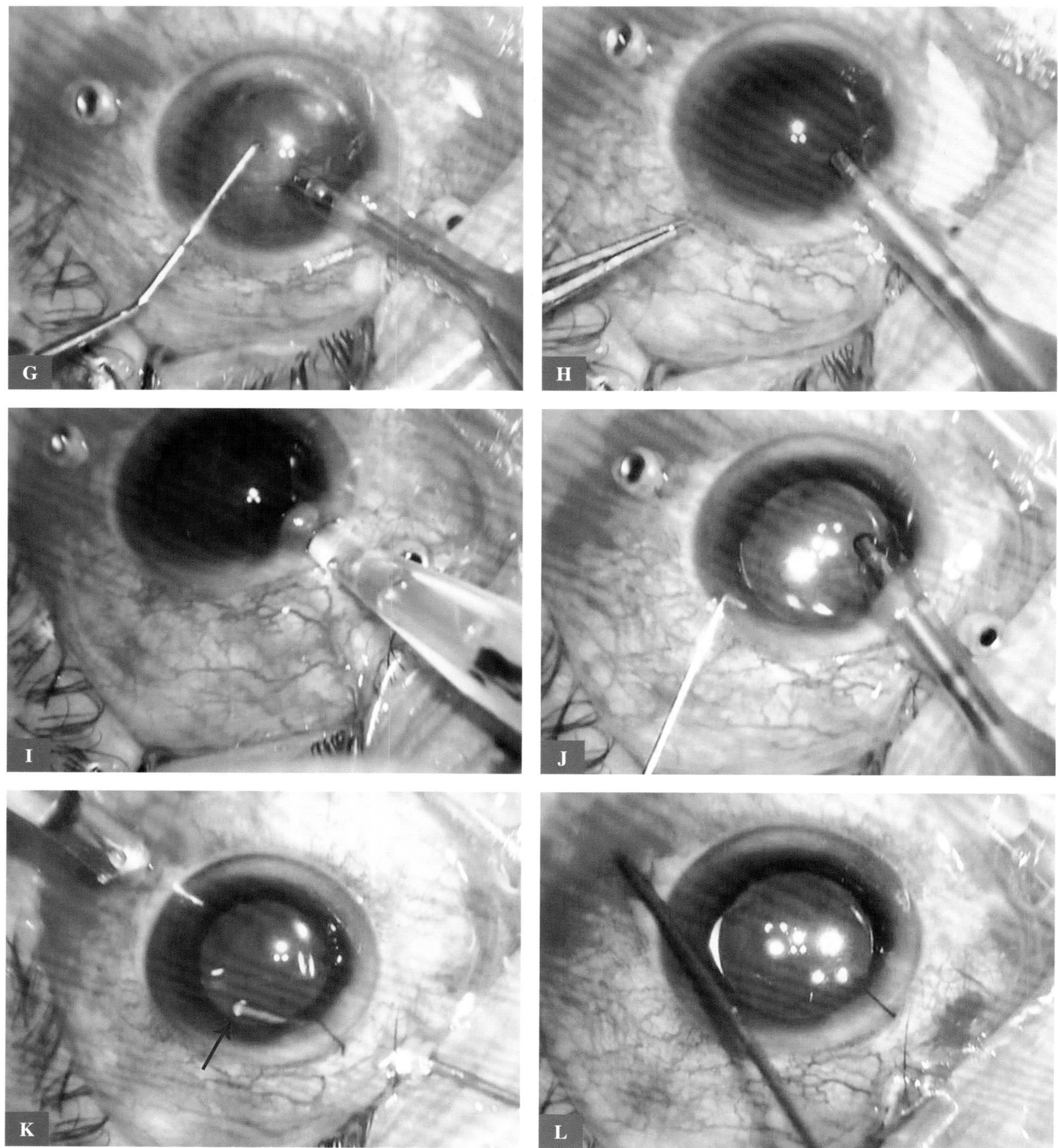

图 10-6-1 经睫状体扁平部前段玻璃体切除、Phaco+IOL、经睫状体扁平部前段玻璃体切除术治疗恶性青光眼（前后房未沟通）

A：从上方位置进行手术，放置 23G 灌注口 B：做白内障手术主切口 C：前房内注入黏弹剂，注意由于是恶性青光眼，前房浅、压力高，注入的黏弹剂都被挤出来（绿箭头） D、E：先行经睫状体扁平部前段玻璃体切除（简单切除，无灌注）（蓝箭头），降低眼后方压力，边切边指测眼压，眼压稍缓解即可，不必切除过多 F：黏弹剂形成前房后进行环形撕囊 G：超声乳化白内障吸除 H：抽吸晶状体皮质 I：植入人工晶状体 J：充分吸除黏弹剂 K：经睫状体扁平部闭合式前段玻璃体切除（蓝箭头），注意该例晶状体后囊膜保持完整 L：拔去灌注，检查眼压正常，前房维持良好，结束手术（该图片由唐炘教授提供手术录像剪辑）

（二）经睫状体扁平部前段玻璃体切除、Phaco、经睫状体扁平部前段玻璃体切除术治疗恶性青光眼(前后房沟通)

见图 10-6-2。

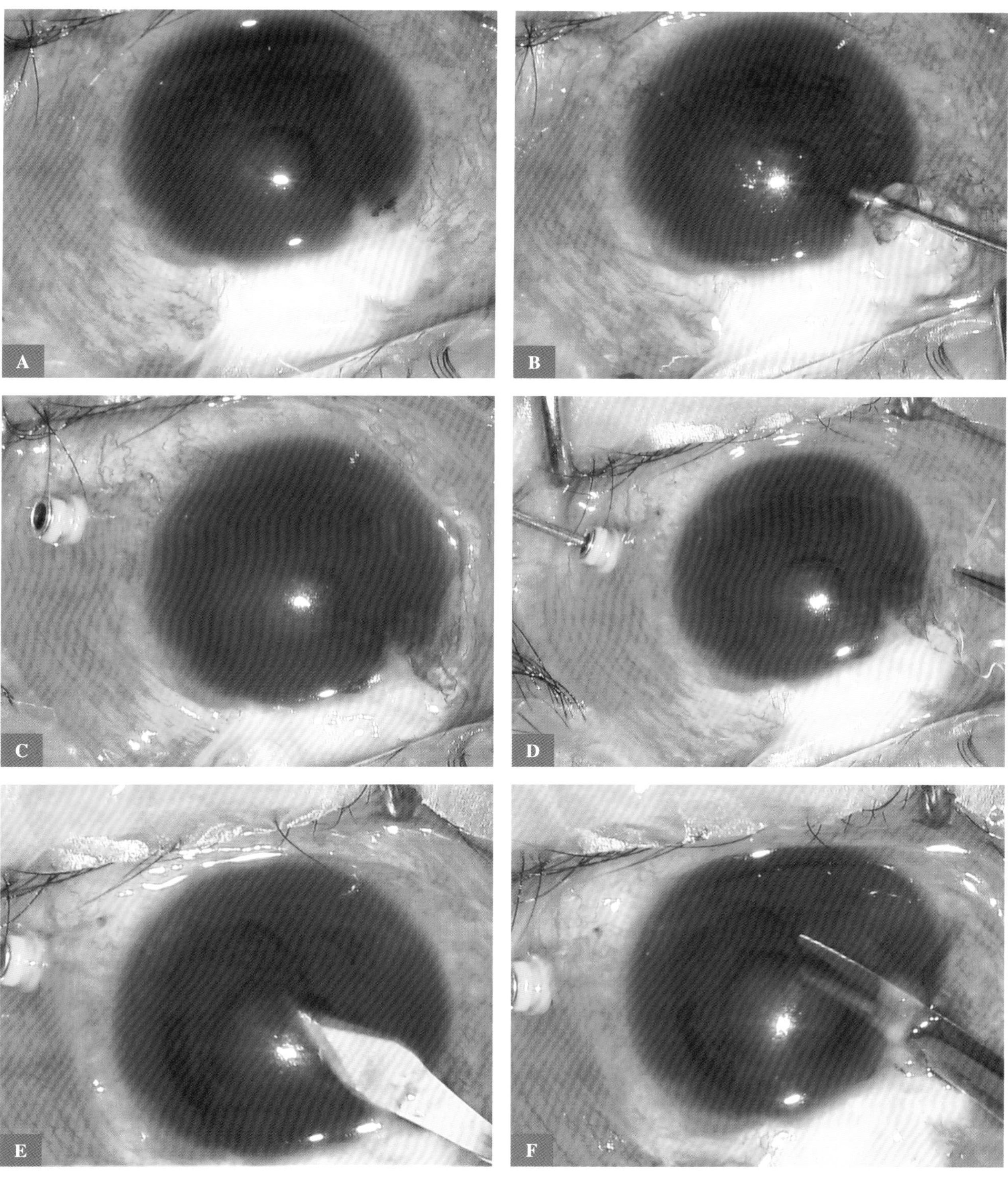

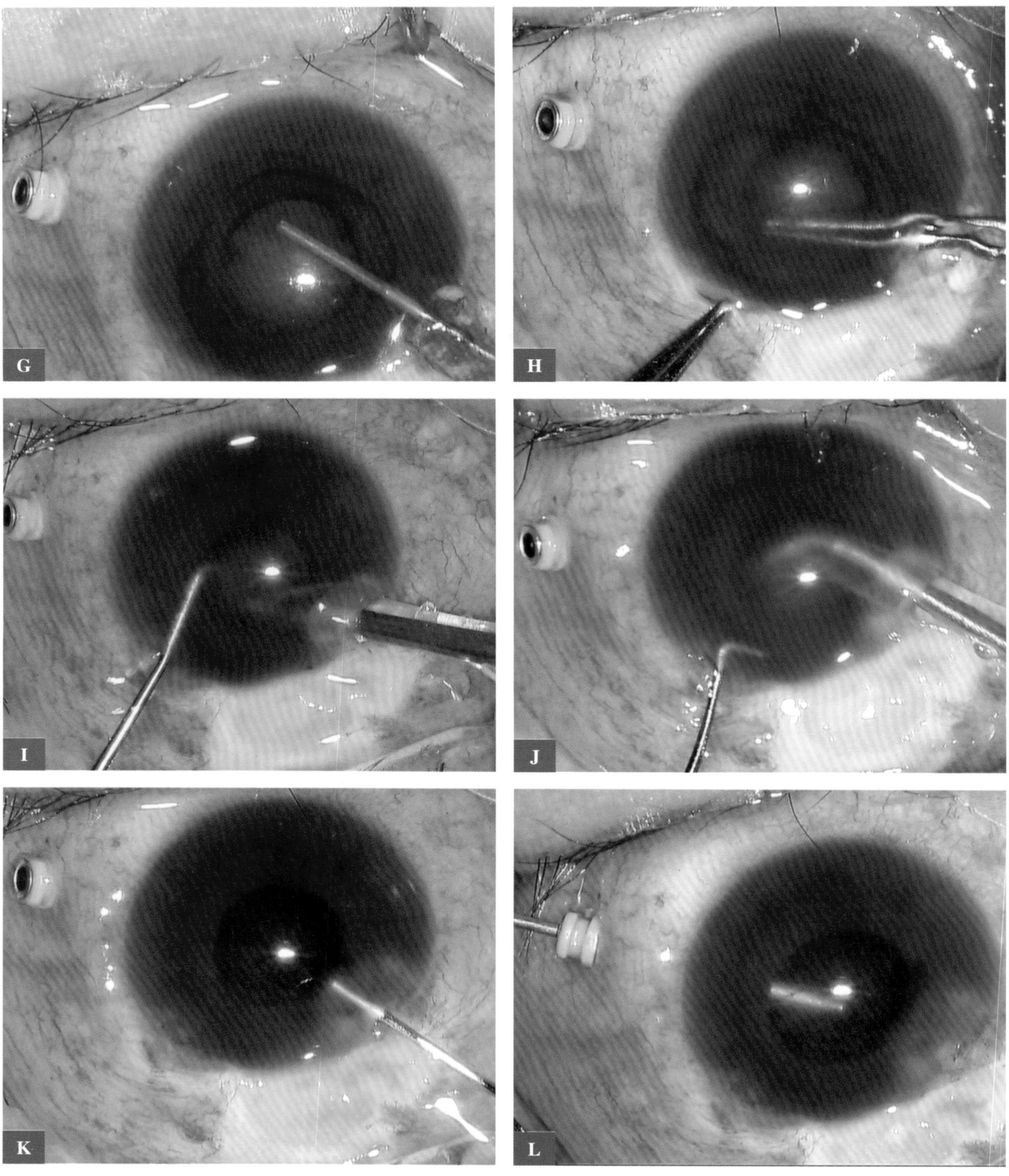
G
H
I
J
K
L

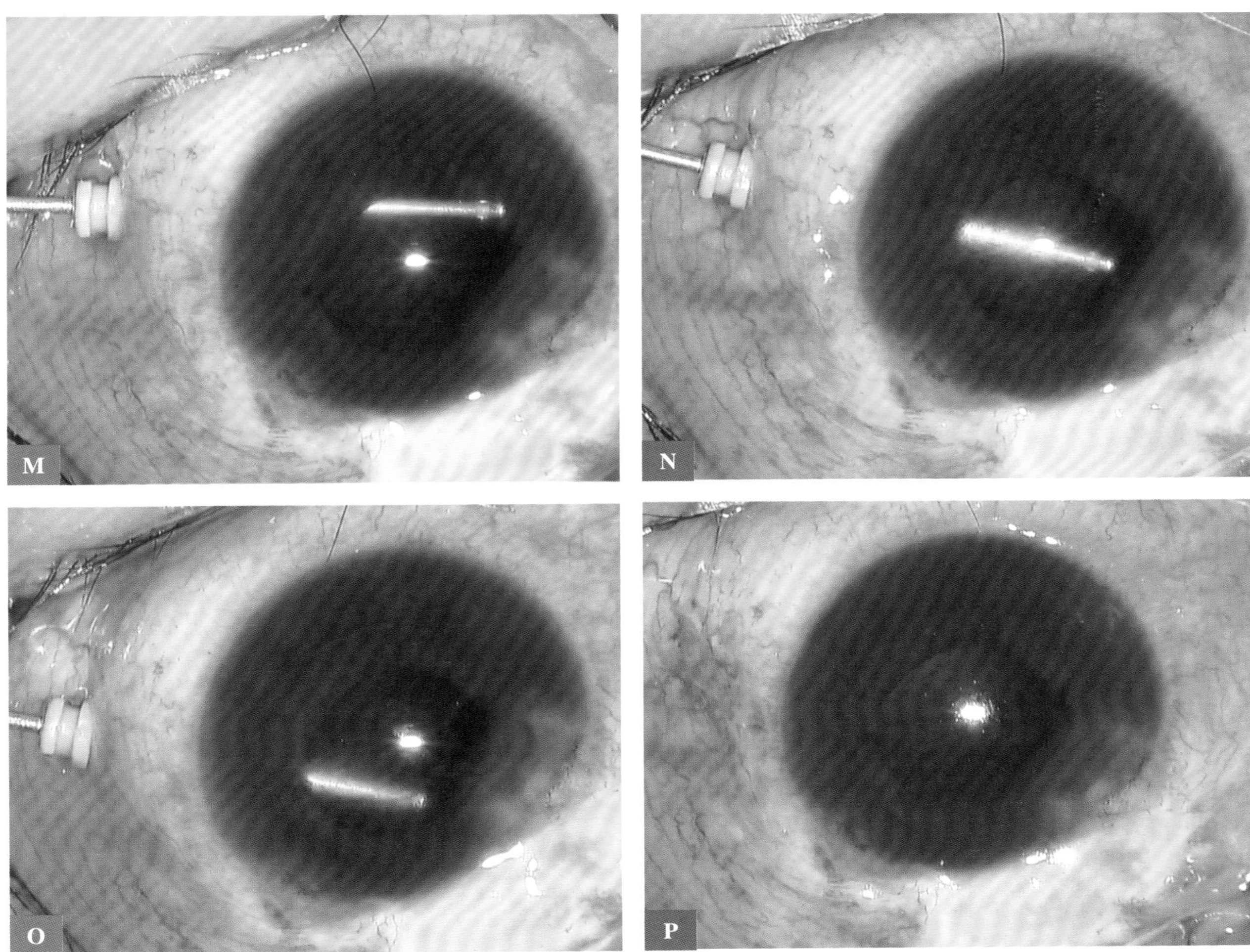

图 10-6-2　经睫状体扁平部前段玻璃体切除、Phaco、经睫状体扁平部前段玻璃体切除术治疗恶性青光眼(前后房沟通)

A:小梁切除术后发生恶性青光眼,无前房,眼压高　B:从上方位置进行手术。从 10 点钟方位做切口,前房内注入黏弹剂,注意由于前房浅、压力高,注入的黏弹剂都被挤出来　C:放置 23G 灌注口　D:先行经睫状体扁平部前段玻璃体切除(简单切除,无灌注),边切边感触眼压(绿箭头示意),眼压稍缓解即可,不必切除过多　E:扩大切口为白内障手术主切口　F:剪切瞳孔缘扩大瞳孔　G:黏弹剂分离虹膜后粘连　H:黏弹剂形成前房后进行环形撕囊　I:超声乳化白内障吸除　J、K:抽吸晶状体皮质,并充分吸除黏弹剂　L~O:经睫状体扁平部闭合式前段玻璃体切除,充分沟通前后房(注意玻璃体切除头已经伸入前房进行切除)　P:拔去灌注,检查眼压正常,前房维持良好,结束手术

（三）Phaco 联合经前房前段玻璃体切除术治疗恶性青光眼（前后房沟通）

见图 10-6-3。

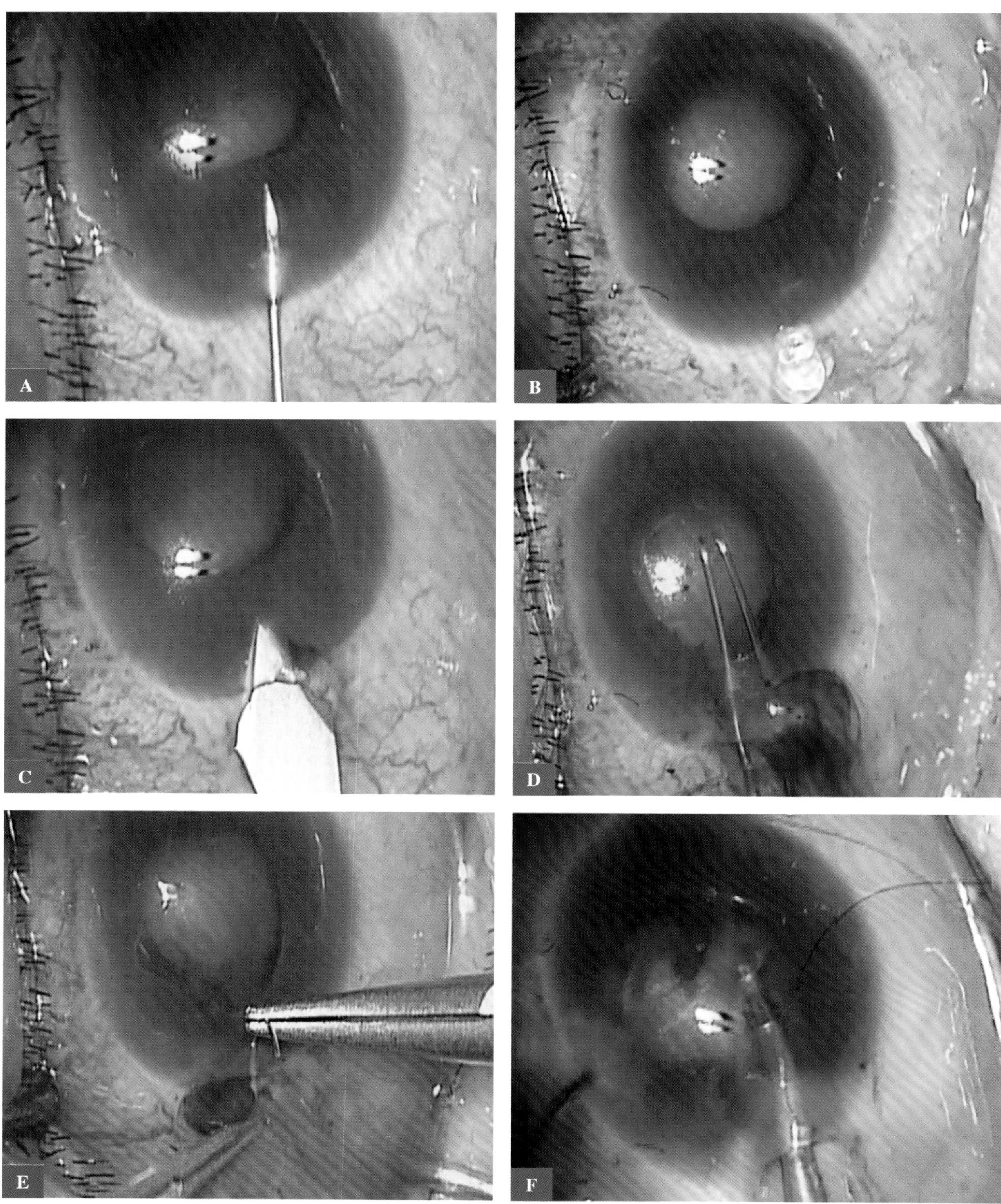

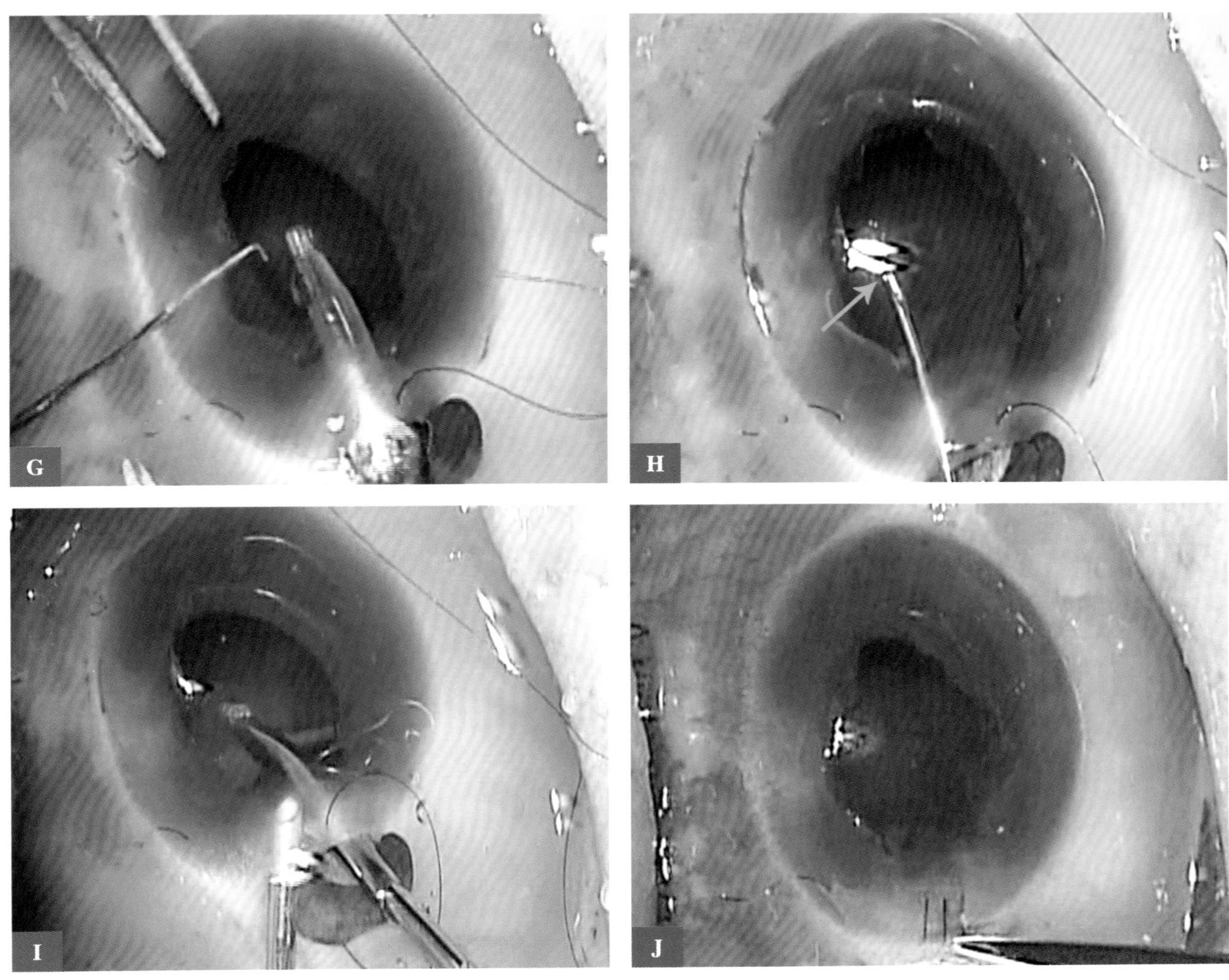

图 10-6-3　Phaco 联合经前房前段玻璃体切除术治疗恶性青光眼（前后房沟通）

A：恶性青光眼，前房消失，眼压高。首先用 1ml 注射针头穿刺入前房，试图注入黏弹剂以形成前房　B：可见黏弹剂沿穿刺口溢出，表明前房压力高　C：做主切口　D：环形撕囊，由于前房浅、压力高、虹膜自主切口脱出，撕囊很困难　E：由于虹膜脱出，加一针缝线　F：超声乳化吸除白内障，由于前房浅，操作极为困难　G：抽吸晶状体皮质　H：后囊撕开小口（绿箭头示意针头刺破后囊膜，并做一小的环形撕开）　I：经透明角膜切口，经前房作前段玻璃体切除　J：术毕，缝合切口。因患者无视力，未行人工晶状体植入

(四) Phaco 联合经睫状体扁平部前段玻璃体切除术治疗恶性青光眼(前后房未沟通)

见图 10-6-4。

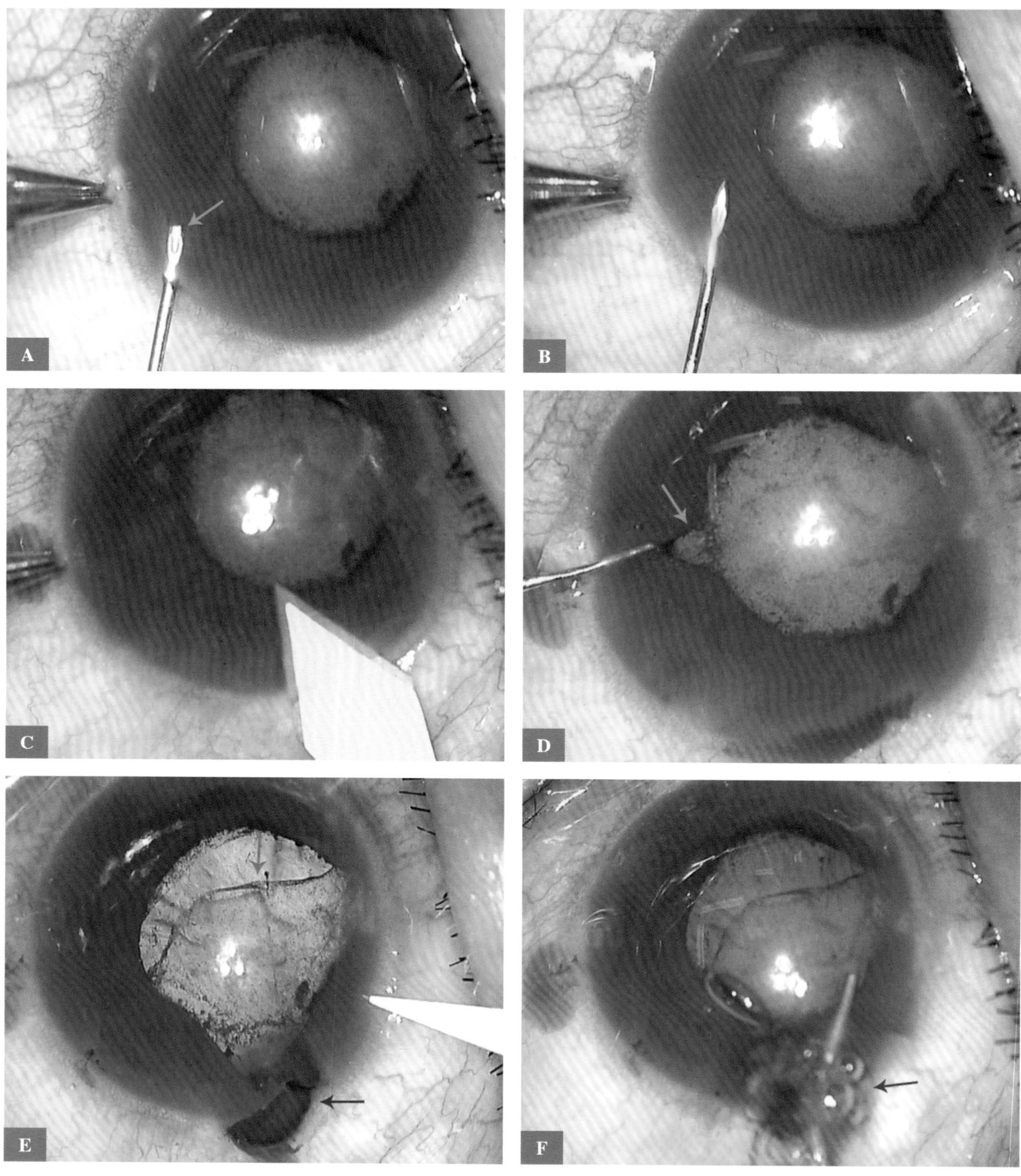

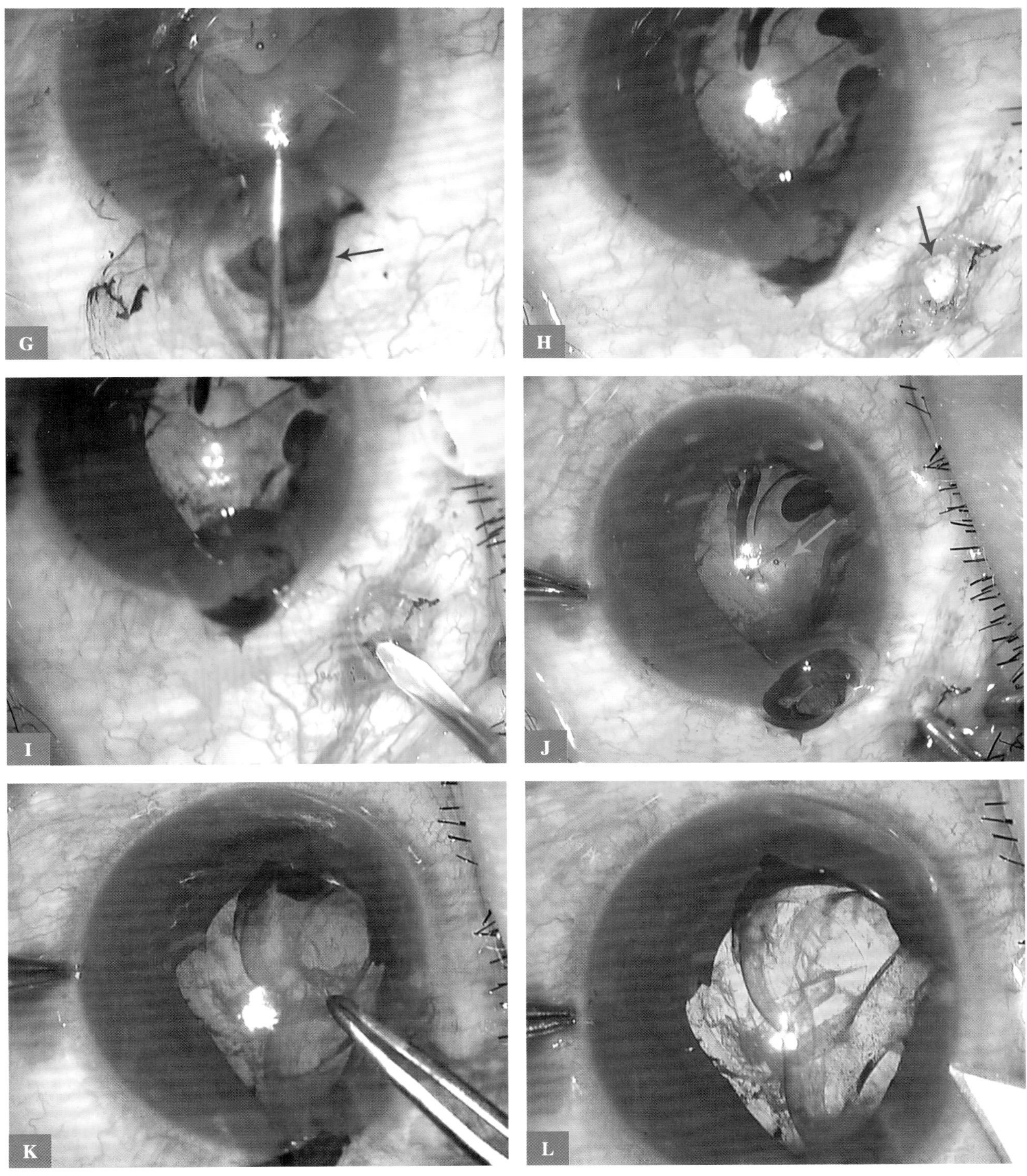
G
H
I
J
K
L

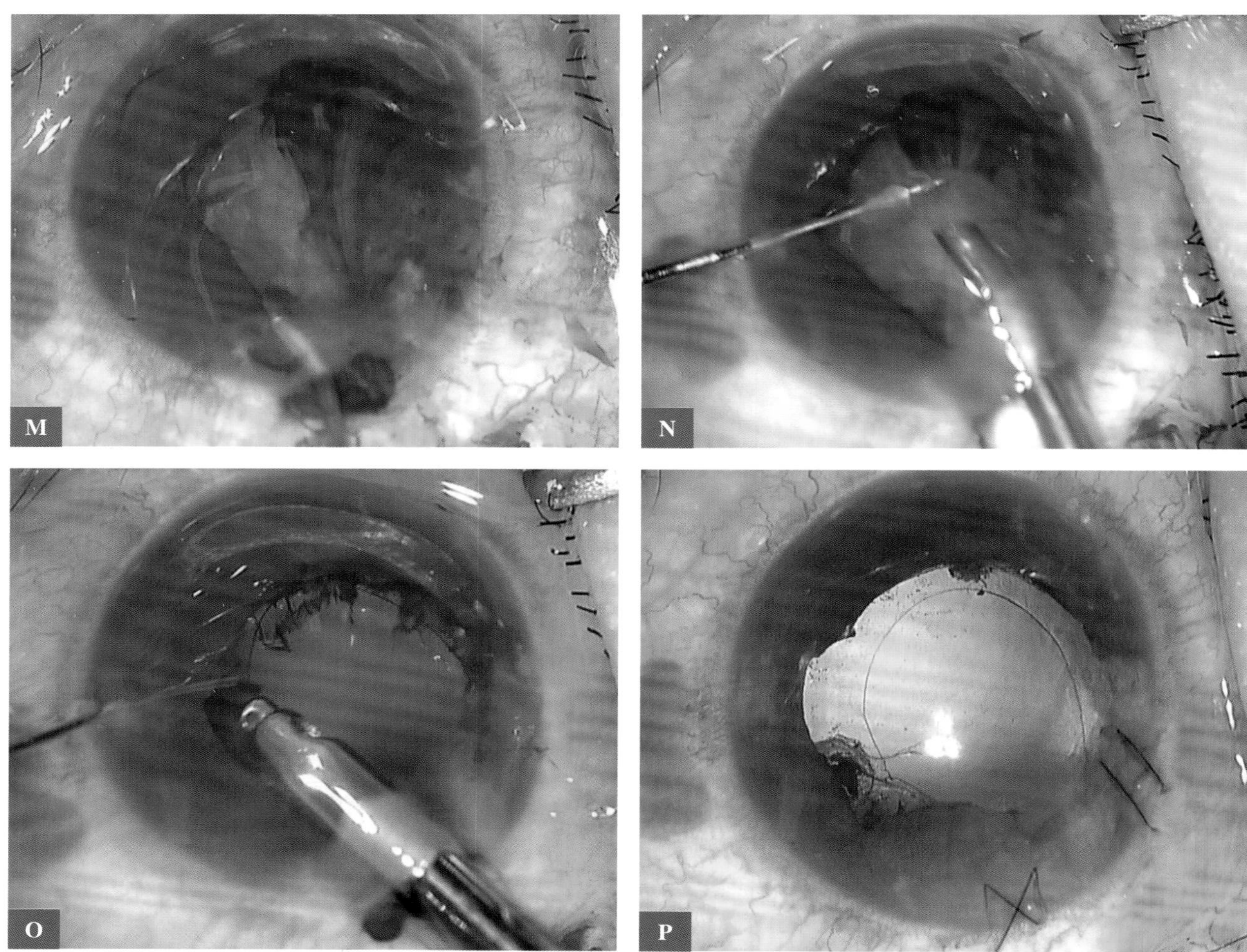

图 10-6-4 Phaco 联合经睫状体扁平部前段玻璃体切除术治疗恶性青光眼（前后房未沟通）

A、B：恶性青光眼，前房完全消失，眼压高。首先用 1ml 注射针头穿刺入前房，注入黏弹剂以形成前房，注意针尖碰及虹膜（A，绿箭头）后才注射黏弹剂是一技巧（因为无前房，很容易将黏弹剂注入到角膜板层） C：做主切口 D~G：先用晶状体调位钩将已经牢牢粘连的虹膜拉开一小洞（D 绿箭头），然后用冲洗针头边注射黏弹剂边小心分离与晶状体表面牢固粘连的虹膜，发现虹膜和晶状体表面有厚重的纤维渗出膜（E、F、G 红箭头），注意整个操作中，眼内压力仍然很高，前房很浅，虹膜涌出（E、F、G 蓝箭头），操作十分困难。遂决定行经扁平部前段玻璃体切除缓解眼内压力 H、I、J：在切口旁距离角膜缘 3~4mm 处剪开结膜，巩膜穿刺刀穿刺进入玻璃体腔，20G 前段玻璃体切除器进行前段玻璃体切除（J 绿箭头），无灌注直接切除，边切边指测眼压下降即可 K、L：前房注入黏弹剂后进行环形撕囊。由于晶状体囊袋松弛、囊膜表面覆盖厚重的纤维渗出膜，加上出血，非常艰难地完成撕囊 M：水分离 N：超声乳化吸除白内障核块 O：抽吸干净晶状体皮质，后囊完整 P：术毕，缝合切口。此时才可清晰可见完整的环形撕囊。由于整个操作十分困难，术中做了多个透明角膜切口辅助(缝线示意）

（五）Phaco+IOL 联合经睫状体扁平部前段玻璃体切除术治疗恶性青光眼（前后房未沟通）

见图 10-6-5。

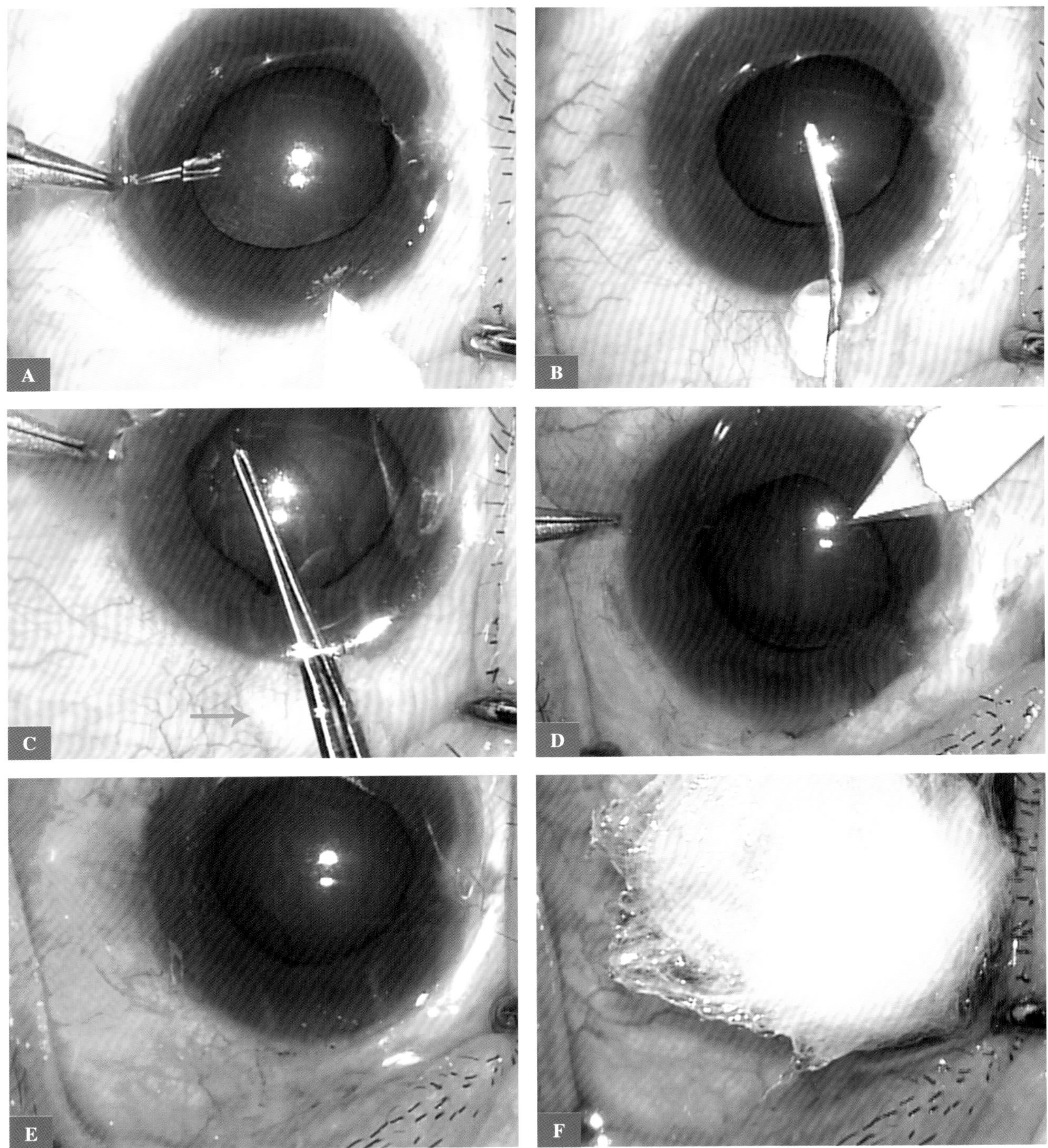

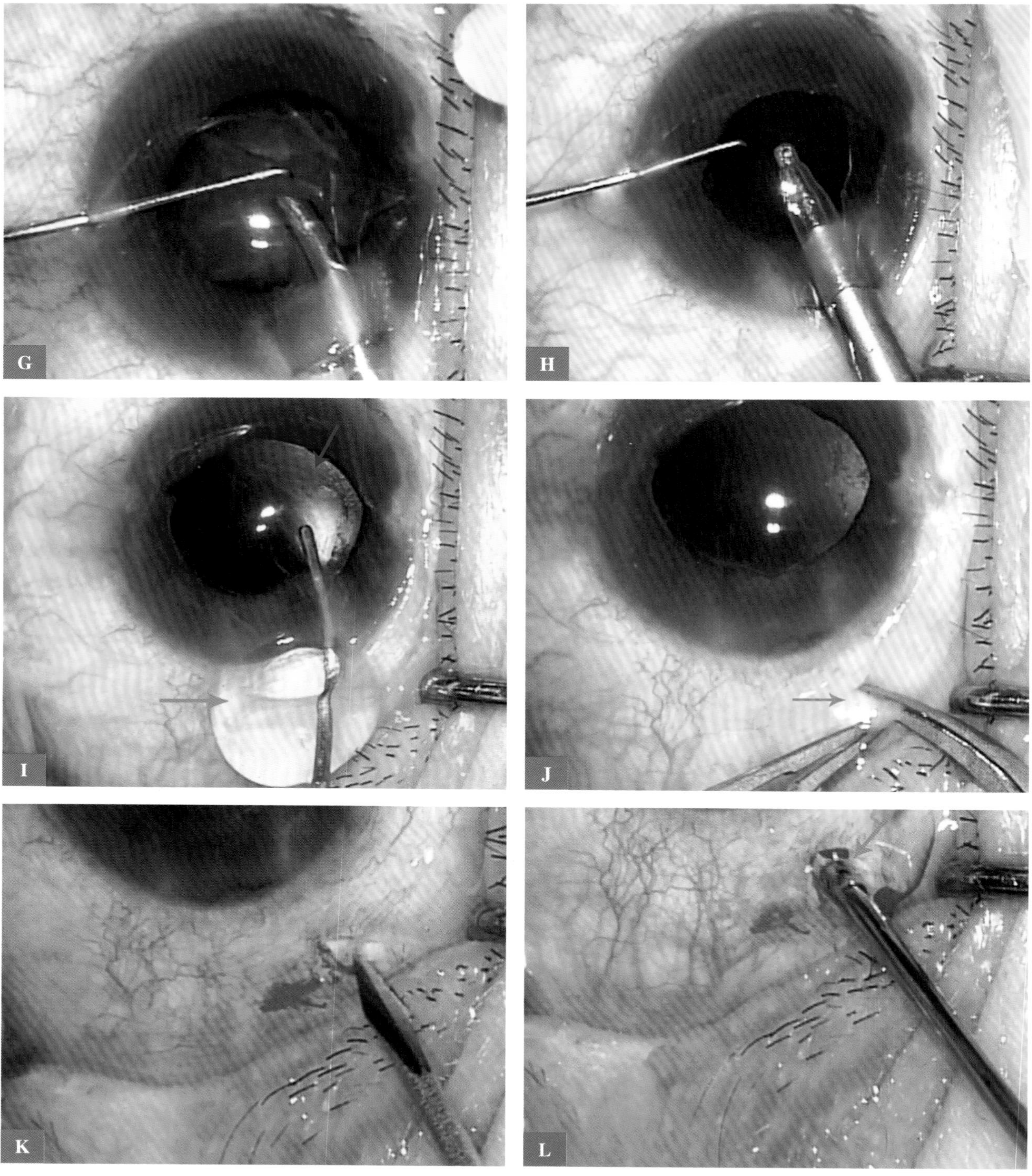
G
H
I
J
K
L

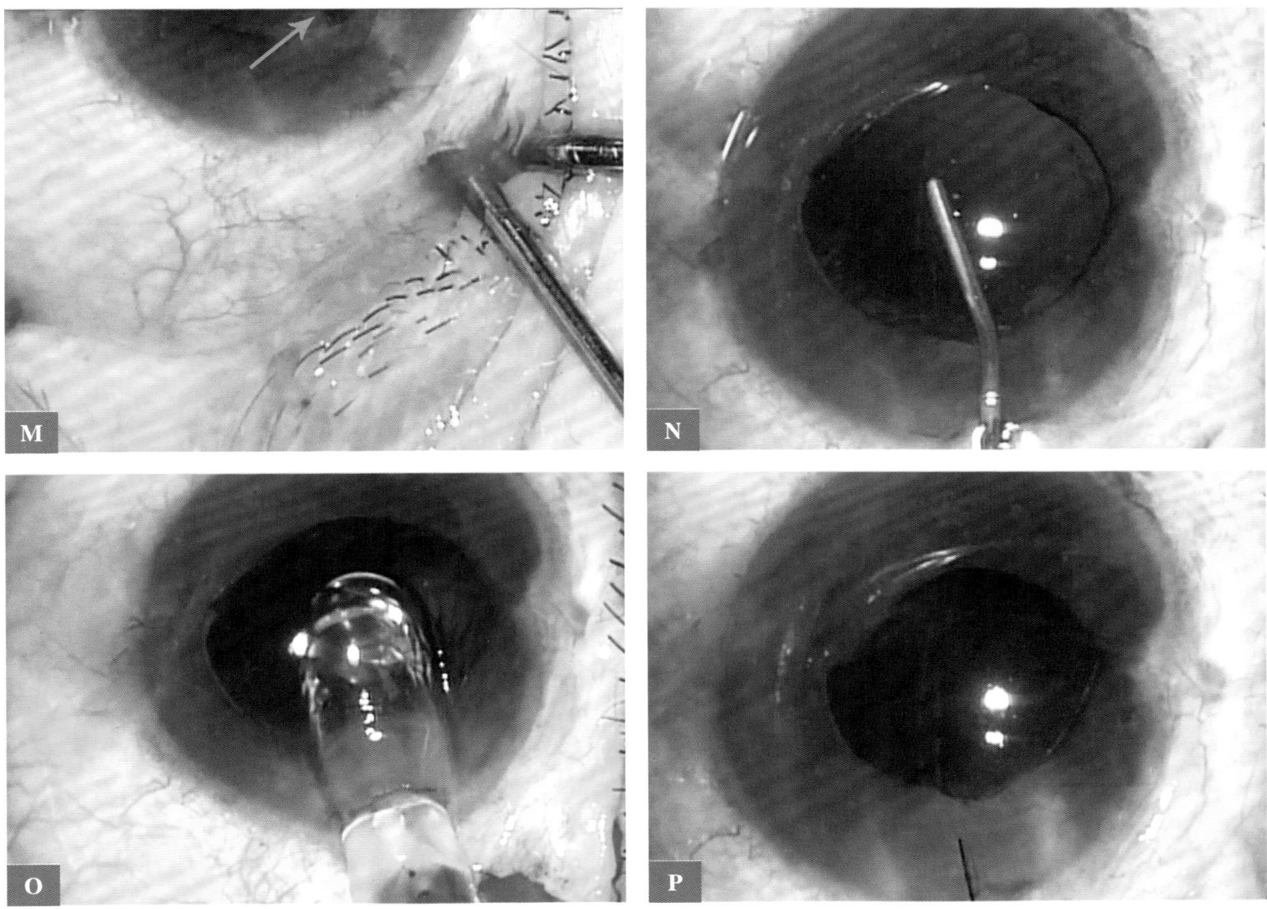

图 10-6-5　Phaco+IOL 联合经扁平部前段玻璃体切除术治疗恶性青光眼(前后房未沟通)

A:患者男性,56 岁,三年前双眼在当地医院行小梁切除术,术后右眼发生了恶性青光眼,经保守治疗无效,转诊本院,著者已为其行 Phaco+IOL+CCCC+ 前段玻璃体切除术;本次手术为左眼,左眼自小梁切除术以来,前房一直偏浅,需要在散瞳药下维持(复方托吡卡胺和阿托品,间断使用),最近前房又浅至 1CT,眼压需两种降眼压药物控制,遂建议行白内障摘除术　B:一上手术台上就发现眼内压力偏高,注入黏弹剂都被挤出(绿箭头)　C、D:撕囊过程非常困难,前房浅、压力高,黏弹剂不断涌出(C,绿箭头),需要多做一个辅助切口帮助下完成撕囊(D)　E、F:暂停手术,眼部湿棉片敷角膜,静脉滴注 20% 甘露醇 250ml　G、H:20 分钟后,眼内压力稍降低,勉强完成超声乳化和晶状体皮质抽吸　I:但晶状体后囊无法展开,紧贴前囊,注入黏弹剂几乎全部被挤出(绿箭头)　J:在切口旁距离角膜缘 3~4mm 处剪开结膜(红箭头)　K:巩膜穿刺刀穿刺进入玻璃体腔　L、M:前段玻璃体切除器(L,绿箭头)进入玻璃体腔进行前段玻璃体切除,无灌注直接切除,边切边指测眼压至眼内压下降　N:前房注入黏弹剂,此时见后囊可以完整展开　O:植入三片式人工晶状体　P:抽吸、缝合伤口(角膜缘伤口及玻璃体前切伤口),术毕

二、Phaco+IOL 联合 PCCC 联合前段玻璃体切除术治疗恶性青光眼(前后房沟通)

见图 10-6-6。

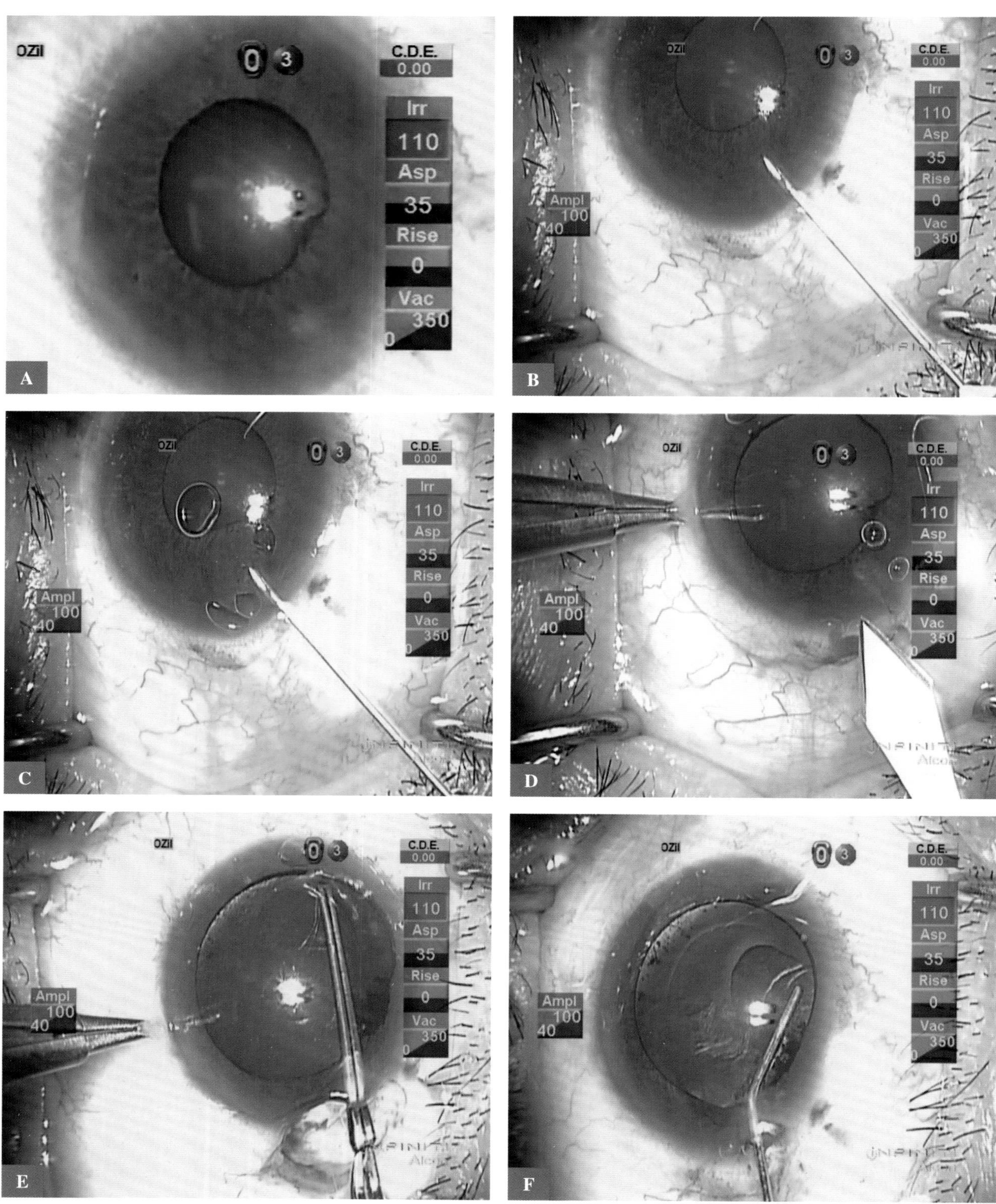

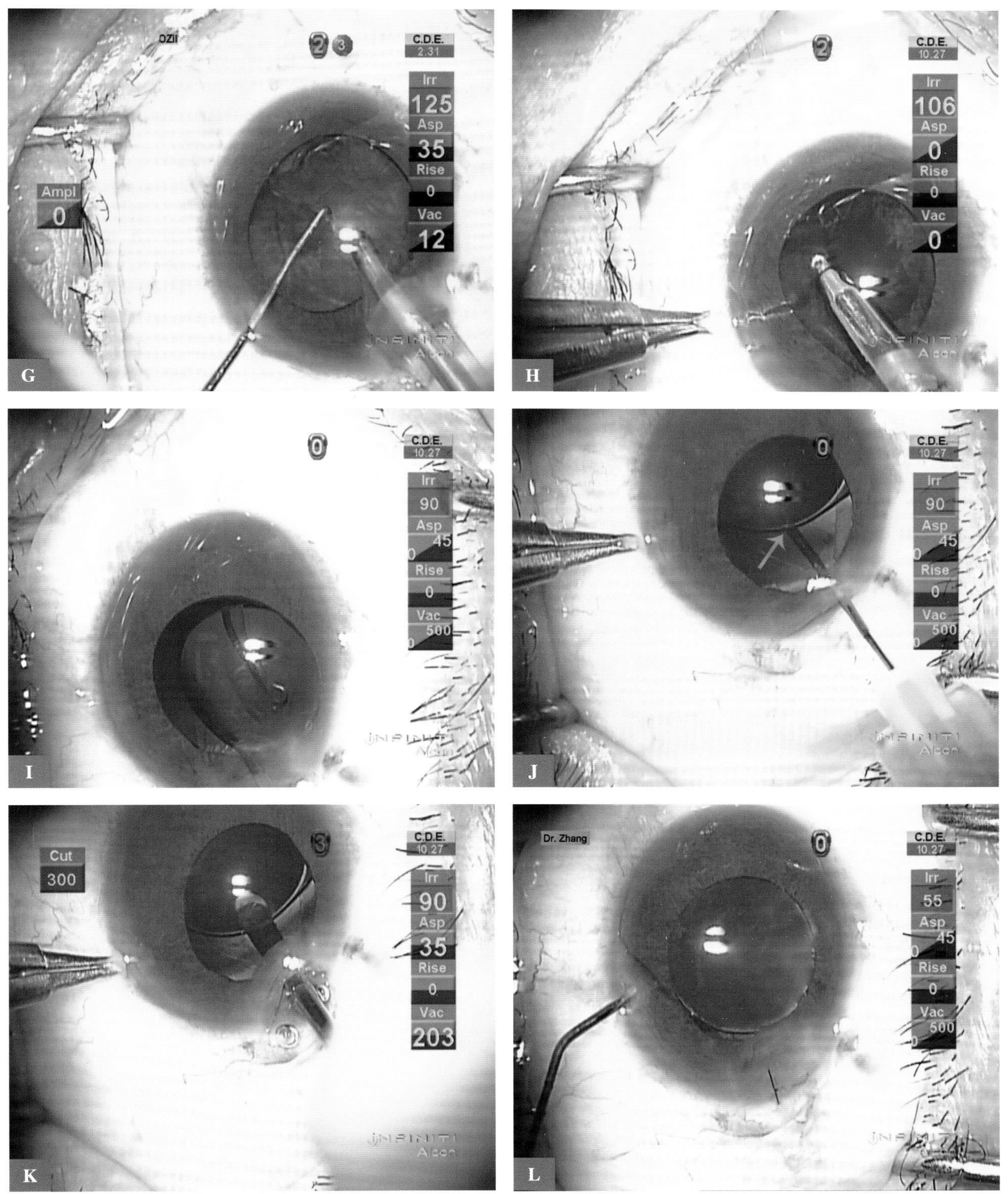

图 10-6-6　Phaco+IOL 联合 PCCC 联合前段玻璃体切除术治疗恶性青光眼手术前后房沟通

A：女性 41 岁，左眼小梁切除术后发生恶性青光眼，保守治疗一周无效。前房反应轻，晶状体轻度混浊　B：首先用 1ml 注射针头穿刺入前房　C：注入黏弹剂形成前房　D：前房加深后做主切口　E：环形撕囊　F：水分离　G：超声乳化吸除白内障　H：抽吸皮质　I：植入一片式人工晶状体　J：在人工晶状体后方撕开后囊膜（红箭头示意针头刺破后囊膜）　K：经前房行玻璃体前段切除，见到玻璃体有涌动时停止　L：术毕，形成前房

三、经睫状体扁平部行晶状体咬切联合前段玻璃体切除术治疗恶性青光眼

见本章第七节。

第七节 经睫状体扁平部行晶状体咬切联合前段玻璃体切除术治疗青光眼

【适应证】①晶状体源性继发性青光眼，伴有：a. 角膜条件差（角膜水肿、大泡、斑翳、虹膜前粘连等）无法从眼前段行白内障摘除者；b. 有晶状体掉入玻璃体腔风险者；c. 晶状体不全 / 全脱位等；②恶性青光眼；③真性小眼球等。

【手术原理】切除晶状体，解除瞳孔阻滞，降低眼压，减少并发症。

【手术步骤】

(一) 经睫状体扁平部行晶状体咬切联合前段玻璃体切除术治疗晶状体脱位继发性青光眼

见图 10-7-1。

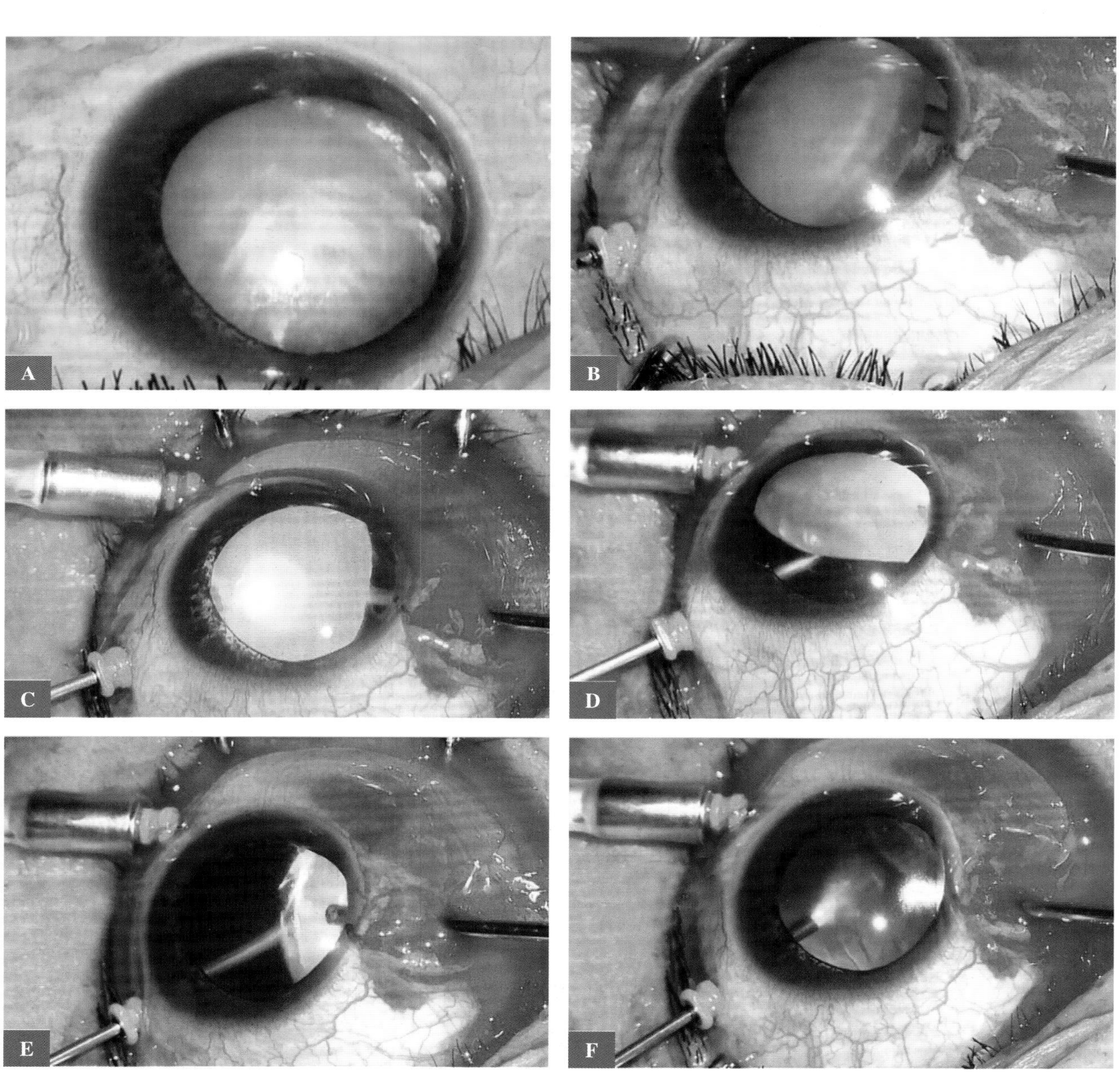

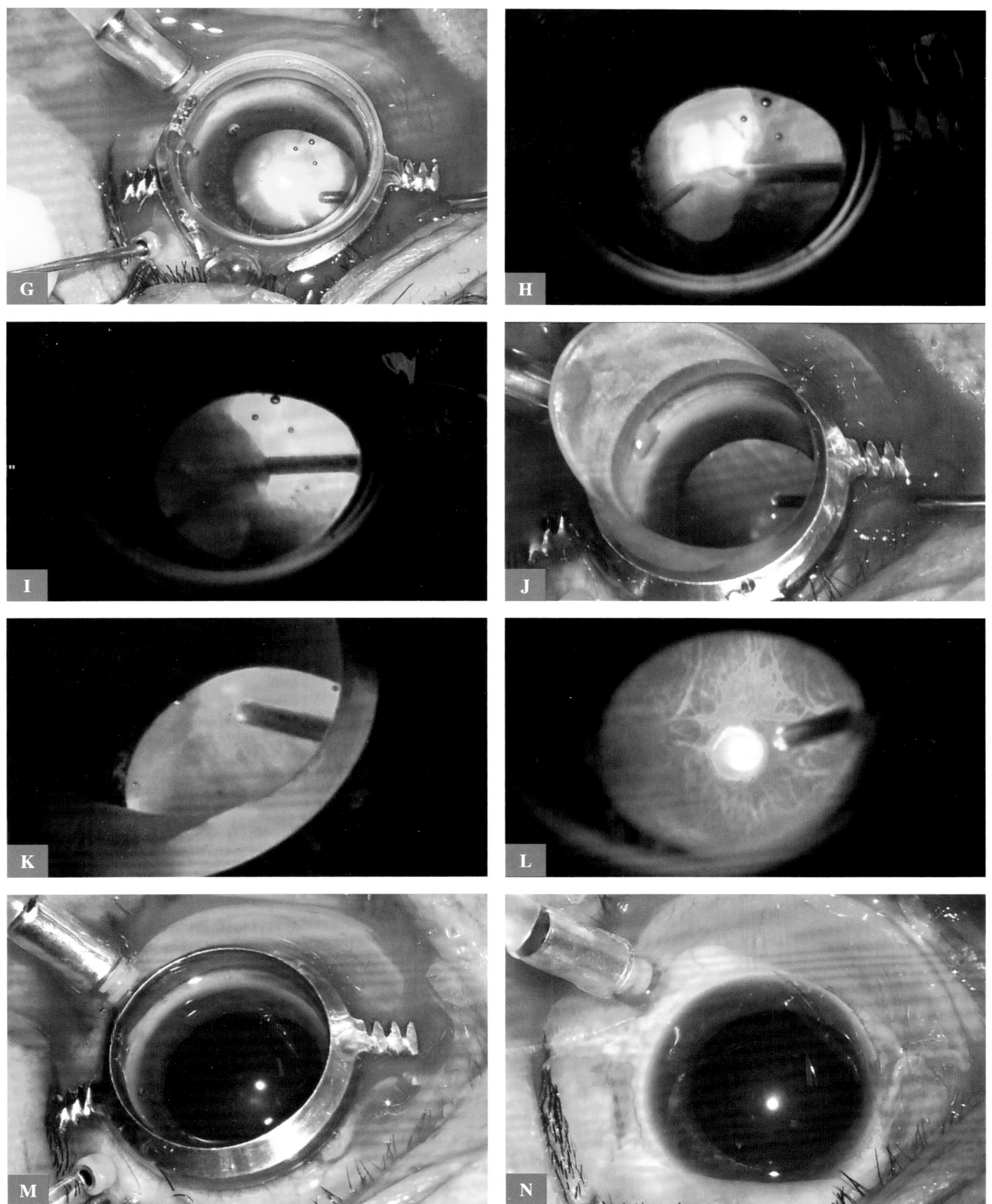

图 10-7-1　经睫状体扁平部行晶状体咬切联合前段玻璃体切除术治疗晶状体脱位继发青光眼

A:晶状体脱位继发性青光眼。脱位严重,在前房晃动,前房浅,眼内压高　B:建立三腔通道　C~E:在导光纤维照明下,玻璃体切除器逐步咬切晶状体核　F:剩下部分晶状体核沉入玻璃体腔　G:缝环定位,置入平面角膜接触镜　H、I:玻璃体切除器咬切剩余晶状体核块,检查并切除后极部部分增殖的玻璃体　J:置换斜面角膜接触镜　K、L:检查并切除周边部部分增殖的玻璃体。同时可见视盘苍白凹陷　M、N:取出三腔通道装置,结束手术(该图片由张少冲教授提供手术录像剪辑)

（二）经睫状体扁平部行晶状体咬切联合前段玻璃体切除术治疗真性小眼球继发性急性闭角型青光眼（保留晶状体前囊膜）

见图 10-7-2。

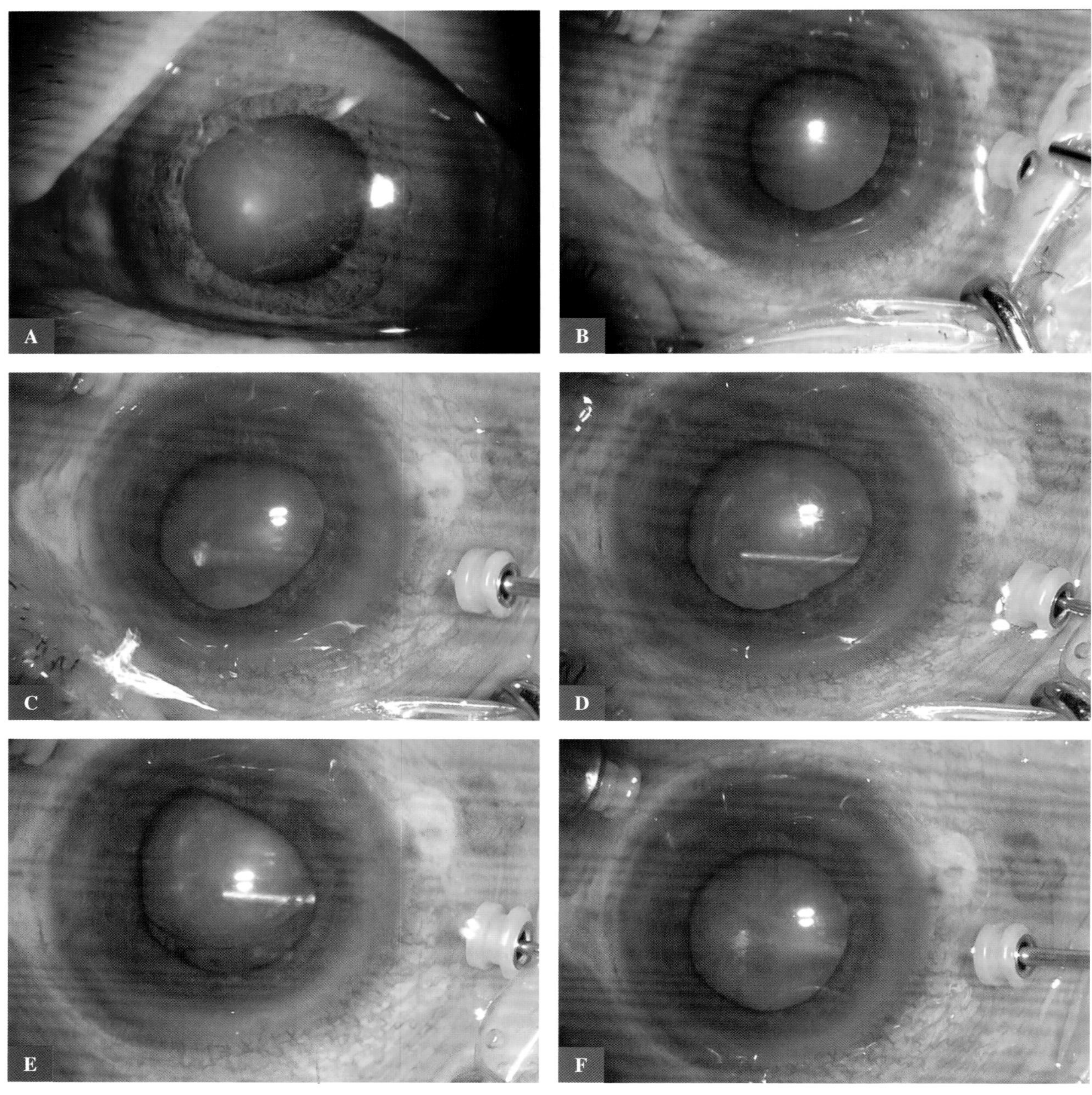

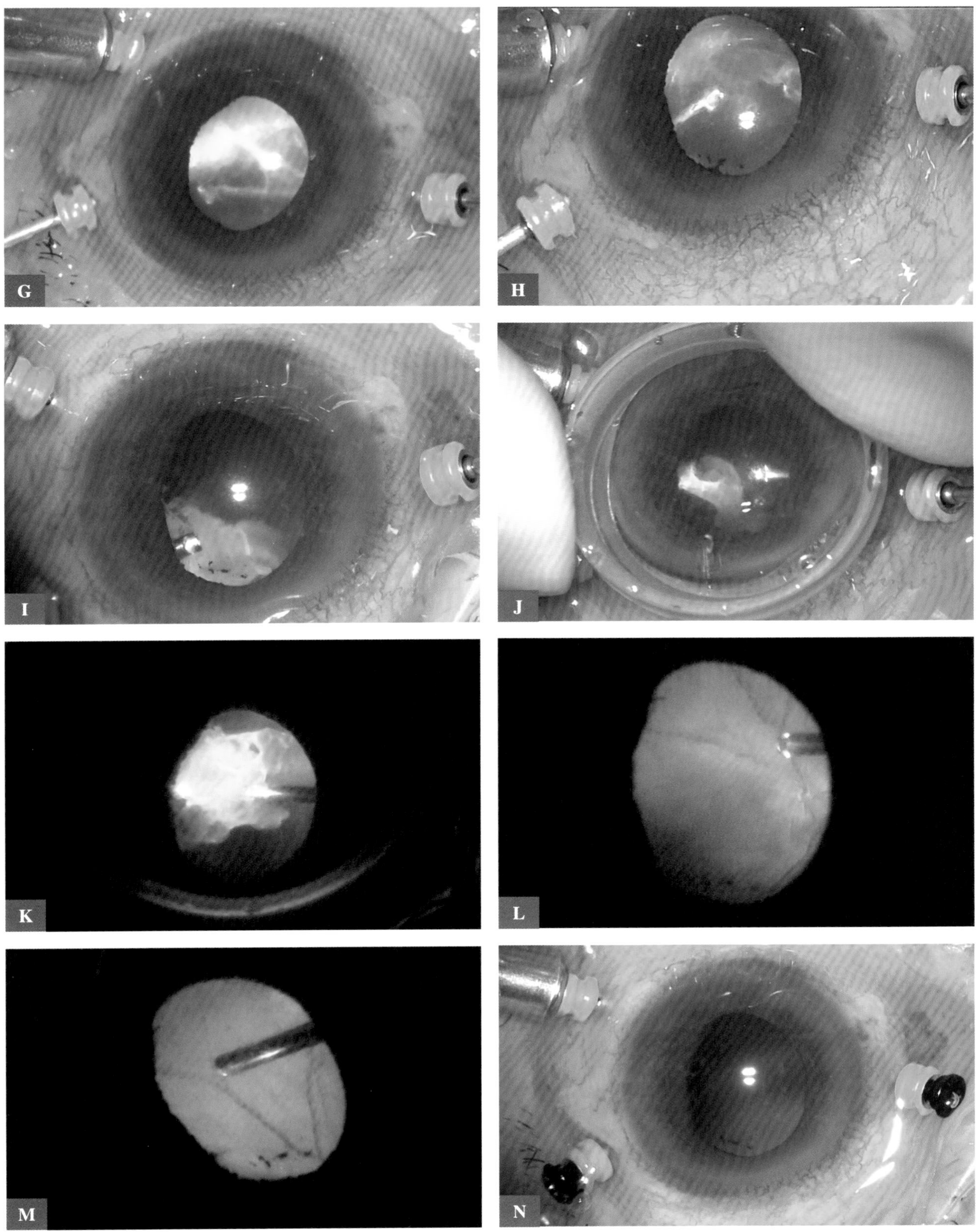
G
H
I
J
K
L
M
N

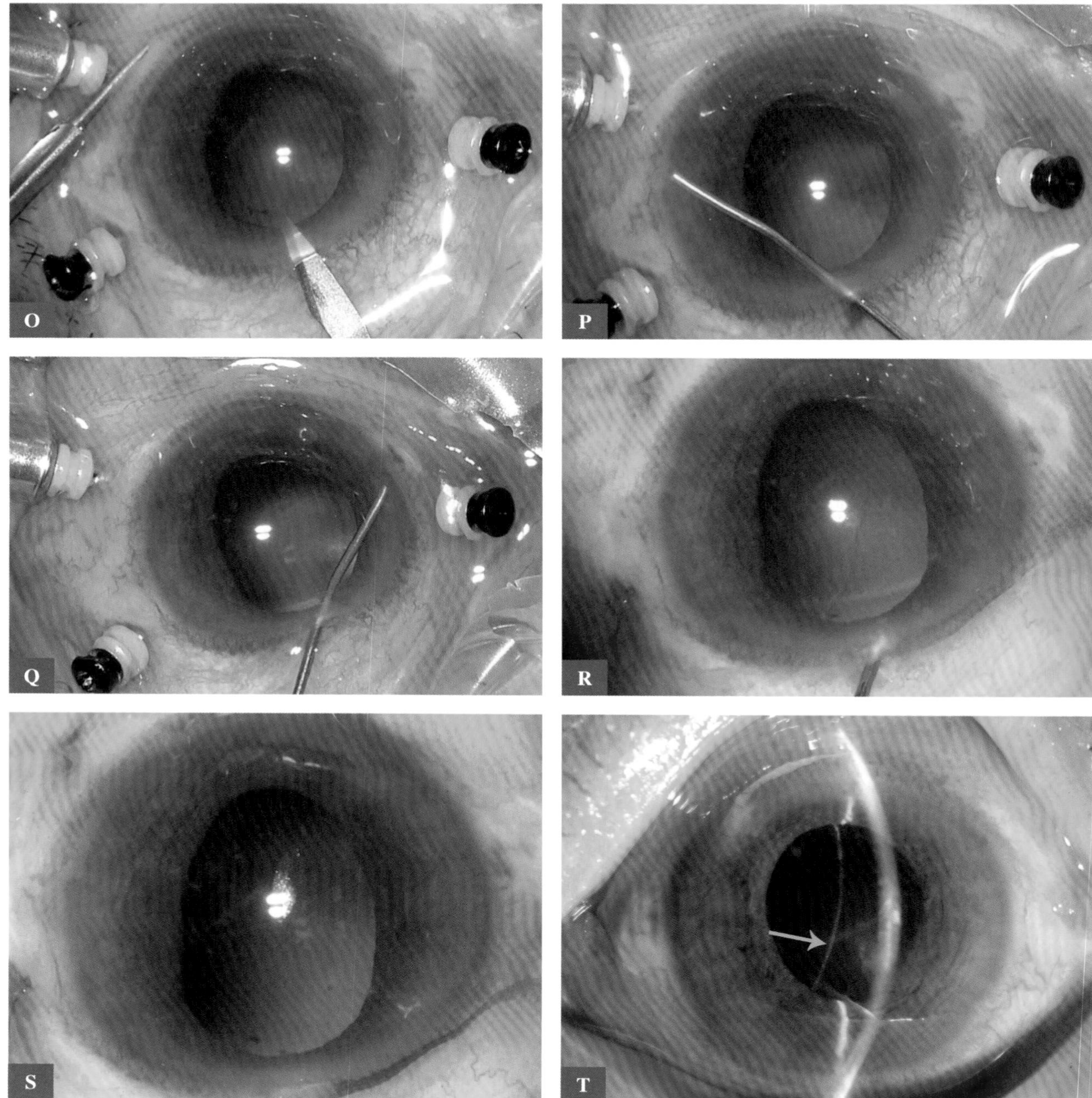

图 10-7-2 经睫状体扁平部行晶状体咬切联合前段玻璃体切除术治疗真性小眼球继发性急性闭角型青光眼（保留晶状体前囊膜）

A：男性，55 岁，左眼诊断真性小眼球继发性急性闭角型青光眼入院。眼轴：右眼 15.72mm、左眼 15.56mm；前房深度：右眼 1.38mm、左眼 1.27mm；眼压右眼 15mmHg、左眼 57mmHg。右眼给予激光虹膜切除术，左眼作好术前准备，给予常规降低眼压和局部、全身抗炎治疗，待角膜水肿消退或减轻时手术　B：建立二腔通道　C：经睫状体扁平部、从晶状体后囊进入，持玻璃体切除器进行晶状体咬切　D、E：用注水冲洗针进行水分离　F：继续进行晶状体咬切　G~I：建立第三腔通道，在导光纤维照明下，继续咬切晶状体核，左右手交替玻璃体切除器进行晶状体咬切。保留晶状体前囊膜　J~M：置入平面角膜接触镜，玻璃体切除器切除沉入玻璃体腔的剩余部分晶状体核碎片和皮质。检查视网膜，适当切除后极部和中周部部分玻璃体　N：用巩膜塞塞住二腔通道，维持稳定的眼内压　O~Q：做透明角膜切口，黏弹剂辅助下进行房角分离　R：冲洗干净前房残留的黏弹剂　S：取出三腔通道装置，结束手术　T：术后第一天裂隙灯下可见完整的晶状体前囊膜（绿箭头）（该图片由张少冲教授提供手术录像剪辑）

第八节　Phaco+IOL 治疗抗青光眼术后伴滤过过强、低眼压、浅前房之大滤泡

【适应证】抗青光眼术后后期持续浅前房、低眼压，其原因考虑来自滤过过强的滤过泡（大滤过泡或薄壁微囊状泡），保守治疗无效，并无法用滤过泡加固术处理者。

【手术原理】Phaco+IOL 治疗抗青光眼术后伴滤过过强、低眼压、浅前房之大滤泡，其原理尚未完全清楚。可能的机制是 Phaco+IOL 术后潜在的炎症反应促使滤过泡逐渐缩小[6]。抗青光眼术后持续发生浅前房、低眼压的原因复杂，参考第四章第三节问题二十四解答。晶状体悬韧带松弛可能是浅前房持续不恢复的原因之一。手术是否联合张力环植入或前段玻璃体切除尚存争议，且需根据术中具体情况决定。

【手术步骤】

见图 10-8-1。

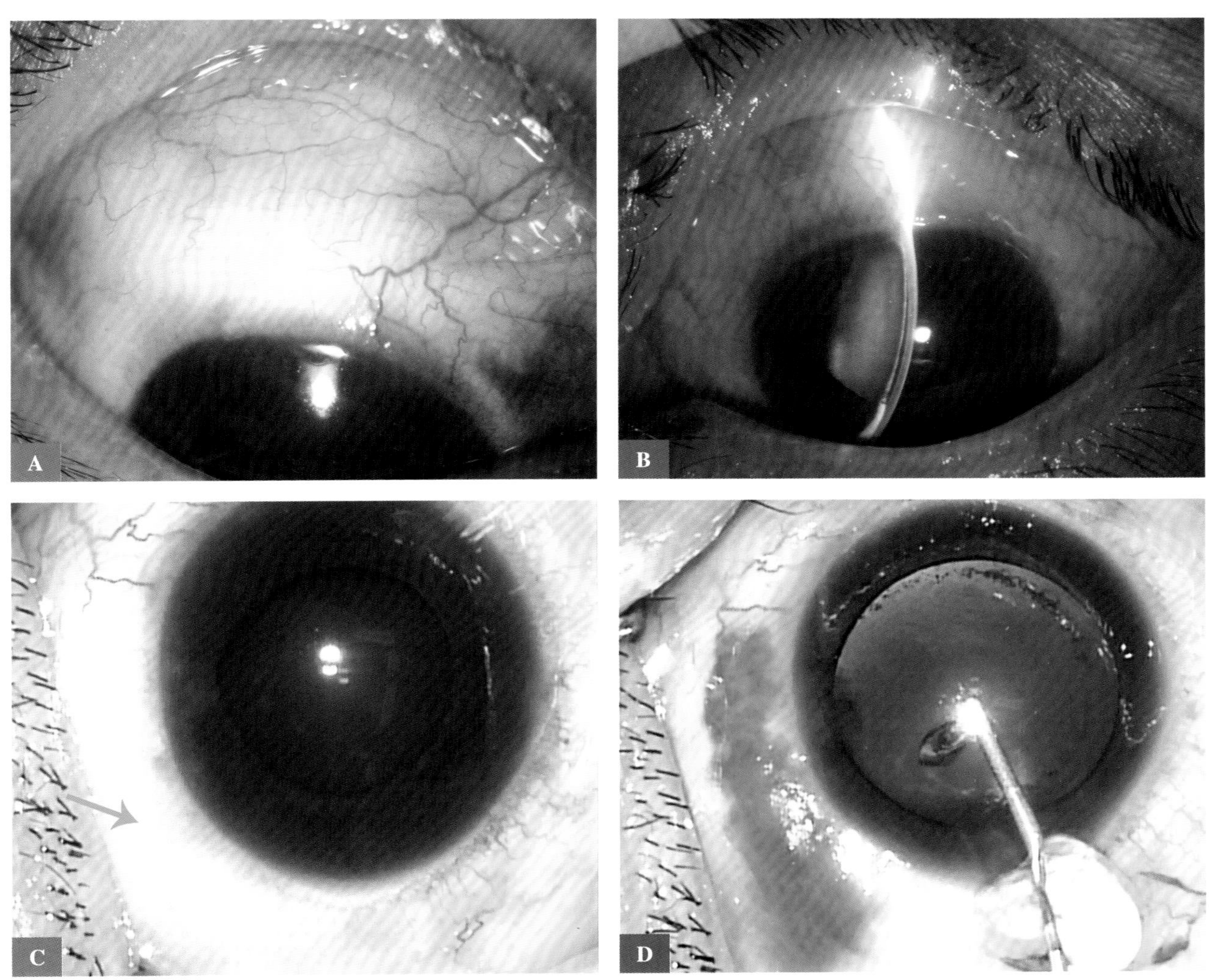

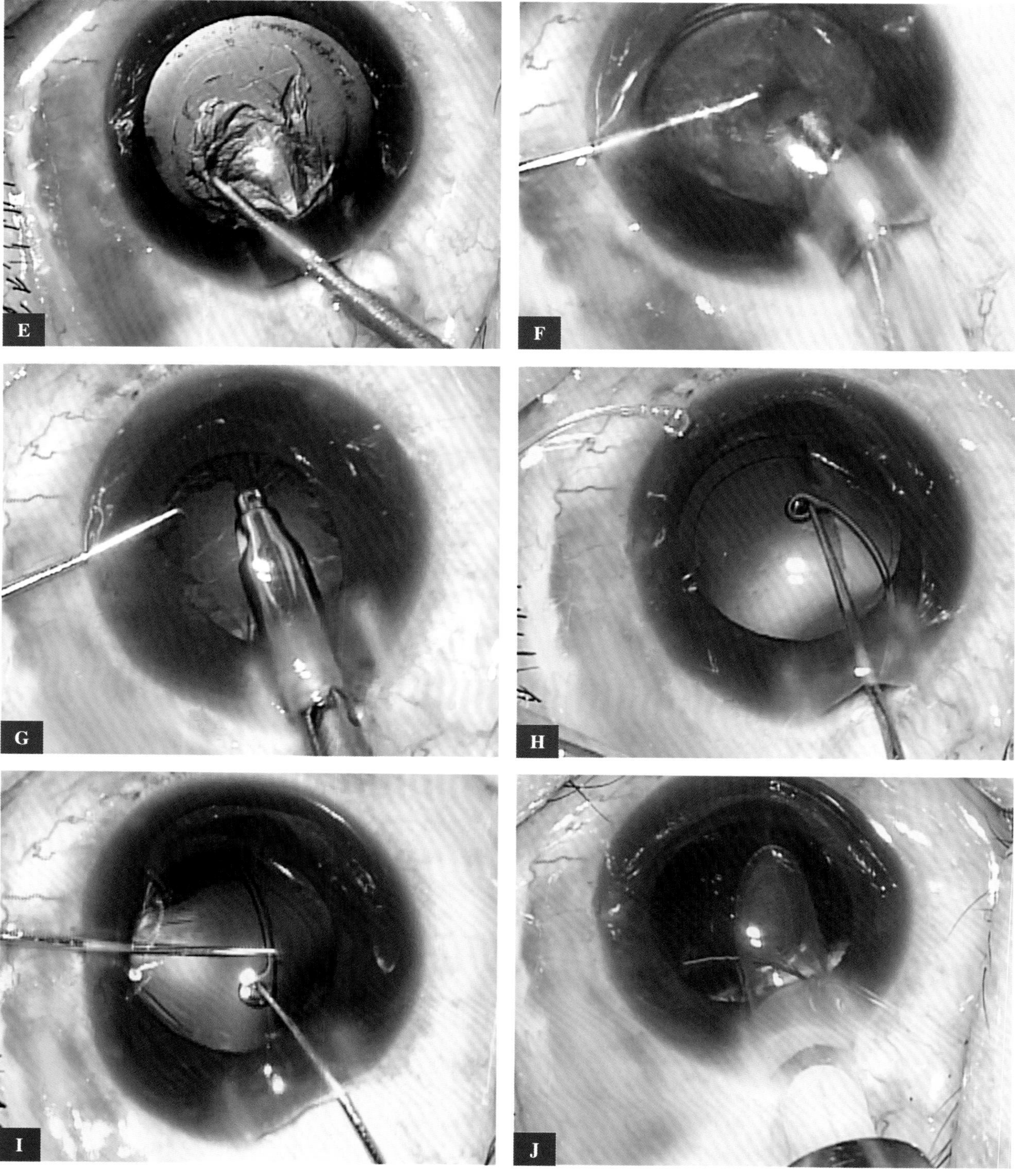
E
F
G
H
I
J

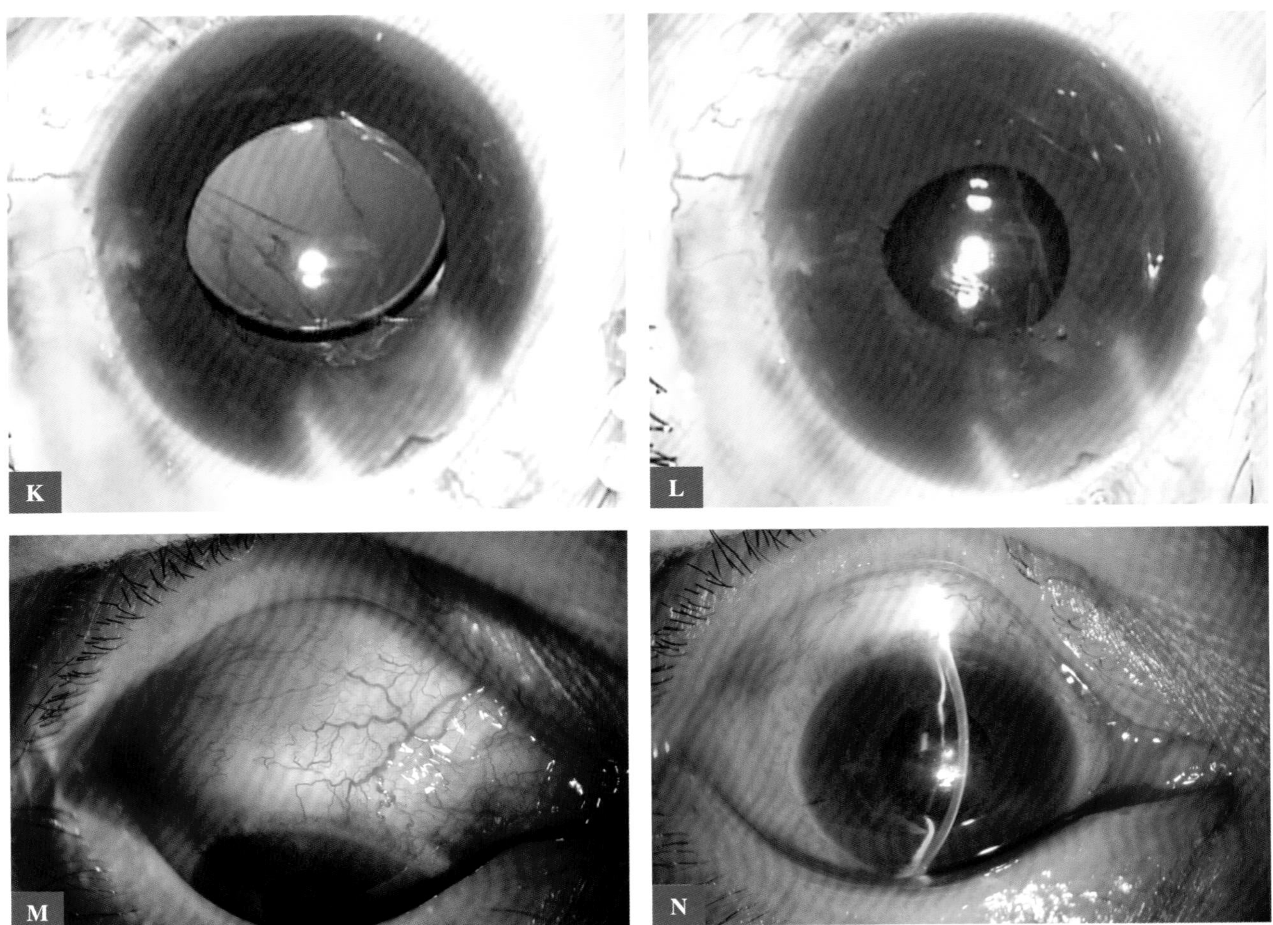

图 10-8-1　Phaco+IOL 联合张力环植入治疗抗青光眼术后伴滤过过强、低眼压、浅前房之大滤泡

A、B：右眼小梁切除术后两个月，仍见弥散灰白大滤泡，前房仅存裂隙状（B），眼压 8mmHg　C：术中见右眼上方滤过泡灰白，范围广　D：前房注入台盼蓝染色剂染色晶状体囊膜，但滤过泡也一并被着色　E：环形撕囊并做水分离，术中发现晶状体囊袋松弛　F：超声乳化晶状体核　G：灌注抽吸晶状体皮质　H、I：顺时针植入张力环稳定松弛的晶状体囊袋　J、K：植入三片式人工晶状体，并将残留黏弹剂抽吸干净　L：术毕外观，人工晶状体位置居中　M、N：术后第三天所见，大而弥散的滤过泡明显缩小，前房形成

第九节　白内障手术在青光眼治疗中应用的相关问题解答

一、白内障手术在青光眼治疗中的应用体现在哪些方面？

正如本章前言已提到，白内障手术在青光眼中的应用，主要体现在两大方面：一是应用白内障手术技术解决合并有青光眼的白内障，目的是提高视力。主要针对青光眼病情相对稳定或得以控制的患者，适用于：①合并有白内障的原发性闭角型和开角型青光眼；②一些特殊类型的继发性青光眼，如青光眼睫状体炎综合征、葡萄膜炎继发性青光眼、假性剥脱性青光眼、伴高度近视继发性青光眼等合并有白内障的处理；二是应用白内障手术技术处理青光眼或青光眼相关并发症，目的是通过白内障的手术来解决青光眼问题。主要针对青光眼病情正处于严重或尚未控制而急需通过摘除白内障来处理的患者，适用于：①各种类型的晶状体源性继发性青光眼（如晶状体囊袋松弛、晶状体不全脱位或全脱位、球形晶状体、白内障膨胀期、成熟期或过熟期等）；②具有抗青光眼术后发生恶性青光眼倾向的患者（如短眼轴、浅前房、真性小眼球等）；③青光眼术后并发症包括恶性青光眼，低眼压、浅或无前房患者等。

二、为什么说合并有青光眼的白内障手术更具有挑战性？

合并有青光眼的白内障，具备一些特殊的特点[7]，包括：①眼内压力高；②急性期青光眼眼内炎症反应重；③前房浅；④角膜水肿，角膜内皮计数少或角膜内皮功能欠佳（长期高眼压）；⑤虹膜弹性差或无弹性（长期高眼压）；⑥瞳孔无法散大（虹膜后粘连）；⑦小瞳孔（长期滴用毛果云香碱）；⑧大瞳孔（闭角型青光眼急性发作后）；⑨晶状体悬韧带松弛和不全脱位；⑩睫状体脱离等。这些特点增加了手术的难度和风险。特别是上文提到的，当青光眼病情严重或尚未控制而急需通过摘除白内障来处理时，手术更具有挑战性。

三、如何应对青光眼患者的白内障手术？

（一）角膜内皮计数少或角膜内皮功能欠佳

举措：①前房内使用 4% 硫酸软骨素钠 -3% 透明质酸钠（VISCOAT）或 VISCOAT 和普通黏弹剂（医用透明质酸钠凝胶，爱维）联合使用。可采用先注入 VISCOAT，后注入爱维的方法。因爱维是透明质酸钠制成的高浓度凝胶，具有高黏弹性，流出缓慢，比 VISCOAT 更有效支撑前房。两者合用，既保护了角膜内皮，又能维持稳定前房；②具备娴熟的白内障手术操作技巧，手术轻柔，做超声乳化吸除术尽可能不用能量；③术前给予 20% 甘露醇 250ml 静脉滴注（长期高眼压致角膜内皮细胞功能欠佳，即使角膜计数在正常范围的患者，有时候在术中角膜也容易起“云雾”；④术中超声乳化灌注瓶高适当降低；⑤术前充分评估手术风险和术后角膜大泡性病变问题，对一些病例（如核硬需要较大能量）适时选择 ECCE 或 ICCE 方案。

（二）眼压高、前房浅，手术操作空间有限

眼压高、前房浅，这将使整个手术过程非常困难，尤其在处理恶性青光眼时。举措：①术前或术中给予 20% 甘露醇 250ml 静脉滴注；②术中适当提高超声乳化灌注瓶高。但对于伴有晶状体悬韧带松弛或不全脱位者，需根据具体情况调整；③经睫状体扁平部玻璃体腔抽吸液体 0.2~0.3ml（≦0.5ml）[7-9]；④经睫状体扁平部前段玻璃体切除[7-9]。参考本章第六节，以及第四章第三节问题九、十解答。

处理恶性青光眼时，正如本章第六节中提到，如果有眼后段手术的基础，建议可以先行经睫状体扁平部前段玻璃体切除（简单切除，缓解眼内压力），再行白内障摘除手术，最后再经睫状体扁平部行闭合式前段玻璃体切除，必要时充分沟通前后房。如果青光眼医师不具备眼后段手术技术或不具备眼后段的手术器械，建议术前找眼底外科专业医师共同商讨手术方案。

（三）虹膜无弹性或瞳孔散不大

举措：①可以利用弹力虹膜拉钩或适当剪切瞳孔缘（放射状或环状剪切）扩大瞳孔；②切口密闭，主切口隧道不宜太浅或太短；③根据角膜内皮情况适当前房注射少量肾上腺素，但此法尚有争议；④术中需根据患眼个体情况调节超声乳化灌注瓶高以减少虹膜的震荡。

（四）晶状体悬韧带松弛

晶状体悬韧带松弛常见于以下几种情况[10]：高龄年长者；核硬者；急性发作期闭角型青光眼；假性剥脱性青光眼；合并视网膜色素变性的原发或继发性青光眼；白内障过熟期继发性青光眼；晶状体溶解性青光眼；外伤继发性青光眼；小梁切除术后等。Chandler 和 Grant 1962 年提出晶状体悬韧带松弛也是恶性青光眼发病机制之一；抗青光眼术后后期浅前房低眼压经久不愈，也需考虑晶状体悬韧带松弛（参考第四章第三节问题二十四解答）。

晶状体悬韧带松弛通常在手术开始后才被发现[10]。术前可通过 UBM 对比双眼前房深度判断。如果双眼前房深度相差 0.2mm 以上，需要寻找继发性青光眼的因素；如果单眼前房深度低至 1.3mm 以下，应高度怀疑晶状体悬韧带松弛（先排除晶状体不全脱位）。

晶状体悬韧带松弛在术中的表现为：前房浅，但超声乳化过程中前房上下飘荡幅度大；撕囊张力不够、囊膜有皱褶；局部虹膜震荡；松弛的后囊膜很容易被吸到。

举措：①适时使用黏弹剂填充囊袋[10]；②操作轻柔，尽量原位完成超声乳化核块；③根据具体情况适时、适当调节灌注瓶高；④植入张力环辅助完成手术。根据患者的具体情况，可先放张力环后行超声乳化操作（晶状体悬韧带松弛较严重者），或者先完成超声乳化操作，再植入张力环（晶状体悬韧带松弛较轻微

者);⑤也可以利用弹性虹膜拉钩支撑囊袋。

(五) 晶状体不全脱位

术中注意事项和举措基本同处理晶状体悬韧带松弛的要求。尽量避开晶状体脱位的部分做主切口;可辅助张力环或虹膜弹性拉钩,参考本章第四节。大范围晶状体不全脱位时,还需考虑巩膜缝合固定人工晶状体襻[11];有掉入玻璃体腔风险者,及时行 ICCE 或者晶状体咬切术。参考本章第四节和第七节。

四、原发性急性闭角型青光眼急性发作期选择做白内障摘除的指征和时机

对于急性发作期的原发性急性闭角型青光眼,是否摘除晶状体及其最佳手术时机一直是争论较多的问题[1-3]。著者认为急性期摘除透明晶状体是非常危险的做法,应持慎重态度。首先透明晶状体并非白内障手术指征,术后很难保证患者能维持原有的好视力;其次,万一手术失败或感染,很难给患者一个交代。急性发作期摘除白内障是否可取,有不同的观点。赞同的观点:晶状体摘除可有效缓解瞳孔阻滞带来的急性闭角型青光眼发作、消除复发的风险[1,2]、降低眼压[12~15]、减少房角进一步粘连、避免进行性发展成慢性的闭角型青光眼[16-18]。在英国进行的一项研究也表明,白内障手术量增加后闭角型青光眼的发病率明显降低了[19]。不赞同的观点认为:急性发作期摘除白内障要面临的风险明显增高:炎症反应重、角膜水肿、浅前房、虹膜后粘连、晶状体悬韧带松弛、睫状体脱离以及潜在的眼内出血等可能。Thomas 等总结文献[20],提出急性发作期的青光眼只有在常规治疗(药物、激光虹膜周边切除或激光虹膜成形术)无效、仍然反复发作或进行性加重时才可以考虑透明晶状体摘除。

当面对前房极浅、术后发生恶性青光眼风险高的病例(如短眼轴、浅前房患者等),可以考虑急性期行白内障摘除手术:

关于最佳手术时机,一般认为至少急性发作 4 周后再考虑行白内障摘除[1,2]。这是基于随机临床试验研究结果。术前应具备如下的条件并采取一些措施:①尽可能降低眼压;②局部、全身加强抗炎、"安静"患眼;③具有娴熟的手术技巧;④其它辅助措施:黏弹剂、虹膜拉钩等。

原发性急性闭角型青光眼急性发作期后,有以下三种情况供抉择手术方案参考:

1. 经药物治疗后,瞳孔缩小、眼压下降,一般意味着房角功能尚未受到器质性损害(房角镜下房角开放或大部分开放),可以先选择激光或手术周边虹膜切除术,以后再做白内障;或直接选择 Phaco+IOL。

2. 瞳孔扩大、虹膜萎缩,这里有两种情况:如果眼压下降,同第 1 点处理;如果眼压不下降(一般意味者房角功能受到器质性损害,房角镜下往往可见房角粘连或大部分粘连),可以选择先青后白,或青白联合手术,或先白后青。如果前房不是特别浅,建议首选先青后白。

3. 瞳孔发生后粘连的,也有眼压高与不高两种情况,与第 1 和第 2 点处理同。

五、原发性急性闭角型青光眼急性发作眼之对侧眼的处理

房角镜检查,房角粘连 <180° 范围,可以选择激光 / 手术周边虹膜切除术或 Phaco+IOL(有白内障指征);>180° 范围,选择先青后白或青白联合手术(有白内障指征)[3,21-25]。或按照 ISGEO 和美国眼科协会推荐诊疗指南[26,27]进行处理。

六、继发性急性闭角型青光眼,手术方式如何选择?

晶状体源性青光眼是最常见的继发性急性闭角型青光眼类型。晶状体源性青光眼(包括晶状体悬韧带松弛、晶状体不全脱位或全脱位、球形晶状体、白内障膨胀期、成熟期或过熟期等),摘除透明或混浊晶状体势在必行。如果病情迁延、前房角粘连、小梁网功能遭到严重破坏,可行青白联合手术。根据继发因素不同以及病情严重程度不同选择相应的手术方式,包括:①单纯 Phaco+IOL;② Phaco+IOL 联合张力环或虹膜拉钩;③ ECCE 或 ECCE+IOL;④ ICCE 联合前段玻璃体切除;⑤ 经睫状体扁平部晶状体咬切;⑥青白联合等。

真性小眼球继发性急性闭角型青光眼是罕见且十分特殊的病例[28,29]。其手术方式,应根据具体情况分析后定夺,从眼后段行晶状体咬切(保留晶状体前囊膜与否)联合前段玻璃体切除,或者经睫状体扁平部

前段玻璃体切除联合超声乳化白内障吸除术等都是可以考虑的术式，是否Ⅰ期植入人工晶状体或如何植入人工晶状体尚有不同的争议。见第七节图 10-7-2。

七、房角镜检查和 UBM 检查在选择做白内障手术策略中的作用

房角镜检查在手术方式选择上的作用举足轻重。按照国内青光眼专家共识[3,22-25]，房角粘连小于 180°，选择周边虹膜切除或单纯 Phaco+IOL（有白内障指征）；房角粘连超过 180°，选择滤过性手术或青白联合手术。其争议之处参考本节问题八解答。

UBM 是十分有用的工具，可以帮助了解悬韧带、前房深浅、房角以及睫状体水肿或脱离的问题。①当急性发作的闭角型青光眼眼压骤然下降后，有些患者在 UBM 下可见到睫状体脱离（脉络膜渗漏，参考第一章第二节图 1-2-1），如果这时候去做内眼手术，发生并发症的风险增高。应当先抗炎治疗，待炎症消退［随着睫状体脱离的恢复（复查 UBM），眼压会逐渐升高］，这时候再重新评估手术方式选择。如果眼压高，且房角粘连大于 180°；或者眼压高，尽管房角粘连小于 180°，但有视神经的损害，建议小梁切除术。如果眼压不高，且房角粘连小于 180°；或者即使房角粘连大于 180°，但没有视神经损害，激光或手术周边虹膜切除术或 Phaco+IOL（有白内障指征）都是可以的；②UBM 可以清晰显示双眼前房深度情况。如果两眼前房深度不对称，双眼相差≥0.2mm（比如右眼前房深度 1.29mm，左眼前房深度 1.89mm），必须排除其他继发原因导致的闭角型青光眼发生，晶状体悬韧带松弛或晶状体不全脱位是最常见的原因。

八、合并白内障的原发性闭角型青光眼的手术选择

可以采用单纯白内障手术、青白联合手术、先青后白或先白后青的手术策略。但其原则、适应证、手术时机以及临床疗效尚存在一定的争议[3]。国外研究认为手术策略必须根据每个患者的具体情况制定[4]：滤过性手术适宜白内障较轻微的患者；青白联合手术适合进展期、晚期青光眼患者；能够用药物控制眼压者可以采用单纯白内障手术，术后继续药物控制眼压。以下供参考的方案为[3,17,18]：

前房角粘连≥180°，药物治疗≥3 种，轻 / 无白内障，视力≥0.5，选择单纯抗青光眼手术；

前房角粘连≥180°，药物治疗≥3 种，有白内障手术指征，视力 <0.5，选择青白联合手术；

前房角粘连 <180°，药物治疗 < 3 种，有白内障手术指征，视力 <0.5，选择单纯白内障手术。

从这一方案看，是否“有白内障手术指征”是青白联合手术的前提，而“房角粘连是否超过 180°”是一个分界岭。但事实上，这一分界岭的界定主要是基于国内青光眼诊断共识[3,21-25]，如果按照 ISGEO 诊断标准和美国眼科协会推荐诊疗指南[26,27]，分界岭应为是否有“青光眼视神经损害”。

迄今为止，尚无基于循证医学的临床研究能证实“前房角粘连超过 180°其前房角功能就不足以代偿”的理论；另外，急性和慢性原发性闭角型青光眼的房角粘连和功能损害是否一致等问题尚未有结论，因此需开展国际或国内标准的、大规模、多中心、随机临床对照研究去证实上述方案的可行性和有效性。

九、合并有白内障的原发性开角型青光眼的手术选择

由于原发性开角型青光眼（POAG）发病机制是小梁网功能的缺陷导致的房水排出功能障碍，单纯白内障手术对房角功能的重建理论上不起关键作用。一项基于循证医学的分析也认为目前尚无充分的证据显示常规白内障摘除对开角型青光眼有益[30]。因此，合并有白内障手术指征的 POAG 患者选择青白联合手术还是先青后白抑或先白后青仍值得研究。但临床上观察到，有些患者行白内障手术后眼压确实明显下降甚至不需要用局部降眼压药物，有研究也证实单纯白内障手术后，眼压可降低 2~4mmHg，青白联合手术后可降低 6~8mmHg[15]。因此，对于术前眼压轻度或中等度增高、用 1~2 种局部降眼压药物能控制的 POAG 患者，且术后有条件随访者，可以先行白内障手术，术后观察眼压变化，必要时辅助局部降眼压药物治疗残余性青光眼；但对于晚期青光眼，单纯白内障手术不能从根本上解决青光眼问题，术后的持续高眼压对患者残存视力的破坏是“雪上加霜”！因此应当选择青白联合手术或先青后白的手术策略。

十、青白联合手术的方式

正如本章第五节提到，青白联合手术的方式可以是二步法：先行抗青光眼手术，后行白内障手术，反之亦然；也可以是一步法：青光眼白内障同时进行[4,31]。而后者手术切口可以在同一部位（一切口法）进行，也可以在不同部位（两切口法）[5]。基于循证医学证据的分析表明，两种手术切口在降眼压效果、术后辅助抗青光眼药物数量、视力、并发症方面无明显的差异。所以可以根据术者的经验与患者的具体情况进行选择。大多数临床研究证实，青白联合手术使用丝裂霉素 C（MMC）比不用能更好地降低眼压，但带来更多的手术并发症[32]。在手术切口的选择上，研究认为以角膜缘为基底与以穹窿部为基底的结膜瓣制作在降压效果方面无显著差异[33]，但是由于缺乏严格的随机对照试验指导临床，直到现在结膜瓣制作的选择仍然存在着争议。开角型青光眼青白联合手术是否需要常规行周边虹膜切除也存在着争议，一项小型的随机对照临床试验发现，周边虹膜切除并不能增加降眼压的效果，而且会增加术后的炎症反应[34]。

十一、“青白联合手术比单纯抗青光眼手术效果好”正确吗？

成功的青白联合手术好处是显而易见的：视力提高、眼压控制，尤其是极大地降低了术后浅前房的发生率。然而，如果手术操作不规范或发生并发症，如后囊膜破裂导致玻璃体溢出等，青光眼滤过道失败的风险将明显增加。因此，规范、精细的手术技巧是选择青白联合手术的前提。

事实上，青白联合手术降眼压效果弱于单纯小梁切除术[35,36]。Tham 等的随机对照临床试验发现青白联合手术有更多的并发症[37]。

十二、未来青白联合手术的发展

超声乳化白内障吸除手术的发展对青光眼治疗的贡献是巨大的，它能从发病机制上有效处理原发性闭角型青光眼，获得较佳的视功能改善、重建前房角（重新开放或改善）、提高房水流畅系数等，已成为青光眼治疗的一个新的重要选择。青白联合手术为处理合并有白内障以及复杂性青光眼提供了一种十分有用的手段。未来的青白联合手术方式，也将不再局限为小梁切除术与 Phaco+IOL 联合的单一模式。现代的青光眼手术朝着微创青光眼手术（micro-invasive glaucoma surgery，MIGS）即小切口、少创伤、高疗效、低并发症、快恢复方向发展。在联合手术上也秉承这一原则。Phaco+IOL 联合前房角分离术、非穿透小梁手术、深层巩膜切除术、黏小管切开或扩张术、房水引流阀植入术以及一些新型的手术方式如 iStent、EX-PRESS 手术、小梁消融术（trabectome）、CyPass 等如雨后春笋发展，近年来已有部分随机临床对照试验的结果展示了一定的应用前景。参考本章第五节。

十三、应用白内障手术技术治疗恶性青光眼的手术方式选择

手术方式包括 Phaco/Phaco+IOL 联合前段玻璃体切除术；ECCE/ICCE 联合前段玻璃体切除术；Phaco/Phaco+IOL 联合后囊环形撕囊（PCCC）联合前段玻璃体切除术；经睫状体扁平部行晶状体咬切联合前段玻璃体切除术等。但必须认识到，由于恶性青光眼发病机制复杂，到目前为止，尚缺乏一种完美的方法能简单有效地治愈所有恶性青光眼。临床观察到，单纯 Phaco+IOL 确能使一部分患者缓解，但仍有一部分患者术后仍出现浅前房，终身离不开睫状肌麻痹剂的应用。参考第四章第三节问题七～十五解答。

由于恶性青光眼的特点（前房浅或无，眼压高），手术操作极为困难。参考本节问题三（二）解答。

十四、“恶性青光眼，首选拿掉晶状体”正确吗？

临床观察到，单纯 Phaco+IOL 确能使一部分患者缓解，但仍有一部分患者术后仍出现浅前房，终身离不开睫状肌麻痹剂的应用。另外，术后面临的角膜大泡性病变也是十分棘手的问题。建议规范治疗，遵循先保守治疗后手术治疗的过程。参考本章第六节和第四章第三节问题七～十五解答。

十五、Phaco+IOL 技术可以用于治疗抗青光眼术后浅前房低眼压吗?

临床上观察到两个现象:①Phaco+IOL 术后原小梁切除术滤过泡缩小了;②青白联合手术后形成的滤过泡一般以扁平泡居多。原理尚未完全清楚[6,38,39]。可能的机制是 Phaco+IOL 术后潜在的炎症反应促使滤过泡逐渐缩小。利用这个现象,可以处理一些由于大滤泡、薄壁微囊状泡导致滤过过强引起的后期浅前房、低眼压。参考本章第八节。但抗青光眼术后持续发生浅前房、低眼压原因复杂(参考第四章第三节问题二十四解答),晶状体悬韧带松弛可能是浅前房持续不恢复的原因之一。手术是否联合张力环植入或前段玻璃体切除尚存争议,且需根据术中具体情况决定。

参考文献

1. Ge J, Zhang X. Angle-Closure Glaucoma: Surgical Management of Acute Angle-Closure Glaucoma. Pearls of Glaucoma Management, 1st. ed; Giaconi, JA, Law, SK, Coleman, AL, et al, Berlin Heidelberg: Springer-Verlag, 2010: 439-444.
2. Lam DS, Leung DY, Tham CC, et al. Randomized trial of early phacoemulsification versus peripheral iridotomy to prevent intraocular pressure rise after acute primary angle closure. Ophthalmology, 2008, 115(7): 1134-1140.
3. 张秀兰.现阶段对青光眼白内障联合手术的认识.眼科,2012,21(1):3-6.
4. Vizeri G, Weinreb RN. Cataract surgery and glaucoma. Curr Opin Ophthalmol, 2010, 21(1): 20-24.
5. Liu HN, Chen XL, Li X, et al. Efficacy and tolerability of one-site versus two-site phaco-trabeculectomy: a meta- analysis of randomized controlled clinical trials. Chin Med J (Engl), 2010, 123(15): 2111-2115.
6. Rebolleda G, Muñoz-Negrete FJ. Phacoemulsification in eyes with functioning filtering blebs: a prospective study. Ophthalmology, 2002, 109(12): 2248-2255.
7. 葛坚,刘奕志.眼科手术学.第3版.北京:人民卫生出版社,2015.
8. (美)张万洲(Chang, D.F)主编.劈核及高阶超乳技术处理复杂白内障手术的策略与技巧.梁晓莹,译.林顺潮,主审.香港:亮睛出版社,2014.
9. 陈虹,张舒心,齐越.青光眼患者手术中房水逆流的处理及其相关因素.眼科,2008,17(1):16-19.
10. 梁晓莹译 林顺潮主审.劈核及高阶超乳技术处理复杂白内障手术的策略与技巧//(美)张万洲(Chang, D.F)主编.香港:亮睛出版社,2014:253-263.
11. 梁晓莹,译 林顺潮,主审.劈核及高阶超乳技术处理复杂白内障手术的策略与技巧//(美)张万洲(Chang, D.F)主编.香港:亮睛出版社,2014:267-276.
12. 梁远波,王宁利,乔利亚,等.对单纯白内障手术治疗合并白内障的闭角型青光眼的疗效评价.中华眼科杂志,2004,40(11):723-725.
13. 朱思泉,王宁利,张红言,等.白内障超声乳化摘除联合房角粘连分离术治疗青光眼合并白内障的临床研究.首都医科大学学报,2005,26(3):263-265.
14. 宋旭东,王宁利,唐广贤,等.超声乳化手术治疗原发性闭角型青光眼合并白内障的多中心试验.医学研究杂志,2010,39(3):17-22.
15. Shrivastava A, Singh K. The effect of cataract extraction on intraocular pressure. Curr Opin Ophthalmol, 2010, 21(2): 118-122.
16. Pachimkul P, Intajak Y. Effect of lens extraction on primary angle closure in a Thai population. J Med Assoc Thai, 2008, 91(3): 303-308.
17. 张秀兰,葛坚等.三种手术方式处理原发性闭角型青光眼的比较研究.中国实用眼科杂志,2006,24(7):31-35.
18. Zhang X, Teng L, Li A, et al. The clinical outcomes of three surgical managements on primary angle-closure glaucoma. Yan Ke Xue Bao, 2007, 23(2): 65-74.
19. Keenan TD, Salmon JF, Yeaters D, et al. Trends in rates of primary angle closure glaucoma and cataract surgery in English from 1968 to 2004. J Glaucoma, 2009, 18(3): 201-205.
20. Thomas R, Walland MJ, Parikh RS. Clear lens extraction in angle closure glaucoma. Curr Opin Ophthalmol, 2011, 22(2): 110-114.
21. 中华医学会眼科学分会青光眼学组.原发性青光眼早期诊断的初步建议.中华眼科杂志,1987,23:127.
22. 中华医学会眼科学分会青光眼学组.《中国青光眼临床工作指南》(2005)公布.中华眼科杂志,2005,41:1140-1143.
23. 中华医学会眼科学分会青光眼学组.我国原发性青光眼诊断和治疗专家共识.中华眼科杂志,2008,44:862-864.
24. 中华医学会眼科学分会青光眼学组.我国原发性青光眼诊断和治疗专家共识.中华眼科杂志,2014,50(5):382-383.

25. 张秀兰,周民稳.再议原发性闭角型青光眼新分类.中华眼科杂志,2014,50(5):326-228.
26. Foster PJ,Buhrmann R,Quigley HA,et al. The definition and classification of glaucoma in prevalence surveys. Br J Ophthalmol,2002,86(2):238–242.
27. American Academy of Ophthalmology Glaucoma Panel. Preferred Practice Pattern® Guidelines. Primary Angle Closure. San Francisco,CA:American Academy of Ophthalmology,2010. Available at:www.aao.org/ppp.
28. Yalvac IS,Satana B,Ozkan G,et al. Management of glaucoma in patients with nanophthalmos. Eye,2008,22(6):838-843.
29. Wu W,Dawson DG,Sugar A,et al. Cataract surgery in patients with nanophthalmos:results and complications. J Cataract Refr Surg,2004,30(3):584-590.
30. Walland MJ,Parikh RS,Thomas R. There is insufficient evidence to recommend lens extraction as a treatment for primary open-angle glaucoma:an evidence-based perspective. Clin Exp Ophthalmol,2012,40(4):400-407.
31. 赵阳,李树宁,王宁利,等.青光眼合并白内障患者治疗方案中的手术顺序探讨.中国实用眼科杂志.2010.8:811-813.
32. Banitt M,Chopra V,Juzych MS,et al. Long-term Efficacy of Early vs. Late Scleral Flap Suture Release after Phaco-trabeculectomy with and without Adjunctive Mitomycin C. Invest Ophth Vis Sci,2003,44(13):3300-3300.
33. Shingleton BJ,Chaudhry IM,O'Donoghue MW,et al. Phacotrabeculectomy:limbus-based versus fornix-based conjunctival flaps in fellow eyes. Ophthalmology,1999,106(6):1152-1155.
34. Shingleton BJ,Chaudhry IM,O' Donoghue MW. Phacotrabeculectomy:peripheral iridectomy or no peripheral iridectomy?. J Cataract Refr Surg,2002,28(6):998-1002.
35. Lochhead J,Casson RJ,Salmon JF. Long term effect on intraocular pressure of phacotrabeculectomy compared to trabeculectomy. Br J Ophthalmol,2003,87(7):850-852.
36. Murthy SK,Damji KF,Pan Y,et al. Trabeculectomy and phacotrabeculectomy,with mitomycin-C,show similar two-year target IOP outcomes. Can J Ophthalmol,2006,41(1):51-59.
37. Tham CC,Kwong YY,Leung DY,et al. Phacoemulsification vs phacotrabeculectomy in chronic angle-closure glaucoma with cataract:complications. Arch Ophthalmol,2010,128(3):303.
38. Wang X,Zhang H,Wang N,et al. The effects of phacoemulsification on intraocular pressure and ultrasound biomicroscopic image of filtering bleb in eyes with cataract and functioning filtering blebs. Eye(Lond),2009,23(1):112-116.
39. 王晓贞,李松峰,王宁利,等.超声乳化白内障摘出术对抗青光眼术后白内障眼眼压及滤过泡的影响.眼科新进展,2010.30(6):551-554.

图书在版编目（CIP）数据

图解青光眼手术操作与技巧 / 张秀兰，王宁利著．—北京：人民卫生出版社，2016

ISBN 978-7-117-22819-0

Ⅰ. ①图⋯ Ⅱ. ①张⋯ ②王⋯ Ⅲ. ①青光眼－眼外科手术－图解 Ⅳ. ①R779.6-64

中国版本图书馆 CIP 数据核字（2016）第 148213 号

图解青光眼手术操作与技巧

著　　者：张秀兰　王宁利
出版发行：人民卫生出版社（中继线 010-59780011）
地　　址：北京市朝阳区潘家园南里 19 号
邮　　编：100021
E - mail：pmph @ pmph.com
购书热线：010-59787592　010-59787584　010-65264830
印　　刷：北京盛通印刷股份有限公司
经　　销：新华书店
开　　本：889 × 1194　1/16　　印张：31
字　　数：982 千字
版　　次：2016 年 9 月第 1 版　2018 年 6 月第 1 版第 5 次印刷
标准书号：ISBN 978-7-117-22819-0/R · 22820
定　　价：398.00 元

本书网络增值共收录 108 个手术技术视频
Online access to 108 videos of glaucoma surgery contained

手术视频

1. 周边虹膜切除术 1（右眼鼻上方、直肌悬吊）
2. 周边虹膜切除术 2（左眼鼻上方、透明角膜悬吊）
3. 周边虹膜切除术 2（左眼鼻上方、透明角膜悬吊）
4. 周边虹膜切除术 4（左眼鼻上方、直肌悬吊）
5. 小梁切除术 1（以穹窿部为基底制作结膜瓣、直肌悬吊）
6. 小梁切除术 2（以穹窿部为基底制作结膜瓣、透明角膜悬吊、10-0 可吸收线加固连续缝合结膜游离端）
7. 小梁切除术 3（以穹窿部为基底制作结膜瓣、透明角膜悬吊、剪除一个睫状突、制作可拆除缝线）
8. 小梁切除术 4（以穹窿部为基底制作结膜瓣、直肌悬吊、远离角膜缘 1～2mm 制作结膜瓣、结膜褥式缝合）
9. 小梁切除术 5（以角膜缘为基底制作结膜瓣、直肌悬吊、制作可拆除缝线、结膜连续缝合）
10. 小梁切除术 6（以角膜缘为基底制作结膜瓣、直肌悬吊、剪除两个睫状突、制作可拆除缝线、结膜褥式缝合）
11. 小梁切除术 7（以角膜缘为基底制作结膜瓣、透明角膜悬吊、结膜褥式缝合）
12. 传统小梁切开术 1（以穹窿部为基底制作结膜瓣、三角形巩膜瓣）
13. 传统小梁切开术 2（以角膜缘为基底制作结膜瓣、梯形巩膜瓣）
14. 全周小梁切开术 1（导管法，国外专家手术）
15. 全周小梁切开术 2（导管法）
16. 小梁切开 - 小梁切除联合手术 1（以角膜缘为基底制作结膜瓣、剪除三个睫状突）
17. 小梁切开 - 小梁切除联合手术 2（以穹窿部为基底制作结膜瓣、剪除两个睫状突）
18. EX-PRESS 青光眼微型引流器植入手术 1（以穹窿部为基底制作结膜瓣、直肌悬吊、制作可拆除缝线）
19. EX-PRESS 青光眼微型引流器植入手术 2（以穹窿部为基底制作结膜瓣、透明角膜悬吊）
20. EX-PRESS 青光眼微型引流器植入手术 3（以角膜缘为基底制作结膜瓣、直肌悬吊、制作可拆除缝线、结膜连续缝合）
21. 房水引流阀植入手术 1（左眼颞上方；跨度两次透明角膜缝线悬吊固定眼球；沿角膜缘切开做结膜切口；引流管结扎调试滤过量；丝裂霉素 C 棉片直接敷贴；自体巩膜瓣下穿刺插管；自体巩膜瓣覆盖引流管）
22. 房水引流阀植入手术 2（右眼颞上方；透明角膜缝线悬吊固定眼球；沿角膜缘切开做结膜切口；引流管结扎调试滤过量；丝裂霉素 C 棉片直接敷贴；自体巩膜瓣下穿刺插管；自体巩膜瓣覆盖引流管）
23. 房水引流阀植入手术 3（儿童青光眼；右眼颞上方；上、外直肌悬吊固定眼球；沿角膜缘切开做结膜切口；引流管结扎调试滤过量；丝裂霉素 C 棉片包盘敷贴；角膜缘直接穿刺插管；异体巩膜覆盖引流管）
24. 房水引流阀植入手术 4（儿童青光眼；右眼颞下方；跨度两次透明角膜缝线悬吊固定眼球；沿角膜缘切开做结膜切口；丝裂霉素 C 棉片直接敷贴；角膜缘直接穿刺插管；异体巩膜覆盖引流管）
25. 房水引流阀植入手术 5（右眼颞上方；跨度两次透明角膜缝线悬吊固定眼球；沿角膜缘切开做结膜切口；引流管结扎调试滤过量；丝裂霉素 C 棉片包盘敷贴；远离角膜缘 4mm 巩膜隧道穿刺直接插管）
26. 房水引流阀植入手术 6（左眼颞下方；跨度两次透明角膜缝线悬吊固定眼球；沿角膜缘切开做结膜切口；引流管结扎调试滤过量；丝裂霉素 C 棉片直接敷贴；自体巩膜瓣下穿刺插管；自体巩膜瓣覆盖引流管）
27. 房水引流阀植入手术 7（右眼，颞上方；透明角膜缝线悬吊固定眼球；距离角膜缘 8mm 制作结膜切口；引流管结扎调试滤过量；丝裂霉素 C 棉片包盘敷贴；自体巩膜瓣下穿刺插管；自体巩膜瓣覆盖引流管）
28. 经巩膜睫状体光凝联合前房冲洗术 1（距离角膜缘 1.5mm 处选择激光光凝部位；270° 光凝，保留正上方）
29. 经巩膜睫状体光凝联合前房冲洗术 2（高度近视眼；距离角膜缘 2mm 处选择激光光凝部位；270° 光凝；保留颞上方）
30. 经巩膜睫状体光凝联合前房冲洗术 3（展示激光光凝时产生的睫状体色素飞溅）
31. 经巩膜睫状体光凝联合前房冲洗术 4（展示前房冲洗时可见大量的色素颗粒被冲洗出来）
32. 经巩膜睫状体光凝联合前房冲洗联合前段玻璃体切除术（距离角膜缘 1.5mm 处选择激光光凝部位；270° 光凝；保留颞下方；切除前房内存留的玻璃体）
33. 经透明角膜切口内镜直视下睫状体光凝手术
34. 玻璃体视网膜手术中直视下睫状体光凝术（巩膜压陷暴露睫状突）
35. 经巩膜睫状体高强度聚焦超声凝固术（HIFU）或超声睫状体成形术（UCP）
36. 经导光纤维指引下 Schlemm 管成形术 1（国外专家手术）
37. 经导光纤维指引下 Schlemm 管成形术 2
38. 小梁消融术 1
39. 小梁消融术 2
40. 二氧化碳激光辅助深层巩膜切除术（CLASS 手术）（ 国外专家手术）
41. 滤过泡修补术（加固术）1（10-0 尼龙线连续褥式缝合结膜游离端）
42. 滤过泡修补术（加固术）2（-80℃冷冻头冷冻滤过区、结膜瓣减张缝合、10-0 尼龙线间断褥式缝合结膜游离端）
43. 包裹性囊状泡针刺分离术
44. 包裹性囊状泡切除术
45. 脉络膜上腔放液联合前房形成术 1（20G 切口）
46. 脉络膜上腔放液联合前房形成术 2（出血性脉络膜脱离、23G 切口）
47. 玻璃体腔水囊穿刺抽吸联合前房形成术治疗恶性青光眼
48. 经睫状体扁平部行前段玻璃体切除术联合前房形成术治疗术中发生恶性青光眼（20G 切口）
49. 经睫状体扁平部行前段玻璃体切除术联合前房形成术治疗术后恶性青光眼（20G 切口）